HANDBUCH DER NORMALEN UND PATHOLOGISCHEN PHYSIOLOGIE

MIT BERÜCKSICHTIGUNG DER EXPERIMENTELLEN PHARMAKOLOGIE

HERAUSGEGEBEN VON

A. BETHE · G. v. BERGMANN
G. EMBDEN · A. ELLINGER†

FRANKFURT A. M.

SIEBZEHNTER BAND

CORRELATIONEN III

(J/XVI—XXI. WÄRME- UND WASSERHAUSHALT
UMWELTFAKTOREN · SCHLAF · ALTERN UND
STERBEN · KONSTITUTION UND VERERBUNG)

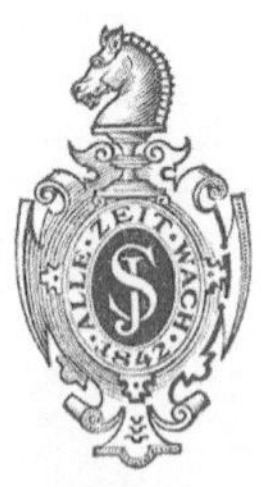

Springer-Verlag Berlin Heidelberg GmbH
1926

WÄRME- UND WASSERHAUSHALT UMWELTFAKTOREN · SCHLAF · ALTERN UND STERBEN · KONSTITUTION UND VERERBUNG

BEARBEITET VON

L. ADLER† · J. BAUER · W. CASPARI · U. EBBECKE
C. v. ECONOMO · H. FREUND · C. HERBST · S. HIRSCH · A. HOCHE
H. HOFFMANN · R. W. HOFFMANN · R. ISENSCHMID · A. JODLBAUER
O. KESTNER · H. W. KNIPPING · E. KORSCHELT · F. LENZ · F. LINKE
E. MEYER · H. H. MEYER · W. NONNENBRUCH · J. K. PARNAS
E. P. PICK · H. SCHADE · J. H. SCHULTZ · R. SIEBECK
R. STOPPEL · J. STRASBURGER

MIT 179 ABBILDUNGEN

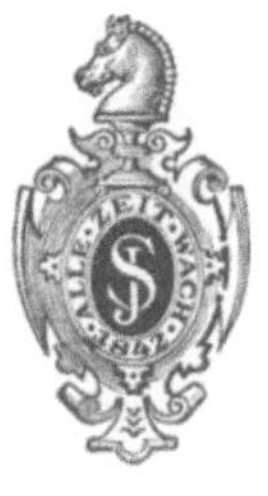

Springer-Verlag Berlin Heidelberg GmbH
1926

ISBN 978-3-540-01034-0   ISBN 978-3-662-21731-3 (eBook)
DOI 10.1007/978-3-662-21731-3

Inhaltsverzeichnis.

Die Wärmeregulation.

Die physiologischen Wirkungen physikalischer Umweltsfaktoren.

Altern und Sterben.

Konstitution und Vererbung.

Die Wärmeregulation.

Physiologie der Wärmeregulation.

Von

R. ISENSCHMID

Bern.

Mit 4 Abbildungen.

Zusammenfassende Darstellungen.

DURIG, A.: Handwörterbuch der Naturwissenschaften Bd. 10, Art. Wärmehaushalt. Jena 1915. — PEMBREY, M. S.: Schaefers Text-book of Physiology Bd. 1, Art. Animal Heat. London 1898. — RICHET, CH.: Dictionnaire de Physiologie Bd. 3, Art. CHALEUR. Paris 1898. — ROSENTHAL: Die Physiologie der tierischen Wärme. In Herrmanns Handbuch der Physiologie Bd. 4 (2). Leipzig 1882. — TIGERSTEDT, R.: in Nagels Handbuch der Physiologie des Menschen Bd. 1. Braunschweig 1905. — TIGERSTEDT, R.: Produktion der Wärme und Wärmehaushalt. In Wintersteins Handbuch der vergleichenden Physiologie. Bd. 3 (2). Jena 1910.

Die Körpertemperatur der Säugetiere und Vögel bleibt auch bei weitgehendem Wechsel der Wärme der Umgebung ungefähr konstant.

Wärmeregulation nennen wir die Gesamtheit der Vorgänge, welche dieses Gleichbleiben der Körpertemperatur gewährleisten, trotz des Wechsels der Temperaturverhältnisse des umgebenden Mediums und trotz der mit den Lebensvorgängen verknüpften fortwährenden Veränderung der Wärmebildung im Organismus.

A. Zur Phylogenese der Wärmeregulation.

a) Wirbellose Tiere. Fische und Amphibien.

Die übrigen Tiere, d. h. *die Wirbellosen und die Wirbeltiere der „niedrigeren" Klassen* sind im großen ganzen bezüglich der Körpertemperatur ein „Spielball" der äußeren Einflüsse. Doch sind einige Ausnahmen zu verzeichnen.

So hat KREBS[1]) bei *Blutegeln* einen Vorgang beobachtet, dem man regulatorische Bedeutung beimessen müßte: Befinden sich nämlich diese Tiere in Wasser, das allmählich abgekühlt wird, beginnen sie bei niedrigen Temperaturen sich lebhaft zu bewegen und damit Wärme zu erzeugen, so daß dem Gefrieren des Wassers entgegengewirkt wird.

In *Bienenkörben*[2]) sind von sehr zahlreichen Autoren von alters her häufig Temperaturen festgestellt worden, welche diejenige der umgebenden Luft wesentlich übersteigen. *Neuerdings ist erkannt worden, daß der Bienenstaat als Ganzes eine wohlentwickelte Wärmeregulation hat.*

---

[1]) KREBS: Zitiert nach DURIG: Handwörterbuch der Naturwissenschaften Bd. 10, S. 428. Art. Wärmehaushalt. Jena 1915.

[2]) Ältere Angaben zusammengestellt bei TIGERSTEDT und bei PEMBREY. Vgl. auch ISSERLIN: Pflügers Arch. f. d. ges. Physiol. Bd. 90. 1902.

Nach Armbruster[1]) erhalten die Bienen die Temperatur ihrer Brut immer auf 34 bis 35,5°. Sobald die Temperatur in der nächsten Umgebung der Brut unter 34° sinkt, wird durch Muskelbewegung mehr Wärme erzeugt. Auch gegen Überhitzung wird reguliert. Doch ist dieser Mechanismus wenig erforscht: Es wird über „Fächeln" berichtet, wodurch in der Nähe befindliche kühlere Luft an die Brut gebracht werden könnte, vielleicht aber auch die Wasserverdunstung vergrößert.

Im Winter scheint die Temperatur im Innern der Bienentraube nicht unter 13° zu sinken. Sobald sie tiefer zu sinken droht, befällt die Bienen Unruhe, es werden lebhafte Muskelbewegungen ausgeführt und von den Vorräten gezehrt, so daß ein „Heizsprung" mit einer Steigerung um durchschnittlich 12° zustande kommt. Diese auf etwa 25° erhöhte Temperatur wird nur kurze Zeit festgehalten. Trotz Zusammenschlusses des Bienenvolkes zu einer enggeschlossenen Traube sinkt sie im Laufe von etwa 22 Stunden wieder auf 13°, worauf ein neuer „Heizsprung" erfolgt. Diese Perioden scheinen regelmäßig zu erfolgen und durchaus typisch zu sein, mindestens in der ersten Hälfte des Winters. Das einzelne Individuum, welches für sich allein wechselwarm ist, nimmt an dieser gemeinsamen Wärmeregulation nicht nur durch Erzeugung von Muskelwärme und durch rechtzeitige Nahrungsaufnahme teil, sondern auch durch einen regelmäßigen Platzwechsel, indem die außen an der Traube befindlichen Bienen, wenn ihre Abkühlung weit gediehen ist, in das Innere der Traube eintauchen und wärmere Bienen an die Oberfläche treten lassen.

Weniger hochentwickelt, aber doch mindestens zur Zeit der Brutpflege sehr ausgesprochen, ist die Regulation der Wärme im *Ameisen*staate. Die die Brut beherbergenden Teile des „Ameisenhaufens" werden durch zweckmäßiges Zusammenwirken der erwachsenen Tiere auf ungefähr 25° reguliert. Hier scheinen physikalische Mittel, wie künstliche, scheinbar willkürliche Lüftung, zweckmäßige Benutzung der Sonnenwärme u. dgl. die Wärmeregulation zum Zwecke der Brutpflege zu bewirken [A. Steiner[2])]. Im Winter dagegen unterliegen diese Tiere, im Gegensatz zu den Bienen, der Kältestarre.

Neueste Beobachtungen weisen darauf hin, daß bei Insekten sogar *individuelle* Wärmeregulation vorkommt. So fand Necheles[3]) bei *Periplaneta orientalis*, der Küchenschabe, daß unterhalb 13° und oberhalb 25° — also außerhalb des gleichen Temperaturintervalles, auf welchem sich der Bienenstaat zu erhalten trachtet! — sowohl durch Veränderung des Sauerstoffverbrauches als auch der Wasserverdunstung eine Abwehr gegen weiteres Fallen oder Steigen der Körpertemperatur in Erscheinung trat, also eine „chemische" und eine „physikalische" Wärmeregulation.

Von sehr vielen wechselwarmen Tieren werden extreme Temperatureinflüsse dadurch vermieden, daß sie durch Lokomotion eine Umgebung mit günstigeren Wärmeverhältnissen aufsuchen, sind die meisten doch außerstande, in ihrem Körper irgendwelche Selbständigkeit in der Temperatur gegenüber der Umgebung aufrechtzuerhalten.

Daß die im Wasser lebenden kaltblütigen Tiere insbesondere immer die Temperatur des umgebenden Mediums annehmen, steht seit langem fest. Berthold[4]) hat schon 1835 durch äußerst sorgfältige Untersuchungen dargetan, daß Fische und im Wasser gehaltene Frösche immer dessen Temperatur annehmen und alle seitherigen Untersuchungen haben im wesentlichen dasselbe ergeben. Immerhin kann die Temperatur von sich lebhaft bewegenden und damit Wärme erzeugenden Tieren, z. B. von Crustaceen und Fischen, diejenige des umgebenden Wassers um Bruchteile eines Grades übersteigen[5]).

Bei den in der Luft lebenden Tieren ist eine vergleichende Untersuchung der Temperatur innerhalb und außerhalb des Organismus aus technischen Gründen viel schwieriger (störender Einfluß der strahlenden Wärme, der Wasser-

[1]) Armbruster-Lammert: Der Wärmehaushalt im Bienenvolk. Berlin 1923. Dort Lit.

[2]) Steiner, A.: Über die Temperaturverhältnisse in den Nestern der Formica rufa. Mitt. d. Naturforschenden Ges. Bern 1923. — Über den sozialen Wärmehaushalt der Formica rufa usw. Zeitschr. f. wiss. Biol., Abt. C: Zeitschr. f. vergleich. Physiol. 1924.

[3]) Necheles, H.: Über Wärmeregulation bei wechselwarmen Tieren. Pflügers Arch. f. d. ges. Physiol. Bd. 204. 1924.

[4]) Berthold: Über die Temperatur der kaltblütigen Tiere. Göttingen 1835.

[5]) Simpson, S.: Journ. of physiol. Bd. 36. 1908; Proceedings 25. Jan.

verdunstung usw.). Doch besteht eigentlich bei allen Autoren, welche die schon von BERTHOLD[1]) angegebenen Vorsichtsmaßregeln angewandt haben, Einigkeit darüber, daß es im allgemeinen nur rein physikalische Vorgänge sind, welche die Körpertemperatur der meisten poikilothermen Tiere beherrschen.

Wenn gelegentlich ihre Temperatur unter gleichen äußeren Verhältnissen diejenige von toten Tieren der gleichen Art um ein geringes überschreitet, so ist es die mit dem Leben verbundene, meist geringe Wärmebildung, welche diesen meist kleinen Unterschied ausmacht. So fand RICHET[2]) bei Schildkröten im Brutschrank Unterschiede von 0 bis 1,2° gegenüber einem toten Tiere der gleichen Art. Bei Insekten wurden unmittelbar nach lebhaftem Gebrauch der Flugmuskeln ganz flüchtige beträchtlichere Steigerungen über die Temperatur der Umgebung festgestellt. Z. B. 25 bis 26° bei 18° Lufttemperatur bei Saturnia pyri[3]).

Derartige Wärmebildung ist beim einzelnen poikilothermen Tiere nicht imstande, die Körpertemperatur auf längere Zeit über die Umgebungstemperatur zu erheben.

b) Reptilien.

Verständlicherweise hat man versucht, bei den Reptilien, bei welchen wir ja die Stammformen der Säugetiere und Vögel zu suchen haben, einfachere Vorstadien der vollkommeneren Wärmeregulation zu finden. Doch sind auch die Reptilien poikilotherm. Sie „haben keine Eigentemperatur in dem sonst gebräuchlichen Sinne, sondern ihre Körperwärme ist wie bei leblosen Gegenständen abhängig von den physikalischen Verhältnissen der Umgebung"[4]). Bei mittleren Temperaturen setzt sich ihre Körperwärme mit derjenigen des umgebenden Mediums immer rasch ins Gleichgewicht.

Bei extrem hohen Temperaturen, bei Wärmegraden, die an der oberen Grenze des mit ihrem Leben Verträglichen stehen, ist dagegen bei einigen Arten ein abweichendes Verhalten beobachtet worden.

KREHL und SOETBEER[5]) haben festgestellt, daß Uromastix, die große Wüsteneidechse, wenn sie der Sonnenstrahlung ausgesetzt ist, sich dunkel, fast schwarz färbt, wodurch ihre Wärmeabsorption in hohem Maße gefördert wird. Sobald ihre Temperatur über 41° ansteigt, wird die Haut hell, fast weiß, wodurch die weitere Erwärmung sehr erschwert wird. Bringt man die Tiere aus der Sonne in den Schatten, an einen kühleren Ort, werden die Tiere schnell wieder dunkel, so daß sie weniger Wärme ausstrahlen, „und bleiben noch stundenlang wesentlich höher temperiert als ihre Umgebung und dadurch lebens·frisch, munter und beweglich".

Der Wechsel der Farbe des Integuments gewährleistet also bei Uromastix eine gewisse, rudimentäre Wärmeregulation. Wieweit das auch bei anderen Reptilien, bei welchen ja Farbwechsel des Integumentes sehr verbreitet ist, der Fall ist, darüber fehlen genügende weitere Untersuchungen.

Bei einigen Reptilien scheint auch eine Art Wärmepolypnöe zustande zu kommen, eine Beschleunigung der Atmung, die zu Steigerung der Wasserverdunstung in der Mundhöhle führt.

LANGLOIS[6]) beobachtete sowohl bei Uromastix acanthirinus als bei Varanus arenarius, wenn sie strahlender Sonnenwärme oder der Ausstrahlung von Gasflammen ausgesetzt waren, eine sehr lebhafte Polypnöe, sobald die Körpertemperatur 39° erreichte. Diese Polypnöe von 110 bis 360 Atemzügen in der Minute führte zu Wasserverdunstung von bis zu 12 g pro Kilo und Stunde und hatte den Erfolg, daß vom Augenblick ihres Eintrittes an

---

[1]) BERTHOLD: Über die Temperatur der kaltblütigen Tiere. Göttingen 1835.

[2]) RICHET, CH.: Dictionnaire de Physiologie Bd. 3, S. 108. Art. CHALEUR. Paris 1898.

[3]) BACHMETJEW: Über die Temperatur der Insekten. Zeitschr. f. wiss. Zool. Bd. 66. 1899.

[4]) SOETBEER: Arch. f. exp. Pathol. u. Pharmakol. Bd. 40. 1898.

[5]) KREHL und SOETBEER: Untersuchungen über die Wärmeökonomie der poikilothermen Wirbeltiere. Pflügers Arch. f. d. ges. Physiol. Bd. 77. 1899.

[6]) LANGLOIS: Journ. de physiol. et de pathol. gen. Bd. 4. 1902.

die Körpertemperatur viel langsamer anstieg als diejenige der umgebenden Luft, die Tiere also vor Überhitzung schützte. Die Polypnöe hörte auf, sobald zwischen Lichtquelle und Kopf des Tieres ein Schirm eingeschoben wurde oder der Kopf mit kaltem Wasser benetzt, schien also reflektorisch ausgelöst zu werden. Nach längerer Einwirkung der Wärmestrahlung gelang es dagegen nicht mehr, durch Unterbrechung derselben die Polypnöe zu unterbrechen. Der gleiche Autor fand bei Schildkröten, die keine Polypnöe aufwiesen, eine reichliche Ausscheidung eines wässerigen Sekretes aus der Mundhöhle, sobald ihre Körpertemperatur 39° erreichte. Der kühlende Einfluß wurde als nicht unerheblich nachgewiesen.

Bei einem Teil der Reptilien, z. B. Schlangen, Krokodilen, ist die Wasserverdunstung auf der Haut immer so lebhaft, daß die Tiere dadurch weitgehend vor Überhitzung geschützt sind. Dagegen ist bisher nicht nachgewiesen, daß die Wasserabgabe durch die Haut bei Überhitzungsgefahr beschleunigt wird. Eine wirkliche Regulation scheint also hier nicht vorzuliegen.

c) Säugetiere und Vögel.

Von den Monotremen weist namentlich Echidna, der Ameisenigel, eine noch unvollkommene Wärmeregulation auf. Nach C. J. Martin[1] ist nicht nur ihre Körpertemperatur niedriger als diejenige der anderen Säugetiere, nämlich 28 bis 32° bei mittleren Lufttemperaturen von 15 bis 20°, sondern sie verändert sich auch viel stärker bei wechselnder Umgebungstemperatur, nämlich um etwa 10°, wenn die Lufttemperatur zwischen 5 und 35° schwankt. Dabei wird die Regulation fast allein durch Steigerung der Wärmebildung bei niedriger Temperatur bestritten. Polypnöe trat bei hoher Luftwärme nicht auf, auch waren andere Zeichen von physikalischer Regulation, namentlich Veränderungen der Weite der Hautgefäße, nicht nachweisbar. Schweißdrüsen fehlen. Auch bei Ornithorhynchus wurde eine niedrige Körpertemperatur bei mittlerer Umgebungstemperatur gefunden, nämlich etwa 32°. Diese Temperatur wird aber auch bei schwankenden Lufttemperaturen festgehalten. Auch hier bestreiten Veränderungen der Oxydationen den wichtigsten Teil der Wärmeregulation. Auch hier fehlt die Polypnöe. Doch sind schon Schweißdrüsen an einigen Körperstellen vorhanden, namentlich an der Schnauze. Infolge des Fehlens der physikalischen Wärmeregulation gehen Kloakentiere sehr leicht an Überhitzung zugrunde. Auch bei einzelnen Edentaten (Tatusia novemcincta) wurden sehr niedrige Durchschnittstemperaturen gefunden (34,4)[2].

Bei den Marsupialen ist die Körpertemperatur höher als bei den Monotremen, nämlich bei den australischen Arten durchschnittlich 36,5 bei 15° Lufttemperatur und bei dem brasilianischen Didelphis didelphii nur 34,6[3], und damit noch wesentlich niedriger als bei den meisten anderen Säugern. Die Regulation ist schon fast so ausgebildet wie bei Nagern oder Carnivoren. Die Beuteltiere zeigen gelegentlich bei höherer Temperatur eine geringe Steigerung der Atemfrequenz, aber keine ausgesprochene Polypnöe. Seine Wahrnehmungen an den primitiven Säugetieren führten Martin[1] zu dem Schlusse, daß die Entwicklung in der Tierreihe dahin zielt, die primitive chemische Regulation immer mehr durch die physikalische zu ergänzen und zu ersetzen und dadurch den Temperaturbereich, in welchem die Tiere eine optimale Körpertemperatur bewahren können, zu vergrößern.

Bei den übrigen Klassen der Säugetiere und bei den Vögeln ist die Körpertemperatur in der Regel recht konstant und innerhalb weiter Grenzen unabhängig von der Temperatur des umgebenden Mediums. Eine große Ausnahme bildet das Verhalten der Wärmeregulation während des Winterschlafes. Wir verweisen

---

[1] Martin, C. J.: Thermal adjustment & c. in Monotremes and Marsupials. Philosophical trans actions of the Royal. Soc. Bd. 195, Suppl.

[2] Ozorio de Almeida u. B. de A. Fiallo: Cpt. rend. des séances de la soc. de biol. Bd. 90. März 1924.

[3] Gley, E. u. Ozorio de Almeida: Cpt. rend. des séances de la soc. de biol. Bd. 90. Febr. 1924.

dafür auf die Darstellung von L. Adler in diesem Bande. Hier möge nur darauf hingewiesen sein, daß der Winterschlaf der Warmblüter eine phylogenetisch alte Erscheinung ist, sind es doch ganz vorwiegend die einfacher organisierten, in der Entwicklungsreihe älteren Säugetiere, welche ihn aufweisen; vor allem auch die Monotremen.

Poikilotherme und Homoiotherme.

Bei den poikilothermen Organismen wechselt die Lebensintensität mit der Temperatur des umgebenden Mediums.

Es ist durch zahlreiche Versuche nachgewiesen, daß viele Körperfunktionen bei wechselnder Temperatur der van t'Hoffschen Regel folgen. Diese lehrt, daß die Geschwindigkeit der chemischen Reaktionen bei mittleren Temperaturen verdoppelt bis verdreifacht wird, wenn die Temperatur um 10° ansteigt. Wie weit dieses Gesetz für die tierischen Funktionen Geltung hat, findet sich dargetan in Bd. 1 dieses Handbuches. Wir verweisen darauf und auf einige frühere Untersuchungen über diese Frage[1]).

Wir können damit rechnen, daß auch die gesamten Oxydationen und damit die Wärmebildung der Kaltblüter innerhalb des Temperaturintervalles, in welchem sie in der Natur leben, ungefähr entsprechend der van t'Hoffschen Regel mit der Temperatur steigt und fällt. Diese Wärmebildung ist auch unter den günstigsten Bedingungen meist viel geringer als beim Warmblüter. Von vielen Belegen führen wir an dieser Stelle nur ein einziges Beispiel an:

Krehl und Soetbeer[2]) fanden, daß eine Lacerta von 110 g Gewicht bei einer Temperatur von 25,3° eine Wärmemenge von 0,8 Calorien pro Kilo und Stunde hervorbrachte, bei 37° 1,5 Calorien.

Ein Ochsenfrosch von 600 g Schwere unter den gleichen Bedingungen 0,5 und 0,95 Calorien pro Kilo und Stunde, während man bei ungefähr gleich schweren Meerschweinchen gewöhnlich eine Wärmeentwicklung von etwa 5,0 Calorien pro Kilo und Stunde findet.

Der Unterschied zwischen den homoiothermen und poikilothermen Tieren beruht noch zum großen Teil darauf, daß die poikilothermen Tiere selbst unter den günstigsten Umständen es nicht vermögen, auch nur annäherungsweise eine so große Wärmemenge zu bilden, wie dies bei den homoiothermen Tieren der Fall ist [Tigerstedt[3])].

Hill[4]), der den gesamten Energieumsatz des Frosches mit der Temperatur nach der van t'Hoffschen Regel schwanken sah, *berechnet* (Beobachtungen sind nicht möglich, da der Frosch schon bei niedrigeren Temperaturen in Wärmestarre verfällt) diesen Umsatz bei 37° als ebenso groß wie denjenigen des Menschen und leugnet damit im Grundsatz den Unterschied in der Größe des Stoffwechsels bei gleicher Temperatur. Demgegenüber besitzen wir ja, wie erwähnt, direkte Beobachtungen an Kaltblütern, die diese Temperatur vertragen und dabei einen geringeren Stoffwechsel aufweisen. Nur wenn die Gewebe isoliert untersucht werden, ohne Zusammenhang mit dem Nervensystem, verschwindet der Unterschied in der Größe der Zersetzungen. Frosch, Mensch und Maus zeigen dann, und zwar in allen untersuchten Organen, den gleichen Sauerstoffverbrauch. Die Unterschiede in der Größe der Zersetzungen hängen also vom Nervensystem ab [Grafe[5])].

---

[1]) Ältere Lit. bei Tigerstedt. — Soetbeer: Pflügers Arch. f. d. ges. Physiol. Bd. 77. 1899. — Joel: Zeitschr. f. physiol. Chem. Bd. 107. 1919. — Weizsaecker: Pflügers Arch. f. d. ges. Physiol. Bd. 148. 1912.

[2]) Krehl und Soetbeer: Untersuchungen über die Wärmeökonomie der poikilothermen Wirbeltiere. Pflügers Arch. f. d. ges. Physiol. Bd. 77. 1899.

[3]) Tigerstedt, R.: Produktion der Wärme und Wärmehaushalt. In Wintersteins Handbuch der vergleichenden Physiologie Bd. 3 (2). Jena 1910.

[4]) Hill: Journ. of physiol. Bd. 43. 1911.　[5]) Grafe, E.: Kongreß f. inn. Med. 1924.

Entsprechend der Gesamtsumme der Wärmebildung wechselt, wie gesagt, die ganze Lebensintensität der wechselwarmen Tiere; wechselt doch auch namentlich die Fortpflanzungsgeschwindigkeit der Reize in den Nerven[1]) mit der wechselnden Temperatur und damit die Fähigkeit, auf die Einflüsse der Umwelt zu reagieren und dazu Stellung zu nehmen; wechselt doch vor allem auch die Geschwindigkeit der Muskelkontraktionen mit der wechselnden Temperatur. So sehen wir denn die gesamte motorische Funktion bei niedriger Außentemperatur in der Regel völlig darniederliegen, Bewegungslosigkeit eintreten. Bei etwas höherer Temperatur tritt eine mäßige Beweglichkeit ein, und wenn sich die Temperatur einem gewissen Optimum nähert, zeigen diese Tiere eine intensivere Tätigkeit, sind sie befähigt zur Nahrungsaufnahme, zur Jagd, zur Flucht und Abwehr der Feinde und zur Fortpflanzungstätigkeit. Dieses Temperaturoptimum liegt nicht für alle Arten gleich hoch. Bei den in unseren Breiten lebenden Kaltblütern liegt es jedenfalls wesentlich unter der Bluttemperatur der Homoiothermen, ja in der Regel unterhalb 30°. Oberhalb dieses Optimums der Temperatur sind die Poikilothermen in Lebensgefahr und ebenfalls unfähig, ihre Lebensfunktionen auszuüben.

Die Bewegungslosigkeit und die Kleinheit des Stoffwechsels bei niedrigen Temperaturen bietet für die wechselwarmen Organismen im Kampf ums Dasein andererseits auch große Vorteile: Unabhängigkeit von der Nahrungsaufnahme und vom Sauerstoff. Viele Monate, ja vielfach den größten Teil ihres Lebens vermögen sie, im Gegensatz zu den Warmblütern, ohne Nahrung zu bestehen. Ihr geringes Sauerstoffbedürfnis, ihre Fähigkeit, manche Funktionen anoxybiotisch aufrechtzuerhalten, sichern ihnen den Fortbestand des Lebens unter äußeren Bedingungen, unter denen kein Warmblüter bestehen kann.

Im Gegensatz dazu ist der homoiotherme Organismus in seiner Lebensfunktion weitgehend unabhängig von der herrschenden Außentemperatur, ja seine Motilität, seine gesamte Lebensintensität ist vielfach gerade bei niedrigen Temperaturen, die an das Wärmeregulationsvermögen besondere Ansprüche stellen, besonders lebhaft. Unbegrenzt ist allerdings auch bei ihm die Unabhängigkeit von der Temperatur der Umwelt nicht, aber das Temperaturintervall, innerhalb dessen er mit voller Intensität leben kann, ist auch bei den am einfachsten organisierten Warmblütern um ein Vielfaches größer als bei den Kaltblütern.

Unter den Poikilothermen sind die im Wasser lebenden Arten in dieser Hinsicht bevorzugt. Dieses Medium ist infolge seiner großen Wärmekapazität viel temperaturbeständiger als die Luft, und die in größeren Gewässern lebenden Kaltblüter weisen vielfach im Wechsel der Jahreszeiten ein fast ebenso weitgehendes Gleichmaß der Lebensfunktion, der Lebensintensität auf wie die Warmblüter.

B. Ontogenese der Wärmeregulation.

Bei den meisten neugeborenen Warmblütern ist die Wärmeregulation noch mangelhaft.

Im bebrüteten Hühnerei haben Pembrey und seine Mitarbeiter[2])[3]) gefunden, daß in frühen Entwicklungsstadien, d. h. bis etwa zur dritten Woche, die Kohlensäureausscheidung sich verhält wie beim poikilothermen Tiere, d. h. mit der Temperatur steigt und fällt. Unmittelbar vor dem Auskriechen aus der Schale und am ersten Tage danach zeigen dagegen kräftige Tiere eine starke Steigerung der CO_2-Ausscheidung bei niedriger Außentemperatur. Unmittelbar nach der Geburt verhalten sich verschiedene Tierarten ganz verschieden[3]). Im Gegensatz zum Küchlein verhält sich bei der Taube die Kohlensäureausscheidung noch am

---

[1]) Ganter: Pflügers Arch. f. d. ges. Physiol. Bd. 146. 1912.
[2]) Pembrey, Gordon und Warren: Journ. of physiol. Bd. 17. 1895.
[3]) Pembrey: Journ. of physiol. Bd. 18, S. 363. 1897.

3. bis 7. Tage nach dem Verlassen des Eies bei Temperaturveränderungen ähnlich wie diejenige eines kaltblütigen Tieres. Immerhin war eine geringe Verminderung der CO_2-Ausscheidung bei einer Steigerung der Außentemperatur von 30 auf 40° wahrzunehmen. Die ersten Anfänge einer schwachen Regulation gegen Abkühlung machten sich bei der Taube am 8. bis 9. Tage geltend; aber erst am 15. war die chemische Regulation etwa so gut ausgeprägt wie beim frisch ausgekrochenen Hühnchen. Das gleiche gilt von jungen Sperlingen und wahrscheinlich allgemein von „Nesthockern". Die Unterkühlung scheint, im Gegensatz zu jungen Säugern, das Befinden der Nestjungen nicht schwer zu stören und ist, wie LEICHTENTRITT[1]) dartut, ein in der Natur häufiges und vielleicht durch Einsparung von Nährmaterial zweckmäßiges Vorkommnis.

Junge Mäuse und Ratten zeigen erst etwa vom 10. Tage an ein deutliches Wärmeregulationsvermögen, wogegen das neugeborene Meerschweinchen, entsprechend seiner auch im übrigen ausgesprochenen Selbständigkeit, schon eine gute Wärmeregulation hat, und zwar sowohl an der CO_2-Ausscheidung gemessen als auch (nach der Blutfülle der Ohren zu schließen) durch Regelung der Wärmeabgabe.

BABÁK[2]) fand beim neugeborenen Kaninchen eine sehr ausgesprochene regulatorische Steigerung des Gasumsatzes bei Abkühlung, die aber nicht genügte, die Körpertemperatur aufrechtzuerhalten, ehe die etwas später sich ausbildende physikalische Regulation und die zunehmende Behaarung das ermöglichten. Nach RICHET[3]) kann man ein Kaninchen erst 11 Tage nach seiner Geburt von der Mutter entfernen, ohne daß es sich wesentlich unterkühlt. Junge Katzen schwitzen erst von der 3. Lebenswoche an[4]). Bei sehr jungen Hunden ist die Wärmeregulation im ganzen noch sehr wenig leistungsfähig. Die Wärmepolypnöe tritt erst vom 26. Tage an mit einiger Regelmäßigkeit in Erscheinung[5]).

Über die Wärmeregulation des neugeborenen *Menschen* wissen wir u. a. durch die Versuche von BABÁK[2]), daß schon 10 bis 18 Stunden nach der Geburt eine Vergrößerung der Wärmeabgabe durch ungenügende Bekleidung mit einer Steigerung der O_2-Aufnahme und der CO_2-Produktion um 30 bis 50% beantwortet werden kann, daß aber auch diese beträchtliche Steigerung der Wärmebildung nicht ausreicht, um die Wirkung der gesteigerten Wärmeabgabe auf die Körpertemperatur auszugleichen. Auch an den späteren (2. bis 8.) Lebenstagen war die Steigerung des Stoffwechsels auf Verminderung der Umhüllung die Regel, doch gab es auch Ausnahmen. Die Regulation der Körperwärme durch Einschränkung der *Wärmeabgabe* scheint nach diesen Versuchen erst mehrere Tage nach der Geburt besser zu werden, und erst wenn sie stark mitwirkt, erwies sich die Regulation als den recht bescheidenen Ansprüchen gewachsen. Der Autor schließt: „Es scheint also die physikalische Regulation eine weit größere Bedeutung zu haben, als die chemische. Mit ihrer Ausbildung, welche schon in der ersten Woche nach der Geburt in verschiedenem Maße geschieht, tritt die chemische Regulation in den Hintergrund."

Werden etwas größere Ansprüche gestellt, erweist sich die Wärmeregulation in den ersten Lebenstagen als sehr wenig leistungsfähig. So fand ERÖSS[6]), daß man durch Bäder von 27 bis 30° von 10 Minuten Dauer die Temperatur gesunder

---

[1]) LEICHTENTRITT, B.: Wärmeregulation neugeborener Säugetiere und Vögel. Zeitschr. f. Biol. Bd. 69, S. 545. 1919.

[2]) BABÁK: Über die Wärmeregulation bei Neugeborenen. Pflügers Arch. f. d. ges. Physiol. Bd. 89. 1902.

[3]) RICHET, CH.: Dictionnaire de Physiologie Bd. 3, Art. CHALEUR. Paris 1898.

[4]) LUCHSINGER: Pflügers Arch. f. d. ges. Physiol. Bd. 14. 1877.

[5]) CAVAZZANI: Arch. di fisiol. Bd. 8. 1910.

[6]) ERÖSS: Über den Einfluß der äußeren Temperatur auf die Körperwärme junger Säuglinge. Jahrb. f. Kinderheilk. Bd. 24. 1886.

kräftiger Kinder am 2. bis 4. Lebenstage regelmäßig auf mehrere Stunden um $2^{1}/_{2}$ bis 3° herabsetzen kann, und bei Kindern von 5 bis 6 Tagen wurde durch einen so milden Eingriff die Temperatur um 1,5° herabgesetzt. Ganz kurze, intensive Wärmeentziehungen vermögen dagegen unter Umständen schon bei kräftigen Neugeborenen Gegenregulation auszulösen. So zeigte Raudnitz[1], daß kurze Übergießung mit kaltem Wasser von Neugeborenen mit einem, wenn auch geringen *Anstieg* der Körpertemperatur beantwortet werden kann.

Selbst etwas ältere Säuglinge zeigen noch bei Sommerhitze und bei Entblößung große Schwankungen ihrer Körpertemperatur[2]. Daß vollends Frühgeburten nur ganz ungenügend gegen Abkühlung regulieren können[3] und wenn irgend möglich in besonderen Brutschränken (Couveusen) gehalten werden, bis sie ungefähr die Reife des Neugeborenen erreicht haben, ist bekannt.

C. Die Körpertemperatur und ihre Schwankungen.

Unter Körpertemperatur verstehen wir die Temperatur des Körperinnern, wie sie festgestellt wird durch in den Mastdarm oder die Kloake eingeführte Thermometer; und wenn wir von Körpertemperatur schlechtweg reden, werden wir damit immer die im Mastdarm bestimmte Temperatur meinen. Wir dürfen aber nicht außer acht lassen, daß es eine vollkommen gleichmäßige Temperatur des Körpers nicht gibt. Die Wärme wird in den Muskeln, in den großen Drüsen, in jedem einen Stoffwechsel aufweisenden Gewebe in wechselnden Mengen erzeugt und dem die Organe durchströmenden Blute mitgeteilt. Durch seine Zirkulation sorgt das Blut dafür, daß sich weder in einem arbeitenden Organ allzu große Wärmemengen anstauen können noch periphere Körperteile sich allzu weit abkühlen. Doch vermag die Blutzirkulation, so lebhaft sie auch ist, nicht alle Körperteile bei gleichmäßiger Temperatur zu halten. Die kühlere Luft entzieht namentlich den Extremitäten beträchtliche Wärmemengen, so daß ihre Temperatur meist um mehrere Grade unter derjenigen steht, die im Innern des Rumpfes herrscht. Doch ist auch im Körperinnern das Verhältnis von Wärmebildung, Durchblutung und Wärmeentziehung von Stelle zu Stelle etwas verschieden. Immerhin sind diese Unterschiede im Körperinnern, namentlich bei größeren Tierarten, nicht groß. Man kann also, wenn man das Innere[4] des Rumpfes im Auge hat, auch in diesem Sinne von einer annähernd konstanten Körpertemperatur sprechen. Die Haut dagegen und die peripheren Teile der Extremitäten sind nicht nur kühler, sondern auch in ihrer Temperatur viel unbeständiger. Wir werden darauf später (S. 30) zurückkommen.

Es ist selbstverständlich, daß man bei Tieren die Körpertemperatur im allgemeinen im Enddarm mißt, und für die *Messung der menschlichen Körpertemperatur* hat für den klinischen Gebrauch diese Messungsart in den meisten Ländern die Messung an anderen Körperstellen großenteils verdrängt.

Die Temperatur in der Mundhöhle, zwischen der Zunge und den hinteren Teilen des Alveolarfortsatzes gemessen, gibt im allgemeinen um 0,2 bis 0,3° niedrigere Werte. In der Achselhöhle beträgt der Unterschied gegenüber dem Enddarm in der Regel ungefähr $^{1}/_{2}$°. Doch gehen die an den drei genannten Stellen gemessenen Temperaturen keineswegs immer parallel. Die Temperatur

---

[1] Raudnitz: Wärmeregelung beim Neugeborenen. Zeitschr. f. Biol. Bd. 24. 1888.

[2] Z. B. Nassau: Münch. med. Wochenschr. 1923, S. 1351. — Genersich: Der Einfluß der Wärme auf die Temperatur der Säuglinge. Monatsschr. f. Kinderheilk. Bd. 9, S. 183. 1910.

[3] Vgl. Feer: Diagnostik der Kinderkrankheiten. 2. Aufl. Berlin 1922.

[4] D. h. in einer Entfernung von mindestens 6 cm von der Oberfläche (F. G. Benedict und E. P. Slack: A comparative study of temperature fluctuations in different parts of the body. Publication Nr. 155. Carnegie Institution Washington 1911). — Ranken u. Tigerstedt: Zur Kenntnis der Temperatur des menschlichen Magens. Biochem. Zeitschr. Bd. 11. 1908.

in der Mundhöhle wird durch die Lufttemperatur unter Umständen recht stark beeinflußt [1]), ebenso durch die Nahrungsaufnahme. Die Temperatur in der Achselhöhle kann namentlich bei gestörter Blutzirkulation um mehr als einen vollen Grad niedriger sein als diejenige des Mastdarmes. Andererseits kann sie sich bei Hyperämie der Haut derjenigen im Mastdarm bis auf 1 bis 2 Zehntel nähern. Doch ist auch die Rectaltemperatur vor äußeren Einflüssen nicht völlig gesichert, z. B. kann sie nach Genuß von kalten Getränken, welche die Temperatur im Abdomen wesentlich herabsetzen können, *unter* die gleichzeitig in der Achselhöhle bestimmte herabgehen. Andererseits kann die Rectaltemperatur, namentlich nach starker Tätigkeit der Beckenmuskulatur, wie sie das Marschieren oder das Radfahren mit sich bringen, die Temperatur der Achselhöhle um 1,2 bis 1,3° und mehr übersteigen [2]). Wir kommen darauf später zurück (S. 83/84); vgl. auch [3]).

Die Messung der Temperatur des Harnes im Augenblick der Entleerung gibt Werte, die denjenigen im Mastdarm sehr nahe stehen, falls man besondere, trichterartige Hilfsvorrichtungen benutzt[4]), andernfalls solche, die den im Munde gemessenen näher stehen[5]). Bei anstrengendem Gehen steigt die Harntemperatur wie diejenige des Mastdarms[5]).

Wir stellen im folgenden die *Durchschnittstemperaturen* einiger Säugetiere und Vögel zusammen[6]):

Echidna hystrix	30,0[7])	Hund . .	38,3—39,0[11])	Mensch . .	37,0—37,1
Ornithorhynchus	32,0[7])	Ziege . .	39.6[12])	Ente . . .	41,0—42,0[15])
Marsupialen . .	34,6—36,5[8])	Schaf . .	39,0—39,6[13])	Huhn . . .	40,5—42,0[16])
Igel	34,8—35,5[9])	Rind . . .	39,5	Taube . .	41,0—42,0[15])
Kaninchen . .	39,2—39,6[10])	Schwein .	39,0	Star . . .	41,4—42,1[17])
Meerschweinchen	38,5	Pferd . .	37,6—37,8[14])	Drossel . .	41,1[17])
Katze	38,8—39,0	Esel . . .	38,0	Eulen. . .	etwa 40,1[18])

[1]) LINDHARD: Investigations on the conditions & c. in Report of the Danish-Expedition to the North-East Coast of Greenland 1906—1908 Meddeleser om Grønland. S. 44. Kopenhagen 1917.

[2]) WEINERT: Münch. med. Wochenschr. 1913, S. 1543.

[3]) AUDEOUD, G. E.: Des maxima et de la vitesse d'ascension des temperatures utilisées en clinique. Diss. Genf 1906. Dort Lit. — ZIMMERMANN: Deutsch. Arch. f. klin. Med. Bd. 147. 1925. — BENEDICT und SLACK: Publication Carnegie Nr. 155.

[4]) QUINCKE: Münch. med. Wochenschr. 1918, S. 766. — FÜRBRINGER: Klin. Wochenschr. 1922, S. 1792.

[5]) ZUNTZ und SCHUMBERG: Physiologie des Marsches. Berlin 1901. — POELCHAU: Med. Klinik Nr. 8. 1922.

[6]) Eine ausführliche Zusammenstellung findet sich bei TIGERSTEDT in Wintersteins Handbuch der vergleichenden Physiologie Bd. 3, S. 2. Jena 1910.

[7]) MARTIN, C. J.: Thermal adjustment & c. in Monotremes and Marsupials. Philosophical transactions of the Royal. Soc. Bd. 195, Suppl.

[8]) MARTIN, C. J.: Thermal adjustment & c. in Monotremes and Marsupials. Philosophical transactions of the Royal. Soc. Bd. 195, Suppl. — GLEY, E. u. OZORIO DE ALMEIDA: Cpt. rend. des séances de la soc. de biol. Bd. 90. Febr. 1924, — OZORIO DE ALMEIDA et B. DE A. FIALLO: Cpt. rend. des séances de la soc. de biol. Bd. 90. März 1924.

[9]) KREHL, Arch. f. exper. Pathol. u. Pharmakol. Bd. 35, S. 226. 1895.

[10]) BORMANN, BRUNNOW u. v. SAVARY: Skand. Archiv f. Physiol. Bd. 44. 1923, und eigene Erfahrungen.

[11]) RICHET, CH.: Dictionnaire de Physiologie Bd. 3, Art. CHALEUR. Paris 1898. — SIMPSON u. GALBRAITH: Journ. of physiol. Bd. 33. 1905.

[12]) DAMANT: Journ. of Physiol. Bd. 35.

[13]) RICHET, CH.: Dictionnaire de Physiologie Bd. 3, Art. CHALEUR. Paris 1898. — WEBER, S.: Versuche über künstliche Einschränkung des Eiweißumsatzes beim fiebernden Hammel. Arch. f. exp. Pathol. u. Pharmakol. Bd. 47. 1902.

[14]) WOODHEAD: Journ. of physiol. Proceedings. 1899.

[15]) HILDÉN u. STENBÄCK: Skand. Archiv f. Physiol. Bd. 34. 1916. — SIMPSON u. GALBRAITH: Journ. of physiol. Bd. 33. 1905.

[16]) HILDÉN u. STENBÄCK: Skand. Archiv f. Physiol. Bd. 34. 1916. — RICHET, CH.: Dictionnaire de Physiologie Bd. 3, Art. CHALEUR. Paris 1898.

[17]) SIMPSON u. GALBRAITH: Journ. of physiol. Bd.. 33. 1905.

[18]) HILDÉN u. STENBÄCK: Skand. Archiv f. Physiol. Bd. 34. 1916.

Wir sehen also, daß die meisten Vögel eine Durchschnittstemperatur von 41 bis 42° haben, die meisten Säugetiere, mit Ausnahme der Kloakentiere und Beuteltiere, eine solche von über 38, ja vielfach über 39°.

Während es bis vor kurzem den Anschein hatte, als wäre bei entwickelter Wärmeregulation die einer jeden Art eigene „normale" Körpertemperatur eine feststehende, wohl im Keimplasma begründete Erscheinung, sind in den letzten Jahren Beobachtungen gemacht worden, die uns bei Nagetieren einen starken Einfluß der Umwelt auf die Körpertemperatur dartun. So hat Przibram[1]) bei Ratten, die er bei verschiedener Lufttemperatur, und zwar von +5° bis zu 40° aufzog, ganz verschiedene Körpertemperaturen im erwachsenen Alter festgestellt, und zwar waren die Unterschiede so groß (bei einmal täglicher Messung), daß die bei 5° aufgewachsenen Tiere eine durchschnittliche Temperatur von 32,65°, die bei 40° aufgewachsenen von 38,16° hatten. Je 5° höhere Außentemperatur machte eine um $^3/_4$° höhere Körpertemperatur. Es wäre wichtig festzustellen, ob diese Tiere auf diese Temperaturen gegenüber wechselnden Lufttemperaturen wirklich regulieren. Congdon[2]) zeigte, daß auch noch bei erwachsenen Ratten und Mäusen die Körpertemperatur im Laufe von mehreren Tagen um 2 bis 3° fallen oder steigen kann, wenn sie aus einer Lufttemperatur von 16° in eine solche von 5° versetzt wurden oder umgekehrt; vgl. auch [3]).

So überaus interessant und wichtig diese Beobachtungen sind, so gelten sie vorläufig jedenfalls nur für die darauf untersuchten kleinen Nagetiere. Nach unseren sonstigen Kenntnissen kann nicht die Rede davon sein, daß etwa die Durchschnittstemperatur der anderen Homoiothermen im allgemeinen wesentlich vom Klima abhinge.

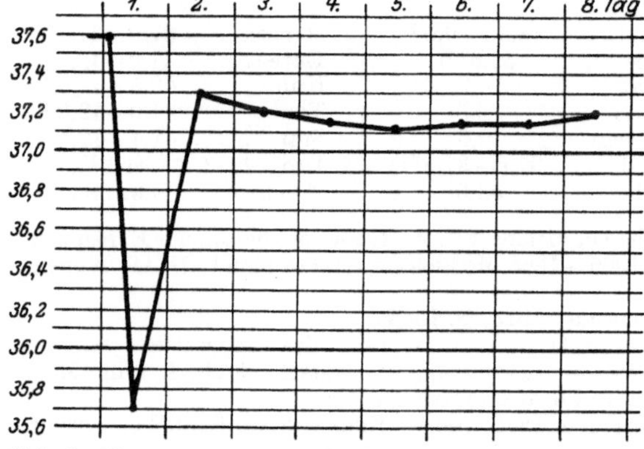

Abb. 1. Körpertemperatur des Menschen in den ersten Lebenstagen. Nach Eröss[5]).

Im Hunger ist die Durchschnittstemperatur etwas niedriger, beim Kaninchen häufig etwa um $^3/_4$°, beim Menschen etwa um $^1/_2$°. Diese niedrigeren Temperaturen stellen sich schon nach kurzem Hungern ein und werden bei weiter fortgesetzter Nahrungsenthaltung hartnäckig festgehalten und erst kurz vor dem Tode an Inanition weiter erniedrigt[4]).

Beim *Menschen* trifft die *Durchschnittstemperatur* von 37,0 bis 37,1° für alle Lebensalter zu, von den ersten Lebenswochen bis zum Greisenalter.

Beim neugeborenen Kind übersteigt die Körpertemperatur im Augenblick der Geburt diejenige der Mutter um Bruchteile eines Grades. Die eigene Wärmeproduktion der Frucht ermöglicht ihr, eine um ein geringes höhere Temperatur zu haben als der mütterliche Uterus.

Unmittelbar nach der Geburt sinkt die Temperatur des Neugeborenen innerhalb kürzester Zeit weit ab, und zwar tritt dieser Temperatursturz auch ein, wenn das Kind nicht gebadet, ihm nicht auf besondere Weise Wärme entzogen wird. Dieser Abfall geht nach Eröss[5]) von durchschnittlich 37,6 im Augenblick

---

[1]) Przibram: Die Umwelt des Keimplasmas. Arch. f. Entwicklungsmech. d. Organismen, Orig. Bd. 43. 1917.

[2]) Congdon: Arch. f. Entwicklungsmech. d. Organismen Bd. 33. 1912.

[3]) Bierens de Haan: Arch. f. Entwicklungsmech. d. Organismen Bd. 50. 1922.

[4]) Weber, S.: Versuche über künstliche Einschränkung des Eiweißumsatzes beim fiebernden Hammel. Arch. f. exp. Pathol. u. Pharmakol. Bd. 47. 1902.

[5]) Eröss: Über den Einfluß der äußeren Temperatur auf die Körperwärme junger Säuglinge. Jahrb. f. Kinderheilk. Bd. 24. 1886.

der Geburt bis auf durchschnittlich 35,78. Dieser Abfall macht einem Wiederanstieg Platz, der gewöhnlich am 2. Tage seinen Gipfel erreicht. Bei schwächlichen Neugeborenen braucht die Wiedererwärmung etwas mehr Zeit. Der Gipfel dieser Temperaturerhöhung liegt durchschnittlich ungefähr bei 37,3. Wie aus der Kurve Abb. 1 zu ersehen ist, ist die Durchschnittstemperatur vom 3. bis zum 5. Lebenstage in langsamem Zurückgehen von 37,2 auf 37,1 und hebt sich in der Regel in den folgenden Tagen etwas.

In den allerersten Lebenstagen fehlt die *Tagesschwankung*, d. h. die Temperaturschwankungen sind ganz unabhängig von der Tageszeit. Schon von den ersten Lebenswochen an machen sich die regelmäßigen *täglichen Temperaturschwankungen* geltend, welchen fast alle warmblütigen Lebewesen unterworfen sind. Als Beispiel für die normale Tagesschwankung des Menschen diene Kurve Abb. 2. Sie ist an einem 19jährigen Studenten gewonnen, nach Messungen im

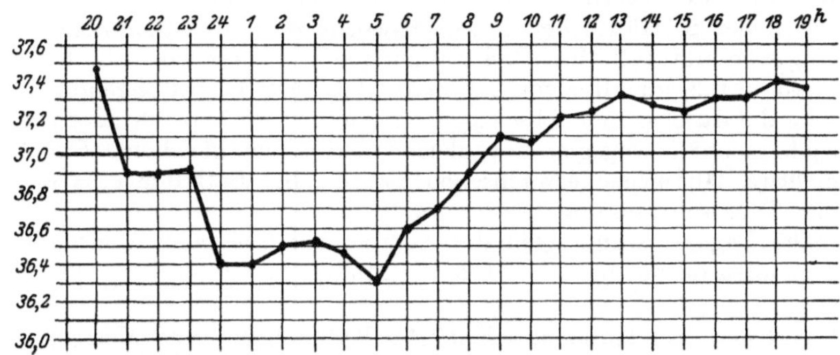

Abb. 2. Rectaltemperatur eines 19jährigen Mannes bei stündlicher Ablesung. Nach BENEDICT und SNELL[1]). (Im Original ist die Temperatur alle 12 Minuten abgelesen, unsere Kurve gibt nur die auf die vollen Stunden entfallenden Messungen wieder.)

Mastdarm, an einem Tage, an dem er, abgesehen von einigen Temperaturbeobachtungen, die er auszuführen hatte, nicht arbeitete[1]).

Wir sehen, daß die Temperatur in den Nachmittagsstunden von 13 bis 20 Uhr am höchsten ist, daß sie dann in den späten Abendstunden rasch abfällt, und daß die niedrigste Temperatur auf die Stunden nach Mitternacht entfällt, worauf in den ersten Morgenstunden, noch während des Schlafes, die Temperatur ansteigt bis zu der vormittäglichen Höhe. Diese liegt nicht viel niedriger als das nachmittägliche Maximum. Als mindestens ebenso charakteristisch wie das Auftreten eines Minimums nach Mitternacht und eines Maximums am Nachmittage haben wir festzuhalten: den steilen Abfall in den späten Abendstunden und den beträchtlichen Anstieg am frühen Vormittag. Das Maximum beträgt in diesem Beispiel nicht ganz 37,5, das Minimum liegt bei 36,3. Das ergibt eine Tagesschwankung von 1,2°. Diese Zahlen entsprechen ziemlich genau dem Durchschnitt dessen, was man bei gesunden, nicht arbeitenden Menschen bei Tag und Nacht fortgesetzter Messung in der Regel feststellen kann. Die Rectaltemperatur von 37,5 bis 37,6[2]) wird von dem ruhig im Bett liegenden gesunden erwachsenen

[1]) BENEDICT, F. G. u. J. F. SNELL: Körpertemperaturschwankungen usw. Pflügers Arch. f. d. ges. Physiol. Bd. 90. 1902; Americ. journ. of physiol. Bd. 11. 1904.
[2]) Gegen die Aufstellung eines wesentlich niedriger liegenden Maximums für die normale Körpertemperatur, wie sie namentlich von einzelnen „Tuberkulosefachärzten", z. B. K. MEYER: Zeitschr. f. ärztl. Fortbild. Jg. 6, S. 458, und L. SAATHOFF: Münch. med. Wochenschr., S. 1771, 1914, geschieht, muß Einspruch erhoben werden.

Menschen gewöhnlich nicht überschritten, wogegen schon bei leichtester Arbeit am Schreibtisch und im Laboratorium das Thermometer 37,7 bis 37,9 anzeigen kann. Von den bei starker Arbeit auftretenden Temperatursteigerungen wird später, S. 83—85, die Rede sein.

Bei Kindern „auch jenseits des ersten Lebensjahres sind Aftertemperaturen in der Ruhe bis zu 37,5 und 37,8 oft bei völlig Gesunden anzutreffen"[1]. Temperaturen von 37,7 und 37,8 bei ganz gesunden Kindern und wirklicher Bettruhe sind immerhin kein häufiges Vorkommnis und müssen immer die Aufmerksamkeit auf den Gesundheitszustand lenken.

Das nächtliche Temperaturminimum kann bis zu etwa 35,6 heruntergehen, ohne Mitwirkung von pathologischen Vorgängen; vgl. [2]). Vorangegangene schwere Muskelarbeit[3]), auch vorangegangenes Schwitzen, scheinen auf das Minimum erniedrigend zu wirken.

Im frühesten Lebensalter ist die Tagesschwankung eine geringere. So stellte Jündell[4]) in der 2. Hälfte der 1. Lebenswoche eine durchschnittliche Tagesschwankung von nur 0,1° fest, bei Säuglingen im Alter von durchschnittlich 1 Monat 0,25 bis 0,3, im Alter von 2 Monaten 0,3 bis 0,37, bei ungefähr 6 Monate alten betrug die durchschnittliche Tagesschwankung 0,57, bei Kindern im 2. bis 5. Lebensjahr 0,95[5]), wogegen der gleiche Autor bei gleichem Vorgehen bei gesunden, etwa 20jährigen erwachsenen Frauen bei Bettruhe 0,83 als durchschnittliche Tagesschwankung bestimmte.

Ähnliche Tagesschwankungen der Temperatur wie beim Menschen finden sich bei fast allen darauf untersuchten Warmblütern, nur sind sie sehr verschieden groß.

Während man bei Hunden, Pferden[6]), Kaninchen[7]) und Meerschweinchen gewöhnlich Tagesschwankungen von ähnlicher Größe wie beim Menschen finden kann, scheinen sie bei einzelnen Tierarten beinahe ganz zu fehlen, so bei Ziegen, Rindern und Schafen [Durig[8])]. Andere Tiere hinwiederum zeichnen sich durch überaus große Tagesschwankungen aus: so betrug nach Simpson und Galbraith[9]) die Tagesschwankung von vier sorgfältig beobachteten Staren 3 bis 4°, ebenso diejenige einer Drossel. Bei Hühnern, Enten und Tauben betrug sie nach Hildén und Stenbäck[10]) 1 bis über 2°. Bei 6 Affen, anscheinend Maccacen, die unter sehr gleichmäßigen Verhältnissen gehalten wurden, fanden Simpson und Galbraith[9]) durchschnittliche Tagesschwankungen von 2,5° bei einer Durchschnittstemperatur von 38,1.

---

[1]) Feer: Diagnostik der Kinderkrankheiten 2. Aufl., S. 282. Berlin 1922. — Moro: Monatsschr. f. Kinderheilk. Orig. Bd. 11. 1913.

[2]) Lindhard: Investigations on the conditions & c. in Report of the Danish Expedition to the North-East Coast of Greenland 1906—1908 Meddeleser om Grønland S. 44. Kopenhagen 1917.

[3]) Benedict, F. G. u. J. F. Snell: Körpertemperaturschwankungen usw. Pflügers Arch. f. d. ges. Physiol. Bd. 90. 1902. — Jürgensen: Die Körperwärme des gesunden Menschen. Leipzig 1873. — Simpson, S.: Transactions Edinburgh Royal Society 1912, S. 48.

[4]) Jündell: Jahrb. f. Kinderheilk. N. F. Bd. 59. 1904.

[5]) Vgl. auch: Gofferjé, F.: Die Tagesschwankungen der Körpertemperatur beim gesunden und beim kranken Säugling. Jahrb. f. Kinderheilk. Bd. 68. 1908.

[6]) Woodhead: Journ. of physiol. Proceedings 1899.

[7]) Bormann, Brunnow u. v. Savary: Skand. Archiv f. Physiol. Bd. 44. 1923, und eigene Erfahrungen.

[8]) Durig, A.: Handwörterbuch der Naturwissenschaften Bd. 10, Art. Wärmehaushalt. Jena 1915.

[9]) Simpson u. Galbraith: Journ. of physiol. Bd. 33. 1905.

[10]) Hildén u. Stenbäck: Skand. Archiv f. Physiol. Bd. 34. 1916.

Für die *Erklärung der Tagesschwankung* der Temperatur und namentlich der Temperatursteigerung bei Tage hat man alle die Faktoren herbeigezogen, die tagsüber wirksam sind und nachts wegfallen, also vor allem die Muskelarbeit, die Nahrungsaufnahme, das Tageslicht u. a. m.

Daß Muskelarbeit die Körpertemperatur steigert, ist unzählige Male nachgewiesen worden und entspricht einer jederzeit und allerorts leicht zu wiederholenden Erfahrung, und schon geringe Muskelanstrengungen bringen ziemlich regelmäßig eine für empfindliche Thermometer meßbare Temperaturerhöhung hervor. Wenn eine angestrengte Arbeit durch eine Pause unterbrochen wird, sinkt die Temperatur um mehrere Zehntelgrade unter die während der Arbeit erreichte Höhe.

RICHET[1]) hat sicher recht, wenn er darlegt, daß wir nach Ersteigen einer Treppe um einige Hundertstel Grade wärmer sind als vorher. Die Wärmeregulation braucht eben eine gewisse, wenn auch geringe Zeit, um den Ausgleich herbeizuführen. Demgemäß ist denn auch versucht worden, die Temperatursteigerung bei Tage durch die Muskeltätigkeit zu erklären. So kann man die Beobachtungen von SUTHERLAND SIMPSON[2]) deuten, welcher fand, daß beim brütenden Huhn die Tagesschwankung viel kleiner ist als beim nichtbrütenden. So kann man verstehen, daß bei bettlägerigen Menschen die Tagesschwankung etwas geringer ist als bei normal lebenden. Insbesondere hat TIGERSTEDT die Dinge so aufgefaßt, und mit SONDÉN[3]) zusammen durch Bestimmung der CO_2-Ausscheidung gesunder, meist ruhender Menschen zu verschiedenen Tagesstunden gezeigt, daß die CO_2-Ausscheidung im Laufe der 24 Stunden Schwankungen im gleichen Sinne unterliegt wie die Körpertemperatur, daß in die ersten Morgenstunden ein Minimum der CO_2-Ausscheidung fällt, im Laufe des Vormittags ein Anstieg stattfindet, nachmittags ein Maximum erreicht wird usw. Wenn somit dargetan ist, daß Gasumsatz und Temperatur gleichzeitig steigen und fallen, so bleibt doch die Frage offen, ob wirklich die Temperatursteigerung eine Folge dieser gesteigerten Wärmebildung ist, ob nicht vielmehr die beiden Erscheinungen koordiniert sind, durch eine übergeordnete gemeinsame Ursache bedingt. Gegen die enge Abhängigkeit der Temperaturbewegung von der Muskeltätigkeit spricht u. a. die Erfahrung, daß die Temperatur in den späten Abendstunden die Neigung, zu sinken, auch dann hat, wenn die Muskelarbeit fortgesetzt wird und daß in den Vormittagsstunden die Temperatursteigerung vom nächtlichen Minimum zu den höheren Tagestemperaturen auch dann stattfindet, wenn die Versuchsperson im Bett bleibt, ja weiterschläft.

Auch der Einfluß der Nahrungsaufnahme ist für sich allein nicht geeignet, die tägliche Temperaturschwankung zu erklären, obschon leicht nachzuweisen ist, daß reichliche Nahrungsaufnahme die Körpertemperatur zu steigern vermag.

Auch fastende und hungernde Individuen weisen eine regelmäßige Tagesschwankung auf, die sogar unter Umständen größer sein kann als diejenige normal Ernährter[4]). Gewöhnlich ist aber die Tagesschwankung im Hunger geringer[5]). Der Hungerer *Succi* [vgl. [1])] wies noch am 30. Tage seines Hungerns eine regel-

---

[1]) RICHET, CH.: Dictionnaire de Physiologie Bd. 3, Art. CHALEUR. Paris 1898.

[2]) SUTHERLAND SIMPSON: Transaction of Royal Society, Edinburgh Bd. 47, 3. T., S. 605 ff.

[3]) SONDÉN, K. u. R. TIGERSTEDT: Skand. Archiv f. Physiol. Bd. 6. 1895.

[4]) JÜRGENSEN: Die Körperwärme des gesunden Menschen. Leipzig 1873. — BENEDICT, F. G. u. J. F. SNELL: Körpertemperaturschwankungen usw. Pflügers Arch. f. d. ges. Physiol. Bd. 90. 1920.

[5]) SUTHERLAND SIMPSON: Transaction of Royal Society, Edinburgh Bd. 47, 3. T., S. 605 ff.

mäßige Tagesschwankung von $^1/_2{}^\circ$ auf. Auch die Nahrungsaufnahme kann also allein die Tagesschwankung der Temperatur nicht genügend erklären.

Man hat vielfach versucht, durch *Umkehrung der Lebensweise*, d. h. durch Schlafen bei Tag und Wachen bei Nacht bzw. durch Beobachtung von Menschen, welche als Nachtwächter, Krankenschwestern usw. ohnehin eine der normalen entgegengesetzte Tageseinteilung hatten, eine der normalen entgegengesetzte Temperaturkurve zu erzielen [1]). Bei Tieren ist dieser Versuch mehrfach gelungen. So konnten Simpson und Galbraith [2]) bei Affen, die sie nachts bei starker elektrischer Beleuchtung, tags im Dunkeln hielten, eine richtige Umkehrung der Temperaturkurve hervorrufen. Auch bei Verlegung der Stunden mit Beleuchtung auf andere Tageszeiten, z. B. 15 Uhr bis 3 Uhr, wurde das Temperaturmaximum immer in der Zeit der Beleuchtung, das Minimum in der Zeit der Dunkelheit gefunden.

Bei einer Eule fanden die gleichen Autoren [3]) eine Temperaturkurve, die derjenigen von Tagesvögeln gerade entgegengesetzt war, mit einem Minimum bei Tag zwischen 9 und 19 Uhr und einem Maximum früh zwischen 1 und 4 Uhr. Auch bei Tagvögeln ist die Umkehr der Tageskurve durch Verdunkelung bei Tag und starke Beleuchtung in der Nacht gelungen [4]). Es sei hervorgehoben, daß die Versuchstiere dieser künstlichen Umkehrung der Lebensweise immer in Gesellschaft mehrerer Individuen ihrer Art unterzogen wurden.

Im Gegensatz dazu sind Nachtwächter und andere menschliche Nachtarbeiter in der Regel von den sie umgebenden schlafenden Mitmenschen abgesondert. Damit muß es zusammenhängen, daß die älteren Versuche über die Wirkung der Umkehr der Lebensweise auf die Temperaturkurve des Menschen durchaus kein so klares Ergebnis hatten wie die Tierversuche; bei solcher „Umkehr" der Lebensweise erwies sich die Temperaturkurve, wenn sie auf genügend häufigen Messungen beruhte, nicht als genaue Umkehrung der normalen, selbst nicht bei Leuten, die seit Jahren als Nachtarbeiter tätig waren: auch bei solchen Menschen bleibt die Neigung der Temperatur bestehen, in den Stunden um Mitternacht abzusinken, auch wenn zu dieser Zeit gearbeitet wird, und auch bei ihnen hat, wie beim normal Lebenden, die Temperatur die Neigung, gegen Tagesanbruch hin anzusteigen [5]). Daß das Maximum bei Nachtarbeitern am häufigsten in die Vormittagsstunden fällt, bedeutet keine „Umkehr" der normalen Kurve, denn zu dieser Zeit (vgl. Abb. 2) erlebt auch der normale Mensch einen sehr beträchtlichen Anstieg der vom nächtlichen Minimum dem Tagesmaximum zustrebenden Temperatur [6]).

Auch in solchen Versuchen finden sich mannigfache Belege dafür, daß die Temperatur stark beeinflußt wird von dem Wechsel zwischen Schlaf und Wachen, zwischen Arbeit und Ruhe, zwischen Essen und Fasten. Doch beherrschen diese Vorgänge nicht *allein* die Temperaturkurve, denn sonst müßte die „Umkehr" sich beim Nachtarbeiter ebenso vollständig einstellen wie beim Versuchstier. Daß dies nicht der Fall ist, hat zur Annahme eines „inneren Rhythmus" geführt, der dieser Funktion vorstehen würde. Der Annahme eines solchen, an 24stün-

---

[1]) Mosso: Arch. ital. di biol. Bd. 8. 1887. — Toulouse et Piéron: Journ. de physiol. et de pathol. gén. Bd. 9. 1907. — Benedict, F. G.: Americ. journ. of physiol. Bd. 33. 1905.

[2]) Simpson u. Galbraith: Journ. of physiol. Bd. 30. 1903.

[3]) Simpson u. Galbraith: Journ. of physiol. Bd. 33. 1905.

[4]) Hildén u. Stenbäck: Skand. Archiv f. Physiol. Bd. 34. 1916.

[5]) Mosso: Arch. ital. de biol. Bd. 8. 1887. — Toulouse et Piéron: Journ. de physiol. et de pathol. gén. Bd. 9. 1907,

[6]) Benedict, G. B. u. J. F. Snell: Körpertemperaturschwankungen usw. Pflügers Arch. f. d. ges. Physiol. Bd. 90. 1902. — Benedict, F. G.: Americ. journ. of physiol. Bd. 33. 1905.

dige Perioden gebundenen, von äußeren Umständen unabhängigen Rhythmus widersprechen neuere, auf ganz anderem Vorgehen beruhende Versuche: mehrere Beobachter[1]) haben auf Reisen um einen größeren Teil des Erdumfanges bei sich und Mitreisenden die tägliche Temperaturkurve bestimmt und festgestellt, daß die Tagesschwankung sich auf der Reise jederzeit nach der jeweiligen Ortszeit richtet und keineswegs nach derjenigen des früheren Wohnortes, wie es sein müßte, wenn ein Rhythmus eingeprägt wäre.

In arktischen Regionen, wo der 24stündige Wechsel von Tag und Nacht fehlt, liegt es einigermaßen in der Willkür des Menschen, zu welcher Zeit er Tag abhalten, d. h. Lichter brennen, arbeiten und essen und auf welche Zeit er die „Nacht" fallen lassen will. Bei einer im hohen Norden 76° 46' überwinternden Schiffsbesatzung ist es gelungen, durch willkürliche Verschiebung der „Tages"-zeiten um 12 Stunden die Temperaturkurven wirklich umzukehren wie bei den oben angeführten Versuchstieren[2]). Das Mißlingen der Umkehr der Tageskurve bei Nachtwächtern unter den gewöhnlich bestehenden Versuchsbedingungen wird man also dadurch erklären müssen, daß es bei einem isolierten Individuum nicht gelingt, das Nervensystem in seiner Tätigkeit wirklich um 12 Stunden umzustellen. Die normale Lebensweise der umgebenden Menschheit wird doch sein Nervensystem im Sinne lebhafterer Erregung bei Tag und geringerer Lebhaftigkeit bei Nacht beeinflussen.

Die Tagesschwankung der Körpertemperatur scheint also nicht von einzelnen Funktionen, wie Muskelarbeit, Nahrungsaufnahme usw., abzuhängen, sondern von den Schwankungen im Zustand des Nervensystems[3]), wie sie durch die Veränderung der Lebensweise bei Tag und bei Nacht in allen ihren Teilfunktionen, auch den psychischen, nicht zum wenigsten den durch den Verkehr mit den ähnlich lebenden Mitmenschen bedingten, hervorgerufen wird.

Ähnliche Schwankungen finden wir auch in anderen vom Zentralnervensystem abhängigen Funktionen, z. B. dem Blutdruck[4]), der Pulsfrequenz[2]) und der Erregbarkeit des Atemzentrums[5]). Wir werden zur Erklärung insbesondere Veränderungen in der Funktion, dem „Tonus" des vegetativen Nervensystems ins Auge fassen müssen, besonders des das vegetative Nervensystem beherrschenden Zentrums an der Basis des Zwischenhirns, von dem in einem folgenden Abschnitt die Rede sein wird. Usener[6]) macht auf Grund von pharmakologischen Erfahrungen die Annahme eines „Tages-Sympathico-Tonus" und eines „Nacht-Vago-Tonus". Wir werden, ohne damit ein Schema anzunehmen, doch hier darauf hinweisen, daß das diese beiden Provinzen des vegetativen Nervensystems beherrschende Zentrum auch der Funktion der Wärmeregulation vorsteht. Die täglichen Schwankungen seiner Erregbarkeit unter dem Einflusse der mannigfachen Lebensfunktionen dürfte den täglichen Temperaturschwankungen zugrunde liegen.

---

[1]) Simpson, S.: Transactions Edinburgh Royal Society Bd. 48. 1912. — Gibson: Americ. journ. of the med. sciences 1905, S. 1048. — Osborne: Journ. of physiol. Bd. 36. 1908; Proceedings 25. Jan.

[2]) Lindhard: Investigations on the conditions &c. in Report of the Danish Expedition to the North-East Coast of Greenland 1906—1908 Meddeleser om Grønland S. 44. Kopenhagen 1917.

[3]) Richet, Ch.: Dictionnaire de Physiologie Bd. 3, Art. Chaleur. Paris 1898. — Saxl, P.: Fieberstudien. Wiener klin. Wochenschr. 1916, S. 186. — Mayer, A.: Dtsch. med. Wochenschr. 1919, Nr. 50. — Gessler: Pflügers Arch. f. d. ges. Physiol. Bd. 207, S. 390, 1925, hat neulich nachgewiesen, daß die Reaktion gegen Abkühlung bei Nacht geringer ausfällt als am Tage.

[4]) Zabel: Münch. med. Wochenschr. 1910, S. 2278. — Moog u. Schürer: Dtsch. med. Wochenschr. 1919, Nr. 17. — Arrak: Über Blutdruckschwankungen usw. Zeitschr. f. klin. Med. Bd. 96.

[5]) Vgl. Straub, H., und Mitarbeiter: Dtsch. Arch. f. klin. Med. Bd. 117. 1915.

[6]) Usener: 34. Tagung d. Dtsch. Ges. f. Kinderheilk.; ref. Klin. Wochenschr. 1923, S. 2218.

Die Regulation der Körpertemperatur bei den Homoiothermen erfolgt:

1. durch Anpassung der *Wärmebildung* an den Bedarf,
2. durch Veränderung der *Wärmeabgabe.*

Die Veränderung der Wärmebildung bei wechselnden Ansprüchen nennen wir *chemische Wärmeregulation,* während die Vorgänge, welche die Abgabe der Körperwärme regulieren, unter den Begriff der *physikalischen Wärmeregulation* zusammengefaßt werden (Rubner).

D. Die chemische Wärmeregulation[1]).

Wenn durch niedrige Temperatur des umgebenden Mediums dem Warmblüter viel Wärme entzogen wird, steigt die Wärmebildung in seinem Körper. Bei verminderter oder fehlender Wärmeentziehung oder gar bei Wärmezufuhr sinkt innerhalb gewisser Grenzen die Wärmebildung des Organismus. Da die Wärmebildung ihre Entstehung chemischen Vorgängen, vorwiegend Oxydationen, verdankt, rechtfertigt sich die Bezeichnung als „chemische Wärmeregulation". Der Vorgang wurde schon von Lavoisier festgestellt, der als erster mit genialem Scharfblick das Bestehen einer Regulation des Wärmehaushaltes durch Veränderungen der Wärmebildung sowohl als auch der Wärmeabgabe erkannte (1789 bis 1790)[2]). Doch erst fast 80 Jahre später, gleichzeitig mit der Einführung der Thermometrie in die klinische Medizin kam die Forschung über die Wärmeregulation in lebhafteren Fluß [Sanders-Ezn[3])-(Ludwig)-Liebermeister[4]), Pettenkofer, Voit[5]), Pflüger[6]) und deren Mitarbeiter] und ist seither nicht mehr zum Stillstand gelangt. Für ausführliche Darstellungen der historischen Entwicklung unserer Erkenntnisse verweisen wir auf[7]).

Heute wissen wir, daß bei den Warmblütern so gut wie regelmäßig bei niedrigen Außentemperaturen die gesamte Wärmebildung, die Sauerstoffaufnahme und die Kohlensäureabgabe höher ist als bei höheren Temperaturen, ferner daß dieser Unterschied im allgemeinen um so größer ist, je kleiner die Tierart. So sah Rubner[8]) die Kohlensäureausscheidung bei einem Meerschweinchen bei Sinken der Lufttemperatur von 30° auf 0° um 153% ansteigen, also um 5,1% für 1° Temperaturabfall. Veränderungen des Sauerstoffverbrauchs und der Kohlensäureausscheidung von ähnlicher Größe, nämlich z. B. von 54% für ein Temperaturintervall von 10°, fand Colosanti[9]) bei der gleichen Tierart, wogegen Goetsch[10]), gleichfalls beim Meerschweinchen, bei 5,5° eine um 72% höhere CO_2-Produktion fand als bei 35°, also einen verhältnismäßig geringeren Zuwachs.

Bei einer Katze fand Herzog Karl Theodor[11]) bei einer Schwankung der Lufttemperatur von über 36° (—5,5 bis +30,8) eine Veränderung des Gasumsatzes um 83%, das sind also 2,3% für 1° Temperaturveränderung.

---

[1]) Vgl. auch Grafe, E.: Pathologische Physiologie des Gesamtstoff- und Kraftwechsels usw. Ergebnisse der Physiologie Bd. 21 (1) 1923.

[2]) Seguin et Lavoisier: Mémoire sur la respiration des animaux u. Sur la transpiration des animaux. Œuvres de Lavoisier. Bd. 2, S. 688 u. 704. Paris 1857.

[3]) Sanders-Ezn: Ber. d. sächs. Ges. d. Wissensch. mathem.-physik. Kl. 1867, S. 58.

[4]) Liebermeister: Dtsch. Arch. f. klin. Med. Bd. 10, S. 89. 1872.

[5]) Voit: Zeitschr. f. Biol. Bd. 14. 1878.

[6]) Pflüger: Pflügers Arch. f. d. ges. Physiol. Bd. 18. 1878.

[7]) Loewy, A.: Pflügers Arch. f. d. ges. Physiol. Bd. 46. 1889. — Johannsson: Skand. Arch. f. Physiol. Bd. 7. 1896. — Durig u. Lode: Arch. f. Hyg. Bd. 39. 1901. — Rubner: Die Gesetze des Energieverbrauches bei der Ernährung. Berlin-Wien 1902.

[8]) Rubner: Die Gesetze des Energieverbrauches bei der Ernährung. Berlin-Wien 1902.

[9]) Colosanti: Pflügers Arch. f. d. ges. Physiol. Bd. 14. 1877.

[10]) Goetsch: Arch. f. Physiol. 1912.

[11]) Herzog, Karl Theodor: Zeitschr. f. Biol. Bd. 14. 1878.

Bei einem kleinen (4 kg) kurzhaarigen Hunde stellte Rubner[1]) bei 30,6° Lufttemperatur nur ungefähr die Hälfte der Wärmebildung fest, die er bei 5° gefunden hatte. Bei diesem Tiere betrug der Wärmezuwachs für 1° Temperaturabnahme 3,75%.

Bei einem großen Hunde von 24 kg betrug der Zuwachs für die niedrigere Temperatur bei einem Intervall von 14° 35,5%, also für jeden Grad durchschnittlich 2,5%. Bei Vögeln wurde ebenfalls eine lebhafte chemische Wärmeregulation festgestellt[2]).

Auch beim Menschen ließ sich die chemische Wärmeregulation in vielen Versuchen nachweisen. Ich verweise auf die S. 9 erwähnten Versuche von Babák[3]). Zwei weitere Beispiele folgen.

Temperatur	CO_2 pro Stunde	Temperatur	CO_2 pro Stunde
4,4	35,1	2	29,2
6,5	34,3	10—15	25,1
9,0	32,0	15—20	24,1
14,3	25,8	20—25	25,0
16,2	26,4	25—30	25,3
23,7	27,5	30—35	23,7
24,2	27,6	35—40	21,2
26,7	26,7		
30,0	28,4		

Die erste Reihe stammt von Voit[4]) aus dem Jahre 1876 und betraf einen nüchternen Mann von 71 kg Gewicht. Die zweite Reihe stammt von Wolpert[5]) aus dem Rubnerschen Laboratorium. Hier handelt es sich um einen Mann von 57 kg in Sommerkleidung, 2 Stunden nach einer kleinen Mahlzeit.

Aus den beiden Reihen geht hervor, daß bei steigender Lufttemperatur beim Menschen die Reduktion des Gasumsatzes schon bei etwa 15° haltmacht und er danach ungefähr gleich bleibt trotz steigender Temperatur. In der ersten Reihe sehen wir bei den höchsten Lufttemperaturen eine geringe Zunahme der CO_2-Ausscheidung, in der zweiten Reihe dagegen einen weitergehenden Abfall. Wir sehen also, daß beim Menschen die Steigerung in der Kälte weit weniger groß ist als bei den angeführten kleineren Tierarten, auch daß die Wärmebildung schon bei etwa 15° ein Minimum erreicht, während bei den meist untersuchten kleinen Warmblütern das Minimum des Stoffumsatzes und der Wärmebildung erst bei 25 oder 30° oder selbst höheren Lufttemperaturen erreicht wird. Zahlreiche Beispiele finden sich bei Rubner. Daß beim Menschen schon bei niedriger Außentemperatur ein gewisses Minimum erreicht wird, hängt wohl mit der Bekleidung, vielleicht auch der beträchtlicheren Körpergröße zusammen.

In der oben angeführten Reihe von Wolpert sieht man, daß bei 35 bis 40° die von 10 bis 35° fast unverändert gebliebene CO_2-Ausscheidung einen weiteren Abfall erleidet. Wolpert[5]) spricht dabei von einer „zweiten, oberen chemischen Wärmeregulation, welche bei etwa 27° mit dem Schweißausbruch beginnt und am ausgesprochensten über 37° in Wirksamkeit ist", bei Temperaturen, wo die

---

[1]) Rubner: Die Gesetze des Energieverbrauches bei der Ernährung. Berlin-Wien 1902.

[2]) Leichtentritt, B.: Wärmeregulation neugeborener Säugetiere und Vögel. Zeitschr. f. Biol. Bd. 69, S. 545. 1919. — Groebbels: Experimentelle Untersuchungen über den Gasstoffwechsel der Vögel. Zeitschr. f. Biol. Bd. 70. 1919. — Plaut, R.: Zur vergl. Physiologie der Wärmeregulation. Pflügers Arch. f. d. ges. Physiol. Bd. 205. 1924,

[3]) Babák: Über die Wärmeregulation bei Neugeborenen. Pflügers Arch. f. d. ges. Physiol. Bd. 89. 1902.

[4]) Voit: Zeitschr. f. Biol. Bd. 14. 1878.   [5]) Wolpert: Arch. f. Hyg. Bd. 33. 1898.

Entwärmung auf physikalischem Wege an der Grenze ihrer Leistungsfähigkeit
angelangt ist.

Die Tatsache der „zweiten chemischen Wärmeregulation" oder der „chemischen Überwärmungsreaktion" ist neuerdings von Plaut und Wilbrand[1])
als regelmäßige Erscheinung dargetan worden. Der Sauerstoffverbrauch sank
beim Hunde bei steigenden Lufttemperaturen zuerst, d. h. wenn die Tiere aus
Temperaturen, bei welchen ihre Muskulatur zitterte, in eine etwas höhere versetzt wurden, sehr rasch, dann im Bereich der behaglicheren
Außentemperaturen langsamer auf ein Minimum, das etwa bei
einer Lufttemperatur von 25° erreicht wurde. Wurde noch weiter
erwärmt, *stieg* zunächst der O_2-Verbrauch unter Auftreten von
Polypnöe. Die mit der raschen Atmung verbundene Muskelaktion
und die durch die schließlich auftretende Überwärmung selbst
hervorgerufene Steigerung des Stoffwechsels erklären diese der
Wärmeregulation entgegenwirkende, unzweckmäßige Steigerung
des Gesamtumsatzes. Wird dem Tier Ge-
legenheit gelassen, sich auf normale Körpertemperatur abzukühlen, erwies sich nunmehr
der Gasumsatz als wesentlich niedriger als unmittelbar vor der Überhitzung, als er doch
ein Minimum erreicht hatte. Die Überhitzung
führt also zu einer weiteren Verminderung der
Wärmebildung, die aber gewöhnlich durch
die genannten anderen Einflüsse überdeckt
wird (vgl. nebenstehende Kurve, Abb. 3).

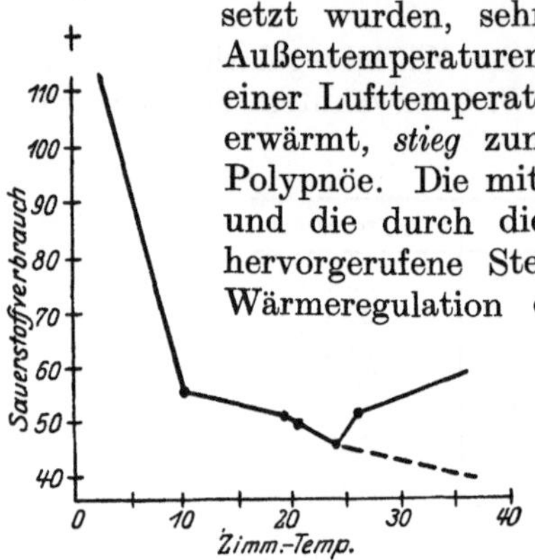

Abb. 3. Sauerstoffverbrauch eines
Hundes bei verschiedener Lufttemperatur. Nach Plaut und Wilbrand[1]).

Das regelmäßige Bestehen einer zweiten chemischen Wärmeregulation bedarf noch der Erhärtung durch weitere Versuche, zumal ihr Bestehen einer bisher
weitverbreiteten Lehrmeinung widerspricht[2]). Mit den Plautschen im wesentlichen übereinstimmende Zahlen finden sich immerhin auch in anderen als den
schon erwähnten älteren Versuchen, z. B. denjenigen von Salomon[3]), der an
Menschen im Schwitzbade und danach den Gasumsatz bestimmte, ohne allerdings die gleichen Folgerungen zu ziehen. Auch weitere Tatsachen sprechen in
gleichem Sinne: so scheint nach neueren Untersuchungen[4]) entgegen einer
älteren Annahme, der Grundumsatz in den Tropen dauernd herabgesetzt zu
sein. Doch wird dies auch neuerdings bestritten[5]).

Die besprochenen Veränderungen der Wärmebildung und des Stoffumsatzes
bei wechselnden Außentemperaturen finden in vollem Umfang nur im nüchternen
und ruhenden Organismus statt. Wird dagegen aus anderer Veranlassung überschüssige Wärme gebildet, z. B. infolge der Nahrungsmittelaufnahme oder von
Muskelarbeit, ersetzt diese im Überschuß gebildete Wärme die nur zum Zwecke
der Wärmeregulation mehrgebildete. Namentlich die starke Steigerung der Wärmebildung, welche auf *Eiweißernährung* folgt, die „spezifisch dynamische Wirkung"

¹) Plaut, R. u. Wilbrand: Zeitschr. f. Biol. Bd. 74. 1921. Plaut, R.: Zeitschr. f.
Biol. Bd. 76. 1922.
²) Tigerstedt, R.: in Nagels Handbuch der Physiologie des Menschen. Bd. 1. Braunschweig 1905. — Frédéricq, L.: Arch. internat. de physiol. Bd. 13. 1913.
³) Salomon: Zeitschr. f. physikal. u. diätet. Therapie Bd. 5. 1901.
⁴) Knipping, H.: Zeitschr. f. Biol. Bd. 78, S. 259. 1923. — Ozorio de Almeida: Journ.
de physiol. et de pathol. gén. Bd. 18. 1920.
⁵) Eijkman: Lancet 1924, S. 887. — Schilling u. Caspary: Zeitschr. f. Hyg. u.
Infektionskrankh. Bd. 91. 1921. — Nach H. Gessler, Pflügers Arch. f. d. ges. Physiol.
Bd. 207, S. 370. 1925 schwankt der Grundumsatz des Menschen sogar mit den Jahreszeiten im Sinne der Wärmeregulation, ist also im Winter am höchsten.

des Eiweißes, bringt es mit sich, daß das Minimum des Stoffwechsels bei mittleren und höheren Außentemperaturen höher ausfällt als beim nüchternen Tier. So fand RUBNER[1]) bei einem reichlich mit Fleisch gefütterten Hunde

Bei einer Lufttemperatur von	eine Wärmebildung von
6°	89,8 Calorien
15°	86,6 ,,
20°	74,1 ,,
30°	82,6 ,, .

Es findet also bei einer Schwankung der Lufttemperatur von 6 bis 30° nur eine ganz unerhebliche chemische Wärmeregulation statt. Die durch die Nahrung ohnehin hervorgerufene Steigerung des Stoffwechsels verwischt die Unterschiede der Wärmebildung bei verschiedener Temperatur und in manchen Fällen ist beim gefütterten Tiere eine chemische Wärmeregulation überhaupt nicht mehr nachweisbar. Dies gilt auch für die „zweite" chemische Wärmeregulation[2]).

Umgekehrt ist die spezifisch dynamische Steigerung des Stoffwechsels durch Nahrungsaufnahme bei niedrigen Außentemperaturen oft nicht nachweisbar, weil sie einfach an Stelle der auch bei hungernden Tieren regulatorisch auftretenden Steigerung der Wärmebildung tritt.

Das gleiche gilt von der Muskelarbeit[1]): sie steigert die Wärmebildung auch bei den Lufttemperaturen, bei welchen beim ruhenden Tiere die Umsetzungen ein Minimum erreichen und bei niedrigen Temperaturen genügt die mit der Muskelarbeit ohnehin verbundene Steigerung der Wärmebildung und macht eine regulatorische Steigerung überflüssig, ersetzt sie also.

Die *chemische Wärmeregulation*, besonders diejenige gegen Abkühlung, *tritt also nur in Erscheinung, wenn nicht schon anderweitig für stärkere Wärmebildung gesorgt ist.*

a) Die Rolle der Muskeln in der chemischen Wärmeregulation.

Die Steigerung der Wärmebildung in der Kälte entsteht in erster Linie in den Muskeln. Die Muskeln machen z. B. beim Menschen beinahe die Hälfte des Körpergewichtes aus und sie haben schon in der Ruhe einen relativ lebhaften Stoffwechsel, so daß RICHET[3]) die Wärmebildung in unserer Muskulatur in der Ruhe auf $^3/_4$ der gesamten Wärmebildung schätzen konnte. Ihr Anteil kann bei beträchtlicher Arbeitsleistung auf über 90% steigen. Schon quantitativ ist also die Muskulatur dazu berufen, in unserem Wärmehaushalt und seiner Regulation eine Hauptrolle zu spielen. Wir Menschen setzen uns der Winterkälte ja selten anders als arbeitend aus und so machen es die meisten nicht winterschlafenden warmblütigen Tiere: sie setzen sich niedrigen Temperaturen im allgemeinen nur bei lebhafter Muskeltätigkeit aus und suchen für die Ruhe in der kalten Jahreszeit eine thermisch günstigere Umgebung auf. Bei hohen Lufttemperaturen schränken die Warmblüter in der Regel ihre Muskeltätigkeit ein.

Es ist nach dem Vorgange von RUBNER nicht üblich, die auf willkürlicher Muskeltätigkeit beruhende Steigerung der Wärmebildung als chemische Wärmeregulation zu bezeichnen. Dieser Ausdruck wird beschränkt auf die der Willkür entzogenen Vorgänge.

Bei Aufenthalt in kalter Umgebung tritt beim Versuch, die Muskelbewegungen zu unterlassen oder auch statt dieser, Muskelzittern ein, das entweder gar keinen

[1]) RUBNER: Die Gesetze des Energieverbrauches bei der Ernährung. Berlin-Wien 1902.
[2]) PLAUT, R., u. WILBRAND: Zeitschr. f. Biol. Bd. 74. 1921.
[3]) RICHET, CH.: Dictionnaire de Physiologie. Bd. 3. Art. CHALEUR. Paris 1898.

grob mechanischen Effekt hat, sondern nur in Form lebhafter kurzer Zuckungen, welche die verschiedenen Faserbündel der Muskeln abwechselnd ausführen, dem beobachtenden Auge sichtbar oder der tastenden Hand fühlbar werden, oder aber bei starker Ausprägung zu klonischen Zuckungen der ganzen Muskeln führen können und die Extremitäten, ja auch den ganzen Körper in zitternde, schauernde Bewegung versetzen.

Daß auch diesem Zittern, neben der willkürlichen Tätigkeit der Muskeln eine die Wärmebildung steigernde Wirkung zukommt, ist durch zahlreiche Beobachtungen bewiesen[1]) und darf als sichere Tatsache hingestellt werden, wenn ihm auch nicht von allen Untersuchern die gleichgroße Bedeutung zugemessen wird.

Fraglich kann nur sein, *ob die Muskeln auch abgesehen von der mit der Kontraktion verknüpften Wärmebildung an der chemischen Wärmeregulation beteiligt sind;* ob auch der im mechanischen Sinne völlig ruhende Muskel in ihrem Dienste tätig ist. Es ist in neuester Zeit bei manchen Fachleuten üblich geworden, die Bezeichnung chemische Wärmeregulation auf die Vorgänge, welche ohne jede mechanische, wenn auch unwillkürliche Muskelaktion zustande kommen, zu beschränken. Ohne die Berechtigung dieser Einschränkung unserseits anzuerkennen, werden wir von einer *chemischen Wärmeregulation im engsten Sinne des Wortes* sprechen und haben nun die Frage aufzuwerfen, ob eine solche überhaupt besteht, ob nach Ausschluß aller Muskelkontraktionen noch eine chemische Wärmeregulation nachweisbar ist.

Da man mittels *Curare* jede Kontraktion der quergestreiften Muskulatur unterdrücken kann, schien nichts einfacher als zu prüfen, ob durch Curare gelähmte Tiere noch eine chemische Wärmeregulation aufweisen. Die älteren Versuche[2]) führten infolge technischer Mängel zu negativen Ergebnissen. Frank und Voit[3]) waren die ersten, die an Hunden an Hand der CO_2-Ausscheidung das Bestehen einer chemischen Wärmeregulation trotz vollständiger Lähmung der Muskulatur wahrscheinlich machen konnten. Seither ist von mehreren Untersuchern gezeigt worden, daß mit Curare vergiftete Tiere auf Wärmestich[4]), auf intravenöse Einspritzungen von Kochsalzlösung[5]) und auf Aloin[6]) mit erhöhter Körpertemperatur und mit Steigerung des O_2-Verbrauches reagieren können. Bei den engen Beziehungen, die zwischen Fieber und chemischer Wärmeregulation bestehen, ist es höchst unwahrscheinlich, daß diese Funktion an kontraktionsfähige Muskeln gebunden ist. Freund und Schlagintweit[6]) haben außerdem nachgewiesen, daß curaresierte Kaninchen eine „Regulationsbreite" von 7 bis 8° aufweisen können. Versuche mit negativem Ergebnis[7]) fallen dagegen nicht ins Gewicht. Versuche mit *Ausschaltung* der Innervation des größten Teils *der quergestreiften Muskulatur durch mechanische Eingriffe*, so namentlich diejenigen von Sinelnikow[8]) (Kombination der Durchschneidung des Rückenmarks in den Lumbalsegmenten mit derjenigen der Plexus brachiales)

---

[1]) Speck: Arch. f. klin. Med. Bd. 37. 1885. — O. Connor, Proc. of the roy. soc. Bd. 89, S. 201. 1916. — Richet, Ch.: Le frisson comme appareil de rég. therm. Travaux du Lab. Paris 1895. Auch Arch. de physiol. Bd. 25. 1893. — Magne: Journ. de physiol. Bd. 17. 1919. — Richet, Ch.: Dictionnaire de Physiologie. Bd. 3. Art. Chaleur. Paris 1898.

[2]) Die ältere Literatur findet sich angeführt bei Frank u. Voit: Zeitschr. f. Biol. Bd. 42. 1901.

[3]) Frank u. Voit: Zeitschr. f. Biol. Bd. 42. 1901.

[4]) Hirsch u. Rolly: Dtsch. Arch. f. klin. Med. Bd. 75. 1903. — Sinelnikow: Arch. f. Physiol. 1910.

[5]) Verzar: Biochem. Zeitschr. Bd. 34, S. 41. 1911. — Freund u. Schlagintweit: Arch. f. exp. Pathol. u. Pharmakol. Bd. 77. 1914.

[6]) Freund u. Schlagintweit: Arch. f. exp. Pathol. u. Pharmakol. Bd. 77. 1914.

[7]) Aronsohn: Virchows Arch. f. pathol. Anat. u. Physiol. Bd. 169.

[8]) Sinelnikow: Arch. f. Physiol. 1910.

und diejenigen von FREUND und STRASMANN[1]), FREUND und GRAFE[2]) und ISENSCHMID[3]) haben ebenfalls unzweifelhaft dargetan, daß trotz motorischer Lähmung des größten Teiles der quergestreiften Muskulatur eine sehr lebhafte chemische Wärmeregulation bestehen kann.

Wo spielt sich dieser von der Muskelkontraktion unabhängige Teil der chemischen Wärmeregulation ab? In den Muskeln? In den großen Drüsen?

Da die chemische Wärmeregulation, wie wir später sehen werden, vom Nervensystem unbedingt abhängig ist, könnte die *quergestreifte Muskulatur* an der chemischen Wärmeregulation nur beteiligt sein, wenn ihr außer der motorischen Innervation noch weitere nervöse Impulse zugehen.

Seit ungefähr 10 Jahren haben sich von seiten der Morphologie und der Physiologie die Beweise dafür gehäuft, daß die Muskeln außer von dem cerebrospinalen Nervensystem auch von vegetativen Nerven versorgt werden[4]). Man kann also in der Tat erwarten, daß auf den Muskel außer dem altbekannten motorischen Impulse noch weitere Nerveneinflüsse einwirken.

Mit dieser vegetativen Muskelinnervation hat man die *tonische Muskelkontraktion* und eine damit verbundene Wärmebildung in Zusammenhang gebracht.

Nachdem PEKELHARING und VAN HOOGENHYSE[5]) dargetan hatten, daß die tonische Kontraktion des Muskels, im Gegensatz zu der willkürlichen, zu einer Vermehrung des Kreatins führt, untersuchte RIESSER[6]) unter der Voraussetzung, daß die Menge des im Muskel gefundenen Kreatins als Maß für die tonische Funktion gelten kann, die Frage, ob der Muskeltonus an der chemischen Wärmeregulation beteiligt ist. Er fand in der Tat, daß Abkühlung der Tiere, ebenso wie fiebererregende Mittel (Tetrahydro-beta-naphthylamin) eine Vermehrung des Kreatins erzeugten, und zwar auch bei dem durch Curare gelähmten Tiere. Kreatinvermehrung auf diese Eingriffe blieb dagegen aus, wenn Nervendurchschneidung vorangegangen war. R. schloß daraus auf eine sympathische, auf dem Wege der cerebrospinalen Nerven verlaufende Innervation des Tonus, die an der Wärmeregulation mitwirkt. Auf Wärmestich fehlte diese Vermehrung des Kreatins.

Wir wissen nun zwar anderseits durch die Arbeiten von PARNAS[7]), von BETHE[8]), FRÖHLICH und H. H. MEYER[9]) und auch durch klinische Untersuchungen[10]), daß jene wahrscheinlich durch die vegetativen Nerven vermittelte tonische Kontraktion häufig ohne Wärmebildung vor sich geht. Das schließt aber keineswegs aus, daß diese zweite Muskelinnervation andere, im Dienste der Wärmeregulation stehende Impulse vermitteln könnte. Ob das wirklich der Fall ist, können nur direkt darauf gerichtete Untersuchungen entscheiden.

MANSFELD und LUKÀCS[11]) haben gefunden, daß der Gaswechsel von durch Curare gelähmten Hunden um 10 bis 15% sinkt, wenn die motorischen Nerven

---

[1]) FREUND u. STRASMANN: Arch. f. exp. Pathol. u. Pharmakol. Bd. 69. 1912.
[2]) FREUND u. GRAFE: Arch. f. exp. Pathol. u. Pharmakol. Bd. 69. 1912.
[3]) ISENSCHMID: Arch. f. exp. Pathol u. Pharmakol. Bd. 98. 1923.
[4]) DE BOER: Pflügers Arch. f. d. ges. Physiol. Bd. 190. 1921. — BOTEZAT: Anat. Anzeiger Bd. 35. 1910. — FRANK, E.: Berlin. klin. Wochenschr. 1919, Nr. 45 u. 46. Dort weitere Lit. — BOEKE: Anat. Anzeiger Bd. 44. 1913. — AGDUHR: Verhandl. d. Akadem. d. Wissenschaften, Amsterdam Bd. 21. 1920. — FRANK, NOTHMANN u. HIRSCH-KAUFFMANN: Klin. Wochenschr. 1922, S. 1820. — KURÉ, K., SHINOSAKI, T., u. T. SHINAGAWA: Zeitschr. f. d. ges. exp. Med. Bd. 46. 1925.
[5]) PEKELHARING u. VAN HOOHENHYSE: Zeitschr. f. physiol. Chem. Bd. 64. 1910.
[6]) RIESSER: Arch. f. exp. Pathol. u. Pharmakol. Bd. 80. 1917.
[7]) PARNAS: Pflügers Arch. f. d. ges. Physiol. Bd. 134. 1910.
[8]) BETHE: Pflügers Arch. f. d. ges. Physiol. Bd. 142. 1911.
[9]) FRÖHLICH u. H. H. MEYER: Zentralbl. f. Physiol. Bd. 26; Arch. f. exp. Pathol. u. Pharmakol. Bd. 87. 1920.
[10]) GRAFE: Dtsch. med. Wochenschr. 1920, S. 1349. — HANSEN, HOFFMANN u. v. WEIZSÄCKER: Zeitschr. f. Biol. Bd. 75. 1922. Dort Lit.
[11]) MANSFELD u. LUKÀCS: Pflügers Arch. f. d. ges. Physiol. Bd. 161. 1915.

der unteren Extremitäten durchschnitten werden. Dieser Abfall trat dagegen nicht in Erscheinung, wenn den Tieren vorher der gesamte Grenzstrang des Sympathicus herausgenommen worden war. Daraus schließen die Autoren, daß der Stoffwechsel, der „chemische Tonus", im Muskel durch Nervenfasern reguliert wird, die aus dem sympathischen Grenzstrang stammen und mit den markhaltigen Nerven an die Muskeln herantreten.

Neuerdings haben Freund und Janssen[1]) zu dieser Frage einen wichtigen Beitrag geliefert. Bei Katzen wurde der Gaswechsel der Muskeln nach Barkroft und Verzàr in beiden unteren Extremitäten getrennt bestimmt. Nach Durchschneidung des Brustmarkes, einem Eingriff, der, wie wir später (S. 63/64) noch sehen werden, eine lebhafte Anspannung der chemischen Wärmeregulation hervorruft, veränderte eine rein lokale Erwärmung oder Abkühlung der Muskeln in manchen Versuchen deren Stoffwechsel nicht oder aber, es sank sogar in einzelnen Versuchen der Stoffwechsel im Muskel bei lokaler Erwärmung und er stieg bei lokaler Abkühlung, während die Temperatur des übrigen Körpers konstant gehalten wurde. Wurde umgekehrt die Temperatur der Muskeln konstant gehalten und das übrige Tier abgekühlt, stieg der O_2-Verbrauch der Muskulatur sehr erheblich, z. B. um 15 bis 40%, bei Erwärmung des Tieres sank er ab, und zwar traten diese Wirkungen auch ein nach Durchschneidung des motorischen Nerven. Wurden dagegen an der einen Extremität die in der Adventitia der Art. femoralis verlaufenden Nerven durchschnitten, hörte die „chemische Regulation" auf dieser Seite völlig auf und machte einem poikilothermen Verhalten Platz, d. h. Fallen und Steigen des O_2-Verbrauches mit der Temperatur, während auf der anderen Seite, wo die mit der Arterie verlaufenden Nerven erhalten waren, die Veränderungen des Stoffwechsels im entgegengesetzten Sinne, also im Sinne der chemischen Wärmeregulation sich abspielte. Wurde das Tier zum Fiebern gebracht, stieg der O_2-Verbrauch nur in der Extremität, deren periarterielles Geflecht unversehrt war.

Die Untersuchung von Mansfeld und Lukàcs weist also darauf hin, daß den Muskeln auf der Bahn des markhaltigen Nerven aus dem Sympathicus stammende, den Stoffwechsel beeinflussende Impulse zuströmen, diejenigen von Freund und Janssen dagegen, daß solche Nerven auf dem Wege des periarteriellen Geflechtes zum Muskel gelangen[2]). Wenn sich diese Ergebnisse auch weiterhin bestätigen, dürften wir also entgegen der bisherigen Annahme als erwiesen erachten, daß die Muskeln auch nach völliger motorischer Lähmung an der chemischen Wärmeregulation teilnehmen, und zwar durch Vermittlung des vegetativen Nervensystems. Die gegenteilige Ansicht, welche eine Erhöhung der Wärmebildung im Muskel ohne gleichzeitige Kontraktion ablehnt, wird aber auch in neuester Zeit noch vertreten; z. B. von Toennissen[3]). Nur weitere Versuche werden endgültig entscheiden können.

b) Die Rolle der Leber und weiterer Organe in der chemischen Wärmeregulation.

Manches spricht dafür, daß die Leber an der Wärmeregulation beteiligt ist. So hat man aus der *Wärmetopographie* darauf geschlossen. R. Dubois[4]) fand, daß bei dem aus dem Winterschlaf erwachenden Murmeltier die Leber

---

[1]) Freund u. Janssen: Klin. Wochenschr. 1923, S. 979; Pflügers Arch. f. d. ges. Physiol. Bd. 200. 1923.

[2]) Von Newton, Francis C.: Americ. journ. of Physiol. Bd. 71, 1924 in Abrede gestellt.

[3]) Toenissen: Ergebn. d. inn. Med. u. Kinderheilk. Bd. 23. 1923.

[4]) Dubois, R.: Etude sur le Mécanisme de la thermogenèse etc. Ann. de l'univ. de Lyon, Paris, 1895.

das erste Organ ist, in welchem die Temperatur ansteigt, wogegen später die Muskeln die Hauptarbeit der Erwärmung übernehmen. Eine Ecksche Fistel verhinderte das Erwachen aus dem Winterschlaf.

Anderseits hat MAGNE[1]) aus der Wärmetopographie nach kalten Bädern, nach welchen sich die Leber langsamer erwärmte als die Muskeln, Schlüsse *gegen* die Tätigkeit der Leber an der Wärmeregulation gezogen. Den Schlüssen aus der Wärmetopographie haftet überhaupt Unsicherheit an: wenn nach CAVAZZINI[2]) und nach HIRSCH, MÜLLER und ROLLY[3]) die Leber immer wärmer ist als das Aortenblut, auch im Fieber und nach Wärmestich, so darf man daraus noch nicht einmal schließen, daß die Leber ein Ort besonders lebhaften Stoffwechsels ist, denn schon als Sammelpunkt von venösem Blut, das größtenteils keiner Abkühlung ausgesetzt war, müßte die Leber wärmer sein als das linke Herz, dessen Blut ja kühler ist als das des rechten, weil es beim Durchgang durch die Lungen etwas abgekühlt wird[4]). Vergleichung der Temperatur der Leber oder des Pfortaderblutes mit der des rechten Herzens oder namentlich der Lebervenen wären wertvoller, liegen aber aus neuerer Zeit nicht vor. Ältere Beobachtungen[5]) fanden die Leber bei einem Schafe kühler als das Blut des rechten Herzens. Anderseits wurde das Blut der Vena hepatica wärmer gefunden als das der Pfortader[6]) und daraus mit Recht auf eine lebhafte Wärmebildung in der Leber geschlossen. Daß diese Wärmebildung sich aber im Dienste der Wärmeregulation verändert, ist durch solche Beobachtungen nicht dargetan. Direktere Schlüsse lassen sich aus Beobachtungen nach Durchschneidung der die Leber versorgenden Nerven ziehen; so wird das beträchtliche Regulationsvermögen von Tieren, deren Brustmark durchschnitten ist, durch Durchschneidung des Vagus fast völlig aufgehoben[7]). Ebenso durch Unterbindung oder Durchschneidung der Leberarterie[8]) (FREUND). R. PLAUT[9]) fand, daß die Zerstörung des Plexus hepaticus beim Hunde die „zweite chemische Wärmeregulation" gemessen am Sauerstoffverbrauch, völlig aufhebt, die Reaktion gegen Abkühlung nur so lange bestehen läßt, als Muskelzittern besteht. Die chemische Regulation curaresierter Hunde wurde durch die Entnervung der Leber völlig aufgehoben. Die Autorin schließt daraus, daß nur die Leber und die Muskelkontraktion die chemische Wärmeregulation besorgen.

Über die Natur der bei der Wärmeregulation in der Leber sich abspielenden Vorgänge haben wir nicht viel mehr als Vermutungen. Wir kommen darauf auf S. 80 zurück. Ob der wechselnde Gehalt des Blutes an Traubenzucker in der Wärmeregulation eine Rolle spielt, ist auf S. 75 und 76 besprochen.

Mit der Zerstörung des Plexus coeliacus ist nicht nur die Leber ihrer sympathischen Nerven beraubt, sondern auch ein großer Teil des *Pankreas*. An der Verschlechterung der Wärmeregulation nach dem genannten Eingriffe könnte also auch dieses Organ beteiligt sein. Wir müssen an eine Rolle der Bauchspeicheldrüse in der Wärmeregulation um so eher denken, als ITO[10]) bei sehr zahlreichen Messungen verschiedener Körperteile im Duodenum die höchsten Temperaturen fand, höhere selbst als in der Leber, und zwar sowohl im normalen

---

[1]) MAGNE: Journ. de physiol. et de pathol. gén. Bd. 16. 1914.
[2]) CAVAZZINI: Zentralbl. f. Physiol. Bd. 8. 1894.
[3]) HIRSCH, MÜLLER u. ROLLY: Dtsch. f. klin. Med. Bd. 75. 1903.
[4]) RICHET, CH.: Dictionnaire de Physiologie. Bd. 3. Art. CHALEUR. Paris 1898.
[5]) BERGER: zit. nach LANDOIS, Lehrbuch der Physiologie des Menschen. 6. Aufl., S. 403. 1889.
[6]) CLAUDE BERNARD, zit. nach DURIG, A.: Handwörterbuch der Naturwissenschaften. Bd. 10. Art. Wärmehaushalt. Jena 1915.
[7]) FREUND: Arch. f. exp. Pathol. u. Pharmakol. Bd. 72. 1913.
[8]) FREUND: Arch. f. exp. Pathol. u. Pharmakol. Bd. 76. 1914.
[9]) PLAUT, R.: Zeitschr. f. Biol. Bd. 76. 1922.   [10]) ITO: Zeitschr. f. Biol. Bd. 38. 1899.

Zustand als nach dem Wärmestich. Wir kommen auf diese Frage noch zurück, ebenso auf die Frage der Beteiligung der übrigen Hormonorgane. Wir müssen aber jedenfalls zugeben, daß wir nach dem gegenwärtigen Stand des Wissens nicht berechtigt sind, irgendein Organ, das überhaupt einen Stoffwechsel hat, von der Funktion der chemischen Wärmeregulation auszuschließen. Die größte Rolle spielen aber ohne Zweifel die bisher besprochenen.

c) Die chemische Wärmeregulation beim Menschen.

Wenn die klassischen Versuche von Liebermeister[1]) beim Menschen im Bade von 20° eine vierfache Steigerung der CO_2-Produktion ergaben, so wissen wir heute, daß nur lebhafte Muskelaktion ein solches Ergebnis zeitigen konnte. Schon Voit[2]) sah ein, daß Muskelbewegungen die Resultate trüben können und fand bei einem Mann, der angewiesen war, sich möglichst ruhig zu verhalten, eine Steigerung der CO_2-Bildung von 36% bei einer Verminderung der Lufttemperatur um 10°, nämlich von 14 bis 15° auf 5°. Je sorgfältiger in der Folgezeit die Forscher die Muskelbewegungen ausschlossen, um so weiter schrumpfte die chemische Wärmeregulation beim Menschen zusammen. Schon Speck[3]), der erste, der in Selbstversuchen in kaltem Bade strengste Anforderungen stellte, gelangte zu einer völligen Ablehnung der chemischen Wärmeregulation, desgleichen Loewy[4]), der in großem Maßstabe an 16 Personen ähnliche Versuche anstellte: der Gaswechsel blieb in den Versuchen unverändert oder war bei Abkühlung sogar um ein geringes erniedrigt in den Fällen, in welchen weder Zittern noch Muskelspannung beobachtet wurden. Er schließt deshalb, ,,daß die Kälte die Zersetzungsprozesse nur dann zu steigern vermag, wenn gleichzeitig Muskelbewegungen hervorgerufen werden‘‘[5]). Zum gleichen Ergebnis führten die sorgfältigen Versuche von Johannsson[6]) in der Tigerstedtschen Respirationskammer. Wenn auch Rubner, der übrigens selbst festgestellt hat, daß bei derartigen Versuchen am Menschen vielfach trotz Zitterns jeder Kohlensäurezuwachs fehlte[7]), gegen die Johannssonschen Folgerungen Einwände erhebt, so müssen wir doch als Tatsache festhalten, daß, je sorgfältiger die Autoren Bewegungen und Zittern ausschlossen, um so sicherer sie Wärmeregulation vermißten. So neuerdings auch Liljestrand und Magnus[8]) in Versuchen im kohlensauren Bade, dessen Gasperlen auf der Haut ein behagliches Gefühl von Wärme erzeugen und dem Badenden so trotz der beträchtlichen Abkühlung erlauben, von Muskelzittern freizubleiben.

Fredericq[9]) hat seit langem wiederholt betont, daß Abkühlung nicht direkt, sondern nur durch den Reiz auf die peripheren Nerven, also reflektorisch den Wärmeregulationsmechanismus erregen kann. An Hand dieser Theorie würden sich die Ergebnisse von Liljestrand und Magnus und auch vieler früherer Autoren, die doch, um das Muskelzittern zu verhindern, immer darauf bedacht sein mußten, energische Hautreize zu vermeiden, erklären, ohne daß man deshalb berechtigt wäre, das Bestehen einer chemischen Wärmeregulation s. str. beim Menschen in Abrede zu stellen.

[1]) Liebermeister: Arch. f. Physiol. 1860; Dtsch. Arch. f. klin. Med. Bd. 10. 1872.
[2]) Voit: Zeitschr. f. Biol. Bd. 14. 1878.   [3]) Speck: Arch. f. klin. Med. Bd. 37. 1885.
[4]) Moog u. Schürer: Dtsch. med. Wochenschr. 1919, Nr. 17.
[5]) Loewy: in Oppenheimers Handbuch der Biochemie. Bd. 4, II, S. 202. Jena 1911;
Pflügers Arch. f. d. ges. Physiol. Bd. 46. 1890.
[6]) Johannsson: Skand. Arch. f. Physiol. Bd. 7. 1896.
[7]) Rubner: Die Gesetze des Energieverbrauches bei der Ernährung. Berlin-Wien 1902.
[8]) Liljestrand u. Magnus: Pflügers Arch. f. d. ges. Physiol. Bd. 193. 1922.
[9]) Fredericq: Arch. intern. de physiol. Bd. 13. 1913.

CAMPBELL, HARGOOD-ASH und L. HILL[1]) konnten bei Aufenthalt im Freien, bei rauher Witterung, trotz sorgfältigen Ausschlusses der Muskelbewegungen beim Menschen chemische Regulation nachweisen. Es kam dabei auf die „cooling power" der Luft an, die durch „katathermometrische" Messung festgestellt wurde, also gerade auf den Hautreiz. Daß kalter Wind den Stoffumsatz besonders energisch anregen kann, ist schon durch die Untersuchungen von WOLPERT[2]) bekannt. Es ist also wahrscheinlich so, daß die chemische Wärmeregulation beim Menschen nur in Erscheinung tritt, wenn die Abkühlung einen energischen Hautreiz ausübt[3]), der dann aber gewöhnlich, weil es durch die gleichen Reize und gleichen Nervenbahnen und Zentren in Tätigkeit gesetzt wird, auch Muskelzittern hervorruft. Die Steigerung der Wärmebildung dürfte aber, selbst wenn Muskelzittern auftritt, nicht allein von diesem abhängen[4]), ja sie kann unter Umständen sogar ganz ohne das Muskelzittern zustande kommen.

Auch die Versuchsergebnisse von v. BERGMANN u. CASTEX[5]) sind kaum anders zu deuten als durch das Bestehen einer von der mechanischen Muskelaktion unabhängigen chemischen Wärmeregulation. Es fand sich erhöhter Umsatz von Kohlenhydrat und Fett — nicht von Eiweiß — in 24 stündigen Versuchen, wenn die Haut durch chemische oder elektrische Reize zu langdauernder Hyperämie bzw. gesteigerter Wärmeabgabe gezwungen worden war.

Die chemische Wärmeregulation gegen Abkühlung ist aber beim Menschen sicher viel weniger ausgeprägt als bei den kleinen Versuchstieren. Wahrscheinlich ist diese Funktion etwas verkümmert, weil der Mensch dank der guten Ausbildung seiner physikalischen Regulation, dank seiner künstlichen Wärmeregulation durch Kleidung, Wohnung und Heizung und dank dessen, daß er gewöhnlich in der Lage ist, durch Muskelbewegung und Nahrungsaufnahme die an die chemische Wärmeregulation gestellten Ansprüche anderweitig zu decken, von ihr nur wenig Gebrauch macht.

Es ist uns aber auch a priori unwahrscheinlich, daß eine bei manchen Tieren [wie wir trotz entgegenstehender Stimmen[6]) als erwiesen[7]) halten], so gut ausgebildete Funktion, beim Menschen ganz fehlen sollte. Auch Erfahrungen der Pathologie sprechen in gleichem Sinne; vgl. [8]).

Auch die „zweite" chemische Wärmeregulation scheint beim Menschen zwar vorhanden zu sein, aber von geringerem Ausmaße als beim Hunde [PLAUT und WILBRAND[9])]. Auch aus einzelnen ähnlichen Versuchen von BIRCHER[10]) am Menschen läßt sich, trotz dafür wenig günstiger Versuchsanordnung, das Bestehen einer Reaktion gegen die Überhitzung herauslesen (vgl. S. 20).

---

[1]) CAMPBELL, HARGOOD-ASH u. L. HILL: Journ. of physiol. Bd. 55. 1921.

[2]) WOLPERT: Arch. f. Hyg. Bd. 33. 1898.

[3]) KESTNER, DANNMEYER, PEEMÜLLER und LIEBESCHÜTZ-PLAUT: Heilwirkung des Höhenklimas. Klin. Wochenschr. 1925. S. 910.

[4]) Vgl FRANKE u. GESSLER: Pflügers Arch. f. d. ges. Physiol. Bd. 207, S. 376. 1925.

[5]) v. BERGMANN, G. u. CASTEX: Zeitschr. f. exp. Pathol. u. Therapie Bd. 10. 1912.

[6]) SENATOR: Arch. f. Physiol. Bd. 74. 1872. — MAGNE, Journ. de physiol. Bd. 17, S. 912. 1919.

[7]) RUBNER: Die Gesetze des Energieverbrauches bei der Ernährung. Berlin-Wien 1902. — HARI: Pflügets Arch. f. d. ges. Physiol. Bd. 130. 1909. — HILL: Journ. of physiol. Bd. 46. 1913. Proceedings.

[8]) KREHL, L.: Die Störungen der Wärmeregulation und das Fieber. Im Handbuch d. allg. Pathologie v. KREHL-MARCHAND Bd. 4, I. Leipzig 1924.

[9]) PLAUT, R. u. WILBRAND: Zeitschr. f. Biol. Bd. 74. 1921.

[10]) BIRCHER, M. E.: Schweiz. med. Wochenschr. 1922, S. 1265.

E. Die physikalische Wärmeregulation.

Unter diesem Namen werden die Vorgänge zusammengefaßt, welche die Anpassung der *Wärmeabgabe* des Körpers an die wechselnden Verhältnisse ermöglichen.

Die physikalische Wärmeregulation erfolgt:

1. *durch Veränderung der Durchblutung der Haut* (vasomotorische Wärmeregulation);

2. durch *Veränderung der Wasserabgabe durch die Haut*, namentlich durch das *Schwitzen* und *durch die Luftwege*, sog. *Wärmepolypnöe*.

Schließlich

3. sind noch weitere Funktionen der Haut und ihrer Anhänge, ferner Veränderungen der Haltung der Tiere an der physikalischen Wärmeregulation beteiligt.

Von diesen soll zunächst die Rede sein:

Die stabileren Wärmeschutzeinrichtungen der Haut und der darunterliegenden Gewebe, wie *Haare*, *Federn* und Fettschicht, werden in einem anderen Abschnitte dieses Handbuches ausführlicher besprochen, worauf wir verweisen. Wir können sie aber hier nicht ganz übergehen, weil sie gelegentlich an der Wärmeregulation nicht nur durch ihre Gegenwart, sondern auch aktiv mitwirken. Sie unterstützen den übrigen Wärmeregulationsmechanismus aufs wirksamste. Das dichte und gut gefettete Federkleid der Vögel, namentlich der im Wasser lebenden, sorgt dafür, daß eine stabile warme Luftschicht den Körper stets allseitig umgibt und entlastet so die Regulation gegen Abkühlung. Ähnlich wirkt das dichte Haarkleid der Säugetiere, das namentlich den kleineren Arten und den in kalten Klimaten lebenden eigen ist. Daß dem Wechsel der Behaarung, der Mauserung, welche im Winter ein dichteres, im Sommer ein leichteres Haarkleid entstehen läßt, eine große Bedeutung für die Wärmeregulation zukommt, bedarf keiner weiteren Erklärung.

Bei Kälteeinwirkung ziehen sich in der Regel die Arrectores pilorum und die die Federn bewegenden Muskeln zusammen, so daß die Haare und Federn sich sträuben. Diese veränderte Stellung vermindert die Wärmedurchlässigkeit des Integumentes, denn bei gesträubten Haaren oder Federn wird die von diesen umfaßte isolierende Luftschicht dicker. Exakte Versuche über diese Wirkung auf die Wärmeabgabe sind uns nicht bekannt.

Nach Böwing[1]) sind die Verhältnisse der Innervation der Arrectores pilorum ähnlich wie diejenigen der Schweißdrüsen (s. d.).

Die Wichtigkeit der Behaarung für den Wärmehaushalt geht besonders deutlich hervor aus Versuchen an rasierten oder geschorenen Tieren. Geschorene oder rasierte Kaninchen zeigen einen Temperaturabfall[2]), welcher bei niedrigen Lufttemperaturen trotz stärkster Steigerung der Wärmebildung, die sich am ersten Tage nach dem Rasieren sogar beinahe verdoppeln kann[3]), zu tödlichen Graden fortschreitet [Freund und Grafe[4])]. Auch bei größeren (Haus-)Tieren soll im Anschluß an die Schur nach anfänglicher Steigerung ein Sinken der Körpertemperatur um ungefähr $1/2°$ zustande kommen und wochenlang andauern[5]).

---

[1]) Böwing: Klin. Wochenschr. 1923, S. 2117; und in L. R. Müller: Die Lebensnerven. Berlin 1924.

[2]) Rumpel: Arch. f. Hyg. Bd. 9.

[3]) Laulanie: Arch. de Physiol. Bd. 4. 1892; und Mem. Soc. Biol. Bd. 19. 1892.

[4]) Freund u. Grafe: Arch. f. exp. Pathol. u. Pharmakol. Bd. 70. 1912.

[5]) Durig, A.: Handwörterbuch der Naturwissenschaften. Bd. 10. Art. Wärmehaushalt. Jena 1915.

Eine genauere Vorstellung von der durch die Behaarung zurückgehaltenen Wärmemenge geben uns Versuche von Rubner[1]). Ein Hund mit mittellangem Haar zeigte nach dem Scheren bei 30° Lufttemperatur die gleiche Wärmeabgabe wie vorher bei 20°. Bei letzterer Temperatur war sein Energieumsatz um 59% gesteigert. Diese Leistung wird beim Tier erreicht durch eine Menge von Haar, die 1,6% (70 g) des Körpergewichtes ausmacht, während der Mensch, um mit seiner Kleidung ein ähnliches Ergebnis zu erzielen, einer Kleidung von mehreren Kilo und gegen 10% seines Körpergewichtes bedarf (Rubner).

Versuche, *die Haut* von Tieren *mit Öl, Lack u. dgl. zu überziehen,* haben bisher über die Rolle des Integumentes im Wärmehaushalt nur wenig Aufklärung gebracht. Die Tiere starben meist unter Temperaturabfall, so daß alle dabei auftretenden Krankheitserscheinungen als Folge der starken Wärmeabgabe der Tiere gedeutet worden sind[2]). Doch weisen andere Versuche darauf hin, daß je nach dem angewandten Mittel auch andere, namentlich toxische, vielleicht auch reflektorisch ausgelöste Erscheinungen im Spiele sein müssen. Babák[3]) konnte durch wiederholte Bestreichung mit dem unschädlichen Kleister bei Kaninchen die Wärmebildung bis um 140% steigern, ohne daß das Tier krank wurde, während Ölung schlecht vertragen wurde. Die in kalten Meeren lebenden Säugetiere sind durchwegs von einer sehr dicken Unterhautfettschicht umgeben, und manche von ihnen bieten außerdem dank ihrer wenig gegliederten rundlichen Körperform (Pinnipedia, Cetacea) den abkühlenden Einflüssen eine verhältnismäßig kleine Oberfläche dar. Ein wie schlechter Wärmeleiter das Fettgewebe ist, wissen wir namentlich durch die Untersuchungen von Bordier[4]). Daß es gerade auch beim Menschen als Wärmeisolator wesentlich ins Gewicht fällt, läßt sich durch Tiefenthermometrie[5]) direkt nachweisen. Die Fettschicht ist aber ein zweischneidiges Isolierungsmittel. Fette Individuen unterliegen dem Hitzschlag leichter als magere. Auf Transporten gehen im Sommer Mastschweine leicht an Überhitzung zugrunde. Die Beschaffenheit des Hautfettes kann sich nach den Temperatureinflüssen richten. Henriques und Hansen[6]) sahen, daß bei in der Kälte gehaltenen Tieren das Hautfett einen niedrigeren Schmelzpunkt aufwies als bei Tieren, die in warmer Luft gelebt hatten. Der Embryo des Delphins hat unter seiner Haut ein erst bei höherer Temperatur schmelzendes Fett als seine Mutter, deren Haut ja starker Wärmeentziehung ausgesetzt ist.

Bei manchen Tieren wird die Wärmeregulation zu einem guten Teil durch *Veränderungen der Körperhaltung* je nach der Außentemperatur besorgt. So sitzen Kaninchen bei kühler Temperatur, z. B. im Eisschrank, immer zusammengekauert, die Extremitäten an den Körper angezogen, die Ohren dem Rücken eng angeschmiegt, so daß die wärmeausstrahlende Oberfläche gering ist [vgl. [7])]. Oft ist das Fell dabei leicht gesträubt. Wird das Tier nun an die Wärme, z. B. in einen Brutschrank, gebracht, legt es sich gewöhnlich nach kurzer Zeit hin, streckt die Extremitäten von sich, hebt oder senkt die Löffel, so daß sie dem Rumpf nicht mehr anliegen. Dieser Wechsel der Stellung kommt gewöhnlich vor den übrigen Abwehrvorrichtungen in Gang, namentlich stets vor der Wärmepolypnöe.

Es ist jedem Experimentator bekannt, daß Kaninchen, welche verhindert werden, sich in kühler Temperatur zusammenzukauern, z. B. durch Aufspannen auf ein Brett, sich sehr leicht unterkühlen. Bei mittleren Zimmertemperaturen sinkt die Temperatur nach dem Aufspannen in der ersten Stunde um einen bis mehrere Grade, um dann, wenn keine weiteren Eingriffe, wie Narkose u. dgl., hinzutreten, auf dieser niedrigeren Stufe stehenzubleiben[8]).

---

[1]) Rubner: Arch. f. Hyg. Bd. 20. 1894.
[2]) Winternitz: Arch. f. exp. Pathol. u. Pharmakol. Bd. 33. 1894.
[3]) Babák: Pflügers Arch. f. d. ges. Physiol. Bd. 108. 1905.
[4]) Bordier, H.: Arch. de physiol. norm. et pathol. 1898. S. 17.
[5]) Zondek: Münch. med. Wochenschr. 1919, S. 1879.
[6]) Henriques u. Hansen: Skand. Archiv f. Physiol. Bd. 11, S. 161. 1901.
[7]) Filehne: Arch. f. physiol. 1886. S. 433.
[8]) Moore, Lillian: Americ. journ. of physiol. Bd. 46. 1918.

Wenn zwei oder mehrere warmblütige Tiere sich dicht aneinanderlagern, wird die Wärme ausstrahlende Oberfläche eines jeden geringer. Hill hat nachgewiesen, daß, wenn junge Ratten zusammen im gleichen Behälter gehalten werden, ihre Wärmeabgabe bis zu 40% geringer ist, als wenn jedes Tier bei gleicher Lufttemperatur einzeln untersucht wird[1]).

Der Regulation der Wärmeabgabe dienen auch die Zugvögel mit ihrer Reise.

Eine weitere Art willkürlicher Wärmeregulation besteht im Trinken kalten Wassers bei großer Luftwärme (Hunde, Menschen). Daß dieses Entwärmungsmittel unter Umständen wesentlich ins Gewicht fällt, rechnet Durig[2]) vor, indem er zeigt, daß, wenn eine Kuh 40 bis 60 l Wasser von 10° trinkt, sie sich dadurch allein so viel Wärme entzieht, wie die gesamte 24 stündige Wärmebildung eines Menschen ausmacht.

Solange das umgebende Medium niedriger temperiert ist als ihr Körper, geben alle Organismen an die Umgebung durch Strahlung und Leitung Wärme ab. Bei den im Wasser lebenden Arten spielt naturgemäß die Abgabe durch Leitung die Hauptrolle, bei den in der Luft lebenden dagegen überwiegt im allgemeinen, d. h. bei nicht allzu großer Feuchtigkeit, die Wärmeabgabe durch Strahlung.

Die Haut und das darunterliegende Fettgewebe sind an und für sich schlechte Wärmeleiter[3]). Die *Hautoberfläche* ist infolgedessen in der Regel wesentlich kühler als das Körperinnere. Beim Menschen fand z. B. Paulian[4]) Hauttemperaturen, welche zwischen 24,2 am Handrücken und 36,0° unter dem Schlüsselbein schwankten. Die Haut des Stammes ist verständlicherweise gewöhnlich am höchsten temperiert. Von den unbekleidet getragenen Körperteilen hat das Gesicht die wärmste Haut. Die Temperatur der Extremitäten nimmt nach der Peripherie zu ab.

Mit besonders vollkommener Technik gemessene Zahlen geben uns Benedict, Miles und Johnson[5]). Bei einem Individuum, das sich unbekleidet $2^1/_2$ Stunden bei einer Lufttemperatur von 14,6° aufgehalten hatte, sank die Hauttemperatur über den Knöcheln auf 19,4, der Unterschied gegenüber den höchsttemperierten Hautstellen des Rumpfes betrug volle 10,6°. Bei Aufenthalt in wärmerer Luft wurde der Unterschied zwischen den kühlsten und den wärmsten Hautstellen geringer und betrug bei 30° Lufttemperatur nur noch 4,2°. In bekleidetem Zustande und bei mittlerer Zimmertemperatur differierte die kühlste Stelle (Wade, 28,1°) von der wärmsten (Gürtelgegend in der Mamillarlinie, 34,7°) immerhin noch um 6,6°. Weitere Angaben über die Hauttemperatur des Menschen finden wir bei zahlreichen Autoren[6]). Angaben über die Haut-

---

[1]) Hill, A. V. u. A. M. Hill: Journ. of physiol. Bd. 46, S. 81. 1913. (Die Untersucher sehen die Ursache dieser geringeren Wärmeabgabe in der durch das Zusammensein mit einem Artgenossen bedingten größeren Muskelruhe.)

[2]) Durig, A.: Handwörterbuch der Naturwissenschaften. Bd. 10. Art. Wärmehaushalt. Jena 1915.

[3]) Bordier, H.: Arch. de physiol. norm. et pathol. Bd. 17. 1898. — Lombard (Messungen der Wärmeleitung der Haut des Schafes): Proc. of roy. soc. Bd. 34. 1882. — Kreidl: in Mraceks Handbuch der Hautkrankheiten. Bd. 1.

[4]) Paulian: Journ. de physiol. Bd. 20, Nr. 5. 1922.

[5]) Benedict, Miles u. Johnson: Proc. of the acad. of natural sciences of Philadelphia Bd. 5. 1919.

[6]) Durig, A.: Handwörterbuch der Naturwissenschaften Bd. 10. Art. Wärmehaushalt. Jena 1915. — Pembrey, M. S.: Schaefers Text-book of Physiology Bd. 1. Art. Animal Heat. London 1898. — Richet, Ch.: Dictionnaire de Physiologie Bd. 3. Art. Chaleur. Paris 1898. — Rosenthal: in Herrmanns Handbuch der Physiologie Bd. 4 (2). Die Physiologie der tierischen Wärme. Leipzig 1882. — Tigerstedt, R.: in Nagels Handbuch der Physiologie des Menschen Bd. 1. Braunschweig 1905. — Tigerstedt, R.: Produktion der Wärme und Wärmehaushalt in Wintersteins Handbuch der vergleichenden Physiologie Bd. 3 (2). Jena 1910. — Biach u. Bauer: Dtsch. Zeitschr. f. Nervenheilk. Bd. 41. 1911.— Claus u. Bingel: Dtsch. Zeitschr. f. Nervenheilk. Bd. 37. 1909.

temperatur von Kaninchen und Hunden finden sich bei HIRSCH, MÜLLER und ROLLY[1]). Die Hauttemperaturen der großen Dickhäuter, Elefant, Nashorn und Nilpferd, haben BENEDICT, Fox und BAKER[2]) gemessen. Sie halten sich in ähnlicher Höhe wie diejenigen des Menschen.

Wieviel kühler die Haut sein kann als die darunterliegenden Muskeln zeigte ZONDEK[3]) durch Einstechen eines feinen Thermometers. Es ergab sich, daß die Gewebe mit jedem Zentimeter, den man der Oberfläche näher kommt, durchschnittlich um ungefähr 0,25° kühler werden. Fettarme Haut zeigte unter der Epidermis niedrigere Temperaturen als fettreiche.

Wenn die Temperatur der peripheren Körperteile, der Hände und Füße oder z. B. der Kaninchenohren, bei kühler Luft absinkt, vermindert sich dadurch das Temperaturgefälle zwischen diesen Teilen des Organismus und der Luft sehr erheblich, der Körper verliert weniger Wärme. In dieser Abkühlung der distalen Körperteile liegt also ein wichtiges Hilfsmittel der physikalischen Wärmeregulation. Sie wird beherrscht durch vasomotorische Vorgänge.

a) Die vasomotorische Wärmeregulation.

Das Blut ist ein viel besserer Wärmeleiter als die Haut. Dank dessen und dank seiner großen Wärmekapazität ist es nicht nur befähigt, der Haut Wärme aus dem Körperinnern zuzuführen, sondern sie auch wärmedurchlässiger zu machen. So ist denn die hyperämische Haut fähig, große Wärmemengen an die Außenwelt abzugeben, während die blutleere nur wenig Wärme abgibt.

Die Änderung der Durchblutung der Haut ist eines der wichtigsten Regulationsmittel der Wärmeabgabe. Die feinere Anpassung der Wärmeabgabe an den Bedarf wird durch das unermüdliche Spiel der Gefäße beständig gewährleistet, während die auf Wasserverdunstung beruhenden Entwärmungsmittel besonders bei stark erschwerter Wärmeabgabe in den Vordergrund treten.

Es ist ja eine allbekannte Erscheinung, daß in kalter Luft und in kaltem Wasser die Haut anämisch wird, während in warmer Umgebung die Blutfülle erheblich zunimmt. Der Mechanismus dieses Vorganges ist eine Teilerscheinung der Motilität der Blutgefäße, und wir möchten dafür auf die entsprechenden Kapitel dieses Handbuches verweisen, ferner auf die Darstellung von W. GLASER[4]) und von W. R. HESS[5]). An älteren Darstellungen nennen wir diejenige von ASHER[6]) und von HOFMANN[7]).

Was sich bei der Wärmeregulation in erster Linie ändert, ist die Weite der Arterien und der Capillaren[8]), aber auch die Venen zeigen dabei entsprechende Veränderungen ihrer Weite.

Die Temperatur der Umgebung kann die Gefäßweite verändern durch Einwirkung an Ort und Stelle, direkt auf die Gefäße selbst. Die Temperatur kann aber auch durch Erregung sensibler Nerven und Vermittlung von nervösen Zentren, also reflektorisch, die Gefäßweite beeinflussen. Des weitern ist nachgewiesen, daß durch Erwärmung und Abkühlung des dem Zentralnervensystem

---

[1]) HIRSCH, MÜLLER u. ROLLY: Dtsch. Arch. f. klin. Med. Bd. 75. 1903.

[2]) BENEDICT, Fox u. BAKER: Americ. journ. of physiol. Bd. 56. 1921.

[3]) ZONDEK: Münch. med. Wochenschr. 1919, S. 1315 u. 1879.

[4]) GLASER, W.: Die Innervation der Blutgefäße in L. R. MÜLLER: Das vegetative Nervensystem S. 82. Berlin 1920; auch zweite Auflage 1924. S. 191.

[5]) HESS, W. R.: Regulierung des peripheren Blutkreislaufes. Ergebn. d. inn. Med. Bd. 23. 1923.

[6]) ASHER, L.: Ergebn. d. Physiol. 1902.

[7]) HOFMANN: in Nagels Handbuch der Physiologie des Menschen. Braunschweig Bd. 1. 1905.

[8]) EBBEKE: Pflügers Arch. f. d. ges. Physiol. Bd. 169. 1917.

zuströmenden Blutes vasomotorische Vorgänge im Dienste der Wärmeregulation ausgelöst werden können.

Daß wechselnde Temperaturen *ohne Mitwirkung des Zentralnervensystems* die Gefäßweite beeinflussen können, ist schon aus zahlreichen älteren Versuchen bekannt. So sah Lewaschew[1]) nach Durchschneidung der markhaltigen Nerven an der hinteren Extremität des Hundes bei künstlicher Durchströmung mit defibriniertem Blute die Gefäße um so weiter werden, je wärmer die Flüssigkeit war, und zwar stieg im Temperaturintervall von 0 bis 42° die Gefäßweite ganz regelmäßig. Wurde die Temperatur noch höher getrieben, trat Verengerung ein. Im gleichen Sinne sprechen Versuche von Luchsinger[2]), von Goltz und Ewald[3]). Bei Hunden, denen der ganze hintere Abschnitt des Rückenmarkes exstirpiert war, antworteten die Blutgefäße der hinteren Extremität in genau der gleichen Weise auf Temperaturreize wie die der vorderen Körperhälfte, die in normalem Zusammenhang mit dem Nervensystem standen. Durchschneidung der Nerven änderte auf die Dauer nichts an der Sache. Unmittelbar nach dem Wegfall der zentralen Gefäßinnervation trat allerdings Vasodilatation ein, aber nach wenigen Tagen stellte sich nicht nur der Tonus wieder ein, sondern auch die volle Reaktionsfähigkeit auf Temperaturreize. Abweichende Versuchsergebnisse von Stefani[4]) sind wohl durch die angewandte Vergiftung mit Curare zu erklären.

Hess[5]) sah auf lokale Anwendung von Kälte in der Lunge des Kaninchens Gefäßverengerung im unmittelbaren Bereich der Temperatureinwirkung eintreten. Bei intensiver Kälteeinwirkung dagegen Gefäßerweiterung.

Ob die Temperatur direkt auf die contractilen Elemente der Gefäßwand als Reiz einwirkt oder aber unter Mitwirkung peripher gelegener Ganglien[6]) evtl. durch Vermittlung von Axonreflexen, ist noch nicht entschieden. Man wird auch an die Möglichkeit chemischer Einwirkungen auf die Gefäßweite denken müssen, von Stoffwechselprodukten, die unter dem Einfluß der Wärme z. B. in den Schweißdrüsen entstehen[7]).

Die weitgehende Unabhängigkeit der Bewegungen der Blutgefäße vom Nervensystem kann auch durch mannigfache klinische Erfahrungen belegt werden[8]).

Eine große Rolle spielen *reflektorisch vermittelte Einflüsse auf die Gefäßweite*. S. Amitin[9]) sah an ihrem eigenen, im Plethysmographen liegenden Arm innerhalb des Temperaturintervalles von 12 bis 42° bei allmählicher Änderung der Wassertemperatur eine um so größere Blutfülle, je höher die Temperatur stieg. Plötzliche Veränderungen der Temperatur, auch im Sinne der Erwärmung, hatten dagegen immer Vasoconstriction zur Folge.

Daß dieser Einfluß auf die Gefäßweite zum Teil reflektorisch vermittelt war, ergab sich aus der plethysmographischen Messung des Armes, während der andere Arm wechselnden Temperaturen ausgesetzt war. Abkühlung machte immer Vasoconstriction, wogegen Vasodilatation durch Erwärmung des anderen Armes in diesen Versuchen im Gegensatz zu den Beobachtungen anderer Autoren[10]) nicht erzielt wurde. Extreme Temperaturen können paradox wirken.

---

[1]) Lewaschew: Pflügers Arch. f. d. ges. Physiol. Bd. 26. 1881.
[2]) Luchsinger: Pflügers Arch. f. d. ges. Physiol. Bd. 14. 1877.
[3]) Goltz u. Ewald: Pflügers Arch. f. d. ges. Physiol. Bd. 63. 1896.
[4]) Stefani: Arch. ital. de biol. Bd. 24. 1894.
[5]) Hess, R.: Dtsch. Arch. f. klin. Med. Bd. 106. 1912.
[6]) Zwonitzyj: Arch. f. Physiol. 1906. [7]) Langley: Journ. of physiol. Bd. 58. 1923.
[8]) Böwing: Klin. Wochenschr. 1923, S. 2117; und in L. R. Müller: Die Lebensnerven. Berlin 1924.
[9]) Amitin, S.: Zeitschr. f. Biol. Bd. 35. 1897. [10]) Strasburger: Med. Klinik 1913, Nr. 19.

Daß Eintauchen der einen Hand in sehr kaltes Wasser in der anderen Gefäß-verengerung hervorruft, ist jederzeit leicht nachzuweisen[1]). Besonders schön zeigt sich die reflektorische Einwirkung von Temperaturreizen auf beliebige Körperteile an den Gefäßen des Kaninchenohres.

Die vasomotorischen Veränderungen in der Haut aller Körperteile erfolgen auf einen irgendwo einwirkenden Temperaturreiz immer gleichsinnig[2]). Nicht nur die äußere Haut scheint Reflexe auf den Wärmeregulationsapparat zu ver-mitteln, sondern anscheinend auch die Schleimhäute, mindestens diejenigen der Verdauungsorgane. Jedenfalls ist die gefäßerweiternde und schweißtreibende Wirkung des Trinkens schon kleiner Mengen warmen Tees am einfachsten auf diese Weise zu erklären[3]).

Durch die schönen Untersuchungen von WERTHEIMER[4]) wissen wir, daß Abkühlung der Haut reflektorisch in den Nieren Gefäßverengerung hervorruft und gleichzeitig die Durchblutung der Extremitäten durch Gefäßerweiterung, wahrscheinlich in den Muskeln, steigern kann. Die Gefäße der Abdominal-organe verengern sich im allgemeinen auf Reizung der Haut mit Kälte. Die Blut-gefäße des Gehirnes verhalten sich gegenüber den die Haut treffenden Tempe-raturreizen nicht einheitlich. Sie verändern sich bald gleichsinnig, bald aber auch entgegengesetzt wie die Gefäße des Integumentes, jedenfalls ganz unabhängig von diesen; vgl. [2]). Die durch thermische Hautreize ausgelöste reflektorische Beeinflussung der Gefäßweite kann ohne Mitwirkung des Gehirns, nur durch Vermittlung der in den Seitenhörnern des Rückenmarkes liegenden spinalen Gefäßzentren zustande kommen. Die Gefäßreflexe sind durch thermische Reize nämlich bei Tier und Mensch auch noch auszulösen nach hoher Durchtrennung des Rückenmarkes, z. B. in den paraplegischen unteren Extremitäten[5]).

Der Weg, welchen die Gefäßnerven von diesen Zentren im Rückenmark zu den Blutgefäßen nehmen, geht durch die vorderen Wurzeln und von da durch die Rami communicantes albi zum Grenzstrang des Sympathicus, wo ein neues Neuron anfängt. Dessen Fasern nehmen wahrscheinlich ihren Weg durch die Rami communicantes grisei und schließen sich weiter den sensiblen Bahnen der Spinalnerven an. Weitere Einzelheiten bei W. GLASER[6]).

Nicht jede Fernwirkung eines die Haut treffenden Temperaturreizes auf entfernte Gefäßgebiete darf als Reflex aufgefaßt werden. So kann man von den hinteren Extremitäten des Kaninchens aus die Gefäßweite des Ohres auch dann beeinflussen, wenn die Haut der gereizten Extremität durchtrennt ist, wenn das Rückenmark durchschnitten ist oder das reagierende Ohr entnervt[7]). Die unter diesen Verhältnissen im Gegensatz zu den reflek-torisch bedingten verspätet auftretende Reaktion wird man durch Einwirkung des in seiner Temperatur veränderten Blutes auf Gefäßzentren und auf die sich in ihrer Weite verändern-den Gefäße selbst erklären müssen.

Die *vasomotorischen Zentren im Gehirn* können auch durch *direkte Einwirkung des in seiner Temperatur veränderten Blutes* in Tätigkeit gesetzt werden. KAHN[8]) konnte durch Erwärmung des Blutes in der Arteria carotis bei Katzen, Hunden und Kaninchen starke Erweiterung der Blutgefäße in den Schleimhäuten und der Haut des Kopfes und dem Integument der Extremitäten hervorrufen.

---

[1]) RICHET, CH.: Dictionnaire de Physiologie. Bd. 3, Art. CHALEUR: Paris 1898. — LUCHSINGER: Pflügers Arch. f. d. ges. Physiol. Bd. 14. 1877. — FILEHNE: Arch. f. Physiol. 1910. — LOEWY u. WECHSELMANN: Virchows Arch. f. pathol. Anat. u. Physiol. Bd. 206. 1911.

[2]) STRASBURGER: Med. Klinik 1913, Nr. 19.

[3]) MEYER, H. H.: Naturwissenschaften 1920, H. 38.

[4]) WERTHEIMER: Arch. de physiol. Bd. 6, S. 308 u. 724. 1894.

[5]) LUCHSINGER: Pflügers Arch. f. d. ges. Physiol. Bd. 14. 1877. — WINKLER: zitiert nach KREIDL: in Mracecs Handbuch der Hautkrankheiten Bd. 1.

[6]) GLASER, W. in L. R. MÜLLER: Die Lebensnerven Berlin 1924. S. 203.

[7]) WINKLER: zitiert nach KREIDL: in Mracecs Handbuch der Hautkrankheiten Bd. 1.

[8]) KAHN: Arch. f. Physiol. 1904. Suppl.

Barbour[1]) und Hashimoto[2]) haben durch Einführung feiner, von Wasser durchflossener Röhrchen in die Hirnbasis des Kaninchens vasomotorische Effekte erzielt, und zwar Erweiterung der Gefäße bei Durchleiten von warmem Wasser und Verengerung bei Durchfließenlassen von kaltem. Prince und Hahn[3]) untersuchten unter dem Einfluß einer mit dem gleichen Verfahren ausgeführten Reizung des Gehirns die hintere Extremität des Kaninchens plethysmographisch und zeigten, daß die Volumschwankungen nur in der Haut auftraten, in der enthäuteten Extremität ausblieben. Weitere dahin gehörende Beobachtungen finden sich bei O'Connor[4]).

Die bekannte starke Wirkung psychischer Vorgänge auf die Gefäßinnervation beeinflußt gelegentlich die im Dienste der Wärmeregulation sich abspielenden Veränderungen der Gefäßweite. So hat Zwonitzyj[5]) beim Kaninchen gefunden, daß volle Regelmäßigkeit in der Verengerung der Ohrgefäße auf Kälteeinwirkung und in der Erweiterung durch Wärmeeinfluß bei lokaler Applikation der Reize nur bei leicht narkotisierten Tieren zu erzielen ist. Bei Menschen von geeigneter psychischer Beschaffenheit sind schon durch Suggestion von Temperatureinflüssen entsprechende vasomotorische Veränderungen hervorzurufen.

Es wirken also an der vasomotorischen Wärmeregulation direkte Einflüsse auf die Blutgefäße, reflektorisch durch Gehirn und Rückenmark und vielleicht auch durch peripher gelegene Umschaltestationen[6]) vermittelte Einwirkungen, und auch solche, die durch das in seiner Temperatur veränderte Blut in den Zentren und an der Peripherie ausgelöst werden, zusammen. Welche von diesen Einflüssen die wichtigsten sind, wie sie zusammenwirken und unter welchen Umständen die einen oder anderen überwiegen, könnte man wohl theoretisch abwägen, läßt sich aber an Hand der bisherigen Beobachtungen nicht sicher abschätzen.

Noch nicht abgeklärt ist die Frage, ob die Gefäßerweiterung im Dienste der Wärmeregulation lediglich auf einer Hemmung der Vasoconstriction beruht oder aber durch aktive Vasodilatation zustande kommt. Daß die Blutgefäße, wie andere vegetative Organe, doppelt innerviert sind, und zwar so, daß der Sympathicus Vasoconstriction hervorruft, die kranial-autonomen Fasern Gefäßerweiterung, ist mindestens für einige Gefäßgebiete nachgewiesen[7]) und trifft wahrscheinlich für die meisten zu. Die Möglichkeit, daß die Erweiterung der Gefäße im Dienste der Wärmeregulation ein aktiver Vorgang ist, ist also jedenfalls vorhanden.

Wenn die Temperatur des umgebenden Mediums die normale Körpertemperatur übersteigt, wäre es im Interesse der Wärmeregulation, daß die Haut schlecht wärmeleitend, anämisch würde, damit dem Körper möglichst wenig Wärme zufließt.

Es wird denn auch bei Einwirkung sehr hoher Temperaturen häufig Vasoconstriction beobachtet. Doch tritt dieses Verhalten regelmäßig nur ein, wenn die hohe Temperatur plötzlich zur Wirkung gelangt, namentlich wenn sie, wie etwa bei Einwirkung von heißem Wasser, als Schmerzreiz wirkt. Bei Einwirkung von warmer Luft kann dagegen die Vasodilatation bei steigender Temperatur

---

[1]) Barbour: Arch. f. exp. Pathol. u. Pharmakol. Bd. 70. 1912. — Barbour and Prince: Journ. of pharmacol. a. exp. therapeut. Bd. 6. 1914.
[2]) Hashimoto: Arch. f. exp. Pathol. u. Pharmakol. Bd. 78. 1917.
[3]) Prince u. Hahn: Americ. journ. of physiol. Bd. 46. 1918,
[4]) O'Connor, Journ. of physiol. Bd. 52. 1919.
[5]) Zwonitzyj: Arch. f. Physiol. 1906.
[6]) Hess, W. R.: Pflügers Arch. f. d. ges. Physiol. Bd. 168. 1917.
[7]) Glaser, W.: Die Innervation der Blutgefäße in L. R. Müller: Das vegetative Nervensystem, S. 82. Berlin 1920.

andauern, auch wenn die Luftwärme die Körpertemperatur weit übersteigt. DIEDEN[1]) fand sogar, daß die Hyperämie bis zu den höchsten überhaupt noch erträglichen Hitzegraden von 115° ständig zunahm. Diese für die Wärmeregulation ungünstige Wirkung wird aber durch gleichzeitig in Tätigkeit tretende andere Funktionen, namentlich durch das Schwitzen, kompensiert[2]).

Die Reaktion der Blutgefäße auf den gleichen Temperaturreiz ist nicht jederzeit die gleiche; namentlich können sie die Fähigkeit zeigen, sich nach und nach den gestellten Ansprüchen anzupassen. Eine solche Übungsfähigkeit der Hautgefäße geht namentlich aus den Untersuchungen von DURIG und LODE[3]) hervor.

Hunde, welche täglich während 10 Minuten in einem kalten Bade von 10° gehalten wurden, erlitten bei den ersten Bädern einen erheblichen Abfall der Körpertemperatur, trotzdem ihre Wärmebildung im Zusammenhang mit lebhafter Muskeltätigkeit zwei- bis viermal größer war als im Trockenen. An den späteren Tagen wurde der Temperaturabfall kleiner und schließlich blieb er ganz aus, obschon die Wärmebildung nicht größer war als in den ersten Bädern. Das ist nur erklärlich durch intensivere und dauerhaftere Kontraktion der Gefäße der Haut. Diese Übungsfähigkeit zeigten nicht alle Tiere; schwächliche Individuen kühlten sich auch an späteren Tagen in den Bädern stark ab und wurden auf die Dauer mager und elend. Der Versuch, in analoger Weise Hunde an Bäder von 44°, in welchen sie sich überhitzten, zu gewöhnen, mißlang. Je nach den Temperatureinflüssen, an welche die Haut vorher gewöhnt war, kann ein und die gleiche Außentemperatur verschieden auf die Gefäße einwirken, d. h. die gleiche Einwirkung auf einen an warme Luft Gewöhnten als Kältereiz wirken, die auf ein an ein Leben im Freien gewöhntes Individuum als indifferent oder als Wärmereiz wirkt[4]).

Die Möglichkeit einer Abhärtung und Verzärtelung beruht anscheinend zu einem wesentlichen Teil auf derartiger Beeinflussung der vasomotorischen Wärmeregulation. Doch sind auch die übrigen Wärmeregulationsvorrichtungen durch Übung zu beeinflussen. Vgl. dazu die Angaben von GOLDSCHEIDER[5]).

Die auf Temperaturreize sofort auftretenden Veränderungen der Hautvasomotoren haben häufig *Nachwirkungen*. Die bekannteste Nachwirkung ist die Vasodilatation, die Rötung der Haut, welche namentlich nach kurzen Kälteeinwirkungen zustande kommt, z. B. nach kalten Übergießungen. In manchen Fällen erklärt sich die Vasodilatation nach Kälteeinwirkung durch die Notwendigkeit, unter der Kälteeinwirkung überschüssig gebildete Wärme wegzuschaffen. Dies dürfte besonders häufig von der Rötung des Gesichtes gelten, wie sie nach winterlichen Sportübungen, besonders bei kaltem Wind, in Erscheinung tritt. Daß nicht nur die Muskeltätigkeit, sondern namentlich auch kalter Wind unsere Wärmebildung steigern kann, wissen wir namentlich durch die Untersuchungen von WOLPERT[6]). Doch erfolgen solche Erweiterungen der Hautgefäße nach Temperatureinwirkungen sicher nicht immer im Dienste der Wärmeregulation[7]), sie treten ja auch nach anderen sensiblen, z. B. mechanischen Reizen auf. Auch die Rötung der vorspringenden Körperteile, z. B. der Nasenspitze und der Ohren bei großer Kälte kann kaum immer mit der Wärmeregulation in Zusammenhang gebracht werden. Individuelle Unterschiede in derartigen Reaktionen sind oft sehr ausgesprochen[8]). Diese Nachwirkungen von Kältereizen auf die Hautvasomotoren sind bei Erkrankungen des Nervensystems auch diagnostisch verwandt worden[9]). Doch sind auch bei anscheinend gleichartigen Krankheitsfällen ganz entgegengesetzte Reaktionen beobachtet worden, die bei der Unkenntnis der physiologischen Grundlage diagnostisch nicht zu verwerten sind.

---

[1]) DIEDEN: in L. R. MÜLLER: Das vegetative Nervensystem, S. 244. Berlin 1920.
[2]) Vgl. dazu auch GESSLER: Klin. Wochenschr. 1923, S. 1155; Arch. f. exp. Pathol. u. Pharmakol. Bd. 92.
[3]) DURIG u. LODE: Arch. f. Hyg. Bd. 39. 1901.
[4]) IGNATOWSKY: Arch. f. Hyg. Bd. 51. 1904.
[5]) GOLDSCHEIDER: Münch. med. Wochenschr. 1906, S. 2557.
[6]) WOLPERT: Arch. f. Hyg. Bd. 33. 1898.
[7]) EBBEKE: Pflügers Arch. f. d. ges. Physiol. Bd. 169. 1917.
[8]) IGNATOWSKY: Arch.f . Hyg. Bd. 51. 1904.
[9]) BIACH u. BAUER: Dtsch. Zeitschr. f. Nervenheilk. Bd. 41. 1911.

Versuchen wir, uns an Hand einiger von Rubner[1]) stammenden Zahlen über die *Größe der Leistung der regulatorischen Veränderung der Hautdurchblutung* für den Wärmehaushalt Rechenschaft zu geben:

Die Wärmeabgabe hatte bei einem hungernden und einem gefütterten Hunde bei verschiedenen Lufttemperaturen folgende Größe:

Lufttemperatur	„Temperatur-gefälle"	Durch Leitung und Strahlung abgegebene Wärmemenge	
		bei einem hungernden Hund in Calorien	bei einem gefütterten Hund in Calorien
30°	8,7°	33,2	27,8
25°	13,7°	41,0	—
20°	18,7°	45,3	**49,5**
15°	23,7°	55,3	**46,7**

Wir setzen dabei voraus, daß die normale Körpertemperatur des Hundes 38,7° beträgt. Die Differenz zwischen dieser Temperatur und derjenigen der Luft ist das „Temperaturgefälle". Ohne regulatorische Tätigkeit der Hautgefäße müßte die Wärmeabgabe bei verschiedenen Temperaturen sich proportional dem Temperaturgefälle verändern. Dies ist aber nicht der Fall, wenn auch, wie aus der Tabelle zu ersehen ist, die durch Leitung und Strahlung abgegebene Wärmemenge mit dem steigenden Temperaturgefälle im allgemeinen zunimmt. Doch auch nicht ausnahmslos. So verlor der gefütterte Hund bei 15° sogar weniger Wärme als bei 20°. Vor allem ist aber auch in den anderen Zahlen der Zuwachs der Wärmeabgabe ein viel langsamerer als der des Temperaturgefälles. So nimmt bei den hungernden Tieren zwischen 25 und 20° Lufttemperatur das Temperaturgefälle um 36% zu, die Wärmeabgabe um ungefähr 10%. Von 30 bis 15° verdreifacht sich das Temperaturgefälle, während die Wärmeangabe noch weit davon entfernt ist, sich zu verdoppeln.

Bei sehr starker Wärmebildung, wie sie namentlich bei angestrengter Muskelarbeit stattfindet, wird die Wärmeabgabe durch Strahlung und Leitung oft ungenügend, und wenn die Lufttemperatur die Körpertemperatur erreicht oder gar übersteigt, wird die vasomotorische Wärmeregulation gänzlich unwirksam, und der Entwärmung steht kein weiterer Weg mehr offen als

b) die Wärmeabgabe durch Wasserverdampfung.

Zwei Wege benutzt die Natur für die regulatorische Steigerung der Wasserverdampfung: 1. die Wasserausscheidung durch die Haut, die Schweißbildung; 2. die Wasserausscheidung durch die Atmungsorgane, die Polypnöe.

1. Das Schwitzen[2]).

Das Schwitzen ist, soweit heute die Kenntnisse reichen, bei den Warmblütern nicht allgemein verbreitet. Besonders ist über diese Funktion bei Vögeln nichts bekannt. Wohl besitzen manche Arten Knäueldrüsen an den Zehenballen, doch scheinen dieselben keinen Schweiß, sondern Talg hervorzubringen.

Nach Fredericq[3]) können an der ganzen Hautoberfläche schwitzen: der Mensch, das Pferd, der Esel, das Schaf und die Affen[4]). Doch scheint bei manchen Affen, z. B. Cebus capuzinus, die Schweißabsonderung sich auf bestimmte Körperteile, Vola, Planta und den Nasenrücken, zu beschränken[5]).

[1]) Rubner: Die Gesetze des Energieverbrauches bei der Ernährung, S. 195. Berlin-Wien 1902.

[2]) Der Schweiß als Hautsekret wird in diesem Handbuche von Schwenkenbecher im 4. Bande besprochen. Ferner sind im Abschnitt „Wasserhaushalt" weitere Angaben über den Schweiß und das Schwitzen zu finden.

[3]) Fredericq, L.: in Wintersteins Handbuch der vergleichenden Physiologie Bd. 2, S. 233. Jena 1910 bis 1914.

[4]) Vgl. auch Metzner: Schweißabsonderung, in Nagels Handbuch der Physiologie des Menschen Bd. 2. Braunschweig 1905.

[5]) Luchsinger: in Herrmanns Handbuch der Physiologie Bd. 5, 1. Teil. Leipzig 1883.

Auch bei den meisten anderen Säugern ist das Schwitzen weniger entwickelt und nur auf einige, vorwiegend wenig oder nicht behaarte Körperstellen beschränkt, so bei der Katze und dem Hunde auf die Zehenballen, beim Schweine auf die Rüsselscheibe, beim Rinde und anderen Wiederkäuern auf die Umgebung des Maules (Flotzdrüsen). Knäueldrüsen finden sich allerdings beim Hund über das ganze Integument verbreitet. Hohen Außentemperaturen ausgesetzt, schwitzt aber der Hund nicht, mit Ausnahme der Zehenballen. Man kann aber gelegentlich bei Hunden Sekretion von Schweiß am ganzen Körper, namentlich am Nacken feststellen, aber anscheinend ohne Zusammenhang mit der Wärmeregulation „unter abnormen Verhältnissen" (FREDERICQ).

Bei GOLTZ und EWALD [1]) findet sich die Angabe, daß ein Hund nach Durschschneidung des Rückenmarkes im Bereich der unteren Cervicalsegmente in den ersten 6 Tagen nach dem Eingriffe am ganzen Körper schwitzte, ohne überhitzt zu sein, anscheinend infolge eines Reizungszustandes des Rückenmarkes. Welche „abormen Verhältnisse" sonst für die Funktion der Schweißdrüsen des Hundes in Frage kommen, bleibt noch festzustellen.

Durch MARTIN [2]) wissen wir, daß Ornithorhynchus an der Schnauze und an den Pfoten Schweißdrüsen besitzt, während bei Echidna keine nachweisbar sind. Bei Kaninchen sind Schweißdrüsen fast nur an den Lippen und bei vielen Nagern nur auf der Sohlenfläche vorhanden, ebenso beim Igel [3]). Bei Ziegen fehlt die Schweißsekretion aus Knäueldrüsen, dagegen scheinen, mindestens bei jungen Tieren, die (traubigen) Flotzmauldrüsen bei Hitze zu sezernieren [4]). Ratten und Mäuse sollen überhaupt nicht schwitzen, ferner fehlen Schweißdrüsen ganz bei den Edentaten, Choloepus (Faultier) und Manis (Schuppentier), ferner bei Chrysochloris (Talpina) und bei Cetaceen, insbesondere bei den Sirenia (Seekühen).

Die wichtigsten Untersuchungsobjekte der Physiologen für die Schweißsekretion sind außer dem Menschen die Katze, namentlich junge Tiere, und das Schwein mit seiner Rüsselscheibe (LUCHSINGER), ferner junge Pferde (BECHTEREW).

Auch wenn das ganze Integument zu schwitzen vermag, sind bestimmte Körperstellen besonders bevorzugt. So schwitzen der Mensch und manche Affen vornehmlich im Gesicht, an den Hand- und Fußflächen und in der Achselhöhle, wogegen die Sekretion der übrigen Hautregionen mehr oder weniger zurücktritt.

Neger sollen besonders stark entwickelte Schweißdrüsen besitzen und dadurch gegenüber der weißen Rasse für das Leben in den Tropen im Vorteil sein [DURIG [5])]. Anderseits fand EIJKMAN [6]), daß Malaien unter gleichen Bedingungen weniger schwitzen als Europäer.

Wie jede Drüsentätigkeit, so wird auch die Schweißbildung durch gute Durchblutung begünstigt, und beim Schwitzen im Dienste der Wärmeregulation ist ja schon infolge der gleichzeitig bestehenden regulatorischen Gefäßerweiterung in der Haut diese Vorbedingung gegeben. Vielleicht auch entstehen durch die Tätigkeit der Schweißdrüsen Substanzen, die an Ort und Stelle Gefäßerweiterung hervorrufen [LANGLEY [7])]. Daß aber auch schlecht durchblutete Haut schwitzen kann, ist bekannt (Angstschweiß bei blassem Gesicht). Auch die Extremitäten einer toten Katze, ja amputierte Extremitäten, vermögen auf Nervenreizung kurz zu schwitzen, und DIEDEN [8]) fand, daß unter Esmarchscher Blutleere

---

[1]) GOLTZ u. EWALD: Pflügers Arch. f. d. ges. Physiol. Bd. 63, S. 370. 1896.

[2]) MARTIN, C. J,: Thermal adjustment &c. in Monotremes and Marsupials. Philosophical transactions of the Royal. Soc. Bd. 195. Suppl.

[3]) DURIG, A.: Handwörterbuch der Naturwissenschaften Bd. 10, Art. Wärmehaushalt. Jena 1915. — Vgl. auch METZNER: Schweißabsonderung, in Nagels Handbuch der Physiologie des Menschen Bd. 2. Braunschweig 1905. — LUCHSINGER: in Herrmanns Handbuch der Physiologie Bd. 5, 1. Teil. Leipzig 1883.

[4]) LUCHSINGER: in Herrmanns Handbuch der Physiologie Bd. 5, 1. Teil. Leipzig 1883.

[5]) DURIG, A.: Handwörterbuch der Naturwissenschaften Bd. 10, Art. Wärmehaushalt. Jena 1915.

[6]) EIJKMAN: Lancet 1924, S. 887.   [7]) LANGLEY: Journ. of physiol. Bd. 58. 1923.

[8]) DIEDEN: Dtsch. Arch. f. klin. Med. Bd. 117. 1917.

stehende Extremitäten im Schwitzkasten ebenso stark schwitzen wie die normal durchbluteten. Verbreitet ist die Ansicht, daß ein gewisser Wassergehalt des Organismus das Schwitzen begünstigt. Immerhin ist das Ausbleiben des Schwitzens bei Cholerakranken, bei Diabetes mellitus und insipidus in dieser Hinsicht nicht eindeutig. Wer gesehen hat, wie bei schwersten, ganz ausgetrocknet anmutenden Fällen von Diabetes insipidus wenige Minuten nach einer Pituitrineinspritzung die Schweißdrüsen eine ausgiebige Tätigkeit aufnehmen oder schwerste ausgetrocknete Zuckerkranke nach einer Insulineinspritzung, ohne daß Flüssigkeitsaufnahme vorangegangen wäre, wird diese Vorbedingung für die Schweißdrüsentätigkeit nicht hoch anzuschlagen geneigt sein. Die Wasserausscheidung durch die Haut wird durch Trinken großer Wassermengen nicht gesteigert [Laschtschenko[1])].

Nach L. R. Müller[2]) und seinen Schülern ist Nerveneinfluß zu jeder Schweißdrüsentätigkeit unbedingt erforderlich. Sind die peripheren Nerven durchschnitten, bleibt die betreffende Extremität im Schwitzkasten völlig trocken. An frisch amputierten, ganz entbluteten Extremitäten kann, wie schon erwähnt, durch Nervenreizung Schweißabsonderung ausgelöst werden[3]), ja das gelang sogar bei einer Katze, die seit einer Viertelstunde tot war.

Pilocarpin wirkt nach Durchschneidung des Nerven nur in der ersten Zeit noch schweißerregend. Nach völliger Degeneration des Nerven, spätestens fünf Wochen nach der Durchschneidung, ist es unwirksam [Dieden[4]); von Langley[5]) bestritten].

Transplantierte Hautstücke schwitzen erst wieder, wenn die Sensibilität zurückgekehrt ist[6]).

Auch die Hunde „mit verkürztem Rückenmark" von Goltz und Ewald schwitzten an den des Rückenmarks beraubten hinteren Pfoten unter keinen Umständen, während ja die Gefäßinnervation auf thermische Reize wohl erhalten war. Higier[7]) sah bei Kranken mit Poliomyelitis acuta in den gelähmten Segmenten Anhidrose.

Die Anregung des Nervensystems für die Schweißsekretion im Dienste der Wärmeregulation kann auf zwei Wegen erfolgen: entweder auf dem Reflexwege durch thermische Reize, welche die Haut und die Schleimhäute treffen, oder durch Einwirkung von überwärmtem Blut auf die Schweißzentren im Gehirn und Rückenmark. Wie für die Gefäßinnervation, so besteht auch für diejenige der Schweißdrüsen im Rückenmark, und zwar in den Seitenhörnern, ein Zentralapparat. Der Temperaturreiz wird von den Hautnerven auf den Bahnen der markhaltigen sensiblen Nerven dem Rückenmark zugeleitet. Von den Zentren in den Seitenhörnern geht die Erregung auf dem Wege der vorderen Wurzeln in den sympathischen Grenzstrang. Die sympathischen Fasern schließen sich im weiteren Verlaufe den cerebrospinalen Nerven an und gelangen anscheinend zugleich mit den sensiblen Nervenfasern in die Haut[8]).

Auch die Innervation der Schweißdrüsen ist wahrscheinlich antagonistisch, indem das zentrale Nervensystem auch schweißhemmende Einflüsse zu den Knäueldrüsen sendet

[1]) Laschtschenko: Arch. f. Hyg. Bd. 33. 1898.
[2]) Müller, L. R.: Das vegetative Nervensystem, S. 244. Berlin 1920.
[3]) Luchsinger: Pflügers Arch. f. d. ges. Physiol. Bd. 14. 1877.
[4]) Dieden: Dtsch. Arch. f. klin. Med. Bd. 117. 1917.
[5]) Langley: Journ. of physiol. Bd. 56. 1922.
[6]) Müller, L. R.: Das vegetative Nervensystem, S. 244. Berlin 1920. — Schwenkenbecher: Die path. Störungen der Hautsekretion in Krehl-Marchand: Handb. d. allg. Path. Bd. 2, S. 2. 1913.
[7]) Higier: Dtsch. Zeitschr. f. Nervenheilk. Bd. 20. 1901.
[8]) Dieden: Dtsch. Arch. f. klin. Med. Bd. 117. 1917. — Karplus: Wiener klin. Wochenchrift 1916, S. 969. — Neumann: Wiener klin. Wochenschr. 1916, S. 972.

[DIEDEN[1])]. Nach NEUMANN[2]) würde das parasympathische Nervensystem die Schweißsekretion hemmen, der Sympathicus sie dagegen fördern. Nach DIEDENS Versuchen wäre es
eher umgekehrt. KREHL[3]) hält für sichergestellt, daß der Schweiß sympathisch erzeugt wird,
und hält im allgemeinen die Annahme eines Antagonismus zwischen sympathischer und para-
sympathischer Innervation für unrichtig.

Diese Verhältnisse bedürfen noch weiterer Klärung; vgl. [4]).

Katzen mit durchschnittenem Rückenmark können an den Hinterpfoten
nach wie vor schwitzen, und zwar auch durch Erregung auf dem Reflexwege,
wie schon LUCHSINGER[5]) nachgewiesen hat. Bei Durchleitung von auf 45°
erhitztem Blute durch das vom Gehirn abgetrennte Rückenmark erfolgt Schweißausbruch auch in dem von dem abgetrennten Rückenmark versorgten Hautbezirke (L. R. MÜLLER). Sie erfolgt an den Hinterpfoten auch, wenn alle hinteren
Wurzeln des unteren Rückenmarksabschnittes durchtrennt sind, hört aber auf,
wenn der untere Teil des Rückenmarkes entfernt wird [LUCHSINGER[6])].

Mit diesen ganz eindeutigen Ergebnissen der Tierversuche, die eine weitgehende Selbständigkeit der spinalen Schweißzentren dartun, scheinen gewisse
Beobachtungen aus der menschlichen Pathologie in einem gewissen Widerspruch
zu stehen. Auch bei hohen Querläsionen des Rückenmarkes fehlt gelegentlich
jedes Schwitzen in der paraplegischen unteren Körperhälfte[7]). Die nicht gelähmten Körperteile schwitzen dann oft übermäßig und kompensieren damit den
Ausfall des Schwitzens für die Wärmeregulation (SCHWENKENBECHER). In
anderen Fällen von Querläsionen des Rückenmarkes war dagegen in den unterhalb gelegenen Segmenten das Schwitzen erhalten[8]), nach BÖWING[9]) sogar fast
regelmäßig, wenn auch die Schweißsekretion vermindert ist. In solchen Dingen
entscheiden die positiven Fälle, und wir werden in den Beobachtungen von Anhidrose nach Rückenmarksquerläsionen auch nach anderen Gründen für das Ausbleiben der Funktion suchen müssen als den des Fortfalls von Leitungsimpulsen
durch „lange Bahnen"[10]) aus den oberen Teilen des zentralen Nervensystems.
Jedenfalls geben uns die Erfahrungen aus der menschlichen Pathologie keinen
Grund, uns den dem Schwitzen vorstehenden Zentralapparat im Rückenmark
beim Menschen wesentlich anders vorzustellen, als wir ihn von den Tierversuchen
her kennen.

Durch Erhitzung des Blutes in der Arteria carotis ist mehrfach Schweißsekretion an den Extremitäten der Versuchstiere erzeugt worden [KAHN[11]),

---

[1]) DIEDEN: Dtsch. med.Wochenschr. 1918, Nr. 38. — DIEDEN: Zeitschr. f. Biol. Bd. 66.
1916. — DIEDEN: Dtsch. Arch. f. klin. Med. Bd. 117. 1917.
[2]) NEUMANN: Wiener klin. Wochenschr. 1916, S. 972.
[3]) KREHL, L.: Die Störungen der Wärmeregulation und das Fieber in Handbuch d. allg.
Pathologie von KREHL-MARCHAND Bd. 4, I. Leipzig 1924.
[4]) LANGLEY: Journ. of physiol. Bd. 56. 1922.
[5]) LUCHSINGER: Pflügers Arch. f. d. ges. Physiol. Bd. 14. 1877.
[6]) LUCHSINGER: Pflügers Arch. f. d. ges. Physiol. Bd. 14. 1877. — LUCHSINGER: in
HERRMANN: Handbuch der Physiologie Bd. 5, 1. Teil. Leipzig 1883.
[7]) SCHWENKENBECHER: Die pathologischen Störungen der Hautsekretion in KREHL-
MARCHAND: Handb. d. allg. Path. Bd. 2, II. 1913. — HIGIER: Neurol. Zentralbl. 1916, S. 361.
— PEMBREY: Journ. of physiol. Bd. 21. 1897. Proceedings S. XIII. — KENNAWAY u. PEM-
BREY: Journ. of physiol. Bd. 45. 1912.
[8]) DIEDEN: Dtsch. Arch. f. klin. Med. Bd. 117. 1917. — KARPLUS: Wiener klin. Wochenschrift 1916, S. 969.
[9]) BÖWING: Klin. Wochenschr. 1923, S. 2117; und in L. R. MÜLLER: Die Lebensnerven.
Berlin 1924. — BÖWING: Dtsch. Zeitschr. f. Nervenheilk. Bd. 76. 1923.
[10]) SCHWENKENBECHER: Die pathologischen Störungen der Hautsekretion in KREHL-
MARCHAND: Handb. d. allg. Path. Bd. 2, S. 2. 1913. — KNAUER u. BILLIGHEIMER: Zeitschr.
f. d. ges. Neurol. Bd. 50. 1919.
[11]) KAHN: Arch. f. Physiol. Suppl. 1904.

François Franck[1])]. Das cerebrale Schweißzentrum ist also durch übernormal warmes Blut erregbar. Ob das Schwitzen des Menschen bei hohen Lufttemperaturen oder körperlicher Arbeit gewöhnlich auf diesem Wege zustande kommt oder aber auf dem Nervenwege, reflektorisch, ist strittig. Mehrere Autoren, namentlich Filehne[2]), Stern[3]), A. Strasser[4]), haben in übereinstimmender Weise in warmen Bädern im Moment des Schweißausbruches die Rectaltemperatur gemessen und gesehen, daß zwar in der Regel im Moment des Schweißausbruches die Körpertemperatur schon meßbar erhöht ist, daß aber doch gelegentlich der Schweiß schon ausbricht, ehe das Thermometer die geringste Veränderung angibt. Daraus und aus der Kürze der Zeit, die zwischen dem Einsetzen der Temperatureinwirkung und dem Beginn des Schwitzens liegt, wurde geschlossen, daß ein reflektorischer Vorgang im Spiele sein muß und nicht nur der Einfluß des überwärmten Blutes auf das Zentralorgan. Demgegenüber hat Hill[5]) durch eine ebenso einfache wie sinnreiche Versuchsanordnung dargetan, daß das Blut die Schweißzentren beeinflußt, ehe eine im Rectum meßbare Temperaturveränderung eintritt: Wenn in Luft von 38° Schweiß auf der Stirne auftritt, genügt Eintauchen der Hände in kaltes Wasser, um die Schweißsekretion sofort aufzuheben. Das Schwitzen dauert aber an, wenn durch eine Gummimanschette die Zirkulation in der gekühlten Extremität aufgehoben wird, obschon die sensible Leitung weiter funktioniert. Wird die Manschette gelockert, so daß das Blut aus dem Arm dem Körper wieder zuströmen kann, hört das Schwitzen sofort auf. Dabei hat sich die Rectaltemperatur nicht im geringsten geändert.

Daraus geht hervor, daß der zentrale Schweißapparat gegen Veränderungen der Bluttemperatur viel empfindlicher ist als unsere Messung im Rectum, daß also die Versuche der genannten älteren Autoren in dieser Richtung nichts beweisen. Dagegen kann der gleiche Einwand nicht gegen die Beobachtungen von Dieden[6]) erhoben werden: Legt man einen Arm in einen Heißluftkasten, tritt bald Schweiß auf, aber nur soweit der Arm von heißer Luft umgeben ist. Wäre die Einwirkung überwärmten Blutes auf die Zentren allein die auslösende Ursache, wäre diese Beschränkung des Schwitzens schwer erklärlich. Eine direkte Einwirkung ist aber auch nicht allein im Spiele, denn das Schwitzen bleibt nach Nervendurchschneidung aus. Katzen schwitzen mit den hinteren Extremitäten im Heißluftkasten nur an diesen, aber nur, solange die Nerven intakt sind. Es müssen also ein an Ort und Stelle und ein im Zentralnervensystem wirksamer Einfluß für die Schweißsekretion zusammenwirken.

Daß die Schweißzentren reflektorisch erregt werden können, wird ganz einwandfrei dargetan z. B. durch das Schwitzen bei Genuß stark gewürzter Speisen oder saurer Pastillen oder auf Schmerzreize. Damit ist aber nicht gesagt, daß der sensible Temperaturreiz im regulatorischen Schwitzen die Hauptrolle spielt. Mit dem Nachweis der großen Temperaturempfindlichkeit des Zentralapparates muß die Auffassung, welche einer direkten Beeinflussung der Zentralapparate durch das in seiner Temperatur schwankende Blut eine Hauptrolle zuschreibt, an Boden gewinnen.

Es kann keinem Zweifel unterliegen, daß das Schwitzen bei trockener Luft, mindestens wenn es das ganze Integument betrifft, auch bei mäßigem Auftreten

---

[1]) Franck, F.: zitiert nach Ch. Richet: Dictionnaire de Physiologie Bd. 3, Art. Chaleur. Paris 1898.
[2]) Filehne: Arch. f. Physiol. 1910.   [3]) Stern: Zeitschr. f. klin. Med. Bd. 20. 1892.
[4]) Strasser, A.: Med. Klinik 1912, Nr. 28.
[5]) Hill: Journ. of physiol. Bd. 54. 1921; Proceedings S. 137.
[6]) Dieden: Dtsch. Arch. f. klin. Med. Bd. 117. 1917.

dem Körper große Wärmemengen entziehen kann. So gab eine Versuchsperson von RUBNER und LEWASCHEW[1]) bei einer Lufttemperatur von 28,9° und einer relativen Feuchtigkeit von 6% in der Ruhe in der Stunde 105 g Wasser an die Luft ab, wovon der größte Teil auf die Schweißproduktion entfällt. Die Verdampfung dieser Menge bindet ungefähr 56 Calorien, also die gute Hälfte der gesamten Wärmeabgabe des Individuums. Bei angestrengter körperlicher Arbeit werden leicht 3 bis 4 l Schweiß im Tage produziert, der schon allein 1600 bis 2150 Calorien bindet. ZUNTZ und SCHUMBERG[2]) sahen während eines Marsches von nicht ganz 25 km Schweißmengen bis zu 2,5 l auftreten. Bei angestrengtester Arbeit sind in warmen Klimaten noch weit größere Schweißmengen beobachtet worden, z. B. 12 l pro Tag[3]), Mengen, die bei der Verdampfung weit mehr als die ganze Wärmeproduktion eines ruhenden Menschen binden können und dem Arbeitenden mindestens den größten Teil seiner im Überschuß gebildeten Wärme zu entziehen vermag, selbst wenn man in Rechnung stellt, daß nur ein Teil des Schweißes auf der Hautoberfläche verdunstet, während ein anderer Teil erst nach Eindringen in die Kleider, wo die Verdunstung nicht mehr ausschließlich auf Kosten der Körperwärme erfolgen kann, verdampft, oder daß namentlich bei nicht ganz trockener Luft ein Teil des Schweißes unverdunstet vom Körper abtropft. Bei kurzen intensiven Hitzeeinwirkungen können verhältnismäßig noch größere Schweißmengen sezerniert werden, z. B. bis zu 600 ccm bei einer 10 bis 20 Minuten dauernden Schwitzprozedur unter elektrischen Glühlampen. Daß solche Schweißausbrüche im Sinne der Wärmeregulation mindestens bei trockener Luft mächtig wirken müssen, ist nicht nur aus physikalischen Gründen klar, sondern durch sehr drastische Versuche belegt. So soll BLAGDEN[4]) 20 Minuten in einer Luft von 120° C ohne Schaden zugebracht haben, während gleichzeitig dort befindliche Eier darnach hart gekocht waren.

Menschen, welche nicht zu schwitzen vermögen, überhitzen sich im Sommer sehr leicht. So stieg die Körpertemperatur eines Mannes mit Hautatrophie[5]) im Sommer öfter auf über 40°, einmal sogar auf 41,5° in der Achselhöhle nach kurzem Aufenthalt in der Sonne.

Wenn es somit klar ist, daß die Schweißsekretion derjenigen Tiere, bei welchen sie sich über einen größeren Teil der Körperoberfläche erstreckt, für die Wärmeabgabe von größter Wirksamkeit ist, so wenig sicher scheint dies von vornherein für diejenigen, bei welchen sich die Schweißdrüsen auf einzelne, eng begrenzte Körperteile beschränken. Es liegen keine Untersuchungen vor über den thermischen Effekt der Schweißbildung z. B. an der Katzenpfote. Wir können also darüber nichts Sicheres aussagen. Immerhin kann schon die Abkühlung eines kleinen Teiles der Körperoberfläche für die Entwärmung sehr viel ausmachen, wie namentlich HILL[6]) nachgewiesen hat (vgl. S. 40). Es ist also keineswegs ausgeschlossen, daß auch solche örtlich beschränkte Schweißsekretion für den Wärmeausgleich Wesentliches leistet.

Jede Drüsentätigkeit ist mit Wärmebildung verbunden. Es ist also anzunehmen, daß auch die Tätigkeit der Schweißdrüsen eine Vermehrung der Wärmeproduktion mit sich bringt, wodurch der durch die Schweißsekretion bedingten Entwärmung in unzweckmäßiger Weise entgegengearbeitet wird. Der Messung der durch die Tätigkeit der Schweißdrüsen allein bedingten Wärmebildung stellen sich unüberwindliche Hindernisse in den Weg, denn gleich-

[1]) RUBNER u. LEWASCHEW: Arch. f. Hyg. Bd. 29. 1897.
[2]) ZUNTZ u. SCHUMBERG: Physiologie des Marsches. Berlin 1901.
[3]) HÖBER: Lehrbuch der Physiologie des Menschen 3. Aufl., S. 223. Berlin 1922.
[4]) BLAGDEN: zitiert nach DURIG: Handwörterbuch der Naturwissenschaften. Bd. 10, Art. Wärmehaushalt. Jena 1915.
[5]) TENDLAU: Virchows Arch. f. pathol. Anat. u. Physiol. Bd. 167. 1902.
[6]) HILL: Journ. of physiol. Bd. 54. 1921; Proceedings S. 137.

zeitig mit dem Schwitzen gehen regelmäßig andere Veränderungen des Organismus einher, welche die Größe des Stoffumsatzes bzw. der Wärmebildung verändern. Plaut und Wilbrand[1]) fanden, daß erfolgreiches Schwitzen, d. h. Schwitzen, das bei hoher Außentemperatur die Steigerung der Körpertemperatur verhinderte, nicht mit einer Erhöhung des Sauerstoffverbrauches einherging, wogegen dann eine Steigerung des O_2-Verbrauches eintrat, wenn trotz des Schwitzens die Körpertemperatur stieg. Da die Steigerung der Körpertemperatur als solche den Stoffumsatz steigert, können wir den Zuwachs nicht der Tätigkeit der Schweißdrüsen zuschreiben, auch nicht in den Versuchen von Bircher[2]), ebensowenig wie wir aus dem Ausbleiben der Steigerung bei erfolgreichem Schwitzen auf das Fehlen einer mit der Schweißsekretion verbundenen Wärmebildung schließen dürfen, denn die chemische Wärmeregulation kann eine solche Wärmebildung kompensiert haben. Bei Schwitzen auf Pilocarpin wurde der O_2-Verbrauch gesteigert gefunden[1]), doch kann diese Steigerung nicht der Tätigkeit der Schweißdrüsen allein zur Last gelegt werden.

Jedenfalls darf man annehmen, daß im Vergleich zur mächtigen entwärmenden Wirkung des Schwitzens der kleine Wärmezuwachs, der mit der Tätigkeit der Schweißdrüsen verbunden ist, nicht ins Gewicht fällt.

So unzweifelhaft es ist, daß die Verdunstung von Wasser auf der Haut bei hohen Temperaturen im Dienste der Wärmeregulation steht, so unklar ist zur Zeit noch die Bedeutung der *Wasserabgabe der Haut bei mittleren und niedrigen Temperaturen.* Diese Wasserabgabe ist individuell sehr verschieden. Schwenkenbecher[3]) nimmt für den Menschen in nüchternem, nacktem Zustande einen Mittelwert von 600 g für 24 Stunden an. In den Bestimmungen von Loewy und Wechselmann[4]) schwankte die Wasserabgabe der Haut bei Gesunden je nach dem Individuum zwischen 113 und 700 g in 24 Stunden. (Dort finden sich auch weitere Angaben anderer Autoren zusammengestellt.) Die meisten Autoren[5]) stimmen darin überein, daß die Wasserdampfabgabe durch die Haut auch innerhalb des Temperaturbereiches, in welchem kein manifestes Schwitzen stattfindet, bei den meisten Individuen annähernd proportional der Lufttemperatur zunimmt. Loewy und Wechselmann[4]) fanden dagegen keine so direkte Abhängigkeit der Hautwasserabgabe von der Temperatur der Luft. Wohl aber nehmen sie einen Einfluß der Gefäßweite bzw. der Durchblutung der Haut auf die Wasserabgabe an. Da diese von der Temperatur abhängt, können wir auch die Untersuchungen dieser Autoren nicht als im Widerspruch stehend halten zu der Annahme, daß bei höherer Temperatur mehr Wasser durch die Haut abgegeben wird als bei niedriger, daß also dieser Vorgang im Sinne der Wärmeregulation wirkt. Nach Moog[6]) steigert dagegen die Hyperämie als solche die Wasserabgabe der Haut nicht. Im Gegenteil, ob sie passiv durch Stauung oder aktiv durch Bestrahlung mit künstlicher Höhensonne in diesen Zustand versetzt war, gab die hyperämische Haut weniger Wasser ab als die weniger stark durchblutete.

Es bestehen Zweifel über die Frage, ob die Wasserabgabe der nicht sichtbar schwitzenden Haut dem Wärmeregulationsmechanismus insofern eingegliedert ist, als die Impulse, die die meisten wärmeregulatorischen Funktionen beherrschen und zu einheitlichem Wirken zusammenfassen, auch direkt auf sie einwirken.

Wer die unmerkliche Wasserabgabe durch die Haut für einen lediglich passiven, physikalischen Prozeß hält[7]), wird diese Frage ohne weiteres verneinen, wer dagegen einen aktiven Vorgang des Integumentes, speziell der Schweißdrüsen, annimmt[8]), muß der Ansicht zuneigen, daß die Hautwasserabgabe sich auch bei niedrigen Temperaturen aktiv an der Wärmeregulation beteiligt.

Diese Streitfrage soll hier nicht ausführlich erörtert werden. Es sei nur darauf hingewiesen, daß manches dafür spricht, daß ein *aktiver* Vorgang dabei eine Hauptrolle spielt:

---

[1]) Plaut, R. u. Wilbrand: Zeitschr. f. Biol. Bd. 74. 1921.

[2]) Bircher, M. E.: Schweizer med. Wochenschr. 1922, S. 1265.

[3]) Schwenkenbecher: Die pathologischen Störungen der Hautsekretion in Krehl-Marchand: Handbuch der allg. Path. Bd. 2, S. 2. 1913.

[4]) Loewy u. Wechselmann: Virchows Arch. f. pathol. Anat. u. Physiol. Bd. 206. 1911.

[5]) Wolpert: Arch. f. Hyg. Bd. 33. 1898. — Rubner u. Lewaschew: Arch. f. Hyg. Bd. 29. 1897. — v. Willebrand: Skand. Archiv f. Physiol. Bd. 13. 1903; daselbst viel ältere Lit. — Moog: Zeitschr. f. d. ges. exp. Med. Bd. 31. 1923; dort weitere Lit.

[6]) Moog: Dtsch. Kongr. f. inn. Med. 1924.

[7]) v. Willebrand: Skand. Archiv f. Physiol. Bd. 13. 1903. — Loewy u. Wechselmann: Virchows Arch. f. pathol. Anat. u. Physiol. Bd. 206. 1911. — Osborne, W. A.: Journ. of physiol. Bd. 57. 1923.

[8]) Schwenkenbecher: Die pathologischen Störungen der Hautsekretion in Krehl-Marchand: Handb. d. allg. Path. Bd. 2, II. 1913. — Schwenkenbecher, A.: Dtsch. Kongr. f. inn. Med. Wien 1908. — Moog: Dtsch. Arch. f. klin. Med. Bd. 138. 1922.

so die Unabhängigkeit der „unmerklichen" Hautwasserabgabe von der relativen Feuchtigkeit der Luft[1]), soweit nicht extreme Trockenheit und extreme Feuchtigkeit im Spiele sind[2]). Ferner der Einfluß pharmakologischer Einwirkungen[3]). Auch das Zustandekommen des psychogalvanischen Reflexphänomens von VERAGUTH[4]) auch bei niedrigen Temperaturen; wird dieses Phänomen doch von den meisten Autoren[5]) als auf einer wechselnden Tätigkeit der Schweißdrüsen der Hohlhand und vielleicht auch der unter ihrem Epithel liegenden glatten Muskelfasern beruhend, aufgefaßt.

Nach den vorliegenden Untersuchungen scheint an der unmerklichen Wasserabgabe durch die Haut neben einem einfach physikalischen Verdunstungsvorgang von recht geringem Ausmaß ein aktiver Sekretionsprozeß beteiligt zu sein, *der ein Bestandteil des Wärmeregulationsmechanismus ist.*

2. Die Wärmepolypnöe, auch Tachypnöe[6]).

Die Polypnöe oder das Hacheln besteht in einer sehr raschen und oberflächlichen Atmung, welche mit der Vermehrung des geatmeten Luftvolumens eine Steigerung der ausgeatmeten Wasserdampfmenge bewirkt und dadurch dem Körper erhebliche Wärmemengen entzieht. Wieweit die Polypnöe bei den Warmblütern verbreitet ist, darüber fehlen vergleichende physiologische Untersuchungen. Die Erscheinung findet sich in starker Ausprägung jedenfalls nur bei Tieren, bei welchen die Schweißsekretion eine geringe Rolle spielt, und ersetzt deren Funktion. Bei der Katze läßt sich selbst durch Erhitzung des Carotisblutes keine ausgesprochene Polypnöe erzeugen[7]). Unsere wichtigsten Kenntnisse über die Polypnöe stammen von Versuchen am Hunde. Einen großen Teil dieser Kenntnisse verdanken wir CH. RICHET[8]). Die Polypnöe besteht in einer oberflächlichen Atmung von 130 bis 600 Zügen in der Minute. Sie tritt ein, wenn die Haut des Hundes erwärmt wird, z. B. durch die strahlende Wärme der Sonne, und zwar nach Ablauf von 2 bis 10 Minuten, schon bevor eine nachweisbare Erhöhung der Temperatur des Körpers bzw. des Blutes erfolgt ist, also vielleicht reflektorisch ausgelöst. Sie kann aber auch auftreten, ohne daß der Haut direkt Wärme zugeführt wird. Z. B. kann man sie erzeugen durch intensive Faradisierung der Muskulatur durch eine überreichliche Eiweißmahlzeit [RUBNER[9])], wodurch die Wärmebildung stark gesteigert wird, oder auch durch die Körpertemperatur steigernde Gifte, bakterielle Fiebererreger usw. Zentral ausgelöste Polypnöe tritt nach RICHET ein, wenn die Rectaltemperatur auf 41,5 bis 42° gesteigert wird, in der Regel bei leicht narkotisierten Tieren genau bei 41,7°. Spätere Untersucher[10]) konnten eine solche scharfe Grenze nicht feststellen und fanden im allgemeinen ein Einsetzen der zentral ausgelösten Polypnöe schon bei etwas niedrigeren Temperaturen.

Während der langsamen Erwärmung des Tieres steigt die Atmungsfrequenz, ähnlich wie beim Menschen, schon ehe eine für den Eintritt der Tachypnöe genügende Temperatur erreicht wird, allmählich, sobald sie aber erreicht wird, macht

---

[1]) MOOG: Dtsch. Arch. f. klin. Med. Bd. 138. 1922. — NUTTAL: Arch. f. Hyg. Bd. 23. 1895.

[2]) RUBNER u. LEWASCHEW: Arch. f. Hyg. Bd. 29. 1897.

[3]) MOOG: Arch. f. exp. Pathol. u. Pharmakol. Bd. 98. 1923.

[4]) VERAGUTH: Monatsschr. f. Psychiatrie u. Neurol. Bd. 21. 1907; und Bd. 23. 1908.

[5]) SCHWENKENBECHER: Die pathologischen Störungen der Hautsekretion in KREHL-MARCHAND: Handb. d. allg. Path. Bd. 2, II. 1913. — MÜLLER, L. R.: Dtsch. med. Wochenschrift 1911, Nr. 13.

[6]) Vgl. auch G. BAYER: dieses Handbuch Bd. 2, S. 272.

[7]) KAHN: Arch. f. Physiol. 1904. Suppl.

[8]) RICHET, CH.: Dictionnaire de Physiologie Bd. 3, Art. CHALEUR S. 170 ff. Paris 1898.

[9]) RUBNER: zitiert nach F. MÜLLER: Dtsch. med. Wochenschr. 1922, S. 512 ff.

[10]) ATHANASIU et CARVALLO: Arch. de physiol. 1898, S. 95. Dort Übersicht über die ältere Lit.

die Frequenz einen Sprung, steigt z. B. ganz unvermittelt von 80 in der Minute auf 400 und wird dabei viel oberflächlicher. Der Mund wird geöffnet, die Zunge herausgestreckt. Es handelt sich also nicht einfach um eine Steigerung der bei allen Warmblütern bei steigender Körpertemperatur auftretenden Beschleunigung der Atmung, sondern ein neuer, davon verschiedener Vorgang scheint hinzuzukommen, sich sozusagen daraufzusetzen. Jedenfalls ist beim Hunde und beim Kaninchen der Übergang von der gewöhnlichen Atmung zu der tachypnoischen ein sehr schroffer. Höchstens daß anfänglich die rasche Atmung noch auf wenige Augenblicke von der gewöhnlichen langsamen Atmung unterbrochen wird.

Das Auftreten der Polypnöe ist, abgesehen von den Wärmeeinflüssen, an mancherlei Vorbedingungen geknüpft: Sie kann nur auftreten, wenn das Blut ausreichend gelüftet ist. Alles, was die Ventilation beeinträchtigt, hebt sie sofort auf, so die Verengerung der Trachea und das Vorschalten eines toten Raumes durch Anschließen eines weiten und langen Gummischlauches an die Tracheotomieöffnung, und zwar hört die Tachypnöe auf, sobald der Schlauch lang genug ist, um den Luftaustausch so zu beeinträchtigen, daß die eingeatmete Luft etwa 2% CO_2 enthält. Vgl. dazu auch [1]). Daß die Wärmepolypnöe mit Dyspnöe und CO_2-Anhäufung im Blute nichts zu tun hat, ist auch durch Blutgasanalysen bestätigt.

Schon ein enger Maulkorb, der den Hund verhindert, das Maul aufzusperren und die Zunge herauszustrecken, vermag die Polypnöe zu verhindern (Richet). Die mächtige Wirksamkeit des Hachelns für die Entwärmung läßt sich gerade an solchen Hunden zeigen: Ein Hund mit Maulkorb oder mit Gummischlauch vor der Trachealwunde stirbt an der Sonne oder im Brutschrank bei einer Rectaltemperatur von 43 bis 44°, während ein unter genau gleichen Bedingungen daneben gehaltenes Tier ohne Maulkorb usw., trotz der hohen Außentemperatur seine Körperwärme dank der Polypnöe konstant zu halten vermag. Werden dagegen der Maulkorb oder der Schlauch rechtzeitig weggenommen, führt die sofort eintretende Polypnöe trotz der Fortdauer der äußeren Wärmeeinwirkung zu einer raschen Herabsetzung der Körpertemperatur des Tieres.

Die Wirksamkeit der Polypnöe beim Hunde läßt sich auch rechnerisch überschlagen: Ein Hund kann z. B. durch das Hacheln 11 g Wasser pro Stunde und Kilo Körpergewicht verlieren, was einer Zahl von 6,325 Calorien entspricht, während die an Hand des Gaswechsels gleichzeitig bestimmte Wärmebildung sich unter 3 Calorien pro Kilo hält (Richet).

Anämie, d. h. Ersatz von bis zu 60% des Blutes durch Ringersche Lösung, unterbricht die im Gang befindliche Polypnöe nicht, dagegen wird sie unterbrochen, wenn unter dem Einfluß der Blutentziehung der Blutdruck sinkt[1]).

Das Schlucken unterbricht die Polypnöe, ebenso die Reizung des Trigeminus durch Einatmen von Ammoniakdämpfen, und zwar auch bei narkotisierten Tieren, auf längere Zeit[2]). Durchschneidung des Vagus hebt die Polypnöe nicht auf. Nach Richet hat die Vagusdurchschneidung überhaupt keinen Einfluß auf die Polypnöe. Die Hunde, welche in kühler Luft die äußerst verlangsamte Atmung der Tiere mit durchschnittenem Vagus aufwiesen, gingen im Brutschrank genau wie normale Tiere in Polypnöe über und waren von unverletzten Hunden nicht zu unterscheiden. Nach Langlois und Garrelon[1]) und nach Nicolaides und Dontas[3]) steigert die Vagusdurchschneidung sogar häufig den Rhythmus der Polypnöe. Camus[4]) untersuchte die Wirkung der das autonome Nervensystem beeinflussenden Gifte auf die Polypnöe und fand, daß Apomorphin die Polypnöe zum Aufhören bringt, Pilocarpin und Eserin sie verlangsamen, während Atropin sie beschleunigt.

Einer ganzen Anzahl von Beobachtern[5]) ist es gelungen, durch Erwärmung des Carotisblutes nach der Methode von Goldstein bei Hunden und bei Kanin-

---

[1]) Garrelon et Langlois: Journ. de physiol. 1906, S. 236; 1907, S. 640 und 948.

[2]) v. Mertschinsky: Verhandl. d. Phys.-Med. Ges. Würzburg Bd. 16. 1881.

[3]) Nicolaides u. Dontas: Arch. f. Physiol. 1911.

[4]) Camus: Cpt. rend. des seances de la soc. de biol. 1913, S. 399 u. 553.

[5]) v. Mertschinsky: Verhandl. d. Phys.-Med. Ges. Würzburg 1881, S. 16. — Mendelssohn: Virchows Arch. f. pathol. Anat. u. Physiol. Bd. 100, S. 274. 1885. — Kahn: Arch. f. d. ges. Physiol. Suppl. 1904. — Garrelon et Langlois: Journ. de physiol. 1906, S. 236; 1907, S. 640 u. 948. — Nicolaides u. Dontas: Arch. f. d. ges. Physiol. 1911. — Plaut, R. u. Wilbrand: Zeitschr. f. Biol. Bd. 74. 1921. — Athanasiu et Carvallo: Arch. de physiol. 1898, S. 95. Dort Übersicht über die ältere Lit.

chen Polypnöe zu erzeugen, desgleichen durch sonstige Erwärmung der Hirn-
basis[1]). GARRELON und LANGLOIS[2]) stehen mit ihren Befunden in einem gewissen
Gegensatz zu den anderen Beobachtern, indem sie trotz der Abkühlung des
Carotisblutes die Polypnöe fortdauern sahen.

Die bisher erwähnten Ergebnisse beziehen sich hauptsächlich auf den Hund,
bei welchem die starke Wirksamkeit der Polypnöe gegen Überhitzung außer allem
Zweifel festgestellt ist. Das gleiche dürfen wir aus Analogie für andere Säugetiere, die eine ausgesprochene Polypnöe aufweisen, annehmen, vor allem auch für
unser viel gebrauchtes Versuchstier, *das Kaninchen.*

Im Gegensatz dazu glaubte WALBAUM[3]) nachgewiesen zu haben, daß der Polypnöe
beim Kaninchen kein abkühlender Einfluß zukommt. Seine Versuchstiere *waren überhaupt
nicht polypnoisch,* die angelegte Schnauzenkappe verunmöglichte das. 38 bis 77 Atemzüge
in der Minute sind beim Kaninchen keine Polypnöe. Wir beobachteten 300 bis 500. Wir
sahen Hacheln beim Kaninchen schon auftreten, solange ihre Rectaltemperatur dem Durchschnitt der Norm entsprach, z. B. 39,3 im Brutschrank von 33°, 320 Atemzüge. Die höheren
Grade von Polypnöe von 400 bis 500 beobachteten wir dagegen regelmäßiger bei Rectal-
temperaturen von 39,6 oder darüber und besonders über 40°.

Es kann keinem Zweifel unterliegen, daß dem eigentlichen Hacheln, wenn es
in nicht allzu feuchter Luft erfolgt, auch beim Kaninchen eine energisch abkühlende Wirkung zukommt.

Fraglich kann nur sein, ob die weit geringere und andersartige Steigerung
der Atemfrequenz, welche alle Warmblüter und speziell wir Menschen aufweisen,
wenn die Körpertemperatur über die Norm ansteigt, im Sinne der Entwärmung
eine nennenswerte Wirksamkeit aufweist. Das gilt auch von der Steigerung der
Atemfrequenz, welche mit angestrengter Muskelarbeit verbunden ist. Es ist
klar, daß, wenn die Ventilationsgröße zunimmt, bei nicht mit Flüssigkeit gesättigter Luft auch die Wasserverdampfung in den Luftwegen und damit die
Wärmeabgabe sich steigert. Ein von TENDLAU[4]) beschriebener Patient ohne
Schweißdrüsen hatte z. B. bei normaler Körpertemperatur eine Atmung von 6,32 l
in der Minute. Bei künstlicher Erwärmung auf 39,9 betrug dagegen der Luft-
wechsel 17,26 l bei etwa 90 (!) Atemzügen in der Minute. Beim gleichen Ver-
suchsindividuum in LÖWYS und WECHSELMANNS[5]) Beobachtung 17,4 min/l bei
38,6° Körpertemperatur. Legt man diese letztere Zahl zugrunde und überschlägt
durch eine einfache Rechnung, wieviel Wasserdampf diese Luft dem Körper
entziehen kann, gelangt man nach schätzungsweisem Abzug des Wassergehaltes
der eingeatmeten Luft zu dem Schluß, daß dieses Individuum durch die Atmung
in der Stunde 35 bis 40 g Wasser und damit 20 bis 22 Calorien aus dem Körper
schaffen konnte. Das ist etwa der fünfte Teil der Wärmeproduktion eines ruhenden Menschen. Diese Leistung ist im Vergleich zu derjenigen der Polypnöe
des Hundes recht bescheiden. Dabei handelt es sich noch nicht um ein alltägliches
Beispiel, sondern um ein ganz ungewöhnlich großes Atemvolumen. Wir müssen
daher schließen, daß beim Menschen die Wärmepolypnöe zwar unter Umständen
eine beachtenswerte und praktisch ins Gewicht fallende entwärmende Wirkung
hat, daß sie aber hinter der Leistung des Schwitzens sehr weit zurückbleibt.

Bei den *Vögeln* scheint die Schweißsekretion und die Polypnöe entweder zu fehlen
oder doch von geringer Bedeutung zu sein[6]). Es ist angesichts des dichten Federkleides
auch nicht wahrscheinlich, daß eine vasomotorische Wärmeregulation sehr wirksam
sein könnte. Dabei muß ihre Wärmebildung infolge starker Muskeltätigkeit, nament-

[1]) HASHIMOTO: Arch. f. exp. Pathol. u. Pharmakol. Bd. 78. 1915.
[2]) GARRELON et LANGLOIS: Journ. de physiol. 1906, S. 236; 1907, S. 640 u. 948.
[3]) WALBAUM: Arch. f. exp. Pathol. u. Pharmakol. Bd. 72. 1913.
[4]) TENDLAU: Virchows Arch. f. pathol. Anat. u. Physiol. Bd. 167. 1902.
[5]) LOEWY u. WECHSELMANN: Virchows Arch. f. pathol. Anat. u. Physiol. Bd. 206. 1911.
[6]) Vgl. C. HEINEMANN: Pflügers Arch. f. d. ges. Physiol. Bd. 34. 1884.

lich im Fluge, bedeutend sein. Es ist also nicht unwahrscheinlich, daß den Vögeln eigene Wege für die Entwärmung zukommen. Wenn H. Strasser[1]) und in neuerer Zeit C. Victorow[2]) den *Luftsäcken der Vögel* kühlende Wirkung zuschreiben, so verdienen diese Angaben volle Beachtung. Die Luftsäcke sind vielfältige Hohlräume, welche mit den Luftwegen in Verbindung stehen. Sie liegen teils in der Körperhöhle, namentlich um das Herz herum, aber z. T. auch außerhalb zwischen den Flugmuskeln, in der Achselhöhle usw. Die Luft in diesen Säcken wird bei der Atmung erneuert. Die Säcke können nach Victorow bei der Taube 50 bis 60 ccm Luft aufnehmen, enthalten aber gewöhnlich weniger. Sie hätten zur Fortschaffung namentlich der in den Flugmuskeln gebildeten Wärme zu dienen und das Herz gegen deren Einwirkung zu schützen. Wurden bei Tauben die Luftsäcke aufgeschnitten und ausgestopft, führte Tetanisieren der Flugmuskeln zu Überwärmung, wogegen Kontrolltiere ihre normale Körpertemperatur beibehielten.

F. Der nervöse Mechanismus der Wärmeregulation[3]).

In der älteren Literatur über den Einfluß des Nervensystems auf den Wärmehaushalt sehen wir, daß es vorwiegend zwei Wege waren, auf welchen die Forscher dem Problem zu Leibe gingen:

1. Die Durchschneidung oder Verletzung des Rückenmarkes und des Gehirnes in verschiedener Höhe in Verbindung mit Messungen der Körpertemperatur und vielfach auch der Wärmeabgabe und des Gaswechsels der Versuchstiere;

2. Reizungsversuche, namentlich durch Einstiche in die verschiedensten Teile des Gehirns mit darauffolgender Beobachtung der Temperatur verschiedener Körperteile in Verbindung mit direkter und indirekter Calorimetrie.

Beide Verfahren wurden gelegentlich kombiniert mit pharmakologischen Einwirkungen, namentlich von Curare, und mit Durchschneidung von Nerven. Außerdem lagen einige Beobachtungen vor über die Entfernung größerer Abschnitte des zentralen Nervensystems, nach welchen neben der Beobachtung vieler anderer Körperfunktionen auch der Körpertemperatur der Tiere Beachtung geschenkt wurde.

Diese Verfahren führten zu der Erkenntnis, daß *fast alle Teile des zentralen Nervensystems irgendeinen Einfluß auf den Wärmehaushalt haben.*

Die Zahl der beschriebenen Wärmezentren wuchs immer mehr, und so kam es, daß auf der einen Seite neurologische Forscher wie Bechterew[4]) eine sehr große Zahl von Wärmezentren beschreiben konnten, ohne sie aber alle als spezifisch hinzustellen, und daß auf der anderen Seite führende Physiologen wie Tigerstedt[5]) die Annahme eines Wärmeregulationszentrums als überflüssig ablehnen konnten; vgl. [6]). Der Unterschied zwischen den beiden Standpunkten war, genau besehen, gar nicht groß, denn wenn man so viele Teile des Nervensystems als Wärmezentren gelten läßt, wird man sie kaum ausschließlich für diese Funktion in Anspruch nehmen können.

Eine große Zahl von Autoren nahm dagegen einen spezifischen Einfluß einzelner bestimmter Stellen des Gehirns auf die Wärmeregulation an, also ein eigentliches Wärmeregulationszentrum. Zu dieser Auffassung führten die Erfahrungen mit dem Wärmestich.

---

[1]) Strasser, H.: Die Luftsäcke der Vögel. Morphologisches Jahrbuch Bd. 3. 1877.

[2]) Victorow: Die kühlende Wirkung der Luftsäcke usw. Pflügers Arch. f. d. ges. Physiol. Bd. 126. 1909. — Weitere Angaben über die Luftsäcke bei A. Bethe: dieses Handbuch Bd. 2, S. 21 ff.

[3]) Vgl. auch R. Isenschmid: Die Regulation der Körperwärme bei den Säugetieren. Mitt. d. Naturforsch. Ges. Bern 1920.

[4]) Bechterew, W. v.: Die Funktionen der Nervenzentra Bd. 1—3. Jena 1908—1911.

[5]) „Es liegt meines Erachtens gar keine zwingende Notwendigkeit vor, im zentralen Nervensystem ein bestimmtes Zentrum für die Wärmeregulierung zu postulieren." — (Tigerstedt, R.: in Nagels Handbuch der Physiologie des Menschen Bd. 1, S. 602. Braunschweig 1905.)

[6]) Richter, P. F.: Fieber, in Oppenheimers Handbuch der Biochemie Bd. 4, S. 2. 1910. — Richter, P.: Virchows Arch. f. pathol. Anat. u. Physiol. Bd. 123. 1891.

a) Der Wärmestich.

Seitdem im Jahre 1884 fast gleichzeitig in drei verschiedenen Ländern[1] dieses Verfahren entdeckt worden war, war es während fast 30 Jahren die weitaus am meisten geübte Methode, den Einfluß des Gehirns auf die Wärmeregulation zu studieren.

Nach der ursprünglichen Vorschrift von ARONSOHN und SACHS[2] wird die wirksamste Stelle am Kaninchen am besten getroffen, wenn der Trepan so auf den Knochen aufgesetzt wird, daß die Zacken des vor der Sutura coronalis stehenden Trepans eben gerade über diese Naht und die Sutura sagittalis zu stehen kommen. Nach Spaltung der Dura wird einige Millimeter seitlich von Sinus longitudinalis der Einstich ausgeführt, d. h. „mit senkrechter oder leicht nach vorn geneigter Richtung der (ca. 3 mm dicken) Piqûrenadel". Diese wird „bis zur Basis cranii" eingestochen. RICHET[3] gab eine etwas abweichende Vorschrift, an Hand der man an einen etwas weiter lateral liegenden Punkt gelangt.

ARONSOHN und SACHS sahen das Wesentliche an diesem Eingriff darin, daß die Nadel den vorderen Teil des Nucleus caudatus des Corpus striatum, da wo derselbe wulstartig in den Ventrikel hineinragt, trifft. Der Ansicht, daß es sich vor allem darum handle, den medialen, freien Rand des Nucleus caudatus zu verletzen, waren auch die meisten älteren Autoren, so auch HALE WHITE[4].

Nach dem Einstich dauert es wenige Minuten bis höchstens 1 Stunde, im Durchschnitt $^1/_2$ Stunde[5], bis die im Rectum gemessene Temperatur des Tieres zu steigen beginnt. Die Geschwindigkeit, die Höhe und Dauer der Temperatursteigerung ist bei verschiedenen Versuchen recht verschieden, auch in den Händen des gleichen Untersuchers. Die höchste Temperatur wird oft schon in der zweiten Stunde nach dem Einstich, öfter nach mehreren Stunden, manchmal auch erst am folgenden oder übernächsten Tage erreicht, und zwar geht die Steigerung bei gutem Erfolg auf etwa 41,5°, seltener wesentlich höher, z. B. auf 42,8[6]. Die Körpertemperatur bleibt manchmal nur wenige Stunden gesteigert, öfter bleibt sie 1 bis 2 Tage, seltener bis etwa 4 Tage, mit bald größeren, bald geringeren Schwankungen gesteigert und fällt dann wieder zur Norm ab. Wiederholt man nach dem Abfall den Einstich an der gleichen oder an der symmetrischen Stelle, wiederholt sich in der Regel der gleiche Erfolg.

Die weitaus meisten Wärmestichversuche wurden am Kaninchen ausgeführt, doch zeigen alle untersuchten Säugetiere — ja nach einzelnen Erfahrungen der Pathologie auch der Mensch[7] — auf analoge Verletzungen entsprechende Temperaturveränderungen. Über Vögel fehlen ausreichende Erfahrungen. LILJESTRAND und FRUMERIE[8] erzielten bei Tauben durch Einstiche in das Gehirn nur ganz geringe Temperatursteigerungen.

Während der Temperatursteigerung ist die Atmung des Tieres gewöhnlich etwas beschleunigt; es macht häufig erregten Eindruck, bewegt sich lebhaft, schrickt leicht zusammen. Abgesehen davon bietet in Fällen ohne wesentliche Nebenverletzung das äußere Gehaben nichts Auffallendes, namentlich bestehen keine Lähmungen oder Zwangsbewegungen, Zwangshaltungen, Krämpfe od. dgl. Die Freßlust ist beeinträchtigt, nach L. R. MÜLLER regelmäßig vollkommen

---

[1] ARONSOHN u. SACHS: Dtsch. med. Wochenschr. 1884, S. 823. — RICHET, CH.: De l'influence des lésions du cerveau s. l. temperat. Cpt. rend. des seances de la soc. de biol. 1884. — OTT, J.: The relation of the nervous system to the temperature &c. Journ. of nerv. a. ment. dis. Bd. 11. April 1884.

[2] ARONSOHN u. SACHS: Dtsch. m. Wochenschr. 1884, S. 823.

[3] RICHET, CH.: Dictionnaire de Physiologie Bd. 3, Art. CHALEUR. Paris 1898.

[4] HALE WHITE: Journ. of physiol. Bd. 11. 1890; Bd. 12. 1892.

[5] ITO: Zeitschr. f. Biol. Bd. 38. 1899.

[6] RICHET, CH.: Dictionnaire de Physiologie Bd. 3, Art. CHALEUR, S. 188. Paris 1898.

[7] OTT, J.: Heat centres in man. Brain. Bd. 2. Januar 1889.

[8] LILJESTRAND u. FRUMERIE: Skand. Archiv f. Physiol. Bd. 31. 1914.

aufgehoben[1]). Doch hört die Nahrungsaufnahme keineswegs in allen Versuchen auf.

Die Temperatursteigerung betrifft alle Teile des Körpers, sowohl die im Innern gelegenen Organe, namentlich Duodenum, Leber, Magen, Rectum, als auch die Haut[2]). Die Steigerung der gewöhnlich gemessenen Rectaltemperatur ist also nicht etwa nur eine Folge einer verminderten Wärmeabgabe, sondern die *Wärmebildung* ist gesteigert, wie schon die ersten Beobachter sowohl durch direkte Calorimetrie[3]) als auch durch Bestimmung des Gasumsatzes[4]) festgestellt haben. Es wurden Steigerungen des Gesamtumsatzes um etwa 25%, manchmal auch weniger, gefunden.

Es ist vielfach erörtert worden, in welchen Organen und auf Kosten welcher Stoffe dieser gesteigerte Gesamtumsatz stattfindet. Genau wie bei der Frage der Lokalisation der Verbrennungen bei der chemischen Wärmeregulation hat man auch hier einerseits die Muskeln[5]), anderseits die großen Drüsen[6]), Leber[7]), Pankreas[8]) dafür in erster Linie in Anspruch genommen, und genau wie dort dürfen wir auch hier sagen, daß äußerst wahrscheinlich sowohl die Muskulatur als auch die großen Drüsen an dieser Steigerung der Wärmeproduktion beteiligt sind.

Außer dem Sauerstoffkonsum und der CO_2-Abgabe findet sich in der Regel auch die N-Ausscheidung gesteigert[9]).

Das Zustandekommen der Wärmestichhyperthermie ist nicht an die Anwesenheit von Glykogen in der Leber gebunden[10]), wie ROLLY[11]) ursprünglich meinte, immerhin fällt die Temperatursteigerung bei wohlgenährten Tieren durchschnittlich wesentlich ausgiebiger aus als bei hungernden. Ob überhaupt grundsätzliche Unterschiede bestehen gegenüber dem Stoffwechsel im natürlichen Fieber, wird im nächsten Kapitel besprochen. Dort wird auch dargetan, daß auch im natürlichen Fieber eine Funktionsänderung des Wärmeregulationszentrums im Gehirn, ähnlich wie die auf Wärmestich erfolgende, eine Hauptrolle spielt.

Außer der mechanischen Reizung jener Hirnregion sind auch andere Reizarten versucht worden. In älterer Zeit namentlich die elektrische. So fand GIRARD[12]), daß, wenn er spitzige, zunächst stromlose Elektroden einstach und sie

---

[1]) MÜLLER, L. R.: Das vegetative Nervensystem S. 287. Berlin 1920.

[2]) ITO: Zeitschr. f. Biol. Bd. 38. 1899. — BECHTEREW, W. v.: Die Funktionen der Nervenzentra Bd. 1—3. Jena 1908—1911. — GIRARD, H.: Etude de l'influence du cerveau s. l. chaleur animale. Arch. de physiol. norm. et pathol. 1886, II; und 1888.

[3]) RICHET, CH.: Dictionnaire de Physiologie Bd. 3, Art. CHALEUR. Paris 1898. — RICHTER, P.: Virchows Arch. f. pathol. Anat. u. Physiol. Bd. 123. 1891. — OTT, J.: The heat centre in the brain. Journ. of nerv. a. ment. dis. 1887.

[4]) ARONSOHN u. SACHS: Die Beziehungen des Gehirns zur Körperwärme. Pflügers Arch. f. d. ges. Physiol. Bd. 37. 1885.

[5]) ARONSOHN: Über den Ort der Wärmebildung usw. Virchows Arch. f. pathol. Anat. u. Physiol. Bd. 169. 1902. — SCHULTZE: Über den Wärmehaushalt nach Wärmestich. Arch. f. exp. Pathol. u. Pharmakol. Bd. 43, S. 193, 1900.

[6]) ITO: Zeitschr. f. Biol. Bd. 38. 1899. — SINELNIKOW: Arch. f. Physiol. 1910.

[7]) HIRSCH u. ROLLY: Dtsch. Arch. f. klin. Med. Bd. 75. 1903. — ROLLY: Dtsch. Arch. f. klin. Med. Bd. 78. 1903.

[8]) LÉPINE, R.: Cpt. rend. des seances de la soc. de biol. Bd. 51, S. 835, 949. 1899.

[9]) GIRARD, H.: Etude de l'influence du cerveau s. l. chaleur animale. Arch. de physiol. norm. et pathol. 1886, II; u. 1888. — ARONSOHN u. SACHS: Die Beziehungen des Gehirns zur Körperwärme. Pflügers Arch. f. d. ges. Physiol. Bd. 37. 1885. — SCHULTZE: Über der Wärmehaushalt nach Wärmestich. Arch. f. exp. Pathol. u. Pharmakol. Bd. 43, S. 193. 1900.

[10]) SENATOR u. RICHTER: Zeitschr. f. klin. Med. Bd. 54. 1904.

[11]) ROLLY: Exp. Untersuchungen über den Wärmestich mit bes. Berücksichtigung des Glykogenstoffwechsels. Dtsch. Arch. f. klin. Med. Bd. 78, S. 250.

[12]) GIRARD, H.: Etude de l'influence du cerveau s. l. chaleur animale. Arch. de physiol. norm. et pathol. 1886, II; u. 1888.

stecken ließ, bis die mechanisch ausgelöste Tempcratursteigerung abgeklungen war, durch Einwirkung eines schwachen faradischen Stromes während einer halben Stunde eine neue erhebliche Temperatursteigerung hervorgerufen werden konnte. Im Gegensatz dazu gelang es E. SACHS[1]) nicht, durch elektrische Reizung des Nucleus caudatus und lentiformis Temperatursteigerung zu erzielen. Nach TSCHERMAK[2]), der ebenfalls dem Nucleus caudatus einen Einfluß auf den Wärmehaushalt zuschreibt, ist das Corpus striatum für elektrische Reize überhaupt unerregbar.

Bedeutsamer sind die Versuche mit thermischen Reizen. Als erster hat BARBOUR[3]) im H. H. Meyerschen Laboratorium an der klassischen Wärmestichstelle vor der Coronarnaht durch eine kleine Trepanationsöffnung ein doppelläufiges Röhrchen eingeführt, das in den Seitenventrikel zu liegen kam. Wurde nun warmes Wasser von 42° oder darüber durch das Röhrchen laufen gelassen, sank die Temperatur des Kaninchens um etwa 1,5°. Wurde dagegen kühles Wasser durchlaufen gelassen, nämlich von 33° oder darunter, stieg die Rectaltemperatur des Tieres auf Werte, wie sie durch den Wärmestich etwa ohnehin erzeugt werden. Der Autor schließt daraus, daß die Wärmeregulationszentren durch Wärme „beruhigt", durch Kälte „erregt" werden. Die Temperaturveränderung trat oft schon wenige Minuten nach dem Einfließen des anders temperierten Wassers auf.

Gleichen Erfolg erzielten später BARBOUR und PRINCE[4]) noch bis zu 15 Tagen nach Einführung des Röhrchens, so daß der Einwand wegfällt, die Abkühlung habe nur an der ohnehin bestehenden Neigung zur Hyperthermie nichts geändert. Die Autoren zeigten auch, daß Abkühlung dieser Hirnregion mit der Temperatursteigerung auch eine Steigerung des O_2-Verbrauches und der CO_2-Ausscheidung bewirkte, nebst Muskelzittern, die Erwärmung dagegen einen Abfall des Gasumsatzes.

PRINCE und HAHN[5]) haben, wie schon erwähnt, mit der gleichen Methodik Erweiterung und Verengerung der Hautgefäße an den hinteren Extremitäten des Kaninchens erzielt; auch haben sie die Barbourschen Versuche an der Katze mit dem gleichen Erfolge wiederholt. LILLIAN M. MOORE[6]) übte das gleiche Verfahren und erhielt dabei geringere Temperaturschwankungen, die nach Entfernung des Nucleus caudatus in gleicher Weise auftraten. Die Autorin glaubt deshalb nicht, eine direkte Wirkung auf ein thermotaktisches Zentrum ausgeübt zu haben, sondern eine Fernwirkung auf ein vasomotorisches Zentrum in der Medulla. Auf Grund von ähnlichen Versuchen an Tieren und am Menschen gelangen dagegen SACHS und GRENN[7]) zu einem völlig negativen Ergebnis und lehnen auf Grund davon die Annahme cerebraler Wärmezentren ab.

Mittels Diathermie haben CLOETTA und WASER[8]) die gleiche Gegend des Gehirns ohne jede Verletzung erwärmt. Bei geringer Erwärmung änderte sich die Körpertemperatur der Versuchstiere nicht, bei energischer Erwärmung *stieg* sie dagegen. Die Autoren schließen, daß Wärme nicht eine Beruhigung, sondern eine Reizung der die Wärme regulierenden Zentren hervorruft, denn wenn das Hirn erwärmt war, führte der Wärmestich nach spätestens

---

[1]) SACHS, E.: Journ. of exp. med. Bd. 14. 1911.

[2]) TSCHERMAK: Physiologie des Gehirns, in Nagels Handbuch der Physiologie Bd. 4. Braunschweig 1905.

[3]) BARBOUR, H. G.: Die Wirkung unmittelbarer Erwärmung und Abkühlung der Wärmezentra. Arch. f. exp. Pathol. u. Pharmakol. Bd. 70. 1912.

[4]) BARBOUR and PRINCE: Journ. of pharm. a. exp. therapeut. Bd. 6. 1914.

[5]) PRINCE and HAHN: Americ. journ. of physiol. Bd. 46. 1918.

[6]) MOORE, LILLIAN: Americ. journ. of physiol. Bd. 46. 1918.

[7]) SACHS, E. u. P. GRENN: Americ. journ. of physiol. Bd. 42. 1917.

[8]) CLOETTA u. WASER: Über den Einfluß der lokalen Erwärmung der Temperaturregulierungszentren auf die Körpertemperatur. Arch. f. exp. Pathol. u. Pharmakol. Bd. 77. 1914.

2 Minuten zum Temperaturanstieg, während die Latenz sonst eine längere ist. Hashimoto[1]) fand, daß das durch Tetrahydro-β-naphthylamin erzeugte Fieber durch Erwärmung des Gehirns gelegentlich noch verstärkt wird. Es sei hier daran erinnert, daß in den schon erwähnten Versuchen von Kahn[2]) es zwar gelang, durch Abkühlung des Blutes in der Carotis die Körpertemperatur zum Steigen zu bringen, nicht aber umgekehrt, durch Erwärmung des durch die Arteria carotis dem Gehirn zuströmenden Blutes die Temperatur herabzusetzen[3]).

Auch andersartige Reize, die auf die Ventrikelwände einwirken, vermögen die Körpertemperatur zu beeinflussen: schon einfache Eröffnung des Ventrikels durch Absaugen des Hirnmantels ohne Berührung der Ganglien an der Hirnbasis [Baginsky und Lehmann[4])].

Auch durch Einführung ätzender oder reizender Stoffe in die Ventrikel, wie Carbolsäure, Kochsalz, metallisches Quecksilber, 10proz. Alkohol, kann man Hyperthermie erzeugen, und zwar auch nach Entfernung des Nucleus caudatus[5]). Es käme vor allem darauf an, einen Reizzustand im 3. Ventrikel zu erzeugen. Auch wurde als Erklärung an eine Verlegung des Abflusses des Hypophysensekretes durch den Hg-Tropfen gedacht und an eine Beeinflussung der Plexus chorioidei. Jedenfalls scheint sich die Einbringung einer so kleinen Menge wie 0,05 metallischen Quecksilbers in den 3. Ventrikel im Tübinger Pharmakologischen Institut als Wärmestichtechnik bewährt zu haben; vgl. [6]). Minimalste Gaben von Tetrahydro-β-naphthylamin, Coffein, Adrenalin[7]) haben die gleiche Wirkung. Auch allergeringste Mengen von Pferdeserum bei vorbehandelten Tieren [Hashimoto[1])]. Durch Applikation zahlreicher pharmakologischer Agenzien und von Serum bei vorbehandelten Tieren kann bei gleichem Vorgehen je nach der Dosierung auch Temperaturabfall erzielt werden[8]).

Die große Mehrzahl der Autoren ist auf Grund solcher Versuche der Ansicht, daß der Wärmestich und die damit verwandten Verfahren einer Reizung der Wärmeregulationszentren ihre Wirkung verdanken. Doch bestehen darüber auch abweichende Meinungen.

Diejenige von Sachs[9]), daß es sich um ein infektiöses Fieber durch Verunreinigung der Wunde handle, ist sicher unrichtig, ebenso wie diejenige von L. Moore[10]), welche eine Temperatursteigerung nach experimenteller Steigerung des Hirndruckes sah und deshalb annimmt, daß im Wärmestich der gesteigerte Hirndruck durch seinen Einfluß auf die Vasomotoren die Temperaturerhöhung verursache.

Wenn auch der Wärmestich vorwiegend durch Reizung wirkte, so zerstörte er durch seine vielfach recht gewaltsame Ausführung auch Hirngewebe in verschiedener Ausdehnung, und neben Reizsymptomen haben in vielen Versuchen auch Zeichen von solchen Zerstörungen bestanden[11]). Die anatomische Unter-

---

[1]) Hashimoto: Arch. f. exp. Pathol. u. Pharmakol. Bd. 78. 1915.

[2]) Kahn: Arch. f. Physiol. Suppl. 1904.

[3]) Diese Erfahrungen stehen im Gegensatz zu der schon erwähnten Annahme von L. Fredericq (Arch. internat. de physiol. Bd. 13. 1913), wonach gerade die Wärme vom Zentrum aus den Regulationsmechanismus in Gang setzen soll, wogegen Kälte hauptsächlich auf dem Reflexwege wirken würde.

[4]) Baginsky u. Lehmann: Virchows Arch. f. pathol. Anat. u. Physiol. Bd. 106. 1886.

[5]) Jakobj: Therap. Monatsh. 1911, S. 291. — Jakobj u. Römer: Arch. f. exp. Pathol. u. Pharmakol. Bd. 70. 1912.

[6]) Walbaum: Arch. f. exp. Pathol. u. Pharmakol. Bd. 72. 1913.

[7]) Würth: Arch. f. Physiol. 1911. — Waser: Verhandl. der Schweiz. naturforsch. Gesesellschaft. Sept. 1915.

[8]) Barbour and Wing: The direct Applications of drugs to the Temperature Centers. Journ. of pharmacol. a. exp. therapeut. Bd. 5. 1913. — Isenschmid, R.: Die Beeinflussung der Körpertemperatur durch Arzneimittel. Korresp.-Blatt f. Schweizer Ärzte 1917, Nr. 48.

[9]) Sachs: Jorn. of exp. med. Bd. 14. 1914.

[10]) Moore, L.: The effect of increased intracranial Pressure &c. Americ. journ. of physiol. Bd. 50. 1919.

[11]) Hashimoto: Arch. f. exp. Pathol. u. Pharmakol. Bd. 78. 1915. — Bechterew, W. v.: Die Funktionen der Nervenzentra Bd. 1—3. Jena 1908—1911. — Mosso, U.: Arch. f. exp. Pathol. u. Pharmakol. Bd. 26. 1890 (arbeitete mit einem 5 mm dicken Glasstab!).

suchung der gesetzten Verletzungen war bei den meisten Autoren eine so primitive, daß daraus eine genauere Lokalisation der betroffenen Hirnstellen nicht erschlossen werden kann. Es ist deshalb nicht erstaunlich, daß, solange dieses Verfahren fast allgemein allein angewendet wurde, weder über die genaue Lage noch überhaupt über das Bestehen eines Wärmeregulationszentrums Klarheit und Einigkeit erzielt werden konnten.

Nachdem schon RICHET[1]) nach den ersten Versuchen eingesehen hatte, daß viele Stellen auf die Reizung die charakteristische Reaktion geben, aber keine konstant, zeichnete GIRARD[2]) 15 verschiedene Punkte, namentlich im Bereich des Streifenkörpers, des Thalamus und des Corpus callosum, deren Berührung die Reaktion gibt. J. OTT[3]) unterschied sechs thermotaktische Zentren, BECHTEREW noch weit zahlreichere. Darunter hebt er auch das Tuber cinereum hervor[4]) als Stelle, die auf den Gewebschemismus, namentlich die Oxydationen, Einfluß ausübt. Während JAKOBJ annimmt, daß es auf die Reizung der Wand des 3. Ventrikels ankommt, erwähnen in Übereinstimmung mit vielen älteren Autoren sowohl BARBOUR und seine Mitarbeiter als HASHIMOTO mehrfach, daß der Nucleus caudatus die wirksame Stelle sei. Dort wurde also von den meisten Autoren, die ein solches überhaupt annehmen, das Wärmeregulationszentrum hinverlegt. Aber schon sehr frühzeitig sind Tatsachen aufgefunden worden, die mit dieser Lokalisation nicht in Einklang zu bringen sind: so sahen schon 1886 BAGINSKY und LEHMANN[5]) und später JAKOBJ und RÖMER[6]) den Wärmestich voll wirksam bleiben, nachdem der Nucleus caudatus durch Absaugen entfernt worden war. Daß nicht bei der Reizung des Nucleus caudatus die stärkste Temperaturerhöhung entsteht, sondern wenn ein weiter hinten liegender Teil der Hirnbasis getroffen wird, ist von verschiedenen Autoren betont worden [I. OTT, TANGL[7]), STREERATH[8]), AISENSTADT[9])]. Dieser letztere Autor fand, daß ein das Corpus striatum an der gewöhnlich getroffenen Stelle berührender Einstich die Temperatur meistens um 0,8 bis 1,5° steigert, wogegen ein Stich, der das vordere mediale Ende des Thalamus opticus trifft, die Temperatur um ungefähr 3.° steigerte; vgl. auch[10]). TANGL[7]) führte den Wärmestich beim Pferde aus und bekam nur Temperatursteigerung, wenn er den vordersten medianen Teil des Thalamus traf. ASCHNER[11]) fand, daß man durch Einstich in den Boden des 3. Ventrikels von der Schädelbasis aus keine Temperaturveränderungen bekommt, wenn man genau in der Mittellinie eingeht, dagegen eine ausgesprochene Hyperthermie, wenn man in seitlicher Richtung von der Mittellinie abweicht. Wurde durch die Verletzung das Tuber cinereum in seiner ganzen Circumferenz verletzt, gingen die Tiere unter Temperaturabfall in kurzer Zeit zugrunde.

Vor allem aber waren die Beobachtungen der Autoren, welche Tiere nach Abtragung der Großhirnhemisphären, einschließlich der Stammganglien, länger am Leben erhielten, ohne eine wesentliche Störung des Wärmehaushaltes zu

[1]) RICHET, CH.: Dictionnaire de Physiologie Bd. 3, Art. CHALEUR. Paris 1898.

[2]) GIRARD, H.: Etude de l'influence du cerveau s. l. chaleur animale. Arch. de physiol. norm. et pathol. 1886, II; u. 1888.

[3]) WALBAUM: Arch. f. exp. Pathol. u. Pharmakol. Bd. 72. 1913.

[4]) BECHTEREW, W. v.: Die Funktionen der Nervenzentra Bd. 2, S. 1195. Jena 1908 bis 1911.

[5]) BAGINSKY u. LEHMANN: Virchows Arch. f. pathol. Anat. u. Physiol. Bd. 106. 1886.

[6]) JAKOBJ u. RÖMER: Arch. f. exp. Pathol. u. Pharmakol. Bd. 70. 1912.

[7]) TANGL: Pflügers Arch. f. d. ges. Physiol. Bd. 61. 1895.

[8]) STREERATH: Arch. f. Physiol. 1910.

[9]) AISENSTADT: Die Lage des Wärmezentrums usw. Arch. f. Physiol. 1909.

[10]) WÜRTH: Arch. f. Physiol. 1911.

[11]) ASCHNER: Zur Physiologie des Zwischenhirns. Wien. klin. Wochenschr. 1912, S. 1042.

beobachten, der Annahme abträglich, daß das Corpus striatum ein den Wärmehaushalt beherrschendes Zentrum enthalten sollte[1]).

Nur Versuche mit Ausschaltung der in Betracht kommenden Teile des zentralen Nervensystems mit systematischer Beobachtung des Wärmeregulationsvermögens und nachfolgender genauer anatomischer Untersuchung konnten in der Sache weiterführen[2]).

b) Die zentrale Innervation der Wärmeregulation.

Wenn man einem Kaninchen das Vorderhirn (Hemisphären samt Streifenkörper) vom Hirnstamm völlig abtrennt, bleibt seine Wärmeregulation nach Ablauf der unmittelbaren Nachwirkung der Operation normal, d. h. das Tier behält seine normale Körpertemperatur, ob man es nun bei 10° im Freien im nüchternen Zustande hält oder im Brutschrank bei 27 bis 28°. In den ersten Stunden nach der Operation tritt manchmal eine Temperatursteigerung ein, eine Wärmestichwirkung trotz Abtrennung der „klassischen" Wärmestichstelle.

Wird dagegen der Hirnstamm hinter dem Thalamus opticus, zwischen diesem und dem vorderen Vierhügelpaar durchtrennt, ist das Regulationsvermögen aufgehoben, d. h. das Tier hat nur bei einer bestimmten Lufttemperatur seine normale Körpertemperatur. Bei niedrigerer Umgebungstemperatur unterkühlt es sich, und zwar bei niedriger Lufttemperatur bis zu Graden, die mit dem Leben nicht mehr vereinbar sind; bei hoher Lufttemperatur überhitzt sich das Tier und stirbt meist unter Krämpfen an Überwärmung bei Lufttemperaturen, bei welchen ein normales Kaninchen noch leicht seine normale Körpertemperatur aufrechterhält. Die Temperatur des so operierten Tieres ist „ein Spielball" der äußeren Temperatureinflüsse[3]), das Tier ist „poikilotherm"[4]), es ist nicht mehr fähig zu fiebern, weder auf Wärmestich noch auf Infektion, wenn nicht der Fiebererreger durch an der Peripherie angreifende Wirkungen die Wärmebildung steigert[5]).

Alles, was die Wärmebildung steigert, wie z. B. Nahrungsaufnahme, treibt auch bei konstanter Außentemperatur seine Körpertemperatur in die Höhe. Diese ist also ein „Spielball" nicht nur der Außentemperatur, sondern auch der Veränderungen, welche die Wärmebildung im Körper im Zusammenhang mit der Nahrungsaufnahme, der Muskelarbeit oder arzneilicher Einwirkungen durchmacht[5]).

Die Gehirnstelle, deren Ausfall diese schwere Störung hervorruft, liegt im Zwischenhirn, ventral vom Thalamus opticus, unmittelbar rechts und links

---

[1]) Goltz: Der Hund ohne Großhirn. Pflügers Arch. f. d. ges. Physiol. Bd. 51. 1892.

[2]) Isenschmid, R. u. L. Krehl: Über den Einfluß des Gehirns auf die Wärmeregulation. Arch. f. exp. Pathol. u. Pharmakol. Bd. 70. 1912. — Isenschmid, R. u. W. Schnitzler: Lokalisation des der Wärmeregulation vorstehenden Zentralapparates im Zwischenhirn. Arch. f. exp. Pathol. u. Pharmakol. Bd. 76. 1914.

[3]) Zu einem analogen Ergebnis für die Taube gelangte später Rogers: Studies on the brain stem. Journ. of Physiol. Bd. 49. 1919. — Rogers and Lackey: Americ. journ. of physiol. Bd. 66, S. 453. 1923; für die Katze ist die gleiche Lokalisation der Wärmeregulation bestätigt durch Bazett u. Penfield: Brain Bd. 45. S. 185. 1922.

[4]) Dieser Ausdruck soll nur die Abhängigkeit der Körpertemperatur von der Außentemperatur kennzeichnen, ohne vergessen zu lassen, daß der Warmblüter nach Ausschaltung des Wärmeregulationszentrums immerhin noch um ca. 10° wärmer ist als die umgebende Luft und nicht gleichtemperiert wie diese, wie die natürlich poikilothermen Kaltblüter.

[5]) Isenschmid, R.: Über die Wirkung der die Körpertemperatur beeinflussenden Gifte usw. Arch. f. exp. Pathol. u. Pharmakol. Bd. 75. 1913; Bd. 85. 1920. — Isenschmid, R. u. L. Krehl: Über den Einfluß des Gehirns auf die Wärmeregulation. Arch. f. exp. Pathol. u. Pharmakol. Bd. 70. 1912.

von der Medianlinie, und zwar im Tuber cinereum und seiner nächsten Umgebung; vgl. Abb. 4.

Es ist nicht gesagt, daß das ganze Feld, welches auf der Figur bezeichnet ist, der Wärmeregulation dient. Durch die Zeichnung soll nur ausgedrückt werden, daß wir die für die Wärmeregulation wichtigsten Ganglien innerhalb dieses Bezirkes zu suchen haben. GREVING[1]) hat das Tuber cinereum cytoarchitektonisch studiert, ohne bei dem sehr komplizierten Bau dieses Hirnteiles zu einer sicheren engern Lokalisation des Wärmezentrums zu gelangen. Immerhin vermutet er in den „nuclei tuberis", nahe der ventralen Oberfläche median vom Tractus opticus liegenden Zellgruppen den Sitz dieser Zentralstelle.

Das Zentrum ist bilateral angelegt. Einseitige Zerstörung hebt die Wärmeregulation nicht auf, ja stört sie nicht wesentlich.

HASHIMOTO[2]) hat in Versuchen mit Reizung des Hirnstammes mit kaltem und warmem Wasser (vgl. S. 49) bei beid-

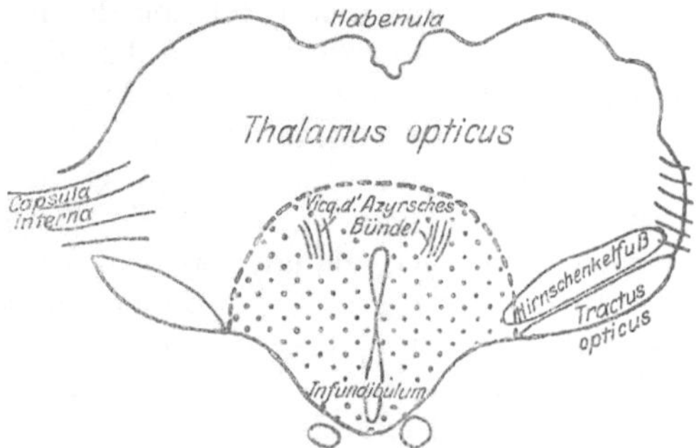

Abb. 4. Schematischer Querschnitt durch das Zwischenhirn des Kaninchens in der Höhe des Tuber cinereum. Das Wärmeregulationszentrum liegt innerhalb des punktierten Bezirkes.

seitig eingeführten Röhrchen gesehen, daß beim Kaninchen das links liegende Röhrchen stärkeren Erfolg hatte als das rechts liegende und daraus auf ein Überwiegen des linksseitigen Zentrums geschlossen. Da die Röhrchen in einiger Entfernung vom Tuber cinereum lagen und diesen Hirnteil nur durch Fernwirkung beeinflußt haben können, möchten wir auf solche Versuche die Annahme eines Unterschiedes zwischen den beiden Seiten nicht gründen.

c) Die Funktionen des Tuber cinereum und der angrenzenden Teile der Zwischenhirnbasis.

Wenn wir dem Tuber cinereum und seiner nächsten Umgebung die Funktion eines Wärmeregulationszentrums zuschreiben, müssen wir fragen, ob das, was wir sonst über die Funktion dieses Hirnteils wissen, sich mit dieser Auffassung verträgt. Wir haben gesehen, daß an der Wärmeregulation die Muskeln, die großen Drüsen des Abdomens, das Gefäßsystem, die Schweißdrüsen, die Atmung und andere Funktionen des Organismus beteiligt sind. Ein beherrschendes Wärmeregulationszentrum müßte direkt oder indirekt auf die Verrichtung all dieser Organe einen Einfluß ausüben. Die Wärmeregulation wird, wie wir noch ausführen werden, in erster Linie durch das sympathische und parasympathische Nervensystem vermittelt. Wenn es als Wärmeregulationszentrum wirken soll, muß das Tuber cinereum somit das vegetative Nervensystem in maßgebender Weise beeinflussen können.

Die Basis des Zwischenhirns ist so schwer zugänglich, daß die Forschung über ihre Funktion verhältnismäßig spät eingesetzt hat. Sie hat aber in den letzten Jahren große und rasche Fortschritte gemacht. Es sei voraus bemerkt, daß dem Hypothalamus neuerdings auch fast alle jene Funktionen zugeschrieben werden[3]), für deren Störung man bis vor kurzem den Ausfall der Hypophyse verantwortlich machte.

---

[1]) GREVING: Dtsch. med. Wochenschr. 1922, S. 1674. — GREVING in L. R. MÜLLER: Die Lebensnerven. Berlin 1924.

[2]) HASHIMOTO: Arch. f. exp. Pathol. u. Pharmakol. Bd. 78. 1915.

[3]) BAILEY, P.: Die Funktion der Hypophysis cerebri. Ergebn. d. Physiol. Bd. 20, 1922.

Karplus und Kreidl[1]) beobachteten auf Reizung der Gegend um das Infundibulum bei Katzen neben anderen sympathischen Reizwirkungen (Tränen- und Speichelsekretion) auch reichlichen Schweißerguß an allen 4 Pfoten. Außerdem Kontraktion der Blase. Nach Zerstörung dieser Stelle erzeugte weder Reizung der Hirnrinde noch Reizung des Nervus ischiadicus irgendwelche Wirkung auf die vom Halssympathicus abhängigen Funktionen. Auch Winkler[2]) fand, daß man durch Reizung der Regio subthalamica starke Schweißsekretion erzeugen kann. Er nimmt allerdings ein in der Großhirnrinde gelegenes Zentrum für die Schweißsekretion an. Vgl. S. 60. Auf Grund solcher Versuche vermutet Dieden[3]) *im Tuber cinereum ein Zentrum für die Schweißsekretion.* Zu der gleichen Annahme gelangte Böwing[4]) auf Grund von klinischen Beobachtungen.

Auch auf die *Atmung* hat dieser Teil des Gehirns Einfluß. Schon Christiani[5]) sah, daß man durch Reizung der Seitenwand des 3. Ventrikels die Atmung beeinflussen kann und nahm ein „Inspirationszentrum des 3. Ventrikels" an. J. Ott[6]) sah gleichfalls, daß die Atmung vom Tuber cinereum aus beeinflußt wird, und zwar sah er neben mannigfachen anderen Wirkungen auf die Atmung, daß die Polypnöe durch Verletzung dieses Hirnteils aufgehoben wurde. Er nahm deshalb dort ein „polypnoic" Zentrum an. „Wenn man das Tuber cinereum chemisch, thermisch oder elektrisch reizt ..., so beobachtet man fast regelmäßig Schmerzatmung, Schreien der Tiere und unregelmäßiges Aussetzen der Herzaktion mit nachfolgender Pulsverlangsamung, Erscheinungen, die auf eine Beteiligung des Vagus hinweisen." ... „In tiefer Narkose wird das auf Reizung des Tuber cinereum erfolgende Schreien durch vertiefte Atmung ersetzt" [Aschner[7])].

Nikolaides und Dontas[8]) verlegten auf Grund von Versuchen mit Durchschneidung des Hirnstammes die zentrale Innervation der Polypnöe weiter nach vorn, in das Corpus striatum. Da die Autoren „blind", durch kleine Öffnung, operierten und genaue anatomische Untersuchungen nicht mitteilen, bieten sie keine Gewähr für die Unversehrtheit der Regio subthalamica in den Fällen, wo die Polypnöe aufgehoben war.

Ein Teil der soeben angeführten Versuche weist auf einen *Einfluß des Tuber cinereum auf das parasympathische Nervensystem* hin.

Dafür, daß es auf diesen für die Wärmeregulation so wichtigen Teil des Nervensystems auch in verschiedenen anderen Richtungen einwirken kann, liegen weitere Erfahrungen vor. So sah Lichtenstern[9]) auf Reizung der Hirnbasis neben dem Tuber cinereum Blasenkontraktionen, welche durch die Nervi erigentes vermittelt wurden. Desgleichen Aschner[10]), der außerdem bei Katzen und Hunden auch Kontraktionen des Mastdarmes und gelegentlich des schwangeren Uterus auf Reizung der Zwischenhirnbasis auftreten sah. Kehrer[11]) äußerte auf Grund von mit Aschner ausgeführten Versuchen die Meinung, daß der auf Hypophysenexstirpation regelmäßig zustande kommende Abortus Folge der Reizung des Tuber cinereum sei.

Auch auf die *Innervation der Blutgefäße* hat dieser Hirnteil Einfluß. So beobachtete J. Ott[6]) nach Einstich in das Tuber cinereum einen Abfall des Blut-

---

[1]) Karplus u. Kreidl: Gehirn und Sympathicus. Pflügers Arch. f. d. ges. Physiol. Bd. 129. 1909; Bd. 135, 1910; Bd. 143; Bd. 203. 1924.

[2]) Winkler, F.: Die cerebrale Beeinflussung der Schweißsekretion. Pflügers Arch. f. d. ges. Physiol. Bd. 125. 1908.

[3]) Dieden: Dtsch. Arch. f. klin. Med. Bd. 117. 1917.

[4]) Böwing: Dtsch. Zeitschr. f. Nervenheilk. Bd. 76. 1923.

[5]) Christiani: Zur Physiologie des Gehirns. Berlin 1885.

[6]) Ott, J.: The interbrain etc. Journ. of nerv. a. ment. dis. Bd. 16. 1891.

[7]) Aschner, B.: Die Funktion der Hypophyse. Pflügers Arch. f. d. ges. Physiol. Bd. 146. 1912, — Aschner: Zur Physiologie des Zwischenhirns. Wiener klin. Wochenschr. 1912, S. 1042.

[8]) Nikolaides u. Dontas: Arch. f. Physiol. 1911.

[9]) Lichtenstern: Wien. klin. Wochenschr. 1912, S. 1248.

[10]) Aschner, B.: Berlin. klin. Wochenschr. 1912, S. 1248.

[11]) Kehrer: Münch. med. Wochenschr. 1919, S. 493.

druckes und nahm dort auch ein vasotonisches Zentrum an. Prus[1]) sah beim Hunde auf Reizung des hinteren medialen Abschnittes des Thalamus opticus, also der Nachbarschaft des Tuber cinereum, Rötung der Haut eintreten nebst Schweißsekretion an der gekreuzten Körperhälfte und nahm deshalb dort ein Zentrum für die Vasodilatatoren an. L. R. Müller und Glaser[2]) nehmen an, daß nahe dem Infundibulum und dem zentralen Höhlengrau ein Zentrum für die Gefäßinnervation gelegen ist und stellen zu seinen Gunsten die alte, von Ludwig stammende Lokalisation des Gefäßzentrums in der Medulla oblongata in Abrede. Schon Edinger[3]) nahm an der gleichen Stelle, „im zentralen Höhlengrau des Thalamus" einen „Apparat für die Vasomotoren" an. In Übereinstimmung damit sah Aschner[4]) Steigerung des Blutdruckes auf Reizung des Tuber cinereum eintreten. Ferner haben die schönen Versuche von Schrottenbach[5]) gezeigt, daß beim Kaninchen und wahrscheinlich auch beim Menschen die psychischen Vorgänge gerade durch Vermittlung der Zwischenhirnbasis auf die vasomotorische Tätigkeit und die Atmung Einfluß gewinnen.

Wenn es W. Trendelenburg[6]) gelang, durch Abkühlung des Bodens der Rautengrube Blutdrucksenkung hervorzurufen, beweist das nicht, daß dort das Zentrum für die Vasomotoren liegt, denn wie der gleiche Forscher nachgewiesen hat, kann man durch Abkühlung der Leitungsbahnen den gleichen Erfolg erzielen.

Während Leschke und Schneider[7]) den Einfluß des Zwischenhirns auf den Gesamt*stoffwechsel* in Abrede stellen, ergaben im Gegensatz dazu die Untersuchungen des Bechterewschen Laboratoriums[8]), daß nach Reizung des freigelegten Tuber cinereum bei Kaninchen und Hunden nicht nur die Körpertemperatur anstieg, sondern besonders auch die Gesamtwärmebildung (sowohl durch direkte als durch indirekte Calorimetrie bestimmt), auch fand bei starker Reizung ein inspiratorischer Atmungsstillstand statt; der Blutdruck ging für die Dauer der elektrischen Reizung in die Höhe. Ob die Veränderung des Blutdruckes und der Atmung von einer Beeinflussung des Tuber cinereum selbst abhängen, oder ob sie auf die Reizung von in der Nähe verlaufenden Leitungsbahnen zurückzuführen sind, läßt B. unentschieden. Dagegen nimmt er als „unzweifelhaft" an, daß die Region des Tuber cinereums einen Einfluß auf den Stoffwechsel im Organismus habe.

Ein Einfluß der Zwischenhirnbasis und besonders des Tuber cinereums auf den Fettstoffwechsel wird in den letzten Jahren von verschiedenen Autoren angenommen[9]), und D. Goering[10]) spricht geradezu von einem „Zentrum für das Fettgewebe im Boden des

<hr>

[1]) Prus: Wien. klin. Wochenschr. 1899, S. 1199.

[2]) Müller, L. R. u. Glaser: Dtsch. Zeitschr. f. Nervenheilk. Bd. 46. 1913.

[3]) Edinger, L.: Nervöse Zentralorgane. 8. Aufl., S. 373. Leipzig 1911.

[4]) Aschner, B.: Die Funktion der Hypophyse. Pflügers Arch. f. d. ges. Physiol. Bd. 146. 1912.

[5]) Schrottenbach, H.: Übertragung vasovegetativer Funktionen im Zwischenhirn. Zeitschr. f. d. ges. Neurol. u. Psychiatrie Bd. 23, S. 431. 1914. — Schrottenbach, H.: Feststellung vasovegetativer Vorgänge bei Ausschaltung des Zwischenhirns. Zeitschr. f. d. ges. Neurol. u. Psychiatrie Bd. 33. 1916.

[6]) Trendelenburg, W.: Von den bulbären und spinalen Gefäßzentren. Pflügers Arch. f. d. ges. Physiol. Bd. 135. 1910.

[7]) Leschke u. Schneider: Über den Einfluß des Zwischenhirns auf den Stoffwechsel. Zeitschr. f. exper. Pathol. u. Therapie Bd. 19. 1917.

[8]) Saković: Über den Einfluß der grauen Substanz am Boden des dritten Ventrikels auf die Körpertemperatur. Inaug.-Diss. Petersburg 1897; zitiert nach Bechterew: Die Funktionen der Nervenzentra. Bd. 2, S. 1190 ff. Jena 1908—1911.

[9]) Luce: Dtsch. Zeitschr. f. Nervenheilk. Bd. 68. 1921. — Klien: Münch. med. Wochenschrift 1921, S. 206. — Kankeleit: Arch. f. Psychiatrie u. Nervenheilk. Bd. 58. 1917. — Biedl: Physiol. u. Pathol. d. Hypophyse. München-Wiesbaden 1922.

[10]) Goering, D.: Über den Einfluß des Nervensystems auf das Fettgewebe. Zeitschr. f. d. ges. Anat., Abt. 2: Zeitschr. f. Konstitutionslehre Bd. 8, H. 4. Daselbst Lit.

dritten Ventrikels". Klinische Fälle, welche zur gleichen Auffassung hindrängen, beschreibt auch Nonne[1]). Leschke und Schneider[2]) schreiben dem Boden des dritten Ventrikels einen Einfluß auf den Stickstoffwechsel zu. Wie aus den weiter unten (S. 64) erwähnten Beobachtungen von Freund und Grafe[3]) hervorgeht, hat das Gehirn auf den *Eiweißumsatz* einen mächtig hemmenden Einfluß. Als Ort, von dem diese Hemmung ausgeht, nehmen auf Grund eigener Versuche Leschke und Schneider[2]) ebenfalls die Zwischenhirnbasis an. Ob die sogar beim Frosche nachweisbare Steigerung des Gasumsatzes und der Wärmeproduktion nach Abtrennung eines Teiles des Gehirns [Hannemann[4])] etwa ebenfalls von dem entsprechenden Hirnteil abhängig ist, bleibt noch zu untersuchen.

Camus und Roussy[5]) und in Übereinstimmung damit Bailey und Bremer[6]) fanden, daß man durch oberflächlichen Einstich in die Zwischenhirnbasis am Tuber cinereum, dicht hinter dem Infundibulum starke Polyurie erzeugen kann, welche mit einer Verminderung der Konzentration von festen Harnbestandteilen einhergeht. Für diese Wirkungen nimmt Leschke[7]) die Vermittlung des sympathischen Nervensystems an. Auf Grund einer ausführlichen Zusammenstellung der klinischen Kasuistik[7]) macht er für die dem Diabetes insipidus zugrunde liegende Störung eine Störung der regulatorischen Funktion der Zwischenhirnbasis verantwortlich.

Aschner[8]) und Bailey und Bremer[9]) beobachteten nach Verletzung des Bodens des dritten Ventrikels von der Schädelbasis her eine starke Glykosurie, die ebenso ausgesprochen war wie diejenige, welche man mit dem Claude Bernardschen Zuckerstich vom Boden des vierten Ventrikels aus erreicht. Sie blieb aus nach Durchschneidung der Nervi splanchnici. Auch Brugsch, Dresel und Lewy[10]) sehen im Boden des dritten Ventrikels, speziell im Nucleus periventricularis, eine Zentralstelle für den Zuckerstoffwechsel.

Auch trophische Störungen an den Genitalien „vollständiges Zugrundegehen der spermatogenen Elemente bei Hunden und hochgradige Hemmung der Follikelreifung in den Ovarien, ferner mäßiges Zurückbleiben des allgemeinen Wachstums der Tiere" wurde von Aschner nach Verletzung dieses Hirnteiles beobachtet. Dem widersprechen die Befunde von Houssay und Hug[11]).

Nach Ausschaltung des Tuber cinereum und seiner Umgebung fehlt auch das Muskelzittern bei Abkühlung der Tiere. Auch diese Funktion scheint von der Basis des Zwischenhirns abhängig zu sein[12]); vielleicht auch die „willkürliche" Wärmeregulation durch Steigerung der Muskelarbeit. Dafür, daß das Muskelzittern überhaupt in Abhängigkeit vom vegetativen Nervensystem steht, sprechen auch die Befunde von H. Magne[13]), welcher durch Apomorphin das Muskelzittern an der Kälte regelmäßig zum Aufhören bringen konnte.

---

[1]) Nonne: Dtsch. Zeitschr. f. Nervenheilk. Bd. 55. 1916.

[2]) Leschke u. Schneider: Über den Einfluß des Zwischenhirns auf den Stoffwechsef. Zeitschr. f. exp. Pathol. u. Therapie Bd. 19. 1917.

[3]) Freund u. Grafe: Die Beeinflussung des Gesamtstoffwechsels und des Eiweißumsatzes durch operative Eingriffe. Pflügers Arch. f. d. ges. Physiol. Bd. 168. 1917; Arch. f. exp. Pathol. u. Pharmakol. Bd. 93. 1922. — Freund u. Grafe: Das Verhalten von Gesamtstoffwechsel und Eiweißumsatz bei infizierten Tieren usw. Dtsch. Arch. f. klin. Med. Bd. 121. 1916.

[4]) Hannemann: Biochem. Zeitschr. Bd. 53. 1914.

[5]) Camus u. Roussy: Cpt. rend. des séances de la soc. de biol. 1914, 24. Jan.; ferner gleicher Band S. 877. — Bonnier, P.: Cpt. rend. des séances de la soc. de biol. Bd. 76, S. 240. 1914.

[6]) Bailey u. Bremer: Experimental Diabetes insipidus. Arch. of internal med. 1921, S. 28.

[7]) Leschke, E.: Über die Diabetes insip. und seine Beziehungen zur Hypophyse und Zwischenhirn. Zeitschr. f. klin. Med. Bd. 87. 1919.

[8]) Aschner: Zur Physiologie des Zwischenhirns. Wien. klin. Wochenschr. 1912, S. 1042.

[9]) Bailay u. Bremer: Experimental Diabetes insipidus. Arch. of internal med. Bd. 28. 1921,

[10]) Brugsch, Dresel u. Lewy: Dtsch. Kongr. f. inn. Med. 1921. — Dresel: Erkrankungen des vegetativen Nervensystems in Kraus-Brugsch: Handbuch der inneren Medizin Bd. 10, 3. Teil.

[11]) Hussay u. Hug: Cpt. rend. des séances de la soc. de biol. Bd. 89, S. 51. 1923.

[12]) Isenschmid, R.: Über den Einfluß des Zwischenhirns auf Wärmeregulation und Stoffwechsel. Med. Klinik 1914, Nr. 7. — Sherrington, C. S.: Journ. of physiol. Bd. 58, S. 405. 1924. — Rogers and Lackey: Americ. journ. of physiol. Bd. 66, S. 453. 1923. — Bazett u. Penfield: Brain Bd. 45, S. 185. 1922.

[13]) Magne: Cpt. rend. des séances de la soc. de biol. Bd. 77, S. 328. 1914.

Als weitere, in neuester Zeit der Zwischenhirnbasis zugeschriebene Funktion, die in einer nahen Beziehung zur Wärmeregulation steht, nennen wir noch die Innervation der Pilomotoren[1]).

Es finden sich also reichlich Anhaltspunkte dafür, daß das Tuber cinereum und seine nächste Umgebung auf den Stoffwechsel, die Blutverteilung, die Atmung usw. einen maßgebenden Einfluß ausüben kann. KARPLUS und KREIDL, L. R. MÜLLER, ASCHNER und andere sprechen von einem sympathischen Zentrum des Hypothalamus bzw. von vegetativen Zentren im Zwischenhirn, auch von einem „Stoffwechsel- und Eingeweidezentrum" und beanspruchen dafür gerade die Region, in welche wir das Wärmeregulationszentrum verlegen. Auch mit dem Durst und dem Hunger bringt L. R. MÜLLER[2]) diese Gegend des Gehirns in Zusammenhang. „Es scheint sich hier um Zentralorgane zu handeln, die nicht lediglich das sympathische System beeinflussen, sondern um solche, die sowohl dem sympathischen als dem parasympathischen *über*geordnet sind." (L. R. MÜLLER.)

Auch wenn von allen diesen Kenntnissen und Annahmen über die Funktionen des Tuber cinereum, die durchaus nicht unbestritten sind [vgl. [3])], ein Teil durch spätere Untersuchungen korrigiert werden sollte, so steht doch heute schon mehr als genug sicher fest, um uns zu berechtigen, diesem Hirnteil die komplizierte Funktion einer Regelung des Wärmehaushaltes zuzutrauen. *Wir sehen im Tuber cinereum und seiner nächsten Umgebung ein Hauptzentrum für das vegetative Nervensystem, das neben so vielen anderen Funktionen auch diese, eine seiner wichtigsten, die Regulation der Körperwärme, beherrscht.*

Innerhalb des Wärmeregulationszentrums hat H. H. MEYER[4]), welcher dafür die hier dargestellte Lokalisation annimmt[5]), mit seinen Schülern auf Grund von pharmakologischen Erfahrungen ein sympathisches *Wärm*zentrum und ein parasympathisches *Kühl*zentrum unterschieden, auf dessen Reizung Vasodilatation in der Haut, verstärkte Atmung und Schweißsekretion und damit Abkühlung des Körpers erfolgt. Auch TOENISSEN[6]) hat für die physikalische Wärmeregulation ausgeführt, daß die Funktionen, die im Sinne einer Erwärmung wirken, wie Verengerung der Hautgefäße, Sträuben der Haare bzw. der Federn, von sympathischen Innervationen abhängig sind, während diejenigen, welche Abkühlung bewirken, wie Gefäßerweiterung und Schweißbildung, parasympathisch innerviert wären.

Auch die Wärmebildung wird durch Reizung des Sympathicus verstärkt[7]).

Wir sind aber noch keineswegs in der Lage, innerhalb des Wärmeregulationszentrums die Elemente, welche der Erwärmung und der Abkühlung dienen, anatomisch voneinander zu unterscheiden. Es ist auch nicht gesagt, daß wir· jemals zu einer anatomischen Sonderung gelangen werden. Bei unseren völlig ungenügenden Kenntnissen von der Beschaffenheit dieses vegetativen Zentrums kann man sich heute ebensogut vorstellen, daß hier dem Sympathicus und dem

---

[1]) BÖWING: Klin. Wochenschr. 1923, S. 2117; und in L. R. MÜLLER: Die Lebensnerven Berlin 1924.

[2]) MÜLLER, L. R.: Dtsch. med. Wochenschr. 1920, Nr. 5.

[3]) BRUGSCH, ferner BIEDL: Die zentrale Regulierung der Stoffwechselvorgänge. IV. Tag. f. Verdauungs- und Stoffwechselkrankheiten. Berlin, Okt. 1924, ref. Klin. Wochenschr. 1924, S. 2362 ff.

[4]) MEYER, H. H.: Kongr. f. inn. Med. Wiesbaden 1913. — MEYER, H. H.: Med. Klinik 1912.

[5]) MEYER, H. H.: Naturwissenschaften 1920, H. 38.

[6]) TOENISSEN: Die Bedeutung des vegetativen Nervensystems für die Wärmeregulation usw. Klin. Wochenschr. 1923, S. 477 u. 525 (spez. 478).

[7]) ISENSCHMID, R.: Über die Wirkung der die Körpertemperatur beeinflussenden Gifte usw. Arch. f. exp. Pathol. u. Pharmakol. Bd. 75. 1913; Bd. 85. 1920.

Parasympathicus dienende Elemente in innigem Konnex miteinander gekoppelt liegen, als daß vielleicht ein und dieselben Elemente und Zellkomplexe sowohl der einen als der anderen Funktion dienstbar sein könnten.

Wie das Wärmeregulationszentrum ausgeschaltet werden kann, findet sich beschrieben bei Isenschmid und Schnitzler[1]). Citron und Leschke[2]) gaben ein Verfahren, den sogen. „Zwischenhirnstich" an, um ohne breite Trepanation und unter Schonung der Großhirnhemisphären das gleiche Ziel zu erreichen. Auch nach unseren eigenen Erfahrungen ist es wohl möglich, auf diese Weise das Wärmeregulationszentrum auszuschalten. Das Verfahren hat aber in den Händen der verschiedenen Untersucher nicht immer zur völligen Ausschaltung der Wärmeregulation geführt, denn die geringste Verletzung, die dafür nötig ist, ist 4 bis 5 mm breit, wovon je die Hälfte rechts und links der Medianlinie liegen muß[1]). Wird etwas weiter vorn oder auch weiter hinten eingestochen als der Vorschrift entspricht, sind noch breitere Verletzungen nötig, andernfalls die Wärmeregulation nur gestört, nicht aufgehoben wird. Die Aufhebung ist natürlich bei offenem Vorgehen mit breiter Trepanation leichter sicher zu erreichen. Jedenfalls muß beim Zwischenhirnstich, wenn man damit sicher gehen will, nach beiden Seiten breiter durchtrennt werden[3]) als es bisher vielfach geschehen ist. Die weitere Ausbildung eines anderen, von Schrottenbach[4]) angewandten Operationsverfahrens wird vielleicht erlauben, das gleiche Ziel noch schonender zu erreichen.

d) Der Einfluß anderer Teile des Gehirns auf die Wärmeregulation. Die Frage weiterer cerebraler Wärmezentren.

Den *Großhirnhemisphären* wird seit langem ein Einfluß auf die Wärmeregulation zugeschrieben, und wenn auch vielfach nachgewiesen ist, daß Tiere, nach Abtrennung oder Exstirpation der Großhirnhemisphären ihre normale Körpertemperatur aufrecht erhalten können [R. Dubois, Murmeltier[5]); Corin und van Beneden[6]), Tauben; Magnus[7]), Kaninchen], ja daß Kaninchen [Isenschmid und Krehl[8])] sogar erheblichen Ansprüchen an die Wärmeregulation gewachsen sind, so ist damit nur bewiesen, daß bei manchen Warmblütern die Wärmeregulation auch ohne Mitwirkung des Großhirns gut funktionieren kann, nicht aber, daß das Großhirn auf die Wärmeregulation keinerlei Einfluß ausübt.

Goltz[9]) und später Zeljony[10]) ist es nicht nur gelungen, Hunde ohne Großhirnhemisphären durch verschiedene Jahreszeiten hindurch am Leben zu erhalten, was schon beweist, daß die Funktion der Wärmeregulation erhalten war, sondern Goltz hat ausdrücklich festgestellt, daß solche Tiere mit den gleichen Mitteln wie Normale ihre Eigenwärme gegenüber Schwankungen der Außentemperatur verteidigten. In einem heißen Raume zeigten sie typische Polypnöe, in der Kälte zitterten sie. Wenn er trotzdem eine gewisse Schwäche der Regulation gegen Abkühlung feststellte, so ist darauf hinzuweisen, daß auch die Stammganglien seiner Tiere zum Teil erweicht waren, die leichten Störungen also nicht auf die Großhirnhemisphären bezogen werden müssen.

---

¹) Isenschmid, R. und W. Schnitzler: Lokalisation des der Wärmeregulation vorstehenden Zentralapparates im Zwischenhirn. Arch. f. exp. Pathol. u. Pharmakol. Bd. 76. 1914.

²) Citron u. Leschke: Zeitschr. f. experim. Pathol. u. Ther. Bd. 14. 1913.

³) Morita, S.: Japan med. world, 15. Jan. 1922. (Enthält mit unserer Auffassung völlig übereinstimmende Vorschläge für die Verbesserung des „Zwischenhirnstichs".) — Morita, S.: Tohoku journ. of exp. med. Bd. 2. 1921.

⁴) Schrottenbach, H.: Feststellung vasovegetativer Vorgänge bei Ausschaltung des Zwischenhirns. Zeitschr. f. d. ges. Neurol. u. Psychiatrie Bd. 33. 1916.

⁵) Dubois, R.: Étude sur le Mécanisme de la thermogenèse etc. Ann. de l'univ. de Lyon. Paris 1895.

⁶) Corin u. van Beneden: Arch. de biol. Liège Bd. 7. 1886.

⁷) Magnus: Pflügers Arch. f. d. ges. Physiol. Bd. 163. 1916.

⁸) Isenschmid, R. u. L. Krehl: Über den Einfluß des Gehirns auf die Wärmeregulation. Arch. f. exp. Pathol. u. Pharmakol. Bd. 70. 1912.

⁹) Goltz: Der Hund ohne Großhirn. Pflügers Arch. f. d. ges. Physiol. Bd. 51. 1892.

¹⁰) Zeljony: Cpt. rend. des séances de la soc. de biol. Bd. 74, S. 707. 1913.

Für einen Einfluß der Großhirnhemisphären auf die Wärmeregulation spricht das „psychogene Fieber". Wir verfügen über mehrere selbst beobachtete Fälle, wo von Infektionskrankheiten freie Menschen, darunter erwachsene Männer, im Anschluß an starke Aufregung bei Muskelruhe Temperatursteigerungen auf 38,3, auf 38,8 u. dgl. in der Axilla aufwiesen, und Beobachtungen über „hysterisches Fieber" finden sich in der Literatur in großer Zahl, ja die Beseitigung und Erzeugung solcher Temperatursteigerungen durch hypnotische Suggestion ist mehrfach gelungen[1]). Wenn man von der Möglichkeit bewußter und unbewußter Täuschung durch psychopathische Individuen absieht, so bleibt gegen manche Beobachtungen am Menschen immer noch der Einwand offen, daß es sich nicht um rein „neurogenes" Fieber gehandelt haben möchte, sondern daß eine sonst latente Infektion unter dem Einfluß der Aufregung z. B. auf die Zirkulationsorgane, die Ausschwemmung toxischer Produkte ermöglicht haben mag. So wenig uns eine derartige Erklärung für die Fälle von EICHELBERG sowie für einzelne von unseren eigenen Fällen berechtigt erscheint, so geben uns doch Tierversuche noch weitere erwünschte Belege für die Möglichkeit des psychogenen Fiebers. MOSSO[2]) sah bei einem Hunde die Temperatur auf einen durch einen Revolverschuß entstandenen Schrecken um 0,5 bis 1,1° ansteigen. Nach 15 Minuten war der vorherige Stand wieder erreicht. Schon der Anblick eines Kaninchens vermochte bei einem gefesselten Hunde die Temperatur von 38,8 innerhalb 5 Minuten auf 39,9 zu steigern. Schon diese Beobachtungen berechtigten uns, einen Einfluß der Großhirnrinde auf die Wärmeregulation anzunehmen.

Viel Arbeit ist auf die Lokalisation der Wärmeregulation und deren Teilfunktionen in der Großhirnrinde verwendet worden. In Übereinstimmung mit älteren Versuchen von EULENBURG und LANDOIS[3]), welche bereits betonten, daß es die motorischen Reizstellen sind, welche auf elektrischen Reiz, selbst bei curarisierten Hunden Einfluß auf die Blutgefäße der gekreuzten Körperhälfte haben, hat auch BECHTEREW[4]) durch Reizung des Gyrus sigmoideus mit schwachen faradischen Strömen oder durch Bestreuen mit Kochsalz eine Herabsetzung der Körpertemperatur in den anderseitigen Extremitäten erzielt, wogegen Zerstörung der gleichen Region Steigerung der peripheren Temperatur der anderen Körperhälfte hervorrief. J. OTT hat neben anderen Stellen in der gleichen Rindenregion ein corticales thermoregulatorisches Zentrum angenommen. BECHTEREW schreibt einem dort gelegenen Gefäßzentrum nicht nur einen Einfluß auf die Innervation der Gefäße in den Extremitäten zu, sondern er fand, daß seine Reizung auch *allgemeine* Steigerung des Blutdruckes hervorrief.

Die Untersuchungen von E. WEBER[5]) stehen mit den erwähnten Ergebnissen nur teilweise in Übereinstimmung: elektrische Reizung der Hirnrinde ergab nämlich nicht Vasoconstriction, sondern im Gegenteil Volumenvermehrung der Extremitäten, und zwar nicht nur der kontralateralen, sondern auch der gleichseitigen Glieder, gleichzeitig mit Steigerung des Blutdruckes. Auch dieser Autor betont in seinen späteren Publikationen, daß es bei den verschiedenen Tierarten, die in besonders enger Beziehung zur motorischen Innervation stehenden Rindengebiete sind, welche Einfluß auf die Blutverteilung haben, ja er konnte nachweisen, daß der gleiche Einfluß auf die Blutverteilung, wie ihn die Reizung der

---

[1]) EICHELBERG: Durch Hypnose erzeugtes „hysterisches Fieber". Zeitschr. f. Nervenheilk. Bd. 68/69, S. 352. 1921.
[2]) MOSSO: Virchows Arch. f. pathol. Anat. u. Physiol. Bd. 106. 1886.
[3]) EULENBURG u. LANDOIS: Die thermischen Wirkungen experimenteller Eingriffe am Nervensystem. Virchows Arch. f. pathol. Anat. u. Physiol. Bd. 68. 1876.
[4]) W. v. BECHTEREW: Die Funktionen der Nervenzentra Bd. 3, S. 1669, 1730 u. 175. Jena 1908—1911.
[5]) WEBER, E.: Arch. f. Physiol. 1906, 1907, 1908, 1909.

„motorischen" Hirnrindengebiete hervorruft, auch bei Menschen im hypnotischen Schlafe bei völliger Bewegungslosigkeit auch durch bloße Suggestion von Bewegungsvorstellungen erzielt werden kann.

Winkler[1]) stellte fest, daß man durch elektrische Reizung des Stirnteiles der Hirnrinde Schweißsekretion erzeugen kann und schloß daraus auf ein Zentrum der Schweißsekretion in dieser Gegend. Auch Karplus und Kreidl[2]) erzielten durch Reizung des Stirnhirnes Schweißsekretion.

Auch Rogers[3]) Untersuchungen an Tauben sprechen zugunsten einer Teilnahme der vorderen Teile der Hirnhemisphären an der Wärmeregulation. Er fand nämlich, daß diese Tiere nach Abtragung der Hemisphären und Cauterisieren der dorsalen medialen Teile des Thalamus opticus poikilotherm waren, wenn aber bei einer gleichartigen Verletzung des Thalamus die vordere Hälfte der Hemisphären erhalten war, dann blieb die Wärmeregulation erhalten.

Es lassen sich leicht zahlreiche Fälle aus der menschlichen Pathologie zusammenstellen, aus denen hervorgeht, daß gelegentlich Verletzungen und Erkrankungen im Bereiche der Gehirnrinde sowohl vasomotorische Störungen als Störung der Schweißsekretion, als auch Steigerung der Körpertemperatur hervorrufen können. Nach Allers[4]) genügt bei Verletzungen der Hemisphären auch bei völlig reinen Wunden gelegentlich schon ein Verbandwechsel, um erhebliche Steigerungen der Körpertemperatur hervorzurufen. Nach Karplus[5]) und nach Boewing[6]) zeigen Hemiplegiker fast regelmäßig Hyperhidrose auf der gelähmten Körperseite, vielleicht infolge eines Wegfalles schweißhemmender Impulse des Großhirns.

L. R. Müller und seine Schüler lehnen die Annahme eigentlicher Zentren für vegetative Funktionen im Hirnmantel ab, womit sie aber einen Einfluß der Großhirnrinde auf die Wärmeregulation und ihre Teilfunktionen nicht in Abrede stellen. Solche Einflüsse sind ja, wie wir gesehen haben, mannigfach und zum Teil allbekannt, so das Schwitzen und Erröten aus Verlegenheit und Scham. Das anatomische Substrat dieser Vorgänge bedarf noch weiterer Erforschungen. Schrottenbach[7]) hat, wie erwähnt, dargetan, daß die psychische Beeinflussung der Gefäßinnervation, wie sie z. B. durch die Arbeiten von E. Weber[8]) bekannt ist, zu ihrem Zustandekommen einer unversehrten Zwischenhirnbasis bedarf. Die zahlreichen Bahnen von den verschiedenen Teilen der Hirnrinde zu den vegetativen Zentren an der Zwischenhirnbasis im einzelnen zu verfolgen und in ihrer Funktion klarzustellen, wird erst Zeit sein, wenn die Bedeutung der verschiedenen Zellgruppen dieses letzteren Hirnteiles weiter erforscht sein wird. Vorläufig müssen wir uns mit der Feststellung begnügen, daß die Großhirnrinde für die Wärmeregulation nicht unentbehrlich ist, aber auf diese Tätigkeit und namentlich ihre Teilfunktionen, besonders die Innervation der Blutgefäße und die Schweißsekretion, einen starken Einfluß auszuüben vermag.

[1]) Winkler, F.: Die cerebrale Beeinflussung der Schweißsekretion. Pflügers Arch. f. d. ges. Physiol. Bd. 125. 1908.

[2]) Karplus u. Kreidl: Gehirn und Sympathicus. Pflügers Arch. f. d. ges. Physiol. Bd. 129. 1909; Bd. 135, 1910; Bd. 143; Bd. 203. 1924.

[3]) Rogers: Studies on the brain stem. Journ. of physiol. Bd. 49. 1919.

[4]) Allers: Nervensystem und Stoffwechsel. Ergebn. d. Neurol. u. Psych. Bd. 19. 1920. Referat.

[5]) Karplus: Wien. klin. Wochenschr. 1916, S. 969.

[6]) Böwing: Dtsch. Zeitschr. f. Nervenheilk. Bd. 76. 1923.

[7]) Schrottenbach, H.: Übertragung vasovegetativer Funktionen im Zwischenhirn. Zeitschr. f. d. ges. Neurol. u. Psychiatrie Bd. 23, S. 431. 1914.　— Schrottenbach, H.: Feststellung vasovegetativer Vorgänge bei Ausschaltung des Zwischenhirns. Zeitschr. f. d. ges. Neurol. u. Psychiatrie Bd. 33. 1916.

[8]) Weber, E.: Arch. f. Physiol. 1906, 1907, 1908, 1909.

Die Bedeutung des Corpus striatum für die Wärmeregulation ist zur Zeit noch ungeklärt. Wir haben oben dargetan, daß der Erfolg des Wärmestiches, der den Nucleus caudatus traf, viele Autoren veranlaßt hat, das Wärmezentrum oder ein Wärmezentrum dort anzunehmen. NICOLAIDES und DONTAS[1]) haben dasselbe für die Polypnöe dort zu finden geglaubt. Wir haben gesehen, daß diese Ansichten erschüttert sind durch vielfache experimentelle Erfahrungen, welche den ungestörten Fortbestand der Wärmeregulation und der Wirkung des Wärmestiches auch nach Abtrennung dieses Hirnteiles beweisen. Ob von hier aus Bahnen zum eigentlichen Zentrum an der Basis des Zwischenhirns ziehen, ob die Vermutung von L. R. MÜLLER zutrifft, daß ein Stich in die Gegend des Corpus striatum bei der engen räumlichen Nachbarschaft die nur wenig tiefer und etwas weiter hinten liegenden Zentren am Boden des dritten Ventrikels häufig mitbetroffen hat, ob es, wie JACOBJ annimmt, auf Reizung der Wandung des dritten Ventrikels ankommt, die das an diesen Ventrikel angrenzende Wärmeregulationszentrum mitbetreffen würde, oder wie sonst der Zusammenhang ist, jedenfalls enthält der Streifenkörper keine für die Wärmeregulation unbedingt unentbehrlichen Teile, und wenn eine ihn treffende Reizung die Körpertemperatur beeinflußt, gelangt der Reiz wahrscheinlich nicht dort zur Wirkung, vgl. [2]), sondern erst im Tuber cinereum und seiner nächsten Umgebung, wohin die Erregung fortgeleitet wird.

Wir müssen hier erwähnen, daß auch neuerdings das Corpus striatum als Zentralstelle für vegetative Innervationen, namentlich für den Zuckerstoffwechsel, in Anspruch genommen wird[3]). Sollte diese Auffassung von der Funktion des Streifenkörpers auf Grund weiterer Beobachtungen sich festigen, würde die Wahrscheinlichkeit wachsen, daß ihm ein, wenn auch sekundärer Einfluß auf die Wärmeregulation zukommen könnte.

DRESEL[4]) hat sogar auf Grund solcher Annahmen eine ausführliche schematische Darstellung des nervösen Zentralapparates gegeben, für welchen er eine Dreiteilung annimmt:

„Es ist ein Zentrum vorhanden, welches die Körpertemperatur auf ein bestimmtes Niveau einstellt, ein solches, das auf die eingestellte Temperatur reguliert, und ein drittes, das dem Regulationsmechanismus untergeordnet, die Reize von diesem Zentrum aus empfängt und durch die ausgesandten Impulse in der Lage ist, Wärmeabgabe und Wärmebildung anzufachen bezw. einzuschränken. Der ‚oberste Mechanismus‘ wird ins Striatum verlegt, ‚das nächstuntergeordnete Zentrum für die Wärmeregulation liegt im Zwischenhirn‘. Das dritte Zentrum, das den Reizen des Regulationsmechanismus gehorcht, dürfte in den Ganglienzellen zu suchen sein, von denen die präganglionären parasympathischen und sympathischen Fasern ausgehen, also in der Zellsäule, deren Anfang in der Medulla oblongata gelegen ist und bis ins Sakralmark herabreicht.‟

Die Kenntnis des Zentralapparates ist noch nicht so weit gediehen, daß so weitgehende Folgerungen statthaft wären. Wenn es das Corpus striatum ist, das die Körpertemperatur auf ein bestimmtes Niveau einstellt, so ist es nicht verständlich, warum die Tiere nach Entfernung des Striatums mit ihrer Temperatur auf dem gleichen Niveau eingestellt bleiben wie vorher und sogar auf Wärmestich fiebern können. Wenn wir also auch weder die alte Auffassung von der überragenden Bedeutung des Striatums für die Wärmeregulation noch die neuern Hypothesen, die in diesem Hirnteil, wie es z. B. TOENISSEN[5]) tut, ein übergeordnetes, neutral-vegetatives Zentrum für die Wärmeregulation vermutet, heute schon zu der unsrigen machen können, soll damit die Mitwirkung des Corpus striatum an der Wärmeregulation nicht überhaupt in Abrede gestellt sein.

---

[1]) NICOLAIDES u. DONTAS: Arch. internat. de physiol. Bd. 14. 1913.

[2]) CAVAZZANI: Arch. di fisiol. Bd. 8. 1910.

[3]) BRUGSCH, DRESEL u. LEWY: Dtsch. Kongr. f. inn. Med. 1921. — DRESEL: Erkrankungen des vegetativen Nervensystems in KRAUS-BRUGSCH: Handb. d. inn. Med. Bd. 10, 3. Teil.

[4]) DRESEL: Erkrankungen des vegetativen Nervensystems in KRAUS-BRUGSCH: Handb. d. inn. Med. Bd. 10, 3. Teil.

[5]) TOENISSEN: Die Bedeutung des vegetativen Nervensystems für die Wärmeregulation usw. Klin. Wochenschr. 1923, S. 477 u. 525.

Es sind aber zur Klärung völlig neue Untersuchungen nötig, die die enge Nachbarschaft zu dem auf Eingriffe in seine Umgebung so leicht reagierenden Hauptregulationszentren im Tuber cinereum genau im Auge behalten. Dabei wird man neben dem Nucleus caudatus namentlich dem *Globus pallidus*, der zu den vegetativen Funktionen in näherer Beziehung zu stehen scheint, besondere Aufmerksamkeit zuzuwenden haben.

Über Wärmeregulationszentren im *Mittelhirn,* im Kleinhirn oder der *Medulla oblongata* wissen wir nichts Genaues.

Wenn R. Dubois[1]) dem „Cerveau moyen" einen großen Einfluß auf die Wärmeregulation zusprach, so rührt das daher, daß er, wie alle älteren Autoren, Mittelhirn und Zwischenhirn zusammenwarf. Seine eingehende Beschreibung der Versuche zeigen, daß er die gleiche Gegend wirksam fand, die wir als Wärmeregulationszentrum ansprechen.

Die caudal vom Zwischenhirn liegenden Gehirnteile vermögen die Wärmeregulation nicht aufrechtzuerhalten. Damit ist aber nicht gesagt, daß nicht untergeordnete Zentren für Teilfunktionen der Wärmeregulation dort lokalisiert sein könnten, namentlich in der Medulla oblongata, die seit langem als Hauptstelle für vegetative Funktionen galt und wo auch neuerdings wieder neben autonomen auch sympathisch innervierte Funktionen für den allgemeinen Stoffwechsel lokalisiert werden[2]). Etwa dort befindliche nervöse Zentren, wie z. B. die Vaguskerne, welche dem Wärmeregulationsmechanismus angehören, könnten nur ausführende Organe des Wärmeregulationszentrums an der Basis des Zwischenhirns sein. Soweit die caudalen Gehirnteile motorische Kerne enthalten, müssen sie, bei der Rolle, welche die motorische Muskelaktion in der Wärmeregulation spielt, auch vom Zwischenhirn aus Impulse bekommen, und in analoger Weise könnten auch vegetative Teilfunktionen, welche vom Zwischenhirn aus beherrscht werden, dort lokalisiert sein.

Ob nun, wie Ludwig und die Generation von Physiologen nach ihm annahm, in der Medulla oblongata ein beherrschendes vasomotorisches Zentrum liegt, oder ob sich, wie Glaser und L. R. Müller annehmen, nur lokale vasomotorische Zentren für die Gefäße des Kopfes dort befinden — auf alle Fälle müssen auch diese Zentren, soweit sie an der Wärmeregulation mitwirken, von der Zwischenhirnbasis aus Impulse empfangen, und das muß auch von weiteren, noch weniger sicher gestellten vegetativen Zentren in der Medulla gelten, so von dem von Bechterew angenommenen Zentrum für die Schweißsekretion, das dieser Forscher in der Nähe des Ludwigschen vasomotorischen Zentrums lokalisiert.

Im übrigen enthalten die hinter dem Zwischenhirn liegenden Hirnteile die Leitungswege, welche das Zentrum im Tuber cinereum mit der weiteren Peripherie verbinden.

e) Die Leitungswege vom Wärmeregulationszentrum zur Peripherie.
(Zentrifugaler Schenkel des Reflexbogens der Wärmeregulation.)

„Die Fasern, welche die Impulse des Tuber cinereum fortleiten, liegen im caudalen Teile des Zwischenhirns weit verstreut über den ventralen und medianen Teil des Querschnittes. Auch im vorderen Teil des Mittelhirns sind sie nicht zu kompakten Bündeln vereinigt[3])." Mindestens gelingt es nicht, die Wärmeregulation durch Unterbrechung einiger weniger Faserbündel in jenen Hirnteilen aufzuheben, es sind dazu ausgedehntere Verletzungen notwendig. Nach Karplus

[1]) Dubois, R.: Etude sur le mécanisme de la thermogenèse etc. Ann. de l'univ. de Lyon. Paris 1895.

[2]) Brugsch, Dresel u. Lewy: Dtsch. Kongr. f. inn. Med. 1921.

[3]) Isenschmid, R. u. W. Schnitzler: Lokalisation des der Wärmeregulation vorstehenden Zentralapparates im Zwischenhirn. Arch. f. exp. Pathol. u. Pharmakol. Bd. 76. 1914.

und KREIDL[1]) werden nach Durchschneidung des gleichseitigen Hirnschenkels die zum Sympathicus ziehenden Impulse der Zwischenhirnbasis unwirksam. Alle vollständigen Querschnittsläsionen unterhalb des Zwischenhirns bis herunter zu den ersten Dorsalsegmenten heben die Wärmeregulation vollständig auf. In welchem Teile des Querschnittes die betreffenden Fasern verlaufen, wissen wir weder für die Brückengegend noch für die Medulla oblongata.

Wahrscheinlich sind alle Störungen der Wärmeregulation, welche durch jene Hirnteile treffende Reizungen oder Verletzungen erzeugt werden, auf die Reizung und Unterbrechung von Leitungsbahnen zu beziehen. So auch die von BRUCK und GÜNTHER[2]) durch Einstechen von Nadeln zwischen Pons und Medulla oblongata erzielte Temperatursteigerung.

Wir können nicht ohne weiteres annehmen, daß es sich dabei um „lange Bahnen" handelt, die ohne Unterbrechung nach dem Rückenmark verlaufen, sondern müssen mit der Möglichkeit rechnen, daß sie mindestens zum Teil im Mittel- und Nachhirn eine Unterbrechung erfahren, und daß es ein zweites Neuron ist, das im Rückenmark weiterverläuft. Darüber fehlen noch alle sicheren Kenntnisse.

KARPLUS und KREIDL[3]) konnten bei der Katze feststellen, daß jede Halsmarkhälfte Schweißimpulse zu allen vier Extremitäten sendet. Sie wiesen nach, daß die Leitung ungekreuzt durch das ganze Halsmark verläuft und erst unterhalb des 8. Cervicalsegments eine teilweise Kreuzung stattfindet.

Daß die Durchschneidung der Medulla oblongata und der oberen Teile des Rückenmarkes die Wärmeregulation aufhebt bzw. die Tiere unfähig macht, gegenüber den gewöhnlichen Lufttemperaturen ihre Körpertemperatur aufrechtzuerhalten, ist seit langem bekannt. Namentlich schon durch weit zurückliegende Untersuchungen PFLÜGERS[4]) und seiner Schule. Auch, daß die Tiere mit durchschnittenem Rückenmark sich bei künstlicher Erwärmung leicht überhitzen, ist schon aus älteren Versuchen zu ersehen[5]). Ebenso, daß weiter unten geführte Rückenmarksdurchschneidungen den Wärmehaushalt weniger störten[6]). Die Deutung jener Befunde war aber in früherer Zeit eine völlig unsichere.

Erst die Untersuchungen von Graf SCHÖNBORN[7]) und namentlich von FREUND und STRASMANN[8]) und FREUND und GRAFE[9]) brachten mehr Klarheit. Diese Autoren zeigten, daß Rückenmarksdurchschneidungen beim Kaninchen oberhalb des 1. Dorsalsegmentes die Wärmeregulationsfähigkeit so gut wie völlig aufheben[10]), in gleicher Weise, wie wir das oben für die Ausschaltung des Tuber cinereum beschrieben haben, während bei einer Durchschneidung des Rückenmarks unterhalb des 1. Dorsalsegmentes die Wärmeregulation im wesentlichen erhalten bleibt. Namentlich ist die chemische Wärmeregulation

---

[1]) KARPLUS u. KREIDL: Gehirn und Sympathicus. Pflügers Arch. f. d. ges. Physiol. 1909.

[2]) BRUCK u. GÜNTHER: Pflügers Arch. f. d. ges. Physiol. Bd. 3. 1870.

[3]) KARPLUS u. KREIDL: Gehirn und Sympathicus. Pflügers Arch. f. d. ges. Physiol. Bd. 143. 1911.

[4]) PFLÜGER: Pflügers Arch. f. d. ges. Physiol. Bd. 18. 1878.

[5]) NAUNYN u. QUINCKE: Arch. f. Physiol. 1869.

[6]) Temperaturbeobachtungen an Menschen mit Verletzungen des Rückenmarkes finden sich bei PEMBREY in Schäfers Textbook of physiol. Bd. 1, S. 859. 1898. — EMERSON, H.: Arch. of internal. med. Bd. 8, S. 150. 1911.

[7]) Graf SCHÖNBORN: Arch. f. exp. Pathol. u. Pharmakol. Bd. 69. 1912.

[8]) FREUND u. STRASMANN: Arch. f. exp. Pathol. u. Pharmakol. Bd. 69. 1912.

[9]) FREUND u. GRAFE: Arch. f. exp. Pathol. u. Pharmakol. Bd. 69, 70. 1912.

[10]) SHERRINGTON, C. S.: Journ. of physiol. Bd. 58, S. 405. 1924, sah bei Hunden, deren Rückenmark im Bereich der unteren Cervicalsegmente durchschnitten war, in der Kälte Muskelzittern an Hals und Kopf auftreten — also keine völlige Aufhebung der Wärmeregulation. — Das gleiche Verhalten beobachteten wir bei Kaninchen.

noch wohl erhalten. Bei niedrigen Lufttemperaturen ist die Wärmebildung bzw.
der Gasumsatz sogar ungewöhnlich lebhaft. Die Steigerung des Sauerstoffverbrauches gegenüber der Zeit vor der Operation betrug durchschnittlich 32,8%.
In eigenen Versuchen sahen wir gelegentlich bei Kaninchen, bei welchen vor
der Operation im Eisschrank der Gasumsatz nicht wesentlich höher war als
im Brutschrank, weil ihre physikalische Wärmeregulation genügte, um den Ausgleich zu besorgen, erst nach der Durchschneidung des Brustmarkes eine sehr
lebhafte chemische Wärmeregulation in Erscheinung treten[1]). Der Unterschied
im Regulationsvermögen nach der Durchschneidung ober- und unterhalb des
1. Dorsalsegmentes betrifft also vor allem die chemische Wärmeregulation.
Wir müssen also annehmen, daß in diesem ersten Segment und seiner unmittelbaren Nachbarschaft für die Wärmeregulation wichtige Impulse das
Rückenmark verlassen.

FREUND und GRAFE haben nicht nur gezeigt, daß der Stoffwechsel von Tieren, welchen durch Quertrennung des Halsmarkes die Wärmeregulation ausgeschaltet ist, starke quantitative Veränderungen im Sinne des Fehlens der
Umsatzsteigerung bei niedriger Lufttemperatur aufwiesen, sondern daß gleichzeitig der Stoffwechsel auch tiefgreifende *qualitative* Veränderungen eingeht im
Sinne einer gewaltigen Steigerung der Eiweißverbrennung[2]). Die eben genannten
Forscher haben auch gezeigt, daß die nach Durchschneidung im oberen Brustmark noch lebhaft vorhandene chemische Wärmeregulation schwer geschädigt
bzw. aufgehoben wird, wenn das sympathische Ganglion stellatum exstirpiert
wird, zu dem aus den obersten Dorsalsegmenten sympathische Fasern ziehen.
Den gleichen Erfolg hat die Kombination der Durchschneidung des Brustmarkes
mit derjenigen der vorderen und hinteren Wurzeln der untersten Cervicalsegmente und des 1. Dorsalsegmentes. FREUND und JANSSEN[3]) haben ferner
dargetan, daß die regulatorischen Veränderungen des Stoffwechsels in den Muskeln der unteren Extremität abhängig sind von der Unversehrtheit der Leitung
in den unteren Halssegmenten.

Welchen weiteren Weg diese für die chemische Wärmeregulation wichtigen
sympathischen Bahnen zu den Erfolgsorganen nehmen, werden wir später erörtern.

Wenn wir uns den Zustand des Nervensystems nach alleiniger Durchschneidung des Rückenmarkes in den oberen Dorsalsegmenten vergegenwärtigen, sehen
wir, daß außer den Verbindungen für die Motilität und Sensibilität auch die
Bahnen, welche vom Gehirn zu den spinalen Zentren für die Schweißdrüsen und
für die Gefäßinnervation ziehen, durchtrennt sind. Letztere liegen vom 8. Hals-
segment bis zum 3. Lumbalsegment „im Seitenhorn bzw. in der intermediären
Zone zwischen Vorder- und Hinterhorn"[4]). Auch die Verbindungen mit den Gefäßzentren im unteren Lumbalmark und im Sakralmark sind durchtrennt, ebenso die
Verbindungen des Gehirns mit den Nervi splanchnici. Es besteht zunächst
Gefäßlähmung und Gefäßerweiterung, besonders bei hoher Durchschneidung,
in der Haut fast des ganzen Körpers. Das Tier gibt sehr viel Wärme ab, kühlt
sich leicht ab. Deshalb ist seine „Regulationsbreite" eingeengt, es unterkühlt

---

[1]) ISENSCHMID: Arch. f. exp. Pathol. u. Pharmakol. Bd. 98. 1923.

[2]) FREUND u. GRAFE: Die Beeinflussung des Gesamtstoffwechsels und des Eiweißumsatzes durch operative Eingriffe. Pflügers Arch. f. d. ges. Physiol. Bd. 168. 1917; Arch.
f. exp. Pathol. u. Pharmakol. Bd. 93. 1922. — FREUND u. GRAFE: Das Verhalten von Gesamtstoffwechsel und Eiweißumsatz bei infizierten Tieren usw. Dtsch. Arch. f. klin. Med.
Bd. 121. 1916,

[3]) FREUND u. JANSSEN: Klin. Wochenschr. 1923, S. 979; Pflügers Arch. f. d. ges.
Physiol. Bd. 200. 1923.

[4]) GLASER: in L. R. MÜLLER: Das vegetative Nervensystem. Berlin 1920.

sich häufig schon bei mittleren Zimmertemperaturen trotz mächtig gesteigerter Wärmebildung. Nach einigen Tagen, wenn sich der selbständige spinale Gefäßtonus eingestellt hat, gibt es weniger Wärme ab und seine „Regulationsbreite" wird nach unten größer. Immerhin bleibt seine physikalische Wärmeregulation schwer geschädigt und dies namentlich, wenn in den an die Durchschneidungsstelle angrenzenden Rückenmarkssegmenten Erweichung Platz greift und dadurch ein Teil der spinalen Gefäßzentren ausgeschaltet wird. Die chemische Wärmeregulation hat die Hauptlast zu tragen. Die erstaunlich große Freßlust, welche solche Tiere gewöhnlich zeigen, beweist schon vor jeder calorimetrischen Messung augenfällig, daß die Regulation durch vermehrten Umsatz, durch vermehrte Wärmebildung, lebhaft am Werke ist. Wird nun einem solchen Tiere beidseitig der Vagus unter dem Zwerchfell durchschnitten, erleidet seine Wärmeregulation eine neue schwere Störung, und zwar diesmal auf Kosten der chemischen Wärmeregulation [FREUND[1])]. Das Tier wird völlig „poikilotherm" wie ein Tier mit ausgeschaltetem Zwischenhirn oder mit durchschnittenem Halsmark, nur daß nach FREUND es bei Veränderung der Umgebungstemperatur nach dieser Verletzung etwas länger dauert, bis die Körpertemperatur die entsprechende neue Einstellung annimmt, was vielleicht auf einen erhaltenen Rest von Wärmeregulation hindeutet.

Die Störung der Wärmeregulation, welche durch die Durchschneidung der Nervi vagi allein hervorgerufen wird, ist noch nicht genügend studiert. Solche Tiere scheinen sich sowohl leichter zu erwärmen als auch leichter abzukühlen, also in ihrer Regulationsfähigkeit gestört zu sein. Die Wiedererwärmung aus dem Winterschlaf wird durch die Durchschneidung der Vagi nach R. DUBOIS[2]) nicht nur nicht aufgehoben, sondern sogar etwas beschleunigt[3]).

Wir haben also den zentrifugalen Schenkel des Wärmeregulationsapparates verfolgen können, einerseits bis ins Brust- und Lendenmark (Gefäß- und Schweißzentren und motorische Kerne) und anderseits bis in den Cervicalteil des sympathischen Grenzstranges und mit dem Vagus bis unter das Zwerchfell.

Den Weg, welchen die vasomotorische und die Schweißinnervation weiter nimmt, haben wir im Abschnitt über die physikalische Wärmeregulation kennengelernt (vgl. S. 33 und S. 38 u. 39). Es bleibt uns noch der Weg zu verfolgen, den die im 1. Dorsalsegment in den sympathischen Grenzstrang und mit dem Vagus in das Abdomen gehenden, vor allem die chemische Regulation vermittelnden Impulse nehmen.

Hier sind unsere Kenntnisse unsicher. Nach den Untersuchungen von FREUND und von PLAUT scheint es, daß die Impulse, welche die chemische Wärmeregulation in der Leber und in den Muskeln vermitteln, diesen Organen durch die die Blutgefäße begleitenden Nerven, vielleicht durch die periarteriellen Nervengeflechte, zugehen. „Ob die Nervenbahnen vom Ganglion stellatum aus im Grenzstrang verlaufen oder ob sie sich schon an der Aorta dem Arteriensystem anschließen, bleibt bisher ungeklärt[4])." Es muß aber betont werden, daß die Möglichkeit einer Leitung nervöser Impulse auf längere Strecken im periarteriellen Geflecht noch durchaus keine allgemein anerkannte Tatsache ist. LANGLEY[5]) stellt sie auch neuerdings wieder bestimmt in Abrede. Weitere Literatur bei[6]).

---

[1]) FREUND: Arch. f. exp. Pathol. u. Pharmakol. Bd. 72. 1913.

[2]) DUBOIS, R.: Cpt. rend. des séances de la soc. de biol. Bd. 46. 1894.

[3]) Weitere Literatur bei W. v. BECHTEREW: Die Funktionen der Nervenzentra Bd. 1, S. 576. Jena 1908—1911, und bei FREUND: Arch. f. exp. Pathol. u. Pharmakol. Bd. 72. 1913.

[4]) FREUND u. JANSSEN: Klin. Wochenschr. 1923, S. 979; Pflügers Arch. f. d. ges. Physiol. Bd. 200. 1923.

[5]) LANGLEY: Journ. of physiol. Bd. 58. 1923.

[6]) DENNING: Klin. Wochenschr. 1924, S. 727; 1925, S. 66. — WIEDHOPF: Klin. Wochenschrift 1924, S. 728; Münch. med. Wochenschr. 1925, S. 414. — BRÜNING, F.: Klin. Wochenschr. 1924, S. 2087.

Da die Blutgefäße antagonistisch innerviert sind und wir die Beteiligung auch des autonomen Systemes an der chemischen Wärmeregulation annehmen müssen, erhebt sich die weitere Frage, ob vielleicht an den periarteriellen Nervengeflechten auch autonom-parasympathische Fasern beteiligt sind und wie diese vom Zentralnervensystem dahin gelangen. Frank, Nothmann und Hirsch[1]) nehmen eine dreifache motorische Innervation der Muskeln an. Außer der cerebrospinalen, motorischen Innervation würde auch die parasympathische auf den Wegen der markhaltigen Hauptnervenstämme verlaufen. Für die von Freund und Janssen beobachtete Wirkung würde also nur der Sympathicus übrigbleiben.

Wenn, wie Frank[2]) vermutet, gewisse Formen von Tremor vom autonomen Nervensystem abhängen, so muß man auch für möglich halten, daß das Muskelzittern im Dienste der Wärmeregulation durch das vegetative Nervensystem vermittelt wird. Diese Vermutung hat eine gewisse Stütze in der Beobachtung, daß nach Ausschaltung des vegetativen Zentrums an der Basis des Zwischenhirns das Zittern bei Abkühlung aufhört[3]). Doch wissen wir, daß diese Funktion unter Umständen auch unabhängig vom Zwischenhirn unter Vermittlung nur des Rückenmarkes sich abspielen kann. Goltz und Ewald[4]) sahen einen Hund, dessen Lenden- und Sakralmark entfernt worden war, der aber noch im Besitze des Brustteiles des Rückenmarkes war, nach Abtrennung dieses Rückenmarkstückes vom Gehirn, gerade in dem durch dieses mittlere, isolierte Rückenmarksstück innervierten Teil des Tieres auf Kälteeinwirkung zittern. Gewöhnlich aber findet sich das Zittern an der Kälte bei Versuchstieren nur in den Segmenten, deren Zusammenhang mit dem Gehirn erhalten ist[5]). Das gleiche gilt von Menschen mit Rückenmarksquerläsionen[6]).

f) Die Wege, auf welchen die Impulse dem Wärmeregulationszentrum zufließen,

haben wir schon mehrfach erwähnt. Wir wissen, daß nicht ausschließlich Nervenbahnen die Wege sind, auf welchen dem Wärmeregulationszentrum Ansprüche gemeldet werden, sondern daß das abgekühlte und erwärmte Blut direkt auf das Wärmeregulationszentrum einwirkt (vgl. S. 49 u. 50).

Noch ungenügend sind unsere Kenntnisse darüber, unter welchen Umständen und für welche Teilfunktion der Wärmeregulation der Blutweg und der Nervenweg betreten werden und in welchem Verhältnis die beiden Wege sich in die Arbeit teilen oder einander vertreten können. Sicher ist, daß durch direkte Erwärmung des Wärmeregulationszentrums sowohl die Vorgänge der chemischen als auch der physikalischen Wärmeregulation in Tätigkeit gesetzt werden können. Nach den auf S. 40 erwähnten Versuchen von Hill scheint gerade das Schwitzen vorwiegend durch direkte thermische Reizung des Zentrums zustande zu kommen. Anderseits konnte L. Hill[7]) mit seinen Mitarbeitern wahrscheinlich machen, daß beim Menschen für die chemische Wärmeregulation die Einwirkung des Temperaturreizes auf die Hautnerven, also der Reflexweg, die Hauptrolle spielt.

Der Weg der Temperaturerregung der Hautnerven führt mit den cerebrospinalen Nerven in die Hinterhörner. Diese Fasern erleiden im Rückenmark, mindestens beim Menschen, eine wahrscheinlich vollständige Kreuzung, und zwar in der weißen Commissur. Möglicherweise kreuzen sich die Bahnen für die Kälte-

---

[1]) Frank, Nathmann u. Hirsch-Kauffmann: Klin. Wochenschr. 1922, S. 1820.

[2]) Frank: Die Beziehungen des autonomen Nervensystems zur quergestreiften Muskulatur. Berl. klin. Wochenschr. 1919, Nr. 45 u. 46.

[3]) Isenschmid, R.: Med. Klinik 1914, Nr. 7.

[4]) Goltz u. Ewald: Pflügers Arch. f. d. ges. Physiol. Bd. 63. 1896.

[5]) Vielfältige eigene Erfahrungen an rückenmarksverletzten Tieren. — Sherrington, C. S.: Journ. of physiol. Bd. 58. 1924.

[6]) Kennaway and Permbrey: Journ. of physiol. Bd. 45. 1912.

[7]) Campbell, Hargood-Ash and L. Hill: Journ. of physiol. Bd. 55. 1921.

empfindung und die Wärmeempfindung in verschiedener Höhe, und sie steigen dann im Vorderseitenstrang[1]), wahrscheinlich im Gowerschen Bündel, in das Gehirn, und zwar wahrscheinlich in der Schleifenbahn[2]) des hinteren Teiles des Thalamus. Von dort aus müssen die Impulse einerseits in die benachbarte Regio subthalamica, in das Wärmeregulationszentrum im Tuber cinereum und seiner Umgebung gelangen, anderseits auf thalamo-corticalen Bahnen in die Großhirnrinde zur bewußten Wahrnehmung.

Wenn H. H. MEYER[3]) und WERBITZI mit der Annahme recht haben, daß auch die Magenschleimhaut treffende sensible Reize reflektorisch auf das Wärmeregulationszentrum einwirken, so ist der Weg für diese Impulse in sensiblen Vagusfasern gegeben, die wir ja bis in das Wärmeregulationszentrum im Tuber cinereum verfolgen können.

Nach den Untersuchungen von FREUND und JANSSEN hat es den Anschein, als könnten auch auf dem Wege des sympathischen Nervensystems zentripetale Temperaturreize dem Zentralorgan zugeleitet werden.

Wir sehen also, daß der große Reflexbogen der Wärmeregulation in seinem zentripetalen Schenkel neben nervösen Bahnen auch den Blutweg eingeschaltet hat, während nach. unserer bisherigen Darstellung der zentrifugale Schenkel nur nervöser Natur wäre. Wir müssen aber einer abweichenden Auffassung Erwähnung tun, nach der die regulatorischen Antriebe vom Zentrum zu den Stoffwechselstätten nicht auf dem nervösen Wege gehen, sondern „stets durch Vermittlung der Schilddrüse"[3]). Eine ähnliche Auffassung, aber ohne Nennung einer bestimmten Drüse, vertrat früher auch KREHL[4]). Daß eine solche Ansicht nicht mehr haltbar ist, wird auch aus dem nächsten Abschnitt hervorgehen.

G. Hormonale Einflüsse[5]).

a) Die Schilddrüse.

Daß die Schilddrüse durch ihre Tätigkeit den Gesamtstoffwechsel und damit die Wärmebildung steigert, und daß ihr Mangel eine Herabsetzung des ganzen Energieumsatzes zur Folge hat, ist eine der am längsten bekannten und am besten erhärteten Tatsachen der Lehre von den Drüsen mit innerer Sekretion[6]), und heutzutage ist es ja gerade diese Funktion der Schilddrüse, welche dank dem Vorgehen der amerikanischen Autoren geradezu als praktisch wichtigster und zuverlässigster Prüfstein für die Funktionsstörungen dieses Organes gilt. Die Schilddrüse scheint also wie geschaffen, um der chemischen Wärmeregulation vorzustehen.

Es liegt auch tatsächlich ein recht großes Material vor, welches für einen Einfluß der Schilddrüse auf die Wärmeregulation spricht.

Schon den ältesten Autoren, die sich experimentell oder als Chirurgen mit der Schilddrüse befaßten, ist es aufgefallen, daß das Fehlen dieses Organes oft

---

[1]) BECHTEREW, W. v.: Die Funktionen der Nervenzentra Bd. 1—3. Jena 1908—1911. — EDINGER, L.: Nervöse Zentralorgane. 8. Aufl., S. 373. Leipzig 1911.

[2]) SCHLESINGER: Zentralbl. f. Physiol. Bd. 9, S. 694. 1895.

[3]) MEYER, H. H.: Naturwissenschaften 1920, H. 38.

[4]) KREHL, L.: Dtsch. Kongr. f. inn. Med. 1913.

[5]) Der Einfluß der Hormone auf die Wärmebildung ist dargestellt bei E. GRAFE: Die pathologische Physiologie des Gesamtstoff- und Kraftwechsels, S. 241 ff. Ergebn. d. Physiol. Bd. 21, II. 1923.

[6]) HORSLEY, V.: Remarks on the Funktion of the Thyroid Gland. London 1891. Ferner Festschrift für Rud. Virchow. Berlin 1891. Auch Brit. med. journ. Dan. 1892. — LOEWY, A.: in Oppenheimers Handb. d. Biochemie Bd. 4, S. 192. 1911. Dort ältere Lit.

zu einer Herabsetzung der Körpertemperatur führt, z. B.[1]), anderseits ist es
jedem Arzte bekannt, daß Kranke mit gesteigerter Schilddrüsenfunktion besonders leicht fiebern. Die Zufuhr von Schilddrüsenpräparaten kann bei Menschen Fieber erzeugen[2]).

Boldyreff[3]) hat bei Katzen und Hunden die Schilddrüsen samt den Epithelkörperchen herausgenommen und darnach hochgradige Störungen der Wärmeregulation festgestellt. Die Körpertemperatur stieg in warmer Luft und besonders im heißen Bade rasch zu den höchsten Temperaturen, die mit dem Leben
vereinbar sind, und darüber hinaus, während gleichbehandelte Kontrolltiere nur
geringe Temperaturerhöhungen aufwiesen. In kalter Luft und im kalten Bade
unterkühlten sich die Tiere ohne Schilddrüse und Epithelkörper sehr stark,
während die Temperatur der Kontrolltiere nur in viel geringerem Maße beeinflußt wurde. „Die vollkommene Thyreoidektomie führt die warmblütigen Tiere
(Hunde und Katzen) auf den Grad der kaltblütigen." Boldyreffs Schüler
Karelkin[4]) zeigte, daß Tiere ohne Schilddrüsenapparat sich auf pharmakologische Einflüsse leichter überhitzen und abkühlen als Normale. Auch seine Versuchstiere litten infolge des Fehlens der Epithelkörperchen an Tetanie. Analoge
Versuche mit ähnlichem Resultat hat Schenk[5]) am Kaninchen nach Entfernung
der Schilddrüse unter Schonung der Epithelkörperchen vorgenommen. Die
Tiere wurden mit Äther befeuchtet und dadurch ihre Körpertemperatur viel
stärker herabgesetzt als bei Normalen. Auch glich sich die gesunkene Temperatur
nach dem Aufhören der Wärmeentziehung viel langsamer wieder aus als beim
normalen Tier.

Sehr ähnliche Resultate erzielte H. Pfeiffer[6]) neuerdings an Meerschweinchen. Wurden
Meerschweinchen 1 bis 2 Wochen nach der völligen Zerstörung der Schilddrüse unter Schonung
je eines Epithelkörperchens in ein Bad von 7° gebracht, sank ihre Körpertemperatur sehr
viel schneller und tiefer als die normaler Vergleichstiere. Die Wiedererwärmung brauchte
mehr Zeit, ja sie blieb bei einzelnen schilddrüsenlosen Tieren ganz aus, so daß sie an Unterkühlung eingingen. Auch die Fesselung auf dem Spannbrette unterkühlte schilddrüsenlose
Tiere stärker als normale. Bei Versuchen, die Tiere zu erhitzen, ergab sich im Gegensatz zu
den Versuchen von Boldyreff kein Unterschied gegenüber normalen Tieren. Cori[7]) sah
ebenfalls, daß Tiere ohne Schilddrüse, Kaninchen, sich im kalten Bade stärker abkühlen.

*Aus diesen Versuchen geht eine gewisse Minderwertigkeit der Tiere ohne Schild-
drüse gegenüber sehr hohen Ansprüchen an die Regulation gegen Abkühlung übereinstimmend hervor.*

Aus weiteren komplizierteren Versuchen ergeben sich etwas weniger eindeutige Anhaltspunkte für die Tätigkeit der Schilddrüse in der Wärmeregulation. So ist es nicht klar, ob die
von Képinow und Lauzenberg[8]) festgestellte, von Applemans bestrittene Unempfindlichkeit der Meerschweinchen ohne Schilddrüse gegenüber dem klassischen Anaphylaxieversuch
mit einer Veränderung des Wärmeregulationsmechanismus zusammenhängt. Schilddrüsenlose,

---

[1]) Horsley, V.: Remarks on the Function of the Thyroid Gland. London 1891. Ferner
Festschrift f. Rud. Virchow. Berlin 1891. Auch Brit. med. journ. Dan. 1892.
[2]) Krehl, L.: Die Störungen der Wärmeregulation und das Fieber. Im Handbuch
d allg Pathol. v. Krehl-Marchand Bd. 4, I. Leipzig 1924.
[3]) Boldyreff: Der Einfluß des Schilddrüsenapparates auf die Wärmeregulation.
Pflügers Arch. f. d. ges. Physiol. Bd. 154. 1913.
[4]) Karelkin: Zentralbl. f. Physiol. Bd. 28. 1915.
[5]) Schenk, P.: Arch. f. exp. Pathol. u. Pharmakol. Bd. 92. 1922.
[6]) Pfeiffer, H.: Arch. f. exp. Pathol. u. Pharmakol. Bd. 98. 1923.
[7]) Cori: Über den Einfluß der Schilddrüse auf die. Wärmeregulation. Arch. f. exp.
Pathol. u. Pharmakol. Bd. 95, S. 378. 1922; Wien. klin. Wochenschr. 1921, S. 485.
[8]) Képinow u. Lauzenberg: Glande thyroïde et anaphylaxie. Cpt. rend. des séances
de la soc. de biol. Bd. 86, 87. 1922. — Applemans, R.: Le rôle de la glande thyroïde dans
le phénomène de l'anaphylaxie. Cpt. rend. des séances de la soc. de biol. Bd. 87, S. 1242.
1922. — Parhon et Ballif: Nouvelles recherches sur l'anaphylaxie chez les animaux éthy-
roïdés etc. Cpt. rend des séances de la soc. de biol. Bd. 89, S. 1063. 1923.

tuberkulöse Meerschweinchen fiebern nicht auf Tuberkulin[1]). Bei schilddrüsenlosen Tieren führt der Wärmestich zu geringerer Temperatursteigerung als bei normalen[2]). Aus Versuchen von R. DITTLER[3]) geht hervor, daß das Fieber, welches auf parenterale Zufuhr von Eiweißstoffen entsteht, bei schilddrüsenlosen Tieren ohne Steigerung der Wärmebildung einhergehen kann. Ferner wurde nachgewiesen, daß der Zuckerverbrauch des überlebenden Kaninchenherzens sich anders verhielt, wenn das Tier keine Schilddrüse hatte: Überlebende Herzen entziehen nämlich, wenn sie einem normalen Tiere während der Wärmestichhyperthermie entnommen werden, beim Schlagen in Lockescher Flüssigkeit dieser wesentlich mehr Zucker als solche von normalen Tieren. Diese Steigerung des Zuckerverbrauches nach Wärmestich wurde dagegen beim schilddrüsenlosen Tiere vermißt[4]). Wurden Kaninchen durch äußere Temperatureinflüsse erwärmt oder abgekühlt, so verbrauchte danach das überlebende Herz beim vorher abgekühlten Tier reichlich Zucker, beim vorgängig erwärmten dagegen beinahe keinen. Das Herz scheint also danach die Einstellung für vermehrten Stoffverbrauch bei Abkühlung des Körpers auch noch beizubehalten, nachdem es vom übrigen Körper getrennt ist. Wurde der Flüssigkeit, in welcher ein überlebendes Kaninchenherz schlug, Serum von einem andern, unter abkühlenden Temperatureinflüssen stehenden Kaninchen zugesetzt, wurde dadurch vermehrter Zuckerverbrauch veranlaßt, während der Zusatz von Serum eines bei höheren Außentemperaturen gehaltenen Tieres diesen steigernden Einfluß nicht ausübte.

Ebensowenig vermochte das Serum eines schilddrüsenlosen Kaninchens den Zuckerverbrauch zum Ansteigen zu bringen, auch wenn das Tier vor der Blutentnahme abkühlenden Einflüssen unterworfen war, also seine chemische Wärmeregulation angeregt worden war. Auch wenn man das Serum verschiedener Herkunft schon dem lebenden Tiere einspritzte, anstatt es erst dem überlebenden Präparat zuzusetzen, zeigte danach das überlebende Herz des Empfängers die gleichen Verschiedenheiten im Zuckerverbrauch [MANSFELD und v. PAP[5])].

SCHENK[6]) fand, daß der Gaswechsel schilddrüsenloser Kaninchen gesteigert werden konnte durch Einspritzung von Serum eines normalen Kaninchens, falls das spendende Tier vor der Blutentnahme niedrigen Temperaturen ausgesetzt worden war, während die Steigerung des Stoffwechsels ausblieb, wenn das spendende Tier bei höherer Temperatur gehalten worden war oder wenn es zwar abgekühlt worden war, aber keine Schilddrüse mehr besaß.

Danach hat es den Anschein, als würden, während der Organismus sich gegen Abkühlung zu wehren hat, von der Schilddrüse Stoffe in die Blutflüssigkeit abgegeben, welche sowohl den Gesamtorganismus als auch das überlebende Herz zu vermehrten Verbrennungen zu veranlassen vermögen. Nach BURGE und seinen Mitarbeitern[7]) würde die Schilddrüse die Leber zu vermehrter Bildung von Katalase anregen. Dieses Ferment würde dann die Steigerungen der Oxydationen hervorrufen.

Die Wichtigkeit des Schilddrüsensekretes für die Wärmeregulation scheint auch aus Versuchen von L. ADLER[8]) hervorzugehen. Die Einspritzung von Schilddrüsenextrakten erweckte winterschlafende Säugetiere und rief Erwärmung hervor, vgl. [6]), während Auszüge aus manchen anderen Geweben diese Wirkung nicht hatten. Diese den winterschlafenden Igel erwärmende Wirkung des Schilddrüsenextraktes bestand auch nach operativer Ausschaltung des Wärmeregulationszentrums und nach möglichster Ausschaltung der peripheren Sympathicusinnervation durch Ergotoxin, wenn auch in etwas verringertem Maße. ADLER nahm deshalb für dieses Hormon einen Angriffspunkt im wärmebildenden Gewebe selbst an.

---

[1]) KÉPINOW u. METALNIKOW: Cpt. rend. des séances de la soc. de biol. Bd. 87, S. 210. 1922.

[2]) NYFFENEGGER: Biochem. Zeitschr. Bd. 121. 1921. — LOEWI u. WESELKO: Zentralbl. f. Physiol. 1914.

[3]) DITTLER, R.: Zeitschr. f. Biol. Bd. 76. 1922.

[4]) LOEWI u. WESELKO: Zentralbl. f. Physiol. 1914, — MANSFELD: Pflügers Arch. f. d. ges. Physiol. Bd. 161. 1915. — MANSFELD u. ERNST: Pflügers Arch. f. d. ges. Physiol. Bd. 161. 1915. Kritik bei A. DURIG: Handwörterbuch der Naturwissenschaften Bd. 10. Art. Wärmehaushalt. Jena 1915.

[5]) MANSFELD u. v. PAP: Pflügers Arch. f. d. ges. Physiol. Bd. 184. 1921.

[6]) SCHENK: Die Rolle der Schilddrüse für die Wärmeregulierung und den Stoffwechsel. Pflügers Arch. f. d. ges. Physiol. Bd. 197. 1922.

[7]) BURGE: Americ. journ. of physiol. 1919, Bd. 50. — BURGE, KENNEDY and NEILL: Americ. journ. of physiol. Bd. 43. 1917.

[8]) ADLER, L.: Schilddrüse und Wärmeregulierung. Arch. f. exp. Pathol. u. Pharmakol. Bd. 86. 1920. — ADLER, L.: Angriffspunkt der Blutdrüsenhormone bei der Wärmeregulierung. Arch. f. exp. Pathol. u. Pharmakol. Bd. 87. 1920.

Die Schilddrüse der Winterschläfer zeigte während des Schlafes morphologische Veränderungen, die auf ein Darniederliegen der Funktion hindeuten, während Erscheinungen von Regeneration gegen das Frühjahr hin zu beobachten waren.

Im Gegensatz dazu fand F. C. Mann[1]) in den Schilddrüsen winterschlafender Tiere keinerlei histologische Veränderungen. Auch überwinterten seine Versuchstiere nach Entfernung der Schilddrüse wohlbehalten im normalen Winterschlaf. Er glaubt also nicht, daß der Schilddrüse für den Winterschlaf eine besondere Bedeutung zukommt. Anderseits fand Mills[2]) bei jungen Kaninchen, Meerschweinchen und Katzen starke Unterschiede im histologischen Bild der Schilddrüse, je nachdem die Tiere bei kalter oder warmer Außentemperatur gehalten worden waren. Auch Cramer[3]) sah bei Tieren, deren Wärmebildung durch Aufenthalt in kalter Luft oder durch fiebererregende Mittel gesteigert war, in der Schilddrüse histologische Veränderungen, die man als Zeichen erhöhter Tätigkeit deuten kann.

Nach den bisher angeführten zahlreichen Versuchsergebnissen müßte man erwarten, daß die Schilddrüse in der Wärmeregulation eine sehr große Rolle spielt, ja vielleicht unentbehrlich ist.

Es ist aber durch eine ganze Anzahl von Beobachtungen einwandfrei nachgewiesen, daß die Wärmeregulation, und zwar auch die chemische, trotz Fehlens der Schilddrüse nicht nur bestehen, sondern sogar recht erheblichen Ansprüchen genügen kann.

So hat Hildebrandt[4]) durch Gaswechselbestimmungen an Ratten gezeigt, daß weder qualitativ oder quantitativ ein Unterschied in der regulatorischen Stoffwechselsteigerung zwischen normalen und schilddrüsenlosen Tieren besteht. Das gleiche Ergebnis hatten Versuche von Grafe und v. Redwitz[5]) an Hunden. Ferner fanden diese Autoren im Fieber nach Infektion mit Bacterium sui pestifer eine sehr erhebliche Steigerung des Gasumsatzes und der N-Ausscheidung trotz Fehlens der Schilddrüse (im Gegensatz zu älteren Versuchsergebnissen von Mansfeld und Ernst[6]).

Isenschmid[7]) hat beim Kaninchen einen Unterschied weder in der Regulationsbreite noch in der Veränderung des Gasumsatzes bei wechselnder Außentemperatur nach Entfernung der Schilddrüse gefunden, auch nicht nach Durchtrennung des Rückenmarkes in seinem Brustteil. Durch diesen Eingriff am Nervensystem wird, wie wir auf S. 63 gesehen haben, eine starke Anspannung der chemischen Wärmeregulation hervorgerufen. Diese war nach Ausschaltung der Schilddrüse in voller Ausprägung vorhanden, und zwar so gut am zweiten Tage nach der Entfernung der Schilddrüse wie an den folgenden bis zum 16. Tage danach. In den auf S. 24 erwähnten Versuchen, die chemische Wärmeregulation in den Muskeln zu bestimmen, fanden Freund und Janssen[8]), daß diese Regulation durch Entfernung der Schilddrüse nicht beeinträchtigt wurde.

Wir müssen also schließen: *Die chemische Wärmeregulation ist auch nach Ausschaltung der Schilddrüse noch vorhanden und nicht wesentlich reduziert.*

Die Annahme, daß die Impulse für die chemische Wärmeregulation aus dem Zentralnervensystem lediglich über die Schilddrüse gehen, ist also abzulehnen.

Dagegen tun die Versuche von Schenk, Pfeiffer, Cori und Boldyreff dar, daß Tiere ohne Schilddrüse bei besonders starker Wärmeentziehung leichter abgekühlt werden und sich schwerer von der Abkühlung erholen als normale. Diese Feststellung paßt sehr gut zu dem, was wir ohnehin über den Einfluß der Schilddrüse auf die Wärmebildung wissen. Unter dem Einfluß der Schilddrüse

---

[1]) Mann, F. C.: The ductless glands and hibernation. Americ. journ. of physiol. Bd. 41. 1916.

[2]) Mills: Effects of external. Temp., Morphin. etc. on Thyroid Activity. Americ. journ. of physiol. Bd. 46. 1918.

[3]) Cramer, W.: Thyroid and adrenal apparatus and its function in the heat regulation &c. Journ. of physiol. Bd. 50. 1916; Proceedings S. 38.

[4]) Hildebrandt: Chem. Wärmeregulation schilddrüsenloser Ratten. Arch. f. exp. Pathol. u. Pharmakol. Bd. 90. 1921.

[5]) Grafe u. v. Redwitz: Zur Rolle der Schilddrüse für die Wärmeregulierung. Zeitschr. f. physiol. Chemie Bd. 119. 1922.

[6]) Mansfeld u. Ernst: Pflügers Arch. f. d. ges. Physiol. Bd. 161. 1915.

[7]) Isenschmid: Arch. f. exp. Pathol. u. Pharmakol. Bd. 98. 1923.

[8]) Freund u. Janssen: Klin. Wochenschr. 1923, S. 979; Pflügers Arch. f. d. ges. Physiol. Bd. 200. 1923.

wird sie lebhafter, ihr Fehlen läßt sozusagen „die Flamme der Verbrennungen"
kleiner werden, beeinträchtigt dagegen die regulatorischen Veränderungen der
Größe der Verbrennungen nicht. Die Regulation selbst ist also erhalten. Wenn
BOLDYREFF und KARELKIN im Gegensatz zu dieser Deutung sagen, daß schilddrüsenlose Tiere sich auch leichter überhitzen, werden wir dieses Verhalten auf
die Neigung der Tiere ohne Epithelkörperchen zu Muskelkrämpfen beziehen müssen. Auch die Erwärmung der Tiere im Winterschlaf durch Einspritzung von
Schilddrüsenauszügen läßt sich durch die bekannte, den Stoffwechsel steigernde
Eigenschaft dieser Stoffe erklären und scheint uns kein unzweideutiger Beweis
für die Einschaltung der Schilddrüse in den Wärmeregulationsapparat zu sein.
Die sonstigen angeführten Beobachtungen, welche zugunsten der Wichtigkeit
der Schilddrüse für die Wärmeregulation sprechen, sind erst recht zu vieldeutig,
um sichere Schlüsse zu gestatten.

b) Die Nebennieren.

1. Die Wärmeregulation bei Nebennierenmangel.

Wenn Tiere nach vollständiger Entfernung der Nebennieren sterben, tritt
fast regelmäßig einige Zeit vor dem Tode ein tiefer Abfall der Körpertemperatur
ein[1]).

Nach HULTGREN und ANDERSSON[2]) erholen sich die meisten Tiere von dem
unmittelbar durch die Operation hervorgerufenen Temperaturabfall in der Regel
so, daß am Tage nach dem Eingriff die Körpertemperatur wieder normal ist und
erst später, 24 bis 48 Stunden vor dem Tode, beginnt ein kontinuierlicher, steiler
und meist gradliniger Abfall der Temperaturkurve, die oft unter 30° herabsinkt,
ehe der Tod erfolgt. Ja bei einer Katze maßen die Autoren vor dem Tode 19,5°.
Selten wird der glatte Abfall der Temperatur spontan durch eine Steigerung um
einige Zehntel unterbrochen. Dagegen gelingt es, durch Einspritzung von Nebennierenextrakten die gesunkene Temperatur um bis zu 3° hinaufzutreiben, wenn
auch nur auf wenige Stunden, ebenso durch Adrenalin[3]). Schon H. und A.
fanden, daß einzelne Kaninchen nach zweizeitiger Entfernung der Nebennieren
monatelang am Leben bleiben können. Die Frage, ob die Nebennieren bei Säugetieren ein unbedingt lebenswichtiges Organ sind, ist eng verknüpft mit derjenigen,
ob die Organe für die Regulation der Körperwärme unentbehrlich sind oder nicht.

Die Frage der Lebensnotwendigkeit der Nebennieren wird auch heute noch
verschieden beantwortet. Wir verweisen auf die Darstellung in diesem Handbuche und auf die Darlegungen von BIEDL[4]), wo auch die Ergebnisse der älteren
Literatur ausführlich dargestellt sind. B. gelangte zu dem Schlusse, daß die
Nebennieren lebensnotwendig sind und daß es insbesondere das Fehlen der Nebennierenrinde ist, welche den Tod der Tiere herbeiführt. Das Überleben mancher
Versuchstiere, besonders vieler Ratten, wird durch das Vorhandensein von
akzessorischen Organen erklärt, die vikariierend hypertrophieren. Wer dagegen
die Nebennieren wegen des Überlebens mancher Versuchstiere besonders nach
zweizeitiger Entfernung nicht für unbedingt lebenswichtig hält, kann sie auch
für die Wärmeregulation nicht für unentbehrlich halten. Sicher ist, daß der Ausfall der Nebennieren für viele Tiere tödlich ist und daß der tödliche Ausgang mit

[1]) DÖBLIN u. FLEISCHMANN: Zeitschr. f. klin. Med. Bd. 78. 1913. — GAUTRELET u.
THOMAS: Cpt. rend. des seances de la soc. de biol. Bd. 67, S. 386. 1909. — LILJESTRAND u.
FRUMERIE: Skand. Arch. f. Physiol. Bd. 31. 1914.
[2]) HULTGREN u. ANDERSSON: Studien über die Physiologie und Anatomie der Nebennieren. Skand. Arch. f. Physiol. Bd. 9. 1899.
[3]) DÖBLIN u. FLEISCHMANN: Zeitschr. f. klin. Med. Bd. 78. 1913.
[4]) BIEDL: Innere Sekretion. 3. Aufl., 1. Teil, S. 458 ff. 1916.

einer schweren Störung der Wärmeregulation, einem Abfall der Körpertemperatur, verknüpft ist[1]).

Die vasomotorische Regulation scheint gestört zu sein[2]).

Die Annahme einzelner Autoren, daß auch die Wärmepolypnöe gestört sei, scheint uns in Anbetracht der niedrigen Temperaturen ihrer Versuchstiere nicht bewiesen zu sein.

Die Wärmebildung und der Gasumsatz sind stark herabgesetzt[3]).

Auch fand Löffler[4]) bei Menschen mit Morbus Addissonii, bei welcher Krankheit ja häufig Untertemperaturen bestehen, eine Verringerung des Grundumsatzes, wogegen Marine und Baumann[5]) eine Steigerung des Gaswechsels nach Entfernung der Nebennieren bei Tieren festgestellt haben.

Als Prüfstein für das Bestehen eines Wärmeregulationsvermögens wurde wie anderwärts, so auch in diesem Zusammenhang, die Fähigkeit benutzt, auf Wärmestich und auf toxische Einwirkungen zu fiebern. Nach vollständiger Entfernung der Nebennieren führten der Wärmestich und die Injektion von Kochsalzlösung nur am ersten Tage noch zu Temperatursteigerungen, an späteren Tagen dagegen nicht mehr[6]). Die Tiere, welchen nur die Hälfte einer Nebenniere geblieben ist, können auf Wärmestich fiebern, wenn auch schwach und nicht regelmäßig[7]). Einseitige Entfernung des Organes stört die Fähigkeit zu fiebern dagegen nicht. Ja schon ein an anderer Stelle implantiertes, also in keinem Zusammenhang mit den normalen nervösen Verbindungen stehendes Stückchen Nebenniere genügt, um den Tieren die Fähigkeit zu fiebern zu erhalten[8]). Durchschneidung der Nervi splanchnici, die, wie wir durch Asher u. a.[9]) wissen, die sekretorische Nerven für die Adrenalinproduktion sind, läßt die Wirkung des Wärmestiches unverändert[10]). Es geht also auch aus diesen Versuchen die Wichtigkeit der Nebennieren für die Wärmeregulation hervor, es scheint aber, als wären die Reize, welche vom Gehirn aus die Regulation in Gang setzen, nicht auf den Nervenweg zu den Nebennieren angewiesen, sei es, daß die Drüse auch unabhängig vom Nervensystem, durch ihren hormonalen Einfluß die regulatorische Funktion anderer Teile des Organismus ermöglicht, sei es, daß ihr Impulse für die Regulation aus dem Nervensystem zugehen, wenn auch indirekt, vielleicht durch Vermittlung eines dazwischengeschalteten humoralen Vorganges.

2. Die Wirkung des Adrenalins auf den Wärmehaushalt.

Daß das Adrenalin auf den Wärmehaushalt einen starken Einfluß ausüben kann, ist bei den mächtigen Wirkungen, welche dieser Stoff auf das vegetative Nervensystem ausübt, fast selbstverständlich. Man denke nur an die starke

---

[1]) Freund u. Marchand: Arch. f. exp. Pathol. u. Pharmakol. Bd. 72. 1913. — Pophal: Das vegetative Nervensystem und seine klinische Bedeutung. Ergebn. d. inn. Med. Bd. 19. 1921. — Gradinescu: Pflügers Arch. f. d. ges. Physiol. Bd. 152. 1913.

[2]) Gautrelet u. Thomas: Cpt. rend. des seances de la soc. de biol. Bd. 67, S. 386. 1909. — Gradinescu: Pflügers Arch. f. d. ges. Physiol. Bd. 152. 1913.

[3]) Gradinescu: Pflügers Arch. f. d. ges. Physiol. Bd. 152. 1913.

[4]) Löffler: Zeitschr. f. klin. Med. Bd. 87. 1921.

[5]) Marine u. Baumann: Journ. of metabolic research. 1922, S. 1; zitiert nach Ber. üb. d. ges. Physiol. Bd. 18, S. 213. 1923.

[6]) Döblin u. Fleischmann: Zeitschr. f. klin. Med. Bd. 78. 1913.

[7]) Liljestrand u. Frumerie: Skand. Arch. f. Physiol. Bd. 31. 1914.

[8]) Döblin u. Fleischmann: Zeitschr. f. klin. Med. Bd. 78. 1913. — Fleischmann u. Bauer: Kongr. f. inn. Med. 1913, S. 111.

[9]) Asher, L.: Zeitschr. f. Biol. 1912, S. 58. — Biedl: Pflügers Arch. f. d. ges. Physiol. Bd. 67. 1897. — Tscheboksareff: Pflügers Arch. f. d. ges. Physiol. Bd. 137. 1910. Lit. — Stewart O'Connor: Arch. f. exp. Pathol. u. Pharmakol. Bd. 68. 1912.

[10]) Elias: Zentralbl. f. Physiol. Bd. 27. 1913.

Wirkung des Adrenalins auf die Blutgefäße und an die Bedeutung dieser letzteren für die physikalische Wärmeregulation.

Wir werden während der folgenden Betrachtung nicht vergessen, daß das Nebennierenmark nicht der einzige Ort der Produktion dieses Stoffes ist, sondern daß chromaffines, Adrenalin produzierendes Gewebe auch anderwärts im Körper sich findet. Wenn also, wie es den Anschein hat[1]), auch Tiere ohne Nebennierenmark ihre Körperwärme regulieren können, so beweist das keineswegs, daß das Adrenalin und das dasselbe produzierende Gewebe für die Wärmeregulation entbehrlich seien.

Wir haben schon erwähnt, daß der nach vollständiger Entfernung der Nebennieren auftretende Temperaturabfall durch Einspritzungen von Adrenalin unterbrochen werden kann, vgl. G. BAYER[2]), ja sogar Hyperthermie wurde bei solchen Tieren durch intravenöse Gaben von Adrenalin erzeugt. Aber auch auf normale Tiere wirkt Adrenalin in kleinen Dosen im allgemeinen steigernd auf die Körpertemperatur, während größere Gaben zu oft tödlichem Temperaturabfall führen[3]). Einzelne Autoren vermissen einen Einfluß des unter die Haut oder ins Blut eingespritzten Adrenalins auf die Körpertemperatur[4]). Auch bei Menschen wird am häufigsten nach Adrenalineinspritzung Temperatursteigerung beobachtet[5]). Ja A. MAYER[6]) gibt an, durch wiederholte Adrenalindarreichung die Senkungen der normalen Tagestemperaturkurve haben ausgleichen zu können und die Temperatur dauernd beeinflußt zu haben.

HULTGREN und ANDERSSON[7]) fanden auf Einspritzung von Nebennierenextrakten bald Steigerung, bald Abfall der Körpertemperatur, je nach dem Tier, von dem das Extrakt stammte. Die Extrakte von Meerschweinchen, Kaninchen, Katzen, Widdern, Stieren, machten Steigerung, diejenigen von Schafen, Schweinen und Ochsen Abfall. Wir werden es heute für wahrscheinlich halten, daß nicht die Herkunft des Extraktes, sondern sein Gehalt an wirksamer Substanz die Richtung der Temperaturbewegung bestimmte.

Daß Adrenalin mit seiner mächtigen Wirkung auf die Blutgefäße durch Verengerung der Hautgefäße die *Wärmeabgabe* vermindern kann, ist ohne weiteres zu erwarten. Die Wirkung des Adrenalins auf die Schweißsekretion ist strittig. LANGLEY und BENETT[8]) fanden neuerdings, daß Pferde auf subcutane Darreichung von Adrenalin in unmittelbarer Umgebung der Einspritzungsstelle schwitzten, während MUTO[9]) bei sehr hohen Gaben beim gleichen Versuchstier durch intravenöse Einspritzung auch allgemeinen Schweißausbruch erzielte.

---

[1]) FREUND u. MARCHAND: Arch. f. exp. Pathol. u. Pharmakol. Bd. 72. 1913. — DÖBLIN u. FLEISCHMANN: Zeitschr. f. klin. Med. Bd. 78. 1913.

[2]) BAYER, G.: Die normale u. pathologische Physiologie des chromaffinen Gewebes. Ergebn. d. allgem. Pathol. u. pathol. Anat. Bd. 2, S. 14. 1910. Dort Lit.

[3]) Eigene Erfahrungen. — FREUND, H.: Über das Kochsalzfieber. Arch. f. exp. Pathol. u. Pharmakol. Bd. 65. 1911. — EPPINGER, FALTA u. RUDINGER: Zeitschr. f. klin. Med. Bd. 66. 1908. — OTT, J. u. J. C.SCOTT: Otts Contributions of Physiol. Philadelphia Bd. 17. 1907. — ABDERHALDEN u. KAUTZSCH: Zeitschr. f. physiol. Chem. Bd. 61. 1909. — ABDERHALDEN u. SLAVA: Zeitschr. f. physiol. Chem. Bd. 59. 1909. — HIRSCH, R.: Adrenalin und Wärmehaushalt. Zeitschr. f. experim. Pathol. u. Ther. Bd. 13. 1913. — RIESSER: Arch. f. exp. Pathol. u. Pharmakol. Bd. 80. 1917. — BAYER, G.: Die normale und pathologische Physiologie des chromaffinen Gewebes. Ergebn. d. allg. Pathol. u. pathol. Anat. Bd. 2, S. 14. 1910. Dort Lit.

[4]) HIRSCH, R.: Adrenalin und Wärmehaushalt. Zeitschr. f. exp. Pathol. u. Ther. Bd. 13. 1913.

[5]) DÖBLIN: Berl. klin. Wochenschr. 1912.

[6]) MAYER, A.: Dtsch. med. Wochenschr. 1919, Nr. 50.

[7]) HULTGREN u. ANDERSSON: Studien über die Physiologie und Anatomie der Nebennieren. Skand. Arch. f. Physiol. Bd. 9. 1899.

[8]) LANNLEY u. BENETT: Action of Pilocarpine etc., and adrenalin on sweating in the horse. Journ. of physiol. Bd. 57. 1923.

[9]) MUTO: Mitt. a. d. med. Fakultät Tokio. Zitiert nach LANGLEY u. BENETT: Action of Pilocarpine &c., and adrenalin on sweating in the horse. Journ. of physiol. Bd. 57. 1923.

Knauer und Billigheimer[1]) beschreiben einen Krankheitsfall, in welchem starkes neurotisches Schwitzen durch Adrenalineinspritzungen sofort und regelmäßig zum Aufhören gebracht werden konnte.

Ziemlich regelmäßig scheint bei Tieren und Menschen eine Steigerung der *Wärmebildung* oder des Gasumsatzes auf Adrenalindarreichung festgestellt werden zu können. So fanden Fuchs und Roth[2]) beim Menschen Steigerung des Sauerstoffverbrauches und der Kohlensäureausscheidung und meist auch eine Vergrößerung des respiratorischen Quotienten. Desgleichen Bernstein[3]). J. Sandiford[4]) hat gleichfalls eine Steigerung des Grundumsatzes um 10 bis 48% in der ersten halben Stunde nach Einspritzung von 0,5 mg Adrenalinchlorid beim Menschen beobachtet. Ähnliche Ergebnisse hatten Tompkins, Sturgis und Wearn[5]) an zahlreichen Soldaten von verschiedener Konstitution. Auch Tierversuche fielen, wenn nicht allzu hohe Dosen verwendet wurden, im gleichen Sinne aus, so diejenigen von Boothby und Sandiford[6]) am Hunde (20 bis 30% Steigerung des O_2-Verbrauches) und diejenigen von Marine und Lenhart[7]) am Kaninchen. Entgegengesetzte Resultate, d. h. starker Abfall der Wärmebildung und der CO_2-Ausscheidung sind augenscheinlich durch höher gegriffene Gaben verursacht[8]).

Wo die Steigerung der Verbrennungen stattfindet und *wie* und wodurch *das Adrenalin in den Wärmehaushalt eingreift,* ist noch unsicher. Die meisten bekannten Wirkungen des Adrenalins auf das sympathische Nervensystem haben ja ihren Angriffspunkt an der Peripherie, wahrscheinlich sogar jenseits der peripheren Sympathicusendigungen, durch Beeinflussung der „neuroplasmatischen Zwischensubstanz" [Asher[9])]. Man könnte deshalb für die Wirkung auf die Wärmeregulation dasselbe erwarten. Doch haben schon einige der frühesten Beobachter für die Wirkung auf die Körpertemperatur einen zentralen Angriffspunkt angenommen, so Ott und Scott[10]), welche fanden, daß nach Durchschneidung des Hirnstammes im Bereiche der Hirnschenkel bei Kaninchen die die Temperatur steigernde Wirkung kleiner Adrenalingaben auf die Körpertemperatur ausblieb. Doch können diese Versuche nicht mehr als beweisend gelten, weil die unentbehrlichen Vorkehrungen gegen die Abkühlung der operierten Tiere unterblieben. Doch haben wir auch weitere Belege für die Annahme eines zentralen Angriffspunktes des Adrenalins. In äußerst geringen Mengen in die Hirnventrikel gebracht, kann Suprarenin bei Kaninchen Temperatursteigerung hervorrufen[11]), wogegen andere Beobachter, welche teilweise größere Mengen intracerebral eingespritzt haben, Temperaturabfall erzielten[12]).

Ob die auf kleinste Mengen auftretende Steigerung der Körpertemperatur eine regelmäßige Erscheinung ist, geht aus dem vorliegenden Material nicht mit Sicherheit hervor, wogegen größere Mengen immer einen sehr erheblichen Temperaturabfall hervorriefen. Daß allgemein Adrenalin in kleinsten Gaben reizend,

---

[1]) Knauer u. Billigheimer: Zeitschr. f. d. ges. Neurol. u. Psychiatrie Bd. 50. 1919.

[2]) Fuchs u. Roth: Über die Wirkung des Adrenalins auf den respiratorischen Stoffwechsel. Zeitschr. f. exp. Pathol. u. Ther. Bd. 10. 1912; Bd. 14. 1913.

[3]) Bernstein: Zeitschr. f. exp. Pathol. u. Ther. Bd. 15. 1915.

[4]) Sandiford, J.: The effect of the subcutan. injection of adr. etc. Americ. journ. of physiol. Bd. 51. 1920.

[5]) Tompkins, Sturgis u. Wearn: Arch. of internal med. Bd. 24, S. 269. 1919.

[6]) Boothby u. Sandiford: Americ. journ. of physiol. Bd. 66. 1923.

[7]) Marine u. Lenhart: Americ. journ. of physiol. Bd. 54. 1920.

[8]) Hirsch, R.: Adrenalin und Wärmehaushalt. Zeitschr. f. exp. Pathol. u. Ther. Bd. 13. 1913. — Hari: Über den Einfluß des Adrenalins auf den Gaswechsel. Biochem. Zeitschr. Bd. 38, S. 23. 1912.

[9]) Asher, L.: Dtsch. med. Wochenschr. 1920, Nr. 37 u. 38.

[10]) Ott u. Scott: Otts Contributions of Physiol., S. 18. Philadelphia 1908.

[11]) Waser: Über das Adrenalinfieber. Sitzungsber. Schweiz. Naturforsch. Ges. 97. Sitzg., Aarau 1916, 2. Teil. — Cloetta u. Waser: Arch. f. exp. Pathol. u. Pharmakol. Bd. 79. 1915.

[12]) Barbour u. Wing: The direct Application of drugs to the Temperature Centers. Journ. of pharmacol. a. exp. therapeut. Bd. 5. 1913. — Jakobj: Therap. Monatsh. 1911, S. 291. — Jakobj u. Römer: Arch. f. exp. Pathol. u. Pharmakol. Bd. 70. 1912.

in größeren lähmend auf nervöse Zentren einwirkt, läßt sich auch durch ältere Beobachtungen auf anderen Gebieten belegen[1]). Einen weiteren Beleg für die Annahme eines cerebralen Angriffspunktes finden wir in den Beobachtungen von CLOETTA und WASER[2]) mit thermoelektrischen Messungen verschiedener Körperteile, während der Wirkung von Suprarenin bei intravenöser Einverleibung: schon nach ungefähr 10 Sekunden stieg die Temperatur im Gehirn, und zwar im Vorderhirn, Seitenventrikel, während sie im Bereich der Temperaturzentren im Zwischenhirn erst einige Sekunden später zu steigen begann. Im Darm stieg die Temperatur erst viel später und in der Haut sank sie. Nach Entfernung des Vorderhirns war intracerebrale Einverleibung immer noch wirksam, wenn auch etwas schwächer. Danach hätte der Stoff also zwei cerebrale Angriffspunkte, einen im Vorderhirn und einen weiteren an den Temperaturregulierungszentren im Zwischenhirn. Auch aus klinischen Beobachtungen ergeben sich Hinweise auf einen zentralen Angriffspunkt des Adrenalins für die Beeinflussung der Körperwärme[3]).

Daß aber neben diesen zentralen Wirkungen auch periphere im Spiele sind, ist bei der sonst bekannten Wirkungsweise des Adrenalins ohne weiteres anzunehmen, ist es doch bekannt, daß dieser Stoff schon in enormer Verdünnung z. B. Blutgefäßkontraktion an überlebenden Organen hervorrufen kann[4]) und Entsprechendes muß man auch für die Wirkung auf die übrigen an der Wärmeregulation beteiligten, sympathisch innervierten Teilfunktionen für möglich halten. HASHIMOTO[5]) fand, daß Fieber, welches durch periphere Einspritzung von Adrenalin erzeugt wurde, durch Erwärmung und Abkühlung des Zentralorganes nicht beeinflußt wurde. Er nimmt deshalb auch einen peripheren Angriffspunkt auf die Wärmeregulation an. Auch ADLER[6]) nimmt auf Grund von weiter unten zu erwähnenden Versuchen an, daß Adrenalin peripher in den Wärmeregulationsmechanismus eingreift.

An der gesteigerten Wärmebildung nach Adrenalindarreichung sind neben dem Zentralnervensystem selbst vor allem die infolge der gesteigerten Atmung lebhafter tätigen Atemmuskeln, ferner das rascher schlagende und gegen höheren Widerstand arbeitende Herz beteiligt, aber wie BERNSTEIN[7]), BOOTHBY und SANDIFORD[8]) annehmen, wohl fast alle an der Wärmebildung überhaupt beteiligten Organe.

Die Annahme, daß das Adrenalin durch seine bekannte Wirkung auf den Blutzucker, also dadurch, daß es den Verbrauchsstellen gesteigerte Mengen dieses leicht angreifbaren Brennmaterials zufließen läßt, die Steigerung der Verbrennungen bewirke, ist heute nicht mehr aufrechtzuerhalten. Nicht wenige Beobachtungen haben dargetan, daß in Zuständen, in welchen an die Wärmebildung besonders hohe Ansprüche gestellt werden, eine Vermehrung des Blutzuckers sich einstellt. So findet man häufig bei niedrigen Außentemperaturen eine Steigerung des Blutzuckers oder Glykosurie[9]). Desgleichen im Fieber[10]). Doch haben nament-

[1]) BAYER, G.: Die normale und pathologische Physiologie des chromaffinen Gewebes. Ergebn. d. allg. Pathol. u. pathol. Anat. Bd. 2, S. 14. 1910. Dort Lit.

[2]) CLOETTA u. WASER: Arch. f. exp. Pathol. u. Pharmakol. Bd. 79. 1915.

[3]) DÖBLIN: Berl. klin. Wochenschr. 1912.

[4]) DEL CAMPO: Studien über antagonistische Nerven. Zeitschr. f. Biol. Bd. 69. 1918.

[5]) HASHIMOTO: Arch. f. exp. Pathol. u. Pharmakol. Bd. 78. 1917.

[6]) ADLER, L.: Angriffspunkt der Blutdrüsenhormone bei der Wärmeregulation. Arch. f. exp. Pathol. u. Pharmakol. Bd. 87. 1920.

[7]) BERNSTEIN: Zeitschr. f. exp. Pathol. u. Ther. Bd. 15. 1915.

[8]) BOOTHBY u. SANDIFORD: Americ. journ. of physiol. Bd. 66. 1923.

[9]) EMBDEN, LÜTHJE u. LIEFMANN: Beitr. z. chem. Physiol. Bd. 10. 1907. — SILBERSTEIN: Dtsch. Kongr. f. inn. Med. 1913. — WEILAND: Einfluß wechselnder Temperatur auf die Zuckerausscheidung usw. Zeitschr. f. exp. Pathol. u. Ther. Bd. 19. 1917. — ARAKI: Die Bildung von Milchsäure und Glykose bei Sauerstoffmangel. Zeitschr. f. physiol. Chem. Bd. 16. 1892. — GLAESSMER: Wiener klin. Wochenschr. 1906.

[10]) HOLLINGER: Dtsch. Arch. f. klin. Med. Bd. 92. 1908. — FREUND u. MARCHAND: Dtsch. Arch. f. klin. Med. Bd. 110. 1913.

lich Freund und Marchand[1]) dargetan, daß dieser Erscheinung keine regulatorische Bedeutung beigemessen werden kann. Sie tritt nicht regelmäßig ein, wenn hohe Anforderungen an die Wärmebildung gestellt werden, so z. B. kann sie bei Kaninchen mit durchschnittenem Brustmark trotz der dabei stattfindenden enormen Anspannung der chemischen Wärmeregulation fehlen. Auch findet sie sich unter Umständen, unter denen die Verbrennungen tief unter die Norm abgesunken sind, z. B. bei tiefer Unterkühlung der Versuchstiere, und die Vermehrung oder auch nur der normale Bestand des Blutzuckers ist auch keine Vorbedingung für die gute Funktion der Wärmeregulation, denn Hunde mit Eckscher Fistel, deren Blut durch wiederholte Phlorrhizingaben sehr zuckerarm gemacht worden war, regulierten ihre Körpertemperatur gegenüber weitgehenden Ansprüchen [Fischler und Erdelyi, zit. nach Freund und Marchand[2])]. Die Kälteglykosurie findet sich auch bei Tieren ohne Wärmeregulation, z. B. beim Frosche[3]). Anderseits kann die Steigerung des Blutzuckers bei Abkühlung und Erwärmung ganz wie beim normalen Tier auch auftreten, wenn durch Eingriffe am Zentralnervensystem die Wärmeregulation aufgehoben ist [Freund und Marchand, Morita[4])]. Wenn wir somit den Schwankungen des Blutzuckerspiegels die regulatorische Bedeutung für den Wärmehaushalt absprechen müssen, so werden wir auch nicht die Rolle der Nebennieren in der Wärmeregulation in dieser Richtung suchen. Wir werden die Frage, ob für das Gelingen des Zuckerstiches und der auf andere Reize entstehenden Hyperglykämie die Anwesenheit der Nebennieren und die Unversehrtheit der Nervi splanchnici notwendig seien, wie man früher glaubte oder nicht, wie man neuerdings annehmen muß (vgl. [5]), auf sich beruhen lassen dürfen, denn die dem Zuckerstich zugrunde liegenden nervösen und hormonalen Vorgänge sind nach unseren heutigen Kenntnissen trotz mancher Analogien und nachbarlicher Beziehungen der sie beeinflussenden Zentren kein Bestandteil des Wärmeregulationsmechanismus.

Adler[6]) hat nachgewiesen, daß Adrenalin winterschlafende Igel erwärmt und aufweckt, ähnlich wie Schilddrüsenextrakte. Diese Wirkung trat auch ein, nachdem das Wärmeregulationszentrum nach dem Verfahren von Isenschmid und Krehl ausgeschaltet worden war. Sie hat also einen peripheren Angriffspunkt. Trotz der starken Wirkung auf die Wärmeregulation, die wir dem Adrenalin zuschreiben müssen, scheint das diese Substanz produzierende Nebennierenmark für die Wärmeregulation nicht unentbehrlich zu sein. Seine vollständige Zerstörung durch in das Innere der Nebennieren eingeführte feine Röhrchen mit radioaktiver Substanz hat keine schwere Störung zur Folge[7]). Auch wird, wie erwähnt, die vollständige Exstirpation der Nebennieren von manchen Tieren ohne große Störung der Wärmeregulation vertragen, sei es, daß anderswo liegende Teile des „chromaffinen Systems“ genügen, um den Ausfall des Nebennierenmarkes zu kompensieren, sei es, daß das Produkt der chromaffinen Substanz letzten Endes entbehrlich wäre. Letzteres scheint uns angesichts der Wirkungen des Adrenalins auf den Wärmehaushalt unwahrscheinlich zu sein.

Die *Nebennierenrinde* ihrerseits scheint nach Freund und Marchand, Döblin und Fleischmann und Lacassagne und Samssonow[7]) für die Wärmeregulation unentbehrlich zu sein. Wenn sie vollständig fehlt, gehen die Tiere, wie oben geschildert, unter Temperaturabfall zugrunde. Dagegen schien das Stehenbleiben eines kleinen Teiles der Nebennierenrinde zu genügen, um Leben und Wärmeregulation aufrechtzuerhalten, ja selbst ein anderswo, z. B. in die

---

[1]) Freund u. Marchand: Arch. f. exp. Pathol. u. Pharmakol. Bd. 72. 1913.

[2]) Freund u. Marchand: Arch. f. exp. Pathol. u. Pharmakol. Bd. 72. 1913. Ein gewisser Gehalt des Blutes und besonders der Gewebe an Zucker scheint allerdings für die Regulation der Körperwärme unentbehrlich zu sein. — Rosenthal, Licht u. Freund: Insulin und Wärmeregulation. Arch. f. exp. Pathol. u. Pharmakol. Bd. 103, S. 77. 1924.

[3]) Bayer, G.: Die normale und pathologische Physiologie des chromaffinen Gewebes. Ergebn. d. allg. Pathol u. pathol. Anat. Bd. 2, S. 14. 1910. Dort Lit.

[4]) Morita, S.: The Blood-Sugar Content of the Coldpunctured Rabbit. Tohoku journ. of exp. med. Tokyo Bd. 2. 1921.

[5]) Stewart u. Rogoff: Americ. journ. of physiol. Bd. 44. 1917; Bd. 46. 1918.

[6]) Adler, L.: Schilddrüse und Wärmeregulierung. Arch. f. exp. Pathol. u. Pharmakol. Bd. 86. 1920.

[7]) Lacassagne u. Samssonow: Cpt. rend. des seances de la soc. de biol. Bd. 89, S. 72. 1923.

Nieren eingepflanztes Stückchen Nebennierenrinde kann das Versuchstier vom Tode unter Temperaturabfall bewahren, ja selbst die Fähigkeit zu fiebern gewährleisten. Die Nebennierenrinde kann also ihre Tätigkeit im Dienste der Wärmeregulation ausüben, ohne daß ihr nervöse Impulse zuströmen. Sie scheint also in den nervösen Wärmeregulationsmechanismus nicht in anatomischer Kontinuität eingefügt zu sein.

Näheres über die Art des Eingreifens in die Wärmeregulation wissen wir nicht, können nur vermuten, daß die Nebennierenrinde vielleicht durch ein Hormon andere Teile des Wärmeregulationsmechanismus in ausschlaggebender Weise beeinflußt. Weitergehende Vermutungen zu äußern verbietet uns das Fehlen gesicherter Kenntnisse.

c) Die Hypophyse.

Die Hypophyse hängt direkt am Tuber cinereum, also dem Hirnteil, welchem wir, wie oben dargelegt, einen die Wärmeregulation beherrschenden Einfluß zuschreiben müssen.

Die Hypophyse entleert, wie von verschiedener Seite angenommen und belegt wird[1]), von anderer Seite allerdings bestritten[2]), einen Teil ihrer Sekrete direkt in den Hypophysenstiel und von dort in den angrenzenden Gehirnteil, ja vielleicht in den Hohlraum des 3. Ventrikels.

Die räumlichen Vorbedingungen dafür, daß die Hypophyse das Wärmeregulationszentrum auf direktestem Wege beeinflußt, scheinen also gegeben zu sein.

Diese nahen örtlichen Beziehungen sind aber anderseits der Hauptgrund dafür, daß es so schwer ist, Klarheit zu schaffen über den Einfluß der Hypophyse auf die Wärmeregulation, denn nicht nur pathologische Veränderungen, sondern auch experimentelle Eingriffe, welche die Hypophyse betreffen oder auf sie abzielen, schädigen und reizen, verletzen, drücken und zerren so leicht das anscheinend auch auf mechanische und chemische Reize sehr reaktionsfähige nervöse Zentralorgan. Ein Teil der Hypophyse, die Pars tuberalis, liegt sogar als Epithelüberzug direkt auf dem Tuber cinereum und kann ohne Beschädigung desselben nicht entfernt werden.

Anderseits besteht die Möglichkeit, daß ein das Tuber cinereum treffender Druck weniger auf diesen Hirnteil selbst wirkt, als vielmehr durch Behinderung des Sekretzuflusses aus der Hypophyse[3]). So ist es denn äußerst schwierig, die vorliegenden Erfahrungen zu deuten, und wenn einzelne Autoren[4]) für die Störung gewisser Funktionen annehmen, daß sie sowohl durch Beeinträchtigung der Hypophyse als auch durch Schädigung des Tuber cinereum zustande kommen können, so sind die beiden Organe damit als funktionelle Einheit aufgefaßt und ein nicht nur durch Schwierigkeiten der Deutung der Tatsachen, sondern durch das Wesen der Wechselbeziehungen der beiden Organe diktierter Verzicht auf weitere Sonderung der Lokalisation der Funktion ausgesprochen.

Wir werden demgemäß auch überlegen müssen, ob vielleicht auch für die Funktion der Wärmeregulation die Hypophyse und das Tuber cinereum zu einer unlösbaren Einheit verbunden sind.

---

[1]) EDINGER, L.: Arch. f. mikr. Anat. Bd. 78. 1911. — ASCHNER: Berl. klin. Wochenschr. 1916, Nr. 28 und Arch. f. d. ges. Physiol. Bd. 146. 1912. — BAUER, J.: Die Beziehungen der Hypophyse zur Wärmeregulation. Wien. med. Wochenschr. 1914, Nr. 25. — PERITZ: Einführung in die Klinik der inneren Sekretion, S. 12. Berlin 1923. — BIEDL: Physiologie und Pathologie der Hypophyse. München-Wiesbaden 1922. — JAKOBJ: Therap. Monatshefte 1911, S. 291. — JAKOBJ u. RÖMER: Arch. f. exp. Pathol. u. Pharmakol. Bd. 70. 1912. — DIXON: Pituitary Secretion. Journ. of physiol. Bd. 57. 1923.

[2]) BAILEY, P.: Die Funktion der Hypophysis cerebri. Ergebn. d. Physiol. Bd. 20. 1922.

[3]) PERITZ: Einführung in die Klinik der inneren Sekretion, S. 12. Berlin 1923.

[4]) BIEDL: Physiologie und Pathologie der Hypophyse.

Bei Tieren, deren ganze *Hypophyse experimentell entfernt* worden war, haben die meisten Beobachter erniedrigte Körpertemperatur festgestellt[1]) und auf den Ausfall dieses Organes bezogen, während andere Autoren[2]) geneigt sind, diese anscheinend nicht regelmäßig auftretende Störung des Wärmehaushaltes auf bei der Operation unvermeidbare Beeinträchtigung der Funktion des angrenzenden Nervengewebes zurückzuführen. Auch die älteren Versuche von Morawsky[3]), welche dartun, daß Affen, die Durchtrennung des Hypophysenstieles wohl vertragen, sind geeignet, Zweifel an der Annahme zu erwecken, daß die so lebenswichtige Funktion der Wärmeregulation auf ein Zusammenwirken von Hypophyse und Zwischenhirn in unmittelbarem örtlichen Kontakt angewiesen sei.

Von den drei wichtigsten Teilen der Hypophyse sind namentlich der drüsige Vorderlappen und die Pars intermedia für die Einwirkung auf den Wärmehaushalt in Anspruch genommen worden.

Cushing[4]) und seine Schüler und ebenso Aschner und Porges[5]) beobachteten bei Versuchstieren, welchen der Vorderlappen der Hypophyse herausgenommen worden war, Untertemperaturen, und Cushing legte Gewicht auf die Beobachtung, daß die Temperatur solcher Tiere auf parenterale Einverleibung, ja selbst auf Verfütterung von Vorderlappensubstanz oder Vorderlappenextrakt wieder normal wurde. Auch analoge Beobachtungen aus der menschlichen Pathologie wurden der Annahme einer „thermic reaction" der Präparate aus Vorderlappensubstanz zugrunde gelegt[6]). Mit der temperaturerhöhenden Wirkung des Vorderlappenextraktes wurde bis vor kurzem von manchen Autoren als einer wohlbegründeten Tatsache gerechnet. Bernstein[7]) fand, daß der Grundumsatz und somit die Wärmebildung nach Einspritzung des Vorderlappenextraktes auf mehrere Stunden um 5 bis 25% herabgesetzt war. Er betont mit Recht, daß damit nicht erwiesen ist, daß diese Wirkung einem natürlichen Sekret der Drüse zukommt. Aschner[8]) hat schon 1912 die auf Vorderlappenextrakt auftretende Temperatursteigerung als nicht spezifisch erklärt, und neuerdings wird anscheinend auch von Cushings Schule kein Gewicht mehr darauf gelegt, findet sich doch diese Funktion des Hypophysenvorderlappens in dem eingehenden Referat von Bailey[9]) als nicht genügend bewiesen hingestellt. Biedl[10]) spricht dem Vorderlappen ausdrücklich jede derartige Funktion ab. Aschner, welcher, wie gesagt, die temperatursteigernde Wirkung des Vorderlappenextraktes leugnete, nahm dagegen an[11]), daß der Vorderlappen doch auf den Eiweißstoffwechsel und den respiratorischen Stoffwechsel und damit auf die Wärmebildung einen steigernden Einfluß hat, während die Pars intermedia mit diesen Funktionen nichts

---

[1]) Crowe, Cushing u. Homans: The Functions of the Pituitary Body. Bull. of Johns Hopkins hosp. Bd. 21. 1910; ref. Lancet 1910, S. 1707. — Aschner, B.: Die Funktion der Hypophyse. Pflügers Arch. f. d. ges. Physiol. Bd. 146. 1912. — Benedict, F. C. u. J. Homans: Metabolism of the hypophysectomised dog. Journ. of med. research Bd. 25, S. 409. 1912. — Hashimoto: Die Beziehungen der Hypophyse zur Wärmeregulation. Arch. f. exp. Pathol. u. Pharmakol. Bd. 101. 1924.

[2]) Bailey, P.: Die Funktion der Hypophysis cerebri. Ergebn. d. Physiol. Bd. 20. 1922. — Leschke, E.: Zur klinischen Pathologie des Zwischenhirns. Dtsch. med. Wochenschr. 1920, Nr. 35, 36.

[3]) Morawsky: Die Durchtrennung des Hypophysenstiels beim Affen. Zeitschr. f. d. ges. Neurol. u. Psychiatrie Orig. Bd. 7. 1911.

[4]) Crowe, Cushing u. Homans: The Functions of the Pituitary Body. Bull. of. Johns Hopkins hosp. Bd. 21. 1910; ref. Lancet 1910, S. 1707. — Cushing: The Pituitary Body and its disorders. Philadelphia und London 1912.

[5]) Aschner u. Porges: Respiratorischer Stoffwechsel hypophysopriver Tiere. Biochem. Zeitschr. Bd. 39. 1912.

[6]) Cushing: The Pituitary Body and its disorders. Philadelphia und London. 1912. — Falta: Wien. klin. Wochenschr. 1913, S. 912.

[7]) Bernstein: Zeitschr. f. exp. Pathol. u. Ther. Bd. 15. 1915.

[8]) Aschner, B.: Die Funktion der Hypophyse. Pflügers Arch. f. d. ges. Physiol. Bd. 146. 1912,

[9]) Bailey, P.: Die Funktion der Hypophysis cerebri. Ergebn. d. Physiol. Bd. 20. 1922.

[10]) Biedl: Physiologie und Pathologie der Hypophyse.

[11]) Aschner: Berl. klin. Wochenschr. 1916, Nr. 28. — Aschner u. Porges: Respiratorischer Stoffwechsel hypophysopriver Tiere. Biochem. Zeitschr. Bd. 39. 1912.

zu tun hätte. KESTNER[1]) und DURIG[2]) haben festgestellt, daß Tiere und Menschen bei Hypophysenmangel eine starke Herabsetzung der spezifisch-dynamischen Wirkung des Eiweißes aufweisen, und zwar scheint der Ausfall des Vorderlappens in diesem Sinne zu wirken (KESTNER). Im Gegensatz dazu gelangte BIEDL[3]) (1922) zu der Meinung, daß der Vorderlappen auf den Stoffumsatz keinen Einfluß ausübt und daß nur der *Pars intermedia* in dieser Hinsicht Wirkungen zukommen. Die Pars intermedia läßt sich nicht allein entfernen und findet sich in der menschlichen Pathologie auch nie für sich allein erkrankt. Man ist deshalb für die Prüfung der Wirkung dieses Hirnteiles auf die Wärmeregulation auf die Beobachtung der Wirkung von Extrakten angewiesen. Diese Extrakte sind aber auch niemals Auszüge der Pars intermedia allein, sondern sie werden so gewonnen, daß auch die Neurohypophyse mit verarbeitet wird. Wenn wir also erfahren, daß die ja neuerdings in der ärztlichen Tätigkeit so viel verwendeten Extrakte aus den hinteren Teilen der Hypophyse bei parenteraler Einverleibung in der Regel Temperatursenkung hervorrufen[4]), so sind wir nicht ohne weiteres berechtigt, diese Wirkung dem Intermediaextrakt zuzuschreiben. Und selbst wenn es gelänge, reines Intermediaextrakt zu gewinnen und damit diese Wirkung hervorzurufen, so wären wir noch nicht ohne weiteres berechtigt, diese Wirkung einem bei der natürlichen Tätigkeit dieses Drüsenteiles entstehenden Sekrete zuzuschreiben. Das gleiche gilt für die von BERNSTEIN auf Einspritzung von Pituitrin beobachtete Steigerung des Grundumsatzes.

Interessant ist die Beobachtung von WEED und CUSHING[5]), welche fanden, daß die intravenöse Einspritzung von Hinterlappenextrakten eine Vermehrung des Abflusses von Cerebrospinalflüssigkeit, also vielleicht eine gesteigerte sekretorische Tätigkeit der Plexus chorioidei hervorruft. Da der Liquor cerebrospinalis die Wärmeregulationszentren direkt bespült, ist ein Einfluß auf den Wärmehaushalt auf diesem Wege nicht ausgeschlossen.

Die Neurohypophyse wird heute, soweit wir sehen, von keinem Autor mehr als inkretorisches Organ aufgefaßt. Dagegen wird für möglich gehalten, z. B. von BIEDL[3]), daß in der Neurohypophyse, die als Abflußweg für das Intermediasekret angesehen wird, dieses eine chemische Umwandlung erfährt. Ob damit eine Veränderung eines etwaigen Einflusses auf den Wärmehaushalt verbunden ist, ist unbekannt.

Alles in allem wird man gut tun, die Ergebnisse sowohl der Exstirpationsversuche als auch derjenigen einer Einverleibung von Drüsenextrakten, wie namentlich auch diejenigen, die aus der menschlichen Pathologie als Anhaltspunkte für einen Einfluß der Hypophyse auf die Wärmeregulation aufgefaßt werden können, mit Zurückhaltung aufzunehmen und wir werden einem einfachen Schema, wie es J. BAUER[6]) aufgestellt hat, indem er im Vorderlappen eine die Temperatur steigernde, in dem hinteren Teil der Hypophyse ein die Temperatur senkendes inneres Sekret annahm, welches direkt auf die Zentren im Zwischenhirn einwirken könnte, keinesfalls mehr Bedeutung einräumen, als sie einer Arbeitshypothese zukommt. Wenn LESCHKE[7]) im Gegensatz dazu annimmt, daß das Fehlen der Hypophyse die Wärmeregulation nicht stört und somit dieser Drüse einen wesentlichen Einfluß auf die Wärmeregulation abspricht, so müssen wir gestehen, daß wir für das Gegenteil mindestens zur Zeit keine wirklich sicheren Beweise haben.

Aus Strukturveränderungen, welche die Hypophyse während des Winterschlafes erleidet, wurde ein Einfluß der Drüse auf diese tiefe Veränderung des Wärmehaushaltes erschlossen[8]). Doch sind diese Befunde auch einer anderen Deutung fähig. BAILEY sieht in Übereinstimmung mit RASMUSSEN[9]) in den Veränderungen der Hypophysenstruktur während

---

[1]) KESTNER (mündliche Mitteilung des Autors).

[2]) DURIG (laut Mitteilung durch F. BIRCHER in der Sitzung v. 8. Nov. 1923 des Med. Bezirksvereins Bern-Stadt. Ref. Schweiz. med. Wochenschr. 1924, S. 422).

[3]) BIEDL: Physiologie und Pathologie der Hypophyse. München-Wiesbaden 1922.

[4]) DÖBLIN u. FLEISCHMANN: Zeitschr. f. klin. Med. Bd. 78. 1913. — BAUER, J.: Die Beziehungen der Hypophyse zur Wärmeregulation. Wien. med. Wochenschr. 1914, Nr. 25.

[5]) WEED, L. H. u. H. CUSHING: Americ. journ. of physiol. Bd. 36. 1915.

[6]) BAUER, J.: Die Beziehungen der Hypophyse zur Wärmeregulation. Wien. med. Wochenschr. 1914, Nr. 25.

[7]) LESCHKE, E.: Zur klinischen Pathalogie d. Zwischenhirns. Dtsch. med. Wochenschr. 1920, Nr. 35, 36.

[8]) CUSHING u. GOETSCH: Hibernation and the pituitary Body. Journ. of exp. med. Bd. 22. 1915.

[9]) RASMUSSEN: Endocrinology Bd. 5. 1921. Daselbst Lit.

des Winterschlafes nur eine Teilerscheinung der mit dem Geschlechtszyklus verbundenen histologischen Wandlungen des Organes. Die Einspritzung von Hypophysenvorderlappen und Hinterlappenextrakten gaben L. Adler[1] keine unzweideutige Antwort. Wir können also vorläufig auch aus den Beobachtungen an Winterschläfern keine sicheren Schlüsse zugunsten der Annahme eines Einflusses der Hypophyse auf die Wärmeregulation ableiten.

d) Übrige Drüsen mit innerer Sekretion.

Wenn wir dem Einfluß der übrigen endokrinen Drüsen auf die Wärmeregulation nur wenige Zeilen widmen, erklärt sich diese Kürze durchaus nicht etwa aus der Geringfügigkeit der Rolle, die wir diesen Drüsen für den Wärmehaushalt zuschreiben müssen. Diese dürfte im Gegenteil recht groß sein, ja, namentlich was die Leber betrifft, von ganz besonderer Wichtigkeit. Wir wissen aber im einzelnen viel zu wenig über die Einfügung dieser Drüse in den Wärmeregulationsmechanismus; und eine Darstellung der unter Mitwirkung des Organes sich abspielenden Stoffwechselvorgänge, die natürlich infolge ihrer Wärmetönung für den Wärmehaushalt von großer Bedeutung sind, wird in diesem Werke anderswo gegeben.

Wir haben früher dargetan, daß der *Leber* in der chemischen Wärmeregulation eine große Rolle zuzukommen scheint. Bei dem komplizierten chemischen Getriebe der Leber ist anzunehmen, daß es mehrere, ja vielleicht zahlreiche Prozesse sind, die an der Wärmeregulation mitwirken. Die im Winterschlaf festgestellte Anhäufung des Glykogens in der Leber[2] deutet darauf hin, daß sie mit ihrem Kohlenhydratstoffwechsel im Dienste der Wärmeregulation steht. Jedenfalls ist anzunehmen, daß es vorwiegend oder ausschließlich stickstofffreie Stoffe sind, auf deren Kosten die Steigerung der Verbrennungen bei der Wärmeregulation erfolgt[3]. Toeniessen[4] nimmt an, daß die Leber das Organ ist, in welchem bei operativer Ausschaltung des Zentralnervensystems die Steigerung des Eiweißumsatzes sich abspielt. Auch dieser Vorgang dürfte mit dem Wärmeregulationsmechanismus verknüpft sein. Nach der Annahme von Burge[5] und seinen Mitarbeitern werden die im Dienste der Wärmeregulation sich abspielenden Schwankungen der Oxydationen durch Schwankungen des Katalasegehaltes des Blutes hervorgerufen. Dieses Ferment wäre aber ein Erzeugnis der Leber. Es bieten sich also nach unserem bisherigen, noch so ungenügenden Stande des Wissens verschiedene Möglichkeiten für eine Erklärung der Mitwirkung der Leber in der Wärmeregulation. Wir müssen uns vorläufig mit der Feststellung begnügen, daß die Leber an der Wärmeregulation mitwirkt[6], und die Erkennung der diese Funktion bestreitenden chemischen Prozesse und ihrer Steuerung der Zukunft überlassen.

Ähnliches gilt von dem *Pankreas* (vgl. S. 25). Wir wissen, daß die Entfernung des Pankreas eine starke Steigerung des Gesamtstoffwechsels, also der Wärmebildung, hervorruft[7]. Beim pankreasdiabetischen Hunde scheint die Wärmeregulation nicht wesentlich gestört zu sein. Auch nicht beim schwer diabetischen Menschen. Auf Insulineinspritzungen zeigen Kaninchen schwere Störungen der

---

[1] Adler, L.: Schilddrüse und Wärmeregulation. Arch. f. exp. Pathol. u. Pharmakol. Bd. 86. 1920.

[2] Dubois, R.: Cpt. rend. des seances de la soc. de biol. Bd. 46, S. 219. 1896.

[3] v. Bergmann u. Castex: Zeitschr. f. exp. Path. u. Therapie Bd. 10. 1912. — Cohn u. Gessler: Pflügers Arch. f. d. ges. Physiol. Bd. 207. 1925.

[4] Toenissen: Die Bedeutung des vegetativen Nervensystems für die Wärmeregulation. usw. Klin. Wochenschr. 1923, S. 477, 525.

[5] Burge: Americ. journ. of physiol. Bd. 46. 1918; Bd. 56. 1921.

[6] Vgl. dazu auch Lefèvre: Cpt. rend. des seances de la soc. de biol. 1914, 11. u. 18. Juli.

[7] Lit. bei Grafe, E.: Die Pathologie und Physiologie des Gesamtstoff- und Kraftwechsels. Ergebn. d. Physiol. Bd. 21, II, S. 319 ff. 1923.

Wärmeregulation, Temperaturabfall, verminderte Wärmebildung, vielleicht als Folge der Hypoglykämie[1]). Ob wirklich die Insulinkämpfe als regulatorische Erscheinung zum Zwecke der Steigerung der gesunkenen Körperwärme zu deuten sind[2]), lassen wir dahingestellt. Temperatursteigerungen, wie sie auf Wärmestich, auf Infektion und auf chemische Agentien erfolgen, werden durch Einspritzung von Insulin in einen kollapsartigen, mehrere Stunden andauernden Temperaturabfall umgewandelt[3]). Der Stoffumsatz in isolierten Geweben wird durch Insulin gesteigert[4]). Solche Einzeltatsachen setzen uns heute noch nicht instand, die Rolle des Pankreas in der Wärmeregulation zu erkennen und zu umschreiben.

*Milz*lose Menschen[5]) und Tiere weisen keine wesentliche Störung der Wärmeregulation auf. Die Milz ist nach ASHER und STREULI[6]), DANOFF[7]) und nach HAURI[8]) zur Schilddrüse antagonistisch, auch bezüglich der Wirkung auf den Stoffwechsel. Es ist also nicht ausgeschlossen, daß auch dieses Organ sich an der Wärmeregulation, wenn auch nicht in ausschlaggebender Weise, beteiligt.

Ebensowenig wissen wir über die Rolle der *Thymus* und der *Epithelkörperchen* in der Wärmeregulation. Es hat den Anschein, als verstärkten die letzteren die Wirkung der Schilddrüse auf die Wärmeregulation. Vermutungen müssen hier wegbleiben. Wir verweisen auf eine frühere Darstellung[9]).

Wegen der engen topographischen Beziehungen, welche die *Epiphyse* und die *Plexus chorioidei* zum Wärmeregulationszentrum haben und der Möglichkeit, daß diese Organe den an das Wärmeregulationszentrum herantretenden Liquor cerebrospinalis beeinflussen, ist die Frage aufzuwerfen, ob ihnen ein Einfluß auf seine Funktion zukommt. Die Epiphyse ist mit dem Thalamus durch markhaltige, in der Commissura habenulae weiter verlaufende Nervenfasern verbunden. Sie strahlen nach der Gegend des Infundibulums aus. KLIEN[10]) vermutet, daß diese Fasern sekretempfindlich sein könnten und so die Sekretion der Epiphyse auf jene vegetativen Zentren einwirke. Auch ohne diese Hypothese ist eine Einwirkung eines Epiphysensekretes, das sich dem Liquor möglicherweise beimischt, auf die vegetativen Zentren an der Basis des Zwischenhirns und damit auf die Wärmeregulation wohl möglich. Nach PERITZ[11]) wirkt die Zirbel auf das Hautgefäßsystem erweiternd, als Antagonist des Adrenalins, und beteiligt sich in dieser Weise an der Wärmeregulation.

Die Geschlechtsdrüsen haben auf die Wärmeregulation keinen maßgebenden Einfluß. Kastrierte Tiere beiderlei Geschlechtes regulieren ihre Körpertemperatur ebensogut wie normale. Dagegen ist ein geringer *Einfluß der Geschlechtsdrüsen auf die Höhe der Körpertemperatur*, mindestens bei einzelnen Tierarten, vorhanden, namentlich bei einigen Nagetieren. So fand BIERENS DE HAAN[12]) bei Mus decumanus in noch nicht geschlechtsreifem Zustande bei Weibchen eine um 0,1 bis 0,2° höhere Temperatur als bei Männchen. Dieser Temperaturunterschied zwischen den Geschlechtern war um so größer, bei je niedrigeren Lufttemperaturen die Tiere aufgezogen und gehalten wurden. LIPSCHÜTZ[13]) bestimmte

---

[1]) MATTON u. HYMANS: Cpt. rend. des seances de la soc. de biol. Bd. 90. Febr. 1924.
[2]) NOYONS, BOUCKAERT u. SIRENS: Cpt. rend. des seances de la soc. de biol. Bd. 90. S. 365. 1924.
[3]) ROSENTHAL-LICHT: Dtsch. Kongr. f. inn. Med. 1924. — ROSENTHAL, LICHT u. FREUND: Insulin und Wärmeregulation. Arch. f. exp. Pathol. u. Pharmakol. Bd. 103, S. 77. 1924.
[4]) GRAFE, E.: Kongr. f. inn. Med. 1924.
[5]) Eigene Erfahrungen.
[6]) ASHER u. STREULI: Biochem. Zeitschr. Bd. 87; Mitt. d. Schweiz. naturforschenden Gesellschaft 1917.
[7]) DANOFF: Biochem. Zeitschr. Bd. 93. 1919.
[8]) HAURI: Biochem. Zeitschr. Bd. 98. 1919.
[9]) ISENSCHMID, R.: Innere Sekretion und Regulation der Körperwärme. Med. Klinik 1922, Nr. 7 u. 8.
[10]) KLIEN: Münch. med. Wochenschr. 1921, S. 206.
[11]) PERITZ: Einführung in die Klinik der inneren Sekretion. Berlin 1923.
[12]) BIERENS DE HAAN: Arch. f. Entwicklungsmech. d. Organismen Bd. 50. 1922.
[13]) LIPSCHÜTZ, AL.: Die Abhängigkeit der Körpertemperatur von der Pubertätsdrüse. Pflügers Arch. f. d. ges. Physiol. Bd. 168. 1917.

bei Meerschweinchen den durchschnittlichen Unterschied in der Körpertemperatur auf 0,6 bis 0,7° zugunsten der Weibchen, und zwar wurde die Temperatur bei weiblichen Tieren durch die Kastration auf die Höhenlage der männlichen erniedrigt. Feminierte Männchen zeigten gleich hohe Temperaturen wie Weibchen. Dagegen schien von der männlichen Keimdrüse kein Einfluß auf die Körpertemperatur auszugehen, indem die Kastration der Männchen ihre Temperatur nicht veränderte und das einzige maskulierte Weibchen eine mittlere Temperatur aufwies.

Im Gegensatz zu diesen Versuchen an kleinsten Nagern fanden Bormann, Brunnow und von Savary[1]) bei Kaninchen weder im geschlechtsreifen noch im jugendlichen Zustande einen Unterschied in der Körpertemperatur der Geschlechter. Auch hatte die Kastration keinen Einfluß. Über andere Tierarten liegen vorwiegend ältere Beobachtungen vor, so diejenigen von Martin, der bei Enten die weiblichen Tiere um 0,7° wärmer fand als die männlichen und diejenigen von Singleton[2]) bei Hunden, wobei sich für die männlichen Tiere ein höherer Durchschnitt ergab.

Beim Menschen ist ein Unterschied in der Körpertemperatur zwischen den Geschlechtern im allgemeinen nicht festzustellen. Bei Frauen ist die Körpertemperatur vielleicht etwas veränderlicher, namentlich vor Eintritt der Menstruation und es ist um diese Zeit bei vielen Frauen eine um einige Zehntel erhöhte Temperatur festzustellen. Während der Menstruation sinkt die Temperatur gewöhnlich etwas[3]). Bei Infektionskrankheiten, namentlich bei chronischer Lungentuberkulose, finden sich bei sonst fieberfreien Frauen häufig zur Zeit der Menses und unmittelbar vorher Temperatursteigerungen[4]). Auf die Wärmebildung hat die Menstruation keinen wesentlichen Einfluß[5]).

Unter Umständen kann die Körpertemperatur im Zusammenhang mit den Generationsvorgängen Abweichungen zeigen. So finden wir bei Durig[6]) die Angabe, daß beim Rinde die Körpertemperatur während der Schwangerschaft um 1° höher ist als zu anderer Zeit und daß sie unmittelbar vor der Geburt wieder absinkt. Diese und andere Erscheinungen, so die veränderte Temperaturkurve des brütenden Huhnes[7]), sind zu vieldeutig, als daß daraus Schlüsse auf die Wirkung der Keimdrüsen auf die Körpertemperatur oder die Wärmeregulation gezogen werden könnten.

Von einzelnen Autoren wird den Keimdrüsen, namentlich der weiblichen, ein Einfluß auf den *Gesamtstoffwechsel* zugeschrieben. So fanden Loewy und Richter[8]) bei einer kastrierten Hündin eine wesentliche Abnahme der Sauerstoffzehrung, die durch Einverleibung von Ovarialsubstanz sehr stark in die Höhe getrieben wurde, während entsprechende Versuche an männlichen Tieren und mit männlicher Keimdrüse nur zu ganz geringen Ausschlägen führten. Lüthje[9]) dagegen bestritt den direkten Einfluß der Kastration auf den Stoffumsatz auf Grund von Versuchen an Hunden. Asher und Bertschi[10]) sahen bei Kaninchen weder nach der Orcheotomie noch nach der Ovariotomie eine Veränderung des respiratorischen

---

[1]) Bormann, Brunnow u. v. Savary: Skand. Arch. f. Physiol. Bd. 44, 1923 und eigene Erfahrungen.

[2]) Singleton: zit. nach M. S. Pembrey: Schaefers Text-book of Physiology Bd. 1, Art. Animal Heat. S. 810. London 1898.

[3]) Cullis, Oppenheimer u. Ross-Johnson: Observations on temperature during the menstrual cycle. Lancet 1922, 4. Nov. S. 954.

[4]) Maendl: Wien. klin. Wochenschr. 1924, Nr. 18. Dort Lit.

[5]) Zuntz, L.: Zeitschr. f. Geburtsh. u. Gynäkol. Bd. 52. 1904. — Rowe: Endocrinology Bd. 7, S. 257. 1923.

[6]) Durig, A.: Handwörterbuch der Naturwissenschaften Bd. 10, Art. Wärmehaushalt. Jena 1915.

[7]) Sutherland Simpson: Transaction of Royal Society, Edinburgh, Bd. 47, 3. T.

[8]) Loewy u. Richter: Arch. f. Physiol. Suppl. 1899.

[9]) Lüthje: Über die Kastration usw. Arch. f. exp. Pathol. u. Pharmakol. Bd. 48 u. 50. 1902.

[10]) Asher u. Bertschi: Biochem. Zeitschr. Bd. 106. 1920.

Stoffwechsels. Die Versuche von L. ZUNTZ[1]) an kastrierten Frauen gaben keine unzweideutigen Ausschläge. Dagegen fanden KRAUL und HALTER[2]), daß die Kastration bei Frauen den Grundumsatz um 17 bis 30% herabsetzte.

H. Einiges über die Leistungsfähigkeit und die Grenzen der Wärmeregulation.

Schon die geographische Verbreitung der homoiothermen Tiere beweist, daß die Grenzen für die Regulationsfähigkeit der Körperwärme sehr weit gesteckt sind. Wo immer Polarforscher oder Tropenreisende zu Lande oder im Wasser Vögel oder Säugetiere auf ihre Körpertemperatur untersuchten, immer fanden sie die gleichen Temperaturen, wie sie die gleichen Tiere oder deren nahe Verwandten in gemäßigten Klimaten aufweisen. Die Grenzen, innerhalb welcher die normale Körperwärme aufrechterhalten werden kann, sind also weit gesteckt. Doch gilt das nicht für alle Arten der Warmblüter. Für manche von ihnen sind die Grenzen sehr viel engere. Von den Grenzen der Leistungsfähigkeit der jungen, noch unentwickelten Organismen und der Regulation bei phylogenetisch alten Säugetierklassen, namentlich bei Kloaken- und Beuteltieren, war in einem früheren Abschnitt die Rede. Auch bei einigen kleineren Nagetieren ist die Körpertemperatur abhängig von der diese Organismen dauernd umgebenden Lufttemperatur, also vom Klima (vgl. auch S. 12). Die Temperatur der von CONGDON[3]) beobachteten Mäuse sank bei 5° Lufttemperatur um 3° auf 31,2. Die Tiere zitterten dabei häufig vor Kälte, waren aber anscheinend gesund, mindestens einen vollen Monat lang. Bei 30 bis 34° gehaltene Mäuse wiesen in der Beobachtung von ROMEIS[4]) pathologische Veränderungen in Leber und Milz auf. Damit ist also die obere, für diese Tiere zuträgliche Temperaturgrenze schon überschritten.

Kaninchen gelingt es nicht, im Eisschrank, also bei wenigen Graden über Null, zu unterkühlen und eine Überhitzung normaler Tiere gelingt bei 31 bis 33° nur, wenn die Ventilation sehr schlecht ist. Bei nicht allzu feuchter Luft überhitzen sich diese Tiere erst bei 34 bis 35° nach mehreren Stunden.

Beim Menschen, der ja in allen Klimaten leben kann, werden die Grenzen des Regulationsvermögens nur bei besonders hohen Anforderungen, namentlich unter extremen klimatischen Verhältnissen, überschritten. Z. B. in großer Hitze bei mit Wasserdampf gesättigter Luft oder wenn bei warmen Lufttemperaturen Zwang zu starker Muskelarbeit besteht. Nach unten wird die Grenze des Regulationsvermögens am leichtesten überschritten, wenn die Ausübung der willkürlichen Wärmeregulation durch Muskelaktion verunmöglicht ist, z. B. durch große Erschöpfung an der Kälte.

Das Zustandekommen der Unterkühlung und des Hitzschlages wird in einem folgenden Kapitel besprochen. Nur der *Einfluß der Muskelarbeit auf die Körpertemperatur des Menschen* soll hier kurz Erwähnung finden. Außerordentlich häufig und bei manchen Individuen sehr leicht tritt bei größerer Muskelanstrengung, wie Marschieren mit Gepäck[5]), Wettlaufen, Holzsägen, Bergsteigen und allerlei sportlichen Leistungen eine Temperatursteigerung im Rectum auf, die man unter anderen Umständen als pathologisch ansprechen würde. Die geringeren Grade von Temperatursteigerung um einen halben bis ganzen Grad über die Norm, treten bei mäßigen Muskelanstrengungen so häufig auf, daß ZUNTZ

---

[1]) ZUNTZ, L.: Zeitschr. f. Geburtsh. u. Gynäkol. Bd. 53. 1904.
[2]) KRAUL u. HALTER: Wien. klin. Wochenschr. 1923, S. 538.
[3]) CONGDON: Arch. f. Entwicklungsmech. d. Organismen Bd. 33. 1912.
[4]) ROMEIS, B.: Über den Einfluß erhöhter Außentemperatur auf Leber und Milz usw. Virchows Arch. f. pathol. Anat. u. Physiol. Bd. 247, S. 224. 1923.
[5]) ZUNTZ u. SCHUMBERG: Physiologie des Marsches. Berlin 1901.

und Schumberg[1]) sagen konnten: „Wir dürfen wohl diese bei Beginn jeder Arbeit stattfindende Erhöhung der Körperwärme als eine äußerst zweckmäßige Einrichtung auffassen, bestimmt, die Leistungsfähigkeit der Muskeln und Nerven zu erhöhen . . ." „daß unser Körper nicht ständig in der Ruhe auf dieser günstigsten Temperatur erhalten wird, bedeutet eine Ersparnis an Nährmaterial".

Im schroffsten Gegensatz zu dieser Auffassung steht diejenige, die von manchen Ärzten vertreten wird, daß nämlich jede Steigerung der Rectaltemperatur über die Norm von 37,5 auch nach einem Spaziergang als Krankheitssymptom zu deuten sei[2]). Seit Jürgensen[3]) sind Belege dafür, daß Muskelarbeit zu Temperatursteigerungen auf 38 bis 39° im Rectum unter den verschiedensten Umständen ohne Mitwirkung irgendwelcher pathologischer Prozesse führen kann, von einer sehr großen Zahl von Autoren beigebracht worden. Zusammenstellungen aus neuerer Zeit finden sich bei Benedict und Snell[4]), bei Tigerstedt[5]), ferner bei Weinert[6]). Nach Bardswell und Chapman[7]) ist die Steigerung der Rectaltemperatur bei ein und demselben Individuum genau proportional der Muskelanstrengung, so daß es geübten Beobachtern gelingt, jeden gewünschten Temperaturgrad hervorzurufen.

Wenn auch als völlig sichergestellt gelten kann, daß die Rectaltemperatur nach Muskelarbeit auch bei völlig Gesunden auf über 38° steigen kann, so ist es doch keineswegs so sicher, daß dieser Steigerung immer eine allgemeine Steigerung der Bluttemperatur entspricht, denn die in der Achselhöhle und im Munde gemessene Temperatur steigt gleichzeitig nicht im gleichen Maße, ja häufig sinkt sie sogar[8]). Man wird vielmehr der Ansicht von Stäubli, Weinert usw. beipflichten müssen, daß wir die Erklärung für die stärkere Steigerung der Temperatur im Mastdarm in einer lokalen Erwärmung der das Rectum umgebenden Muskeln und des das kleine Becken durchströmenden Blutes durch die Muskelarbeit der unteren Extremitäten zu suchen haben. Denn bei Arbeit der oberen Extremitäten und ruhenden unteren Extremitäten steigt die Temperatur in der Achselhöhle mehr als im Rectum.

Gegen die Auffassung als zweckmäßige, die Muskel- und Nervenarbeit erleichternde, Erscheinung spricht auch die Beobachtung, daß durchaus nicht alle Individuen, selbst bei hohen Leistungen, eine nennenswerte Temperatursteigerung aufweisen. So vermißten L. Hill und Flack[9]) die Temperatursteigerung bei einigen Schnelläufern, während andere, gleichzeitig beobachtete sie in hohem Maße aufwiesen. Durch Training wird die Steigerung kleiner[10]). Kinder scheinen besonders dazu zu neigen[11]). Es ist selbstverständlich, daß diese Steigerung bei un-

---

[1]) Zuntz u. Schumberg: Physiologie des Marsches. Berlin 1910.

[2]) Kritik bei Weinert: Münch. med. Wochenschr. 1913, S. 1543 und bei Stäubli: Korresp.-Blatt f. Schweiz. Ärzte 1911, S. 1104. — Weinert: Über Temperatursteigerungen bei gesunden Menschen. Dissert. Heidelberg 1912.

[3]) Jürgensen: Die Körperwärme des gesunden Menschen. Leipzig 1873.

[4]) Benedict u. Snell: Pflügers Arch. f. d. ges. Physiol. Bd. 90. 1902.

[5]) Tigerstedt, R.: in Nagels Handbuch der Physiologie des Menschen Bd. 1. Braunschweig 1905.

[6]) Weinert: Über Temperatursteigerungen bei gesunden Menschen. Dissert. Heidelberg 1912.

[7]) Bardswell u. Chapman: Brit. med. journ. S. 1107. 1911. I.

[8]) Sokolow, Celina: Über die Einwirkung äußerer Einflüsse auf die Temperatur des Kindes. Dissert. Zürich 1916/17.

[9]) Hill u. M. Flack: Journ. of physiol. Bd. 36, 1907. Proceedings S. 11.

[10]) Kritik bei Weinert: Münch. med. Wochenschr. 1913, S. 1543 und bei Stäubli: Korresp.-Blatt f. Schweiz. Ärzte 1911, S. 1104. — Weinert: Über Temperatursteigerungen bei gesunden Menschen. Dissert. Heidelberg 1912.

[11]) Feer: Diagnostik der Kinderkrankheiten. 2. Aufl. Berlin 1922. — Moro: Monatsschr. f. Kinderheilk. Orig. Bd. 11. 1913.

günstigen Verhältnissen für die Wärmeabgabe, z. B. bei warmer Luft, namentlich in den Tropen[1]), bei Fettleibigen, bei dicker Bekleidung und bei Soldaten in der Marschkolonne besonders leicht auftritt. Doch wird sie auch bei niedrigen Außentemperaturen beobachtet. So sah LINDHARD[2]) auf einer arktischen Expedition Temperaturen von 38,75 nach Schneeschaufeln bei —7°C und 37,89 nach $1\,^1/_2$ Stunden Spaziergang bei —27°C. Solche Steigerungen dürfen also nicht als krankhaft angesehen werden. Nach Aufhören der Arbeit braucht die Temperatur eine gewisse Zeit, um zur Norm zurückzukehren. Der gesunde Holzsäger von JÜRGENSEN[3]) maß nach 15 Minuten Ruhe 38,1 und nach 40 Minuten 37,7. Bei einem anderen Versuche dauerte es volle 50 Minuten, bis die Rectaltemperatur auf 37,5 zurückgekehrt war. Nach einer halben Stunde ist die Rectaltemperatur immerhin gewöhnlich, aber nach stärkeren Anstrengungen nicht immer, wieder normal[4]). Beobachtungen, wo diese Restitution bei Gesunden länger als 1 Stunde gedauert hätte, sind uns nicht bekannt. Die ärztliche Diagnostik muß diese Zeitmaße berücksichtigen.

---

[1]) YOUNG: Journ. of physiol. Bd. 49. 1914/15.
[2]) LINDHARD: Investigations on the conditions &c. in Report of the Danish Expedition to the North-East Coast of Greenland 1906—1908. Meddelser om Grønland. S. 44. Kopenhagen 1910.
[3]) JÜRGENSEN: Die Körperwärme des gesunden Menschen. Leipzig 1873.
[4]) BARDSWELL u. CHAPMAN: Brit. med. journ. S. 1107. 1911. I.

Pathologie und Pharmakologie der Wärmeregulation.

Von

Hermann Freund

Münster i. W.

Zusammenfassende Darstellungen.

Krehl: in Krehl-Marchands Handb. d. allgem. Pathol. Bd. IV, S. 1. Leipzig: Hirzel 1924. — Krehl: Pathol. Physiologie. — Grafe: Ergebn. d. Physiol. Bd. 21. 1923. — Grafe: in Oppenheimers Handb. d. Biochemie. 2. Aufl. — Freund, H.: Ergebn. d. inn. Med. u. Kinderheilk. Bd. 22. 1922. — Toeniessen: Ebenda Bd. 23. 1923. — Müller, Reiner: Unterwärme des Körpers. Münch. med. Wochenschr. 1917, S. 1036 u. 1069. — Heffter: Handb. d. exp. Pharmakol. Berlin: Julius Springer 1922—1924. — Freund, H.: Naturwissenschaften Jahrg. 11, S. 787. 1923.

A. Hyperthermien.

1. Peripher bedingte Temperaturstörungen.

Wie in dem vorangehenden Kapitel gezeigt wurde, dienen dem Zwecke der Wärmeregulation eine Vielheit von Einzelfunktionen. Ihr planmäßiges Ineinandergreifen wird geleitet und beherrscht von einem übergeordneten Zentralorgan, dem Wärmezentrum. Seine Aufgabe, die Körpertemperatur normal zu halten, kann es innerhalb gewisser Grenzen, die durch die Verhältnisse der Umwelt abgesteckt sind, erfüllen, solange die Erfolgsorgane normal arbeiten, denen die Impulse des Zentrums zugeleitet werden. Periphere Störungen können diese Grenzen einengen. Das Studium solcher experimentell gesetzter peripherer Störungen dient, wie früher gezeigt wurde, der Analyse der Leitungsbahnen und der Erfolgsorgane der Wärmeregulation. Solange aber die Zentralfunktion ungestört ist, sind bei Störungen von Einzelfunktionen genügend Ausgleichsvorrichtungen verfügbar, um eine Abweichung der Körpertemperatur zu verhüten. Nur vereinzelt sind die Fälle, in denen durch periphere Vorgänge Hyperthermie entsteht, so die Überwärmung bei schwerer Muskelarbeit[1]), von der oben gesprochen wurde. Hier ist die Ursache der erhöhten Temperatur eine Steigerung der Wärmebildung durch Muskeltätigkeit, beschleunigte Atmung und beschleunigten Puls, Vorgänge, auf die das Wärmezentrum keinen mäßigenden Einfluß hat. Trotz Anspannung der wärmeabgebenden Apparate (Hautdurchblutung, Schweiß) kann es so zur Überwärmung kommen, doch wird sie nie von langer Dauer sein. Trotz normalregulierendem Zentrum kann es ferner durch Einschränkung der Wärmeabgabe infolge peripherer Störungen zu krankhaften Temperaturerhöhungen kommen. Hierher gehören die Fälle von Sklerodermie[2]) (Fehlen der

---

[1]) Lit. s. bei Isenschmid, S. 85.
[2]) Linser u. Schmid: Arch. f. klin. Med. Bd. 69, S. 514.

Schweißdrüsen). Verwickelter liegen die Verhältnisse wohl beim sogenannten „Durstfieber" der Säuglinge[1]); es mag zum Teil wohl durch die Verminderung der Wassermenge bedingt sein, die für die Verdunstung zur Verfügung steht. Wahrscheinlicher ist es aber wohl, daß hier der Einstrom des Gewebswassers in die Blutbahn Störungen mit sich bringt, die den toxischen zentralen Temperatursteigerungen zuzurechnen sind. Ebenso scheint auch bei dem Fieber im Gefolge eines Hitzschlages — der Überhitzung aus äußeren Gründen durch Überwindung der Gegenregulation — eine schädigende Einwirkung auf das Zentrum vorzuliegen, die durch die Überhitzung ausgelöst wird[2]). In beiden Fällen ist also wohl die Leistung des Wärmezentrums gestört, und die aus der peripheren Ursache enstandene Hyperthermie gibt den Anstoß zu der Entstehung von echtem „Fieber".

Der Funktionsausfall der Erfolgsorgane findet gelegentlich seinen Ausdruck in einer geringeren Präzision der Leistungen des Regulationsapparates. Dies ist besonders dann der Fall, wenn toxische Einwirkungen vorliegen; bei der Besprechung der Pharmakologie des Wärmehaushalts wird davon mehr zu sagen sein. Hier genügt der Hinweis, daß es oft schwer zu entscheiden ist, ob der Angriff solcher Giftwirkungen nicht gleichzeitig auf Zentrum und Peripherie gerichtet ist.

2. Zentral bedingte Hyperthermie (Fieber).

a) Begriffsbestimmung.

Bei der wichtigsten Störung der Wärmeregulation, dem infektiösen Fieber, trifft dies besonders zu. Die infektiösen Schädigungen beeinträchtigen die Leistung der Erfolgsorgane der Wärmeregulation. Aber sicher ist der Hauptsitz der Störung in der Zentralfunktion gelegen. Wir müssen uns den physiologischen Begriff „Fieber" aus dem Gesamtbilde der Infektionen herauszuschälen versuchen.

Das Kennzeichen des Fiebers ist die erhöhte Körpertemperatur. Im Gegensatz zu den bisher besprochenen Steigerungen der Temperatur, die trotz Gegenregulation zustande kommen — durch Wärmestauung, bei denen also die Bedingungen der Umwelt oder Vorgänge im Organismus, auf die das Wärmezentrum keinen Einfluß hat, den Sieg davon tragen —, handelt es sich hier um eine krankhaft veränderte, aber aktive Leistung des Wärmezentrums. Eine Temperatursteigerung kann nur dadurch zustande kommen, daß das Verhältnis von Wärmebildung und Wärmeabgabe, das vom normalen Zentrum auf „1" eingestellt wird, zugunsten der Wärmebildung verschoben wird; das kann sowohl durch gesteigerte Wärmebildung als auch durch verringerte Wärmeabgabe oder durch beide Vorgänge erreicht werden. Während die Tierversuche von Krehl und Matthes[3]) die Wärmeabgabe im Fieberanstieg verringert zeigten, sind beim Malariafieberanstieg des Menschen die Fälle verminderter Wärmeabgabe nach Barr und du Bois[4]) sehr selten; meist ist dabei die Wärmeabgabe unverändert oder sogar gesteigert. Das Mißverhältnis zwischen den beiden Komponenten des regulatorischen Apparates beim Fieberanstieg würde danach

---

[1]) Heim u. John: Monatsschr. f. Kinderheilk. Bd. 9. 1910. — Heim: Zeitschr. f. Kinderheilk. Bd. 8, S. 332. 1913. — Müller, Erich: Berlin. klin. Wochenschr. 1910, Nr. 15. — Holt: Arch. of pediatr. Bd. 12, S. 560. 1895. — v. Reuss: Zeitschr. f. Kinderheilk. Bd. 4. 1912. — Heller: Ebenda Bd. 4. 1912. — Stewart: Journ. of the Americ. med. assoc. Bd. 78, S. 1865. 1922. — Balcar, Samsum, Woodyatt: Arch. of internal med. Bd. 24, S. 116. 1919. — Faber: Americ. journ. of dis. of childr. Bd. 24, S. 56. 1922.
[2]) Marchand: in Krehl-Marchands Handb. d. allgem. Pathol. Bd. I, S. 100ff.
[3]) Krehl u. Matthes: Arch. f. exp. Pathol. u. Pharmakol. Bd. 38, S. 284. 1897.
[4]) Barr u. du Bois: Arch. of internal med. Bd. 21, S. 627 u. Bd. 29, S. 567.

im wesentlichen auf der Steigerung der Wärmebildung beruhen. Auf der
Fieberhöhe ist die Wärmeabgabe immer größer als in der Norm; sie muß im
Idealfalle einer „Febris continua" wieder gleich der krankhaft erhöhten
Wärmebildung sein. Bei Schwankungen der Fieberkurve muß das Verhältnis
von Wärmebildung zu Wärmeabgabe bald größer als „1" werden (Temperaturanstieg), bald kleiner als „1" (Temperaturabfall). Solange aber Fieber besteht, ist die Wärmeabgabe zwar übernormal, aber niemals maximal angespannt, wie sie es ist, wenn es gilt, die durch Muskelarbeit mehr gebildete
Wärme wegzubefördern. So ist der Anteil der Wasserverdunstung an der Wärmeabgabe im Fieber nie so groß wie bei Muskelarbeit, während andererseits doch
keine Insuffizienz der Wärmeabgabe vorliegt [vgl. hierzu Krehl[1])]. Dabei ist
die absolute Größe der im Fieber mehrgebildeten Wärme weit unter den Steigerungen, die sonst von der Wärmeregulation ohne jeden Temperaturanstieg
ausgeglichen werden. Die Störung liegt also in einer mangelhaften Leistung
des Zentrums. Wir sehen aus allen Beobachtungen — auf die ganz vereinzelten
Abweichungen ist später zurückzukommen —, daß die fieberhafte Funktionsstörung sich aus zwei Grundstörungen zusammensetzt: die Wärmebildung ist
erhöht, und die Wärmeabgabe gleicht diese Steigerung nicht aus. Je schwerer die
Störung, desto höher ist die fieberhafte Temperatursteigerung. Dabei wird diese
erhöhte Körpertemperatur vom Wärmezentrum aus festgehalten, wenn auch
weniger genau als die Normaltemperatur des Gesunden: der Fiebernde friert
leicht, durch ein abkühlendes Bad ist die Temperatur zwar leichter herunter-
zusetzen wie beim Normalen, sie steigt dann aber alsbald wieder auf die frühere
Höhe an. Auch Steigerung der Wärmebildung, so die spezifisch-dynamische
Wirkung der Nahrungszufuhr, führt zu einer Gegenregulation gegen weitere
Temperatursteigerung: der Fiebernde schwitzt[2]).

Allen diesen Erscheinungen wird der alte Liebermeistersche Satz gerecht,
nach dem im Fieber die Temperaturregulierung höher eingestellt ist als in der
Norm. Die Störung, die dem zugrunde liegt, wird heute wohl meist als eine
krankhafte Erregung des Wärmezentrums angesprochen. Dieser Erklärungs-
versuch erscheint aber aus folgenden Gründen nicht recht befriedigend: Eine
Erregung führt im allgemeinen doch wohl zu gesteigerter Tätigkeit; die
Leistung des Temperaturzentrums ist aber eben die Aufrechterhaltung des
normalen Gleichgewichts zwischen Wärmebildung und Wärmeabgabe. Wenn
man sich mit H. H. Meyer[3]) die beiden Funktionen des Kühlens und Er-
wärmens in getrennten Zentren lokalisiert denkt, so könnte man wohl die
Erscheinungen im Fieber als Stärkung des „Wärmzentrums" und Schwächung
des „Kühlzentrums" umschreiben. Mir scheint jedoch vieles für eine andere
Erklärungsmöglichkeit zu sprechen, nach der das Wesen der fieberhaften Störung
eine Schwächung des einheitlichen Regulationszentrums wäre.

Den Ausgangspunkt für diese Vorstellung geben die alten Anschauungen
Wunderlichs, Claude Bernards, Liebermeisters, Naunyns und Quinckes,
Harnacks[4]), die einen im wesentlichen hemmenden Nerveneinfluß auf den Stoff-
wechsel annahmen. Die Zahl der Beobachtungen steigt, welche zeigen, daß das
Nervensystem in der Tat eine solche hemmende Wirkung auf den Ruhestoff-

---

[1]) Krehl: in Krehl-Marchands Handb. d. allgem. Pathol. Bd. IV, S. 39.
[2]) Lang: Dtsch. Arch. f. klin. Med. Bd. 79, S. 343. — Schwenkenbecher u. Tuteur:
Arch. f. exp. Pathol. u. Pharmakol. Bd. 57, S. 285.
[3]) Meyer, H. H.: Kongr. f. inn. Med. 1913.
[4]) Bernard, Cl.: Chaleur animale. — Liebermeister: Pathologie und Therapie des
Fiebers. — Naunyn u. Quincke: Arch. f. Anat. u. Physiol. 1869, S. 174 u. 521. — Harnack (Lutz): Arch. f. exp. Pathol. u. Pharmakol. Bd. 38, S. 421. 1897.

wechsel der Organe ausübt. (Nur im *Ruhestoffwechsel* wirkt sich ja, wie ISENSCHMID ausführte, die chemische Regulation im Sinne RUBNERS aus.) Bei poikilotherm gemachten Warmblütern ist der Stoffwechsel in seiner Gesamtheit erhöht, der Eiweißumsatz erheblich gesteigert[1]; der entnervte Muskel hat einen pro Gramm erheblich gesteigerten Sauerstoffverbrauch[2]; der Sauerstoffverbrauch von Gewebsschnitten ist ganz erheblich höher als der entsprechenden Gewichts- menge im lebenden Warmblüterorganismus, was wohl im wesentlichen dem Fehlen des nervösen Einflusses des Wärmezentrums zuzuschreiben ist[3]. Das alles spricht für eine Hemmung des Stoffwechsels durch das Nervensystem. Wird dieser Nerveneinfluß durch das Fiebergift geschwächt, so kommt es zu einer Steigerung der Wärmebildung; die Schwächung des Wärmezentrums erklärt zugleich die gleich- zeitige Mangelhaftigkeit der physikalischen Regulation: je schwerer die Schädigung des Zentrums ist, desto mehr ist die Reizschwelle erhöht, d. h. bei um so höherer Temperatur erst tritt die Gegenregulation gegen Überhitzung ein. Der Fiebernde ist vorübergehend leichter unterkühlbar als der Normale, weil das geschädigte Zentrum gleichfalls erst später, d. h. bei tieferer Gradzahl, gegen die Abkühlung ankämpft. Bei dieser Annahme kommen wir für die normale Wärmeregulation um die von W. TRENDELENBURG hervorgehobene Schwierigkeit herum, daß sonst Wärme die Nervenzentren erregt und Kälte sie lähmt, denn die Erregung eines Hemmungsmechanismus für den Stoffwechsel muß ihn herabsetzen, die Lähmung umgekehrt durch Nachlassen der Hemmung ihn steigern. Für eine abgerundete Darstellung der Fieberlehre in diesem Sinne ist vielleicht das Be- weismaterial noch zu gering, immerhin soll im folgenden ein Versuch dazu ge- macht werden.

Allen Deutungsversuchen des Fiebers gemeinsam ist die Auffassung, daß die Fiebertemperatur ohne Gegenregulation durch Vorgänge zustande kommt, die ihren Sitz im Wärmezentrum haben. Wir haben keine Vorstellung, wie dieses Wunderwerk eines Präzisionsinstrumentes arbeitet (KREHL bezeichnet seine Leistung als „über- maschinell"). Jedenfalls muß es dazu einen beherrschenden Einfluß auf andere Zentren ausüben können, die — an sich selbständig — ihm zum Zwecke der Wärme- regulation untergeordnet gedacht werden müssen. Unter ihnen sind die wich- tigsten die zentrale Beherrschung des Stoffwechsels und die Vasomotorenzentren, die in engem Zusammenhang mit der Schweißdrüseninnervation stehen. Bei verschiedenen Tierarten käme dann noch das Atemzentrum als ausführendes Organ der Wärmeabgabe hinzu. Diese Zentralorgane, deren planmäßige Zu- sammenordnung Aufgabe des Wärmezentrums ist, sind m. E. zweckmäßiger nach der üblichen Weise in Organe der chemischen und der physikalischen Regulation einzuteilen als nach dem Schema H. H. MEYERS, der für jedes seiner Zentren sowohl chemische als physikalische Regulatoren annehmen muß.

b) Das Fieber als zentrale Funktionsstörung.

Zunächst ist der Beweis zu erbringen, daß das Fieber eine zentrale Schädigung ist, die mit der chemischen Wärmeregulation in engster Beziehung steht. Es kann hierfür vielfach auf die Ausführungen des vorangehenden Kapitels verwiesen werden. Von entscheidender Bedeutung ist die Frage, ob Fieber beim künstlich poikilotherm gemachten Warmblüter erzeugt werden kann. Wie oben gezeigt wurde, gibt es für solche Tiere eine bestimmte Außentemperatur, bei der ihre Körpertemperatur normal gehalten werden kann. Von dieser Versuchsanord-

[1] FREUND u. GRAFE: Pflügers Arch. f. d. ges. Physiol. Bd. 168, S. 1. 1917; Arch. f. exp. Pathol. u. Pharmakol. Bd. 93, S. 785. 1922. — FREUND: Ebenda Bd. 88, S. 216. 1920.
[2] LANGLEY u. ITAGAKI: Journ. of physiol. Bd. 51. 1917.
[3] BÜCHNER u. GRAFE: Kongr. f. inn. Med. 1924 u. Klin. Wochenschr. 1924, S. 986.

nung — poikilotherm gemachtes Tier mit künstlich normal gehaltener Körpertemperatur — muß jede experimentelle Arbeit über die Fieberfähigkeit ausgehen, wenn sie beweiskräftig sein soll.

Kennzeichen des poikilothermen Zustandes ist, daß die Körpertemperatur nicht nur
bei Erniedrigung der Umgebungstemperatur (und zwar schon um 1—2°) heruntergehtt
sondern vor allem durch Erhöhung der Außentemperatur um 1—2° bereits erhöh,
werden kann; und ferner muß gezeigt werden, daß bei gleicher Außentemperatur eine dem
Tier aufgezwungene Stoffwechselsteigerung (am einfachsten die spezifisch-dynamische
Wärmewirkung der Nahrung) seine Körpertemperatur erhöht. Diese Kennzeichen des poikilothermen Zustandes werden allzuoft außer acht gelassen und dadurch wertvolle Versuchsprotokolle in ihrer Verwendungsmöglichkeit stark herabgesetzt.

Die Wege, auf denen es möglich ist, den poikilothermen Zustand experimentell herbeizuführen, hat Isenschmid[1]) besprochen. Bei solchen Tieren sind rein
zentral wirkende Fieberursachen — Wärmestich, gewisse pyretisch wirksame
Stoffe, wie Kochsalz und Anaphylatoxin, vor allem die Infektionen — nicht
mehr wirksam. Andererseits verhindert selbst eine völlige Ausschaltung der
physikalischen Regulation das Auftreten von Fieber nicht, solange nur die
chemische Regulation intakt ist und das Tier deshalb noch über eine gewisse
,,Regulationsbreite‘‘[2]) verfügt.

Voraussetzung für die Beweiskraft negativer Fieberversuche ist, daß die Außentemperatur so hoch eingestellt wird, daß das Tier vor dem Fieberversuch normale Körpertemperatur hat; es muß mit aller Schärfe darauf hingewiesen werden, daß der negative Ausfall
eines Fieberversuches an einem unterkühlten Tier für dessen Regulationsfähigkeit gar nichts
beweist.

Erst die Ausschaltung der chemischen Regulation vernichtet die Fieberfähigkeit; für das Zustandekommen jedes Fiebers ist demnach der Zusammenhang des
Wärmezentrums mit den Erfolgsorganen der chemischen Regulation unerläßlich. Wir dürfen also annehmen, daß die Stoffwechselvorgänge und ihre Leitung
das wesentliche Moment für die Fieberentstehung darstellen.

Hiernach ist es wenig wahrscheinlich, daß Fieber durch Herabsetzung der
Wärmeabgabe, also durch endogene Wärmestauung aus zentralen Gründen, entstehen könnte. Walbaum[3]) hat das für den Wärmestich behauptet; aber aus
seinen Versuchsprotokollen geht das keineswegs so einwandfrei hervor, daß die
entgegenstehenden zahlreichen Arbeiten dadurch entkräftet würden. Fieber bei
herabgesetzter Wärmebildung, das also nur auf Wärmestauung zurückgeführt
werden könnte, ist beschrieben von Hirsch und Leschke[4]) bei Anaphylaxie
(direkte Calorimetrie in der Anordnung von R. Hirsch) und von Dittler[5]) an
schilddrüsenlosen Tieren (indirekte Sauerstoffbestimmung). Bei beiden Arbeiten
scheinen mir methodische Bedenken nicht auszuschließen zu sein; jedenfalls
bedürfen wohl diese vereinzelt dastehenden Befunde noch weiterer Bestätigung
[für die Frage der Schilddrüse vgl. im übrigen Isenschmid und Freund[6])].

Zwingend bewiesen wäre die vorherrschende Bedeutung der Stoffwechselsteigerung
für das Fieber allerdings erst dann, wenn es gelänge, die chemische Regulation auszuschalten,
ohne die physikalische zu beeinträchtigen; in diesem Falle müßte die Fieberfähigkeit verlorengehen, ohne daß ein völlig poikilothermes Verhalten eingetreten wäre. Hinweise darauf,
wie solche Fieberversuche anzuordnen wären, geben die Arbeiten von Freund, Plaut und
Freund und Janssen [vgl. Isenschmid[7])].

---

[1]) Isenschmid: S. 52 u. 64.
[2]) Freund u. Strasmann: Arch. f. exp. Pathol. u. Pharmakol. Bd. 69, S. 12. 1913.
[3]) Walbaum: Arch. f. exp. Pathol. u. Pharmakol. Bd. 72, S. 153. 1913.
[4]) Hirsch u. Leschke: Zeitschr. f. exp. Pathol. u. Therap. Bd. 15. 1914.
[5]) Dittler: Zeitschr. f. Biol. Bd. 76, S. 141. 1922. — Sänger: Ebenda S. 301.
[6]) Isenschmid: auf S. 67 ff. — Freund: Ergebn. d. inn. Med. u. Kinderheilk.
Bd. 22. 1922.
[7]) Isenschmid: auf S. 65.

Wenn also die Fieberfähigkeit mit der Intaktheit der chemischen Regulation steht und fällt, so muß ferner heute zusammenfassend gesagt werden, daß im Tierexperiment (abgesehen von den obenerwähnten Versuchen) Fieber stets mit Stoffwechselsteigerung verbunden ist und daß auch beim menschlichen Fieber kein zwingender Beweis dafür erbracht ist, daß Fieber ohne erhöhten Stoffwechsel vorkommt (vgl. hierzu die zahlreichen Zusammenfassungen der letzten Jahre). Im Sinne des obigen Erklärungsversuches würde die Frage, warum der Fiebernde wärmer wird, dahin zu beantworten sein, daß durch die Fieberursache die hemmenden Funktionen der nervösen Zentralorgane geschwächt sind. Infolgedessen steigt die Wärmebildung; die Körpertemperatur steigt, weil die Reizschwelle für das geschädigte Regulationszentrum erhöht ist und deshalb erst bei höherer Temperatur eine regulatorische Vermehrung der Wärmeabgabe eintritt.

Es sei ausdrücklich darauf hingewiesen, daß diese Auffassung der Fieberentstehung für den Schüttelfrost keine Erklärung geben kann. Ob der Schüttelfrost und das Kältezittern auf einer Tätigkeit des Wärmezentrums beruhen, scheint übrigens zum mindesten nicht unbestritten. Goltz und Ewald[1]) haben Kältezittern in denjenigen Muskelgruppen auftreten sehen, die von dem mittleren Brustmarkteil nervös versorgt waren, den sie in ihrem berühmten Versuche am rückenmarklosen Hunde abgetrennt vom Hirn zurückgelassen hatten. Auch Krehl[2]) spricht davon, daß das Zittern reflektorisch von den Kältepunkten der Haut ausgelöst wird.

c) Die Funktion der Erfolgsorgane im Fieber.

Wenn wir die Vorgänge im Fieber als Leistungen des krankhaft veränderten Wärmezentrums auffassen müssen, so liegt in dieser Auffassung die Voraussetzung enthalten, daß die Mittel, mit denen das fiebernde Wärmezentrum die Temperaturerhöhung bewirkt und erhält, die gleichen sind, wie sie der Organismus bei der Regulierung der normalen Körpertemperatur benutzt. Hier kann auf die erschöpfende zusammenfassende Darstellung von Grafe[3]) verwiesen werden. Man muß heute zu dem Ergebnis kommen, daß „die Art der Zersetzungen im Fieber die gleiche ist wie in der Norm und lediglich von der Menge und Zusammensetzung der dem Organismus zur Verfügung stehenden Nährstoffe bestimmt ist".

Dieser Satz hat so lange seine Gültigkeit, als die Störung keine sehr schwere ist (mittleres Fieber), solange wir es mit einer einigermaßen reinen Störung der zentralen Apparate zu tun haben, deren Beispiel etwa der Wärmestich ist[4]), und solange die Erfolgsorgane regelrecht den Impulsen des Zentrums entsprechen.

Dies trifft nun aber je nach der Fieberursache und nach der Schwere ihrer Einwirkung in praxi mehr oder weniger nicht zu. Wie wir überhaupt „elektive", nur an einem Angriffspunkt wirkende Gifte an sich kaum kennen und unter verschiedenen Angriffspunkten immer nur einer oder einzelne in höherem Maße als die andern toxische Funktionsstörungen zeigen, so gilt dies auch für die infektiösen Gifte. Die Fieberursache betrifft nicht nur das Wärmezentrum, sondern auch seine Erfolgsorgane. Die Störung der zentralen Wärmeregulation wird verstärkt und modifiziert dadurch, daß auch die Erfolgsorgane unter Giftwirkung stehen, ihre Tätigkeit unmittelbar krankhaft verändert und ihre Reaktion auf die zentralen wärmeregulatorischen Impulse abnorm wird. Erfolgsorgane des Wärmezentrums sind aber in diesem Sinne nicht nur die peripheren Organe, sondern das ganze System von Nervenzentren, Leitungsbahnen und Nervenendigungen, das zwischen Wärmezentrum und ausführendem

---

[1]) Goltz u. Ewald: Pflügers Arch. f. d. ges. Physiol. Bd. 63, S. 370. 1896.
[2]) Krehl: Handb. d. allgem. Pathol. Bd. IV, 1, S. 39.
[3]) Grafe: Ergebn. d. Physiol. Bd. 21. 1923. [4]) Vgl. hierzu Isenschmid: auf S. 47 ff.

Organ liegt. Besonders seien hier hervorgehoben die Zentren der Gefäßinnervation und der Stoffwechselregulation; dazu kommt das endokrine System,
welches — der nervösen Leitung unterstellt — wohl dazu dienen mag, die
Erregbarkeit der nervösen Endapparate in der Norm dem Gesamtzwecke
gleichsinnig zu beeinflussen. Zwar ist, wie oben gezeigt wurde[1]), das endokrine
System *nicht* die „Conditio sine qua non" für die normale Wärmeregulation
und das Fieber; aber das Ausmaß beider ist an eine normale Mischung der
chemischen Reizstoffe gebunden.

Die Hormone der endokrinen Drüsen sind aber nicht die einzigen Einflüsse,
von denen die Tätigkeit der Organe und vor allem die Reizbeantwortung des
vegetativen Nervensystems — um dieses handelt es sich ja für unsere Frage —
abhängen, und die daher für das Geschehen im Fieber bestimmend sein können.
Hier spielen konstitutionelle Bedingungen hinein — Alter, Ernährungszustand,
Gewöhnungen, vorausgegangene oder gleichzeitige Erkrankungen. Ihre physiologischen Grundlagen kennen wir noch sehr wenig; wir fangen an, einiges Wenige
davon zu ahnen, ohne im einzelnen Falle Sicheres sagen zu können. Zu nennen
sind vor allem gewisse Änderungen der physikalisch-chemischen Zusammensetzung
des Blutes — die Ionenverhältnisse zueinander (vor allem zwischen Calcium und
Kalium), das Kohlensäurebindungsvermögen, die Mischung der verschiedenen
Eiweißkörper (namentlich die Globulinfraktion), ferner das Verhältnis von
Lecithin und Cholesterin, und schließlich die noch unbekannten intermediären
Stoffwechselprodukte, die durch gesteigerten Zellzerfall oder durch gesteigerten
Einstrom von Gewebswasser in das Blutplasma kommen, und auf deren Vorkommen und Bedeutung gerade für die Reaktionen der vegetativen Apparate
Freund und Gottlieb[2]) hingewiesen haben. An alle diese Veränderungen —
und sicher gibt es noch viel anderes — ist zu denken, wenn wir sagen, daß manche
Menschen zu hohem Fieber neigen, andere nur schwer fiebern. Auf ihnen beruht
die größere oder geringere Fieberbereitschaft des einzelnen; für sie dürften
die Verhältnisse der Erfolgsorgane, ihre Erregbarkeit, ihre abnorm starke oder
träge Reaktion auf die zentralen Impulse entscheidend sein.

Hier liegt noch ein großes Arbeitsgebiet vor uns. Klinische Erfahrungen
sprechen für die erhöhte Fieberbereitschaft in der Rekonvaleszenz nach akuten
Infektionen, bei Tuberkulösen, bei Hyperthyreosen und in der Zeit der Menstruation. Umgekehrt scheinen Diabetiker und Carcinomatöse schwer zum
Fiebern zu bringen zu sein [z. B. durch Milchinjektion, R. Schmidt[3])]. Auch stark
geschwächte und unterernährte Individuen und Hypothyreosen usw. fiebern
schwer. Säuglinge mit Tetanie (auch im Stadium der Latenz) neigen zu höherem
Kochsalzfieber [Nothmann[4])]. Im Tierversuch ist die Frage der individuellen
Disposition zum Fieber bisher nur wenig angegangen worden; zu erwähnen ist der
Einfluß des Futters auf die Höhe des Kochsalzfiebers bei Kaninchen [Freund[5])],
ferner die Angabe, daß Kochsalz und andere pyretisch wirksame Stoffe höheres Fieber bei solchen Tieren machen, die sich im Stadium der Überempfindlichkeit gegen
irgendein Antigen befinden[6]). Im Sinne der obigen Gedankengänge würde etwa
die veränderte Fieberfähigkeit der Kaninchen durch Fütterung [Luithlen[7])]
und die Erfahrung in der Tetanie der Säuglinge auf das Ca-K-Verhältnis zu be-

---

[1]) Isenschmid: S. 67 ff..
[2]) Freund u. Gottlieb: Arch. f. exp. Pathol. u. Pharmakol. Bd. 93, S. 92. 1922.
[3]) Schmidt, R.: Zeitschr. f. klin. Med. Bd. 83, S. 79. 1916.
[4]) Nothmann: Zeitschr. f. Kinderheilk. Bd. 70.
[5]) Freund, H.: Arch. f. exp. Pathol. u. Pharmakol. Bd. 65, S. 225. 1911.
[6]) Davidsohn u. Friedemann: Arch. f. Hyg. Bd. 71. 1909.
[7]) Luithler: Arch. f. exp. Pathol. u. Pharmakol. Bd. 68, S. 209. 1912.

ziehen sein; bei der Anaphylaxie und nach Infektionen liegen der Umstimmung mit großer Wahrscheinlichkeit Veränderungen des intermediären Eiweißabbaues zugrunde [PICK und HASHIMOTO[1])], die in ähnlicher Weise auch nach unspezifischer Reiztherapie beschrieben sind [FREUND und RUPP[2])].

Mit diesen letzten Beispielen ist auf eine der Einwirkungen der Fieberursache hingewiesen, die neben der Störung der zentralen Regulation auch die peripheren Apparate umstimmt: die antigene Natur der infektiösen Gifte. Damit steht in gutem Einklange, daß nach KREHL[3]) die fieberhaft erhöhte Temperatur gerade im Anfang schwerer Infektionen noch am schärfsten regulatorisch festgehalten wird; erst in späteren Zeiten — wenn also die anaphylaktische Umstimmung durch die Antigene des Infektionserregers einsetzt — tritt das ungeordnete „ataktische" Verhalten der Erfolgsorgane ein, das den Fieberzustand und die „Krankheit" bis weit in die Rekonvaleszenz überdauert. Die wesentlichste Ursache für die unscharfe Regulierung der Körpertemperatur im Fieber und in der Rekonvaleszenz ist wohl diese „reizbare Schwäche" der peripheren Apparate. Die Frage, ob dieser Labilität nicht Veränderungen der Blutzusammensetzung zugrunde liegen, wie sie z.B. von BERGER und DÖRR[4]) und von DRESEL und FREUND[5]) nach unspezifischen Eingriffen beschrieben worden sind, ist der Untersuchung zugänglich.

Die Reaktion auf die Krankheitsursache führt also offenbar in einer Weise, die noch weiteren Studiums bedarf, eine Umstimmung der Erfolgsorgane herbei. Bei der Mehrzahl der Infektionen kommen aber noch unmittelbare toxische Schädigungen durch das infektiöse Gift hinzu.

Je nach der Art des Erregers und seiner Gifte, je nach der Schwere der Infektion werden neben dem Wärmezentrum auch andere „Angriffspunkte" der Giftwirkung unterliegen. Auf Stoffwechsel und Kreislauf wirken die Impulse des Zentrums in erster Reihe; Stoffwechsel und Kreislauf können aber an sich in verschiedenster Weise — zentral und peripher — durch die Giftwirkungen unmittelbar betroffen werden. Daraus ergibt sich die ganze Mannigfaltigkeit der klinischen Bilder beim infektiösen Fieber und zugleich die große Schwierigkeit für eine Beurteilung des fieberhaften Prozesses im engeren Sinne, die sich auf einer Verallgemeinerung der Beobachtungen an Sonderfällen aufbaut. Bei der Fülle von zusammenfassenden Bearbeitungen aus jüngster Zeit kann auf diese verwiesen werden. Hier sei nur in Kürze die Streitfrage des sog. „toxogenen" Eiweißzerfalls besprochen. Die Frage steht wohl so, daß es einzelne Infektionen (vgl. KREHL, Handbuch, S. 28) mit ganz gewaltigen Stickstoffausscheidungen gibt (Recurrens, Fleckfieber, einzelne Typhusfälle), bei denen die Organschädigung durch die Infektion ganz in den Vordergrund zu stellen ist. Diese Beobachtungen haben aber mit den eigentlich zum Fieber gehörenden Stoffwechselvorgängen ebensowenig etwas zu tun wie die qualitativen Abweichungen des Eiweißstoffwechsels von der Norm, die, wie etwa die Diazoreaktion, als Kennzeichen besonderer Infektionen diagnostisch verwertbar sind.

Darüber hinaus ist aber die Stickstoffausscheidung im Fieber wohl nur bei ganz geringen und kurzdauernden Temperatursteigerungen normal, sonst aber stets erhöht. Dieser erhöhte Abbau von Eiweiß ist sicher zum Teil dadurch be-

---

[1]) PICK u. HASHIMOTO: Arch. f. exp. Pathol. u. Pharmakol. Bd. 76, S. 89. 1914; Zeitschr. f. Immunitätsforsch. Bd. 21, S. 237. 1914.
[2]) FREUND, H., u. RUPP: Arch. f. exp. Pathol. u. Pharmakol. Bd. 99, S. 137. 1923.
[3]) KREHL: Handb. d. allgem. Pathol. Bd. IV, 1, S. 49.
[4]) BERGER u. DÖRR: Klin. Wochenschr. 1922, S. 1053.
[5]) DRESEL u. FREUND: Arch. f. exp. Pathol. u. Pharmakol. Bd. 91, S. 317. 1921; s. auch Lit. bei RUPP: Doktor-Dissert. Heidelberg, Sommer-Sem. 1922.

dingt, daß der fiebernde, glykogenarme und fast stets unterernährte Organismus für seine erhöhte Wärmebildung rein energetisch Eiweiß mitverbrauchen muß.

Darin liegt keine Besonderheit des Fieberstoffwechsels; denn bei hungernden Tieren steigt auch bei der chemischen Regulation gegen Abkühlung die Stickstoffausscheidung parallel mit der Erhöhung des Gesamtumsatzes an [z. B. Freund und Grafe[1])]. Diese energetische Steigerung der Stickstoffausscheidung im Fieber läßt sich daher durch stickstofffreie, namentlich kohlenhydratreiche Nahrung in einer der fieberhaften Stoffwechselsteigerung angepaßten Menge zur Norm herabdrücken, solange sich das Fieber in mittlerer Höhe — bis etwa 40° — hält. Bei höherem Fieber, das als Ausdruck des stärkeren Infektes aufgefaßt werden darf, sind aber die Beziehungen des Eiweißzerfalls zur Gesamtwärmebildung nicht vom energetischen Standpunkt aus zu deuten. Hier spielen vielleicht für eine Minderzahl von Erkrankungen eigentlich toxogene Organschädigungen eine Rolle; für die Mehrzahl darf aber wohl die Erklärung in einer Schädigung zu suchen sein, die das infektiöse Gift auf die nervösen Zentralorgane ausübt. Wir müssen heute mit dem Bestehen von Nervenzentren rechnen, die sowohl die Höhe des Gesamtstoffwechsels, wie im besonderen die Größe des Eiweißabbaues beherrschen, die selbständige Aufgaben zu erfüllen haben und andererseits dem Wärmezentrum zugeordnet sind. Ihre Selbständigkeit geht aus den Beobachtungen über Stoffwechselsteigerungen ohne Fieber hervor; deren zentraler Ursprung wird am besten dadurch erwiesen, daß sie durch Pyramidon — ein Gift, für dessen direkte Einwirkung auf den Organstoffwechsel nichts, für dessen zentralnervösen Angriffspunkt alles spricht — herabgesetzt werden. Gessler[2]) hat dabei gezeigt, daß auch der Eiweißumsatz für sich allein und bei gleichbleibend erhöhtem Stoffwechsel herabgesetzt werden kann. Das Gegenbeispiel hierzu würde die erhöhte Stickstoffausscheidung im Fieber sein: die Folge einer neben der Schädigung des Wärmezentrums eingetretenen gleichsinnigen Giftwirkung auf die Zentren, die den Eiweißumsatz beherrschen.

Es ist aber hier wohl am Platze, darauf hinzuweisen, daß wir noch sehr wenig Einblick in die Zusammenhänge zwischen Eiweißstoffwechsel und Stickstoffausscheidung im Harn haben: Gibt es doch keine Form gesteigerter Stickstoffausscheidung — selbst bei Phosphorvergiftung oder bei schwerer Kachexie, bei denen die Verhältnisse auf den ersten Blick klar zu liegen scheinen und doch wohl mit Sicherheit ein Zellabbau anzunehmen ist —, die nicht durch reichliche Zufuhr von Kohlenhydrat und Fett auf normale Mindestwerte herabgesetzt werden kann [vgl. F. v. Müller[3])].

Häufiger und für die Vorgänge im infektiösen Fieber noch bedeutsamer sind die Schädigungen des Kreislaufes — Vasomotorenzentren, Gefäße, Herz— durch die infektiösen Gifte. Hier finden sich immer Störungen, welche schon von sich aus eine geordnete Gesamtleistung der Wärmeregulation in Frage stellen können. Dies zeigen am besten die krankhaften Erscheinungen, die auch nach Aufhören des Fiebers die Temperatursteigerung überdauern. Abnorme Erregbarkeit gegenüber zentralen Reizen, erhöhte Reflexerregbarkeit, gestörter Wärmeausgleich, Störungen der Blutverteilung wirken zusammen und führen in ihrer Gesamtheit das ungeordnete Verhalten der Regulation und der Wärmeabgabe im infektiösen Fieber herbei; Krehl (Handbuch S. 43) sagt davon: „Das Unregelmäßige und Ungeordnete steht durchaus im Vordergrund." Vieles davon — wohl das meiste — ist Folge peripherer Giftwirkung; demnach würde diese Labilität nicht eigentlich Folge des Fiebers sein, sie ist aber eine in praxi von ihm nicht abgrenzbare Begleiterscheinung der meisten Infektionen.

---

[1]) Freund u. Grafe: Pflügers Arch. f. d. ges. Physiol. Bd. 168, S. 1. 1917; Arch. f. exp. Pathol. u. Pharmakol. Bd. 93, S. 285. 1922.
[2]) Gessler: Arch. f. exp. Pathol. u. Pharmakol. Bd. 98, S. 257. 1923.
[3]) Müller, F. v.: Dtsch. med. Wochenschr. 1922, S. 513 u. 545.

d) Die Fieberursachen. [Pyretische Gifte[1]).]

Die oben angegebene Auffassung zwingt dazu, das Fieber als Symptom einer örtlichen Schädigung des Wärmeregulationszentrums anzusehen. Die Schädigung kann grobanatomisch sein. Der Wärmestich, den ISENSCHMID im vorigen Abschnitt ausführlich behandelt hat, gibt uns eines der wenigen Beispiele für eine „Febris paradigmatica"[ARONSOHN[2])]. Ähnlich sind die anatomisch nicht sehr genau bearbeiteten Herderkrankungen des Menschen, die zum Teil mit hohem Fieber einhergehen können[3]).

Es sei übrigens darauf hingewiesen, daß schon WUNDERLICH[4]) diese cerebralen Fieber mit dem Fortfall „moderierender Einflüsse" durch örtliche Zerstörungen der Hirnsubstanz erklärte, also nicht als Reizsymptome.

Als fiebererzeugende Schädigung wirken auch alle Eingriffe in das Liquorsystem des Menschen ein[5]): Lumbalpunktion, Ventrikelpunktion, Liquorpumpen und Lufteinblasen. Diese klinischen Beobachtungen am Menschen decken sich mit den Befunden von JACOBJ und RÖMER[6]) beim Kaninchen (vgl. hierzu ISENSCHMID). ·Auch das Vorkommen von Fieber bei sog. funktionellen Störungen ist in letzter Zeit sichergestellt, nachdem es gelungen ist, durch Hypnose Temperatursteigerungen zu erzeugen[7]).

An Häufigkeit und praktischer Bedeutung stehen im Vordergrunde die Giftwirkungen auf das Wärmezentrum. Die Zahl der pyretisch wirksamen chemischen Stoffe ist sehr groß[8]) sie umfaßt komplizierteste, in ihrer Zusammensetzung unbekannte (z. B. hohe Eiweißabbauprodukte) neben einfachsten Stoffen (Salze und Wasser). Die Fiebererzeugung ist oft an die Art ihrer Zuführung geknüpft (parenteral), oft an den physikalischen Zustand der eingespritzten Lösung. Wir kennen außerdem nur vereinzelte Stoffe, über deren Angriffspunkt wir einige pharmakologische Vorstellungen haben.

Abgesehen von diesen letzteren ist wohl die Zahl der Stoffe, bei denen wir eine unmittelbare Wirkung auf das Wärmezentrum annehmen dürfen, nicht sehr groß. Vielmehr müssen wir heute wohl als gesichert ansehen, daß die Mehrzahl der aseptischen und der bakteriellen Fieberursachen nur die Bildung von unmittelbar pyrogenen Stoffen im Körper auslösen, die entweder durch Vermittlung des Organismus — durch seine Reaktion auf die Fremdsubstanzen — als Abbauprodukte aus ihnen entstehen oder aus dem körpereigenen Material als Folge der Schädigung durch die Fremdsubstanz; bei den Infektionen kommen noch die Stoffwechselprodukte der Erreger dazu.

Seit den ersten Arbeiten über das Resorptionsfieber wissen wir, daß der aseptische Zerfall körpereigenen Gewebes Fieber machen kann. An dem Beispiele des Zerfalls von Elementen des Blutes[9]) gelang es, diese Art der Fieberentstehung experimentell nachzuahmen. Dabei konnte gezeigt werden, daß der Zerfall der Erythrocyten aus etwa 5—10 ccm Blut genügt (d. h. etwa der 20. bis 30. Teil des Gesamtblutes), um beim Kaninchen Fieber zu erzeugen. Auch die Blutplättchen lassen pyrogene Substanzen bei ihrem Zerfall entstehen, der auch in vivo bei der Labilität dieser Gebilde wohl durch viele blutfremde Stoffe

---

[1]) Vgl. hierzu KREHL: Pathol. Physiologie. 11. Aufl. 1921, u. Handb.
[2]) ARONSOHN: Allgemeine Fieberlehre. Berlin 1906.
[3]) Vgl. besonders REICHARDT: Arb. a. d. psychiatr. Klinik Würzburg, Heft 8. 1914.
[4]) WUNDERLICH: Verhalten der Eigenwärme in Krankheiten. 1865.
[5]) STRECKER: Dtsch. Zeitschr. f. Nervenheilk. Bd. 80, S. 229. 1923. Klin. Wochenschr. 1924 S. 2078.
[6]) JACOBJ u. RÖMER: Arch. f. exp. Pathol. u. Pharmakol. Bd. 70, S. 149. 1912.
[7]) EICHELBERG: Dtsch. Zeitschr. f. Nervenheilk. Bd. 68, S. 352. 1921.
[8]) z. B. ROUQUÉS: Les substances thermogénes. Paris 1893. — KREHL: Handbuch.
[9]) FREUND, H.: Dtsch. Arch. f. klin. Med. Bd. 105, S. 44. 1911; Bd. 106, S. 556. 1912.

herbeigeführt werden dürfte. Auf diesen Plättchensubstanzen beruht die starke Fieberwirkung des defibrinierten Blutes (auch des körpereigenen Blutes). Neben den Zellelementen des Blutes kommen wohl vor allem die Endothelien der Capillaren in Betracht, deren fast augenblicklich eintretende starke Veränderungen bei einigen pyrogen wirkenden intravenösen Injektionen erst kürzlich durch Domagk[1]) morphologisch nachgewiesen werden konnten. Grundsätzlich ist aber anzunehmen, daß aus allen Körperzellen und Geweben pyrogene Stoffe innerhalb des Körpers entstehen können. In erster Linie kommt als Ausgangsmaterial das Eiweiß in Betracht; das körpereigene Eiweiß wird ebenso wie fremdes giftig und vor allem pyrogen wirksam, wenn es abgebaut wird; intaktes Eiweiß, auch artfremdes, ist in der Regel wirkungslos. Unter den Abbauprodukten sind die höheren Spaltprodukte (Albumosen und Peptone) wirksam, bei weiterem Abbau schwindet die Wirkung und tritt erst wieder bei den tiefsten Abbaustufen auf[2]). Unter diesen sind die biogenen Amine hervorzuheben (so Adrenalin, Thyramin und ähnliche). Welche Stoffe im einzelnen Falle in Betracht kommen, wissen wir nicht; von einem einheitlichen Fiebergifte können wir nicht reden. Neben diesem Entstehungsweg pyrogener Substanzen im Organismus aus körpereigenem Material tritt der Abbau körperfremder Antigene. Dieser Abbau kann mit den Vorgängen der Immunisierung innerhalb des Organismus erfolgen oder experimentell in vitro herbeigeführt werden. Wir kennen durch die Arbeiten von Krehl und Matthes und von Schittenhelm und Weichardt die pyrogene Wirkung von Eiweißabbauprodukten. Handelt es sich um lebende Erreger, so kommen als Fieberursache ihre Stoffwechselprodukte, Toxine hinzu (im Kulturfiltrat oder auch im erkrankten Organismus).

Die Entstehung des infektiösen Fiebers beruht also auf einem Zusammenwirken von Stoffen, die teils von den Erregern selbst, teils aus den Erregern durch den Organismus, teils durch die Erreger oder infolge der durch sie gesetzten Schädigung aus dem Material des Organismus gebildet werden. Hierin liegt die Ablehnung der interessanten Versuche, die ein einheitliches Fiebergift bei allen Infektionen auffinden wollten. Weder dem allen Erregern zugeschriebenen „Pyrotoxin" Centannis[3]) noch dem einheitlichen Anaphylatoxin Friedbergers[4]) — aus der Wechselwirkung der Schutzstoffe des Organismus und fremder Antigene entstanden — kann eine solche allgemeine Bedeutung für die Fieberentstehung zugewiesen werden. Solche Stoffe sind nebeneinander an ihr beteiligt und neben den endogenen Stoffen, die als Reaktion auf die Krankheitserreger und aus den durch die Krankheiten hervorgerufenen Abbauvorgängen entstehen. Den letzteren kommt vielleicht eine sehr wesentliche Rolle bei der Fieberentstehung zu.

Solche Abbauprozesse müssen vor allem auch beim aseptischen Fieber als das Bindeglied aufgefaßt werden, das zwischen Stoffen, bei denen eine direkte zentrale Nervenwirkung ganz unwahrscheinlich ist, und ihrer aseptisch pyrogenen Wirkung eingeschaltet ist. So ist der Zellzerfall der Ausgangspunkt für die Fieberwirkung aller hämolytisch wirkenden Injektionen[5]) — destilliertes Wasser, hypotonische Lösungen, zellauflösende Gifte jeder Art (vor allem Hämolysine); es erübrigt sich, sie aufzuzählen. Werden solche Stoffe nicht direkt in die Blutbahn gespritzt, so wird zuweilen das Tempo der Giftbildung und die Resorption der Gifte ins Blut verlangsamt und daher die Wirkung verringert sein. Anderer-

[1]) Domagk: Virchows Arch. f. pathol. Anat. u. Physiol. Bd. 253, S. 594. 1924.
[2]) Lit. bei Krehl: Handbuch.
[3]) Centanni: Dtsch. med. Wochenschr. 1894, H. 7/8.
[4]) Friedberger: in Kraus-Brugschs Handb. d. spez. Pathol. u. Therapie.
[5]) Freund, H.: Dtsch. Arch. f. klin. Med. Bd. 105, S. 44. 1911.

seits ist aber die hämotoxische Wirkung meist nur ein Beispiel für allgemeine Zellschädigung und so kann die Gewebszerstörung hierdurch und zuweilen auch durch rein mechanische Ursachen (Flüssigkeitsmenge) gerade umgekehrt bei subcutanen und intramuskulären Injektionen verstärkt sein[1]).

Wie wenig es dabei unter Umständen auf die chemische Natur und sonstige Wirkung des eingeführten Stoffes ankommt, das beweisen eigene unveröffentlichte Versuche, in denen die rasche intravenöse Injektion von 0,5 g Antipyrin in 10 ccm doppelt destilliertem Wasser beim Kaninchen Fieber machte; man wird schwerlich deshalb das Antipyrin unter die pyrogenen Substanzen einreihen.

Eine besondere Rolle bei der Fieberentstehung scheinen die Schädigungen zu spielen, welche die Capillarendothelien treffen; beim sog. reticuloendothelialen System dürfte sehr oft die Quelle der eigentlich pyrogenen Stoffe zu suchen sein. Einen wichtigen Hinweis darauf gibt die oben angeführte Arbeit von DOMAGK: Er injizierte intravenös bei Mäusen abgetötete Kokkenaufschwemmungen und fand selbst an unvorbehandelten Tieren schon ganz kurze Zeit (zuweilen nur wenige Minuten) später die Endothelzellen voll phagocytierter Kokken. Das rasche Schwinden der Färbbarkeit der Kokken im Zellinneren weist auf die rasche Verarbeitung, das Anschwellen der Endothelzellen und das akute Auftreten von Amyloid (über dessen Beziehungen zum Reststickstoff auf die Originalarbeit verwiesen sei) auf die akute Zellschädigung hin. Aufnahme oder Eintritt, Verarbeitung, Zellschädigung und damit die Möglichkeit der Entstehung der pyrogenen Wirkungen ist also auch bei corpusculären Elementen gegeben. Es ist daher wohl kein zu kühner Schluß, die Erfahrungen DOMAGKS an Kokken auf andere corpusculäre Injektionen, Emulsionen und kolloide Lösungen zu übertragen[2]). Die Bedingungen ihrer Aufnahme in die Endothelien sind wohl ähnliche; der Grad der durch sie gesetzten Zellschädigungen wird je nach ihrer Natur verschieden sein; aber selbst der Eintritt chemisch-indifferenter Fremdteile, wie etwa Paraffinpartikelchen, kann für die Zelle nicht gleichgültig sein. Unter diesem gemeinsamen Gesichtspunkte sind also die aseptischen Fieber zusammenzufassen, die nach der Einspritzung von Suspensionen und von kolloiden Lösungen entstehen; vielleicht gehören auch Farblösungen [z. B. Methylenblau[3])] hierher. Besonders zu nennen sind die kolloiden Metalle[4]), bei denen die spezifische Capillarendothelschädigung, ihre Capillargiftnatur, auch dann in Erscheinung tritt, wenn sie in krystalloider Form als Salze zugeführt werden.

Es ist möglich, daß bei dem vielumstrittenen „Kochsalzfieber"[5]) ein ähnlicher indirekter Mechanismus der Fieberentstehung, auf dem Umwege über die Zellschädigung, vorliegt.

Die Stellung des Calciums zum Kochsalzfieber und zum Zuckerfieber läßt sich mit dieser Möglichkeit wohl vereinigen: Kochsalz führt besonders häufig in der Kombination mit dem sog. „Wasserfehler"[6]), wenngleich sicher auch ohne diesen, zu Fieber; Zucker[7]) der in doppelt destilliertem Wasser unwirksam ist nur mit dem „Wasserfehler" zusammen: Calcium wirkt entgiftend. Es ist sehr

---

[1]) Vgl. hierzu z. B. FREUND u. GRAFE: Arch. f. exp. Pathol. u. Pharmakol. Bd. 67, S. 55. 1911.

[2]) BOCK: Arch. f. exp. Pathol. u. Pharmakol. Bd. 68, S. 1. 1912. — SCHÖNFELD: Ebenda Bd. 84, S. 3. 1918. — ZITRON u. LOESCHKE: Zeitschr. f. exp. Pathol. u. Therap. Bd. 14, S. 386. 1913. — HEUBNER: Kongr. f. inn. Med. 1913, S. 108.

[3]) HEYMANNS u. MAIGRE: Arch. internat. de pharmaco-dyn. et de therapie Bd. 26, S. 129. 1921.

[4]) HEUBNER: Arch. f. exp. Pathol. u. Pharmakol. Bd. 56, S. 370. 1907.

[5]) Vollständige Literatur bei MORO: Jahrb. f. Kinderheilk. Bd. 85, S. 400. 1917.

[6]) FREUND, H.: Arch. f. exp. Pathol. u. Pharmakol. Bd. 74, S. 311. 1913.

[7]) HELFERICH: Inaug.-Dissert. Marburg 1912. — FREUND, H.: Zeitschr. f. d. ges. exp. Med. Bd. 12, S. 262. 1921.

möglich, daß die Eindringungsverhältnisse für die Stoffe, die den „Wasserfehler" ausmachen — also wohl bakterielle Produkte irgendwelcher Art, aber möglicherweise auch Metallspuren [Rietschel[1])] — durch Calcium entsprechend seiner bildlich als Abdichtung bezeichneten Wirkung verändert werden, so daß dadurch die Zellschädigung ausbleibt[2]). Es ist in diesem Zusammenhang bedeutsam, daß auch Eingriffe, die den normalen Gehalt an Calciumionen herabsetzen, zu Fieber führen, so z. B. die Injektion kalkfällender Säuren[3]); an die oben besprochene erhöhte Bereitschaft zum Kochsalzfieber bei kalkarmem Futter und bei der Tetanie der Säuglinge sei gleichfalls erinnert. Auch die fiebererregende Wirksamkeit, die im Serum durch Schütteln mit Adsorbentien entsteht[4]), ist wohl dadurch zu erklären, daß dadurch der Kalkgehalt im Serum bis auf quantitativ (nach de Ward) nicht bestimmbare Spuren verschwindet[5]).

Gegenüber den bisher besprochenen Gruppen fiebererzeugender Stoffe treten solche an Zahl sehr zurück, für deren nervösen Angriffspunkt wir Anhaltspunkte haben. Hierher gehören einige Stoffe, die in der Peripherie als Sympathicusreizmittel wirken, so β-Tetrahydronaphthylamin, Cocain, Coffein, Oxyphenyläthylamin, Phenyläthylamin, Nicotin[6]). Ihre periphere Wirkung — vor allem die Stoffwechselsteigerung, die auch nach Halsmarkdurchschneidung eintritt — kann wohl die zentrale Fieberwirkung unterstützen; wir müssen aber auch hier, wie bei den bakteriellen Giften, eine Beeinflussung des Wärmeregulationszentrums fordern. Das gleiche gilt für das Fieber durch Atropin, worüber vielleicht die Akten noch nicht geschlossen sind; in eigenen unveröffentlichten Versuchen an Kaninchen traten keine sicheren Temperatursteigerungen auf; andererseits gibt es bei Säuglingen eine Überempfindlichkeit gegen Atropin, bei der schon minimale Dosen die Temperatur hoch ansteigen lassen[7]).

B. Hypothermien.

1. Pathologische Physiologie der Hypothermien.

Wenn die Hyperthermien fast ausschließlich durch ein Versagen der wärmeregulierenden Zentralapparate zustandekommen und periphere Ursachen höchst selten zu einer Übererwärmung trotz Gegenregulation führen, sind die Störungen, die den Untertemperaturen zugrunde liegen, vorwiegend in den Erfolgsorganen zu suchen. Schon die klinische Bezeichnung „Kollapstemperaturen" weist auf die führende Rolle hin, welche den Kreislaufsstörungen dabei zukommt. Theoretisch können Untertemperaturen zustande kommen durch Erhöhung der Wärmeabgabe oder durch Verminderung der Wärmebildung oder durch beide Vorgänge nebeneinander. Während bei den Hyperthermien die Steigerung der Wärmebildung voranzustellen war, hat bei dem Zustandekommen der Hypothermien offenbar die Wärmeabgabe die Führung. Während die Anspannung der *physikalischen* Regulation imstande ist, peripher entstandene Erhöhungen der Wärme*bildung* auszugleichen, ist offenbar die *chemische* Regulation nur innerhalb enger Grenzen imstande bei Erhöhungen der Wärme*abgabe* die Körperwärme normal zu halten.

[1]) Rietschel, Heidenhain u. Ewers: Münch. med. Wochenschr. 1912, H. 14. — Lehmann, Arch. f. Hyg. Bd. 72, S. 358. 1912.
[2]) Vgl. Höber: Physikalische Chemie der Zellen und Gewebe. 5. Aufl. S. 684. 1912.
[3]) Starkenstein: Arch. f. exp. Pathol. u. Pharmakol. Bd. 77, S. 60. 1914.
[4]) Schittenhelm: Kongr. f. inn. Med. 1913.
[5]) Kirste: Arch. f. exp. Pathol. u. Pharmakol. Bd. 89, S. 109. 1921.
[6]) Vgl. Tönniessen: Ergebn. d. inn. Med. u. Kinderheilk. Bd. 23, S. 161. 1923, u. Heffters Handb. d. exp. Pharmakol.
[7]) Heim: Monatsschr. f. Kinderheilk. Bd. 15. 1919. — Benzing: Verhandl. d. dtsch. Ges. f. Kinderheilk., Leipzig 1922.

Der einfachste Fall von Unterkühlung entsteht durch tiefe Umgebungstemperatur, namentlich bei bewegter trockener Luft („Cooling power“). Hier wird die chemische Regulation beim Tier stets aufs höchste angespannt, und Kältezittern tritt ein, wozu es beim Menschen offenbar immer nur dann kommt, wenn die Hautgefäße eng sind, die Haut sich abkühlt und Kälteempfindung und Kältereiz entsteht[1].

Ist die Haut hyperämisch, so fehlen beide, und dann zeigt der Stoffwechsel beim Menschen keine regulatorische Steigerung. So ist es der Fall im kühlen Kohlensäurebade, bei der Alkoholwirkung und bei Sensibilitätsstörungen [vgl. hierzu GESSLER[2]].

Schon bei mittlerer Außentemperatur kann bei behaarten Tieren die Körpertemperatur zum Sinken gebracht werden, wenn man sie rasiert. Es zeigt sich dabei das gleiche Verhalten der Wärmeregulation wie bei Tieren mit durchtrenntem Brustmark: In beiden Fällen ist die Wärmeabgabe sehr stark erhöht, und die Temperatur sinkt, obwohl die Wärmebildung bis auf 200% gesteigert gefunden wurde[3].

Ein weiteres Beispiel ist die Untertemperatur curarisierter Tiere; daß dabei die spezifische Giftwirkung auf die motorischen Nervenendigungen keine entscheidende Rolle spielt — außer insoweit, als die Tiere abnorme Körperhaltung haben —, ist von ISENSCHMID auseinandergesetzt worden; durch die künstliche Atmung wird aber die Wärmeabgabe stark erhöht. Durch die Trachealkanüle wird die Lunge mit nicht vorgewärmter und nicht durch den Kontakt mit den Schleimhäuten mit Wasser gesättigter Luft überventiliert; das bedeutet einen enormen Wärmeverlust. Dazu kommt, daß der Grundumsatz durch den Ausfall der Spontanatmung um 15% unter die Norm sinken würde (KROGH). Wenn bei curarisierten Tieren die Wärmebildung trotzdem unter gleichen Verhältnissen um 10—15% *über* der Norm liegt, so bedeutet das, daß bei ihnen ohne Zuhilfenahme der motorischen Muskelinnervation die chemische Regulation aufs Äußerste angespannt wird (etwa um 30%)[4]. In den bisher besprochenen Fällen hat die Unterkühlung rein periphere Ursachen, denn es ist nicht nur die zentrale Funktion der Wärmeregulation intakt, sondern ebenso auch ihre beiden wichtigsten Erfolgsorgane, die noch zentral gelegen sind: die Gefäßzentren und die Zentren für den Stoffwechsel. Bei der Beurteilung aller zentralen Funktionen bei unterkühlten Tieren oder Menschen muß aber die Wirkung der Temperaturerniedrigung auf das Nervensystem berücksichtigt werden. Ist also aus irgendwelchen Gründen die Körpertemperatur gesunken, so ist jede nervöse Zentralfunktion in ihren Leistungen herabgesetzt; und dazu kommt noch die durch die Abkühlung herabgesetzte Funktion der peripheren Organe (Atmung, Pulsfrequenz usw.) und außerdem die Temperaturabhängigkeit der chemischen Umsetzungen. Selbst unter der Voraussetzung, daß die tiefe Bluttemperatur als adäquater Reiz das Wärmezentrum in angespannteste Tätigkeit versetzt, wird trotzdem die Gesamtleistung der Erfolgsapparate durch die Wirkung der gesunkenen Temperatur herabgesetzt sein. Beispielsweise verläuft die Kurve der Stoffwechselgröße bei unterkühlten Tieren so, daß ihr Maximum etwa bei einer Temperatursenkung um ca. 2° unter die Normaltemperatur erreicht ist als Ausdruck wirksamer chemischer Gegenregulation. Sinkt die Körpertemperatur weiter, so wird dieses Maximum

---

[1] Vgl. hierzu die zusammenfassenden Darstellungen, ferner: FREUND u. JANSSEN: Pflügers Arch. f. d. ges. Physiol. Bd. 200, S. 96. 1923; dort auch Literatur.
[2] GESSLER: Pflügers Arch. f. d. ges. Physiol. Bd. 207, S. 370—402. 1925.
[3] FREUND u. GRAFE: Arch. f. exp. Pathol. u. Pharmakol. Bd. 70, S. 135. 1912.
[4] Literatur und eigene Versuche bei FREUND nach SCHLAGINTWEIT: Arch. f. exp. Pathol. u. Pharmakol. Bd. 77, S. 258. 1914.

der Wärmebildung nicht festgehalten, sondern der Stoffwechsel sinkt. Die normale Stoffwechselgröße, wie sie bei Normaltemperatur vor der Unterkühlung war, findet sich dann, wenn die Körpertemperatur etwa um 8° unter der Norm ist[1]).

Wir haben also hier einen Ausdruck der chemischen Regulation vor uns; denn wenn der Stoffwechsel der sinkenden Körpertemperatur so folgte, wie es beim poikilotherm gemachten Tier geschieht, so würde einer Temperatursenkung um 8° eine Verminderung des Stoffwechsels um etwa 60% entsprechen.

Im Gegensatz zu den oben besprochenen Hyperthermien ist also eine Unterkühlung möglich und sogar häufig, obwohl das Wärmezentrum mit größter Anspannung dagegen ankämpft. Die größte Schädigung der wärmeregulatorischen Leistungen ist in Kreislaufsschädigungen mit Blutdrucksenkung zu suchen. Wir kennen keine Art der Blutdrucksenkung — zentralen oder peripheren Ursprungs —, bei der nicht die Körpertemperatur abstürzt. Durch gleichzeitige Blutdrucksenkung und Absinken der Körpertemperatur entsteht der Kollaps, über dessen Ursachen bei den Giftwirkungen noch mehr zu sagen sein wird. In diesen Zuständen ist aber nicht nur der Kreislauf geschädigt, d. h. die physikalische Regulation, sondern es ist immer auch die Wärmebildung stark herabgesetzt. Dafür ist in erster Linie wohl der verlangsamte Kreislauf verantwortlich zu machen. Er muß zu einer Verschlechterung der Sauerstoffversorgung der Organe führen. Wir wissen, daß zwar eine Vermehrung der Sauerstoffzufuhr den Stoffwechsel eines Organs nicht erhöht, daß aber der Stoffwechsel sinkt, wenn die Sauerstoffversorgung unter einen Grenzwert heruntergeht; und das ist im Kollaps der Fall. [Bei der Katzenmuskulatur genügt nach Freund und Janssen ein Sinken des Blutdrucks auf 80—70 mm Hg, um diesen Grenzwert zu unterschreiten[2])]. Die mangelnde Blutversorgung im Kollaps wird am stärksten auf das Zentralnervensystem einwirken. So wird auch das Wärmezentrum in Mitleidenschaft gezogen, so daß wir eine Gegenregulation gegen die Unterkühlung nicht erwarten können.

Die Kreislaufstörung kann also ganz unabhängig vom Wärmezentrum Ursache der Hypothermie sein. Ob auch durch eine *aktive* Leistung des Wärmezentrums Untertemperatur eintreten kann, die dann ein echtes Spiegelbild zum Fieber wäre, ist schwer zu sagen. Der völlige Ausfall der Wärmeregulationszentren oder die Unterbrechung der Bahnen zu den Erfolgsorganen führt zum Zustande der Poikilothermie und damit zu Untertemperaturen, sobald die Außentemperatur entsprechend gewählt wird, wie andererseits auch die Überhitzung solcher Tiere durch entsprechende Wahl der Außentemperatur eintreten kann (vgl. hierzu Isenschmid).

Es sei hier darauf hingewiesen, daß die Bezeichnung des „Zwischenhirnstichs" als „Kältestich", wie sie in der japanischen und englischen Literatur aufzukommen scheint, unlogisch ist; es liegt dabei *kein* Gegenstück zum Wärmestich vor, sondern die selbstverständliche Unterkühlung eines künstlich poikilothermen Tieres bei Zimmertemperatur.

Sehr eigenartig und ihrem Wesen nach wenig geklärt sind die oft sehr tiefen Temperatursenkungen, die im Verlaufe von Gehirn- und Geisteskrankheiten beobachtet werden. Es handelt sich dabei nicht nur um gröbere Herderkrankungen, sondern auch um Krankheitsbilder, für die uns eine gesicherte anatomische Grundlage noch keineswegs gegeben ist. So sind bei Katatonien Temperaturen bis zu 28° in der Achselhöhle sicher beobachtet, ohne daß die körperlichen Funktionen gröbere Störungen aufzuweisen schienen[3]). Leider liegen genauere

---

[1]) Freund, H.: Naturwissenschaften Jg. 11, S. 787. 1923; dort auch Literatur.

[2]) Literatur und eigene Versuche bei Freund u. Janssen: Pflügers Arch. f. d. ges. Physiol. Bd. 200, S. 96. 1923; außerdem Diehl: Arch. f. exp. Pathol. u. Pharmakol. Bd. 87, S. 206. 1920.

[3]) Reichardt: Arb. a. d. psychiatr. Klinik Würzburg 1911, H. 6, u. 1912, H. 7. Jena: G. Fischer.

physiologische Untersuchungen an solchen Kranken m. W. nicht vor. Soweit
ein Bild aus den psychiatrischen Krankengeschichten zu gewinnen ist, wäre es
denkbar, daß dem Zustande eine fehlerhafte Tätigkeit der nervösen Zentralorgane
zugrunde liegt, die als Gegenstück des Fiebers betrachtet werden könnte. Vorläufig muß man sich damit begnügen, festzustellen, daß die anatomischen Grundlagen dieser Störungen in den Fällen, in denen es zu einer Untersuchung gekommen
ist, auf eine Lokalisation an Stellen des Hirnstammes hinweisen, deren Zusammenhang mit der Wärmeregulation auch durch die Methode des Wärmestichs
bewiesen werden konnte.

2. Pharmakologie der Hypothermien.

Wie wir sahen, war der Sitz der Störung bei der Hyperthermie fast ausschließlich in das Wärmeregulierungs*zentrum* zu verlegen. Im Gegensatz hierzu liegen den
Hypothermien vorwiegend *periphere* Störungen zugrunde: meistens Erhöhungen
der Wärmeabgabe durch mangelhafte zentrale oder periphere Gefäßinnervation,
aber daneben sicherlich auch Stoffwechselerniedrigungen, die im ganzen noch
nicht ausreichend studiert sind, um sie abschließend beurteilen zu können. Nach
allem, was wir wissen, können sie rein peripher entstehen als Folgen mangelhafter
Blutversorgung, vor allem Sauerstoffversorgung, oder möglicherweise durch
chemische hormonale Einflüsse auf den Zellstoffwechsel oder aber durch einen
direkten Nerveneinfluß, den man am besten als „nutritive" Innervation bezeichnet [damit ist gemeint eine nervöse Einwirkung auf den Ruhestoffwechsel
der Organe, unabhängig von ihrer Funktion[1])].

Für die Gruppierung der pharmakologischen Einwirkungen, welche die
Körpertemperatur herabsetzen, müssen wir also alle die genannten Angriffspunkte berücksichtigen. Von ihnen allen aus kann eine erfolgreiche Gegenarbeit
des Regulationszentrums gegen Unterkühlung unmöglich gemacht werden:
die Regulationsbreite wird dadurch nach unten eingeschränkt.

Daß andererseits Unterkühlung nicht mit Verlust der zentralen Regulationsfähigkeit
überhaupt gleichzusetzen ist, ist oben ausgeführt worden; bei ausreichender Erhöhung der
Umgebungstemperatur kann die Wärmeregulation wieder regelrecht arbeiten.

Das muß darauf zurückgeführt werden, daß die chemische Regulation für
sich allein größere Wärmeverluste nicht ausgleichen kann und andererseits,
vor allem beim Menschen, in erster Reihe von den Kältepunkten der Haut aus
in Tätigkeit gesetzt wird, so daß starke Durchblutung der Haut zwar den Wärmeverlust steigert, aber dies tut, ohne die Hauttemperatur herabzusetzen und dadurch ohne weiteres zur chemischen Gegenregulation zu führen.

Pharmakologische Einwirkungen, welche die Hautgefäße erweitern, werden
also bei entsprechender Umgebungstemperatur zur Unterkühlung führen. Dies
ist z. B. der Fall beim Kohlensäurebade, bei dem nach MAGNUS und LILJESTRAND[2])
beim Menschen die Körpertemperatur ohne chemische Gegenregulation (und ohne
Kälteempfindung) sinkt. Auch die Alkoholwirkung ist hier zu nennen, obwohl
hier die Erregbarkeitsherabsetzung aller Zentren, namentlich wenn noch Schlaf
hinzukommt, mitspielt. Im allgemeinen werden alle gefäßerweiternden und blut-
drucksenkenden Gifte dadurch, daß sie die physikalische Regulation erschweren
oder verhindern, zur Erniedrigung der Körpertemperatur führen. Hierher gehören die *kollapsmachenden* und die *narkotischen* Mittel[3]).

Jede zentrale Vasomotorenlähmung hat für die Wärmeregulation eine
doppelte Bedeutung; das wesentlichste Erfolgsorgan der physikalischen Regu-

---

[1]) FREUND u. JANSSEN: Zitiert auf S. 101.
[2]) LILJESTRAND u. MAGNUS: Pflügers Arch. f. d. ges. Physiol. Bd. 193, S. 527. 1922.
[3]) DIEHL: Arch. f. exp. Pathol. u. Pharmakol. Bd. 87, S. 206. 1920.

lation fällt aus, und das Heruntergehen der Durchblutung unter einen Schwellenwert führt sekundär zwangsläufig zu einem Absinken des Stoffwechsels der Organe. Gleichzeitig wird die mangelhafte Blutversorgung neben allen Zentralfunktionen auch die zentralen Organe der Wärmeregulation schwächen. Es ist also selbst in dem praktisch kaum vorkommenden Falle einer rein auf die Gefäßzentren beschränkten Giftwirkung immer die Gesamtheit der wärmeregulatorischen Leistungen durch den Kollaps getroffen. Sinkt aber erst die Körpertemperatur, so muß damit auch der Stoffwechsel heruntergehen, wodurch noch ein weiteres unterstützendes Moment für die Kühlwirkung hinzutritt. So muß der Kreislaufkollaps, wie immer er zustande kommt, zu Untertemperatur führen. Wir finden ihn als Ursache des Temperatursturzes bei der anaphylaktischen Vergiftung, hier vielleicht zusammen mit einer peripheren stoffwechselerniedrigenden Zellgiftwirkung, die auch am überlebenden Organe nachweisbar bleibt [Abderhalden[1])]. Wir finden ferner Untertemperatur bei an sich fiebererregenden Stoffen, wenn sie in höherer Gabe auch an dem Gefäßzentrum oder am Herzen giftig werden; das ist der Fall bei schweren bakteriellen Infektionen, aber auch die temperaturerniedrigende Wirkung großer Dosen aller aseptischen Pyretica kommt auf diesem Wege zustande[2]).

Neben diesen eigentlichen Kollapswirkungen ist die Temperatursenkung der Narkotica (z. B. Chloralhydrat und ähnliche) sicher zum großen Teil auch auf ihre lähmende Vasomotorenwirkung zurückzuführen; aber bei ihnen kommt natürlich auch die allgemeine Wirkung auf das Nervensystem und auf den Zellstoffwechsel hinzu (bei Tieren vielleicht noch die abnorme Körperstellung und dergleichen mehr).

Die Schädigung der *physikalischen Regulation* kann also bei den Giftwirkungen bestimmend für das Zustandekommen der Untertemperatur sein. Von besonderem Interesse ist nun die Frage, wieweit Giftwirkungen, welche die *Wärmebildung* herabsetzen, zu Unterkühlung führen können. Im allgemeinen werden alle rein peripher entstehenden Stoffwechselsenkungen durch die Temperaturregulierung mehr oder weniger scharf ausgeglichen werden unter der Voraussetzung, daß die physikalische Regulation und der übergeordnete Koordinationsmechanismus normal bleibt. Zur Unterkühlung kommt es nur, wenn diese in irgendeiner Form mitbetroffen sind.

Wie schon oben angedeutet wurde, muß der Stoffwechsel bei jeder tieferen Unterkühlung sekundär sinken, weil er der R.G.T.-Regel folgt; für die Beurteilung einer Stoffwechselwirkung bei Unterkühlung ist also entscheidend die Stoffwechselhöhe, die sich zu Beginn der Einwirkung bei noch normaler Körpertemperatur findet. Nur dann, wenn dabei der Stoffwechsel unternormal ist, können wir von einer primären Stoffwechselerniedrigung sprechen. Die Stoffwechselsenkung bei tiefer Körpertemperatur kann aber sekundär sein. Als Beispiel sei hier nochmals darauf hingewiesen, daß Curare trotz gegenregulatorischer Steigerung der Wärmebildung zur Unterkühlung führt durch die Erhöhung der Wärmeabgabe (künstliche Atmung, Trachealkanüle, abnorme Lage, vielleicht auch Gefäßwirkung der meisten Präparate), nicht aber durch die spezifische Muskellähmung.

Periphere Herabsetzung des Stoffwechsels kann eine zentrale Temperaturerniedrigung wirksam unterstützen, so z. B. beim Chinin und bei Pankreasextrakten[3]); aber wenn wirklich Temperatursenkung eintritt, so wird wohl meist noch ein anderer Teil der Regulationsvorgänge betroffen sein müssen. Ferner sind alle Organismen leichter unterkühlbar, wenn sie sich in einem Zustande befinden, in welchem der Stoffwechsel an sich verlangsamt ist, so z. B. im Hunger oder bei gewissen Störungen der inneren Sekretion, vor allem nach Verlust der

---

[1]) Abderhalden u. Wertheimer: Pflügers Arch. f. d. ges. Physiol. Bd. 195, S. 487. 1922.
[2]) Vgl. die zusammenfassenden Darstellungen (Krehl).
[3]) Adler u. Lipschitz: Arch. f. exp. Pathol. u. Pharmakol. Bd. 95, S. 181. 1922.

Schilddrüse. In solchen Fällen werden Wärmeverluste noch schlechter ausgeglichen als für gewöhnlich.

Wieweit von einem Stoffwechselzentrum aus die Wärmebildung *zentral* herabgesetzt werden kann, war lange Zeit zweifelhaft. Vor allem HARNACK[1]) und seine Schüler hatten aus ihren Untersuchungen über die Krampfgiftwirkung eine zentrale Stoffwechselhemmung angenommen. Es ist bereits ausgesprochen worden, daß wir heute mit einem nervösen Zentralapparat rechnen dürfen, dessen Reizung die Stoffwechselvorgänge verlangsamt. Für die Krampfgifte, die ihrem Grundtypus nach ja erregende Gifte sind, ist mit großer Wahrscheinlichkeit damit zu rechnen, daß ihre temperaturherabsetzende Wirkung auf der Erregung dieses zentralen Hemmungsmechanismus beruht. Für 3 Gifte dieser Gruppe — Pikrotoxin, Akonitin und Veratrin — ist neuerdings von ROSENTHAL, LICHT und LAUTERBACH[2]) bewiesen worden, daß ihre temperaturherabsetzende Wirkung verloren geht, wenn das Rückenmark oberhalb des ersten Dorsalsegments durchschnitten ist. Das ist die gleiche Stelle, deren Durchtrennung die chemische Regulation nach oben und unten und die Fieberfähigkeit aufhebt. Die Bahnen, auf denen die Temperaturherabsetzung herbeigeführt wird, verlaufen demnach nicht durch die Nn. vagi, die ja bei der Halsmarkdurchschneidung erhalten bleiben, sondern im Rückenmark. Ist die Durchschneidungsstelle im Brustmark gelegen, so kommt die Temperatursenkung durch die genannten Gifte noch zustande; da aber hier das physikalische Regulationsvermögen ausgeschaltet ist, so bleibt als Erfolgsorgan für die Unterkühlung nur die Wärmebildung übrig. Diese Versuche machen also die Möglichkeit einer Stoffwechselherabsetzung durch zentrale Erregung sehr wahrscheinlich; leider steht noch die Messung der Stoffwechselgröße aus. Durch diese wichtigen Feststellungen ist der Nachweis einer zentral ausgelösten Untertemperatur erbracht, die ein völliges Gegenbild zum Fieber darstellt: beide kommen über zentrale Einwirkungen auf den Stoffwechsel zustande, und zwar auf den gleichen Leitungsbahnen. Da die Vagi diese Impulse offenbar nicht vermitteln, so ist damit die heute vielverbreitete Hypothese, daß die Kühlvorgänge dem parasympathischen Nervensysteme unterstellt sind, nicht mehr zu halten.

Der gleiche Wirkungsmechanismus ist für die Temperaturherabsetzung durch Insulin von ROSENTHAL, LICHT und HELLMUTH FREUND[3]) dargetan worden. Es ist von Interesse, daß die Hypothermie durch die erstgenannten Gifte mit Hyperglykämie einhergeht im Gegensatz zur Insulinwirkung. Die Hypoglykämie ist also nicht das Entscheidende für die Temperatursenkung [vgl. hierzu H. FREUND und MARCHAND[4])]. Es darf angenommen werden, daß auch die anderen Gifte dieser Gruppe, wie Santonin, Koriamyrtin, Digitalin, den gleichen Wirkungsmechanismus haben.

Wir können also heute eine im wesentlichen durch die chemische Regulation zustande kommende zentralbedingte Hypothermie annehmen, als deren Grundlage die Verstärkung zentraler Hemmungsapparate anzusehen ist.

Neben die bisher besprochenen Kollapsgifte und Krampfgifte tritt als dritte Gruppe die Temperaturherabsetzung durch die eigentlichen Antipyretica (die Literatur darüber ist erst kürzlich umfassend von ROHDE und ELLINGER im Handbuch der experimentellen Pharmakologie zusammengestellt). Sie werden seit

---

[1]) Vgl. die zusammenfassenden Darstellungen.
[2]) ROSENTHAL, LICHT u. LAUTERBACH: Arch. f. exp. Pathol. u. Pharmakol. Bd. 106, S. 234. 1925 (Lit.).
[3]) ROSENTHAL, LICHT u. HELLMUTH FREUND: Arch. f. exp. Pathol. u. Pharmakol. Bd. 103, S. 17. 1924.
[4]) FREUND u. MARCHAND: Arch. f. exp. Pathol. u. Pharmakol. Bd. 76, S. 324. 1914.

Schmiedeberg und Gottlieb als „Narkotica des Wärmezentrums" bezeichnet. Ihre schmerzlindernde und nervenberuhigende Wirkung stellt sie sicher den narkotischen Mitteln nahe; sie teilen mit diesen auch die lähmende Wirkung auf das Vasomotorenzentrum und können deshalb in großen Dosen Kollaps machen. Aber auf der anderen Seite machen große Dosen von Antipyrin ebenso wie die Phenolderivate (Salicylsäure) und wohl auch Chinin, Krämpfe. Wenn ferner durch Gessler[1]), wie oben ausgeführt, für das Pyramidon bewiesen ist, daß es auch nichtfieberhafte Stoffwechselsteigerungen zentral herabsetzt, so schließen sich diese Seiten der Antipyreticawirkung sicherlich auch an die Krampfgifte an.

Wenn oben der Versuch gemacht wurde, das Fieber nicht mehr als einen Erregungszustand, sondern als eine Schwächung des Wärmeregulationszentrums aufzufassen, so muß damit die Annahme fallen, daß die Temperaturherabsetzung durch die Antipyretica auf eine Narkose des Wärmezentrums bezogen werden kann. Von einem klaren Einblick in ihren Wirkungsmechanismus sind wir noch weit entfernt; das lehrt ein Blick auf die zahlreichen Widersprüche in der Literatur. Es ist vielleicht aber richtiger, diese Lücke zuzugestehen, als sie durch einen unwahrscheinlich gewordenen Deutungsversuch auszufüllen. Wir dürfen wohl so viel sagen, daß sich die temperaturherabsetzende Wirkung der Antipyretica aus den beiden Komponenten zusammensetzt, die wir bei den anderen Gruppen temperaturherabsetzender Gifte gefunden haben. *Sie wirken wie die Narkotica auf die physikalische und wie die Krampfgifte auf die chemische Regulation ein.* Da im Fieber die Koordination beider Formen der Wärmeregulation durch die Schwächung des Wärmezentrums notleidet, so ist dabei die Temperaturherabsetzung stark; bei normalem Wärmeregulationszentrum und infolgedessen guter Anpassung beider Regulationsformen aneinander gelingt es dagegen nur mit hohen Dosen, die Normaltemperatur herabzusetzen[2]).

---

[1]) Gessler: Arch. f. exp. Pathol. u. Pharmakol. Bd. 98, S. 257. 1923.
[2]) In Heffters Handbuch finden wir ausführliche Darstellungen der Literatur über die genannten Gifte an folgenden Stellen: a) Narkotica in Bd. 1 (Kochmann); b) Krampfgifte: Strychnin in Bd. 1, S. 619 (Trendelenburg) u. Bd. 2 (I), S. 322 (Poussen); Phenole in Bd. 1, S. 871 (A. Ellinger); Campher in Bd. 1, S. 1147 (Gottlieb); Veratrin in Bd. 2 (I), S. 249 (Böhm); Santonin in Bd. 2 (I), S. 393 (Trendelenburg); Pikrotoxin und verwandte Körper in Bd. 2 (I), S. 406 (Trendelenburg); c) Antipyretica: Chininderivate in Bd. 2 (I), S. 1 (Rohde); Salicylderivate in Bd. 1, S. 831 (A. Ellinger); Pyrazolonabkömmlinge in Bd. 1, S. 1106 (Rohde).

Der Winterschlaf.

Von

Leo Adler †

Frankfurt a. M.

Mit 9 Abbildungen.

Zusammenfassende Darstellungen.

Adler, Leo: Schilddrüse und Wärmeregulation. Untersuchungen an Winterschläfern. Arch. f. exp. Pathol. u. Pharmakol. Bd. 86, H. 3/4, S. 159. Leipzig 1920. — Barkow, H. C. L.: Der Winterschlaf nach seinen Erscheinungen im Tierreich. Berlin 1846. — Merzbacher, L.: Allgemeine Physiologie des Winterschlafes. Ergebn. d. Physiol. Jg. 3, S. 214. Wiesbaden 1904. — Polimanti, Oswaldo: Il letargo. Roma: Tipografia del Senato di Giovanni Bardi 1912. — Valentin, G.: Beiträge zur Kenntnis des Winterschlafes der Murmeltiere. (27 Mitteilungen, 1857—1888.) In Moleschotts Untersuchungen zur Naturlehre der Menschen und der Tiere.

I. Begriffsfassung der Ausdrücke „Winterschlaf" und „Winterschläfer".

Der Vorgang der Wärmeregulation spielt im Laboratorium und in der Klinik die größte Rolle, zahlreiche Forscher haben sich schon seit mehreren Jahrzehnten mit den bis ins kleinste aufgeteilten Einzelfragen nach Ursache, Wirkungsweise und Bedeutung der normalen sowie nach den Folgen und dem Wesen der pathologisch veränderten Wärmeregulation befaßt. Steigerung oder Verminderung der Körpertemperatur um nur Bruchteile eines Grades Celsius führt bei homoiothermen Tieren — von einigen wenigen abgesehen — zu den schwersten Folgeerscheinungen für den Organismus, die von Physiologen, Pharmakologen und Internisten auf das exakteste untersucht worden sind und noch immer untersucht werden. Um so mehr muß es auffallen, daß gerade *der Winterschlaf* in den Lehrbüchern der Physiologie überaus stiefmütterlich behandelt wird.

Erscheint es doch nach dem eben Gesagten als wunderbar und rätselhaft, daß die Winterschläfer trotz ihrer Säugetiernatur und einer sommerlichen hohen Eigenwärme während des Winters eine sehr viel niedrigere Körpertemperatur zeigen und dabei den Unbilden dieser Jahreszeit, namentlich der Kälte und dem Nahrungsmangel, weit besser als nicht winterschlafende Säugetiere gewachsen sind. Wenn wir uns deshalb im folgenden dem Winterschlaf widmen und ihn etwas ausführlicher besprechen, so erscheint es zunächst notwendig, daß wir uns über die Begriffe „Winterschlaf" und „Winterschläfer" klar werden und vorausschicken, welche Tiere bzw. Tierklassen zur Gruppe der Winterschläfer gehören und welche nicht. In dieser Beziehung haben wir nun zunächst daran festzuhalten, daß Winterschläfer stets nur Säugetiere sind, und daß bei anderen Wirbeltieren, den Vögeln, den Reptilien und vor allem bei Amphibien und Fischen — ganz im Gegensatz zu der Anschauung einiger namhafter Autoren — ein Winterschlaf nicht vorkommt.

Wenn man beispielsweise einen Frosch wochenlang so niedrigen Temperaturen aussetzt, daß sie sich nur wenig über den Nullpunkt erheben, so wird zwar die Reaktionsfähigkeit dieses Tieres in jeder Beziehung — einfachen chemischen Gesetzen folgend — so stark herabgesetzt, daß es schlafend zu sein scheint; es ist aber unstatthaft, diesen Schlaf nun Winterschlaf zu nennen. Hieran werden wir so lange weiter festhalten müssen, wie die Amphibien — als poikilotherme Tiere — von der breiten Masse der Forscher für Individuen gehalten werden, die überhaupt keine Wärmeregulation besitzen. Vielleicht wird sich aber in dieser Beziehung die Begriffsfassung dann verschieben, wenn einmal mehr anerkannt und genauer untersucht worden ist, was bei Wirbeltieren zuerst Pflüger[1] festgestellt hat, daß nämlich gerade die Frösche eine gewisse, wenn auch nicht sehr weitgehende Wärmeregulation besitzen.

Wenn wir nach alledem unter Berücksichtigung der in Betracht kommenden Literatur und eigener Studien die Tiere, welche in einen Winterschlaf verfallen, umgrenzen, so läßt sich etwa folgendes sagen:

Bei den Wirbellosen, ferner bei Fischen, Amphibien, Reptilien und Vögeln kommt überhaupt kein Winterschlaf vor. Die bei diesen Tieren beobachteten lethargischen und apathischen Zustände, deren Dauer sogar von einigen Forschern angegeben und auf 3—6 Monate berechnet wird [vgl. Barkow[2] und Merzbacher[3]], haben mit Winterschlaf nichts zu tun, sondern sind entweder Phasen der Entwicklung, des Wachstums oder cyclischer Zustände, welch letztere wiederum von exogenen Einflüssen abhängig sind, oder aber erklären sich in einfacher Weise als Folgezustände von Milieueinflüssen, indem durch die Kälte im Herbst und Winter die Reaktionsweise (Geschwindigkeit, Menge verschiedener Sekretionen und Exkretionen, Ausdauer usw.) dieser Tiere gewissermaßen in chemischer Weise vermindert und so ein Winterschlaf vorgetäuscht wird.

Der Winterschlaf kommt also nur bei Säugetieren vor, und gleich die niedrigsten unter ihnen — Ornithorynchus und Echidna — müssen wir, den Untersuchungen von Semon[4], Martin[5] und Soetbeer[6] folgend, zu den Winterschläfern rechnen. Weiterhin wollen wir aus besonderen Gründen, die entweder in der differenten Auffassung der verschiedenen Forscher oder in der verschiedenartigen Bezeichnung in weit auseinanderliegenden Sprachgebieten ihre Ursache haben, im einzelnen noch folgende Säugetiere besonders hervorheben und zugleich einige besondere Bezeichnungen angeben oder Bemerkungen machen.

1. a) *Das Erd- oder Backenhörnchen* [Tamias Illig], Gattung aus der Familie der Eichhörnchen, bildet den Übergang zu den Zieseln.
   b) *Der Burmduk* (sibirisches Backenhörnchen) [Tamias striatus L.], in Nordasien und Osteuropa.
2. *Die Zieselmaus* (der Ziesel) [Spermophilus Cuv.], Nagetier, Familie der Eichhörnchen.
3. a) *Der Siebenschläfer* [Myoxus], Nagetier, Familie der Schlafmäuse [Myoxidae].
   b) *Der Gartenschläfer* (große Haselmaus, Eichelmaus) [Eliomys Nitela].
   c) *Die Haselmaus* [Muscardinus avellanarius].

---

[1] Pflüger, E.: Über den Einfluß der Temperatur auf die Respiration der Kaltblüter. Pflügers Arch. f. d. ges. Physiol. Bd. 14. 1877.

[2] Barkow, H. C. L.: Zitiert auf S. 105.   [3] Merzbacher, L.: Zitiert auf S. 105.

[4] Semon, Richard: Notizen über die Körpertemperatur der niedersten Säugetiere. Pflügers Arch. f. d. ges. Physiol. Bd. 58. 1894.

[5] Martin, J.: Thermal adjustment and respiratory exchange in Monotremes and Marsup. Proc. of the roy. soc. of London Bd. 68. 1901.

[6] Soetbeer: Über die Körperwärme der poikilothermen Wirbeltiere. Arch. f. exp. Pathol. u. Pharmakol. Bd. 40. 1897.

4. *Das Murmeltier* [Arctomys], Nagetier, Familie der Eichhörnchen.
   a) *Das Alpenmurmeltier* [Arctomys marmota].
   b) *Der Bobak* [Arctomys Bobak].
5. *Der Igel* [Erinaceus], Insektenfresser.
6. *Die Fledermäuse* [Chiroptera insectivora], Insektenfresser.
   a) Blattnasen [Phyllostomatidae], bewohnen die heißen Gegenden des neuen Kontinents.
   b) Vampire [Vampyrus spectrum Geoffr.], in Brasilien und Guayana.
   c) Klappnasen [Rhinopoma microphyllum Geoffr.], in Ägypten.
   d) Hufeisennasen [Rhinolophidae]:
      α) Vespertilionidae (Abendfledermaus),
      β) Plecotus (Ohrfledermaus),
      γ) Vesperugo noctula (Frühfliegende Fledermaus),
      δ) Vespertilio pipistrellus (Zwergfledermaus),
      ε) Synotus barbastellus (Mopsfledermaus).
7. *Der Dachs* [Meles], Raubtier aus der Familie der Marder.
8. *Der Hamster* [Cricetus], Nagetier aus der Familie der Mäuse.

Endlich ist noch von einem Tier, nämlich dem Bären, der von vielen Forschern als Winterschläfer bezeichnet wird, zu sagen, daß er keineswegs ein solcher ist, wenn er sich auch im Winter in Verstecke oder, wie einige Autoren angeben, in direkte Bauten zurückzieht und hier — häufig schlafend — angetroffen worden ist. MERZBACHER[1]) weist auf die Tatsache hin, daß, wie schon BARKOW[2]) bemerkte und BREHM[3]) bestätigte, das Weibchen gerade in den kältesten Wintermonaten trächtig ist und auch nach entsprechender Zeit wirft, woraus er folgert, daß der Bär kein Winterschläfer sein könne. Dieser Schluß scheint insofern nicht zwingend zu sein, als auch Winterschläfer, beispielsweise der Marder und zahlreiche Fledermausarten, gerade in den kältesten Monaten tragen. Maßgebend sind aber direkte Temperaturmessungen, welche von russischen Forschern beim Bären vorgenommen wurden und welche MANGILI[4]) zitiert. Diese Messungen sind derartig zahlreich, daß eine absolut konstante Temperatur des Bären im Sommer und Winter gesichert erscheint und daß die Annahme eines Winterschlafs des Bären hinfällig wird.

Zusammenfassend müssen wir also feststellen: Winterschläfer sind stets nur Säugetiere, welche normalerweise — im Sommer — eine stets warme, wenn auch nicht so absolut konstante Temperatur haben, wie das bei den übrigen Mammalien der Fall ist. Im Herbst, je nach der herrschenden Temperatur, beginnt die Eigenwärme der zum Winterschlaf prädestinierten Tiere zu sinken, um in wenig mehr als einer Woche so tief zu fallen, daß sie die Außentemperatur nur um wenige Grade übertrifft, wenn sie nicht, wie wir weiter unten sehen werden, ihr gleich ist oder sie sogar noch nicht einmal erreicht. Inzwischen ist die Aktivität der Tiere immer mehr gesunken, bis ein schlafartiger Zustand entsteht, welcher je nach der Art der Tiere und der herrschenden Außentemperatur sechs Wochen bis neun Monate bestehen bleibt und aus dem sie, sei es um Nahrung zu suchen oder Urin zu lassen, sei es endlich unter dem Einflusse der als Weckreiz wirkenden allzu kalten Temperaturen, für einige Stunden oder bis hinauf zu einigen Tagen mehr oder weniger wach werden — derart, daß einige Tiere und Tierarten nur mühsam umhertorkeln, andere aber unter schnellem Ansteigen der Eigentemperatur oft bis zur sommerlichen Höhe so munter und lebensfrisch erscheinen, daß sie sich kaum von ihrem Gebaren zur Sommerzeit unterscheiden. Der Ort, an dem die Tiere ihren Winterschlaf verbringen, ist verschieden: einige suchen sich durch kunstvolle Bauten gegen die Unbilden der Witterung zu schützen, andere geben sich, ohne auch nur den Versuch zu machen, gegen die

---

[1]) MERZBACHER, L.: Zitiert auf S. 105.   [2]) BARKOW, H. C. L.: Zitiert auf S. 105.
[3]) BREHM: Brehms Tierleben 2. Aufl., Bd. II, S. 252. Leipzig 1883.
[4]) MANGILI: Fünf Mitteilungen über den Winterschlaf. Pavia 1818.

schädigenden Witterungseinflüsse anzukämpfen, der Kälte und dem Winde ohne
weiteres hin. Hierbei ist bemerkenswert, daß oft Tiere der gleichen Art (vor
allem Fledermäuse) je nach den Außenumständen und der vorhandenen Möglichkeit entweder sich weitgehend gegen Kälte und Wind schützen, andere aber auf
einen solchen Schutz verzichten, und es ist dann oft nur dem Zufall zuzuschreiben,
ob ein derartiges Tier den Winterschlaf überlebt oder ob Tausende von ihnen,
die sich alle unter den gleichen Umständen befinden, in einer einzigen übermäßig
kalten Winternacht zugrunde gehen, so daß man sie dann im Frühjahr vollkommen eingetrocknet vorfinden kann. Alle diese verschiedenen Einzelheiten werden
uns im folgenden näher beschäftigen.

II. Allgemeine Erscheinungen des Winterschlafes und der Winterschläfer.

1. Die Bedeutung der Außentemperaturen für die Entstehung und Tiefe des Winterschlafes.

Seit vielen Jahrzehnten sind sich Forscher und interessierte Laien — nicht
etwa aus sicherer Schlußfolgerung, sondern in ahnender Erkenntnis des biologischen Geschehens — darüber klar, daß der Winterschlaf eine äußerst zweckmäßige Anpassung an die äußeren Lebensbedingungen darstellt. Es war ihnen
so gut wie gewiß, daß also hauptsächlich Kälte und Nahrungsmangel den Winterschlaf veranlassen, und — dem ganz entsprechend — konnte von verschiedenen
Autoren mitgeteilt werden, daß auch andere ungünstige exogene Verhältnisse,
vor allem übergroße Wärme in den Tropen, ähnliche Erscheinungen bei zum
Winterschlaf fähigen Tieren auszulösen vermögen, wie wir sie bei uns im Winter
bei deren Verwandten und Stammesgenossen zu sehen gewohnt sind. Nach den
übereinstimmenden Berichten von Cuvier[1], Buffon[2] und anderen, vor allem
älteren Zoologen, soll beispielsweise der Igel im Senegal, der Tanrec auf Madagaskar und den Mauritiusinseln während der heißesten Jahreszeit mehrere Monate
lang im „Torpor" leben. Dieser „Torpor" scheint sich aber so gut wie gar nicht
von dem Winterschlaf der europäischen artgleichen Tiere zu unterscheiden.
Daß ein derartiger sommerlicher Winterschlaf — von Valentin[3] zuerst Sommerschlaf genannt — vorkommt, zeigen nach den Ausführungen von Horvath[4]
vor allem die Haselmäuse, die Fledermäuse und ganz besonders der Siebenschläfer. So beobachtete M. Hall[5] bei Vesp. noctula während einiger sehr
heißer Sommertage ein Sinken der Temperatur bis auf wenige Grade über die
Außenwärme, wobei eine gewisse Bewegungslosigkeit und geringe Puls- und
Atemfrequenz das nämliche Bild boten, wie wir es bei einschlafenden oder erst
seit kurzer Zeit winterschlafenden Fledermäusen kennen. Auch Merzbacher,
der sich besonders mit dieser Frage befaßt hat, sammelte ganz ähnliche Erfahrungen, nur fand er bei seinen sehr sorgfältigen Untersuchungen, daß eine
sommerschlafende Fledermaus verhältnismäßig leicht aus ihrem Schlaf zu er-

---

[1]) Cuvier: Zitiert nach Merzbacher: Zitiert auf S. 105.
[2]) Buffon: Histoire naturelle Bd. 16 u. 17. 1749.   [3]) Valentin, G.: Zitiert auf S. 105.
[4]) Horvath, A.: Zur Physiologie der tierischen Wärme. Zentralbl. f. med. Wissensch.
1872, Nr. 45, 46, 47. — Derselbe: Zur Lehre vom Winterschlafe. — Derselbe: Zur Abkühlung der Warmblüter. Pflügers Arch. f. d. ges. Physiol. Bd. 12, S. 278. — Derselbe:
Beitrag zur Lehre über den Winterschlaf. Verhandl. d. med.-phys. Ges. in Würzburg, Bd. 12,
H. 3 u. 4; Bd. 13, H. 1 u. 2. — Derselbe: Einfluß verschiedener Temperaturen auf die
Winterschläfer. Ebenda, Neue Folge, Bd. 15, S. 187. 1881.
[5]) Hall, M.: On Hybernation. Phil. transact. 1. u. 8. III. 1832.

wecken ist. Eine ähnliche Ansicht hat Koenninck[1]) geäußert, und Mangili[2]) glaubt, daß der Siebenschläfer sogar im Sommer wie im Winter einen bis mehrere Monate im Winterschlaf (bzw. Sommerschlaf) zubringt. So sah er einmal einen Siebenschläfer im Juni bei einer Temperatur von 15—16° in „Lethargie" verfallen und, nachdem das Tier in diesem Dämmerzustand keinerlei Nahrung zu sich genommen hatte, erwachte es erst Mitte Juli, und endlich sahen Valentin[3]), Horvath[4]) und Quincke[5]) wiederholt Murmeltiere im Sommer in einem winterschlafähnlichen Zustande. Diese letzteren Autoren äußern sich aber nicht über die herrschende Außentemperatur bzw. andere schädigende Einflüsse, so daß es möglich erscheint, daß sie nichts anderes sahen als die vielen Forschern bekannte Tatsache, daß das Wärmeregulationsvermögen der Winterschläfer überhaupt ein sehr wenig vollkommenes ist, worauf wir weiter unten zurückkommen werden.

Wenn es nach alledem auch zweifellos ist, daß ungünstige äußere Lebensbedingungen winterschlaffähige Tiere in einen Winterschlaf oder — um mit Valentin zu sprechen — „Sommerschlaf" versetzen können, so läßt sich nach Merzbacher hinwiederum leicht der Nachweis führen, „daß die sog. Winterschläfer im Winter trotz des Fehlens von Kälte einschlafen können und andererseits im Sommer durch Kälte nicht in den Winterschlaf versetzt werden können". So hielt Berthold[6]) Haselmäuse den ganzen Winter über im geheizten, oft auf + 16° R erwärmten Zimmer, ohne daß die Tiere hierdurch wach wurden. Desgleichen sah Merzbacher selbst Fledermäuse in den auf 14—16° R erwärmten Laboratoriumsräumen ruhig ihren Winterschlaf weiterschlafen.

Umgekehrt bemühte sich Horvath vergeblich, im Sommer Zieselmäuse durch Einwirkenlassen von Kälte in den Winterschlaf zu versetzen, eine Angabe, die von Barkow, Marès[7]) und Pembrey[8]) gestützt wird, welche darauf aufmerksam machen, daß Winterschläfer stunden-, ja tagelang gegen die Kälte ankämpfen können, wobei eine beträchtliche Steigerung der Kohlensäureproduktion statthat.

Es ist also offenbar, daß die winterliche Kälte vielleicht vor Jahrtausenden einstmals den Anlaß gab, daß einige bestimmte Tiere in den Winterschlaf verfielen, daß also das Milieu den Organismen eine neue Anpassungsform gab, welche im Laufe von unendlich vielen Generationen sich weitervererbte und bestehenblieb, obgleich die ursprüngliche Ursache der neuen Form bei den jetzigen Einzelindividuen gar nicht mehr immer vorhanden zu sein braucht. Und so kommt auch Siefert[9]) zu ganz ähnlichen Schlüssen, indem er sagt: „Es scheint fast, als ob die normalerweise in den Winterschlaf verfallenden Tiere auch dann tiefgreifende Veränderungen der Erregbarkeit des Zentralnervensystems erlitten, wenn durch künstliche Wärmezufuhr die unmittelbare Veranlassung zum Eintritt jenes lethargischen Ruhezustandes vermieden wird."

---

[1]) Koenninck, A.: Versuche und Beobachtungen an Fledermäusen. Arch. f. Physiol. 1899, S. 389—415.

[2]) Mangili: Zitiert auf S. 107.   [3]) Valentin: Zitiert auf S. 105.

[4]) Horvath: Zitiert auf S. 108.

[5]) Quincke, H.: Über die Wärmeregulation beim Murmeltier. Arch. f. exp. Pathol. u. Pharmakol. Bd. 15. 1882.

[6]) Berthold: Einige Beobachtungen über den Winterschlaf der Tiere. Müllers Arch. 1837.

[7]) Marès, M. F.: Expériences sur l'hibernation des Mammifères. Cpt. rend. des séances de la soc. de biol. 22. Okt. 1892, S. 313.

[8]) Pembrey, S.: The effect of variation in ext. temp. upon the output of carbonic acid and the temp. of young animals. Arch. of physiol. Bd. 18, S. 363. 1897. — Derselbe: Observations upon the resp. and temp. of the marmot. Ebenda Bd. 27, 1/2. — Derselbe: Further observ. upon the resp. exch. and temp. of hibern. Mammals. Ebenda Bd. 29, S. 195. 1903.

[9]) Siefert, E.: Über die Atmung der Reptilien und Vögel. Pflügers Arch. f. d. ges. Physiol. Bd. 64, S. 361.

So ist es denn offenbar gesichert, daß der Mangel an Kälte keineswegs immer den Eintritt des Winterschlafes zu vermeiden imstande ist, aber es ergibt sich doch aus einem Überblick über die Auffassungen der verschiedenen Forscher, daß die Tiefe des Winterschlafes weitgehend von der Außentemperatur und naderen entsprechenden Milieueinflüssen abhängig ist.

Nach Merzbacher ist das Temperaturoptimum, in dem der Winterschlaf eingeleitet und fortgesetzt zu werden pflegt, etwa zwischen 8° und 12° C gelegen. Diese Wärmegrade mögen auch der Temperatur in den Höhlen der Tiere entsprechen, und bei 10° liegt interessanterweise nach den Versuchen von Dubois[1]) auch das Optimum für den Wärmeverlust des Murmeltieres.

Nach eigenen Erfahrungen ist die Temperatur in den unterirdischen Gängen des Heidelberger Schlosses fast stets 6°. Dort pflegen sich im Winter die verschiedensten Fledermausarten aufzuhängen, und diese haben dann fast regelmäßig eine Eigentemperatur von etwa 8—9°. Ferner hat Verfasser in heugefüllten Kisten Igel beobachtet, die er den verschiedensten Außentemperaturen aussetzte, und hat, ebenso wie Merzbacher[2]), den Eindruck gewonnen, daß Temperaturen bis auf 4° hinab die Winterruhe von Igeln nicht stören. Viele Tiere vertragen aber auch eine Temperatur von nur 2—3°. Ganz ähnlich verhalten sich nach Adlers[3]) Untersuchungen die Zieselmaus, die Haselmaus und das Erdhörnchen, während Fledermäuse offenbar die niedrigste Temperatur aller Winterschläfer vertragen können, wenn man nur dafür Sorge trägt, daß sie nicht durch Geräusche oder durch Antasten erweckt werden: dann kann man sie bis 0,5° abkühlen. Im allgemeinen wirken aber so niedrige Wärmegrade geradezu als Weckreize, und so stark auch die Kälte ist, welche die Fledermäuse vertragen — wenn sie einmal wach geworden sind, so gelingt es nur selten, sie am Leben zu erhalten. Derartige, bei so niedrigen Temperaturen erweckte Fledermäuse schlafen wohl für kurze Zeit wieder ein, dann aber werden sie nach 2—3 Tagen wieder wach, und — wie es kommt, ist bisher noch nicht sichergestellt — man sieht dann, wie bei einer Temperatur von etwa 12—15°, welche etwa der Zimmerwärme entspricht, die Tiere noch eine Zeitlang fortleben, wobei man aber immer den Eindruck hat, daß sie stark geschädigt sind, bis sie dann nach kurzer Zeit tot angetroffen werden. Nach Barkow[4]) kann in einzelnen Fällen die Eigenwärme der Winterschläfer auf den Nullpunkt sinken, ohne daß das Leben der Tiere irgendwie bedroht wird.

Für Merzbacher[5]) bilden die Fledermäuse bezüglich des Ertragens der Außentemperatur eine Ausnahme, und er nimmt als sicher an, daß sie gegen die Kälte widerstandsfähiger sind als alle anderen Winterschläfer. Das gehe auch schon aus dem Umstand hervor, daß die Fledermäuse sich nicht wie andere Tiere im Herbst und Winter vergraben oder verkriechen oder sonstwie geschützte Stellen aufsuchen, und wir haben ja oben schon erwähnt, daß die Fledermäuse je nach der Örtlichkeit und den vorhandenen äußeren Möglichkeiten sich entweder an Kirchtürmen, Dachsparren oder alten Gemäuern aufhängen oder aber, daß sie sich in unterirdische Gänge zurückziehen, wo sie weitgehend gegen die Temperatureinflüsse geschützt sind. An dieser Stelle sei nochmals daran erinnert, daß sehr häufig Tiere derselben Art entweder unterirdische Gemäuer oder Kirchtürme aufsuchen für ihren Winterschlaf, ohne daß der weitgehende

[1]) Dubois, R.: 24 Mitteilungen, 1888—1895, zusammengefaßt in Physiol. comparée de la Marotte. Ann. de l'univ. de Lyon, Paris 1896. — Derselbe: Infl. de la temp. ambiante sur les depens. de l'org. chez les anim. à temp. variable pendant le sommeil hivernal. Cpt. rend. des séances de la soc. de biol., Sitzung vom 10. XI. 1900.
[2]) Merzbacher, L.: Zitiert auf S. 105.   [3]) Adler, L.: Unveröffentlichte Untersuchungen.
[4]) Barkow, H. C. L.: Zitiert auf S. 105.   [5]) Merzbacher, L.: Zitiert auf S. 105.

Schutz oder die vollkommene Schutzlosigkeit hierbei von irgendeiner Bedeutung sind. So mag es denn mit dieser Einschränkung auch nach Merzbacher[1]) im allgemeinen richtig sein, daß Temperaturen unter 0° den Winterschlaf stören.

Im allgemeinen aber müssen wir bei der oben wiedergegebenen Anschauung bleiben, daß starke Kälte als Weckreiz wirkt, wie das auch von Valentin[2]), Barkow[3]) sowie vor allem von Pflüger[4]) betont wird.

Wenn man im Gegensatz hierzu aber besonders hohe Temperaturen, also Wärmegrade, die über 18° liegen, auf Winterschläfer einwirken läßt, so gelingt es leicht, sie nicht nur zu erwecken, sondern auch wachzuhalten. Nach Merzbacher[1]), dem sich viele neuere Autoren angeschlossen haben, besitzen jedoch in derartigen Fällen die Tiere nicht jene gewohnte Munterkeit, wie sie sie sonst aufweisen. So schienen Merzbacher[1]) die Fledermäuse, welche er im Brutofen bei 30—33° hielt, immer im leichten Schlafzustand zu sein, und sie hielten diesen Zustand 3—4 Wochen lang aus, ohne daß sie nötig hatten, Nahrung zu sich zu nehmen.

2. Die Eigenwärme der Winterschläfer im Wachzustande, im Winterschlaf, während des Erwachens und unmittelbar danach.

Seitdem zuerst Valentin und Dubois die Behauptung aufgestellt haben, daß die Temperatur von sommerwachen Winterschläfern sich gerade so verhält wie die anderer Säugetiere, ist diese Ansicht eine allgemeine geworden, bis andeutungsweise zuerst Koenninck und Barkow, mit besonderer Betonung aber Merzbacher darauf hinwiesen, daß diese Ansicht keineswegs zutreffe, sondern daß im Gegenteil im Sommer ebenfalls die Temperatur von Winterschläfern eine sehr labile sei. Dann folgten Beobachtungen von anderen Forschern wie Saissy[5]) und Mangili[6]) sowie endlich eine Mitteilung von Barkow, welche nachweisen konnten, daß während der Sommerzeit sehr häufig die verschiedensten Arten von Winterschläfern Untertemperaturen aufwiesen, die oft bis 22 oder 25° hinabgingen.

Ganz anders verhält sich der Winterschläfer während seines Schlafes, wie wir das soeben bereits ausführlich besprochen haben, und an dieser Stelle sei nur wiederholt, daß die Temperatur des tief schlafenden Tieres im wesentlichen von der Außentemperatur abhängig ist. Wenn ein Winterschläfer aber während seines Schlafes aus irgendeinem Grunde erwacht, so steigt seine Temperatur, wie von allen Forschern angegeben wird, so schnell, daß man eine Kurve der Erwärmung nur mit Mühe anlegen kann. Oft erwärmt sich beispielsweise eine Fledermaus, welche wir zu einer Zeit in die Hand nehmen, zu der das Tier nur 4—5° hat, innerhalb weniger Minuten bis zur sommerlichen Höhe, wobei natürlich in derselben Zeit das Tier wach wird und unglaublich kurze Zeit danach munter im Zimmer umherflattert. Merzbacher hat den Eindruck, „daß das Tier erst erwacht und dann erst warm wird. Die Erwärmung scheint nicht dem Erwachen vorauszugehen oder es zu verursachen. Das Tier wird warm, weil es erwacht; es erwacht nicht deshalb, weil es warm wird". In ähnlicher Weise hat Quincke die Ansicht, daß die Änderung der Körpertemperatur dem Kommen und Gehen der übrigen Schlafsymptome erst nachfolge und nicht etwa sie bedinge.

---

[1]) Merzbacher, L.: Zitiert auf S. 105.　　[2]) Valentin: Zitiert auf S. 105.
[3]) Barkow: Zitiert auf S. 105.　　[4]) Pflüger: Zitiert auf S. 106.
[5]) Saissy: Rech. exp. et anat. sur les mammif. hibern. Reilsches Arch. Bd. 12. 1815.
[6]) Mangili: Zitiert auf S. 107.

III. Einige Besonderheiten, welche die Winterschläfer den Poikilothermen ähnlich machen.

1. Parallelismus zwischen der Größe des Gaswechsels und der Höhe der Außentemperatur.

Nach den bekannten Untersuchungen von Regnauld und Reiset, Pflüger und Schulz, sowie endlich von Krehl und Soetbeer fällt bei den Warmblütern bei einer Zunahme der Außentemperatur die Intensität der Verbrennungsprozesse und steigt bei der Abnahme derselben, während die Kaltblüter sich den Veränderungen der Außentemperatur gegenüber wie leblose Wesen verhalten oder, wie man in der Physiologie zu sagen pflegt, „wie Gegenstände der anorganischen Welt", bei denen Fallen und Steigen der Temperaturen eine Verminderung bzw. eine Vermehrung der chemischen Prozesse hervorrufen. Auf die zuerst von Pflüger ausgesprochenen Abweichungen von dieser Anschauung, denen sich später, wie schon oben erwähnt wurde, Vernon[1]) und andere Forscher — Kanitz[2]) hat sie in seinem Buche zusammengefaßt — angeschlossen haben, sei hier nochmals hingewiesen. Merzbacher hingegen erscheint es sicher, daß bei den Kaltblütern mit dem Sinken und Steigen der Außentemperatur ein gleiches Verhalten des Stoffwechsels einhergeht, und er glaubt, dasselbe auch bei den Winterschläfern feststellen zu müssen, so daß auf diese Weise ein gewisser Parallelismus zwischen Winterschläfern und wechselwarmen Tieren besteht. Merzbacher glaubt nämlich nur jene Versuche in dieser Beziehung heranziehen zu dürfen, bei denen die Außentemperaturen nur ganz allmählich verändert wird, wobei er noch die Einschränkung macht, daß sich diese innerhalb gewisser Grenzen nach oben oder unten bewegt, „d. h. nur solche Versuche, bei denen das Tier nicht aufwacht. Sobald nämlich das Tier aufwacht, setzt eine Wärmeregulation ein, die von der der Kaltblüter abweicht". Die Erklärung hierfür ist die, daß das Tier eben in dem Augenblick, wo es wach wird, die Eigenschaften eines homoiothermen Tieres wiedererlangt.

2. Das Überleben einzelner Organe.

Es ist bekannt, daß man Frösche dekapitieren kann und daß trotzdem eine große Anzahl geordneter Reflexbewegungen hervorgerufen werden kann, ja daß gewisse Abwehrbewegungen selbst nach der Entfernung des Herzens noch möglich sind. Merzbacher findet hierin einen weiteren Parallelismus zwischen den wechselwarmen Tieren und den Winterschläfern. Seit etwa zwei Jahrzehnten weiß man, daß auch bei Warmblütern die verschiedensten Organe mit glatter Muskulatur, nachdem man sie aus dem Körper herausgeschnitten hat, spontane Bewegungen machen und hat gelernt, sie aufschreiben zu lassen. Man muß nur dafür sorgen, daß diese Organe in körperwarmer Ringerlösung ihre Tonusänderungen ausführen können und daß ihnen geradeso wie während ihres Aufenthaltes im Körper genügend Sauerstoff zur Verfügung steht. Das kann man in einfacher Weise dadurch erreichen, daß man Sauerstoff durch die Suspensionsflüssigkeit hindurchperlen läßt. Im Laufe der Zeit ist es gelungen, immer mehr glattmuskelige Organe „überleben" zu lassen und ihre Bewegungen in Kurven aufzuzeichnen. Hierbei mußte die Technik naturgemäß eine desto diffizilere sein, je höher entwickelt das betreffende Organ war. Ganz im Gegensatz hierzu waren alle angewandten, oft sehr komplizierten technischen Bemühungen überflüssig, wenn man an den überlebenden Organen des Frosches arbeitete. Es hat sich ferner in

---

[1]) Vernon: Zitiert nach A. Kanitz.
[2]) Kanitz, Aristides: Temperatur und Lebensvorgänge. Berlin 1915.

eigenen Versuchen[1]) gezeigt, daß sich glattmuskelige Organe eines Winterschläfers, die sich im tiefsten Schlafe befanden, geradeso verhalten wie die Organe von Kaltblütern, und so kann man MERZBACHER nur recht geben, wenn er in dieser Beziehung eine Gleichartigkeit beim Überleben glattmuskeliger Organe zwischen Kaltblütern und tiefschlafenden Winterschläfern erblickt.

3. Die Resistenz gegenüber Vergiftungen.

Nachdem sich die geringe Reaktionsfähigkeit winterschlafender Tiere in so vielen Beziehungen ergeben hatte, war es naheliegend, zu prüfen, wie sich die Winterschläfer gegenüber Vergiftungen verhielten, und so hat als erster QUINCKE[2]) Murmeltieren Chloral gegeben, während MERZBACHER[3]) es Fledermäusen verabreichte, ohne daß dadurch der Schlaf im wesentlichen verändert wurde. Ferner hat KOENNINCK[4]) Fledermäusen Pilocarpin, Apomorphin und Strychnin injiziert. Alle Autoren konnten feststellen, daß die Winterschläfer — geradeso wie die Kaltblüter — relativ große Dosen der schwersten Gifte vertragen, wenn der betreffende Giftstoff nur nicht gerade die Tiere aus dem Winterschlaf aufweckt. In ähnlicher Weise sah KOENNINCK[4]) einen Parallelismus zwischen wechselwarmen und winterschlafenden Tieren, als er Fledermäuse mit Coffein behandelte bzw. es gelöst direkt in die Muskulatur einspritzte. Bekanntlich erzeugt beim Frosch eine derartige Coffeininjektion in den Muskel, beispielsweise eines Beines, eine ausgesprochene Starre desselben, und diese selbe Starre fand KOENNINCK auch beim schlafenden Winterschläfer, so daß sich auch hier wieder der schon mehrfach erwähnte Parallelismus zwischen wechselwarmen Tieren und Winterschläfern ergibt.

IV. Frühere Annahmen über die Ursachen des Winterschlafes.

Seit vielen Jahrzehnten sind sich alle Forscher darüber einig, daß es sich bei der bilogischen Erscheinung des Winterschlafes um einen Anpassungsprozeß handelt, wie wir das weiter oben ja schon berührten. Die Bedeutung äußerer Lebensbedingungen für die organische Variation, die Reaktionsfähigkeit der organischen Materie auf ihre Umgebung sind ja auch ein Hauptinteressegebiet der experimentellen Biologen geworden. Die Ausdrücke „Rasse und Klima", „Inwelt und Umwelt" zeigen, wie sehr man die äußeren Einflüsse, das „Milieu", für die Formgestaltung der Organismen bewertete.

Nun ist zweifellos der Winterschlaf letzten Endes nichts anderes als eine derartige neue Formgestaltung mancher Säugetiere in der Kälte des Winters. Man kann die Erscheinung des Winterschlafes gewissermaßen als besonders typisches Beispiel dafür ansehen, wie exogene Lebensbedingungen auf das Verhalten und die Form verschiedener Tiere einzuwirken vermögen, indem nämlich die ungünstigen Bedingungen, wie wir sie im Winter in der Kälte und dem Nahrungsmangel finden, im Spätherbst einige prädestinierte Säugetiere in die Form des so außerordentlich merkwürdigen Schlafzustandes überführten. Alle jene auffälligen Erscheinungen, wie wir sie in dem geringen Stoffwechsel, der langsamen Herz- und Atemtätigkeit, der Herabsetzung der Körpertemperatur und der Erniedrigung des Blutdrucks finden, sind nichts anderes als äußerst zweckmäßige Anpassungserscheinungen, nur war uns bis vor kurzem der Weg, wie das Milieu wirksam werden konnte, völlig unbekannt. Um hierin einen Einblick zu bekommen, um zu sehen wie es möglich ist, daß die verschiedenen komplizierten Faktoren des Naturmilieus einen Organismus vielleicht im Laufe von vielen

---

[1]) ADLER, L.: Unveröffentlichte Untersuchungen.　　[2]) QUINCKE: Zitiert auf S. 109.
[3]) MERZBACHER: Zitiert auf S. 105.　　[4]) KOENNINCK: Zitiert auf S. 109.

Jahrtausenden so verändern konnten, wie es winterschlafende Tiere noch heute zeigen, dazu müssen wir im folgenden etwas weiter ausholen.

V. Neuere Annahmen über die Entstehung des Winterschlafes.

Davon ausgehend, daß, wie zuerst Gudernatsch[1]) und in entgegengesetzter Weise Adler[2]) zeigten, die Funktion des vieldrüsigen innersekretorischen Systems den Verlauf der Froschmetamorphose zu regulieren vermag, so daß die Blutdrüsen geradezu einen formativen Reiz bei der Verwandlung der Frösche darstellen, fand Adler es um so auffallender, daß auch äußere Lebensbedingungen nach seinen Untersuchungen von außerordentlich starkem Einfluß auf den Metamorphoseverlauf sind. Indem er sich vorstellte, daß also einmal Milieueinflüsse, weiterhin aber auch das polyglanduläre innersekretorische System den Verlauf und überhaupt das Eintreten der Verwandlung bei den Fröschen in weitgehendem Maße beherrschen, stellte er sich die Frage, ob vielleicht das Milieu auf dem Wege über die Blutdrüsen wirken könne, und ob etwa bei den innersekretorischen Drüsen des Frosches, auf die er ganz bestimmte extreme Lebensbedingungen ihren Einfluß ausüben ließ, ob bei diesen Blutdrüsen vielleicht nicht nur funktionelle, sondern auch histologische Veränderungen erkennbar seien[3]).

Zu diesem Zwecke wählte er in einer Versuchsanordnung (3) als äußere Lebensbedingung lediglich die Hitze und Kälte in verschiedener Variation, während er sich bei den Blutdrüsen im wesentlichen auf die so besonders günstige, weil so drüsig gebaute Schilddrüse, und außerdem auf die Keimdrüsen beschränkte.

Er fand nun, daß sich die Schilddrüsen von Grasfroschlarven unter dem Einfluß extremer Temperaturen gewissermaßen spezifisch umzubilden imstande sind.

In Hitzekulturen, deren Temperatur weit über dem Optimum lag, hatten sich die Schilddrüsen einmal von Anfang an auffallend klein angelegt; sie hatten aber auch im weiteren Verlaufe der Larvenentwicklung das Bestreben, sich unter allmählicher Veränderung der einzelnen Drüsenbläschen noch weiter zu verkleinern, so daß nach Vollendung der Metamorphose stark verkleinerte Schilddrüsen von annähernd normalem Bau resultierten. Brachte er aber die Larven aus den Hitzkulturen zu einer Zeit, wo die Schilddrüsen schon wesentlich kleiner waren als die der Normaltiere, allmählich in die Kälte, die er dann dauernd auf die Tiere einwirken ließ, so zeigten die Schilddrüsen das Bestreben, sich zu vergrößern, indem die stark erhöhten Drüsenepithelien anfingen, zu wuchern und das Kolloid sich zu verflüssigen begann. Bei den Wucherungsprozessen handelte es sich sowohl um intrafollikuläre Sprossungen, so daß vielgestaltige Follikel entstanden, als auch um interfollikuläre Neubildungen: es entstanden Schilddrüsen, welche die der Normaltiere oft um ein Vielfaches an Größe übertrafen.

Aus diesen histologischen Bildern schien hervorzugehen, daß die Froschlarven in der Hitze nur kleine und offenbar auch schwach funktionierende

---

[1]) Gudernatsch, J. F.: Fütterungsversuche an Amphibienlarven. Zentralbl. f. Physiol. Bd. 26, Nr. 7. 1912. — Derselbe: Fütterungsversuche an Kaulquappen. Demonstration. Verhandl. d. 26. Vers. d. anat. Ges. München 1912. — Derselbe: Feeding experiments on tadpoles etc. Arch. f. Entwicklungsmech. Bd. 35. 1912.

[2]) Adler, L.: Metamorphosestudien an Batrachierlarven. I. Exstirpation endokriner Drüsen. Arch. f. Entwicklungsmech. Bd. 39/40. 1914 (Hypophyse, Thymus und Epiphyse). II. Der Einfluß überreifer Eier. Ebenda Bd. 43. 1917.

[3]) Adler, L.: Untersuchungen über die Entstehung der Amphibienneotenie. Pflügers Arch. f. d. ges. Physiol. Bd. 164. 1916. — Derselbe: Über künstliche Metamorphosehemmung bei Amphibienlarven. Vortrag. Berlin. klin. Wochenschr. 1914, Nr. 9. — Derselbe: Die Wirkungsweise des Milieus auf die Gestaltung der Organismen. Vortrag. Ebenda 1914, Nr. 26.

Schilddrüsen ausbilden, wogegen sie in der Kälte größere, stark funktionierende Thyreoideen nötig haben. Dieser Ansicht fügten sich gut die Feststellungen ein, welche sich an der Nachkommenschaft von Grasfröschen aus verschiedenen Gegenden machen ließen. Im kälteren Höhenklima der Alpen aufgewachsene Tiere, welche er während oder kurz nach der Metamorphose untersuchte, fanden sich große Schilddrüsen mit vielen kleinen Drüsenbläschen, dagegen zeichneten sich die Larven des warmen Adriagebietes durch verhältnismäßig kleine Schilddrüsen mit spärlichen großen Follikeln aus.

So war es also zweifellos, daß die Schilddrüsen von Grasfroschlarven unter der Einwirkung extremer Außentemperaturen spezifische morphologische Veränderungen durchmachen, und man mußte daran denken, ob nicht auch geringere Temperaturschwankungen jedesmal von einer entsprechenden funktionellen — wenn auch nicht im mikroskopischen Bilde nachweisbaren — Einstellung gefolgt sind. Und so nahm denn Verfasser an, daß die Schilddrüse der Amphibien einen Mechanismus darstelle, welche bei der Wärmeregulation von Einfluß sein müsse.

Die weitverbreitete Meinung, daß der Stoffzerfall wechselwarmer Tiere entsprechend der Temperatursteigerung größer wird, ist nämlich keineswegs gestützt, ja bei genauer Durchsicht der Literatur finden sich beispielsweise für den Frosch Anhaltspunkte für das Vorhandensein einer gewissen Wärmeregulation. Wie man nämlich einem Zitat PFLÜGERS[1]) entnehmen kann, betonte schon MARCHAND[2]), daß der Stoffwechsel der Amphibien keineswegs genau der Außentemperatur parallel laufe, sondern daß er ungefähr zwischen 6 und 14° ein Maximum habe. Eine Differenz von 6—7° besitze hier nur wenig Einwirkung. Erst wenn die Temperatur bis zu dem Gefrierpunkte sinke, und ebenso wenn sie über 28—30° steige, nehme der Sauerstoffverbrauch und die Kohlensäurebildung ab.

Aus neueren Versuchen von VERNON[3]), der längere Zeit die Abhängigkeit der Stoffwechselintensität von der Körpertemperatur prüfte und hierzu einen kohlensäurefreien getrockneten Luftstrom über die in einem geschlossenen Raum befindlichen Tiere leitete, ergibt sich, daß die Kohlensäureabgabe bei der Erwärmung der Frösche von $2—17,5^d$ innerhalb sehr enger Grenzen schwankt, daß sie aber oberhalb dieser Temperatur plötzlich mit der Temperatur ansteigt. Bei der Abkühlung fand VERNON[3]) sie im Intervall von 17,5—12,5° oder 10° nahezu gleichbleibend und dann gleichmäßig mit der Temperatur abnehmend. *Demnach gibt es also zweifellos beim Frosch einen Temperaturbereich, innerhalb dessen die Stoffzersetzung fast gleichmäßig ist, was darauf hinweist, daß es eine Regulierung des Stoffwechsels in Abhängigkeit von der Temperatur geben muß.* Wenn VERNON diese Regulierung für nervöser Art hält, so scheint es sehr wohl möglich, daß in diesen vom Nervensystem abhängigen Regulierungsmechanismus die Tätigkeit von innersekretorischen Drüsen an irgendeiner Stelle eingeschaltet ist. Man kann daran denken, daß die Schilddrüse schwächer funktioniert und stoffsparend wirkt, wenn die Temperatur ansteigt. Umgekehrt ist es auch sehr wohl möglich, daß bei einer kalten Außentemperatur eine stärker funktionierende Schilddrüse den Stoffzerfall steigen läßt. Wenn es auch verschiedene Autoren gibt, welche die Untersuchungen VERNONS[4]) nicht für stichhaltig erachten, so ist doch daran zu denken, daß, wie gesagt, schon PFLÜGER[5]) und vor ihm schon BÜTSCHLI[6]) und viele andere Autoren, die KANITZ aufzählt, und zu denen jüngst

---

[1]) PFLÜGER, E.: Über den Einfluß der Temperatur auf die Respiration der Kaltblüter. Pflügers Arch. f. d. ges. Physiol. Bd. 14. 1877.
[2]) MARCHAND, zitiert nach PFLÜGER: Zitiert auf S. 106.
[3]) VERNON, zitiert nach KANITZ: Zitiert auf S. 112.
[4]) VERNON: Zitiert auf S. 112.   [5]) PFLÜGER: Zitiert auf S. 106.
[6]) BÜTSCHLI, zitiert nach PFLÜGER: Zitiert auf S. 106.

noch Joëls Untersuchungen bestätigend hinzutraten[1]), Beobachtungen gemacht haben, welche die Vernonschen Untersuchungen doch keineswegs unwahrscheinlich erscheinen lassen. Hinzu kommt, daß die ausgedehnten Untersuchungen Adlers, welche die starken histologischen Veränderungen der den Stoffwechsel in so außerordentlich hohem Maße regulierenden Schilddrüse unter dem Einfluß extremer Temperaturen feststellten, sich aufs beste den Vernonschen Anschauungen einfügen oder, richtiger gesagt, sie gewissermaßen bildlich erläutern.

Bei der Annahme des Verfassers, daß die Schilddrüse der Kaltblüter also einen Regulierungsmechanismus darstellen müsse, entsteht die Frage, ob nicht auch Warmblüter in ähnlicher Weise Gebrauch von der Schilddrüse machen, wie sie beim Frosch wahrscheinlich sind. Da Tiere mit mangelhafter Wärmeregulation wie etwa Ornithorynchus und Echidna nicht zu bekommen waren, so wurden von Adler Winterschläfer zu entsprechenden Versuchen herangezogen, die gewissermaßen eine Brücke bilden sollten zwischen Kalt- und zum Winterschlaf fähigen Warmblütern.

Adler wandte sich deshalb den mannigfachsten in Deutschland vorkommenden Winterschläfern zu, die er aus den verschiedensten Gegenden und Örtlichkeiten in vielen Jahren entweder selbst sammelte oder durch mehrere Tierfänger einfangen ließ. Die Rasse und der Herkunftsort dieser Tiere sind so bedeutsam für die Untersuchungen, daß es eigentlich angebracht wäre, ganz genau das Datum der Abtötung, ihren Herkunftsort, selbst ihre Art, wenn sie nahe verwandt sind, sowie endlich die Größe derselben und ihren jeweiligen Zustand (ob wachend, schlafend oder im Einschlafen oder Erwachen begriffen) zu verzeichnen.

Es wird aber für unsere Zwecke vollkommen ausreichen, nur einen Gesamtüberblick über die histologischen Befunde und ihr Reagieren auf die verschiedensten Extrakte, die ihnen eingespritzt wurden, anzugeben und dabei kurz zu erwähnen, um welche Tiere es sich im großen und ganzen handelt.

a) Histologische Befunde bei den Schilddrüsen von aus Deutschland stammenden Fledermäusen und Igeln zu den verschiedensten Jahreszeiten.

Wenn wir versuchen, die verschiedenartigen Veränderungen der Schilddrüse zunächst zuzeiten des Winterschlafs zusammenzufassen, so ist es am besten, wenn wir zwei Typen unterscheiden, welche sich aber unschwer sowohl hinsichtlich ihrer Entstehung als auch ihrem Wesen nach in sehr ähnlicher Weise erklären lassen. In beiden Fällen handelt es sich zunächst um eine Veränderung der Follikelepithelien.

In dem ersteren Falle führt diese Umgestaltung dazu, daß die Epithelien weniger Sekret liefern, und auf diese Weise bilden sich dann Schilddrüsen heraus, deren Follikel alle oder teilweise frei von jedem Inhalt sind (vgl. Abb. 5). Beim Fortschreiten des regressiven Prozesses an den Follikelepithelien, wobei besonders Pyknose des Kernes mit einer außerordentlich starken Abflachung der ganzen Zelle auffällt, kommt es zu einem Zugrundegehen von Epithelien, die Follikelwand wird aufgerissen, benachbarte Bläschen gehen ineinander über, strotzend gefüllte Capillaren schlängeln sich zwischen den einzelnen mehr oder weniger zerstörten Follikeln, es kommt zu Blutungen, und schließlich sehen wir dann zwischen wenigen normalen Drüsen ein wirres Durcheinander von Epithelzellen, welche aber immer noch die verschiedensten Grade eines Rückbildungsprozesses aufweisen, ferner von Blutkörperchen sowie endlich von einigen wenigen Fibroblasten (vgl. Abb. 6 und 7). In dem anderen Falle führt die Ver-

---

[1]) Joël, A.: Hoppe-Seylers Zeitschr. f. physiol. Chem. Bd. 107. 1919.

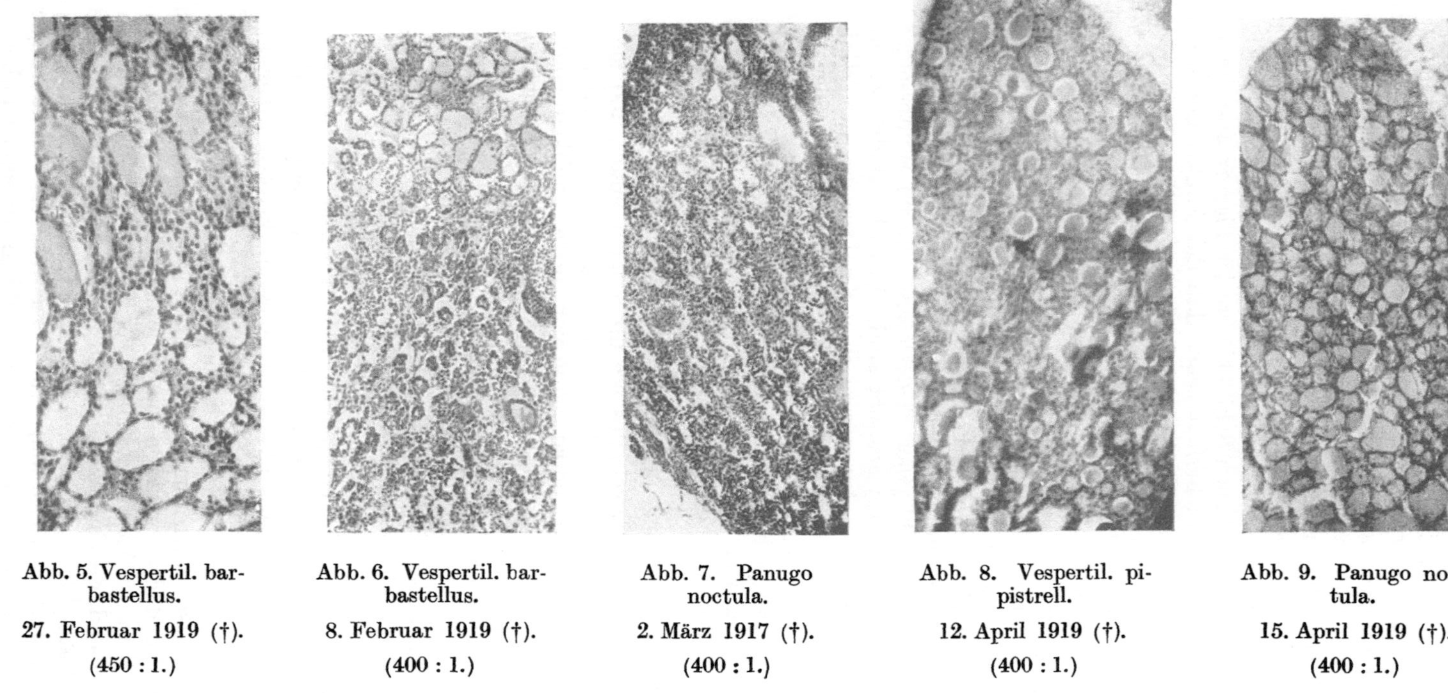

Abb. 5. Vespertil. bar- bastellus.	Abb. 6. Vespertil. bar- bastellus.	Abb. 7. Panugo noctula.	Abb. 8. Vespertil. pi- pistrell.	Abb. 9. Panugo noc- tula.
27. Februar 1919 (†).	8. Februar 1919 (†).	2. März 1917 (†).	12. April 1919 (†).	15. April 1919 (†).
(450 : 1.)	(400 : 1.)	(400 : 1.)	(400 : 1.)	(400 : 1.)

Abb. 5—9. Fledermausschilddrüsen. (Alle Abbildungen sind Mikrophotographien von $8\,\mu$ dicken Paraffinschnitten. [Zeiß, Achromat C, Kompens.-Okular 4.])

änderung der Follikelepithelien zunächst zur Absonderung eines etwas dünnflüssigen vakuolenhaltigen Kolloids. Dann aber treten hochgradige Abschuppungen der Drüsenepithelien ein, welche meistens normale Gestalt haben und — nur in seltenen Fällen geschrumpft — in dem dünnen Kolloid liegen. Dann wird die Follikelwand durch Einschmelzung einiger oder mehrerer Epithelien stellenweise aufgelöst, es kommt zu einem Hineinwuchern von Capillaren in das Innere der Einzelbläschen, Blutungen treten auf, und endlich sehen wir dann gleichfalls wieder zwischen einigen oder mehreren normalen Follikeln ein wirres Durcheinander der verschiedensten Zellelemente (vgl. Abb. 8).

So weisen die beschriebenen Schilddrüsen der Fledermäuse im Winterschlaf ein Bild auf, welches mit Sicherheit zeigt, daß der Funktionszustand der Thyreoidea gegen die Norm vermindert wird.

Der Verfasser besitzt nur einige wenige Fledermäuse, welche im Herbst, etwa zu der Zeit, wo die Tiere bald einschlafen, abgetötet wurden. Die Schilddrüsen derselben verhalten sich aber so gleichmäßig, daß auch diese wenigen genügen, um ein Bild von ihnen zu gewinnen. In allen Fällen besteht entweder eine Abplattung der Follikelepithelien, verbunden mit einer sehr mangelhaften Färbbarkeit des Kolloids, oder eine gewisse Abschuppung des Epithels, wobei einzelne aufgelöste Wandteile der Follikel darauf hinweisen, daß es sich um einen Übergangsprozeß vom sommerlichen Zustand zum Winterschlaf handelt.

Viel größer ist die Zahl jener Fledermäuse, die im Winterschlaf lagen und im Frühling zu neuem Leben erwacht sind. Deshalb ist das Material, welches die Übergangsprozesse von den atropischen Schilddrüsen des Winters zu den normalen Organen des Sommers erkennen läßt, auch viel größer.

Die Art, wie jene Neubildungen auftreten, zeigt am besten die Abb. 9. Bei dieser fällt auf, daß sich zwischen normalgebauten, kolloidhaltigen Follikeln besonders in den mittleren Partien des Organs sowohl kleine und allerkleinste junge Drüsenbläschen bilden, als auch daß sich an zahlreichen Stellen, die ebenfalls zentral gelegen sind, rundliche oder längliche solide Zellhaufen mit basal gelegenen, runden und hellen bläschenförmigen Kernen finden. Bei diesen Zellkomplexen handelt es sich zweifellos um unfertige Follikel, und man kann hier und da deutlich erkennen, wie sich bereits in der Mitte ein Lumen auszubilden beginnt. Hier müssen wir offenbar schon von jungen Follikeln sprechen, und es ist erwähnenswert, daß ein jeder dieser allerkleinsten Follikel auch schon Kolloid enthält, welches beim Größerwerden der jüngsten Follikel sich dunkler färbt, was darauf hinweist, daß es dicker zu werden beginnt. Weiterhin wurden, wie bereits erwähnt, auch Igelschilddrüsen untersucht, und wenn wir zunächst die Bilder von Thyreoideen solcher Tiere beschreiben, welche in Buch bei Berlin im tiefsten Winterschlaf sich befunden hatten, so können wir, da sie in ihrem Verhalten vollkommen übereinstimmen, etwa folgendes von ihnen sagen:

Die mannigfach gestalteten Follikel sind im Verhältnis zu denen der Fledermaus recht groß. Man begegnet, wie das bei allen Tieren der Fall ist, sowohl kreisrunden als auch länglich ovalen Querschnitten, neben denen auch etwas komplizierter geformte Drüsenbläschen auftreten, indem die Wandungen manchmal geringgradige Ausstülpungen erkennen lassen.

Das Epithel ist außerordentlich flach und das Protoplasma seiner Zellen fein granuliert, so daß es wie von einem feinen Schleier getrübt aussieht. Der Kern liegt meist in der Mitte der Zelle. Das Kolloid füllt das Zentrum, sich mit Eosin stark färbend, gleichmäßig aus, und nur am Rande sind ihm, in nächster Nähe des Epithels, kleine Vakuolen eingelagert, was offenbar darauf hinweist, daß es sich um einen Vorbereitungsprozeß zu weiteren Veränderungen handeln muß. Neben derartigen normalgestalteten Follikeln finden sich aber auch einige

Bläschen, welche das Bild einer regressiven Metamorphose in den verschiedensten Stadien bereits deutlicher erkennen lassen: es treten Follikel auf, bei denen eine derartig hochgradige Abschuppung des Epithels eingesetzt hat, daß im Lumen neben spärlichen Kolloidresten große Mengen von derartig abgeschuppten Epithelien sich vorfinden, und bei den stärkst veränderten Bläschen ist das Epithel der Wandung sogar stellenweise unterbrochen, so daß zwischen normalgebauten Follikeln ein wirres Durcheinander abgestoßener Epithelien liegt, deren Zusammengehörigkeit und Entstehung aus einem früheren Follikel lediglich durch die zirkulären, noch sichtbaren, von Bindegewebszellen umgrenzten Capillaren erkennbar ist.

Es ist also zweifellos, daß die Veränderungen der Igelschilddrüse selbst im tiefsten Winterschlaf bei weitem nicht so groß sind wie die der Fledermaus. Es wurde deshalb versucht, festzustellen, ob sich mit Hilfe der von KRAUS angegebenen Färbemethode Hinweise auf den Funktionszustand des Organs in anderer Weise feststellen ließen, wobei von vornherein beabsichtigt war, später einen Vergleich zu ziehen mit den Schilddrüsen erwachender und bereits erwachter Igel. Bekanntlich hat KRAUS[1]) mittels einer Modifikation der UNNASchen Färbung mit polychromem Methylenblau und Differenzierung mit Tannin in der Schilddrüse zwei verschiedene Kolloidarten nachgewiesen, nämlich das gerbsäurefeste und das fuchsinophile Sekret. KRAUS glaubt, daß normalerweise die Schilddrüse gerbsäurefestes und fuchsinophiles Kolloid in einer dem jeweiligen Bedürfnis entsprechenden Menge und jedesmal bestimmten Kombination liefere, und er nimmt an, daß beispielsweise bei der Basedowschen Krankheit das gerbsäurefeste Kolloid zu wenig vorhanden sei. Nach ADLERS Nachprüfungen kommt beim *Basedow* tatsächlich das gerbsäurefeste Kolloid äußerst spärlich vor, und da man den *Basedow* als einen Hyperthyreoidismus auffaßt, so läßt sich mit einiger Wahrscheinlichkeit der Schluß ziehen, daß ein Vorherrschen des fuchsinophilen Kolloids ein starkes Funktionieren der Schilddrüse anzeigt, während ein Prävalieren des gerbsäurefesten Sekretes auf einen schwachen Funktionszustand hinweist.

Es ist deshalb interessant, daß die nach der KRAUSschen Methode gefärbten Schilddrüsen unserer winterschlafenden Igel so gut wie gar kein fuchsinophiles Sekret enthielten, während das gerbsäurefeste in großen Mengen vorhanden war. Die Abb. 10 zeigt bei etwa 530facher Vergrößerung die niedrigen Epithelien der Follikel und läßt erkennen, wie das Kolloid fast überall blaugefärbt, also gerbsäurefest ist[2]).

---

[1]) KRAUS, ERIK JOHANNES: Das Kolloid der Schilddrüse und Hypophyse des Menschen. Virchows Arch. f. pathol. Anat. u. Physiol. Bd. 218. 1912.

[2]) Das Präparat, nach dem diese und die übrigen farbigen Abbildungen hergestellt sind, ist nicht nach der Originalvorschrift von KRAUS angefertigt, weil unsere farbenempfindlichen Platten das Fuchsinrot außerordentlich schlecht wiedergeben. Die Färbung wurde in der Weise vorgenommen, daß das Präparat mit polychromem Methylenblau vorgefärbt, gewässert und mit Gerbsäure differenziert wurde. Nach erneutem Abspülen mit Wasser kamen die Schnitte kurz in 70proz. Alkohol und dann in eine alkoholische Eosinlösung. Das Eosinrot wird von den Lumièreplatten sehr gut perzipiert. Bei der Differenzierung muß man etwas vorsichtig sein und sich hüten, daß eine zu starke Entfärbung eintritt, da die alkoholische Eosinlösung noch weiter entfärbt. Eine Färbung ist dann als gelungen zu bezeichnen, wenn die Kerne der Follikelepithelien dunkelblau, das Bindegewebe leuchtend rot gefärbt sind. Bei dieser modifizierten Färbung, die hauptsächlich nur bei den Präparaten angewandt wurde, die reproduziert werden sollten, handelt es sich also nicht um fuchsinophiles, sondern um eosinophiles Kolloid. Die Sache ist übrigens gleichgültig. Entscheidend ist nur die Frage, ob das Sekret gerbsäurefest ist oder nicht. Alles Kolloid, das mit polychromem Methylenblau gefärbt ist und durch Gerbsäure wieder entfärbt wird, nimmt in der gleichen Weise Fuchsin und Eosin an: es ist also sowohl fuchsinophil wie eosinophil.

Bei der Schilddrüsenbeschreibung erwachender Igel stützen wir uns auf drei Tiere, welche aus Stallupönen in Ostpreußen stammen und welche Verfasser im tiefsten Winterschlafe am 5., 9. und 19. März abtötete. Die Thyreoideen dieser Tiere verhalten sich so ähnlich, daß wir sie gemeinsam beschreiben können. Die Follikel weichen der Form nach kaum von denen der soeben beschriebenen Schilddrüsen, also im stärksten Winterschlaf befindlichen Tiere ab. Das Epithel ist auch noch niedrig, wenn auch vielleicht nicht ganz so sehr, wie wir es oben sahen. Die feinen Granulationen des Protoplasmas sind schwächer geworden. Infolgedessen ist es etwas lichter und lockerer. Der Kern steht jetzt bei der etwas größeren Höhe der ganzen Follikelzelle etwas basalwärts, und die regressiven Veränderungen, welche wir oben bei den Februar-Igeln sahen, findet man ebenfalls hin und wieder. Besonders auffallend ist aber das Verhalten des Kolloids — vor allem, wenn wir die Färbmethode nach Kraus anwenden, auf welche wir uns deshalb hier beschränken wollen. Da sieht man denn überall, wie sich in der Mitte der Follikel noch gerbsäurefestes Kolloid befindet, während dieses peripher von fuchsinophilem (oder eosinophilem) Sekret umgeben ist. Das Verhältnis des gerbsäurefesten zum fuchsinophilen Kolloid ist in den einzelnen Follikeln etwas verschieden. In vielen finden sich nur noch in der Mitte gelegene spärliche Reste des alten gerbsäurefesten Kolloids, während der überwiegende Teil des Raumes von dem peripher gelegenen jungen fuchsinophilen Sekretmassen erfüllt ist. Manchmal kommen auch Follikel vor, die durch ihre Färbung anzeigen, daß die einzelnen Epithelien offenbar verschiedenartiges Sekret liefern, indem man nämlich auf der einen Seite des Follikels gerbsäurefestes, auf der gegenüberliegenden hingegen fuchsinophiles Kolloid liegen sieht. Sehr deutlich ist endlich zu beobachten, wie dem Sekret Vakuolen eingelagert sind, und zwar regelmäßig fast nur dort, wo das fuchsinophile Sekret liegt, also ringsherum dicht am Follikelepithel. Es scheint also, daß mangelnde Gerbsäurefestigkeit und das Auftreten von Vakuolen in weitgehendem Maße parallel gehen. Zu bemerken ist besonders, daß die Schilddrüsen jener Igel, die während der allerletzten Zeit ihres Winterschlafes abgetötet wurden, diese Vakuolen besonders deutlich erkennen lassen, und zwar sind sie desto größer, je mehr peripherwärts sie sich befinden.

Wenn wir die Igel gerade zu einer Zeit töten, wo sie soeben erst aus dem Winterschlaf erwacht sind, so zeigen die Follikel, welche im wesentlichen normal gebaut sind, eine bedeutende Erhöhung der Epithelien, wobei ihr Protoplasma stark aufgehellt ist. Am stärksten hat sich aber das Kolloid geändert, indem um alte homogene, gerbsäurefeste Kolloidmassen nunmehr die von den Epithelzellen abgesonderten frischen jungen, sehr stark vakuolenhaltigen, fuchsinophilen Sekretmengen auftreten.

Beim flüchtigen Anschauen derartiger Präparate schon war es einleuchtend, daß es sich bei der Epithelerhöhung um einen Vorgang handele, der das Erwachen oder den Wachzustand vorbereitet. Es war anzunehmen, und die Untersuchung hat die Annahme weitgehend bestätigt, daß die Veränderungen, welche die Schilddrüsen vom Februar bis zum März durchgemacht hatten, sich beim weiteren Vorrücken der Jahreszeit noch mehr verstärken würden. Das zeigt vor allem deutlich die Schilddrüse eines Igels, den ich am 12. Mai 1919 aus Frankfurt a. M. erhielt und sogleich nach der Ankunft abtötete: die Follikel haben bei normaler Form und Größe ein ganz besonders hohes Epithel, welches fast überall aus hochkubischen oder zylindrischen Zellen besteht. Das Protoplasma ist licht, fast durchsichtig. Der große Kern ist wieder leicht basalwärts verschoben. Besonders bemerkenswert erscheint, daß in einigen Follikeln das Epithel stellenweise zweischichtig angeordnet ist, was alles darauf hinweist, daß der Funktions-

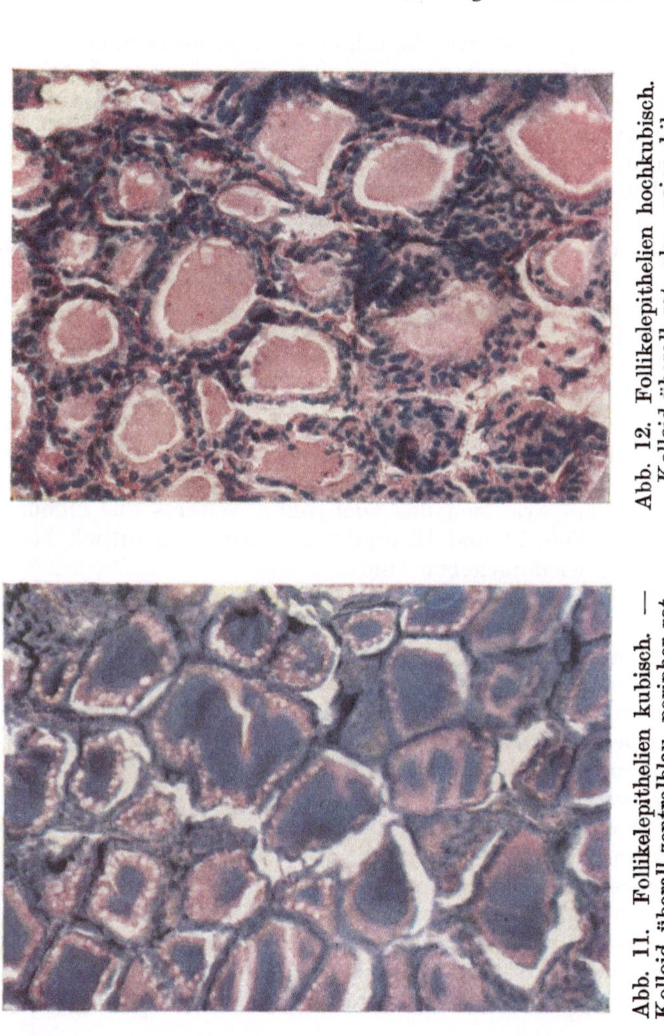

Abb. 12. Follikelepithelien hochkubisch. — Kolloid überall rot, also eosinophil. — Igel kurz nach dem Erwachen. Vergröß. 530 : 1.

Abb. 11. Follikelepithelien kubisch. — Kolloid überall zentralblau, peripher rot. — Erwachen der Igel. Vergröß. 530 : 1.

Abb. 10—12. Igelschilddrüsen.

Abb. 10. Follikelepithelien niedrig. — Kolloid fast rein blau, also gerbsäurefest. — Igel im tiefsten Winterschlaf. Vergröß. 530 : 1.

zustand des Organs erhöht ist, wie denn hier auch daran erinnert sei, daß Isen-schmid[1]) bei seinen Untersuchungen an der menschlichen Schilddrüse eine Mehrschichtigkeit des Epithels selten und immer nur im Zusammenhang mit Sprossungsvorgängen auftreten sah, was ebenfalls darauf hinweist, wie kräftig das Organ arbeitet. Das Kolloid ist zwar im allgemeinen homogen, nur an den Stellen, wo es dem Epithel anliegt, sieht man manchmal kleine Vakuolen. In anderen Follikeln findet sich eine homogene Kolloidmasse, welche von einem scheinbaren Hohlraume umgeben ist, wo aber in Wirklichkeit eine sehr dünnflüssige Substanz gelegen haben muß, was daraus hervorgeht, daß der noch sichtbare Kolloidteil am Rande rundlich gezähnt ist, als ob dort einmal eine Anzahl von Vakuolen gelegen hätte.

Sehr deutlich ist aber vor allem der Unterschied von soeben erwachten Igeln gegenüber den von Winterschläfern in Krauß-Präparaten. Fast niemals lassen sich dort Spuren von gerbsäurefestem Kolloid nachweisen; alle Follikel sind erfüllt von einem fast rein fuchsinophilen bzw. eosinophilen Sekret. Auf diese Weise steht diese Schilddrüse im direkten Gegensatz zu den Thyreoiden winterschlafender Tiere, wie sich das auch ohne weiteres aus einem Vergleich der Abb. 10 mit den Abb. 11 und 12 ergibt und welche sämtlich bei etwa 530-facher Vergrößerung wiedergegeben sind.

Zum Schluß seien noch einige Schilddrüsen erwähnt, die von Igeln stammen, welche erst Anfang bzw. Ende Juni 1919 abgetötet worden waren. Diese zeigen alle sekretorisch stark tätige Organe und ebenfalls einen krassen Gegensatz zu den Schilddrüsen der aus dem Winterschlaf getöteten Tiere. Trotzdem sieht man leicht, daß der Funktionszustand nicht so extrem gesteigert ist, wie das bei den Schilddrüsen von eben erst erwachten Igeln der Fall ist. Die Epithelien der Follikel sind nicht mehr so übernormal groß, wie das noch vor wenigen Wochen der Fall war, eine Zweischichtigkeit der Drüsenzellen läßt sich nirgends nachweisen, und Färbungen nach Krauss ergeben, daß zwar die meisten Drüsenbläschen mit eosinophilem Sekret erfüllt sind, daß aber in einer Anzahl von Follikeln gerbsäurefestes Kolloid vorkommt; es handelt sich eben jetzt um Organe, welche einen normalen Funktionszustand aufweisen, wie wir das auch bei anderen nichtwinterschlafenden Tieren in dieser und naturgemäß jeder anderen Zeit vorfinden. Gerbsäurefestes und eosinophiles Kolloid kommen in einer dem jeweiligen Bedürfnis entsprechenden Menge und Verteilung vor.

b) Untersuchungen über die Wirkung von Blutdrüsenextrakten und proteinogenen Aminen auf winterschlafende Igel.

Nachdem die Schilddrüsen einer großen Zahl von winterschlafenden Fledermäusen und Igeln sowohl histologische Veränderungen als auch Abweichungen der Kolloidfärbung von der Norm hatten erkennen lassen, war mit großer Wahrscheinlichkeit anzunehmen, daß diese mangelhaft funktionierenden Schilddrüsen in irgendeiner Weise etwas mit dem Winterschlaf zu tun haben mußten, ja daß diese Unterfunktion vielleicht den Anlaß für das Eintreten und Fortbestehen der Winterruhe hervorriefe. Es war deshalb vielleicht möglich, Extrakte aus Schilddrüsen winterschlafenden Tieren subcutan einzuspritzen und auf diese Weise einen Ersatz für die ausgefallenen Organe zu schaffen, um die Tiere aufzuwecken. Derartige Extraktinjektionen wurden vom Verfasser vor allem im Januar und Februar 1919 und 1920 in großem Maßstabe durchgeführt, und zwar besonders bei Igeln, welche ja, wie bereits erwähnt, den Winterschlaf besonders

---

1) Isenschmid, Robert: Zur Kenntnis der menschlichen Schilddrüse im Kindesalter. Frankfurt. Zeitschr. f. Pathol. Bd. 5, 1910.

gut vertragen. Die aus Ostpreußen und Buch bei Berlin stammenden Tiere wurden in heugefüllten Kisten untergebracht, die so konstruiert waren, daß man sie in Eisschränke stellen konnte, deren Temperatur sich auf das Innere der Kisten übertrug. Es wurde dafür gesorgt, daß die Temperatur nicht über 7° im Eisschrank stieg, aber auch nicht unter 4° sank, um eine noch tiefere Temperatur nicht etwa als Weckreiz wirken zu lassen. Die Resultate, welche mit den Extraktinjektionen erzielt wurden, lassen sich aus der beispielsweise wiedergegebenen Tabelle 1 erkennen, und es zeigt sich, daß die verschiedenen Schilddrüsen einen charakteristischen Einfluß auf winterschlafende Igel besitzen, indem diese bei schnell ansteigender Temperatur und zunehmender Atemtätigkeit nach einiger Zeit erwachen.

Es galt nun, eine gewisse Spezifität der Schilddrüsenextraktinjektionen zu erhärten. Zu diesem Zwecke wurden Auszüge aus solchen Blutdrüsen gewählt, die mit der Schilddrüse synergetisch verbunden sind oder aus solchen, welche gerade Antagonisten der Thyreoidea sind, und diese wiederum winterschlafenden Igeln injiziert: In dem ersteren Falle war zu erwarten, daß sich ähnliche Resultate ergeben würden, wie wir sie nach den Injektionen von Schilddrüsenextrakt beobachten konnten; im letzteren war es wahrscheinlich, daß die Tiere in keiner Weise auf die Einspritzungen reagieren würden.

Bei der Wahl der einzuspritzenden Extrakte mußte an solche Drüsen gedacht werden, von denen wir einen

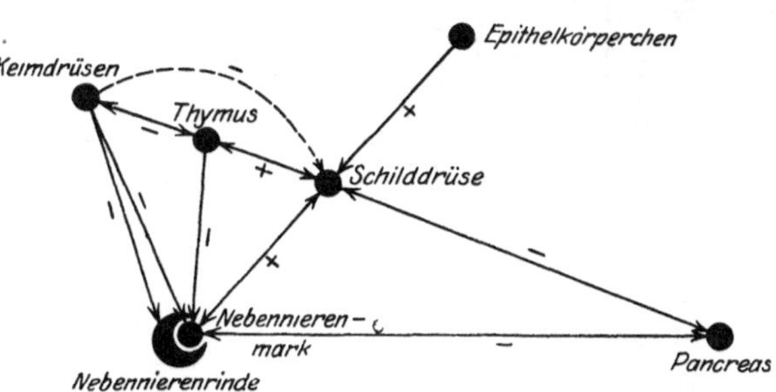

− bedeutet Hemmung. + bedeutet Förderung.
→ bedeutet die Richtung nach einer oder zwei Seiten.

Abb. 13.

sicheren Zusammenhang mit der Schilddrüse kennen, und da kann man zunächst als feststehend annehmen, daß nach den Untersuchungen von LORAND[1]), vor allem aber nach denen von EPPINGER, FALTA und RUDINGER[2]), sowie endlich denen von HART[3]) die Schilddrüse und das chromaffine System sich gegenseitig fördern, daß aber beide Antagonisten des Pankreas darstellen. Erweitert kann man sich das unter dem Namen FALTASches Dreieck bekannte Schema etwa folgendermaßen vorstellen (Abb. 13).

Die Tabellen 1—3 stellen beispielsweise Versuchsprotokolle dar über verschiedene Injektionen von Extrakten aus der Schilddrüse, der Thymus und weiteren für uns wichtigen Organauszügen, und wir erkennen zunächst, daß diese in deutlicher Weise eine Brücke bilden zu den nunmehr zu besprechenden innersekretorischen Organen, welche entweder synergetisch mit

---

[1]) LORAND, A.: Les rapports du pancréas avec le thyreoide. Cpt. rend. des séances de la soc. de biol. Bd. 56, S. 488. 1904.

[2]) EPPINGER, W. FALTA u. C. RUDINGER: Über die Wechselwirkungen der Drüsen mit innerer Sekretion. Zeitschr. f. klin. Med. Bd. 66. 1908 u. Bd. 67. 1909.

[3]) HART, CARL: Über die sogenannte lymphatische Konstitution (Lymphatismus, Status thymico-lymphaticus) und ihre Beziehungen zur Thymushyperplasie. Med. Klinik 1913, Nr. 36/37. — Derselbe: Die Bedeutung der Thymus für Entstehung und Verlauf des Morbus Basedowii. Arch. f. klin. Chir. Bd. 104. 1914. — Derselbe: Über Thymuspersistenz und apoplektiformen Thymusstoff nebst Bemerkungen über die Beziehungen der Thymuspersistenz zur Basedowschen Krankheit. Münch. med. Wochenschr. 1908, Nr. 13/14.

Tabelle 1. Drei Igel von 400 g (Versuchstier I), von 410 g (Versuchstier II) und von 385 g (Versuchstier III) Gewicht befinden sich bei einer Außentemperatur von 6,0° in einer Heukiste tief schlafend.

Datum	Stunde	Rectaltemperatur			Atemzüge pro Minute			Injektion			Bemerkungen		
		Versuchstier I	Versuchstier II	Versuchstier III	Versuchstier I	Versuchstier II	Versuchstier III	Versuchstier I	Versuchstier II	Versuchstier III	Versuchstier I	Versuchstier II	Versuchstier III
5. III. 1919	10,20 Uhr a. m.	6,5°	7,0°	6,5°	9	7	8	1,0 ccm Thymusextrakt Nr. 4	1,0 ccm Mammaextrakt Nr. 8	1,0 ccm Schilddrüsenextrakt Nr. 1	Tier schläft. Atmung oberflächlich	Tier schläft. Atmung oberflächlich	Tier schläft. Atmung oberflächlich
„	11,30 Uhr a. m.	7,0°	7,0°	6,5°	8	8	9	—	—	—	„	„	„
„	12,05 Uhr p. m.	7,0°	6,5°	17,0°	9	8	25	—	—	—	„	„	Tier schläft. Atmung tief
„	12,30 Uhr p. m.	7,0°	6,5°	29,0°	8	7	40	—	—	—	„	„	Tier sitzt aufrecht, zittert. Atmung keuchend
„	1,05 Uhr p. m.	12,0°	7,0°	35,0°	8	8	52	—	—	—	„	„	Tier läuft umher. Starkes Zittern
„	3,00 Uhr p. m.	34,0°	7,0°	34,5°	36	8	48	—	—	—	Tier läuft umher	„	Tier läuft umher. Kein Zittern
„	5,00 Uhr p. m.	34,5°	6,5°	34,0°	38	7	40	—	—	—	„	„	„
6. III. 1919	11,30 Uhr a. m.	6,5°	6,5°	7,0°	7	6	8	—	—	—	Tier schläft. Atmung oberflächlich	„	Tier schläft. Atmung oberflächlich
„	6,20 Uhr p. m.	7,0°	6,5°	6,5°	7	8	7	—	—	—	„	„	„
7. III. 1919	10,20 Uhr a. m.	7,0°	7,0°	6,5°	8	7	8	—	—	—	„	„	„
„	5,00 Uhr p. m.	6,5°	7,0°	7,0°	7	8	8	—	—	—	„	„	„

Tabelle 2. Drei Igel von 380 g (Versuchstier I), von 400 g (Versuchstier II) und von 420 g (Versuchstier III) Gewicht befinden sich bei einer Außentemperatur von 5,5° in einer Heukiste tief schlafend.

Datum	Stunde	Rectaltemperatur			Atemzüge pro Minute			Injektion			Bemerkungen		
		Versuchstier I	Versuchstier II	Versuchstier III	Versuchstier I	Versuchstier II	Versuchstier III	Versuchstier I	Versuchstier II	Versuchstier III	Versuchstier I	Versuchstier II	Versuchstier III
1. III. 1919	10,05 Uhr a. m.	6,5°	7,0°	6,5°	8	9	7.	1,0 ccm Schilddrüsen-extrakt Nr. 3 (Thyreoglandol)	0,25 ccm Adrenalin (1 : 1000)	1,0 ccm Pankreas-extrakt Nr. 7	Tier schläft. Atmung oberflächlich	Tier schläft. Atmung oberflächlich	Tier schläft. Atmung oberflächlich
„	11,00 Uhr a. m.	7,0°	7,0°	6,5°	9	8	8	—	—	—	„	„	„
„	11,35 Uhr a. m.	10,0°	9,0°	7,0°	12	8	9	—	—	—	„	„	„
„	12,25 Uhr p. m.	28,0°	24,00	6,5°	35	10	8	—	—	—	Tier sitzt halbaufrecht. Atmung vertieft	Tier sitzt halbaufrecht. Atmung vertieft	„
„	1,50 Uhr p. m.	34,5°	35,0°	7,0°	60	96	8	—	—	—	Tier wach, läuft umher	Tier wach und sehr unruhig	„
2. III. 1919	10,20 Uhr a. m.	6,5°	6,5°	7,0°	9	8	8	—	—	—	Tier schläft. Atmung oberflächlich	Tier schläft. Atmung oberflächlich	„
„	5,40 Uhr p. m.	7,0°	6,5°	7,0°	7	8	9	—	—	—	„	„	„
3. III. 1919	10,30 Uhr a. m.	6,5°	7,0°	7,0°	9	7	8	—	—	—	„	„	„
„	6,10 Uhr p. m.	7,5°	6,5°	6,5°	10	8	9	—	—	—	„	„	„
4. III. 1919	11,00 Uhr a. m.	6,5°	6,5°	7,0°	7	8	9	—	—	—	„	„	„

Tabelle 3. Drei Igel von 340 g (Versuchstier I), von 330 g (Versuchstier II) und von 370 g (Kontrolltier) Gewicht befinden sich bei einer Außentemperatur von 5,0° in einer Heukiste tief schlafend.

Datum	Stunde	Rectaltemperatur			Atemzüge proMinute			Injektion			Bemerkungen		
		Versuchstier I	Versuchstier II	Kontrolltier	Versuchstier I	Versuchstier II	Kontrolltier	Versuchstier I	Versuchstier II	Kontrolltier	Versuchstier	Versuchstier	Kontrolltier
26. II. 1919	10,30 Uhr a. m.	5,5°	6,0°	5,5°	7	6	8	1,0 ccm Schilddrüsenextrakt Nr. 2	1,0 ccm Pankreasextrakt Nr. 7	1,0 ccm physiologische Kochsalzlösung	Tier schläft. Atmung oberflächlich	Tier schläft. Atmung oberflächlich	Tier schläft. Atmung oberflächlich
,,	11,30 Uhr a. m.	6,5°	6,5°	5,5°	9	7	7	—	—	—	,,	,,	,,
,,	12,00 Uhr mitt.	18,0°	6,0°	5,5°	24	8	8	—	—	—	Tier schläft. Atmung tiefer	,,	,,
,,	12,35 Uhr p. m.	32,0°	6,5°	6,0°	52	7	8	—	—	—	Tier halbwach, sitzt aufrecht. Atmung keuchend	,,	,,
,,	1,25 Uhr p. m.	34,5°	6,0°	5,5°	60	9	8	—	—	—	Tier wach, läuft umher	,,	,,
,,	7,00 Uhr p. m.	30,0°	6,0°	5,5°	·38	8	7	—	—	—	,,	,,	,,
27. II. 1919	10,45 Uhr a. m.	5,0°	6,0°	5,8°	6	8	7	—	—	—	Tier schläft. Atmung oberflächlich	,,	,,
,,	5,20 Uhr!p. m.	5,5°	6,0°	6,0°	7	7	8	—	—	—	,,	,,	,,
28. II. 1919	10,10 Uhr a. m.	6,5°	6,0°	6,5°	8	7	6	—	—	—	,,	,,	,,
,,	4,10 Uhr p. m.	6,0°	5,5°	6,0°	7	8	7	—	—	—	,,	,,	,,

der Schilddrüse verbunden sind oder als ihre Antagonisten wirken. Wenn wir
zunächst die

Thymus

berücksichtigen, so sehen wir, daß Extrakte aus ihr mit fast absoluter Regelmäßigkeit dieselbe Wirkung haben wie Auszüge aus der Schilddrüse selbst.
Bei der Entscheidung der Frage, ob auch in histologischer Weise sich Anhaltspunkte für die durch die Injektionsmethode nachgewiesenen Resultate sich vorfinden, war von vornherein daran zu denken, daß bei den benutzten Igeln es sich
so gut wie immer um ältere Tiere handelte, so daß es nicht möglich war, etwa
auch eine histologische Involution festzustellen, weil ja die Thymusdrüse sich
von selbst zurückbildet, wenn die Igel erst einmal einige Jahre alt sind.

An Hand des FALTASCHEN Dreiecks sehen wir aber weiterhin, daß auch
das Nebennierenmark bzw. sein wirksames Prinzip, das Adrenalin, zu prüfen
war, weil ja bekannt ist, daß Schilddrüsen- und Nebennierenmark sich gegenseitig fördern. Wenn wir uns also fragen, wie wohl das Adrenalin wirksam ist,
so können wir von vornhinein annehmen, daß es geradeso wirkt wie Auszüge aus
der Schilddrüse, und tatsächlich hat die Injektion von Adrenalin, welches die
Prüfung nach der Funktion des

Nebennierenmarks

repräsentiert, ergeben, daß hier ebenfalls die gleiche Wirkung auf winterschlafende
Igel vorhanden ist wie nach den Einspritzungen von Schilddrüsenextrakten.
Wir sehen, daß in tiefstem Winterschlaf ruhende Igel, welche eine Temperatur
von etwa 6° bis 7° haben, nach der Injektion von nur 0,25 ccm Adrenalin der
Stammlösung 1 : 1000 nach etwa $1^1/_2$—$2^1/_2$ Stunden beginnen, lebhafter und
tiefer zu atmen als zuvor und daß etwa um dieselbe Zeit die Temperatur schnell
zu steigen beginnt, bis wir nach etwa $1^1/_2$—2 Stunden beobachten können, wie
der Igel sich allmählich auseinanderrollt, um dann nach einer weiteren Stunde
munter umherzulaufen bei einer eigenen Temperatur von 35°. In diesem Zustand bleibt das Tier einige Stunden, dann tritt eine allmähliche Abnahme der
Temperatur ein, die Lebhaftigkeit dieses Tieres vermindert sich immer mehr,
er rollt sich allmählich wieder zusammen, und nach etwa 12—24 Stunden befindet sich der Igel wieder im tiefsten Winterschlaf.

Es wurde aber noch versucht, in anderer Weise eine abnorme Tätigkeit des
Nebennierenmarks während des Winterschlafes nachzuweisen, denn es war ja
nicht daran zu zweifeln, daß die überaus deutliche Wirkung der Adrenalininjektion darauf hinweist, daß während des Winterschlafes das von dem
Nebennierenmark abgesonderte Inkret gar nicht oder zum mindesten in stark
verringerter Menge in den Organismus des Tieres abgeschieden werde. Es wurden
also vom Verfasser geradeso wie bei der Schilddrüse histologische Untersuchungen
der Nebenniere von Igeln zu verschiedenen Jahreszeiten vorgenommen. Dieselben sind aber nicht so zahlreich, vor allem sind nicht aus allen Monaten eine
hinreichende Anzahl von Nebennieren untersucht worden, daß es möglich wäre,
bindende Schlüsse in histologischer Weise auf die Funktion der Nebenniere beim
Winterschläfer zu ziehen. Immerhin ist die Anzahl der gerade tiefschlafenden
Igeln entnommenen und histologisch untersuchten Nebennieren doch so groß,
daß wir ohne weiteres daraus ersehen können, wie während des Winters, also
im Winterschlaf, eine hochgradige Inaktivitätsatrophie vorhanden ist. Soweit
die histologischen Bilder bisher ein Urteil erlauben, so können wir resumierend
etwa folgendes sagen: Ganz ähnlich wie bei der Schilddrüse haben wir auch bei
den Nebennieren zwei Arten von Veränderung zu unterscheiden. Bei der ersten
tritt im Herbst zunächst eine Erweiterung der Gefäße in Rinde und Mark auf,

welche immer mehr zunimmt und vollkommen das Bild beherrscht. Die Anzahl
der sich bräunenden Zellen (entsprechende Fixierung und angemessene Färbung
vorausgesetzt) nimmt immer mehr ab, und in einigen Fällen haben wir bei stärkster Hyperämie fast kaum mehr chromaffine Zellen vor uns. Im Mai — also
etwa zu der Zeit, die, den Schilddrüsenbefunden entsprechend, die Zeit der
stärksten Aktivität darstellt —, wird die Hyperämie schnell geringer, und ganz
auffallend schnell, in einem Maße, daß man mit bloßem Auge die Bräunung sehen
kann, ist die Zahl der phäochromen Zellen so mächtig geworden, daß man nunmehr dicke Anhäufungen von chrombraunen Zellen vorfindet. Im anderen Falle
kommt es auch anfänglich zu einer Hyperämie. Die stark geschwollenen Capillaren platzen aber zur Zeit des tiefsten Schlafes, und es kommt zu Blutungen,
wobei eine mehr oder weniger große regressive Metamorphose der im Blutungs-
bezirk liegenden Zellen auffällt. Schon früh kommt es in der Gegend der Blutungen
zu reichlichen Mitosenbildungen, und im Mark treten Ansammlungen kleiner
Zellen auf, welche aus Rundzellen, protoplasmareicheren Zellen sowie endlich
polymorphen Zellen bestehen und die alle Übergänge zu den Nebennierenmark-
zellen zeigen. Hier handelt es sich offenbar um die vielfach beschriebenen sog.
Markbildungszellen, und es erscheint besonders bedeutsam, daß man diese
letzteren vor allem dann sieht, wenn die Tiere bereits lange im Winterschlaf
gelegen haben. So ist also besonders eine Tendenz zu Blutungen sowie zu Mark-
bildungszellherden, welche letzteren nichts anderes als der Ausdruck einer
Wucherung der Marksubstanz — offenbar als Folge der regressiv zugrunde
gegangenen Zellen — darstellen, hervorzuheben.

An Hand des Faltaschen Dreiecks erkennt man unschwer, daß das Pankreas
als Antagonist sowohl der Schilddrüse als auch des Nebennierenmarks anzusehen ist. Ganz der Erwartung entsprechend hat sich denn auch ergeben, daß das

Pankreas

bzw. Auszüge aus ihm nicht fähig sind, winterschlafende Igel zu erwecken und
alle jene Erscheinungen hervorzurufen, welche nach der Injektion von Schilddrüsenextrakten so auffällig waren. Es war aber daran zu denken, ob zunächst
ganz allgemein das Pankreas, über die Wirkungslosigkeit auf kälteruhende Igel
hinausgehend, etwa gar temperaturbeeinflussend und stoffsparend wirken könne,
und ob im besonderen beim Winterschläfer die Bauchspeicheldrüse durch eine
Hyperfunktion die Schilddrüsenatrophie unterstützt und in dieser Weise dafür
sorgt, daß der Stoffzerfall im Winter ein möglichst geringer ist. Um diese Frage
zu lösen, trat Verfasser mit folgender Überlegung an sie heran: Wie beeinflußt
das temperatursteigende Schilddrüsenextrakt solche winterschlafende Igel,
denen kurz zuvor oder darauf ein Extrakt aus dem Pankreas anderer winterschlafender Tiere eingespritzt worden ist? Steigt die Temperatur derartig vor-
behandelter Igel ebenfalls bis zur sommerlichen Höhe an? Oder sind Erwärmung
und Erwachen mehr oder weniger gehemmt? Und wie endlich reagieren Igel,
die unter dem Einfluß von Pankreasextrakten stehen, auf die Injektion von
Thymusextrakten und von Adrenalin? Die Prüfung dieser Frage hat nun ergeben,
daß die Extrakte aus den Bauchspeicheldrüsen winterschlafender Igel in vielen
Fällen weit wirksamer sind als Chinin, von dem ja von seiten des Verfassers
schon früher festgestellt war, daß es die Thyreoideawirkung hemmen kann[1]).
Es hat sich gezeigt, daß etwa 0,03—0,05 g Chinin (für das 300 g schwere Tier
berechnet) eine Schilddrüsenwirkung gar nicht oder nur um wenige Grade einzuschränken vermag, so daß die winterschlafenden Igel beim Erwachen maximale

---

[1]) Adler, L.: Schilddrüse und Wärmeregulation. Arch. f. exp. Pathol. u. Pharmakol.
Bd. 86. 1920.

Temperaturen von 30—31° aufwiesen. In ähnlicher Weise wie das Chinin wirken die Pankreasextrakte hinsichtlich ihrer Hemmung auf Erwärmen und Erwachen schilddrüsenbehandelter kälteruhender Igel, und so ist es offenbar, daß Bauchspeicheldrüsenauszüge die Oxydation im Organismus einschränken, so daß sich bestätigt, was an sich schon wahrscheinlich war und was den Ausgangspunkt dieser Untersuchung bildete: beim Winterschlaf ist nicht nur die Schilddrüse atrophisch, sondern außerdem funktioniert vielleicht das Pankreas stärker als beim sommerwachen Tier. Zahlreiche Wägungen von Bauchspeicheldrüsen, welche den Igeln zu den verschiedensten Jahreszeiten entnommen wurden, haben zwar dieser Anschauung keine Stütze gegeben, aber diese Wägungen sind ja nicht ausschlaggebend, weil, ganz abgesehen von funktionellen Schwankungen, histologische Untersuchungen noch sehr wohl das erklärlich machen, was auf Grund der geschilderten Versuche gesichert ist: das Pankreas winterruhender Igel hemmt, wenn man es in Extraktform anderen Winter· schläfern einspritzt, die Oxydation im Organismus, und zwar weit stärker als Chinin, selbst bei kräftigster Dosierung es vermag. Die aus diesen Versuchen sich ergebenden weiteren Fragen, welche den Gedanken nahelegen, daß Pankreasextrakte von winterschlafenden Igeln ganz allgemein auch bei anderen Säugetieren — fiebernden und nichtfiebernden — die Verbrennungsprozesse herabsetzen, so daß sie ähnlich wie das Chinin nicht nur fieberwidrig und temperatursenkend, sondern bei konsumierenden Krankheiten auch stoffsparend auf den Organismus einwirken, seien hier nur erwähnt, mit dem Hinweis, daß sie bei zahlreichen coli- und paracolifiebernden Kaninchen sowie bei fiebernden Menschen bereits mit positivem Erfolge gelöst sind[1]).

Was die

Hypophyse

betrifft, so wurde bei dieser bereits von GEMELLI[2]), HOWELL[3]), MANN[4]) sowie von CUSHING und GOETSCH[5]) in den Jahren 1906 bzw. 1913, 1915 und 1916 festgestellt, daß sich bei winterschlafenden Murmeltieren bedeutende Veränderungen im Sinne einer Inaktivitätsatrophie zeigen. Neben einer Verringerung des Volumens und Verlustes der Differenzierbarkeit der einzelnen Zellarten des Vorderlappens durch basische und saure Farbstoffe fanden sich in zahlreichen Zellen des Vorder-, Mittel- und Hinterlappens regressive Metamorphose des Kerns, wobei vor allem Pyknose, Karyorhexis und Karyolysis auffielen. Es ist zweifellos, daß diese Veränderungen der morphologische Ausdruck dafür sind, daß die Winterschläfer in so vielen Beziehungen, wie Verlangsamung des Stoffwechsels, Herabsetzung der Körpertemperatur, der Atmung und des Blutdrucks mit den experimentellen und klinischen Hyper- bzw. Hypofunktionszuständen der Hypophysis Analogien

---

[1]) ADLER, L.: Untersuchungen über die Funktion des Pankreas. Arch. f. exp. Pathol. u. Pharmakol. Bd. 91, S. 110. 1921.

[2]) GEMELLI, A.: Sull' ipofisi delle marmotte durente il letargo e nella stagione estiva; contributo alla fisiologia dell' ipofisi. Arch. per le scienze med. (Torino) Bd. 30, S. 341. 1906. — Derselbe: Nuove osservazioni su l'ipofisi delle marmotte durante il letargo e nella stagione estiva; contributo alla fisiologia dell' ipofisi. Biologica (Torino) Bd. 1, S. 130. 1906.

[3]) HOWELL, A. H.: Resivion of the American marmots. North American Fauna. Nr. 137. U. S. Department of Agriculture Bureau of Biological Survey. Washingten D. C. 1915.

[4]) MANN, F. C.: The ductless glands and hibernation. Americ. journ. of physiol. Bd. 41, S. 173. 1916.

[5]) GOETSCH, E. u. H. CUSHING: The pars anterior and its relation to the reproductive glands. Proc. of the soc. f. exp. biol. a. med. Bd. 11, S. 26. 1913. — CUSHING, H. u. E. GOETSCH: Hibernation and the pituitary body. Ebenda Bd. 11, S. 25. 1913. — Dieselben: Hibernation and the pituitary body. Journ. of exp. med. Bd. 22, S. 25. 1915.

aufweisen. In besonders zahlreichen Studien hat sich ferner Rasmussen[1]) mit den Veränderungen der Hypophyse im Winterschlaf befaßt und sowohl den Sauerstoff und Kohlensäuregehalt des Blutes wie auch den sog. Saisonwechsel der interstitiellen Hodenzellen beim Murmeltier, sowie endlich zyklische Veränderungen der interstitiellen Eierstocksdrüse und den entsprechenden Hodenzellen nochmals ausführlich beim Murmeltier besprochen, um endlich in einer groß angelegten Arbeit die Veränderungen zu beschreiben, welche die Hypophyse während des Winterschlafs durchmacht. · Aus allen seinen Arbeiten gewinnt man den Eindruck, daß es sich um Veränderungen handelt, welche diese Blutdrüse beim Winterschläfer in den verschiedenen Jahreszeiten durchmacht, etwa ebenso wie eine solche Veränderung auch bei vielen anderen Organen vorhanden ist, ja was die interstitiellen Hoden- und Eierstockszellen betrifft, wie wir sie auch beim Nichtwinterschläfer, z. B. beim Maulwurf beobachten können. Er hat aber nicht betont, daß solche Veränderungen das Primäre des Winterschlafs sind oder mit anderen Worten, daß sie gewissermaßen seine Ursache darstellen.

Weiterhin ist, wie wir zuletzt bei Rasmussen gesehen haben, sowohl die männliche wie auch die weibliche

Keimdrüse

in ihrer Veränderung während des Winterschlafes studiert worden. Aber geradeso wie bei der Hypophyse hat man in diesen Keimdrüsenveränderungen immer nur Umbildungen gesehen, welche mit dem Verlaufe des Winterschlafes in regelmäßiger Form und Weise einhergehen, man hat aber niemals daran gedacht, sie oder andere Blutdrüsen für die Entstehung des Winterschlafs verantwortlich zu machen.

Das ist auch in keiner Weise erstaunlich, denn es war dem Verfasser, trotz seiner umfassenden Untersuchungen der Schilddrüse bisher niemals mit Sicherheit gelungen, dieses Organ als Urheberin des Winterschlafs anzusprechen. Es hatte sich zwar gezeigt, daß schon im Beginne des Winterschlafs — häufig, aber nicht immer — bei der Thyreoidea Veränderungen auftraten. Variabel war aber eben der Beginn dieser Veränderungen. Der Zufall hat es nun gewollt, daß Verfasser in den

Nebenschilddrüsen

mit Sicherheit Organe feststellen konnte, welche in allen Fällen, oft schon viele Wochen vor Beginn des Winterschlafs, sich derart extrem veränderten, daß man schließen konnte, daß die Umbildungen der Parathyreoidea — offenbar ebenso wie anderer Blutdrüsen — den Anlaß zum Eintreten der Winterruhe bilden. Interessanterweise wurde A. durch einen alten Tierfänger, als er Haselmäuse bestellte, darauf aufmerksam gemacht, daß diese Tiere den Winterschlaf ganz besonders schlecht überständen und daß sie regelmäßig Krämpfe bekämen, wenn man sie zu irgendeiner Zeit ihres langen Schlafes aus ihrer Ruhe aufstöre. Es wurde besonders darauf hingewiesen, daß die Haselmäuse gerade an den Krämpfen in wenigen Tagen regelmäßig zugrunde gingen, weshalb er davon abriet, diese Tiere in den Kreis der Beobachtungen zu ziehen. Als Verfasser diese Krämpfe selbst sah und andeutungsweise auch bei einigen Fledermausarten

---

[1]) Rasmussen, A. T.: The oxygen and carbon dioxide content of the blood during hibernation in the woodchuck (Marmota monax). Americ. journ. of physiol. Bd. 39, S. 20. 1915. — Derselbe: Seasonale changes in the interstitial cells of the testis in the woodchuck (Marmota monax). Americ. journ. of anat. Bd. 22, S. 475. 1917. — Derselbe: Cyclic changes in the interstitial cells of the ovary and testis in the woodchuck. Endocrinology Bd. 2, S. 353. 1918. — Derselbe: The hypophysis cerebri of the woodchuck (Marmota monax) with special reference to hibernation and inanition. Ebenda Bd. 5, S. 33. 1921.

feststellen konnte, dachte er sogleich an einen Zusammenhang zwischen der Nebenschilddrüse und dem Winterschlaf derart, daß die Krämpfe tetanieähnlich seien, daß es sich hier um eine latente Tetanie handele und daß mit großer Wahrscheinlichkeit starke regressive Prozesse an den Nebenschilddrüsen zu erwarten seien. Dieses hat sich in überraschender Weise bestätigt. Einmal stellte sich heraus, daß Extrakte aus der Parathyreoidea in mächtigster Weise — viel stärker als Auszüge aus der Schilddrüse — winterschlafende Igel zu erwecken und zu erwärmen befähigt sind. Dann aber zeigte sich bei der histologischen Untersuchung eine Veränderung, die an vielen Stellen so groß war, daß man das Organ als solches überhaupt nicht mehr erkennen konnte. Zunächst erscheint, nebenbei bemerkt, daß in den Zellen auch der jüngeren Epithelkörperchen so viel Glykogen vorhanden war, wie man es sonst niemals sieht, während umgekehrt selbst in den ältesten Nebenschilddrüsen Kolloid selbst beim Durchmustern zahlreicher Schnittserien sich niemals vorfand. Ferner konnten sowohl in jüngeren wie auch in älteren Epithelkörperchen die WELSHschen oxyphilen Zellen, welche nach ALFRED KOHN regelmäßig in der Nebenschilddrüse vorkommen, niemals gefunden werden, und ganz allgemein läßt sich als bedeutsamer regressiver Prozeß erwähnen, daß zahlreiche typische Zellstränge so gut wie vernichtet waren. Man sah hier von den Kernen — wenn überhaupt — nur dicke geschrumpfte Massen, während das Protoplasma weitgehend aufgelöst war, so daß es nicht einmal möglich war, die Zellgrenzen überall zu erkennen[1]). Verfasser versuchte aber auch noch in Anlehnung an die TRENDELENBURGschen Untersuchungen über den Calciummangel im Blute bei tetaniekranken Tieren festzustellen, ob auch etwa schon vor Beginn des Winterschlafes, also etwa im September oder Oktober, das Serum von Haselmäusen in der Prüfung am STRAUBschen Froschherzen einen Calciummangel aufwiese[1]). Und es stellte sich heraus, daß tatsächlich in zwei Fällen bereits Ende August ein starker Calciummangel im Blutserum der Haselmäuse sich vorfand, während von Mitte September ab, also zu einer Zeit, wo die Tiere noch vollständig frisch und lebenswarm umherlaufen, ein solcher Calciummangel mit absoluter Regelmäßigkeit nachzuweisen war.

2. Der Wirkungsmechanismus der Blutdrüsen bei dem Zustandekommen des Winterschlafes.

Weiter oben hatten wir gesehen, in welch hohem Maße exogene Lebensbedingungen die Merkmale der Organismen zu verändern imstande sind und wie sehr das organische Protoplasma auf seine Umgebung reagiert. Weiterhin aber hatten wir ausführlich dargelegt, daß auch die Schilddrüse, die Keimdrüsen — kurz wahrscheinlich das ganze endokrine polyglanduläre System — durch äußere Lebensfaktoren nicht nur funktionell, sondern in vielen Fällen auch in histologisch nachweisbarer Weise, dem jeweiligen Zweck entsprechend, sich zu verändern imstande ist. Aus diesen beiden Tatsachen war mit zwingender Notwendigkeit der Schluß zu ziehen und ist — bestätigend — auch von anderen Autoren der Schluß gezogen worden, daß das Milieu — so wollen wir kurz die Gesamtheit der verschiedenen Einzelfaktoren nennen — auf dem Wege über die Blutdrüsen die Organismen formen hilft. Für unseren speziellen Fall war mit Sicherheit anzunehmen, daß im Laufe der Jahrtausende das Milieu auch den Winterschlaf auf dem Blutdrüsenwege herbeigeführt hat. Es handelt sich nun darum, den Angriffspunkt der einzelnen Blutdrüsen im Organismus kennenzulernen und festzustellen, wie das Milieu hat wirksam werden können.

---

[1]) ADLER, L.: Unveröffentlichte Untersuchungen.

Da das Schilddrüsenextrakt und andere Blutdrüsenauszüge auch wirksam waren, wenn sie winterschlafenden Igeln injiziert wurden, deren Wärmezentrum durch Antipyrin in seiner Erregbarkeit herabgesetzt war, während es nur ganz unvollkommen auf einen mit Chinin vorbehandelten Igel einwirkte, so vermutete Verfasser bereits im Jahre 1920, daß die Inkrete der einzelnen Blutdrüsen nicht etwa die Erregung oder die Erregbarkeit des Wärmezentrums — „seinen Tonus“ — regulieren, sondern daß die Hormone nur an den peripheren Stätten des Verbrauchs die Oxydationsprozesse anregen oder vielleicht überhaupt erst möglich machen. In weiteren Versuchen mußte aber noch festgestellt werden, daß das Wärmezentrum durch Antipyrin wirklich so vollkommen ausgeschaltet war, daß es durch Schilddrüsenextrakte überhaupt nicht mehr beeinflußt werden konnte, was nur möglich war durch operative Ausschaltung der zentralen Wärmeregulation. Weiterhin aber mußte noch an die Versuche Isenschmids[1]) gedacht werden, der Kaninchen durch operativen Eingriff die zentrale Wärmeregulation ausgeschaltet hatte und bei denen er dann durch Injektion von Tetrahydronaphthylamin trotzdem den Gesamtstoffwechsel regelmäßig sehr erheblich steigern konnte. Daraus schloß er, daß die Stoffwechselsteigerung durch eine Beeinflussung des peripheren Sympathicus hervorgerufen werde. Um nun noch festzustellen, ob die Blutdrüsenextrakte des Verfassers an dieser Stelle wirken oder nicht, und ob sie unwirksam würden, wenn der Sympathicus einer Erregung nicht mehr zugängig gemacht war, behandelte Adler[2]) seine winterschlafenden Tiere, denen er operativ die zentrale Wärmeregulation ausgeschaltet hatte, mit Ergotoxin, um zu sehen, wie die Blutdrüsenhormone bei dieser Versuchsanordnung wirken würden. Hierbei zeigte sich, daß winterschlafende Igel, trotz operativ ausgeschalteter zentraler Wärmeregulation und trotz Lähmung des Sympathicus durch Ergotoxin auf die Injektionen von Schilddrüsenextrakten, Thymusextrakten, Suprarenin und einigen anderen Blutdrüsenauszügen mit einer beträchtlichen Steigerung der Körpertemperatur reagierten, obgleich diese Steigerung nicht ganz so groß wie bei jenen Tieren, bei denen sowohl die zentrale Wärmeregulation erhalten ist, als auch der Sympathicus einer Erregung zugängig ist. So müssen wir denn schließen, daß das polyglanduläre endokrine System beim Winterschläfer in der Weise die normale Wärmeregulation regelt, daß die Inkrete der einzelnen Blutdrüsen nicht etwa die Erregung oder Erregbarkeit des Wärmezentrums (seinen „Tonus“) regulieren, sondern daß die Hormone nur an den peripheren Stätten des Verbrauchs die Oxydationsprozesse anregen oder vielleicht überhaupt erst möglich machen.

VI. Zusammenfassung der Resultate.

Wir haben so gesehen, daß der Winterschlaf nicht nur eine äußerst zweckmäßige Anpassung an die ungünstigen äußeren Lebensbedingungen des Winters, an die Kälte und den Nahrungsmangel darstellt, in welchen eine bestimmte Art von Säugetieren — und nur von diesen — zu verfallen im Laufe der Jahrtausende unter dem Einflusse des Milieus gelernt hat, sondern es ist gelungen, zum ersten Male zu zeigen, in welcher Weise exogene Einflüsse auf den Organismus einwirken. Es hat sich herausgestellt, daß als Vermittler hierbei die Blutdrüsen wirksam sind, welche sich sowohl funktionell als in vielen Fällen auch histologisch ändern, indem

---

[1]) Isenschmid, R.: Über das durch Naphthylaminderivate erzeugte Fieber. Münch. med. Wochenschr. 1914, Nr. 31.
[2]) Adler, L.: Über den Angriffspunkt der Blutdrüsenhormone bei der Wärmeregulation. Weitere Untersuchungen an Winterschläfern. Arch. f. exp. Pathol. u. Pharmakol. Bd. 87, H. 5/6. 1920.

die einzelnen Faktoren des Naturmilieus, wie man das in Versuchen nachweisen kann, in der verschiedensten Art und Weise diese Veränderung verursachen. Diese Umbildungen hinwiederum mindern, an den peripheren Stätten der Verbrennungsprozesse angreifend, den Stoffwechsel so herab, daß die zum Winterschlaf prädestinierten Tiere mit den aufgespeicherten Nährstoffen länger haushalten können, wobei zugleich aber auch ihre Eigentemperaturen so niedrig werden, daß dieses Haushalten noch erleichtert wird. So ergibt sich denn hier auch zum ersten Male, auf was der Verfasser bereits von 10 Jahren hinwies, wie nämlich das Milieu auf das organische Protoplasma einwirkt und wo es angreift. Wenn wir die Anpassungsform des Winterschlafs als nichts anderes ansehen als eine neue Formgestaltung, wie sie die Organismen in der freien Natur im Laufe unendlicher Zeiten erworben haben, so wird auch leichter erklärlich, worin die erste und eigentliche Ursache aller Variation gelegen ist: in den Energien der Umwelt, in der Außenwelt, die die organische Materie auf das verschiedenartigste beeinflußt. Die Umwelt war es, die auf dem Wege über die Blutdrüsen wirkend, im Laufe der Zeit den Winterschlaf hervorbrachte, und sie vermag auch sonst — vielleicht durch primäre Beeinflussung einer einzigen Blutdrüse, deren veränderte Tätigkeit dann auch auf die übrigen mit ihr zu harmonischem Zusammenspiel verbundenen Inkretorgane einwirkt —, die Organismen umzugestalten und die feinsten Differenzierungen in der Funktion des Tierkörpers hervorzurufen.

Der Wasserhaushalt.

Allgemeines und Vergleichendes des Wasserhaushaltes.

Von

J. K. PARNAS
Lwów.

Mit 1 Abbildung.

Zusammenfassende Darstellungen.

BAYLISS: Principles of general physiology. 2. Aufl. 1918. Besonders S. 226—245. — HENDERSON, L. J.: The Fitness on the Environement. New York 1913. Deutsch: Die Umwelt des Lebens. Übersetzt von R. BERNSTEIN. Wiesbaden 1914. — BOTAZZI: Die Regulation des osmotischen Druckes im tierischen Organismus. Physikalische Chemie und Medizin, herausgeg. von A. v. KORANYI u. P. F. RICHTER. Bd. I, S. 475—481. Leipzig 1907. — BOTAZZI, F.: Das Cytoplasma und die Körpersäfte. Handbuch d. vergl. Physiol., herausgeg. von WINTERSTEIN. Bd. I. Jena 1911. — BOTAZZI, F.: Osmotischer Druck und elektrische Leitfähigkeit der Flüssigkeiten der einzelligen, pflanzlichen und tierischen Organismen. Ergebn. d. Physiol., herausgeg. von ASHER u. SPIRO, Bd. 7 S. 161—401. 1908. — ROWNTREE, L. G.: The Water Balance of the Body. Physiol. Reviews Bd. 2, S. 116. 1922. — SCHADE: Wasserstoffwechsel, Handb. d. Biochemie, herausgeg. von OPPENHEIMER, 2. Aufl., Bd. VIII, S. 149—182. 1924.

I. Das innere Medium.

Die uralte Erkenntnis der Bedeutung des Wassers für die Gestaltung der unbelebten wie der belebten Natur, die in den Kosmogonien des klassischen Orients wie bei griechischen Denkern[1]) und Dichtern zum Ausdruck gebracht wird, findet in der zweiten Hälfte des 19. Jahrhunderts physiologische und physikalisch-chemische Deutung.

„Alle Organismen leben im Wasser. Wenn nicht ihr ganzer Leib von Wasser umgeben ist, haben sie doch reichlich Wasser in ihrem Innern, und alle Lebensprozesse verlaufen in wässerigen Lösungen und festen Stoffen, welche mit wässeriger Flüssigkeit vollkommen durchtränkt sind."

„Die Organismen leben nicht allein in Wasser, sondern auch in *fließendem* Wasser. Das in sie eintretende Wasser trägt ihnen andere Nahrungsstoffe zu und führt die Zersetzungsprodukte weg; der fortdauernde Strom wird durch Verdunstung an der Oberfläche und bei Tieren durch Abfließen wässeriger Exkrete hervorgerufen[2])."

---

[1]) Vgl. Über THALES und dessen Deutung durch ARISTOTELES: WINDELBAND: Geschichte der alten Philosophie. 2. Folge. J. v. Müllers Handb. d. Altertumswissenschaft, Bd. V, S. 26. München 1894.

[2]) HOPPE-SEYLER, F.: Physiologische Chemie. I. Allgemeine Biologie. S. 28. 1877.

Fast um die gleiche Zeit, in welche die hier angeführten Sätze von F. Hoppe-Seyler ausgesprochen werden, gibt Claude Bernard seine berühmte Analyse der Lebenserscheinungen in ihrer Bedingtheit durch äußere Faktoren und ihrer Entwicklung zur relativen Unabhängigkeit von diesen Faktoren[1]).

Wir geben die Betrachtungen Bernards kurz wieder. Die Erscheinungen, deren Gesamtheit das Leben bildet, werden durch Gesetze bestimmt, die in der (morphologischen und physikalisch-chemischen) Struktur der Organismen gegeben sind; diese Erscheinungen können aber nur unter bestimmten äußeren, physikalischen und chemischen Bedingungen auftreten. Die Struktur ist vorausbestimmt und ererbt; sie ist an gewisse physikalische und chemische Bedingungen ihres äußeren Mediums angepaßt, und wenn die Bedingungen gegeben sind, dann gehen die Lebensvorgänge vor sich. Die äußeren Bedingungen sind die *Temperatur, Sauerstoff* sowie *Feuchtigkeit;* dazu kommt noch die (von der Struktur der lebenden Substanz unterschiedene) Nahrungsreserve im Organismus. Die Abhängigkeit des Organismus von den äußeren Bedingungen kann mehr oder weniger eng sein; von dem Grade dieser Abhängigkeit hängt es ab, ob die Organismen ein *abwechselnd aktives* und *latentes,* ein an *Intensität oszillierendes* oder ein *konstantes, freies* Leben führen. An Pflanzensamen, an Infusorien, Rotiferen, Tardigraden sowie an Weizenälchen werden die Erscheinungen des latenten Lebens erläutert; es wird an ihnen gezeigt, wie die *lebensfähige Struktur ohne Lebenserscheinungen* Jahrzehntelang bestehen kann, um, solange noch Nahrungsreserven in den Älchen enthalten ist, zum Leben zu erwachen, sobald Sauerstoffzutritt, Wasserzufuhr und eine Temperatur von etwa 20° in ihrer Umgebung geboten werden. Wenn die Temperatur zu niedrig, Wasserzufluß und Partialdruck des Sauerstoffs zu klein werden, verfallen sie in das latente Leben, in die *Lebensbereitschaft* ohne *Lebenserscheinungen.*

Als Organismen mit *oszillierendem Leben* betrachtet Cl. Bernard die Poikilothermen, deren Lebenserscheinungen in Abhängigkeit von der Temperatur der Umgebung höhere oder geringere Intensität zeigen. Kaltblütige Wirbeltiere sowie die Winterschläfer, die von Bernard zu dieser Klasse gezählt werden, zeigen eine weitgehende Abhängigkeit von der äußeren Temperatur, aber sie besitzen bereits ein abgeschlossenes System zirkulierender innerer Flüssigkeiten, welche die Gewebe umspülen und deren Zusammensetzung durch besondere Organe geregelt, durch besondere Einrichtungen geschützt wird. Diese Flüssigkeiten und die mit ihnen zusammenhängenden Gewebsflüssigkeiten bilden das *innere Medium* („*milieu intérieur*") der Organismen, und die relative Konstanz dieses inneren Mediums gewährt dem Organismus eine relative Unabhängigkeit von den äußeren Bedingungen, zunächst von der „Feuchtigkeit". Bei den Tieren, die ein *freies, konstantes* Leben besitzen, ist durch feste Einstellung der Temperatur, welche durch den Stoffwechsel einerseits, Wasserverdunstung sowie Kreislauf in der Haut andererseits geregelt und von dem kreisenden inneren Medium allen Organen gleichmäßig erteilt wird, auch die relative thermische Unabhängigkeit gewährleistet, sofern Nahrung und Sauerstoff den Stoffwechsel erhalten. Das konstante Leben ist nicht minder von den äußeren Bedingungen abhängig als das oszillierende und das latente; der Unterschied besteht nur darin, daß der relativ unabhängige Organismus die äußeren Bedingungen der Temperatur und der Feuchtigkeit nicht annimmt, sondern seinen Stoffwechsel und Umsatz

---

[1]) Bernard, Claude: Leçons sur les phénoménes de la vie. 2. Vorlesung, S. 66ff. Paris 1878. (Diese Vorlesungen wurden im Sommersemester 1870 gehalten und nach dem Tode Bernards veröffentlicht.)

auf sie so einstellt, daß *die Bedingungen des inneren Mediums gegenüber den Variationen des äußeren Mediums konstant erhalten werden;* dadurch werden für Gewebe und Zellen konstante Lebensbedingungen geschaffen.

II. Das Wasser.

Seit der Zeit, in welcher HOPPE-SEYLER und CLAUDE BERNARD die Bedeutung des Wassers für das Leben der Organismen gewürdigt haben, hat die Entwicklung der physikalischen Chemie, die Erkenntnis der Elektrolyten und des osmotischen Druckes sowie ihrer Bedeutung für Bestand und Umsatz der Zelle eine tiefgehende Wandlung in der Physiologie der Körperflüssigkeiten herbeigeführt. Das innere Medium fassen wir als eine wässerige Salzlösung auf, deren Ionengehalt in qualitativer wie in quantitativer Beziehung für Zellen und Gewebe wesentlich ist; der Wasserhaushalt und der Wasserumsatz ist auf die Erhaltung einer konstanten Zusammensetzung dieser Salzlösung eingestellt. Mit dem Wassergehalt und dem Salzgehalt sowie mit dem Gehalt an Wasserionen hängt der chemische Zustand der komplizierten Stoffe zusammen, welche die Struktur der Zellen und Gewebe und die endogene chemische Eigenart der Körperflüssigkeit bilden: die Dispersität und der Quellungszustand der Eiweißkörper und der Zellipide. Die Bedeutung des Wassers im Haushalt und im Umsatz der tierischen Organismen kann heute tiefer gewürdigt werden als zur Zeit HOPPE-SEYLERS und CLAUDE BERNARDS. Es ist bezeichnend, daß einer der führenden Vertreter der physikalisch-chemischen Physiologie eine solche Würdigung in aller Ausführlichkeit durchgeführt hat [L. J. HENDERSON[1])].

Die Auffassung HENDERSONS läßt sich kurz dahin zusammenfassen, daß für die Entstehung und den Bestand lebender Organismen, d. h. solcher Mechanismen, die höchst kompliziert, selbstreguliert sind und im Stoffwechsel bestehen, die äußeren Bedingungen auf der Erde optimale Eignung besitzen. Diese Eignung beruht auf einer Reihe von einzigartigen oder fast einzigen Eigenschaften des *Wassers*, der Kohlensäure, der organischen Verbindungen, des Sauerstoffs und des Ozeans; diese Eigenschaften bilden in ihrem Zusammenwirken eine optimale Eignung. Keine andere Umwelt, die aus bekannten Elementen aufgebaut wäre oder in der es an Wasser oder Kohlendioxyd fehlen würde, könnte in so hohem Maße den Aufbau komplizierter, relativ dauernder und im Stoffwechsel bestehender Mechanismen fördern.

Eine besondere Bedeutung kommt in diesem Zusammenhange dem Wasser zu, das in allen aktiv lebenden Organismen quantitativ, sowohl an Masse wie an Molarkonzentration, die Hauptmasse ausmacht[2]). Das Wasser macht in niederen Wassertieren (z. B. bei der Meduse *Rhizostoma Cuvieri*) bis 95% der Körpermasse aus; bei Wirbeltieren, die wasserärmer sind, 66 bis 75%. Ein gutes Bild von dem quantitativen Verhältnis des Wassergehaltes zu den anderen Zellbestandteilen gibt eine Berechnung, die von F. HOFMEISTER stammt und wenig bekannt ist. Eine Leberzelle enthält:

$$225\,000 \cdot 10^9 \text{ Moleküle Wasser,}$$
$$53 \cdot 10^9 \quad \text{,, \quad Eiweiß,}$$
$$166 \cdot 10^9 \quad \text{,, \quad Lipoide,}$$
$$2\,900 \cdot 10^9 \quad \text{., \quad kleinmolekularer Stoffe.}$$

---

[1]) HENDERSON, L. J.: The Fitness of the Environnement. New York 1913.
[2]) Vgl. die Zusammenstellung der analytischen Daten bei BOTAZZI: Handb. d. vergl. Physiol., Bd. I, S. 8—16. Viele Daten sind in KÖNIGS Chemie der menschlichen Nahrungsmittel, Bd. I, zu finden.

Die Zusammensetzung und Molargröße des Wassers wird bekanntlich durch die Formel H_2O ausgedrückt. Diese Formel entspricht der Dampfdichte des Wassers, gibt aber keineswegs die Eigenschaften des flüssigen Wassers wieder. Der hohe Siedepunkt des Wassers, sein Verhalten beim Abkühlen und beim Übergang in Eis, seine Viscosität in ihrer Abhängigkeit von der Temperatur spricht vielmehr dafür, daß flüssiges Wasser ein kompliziertes System von Molekülen verschiedener Größe darstellt, die untereinander im chemischen Gleichgewicht stehen. Flüssiges Wasser verhält sich wie eine *Lösung* von einfachen H_2O-Molekülen (Dampfmolekülen) in einer Flüssigkeit von der Molekulargröße zumindest $(H_2O)_2$, die außerdem größere Moleküle enthält, die das Eis bilden. Mit steigender Temperatur verschiebt sich das Gleichgewicht zugunsten der Dampfmoleküle, mit sinkender Temperatur zugunsten der Eismoleküle.

Die einfachen Wassermoleküle dissoziieren (im Sinne der als bekannt vorausgesetzten Gesetze) zu Wasserstoffionen (H^+) und Hydroxylionen (OH^-); die Wasserstoffionen verbinden sich mit Wasser zu den elektrolytischen Wasserstoffionen $H_3O^{\cdot}$. Der genetische Zusammenhang dieser Ionen mit dem Wasser als Lösungsmittel gibt ihnen eine größere Beweglichkeit und Wanderungsgeschwindigkeit, als sie irgendein anderes Ion besitzt. Die undissoziierten Wassermoleküle mit ihrem dipolaren Charakter bilden das wirksamste Dielektrikum und damit dasjenige Lösungsmittel, in welchem die stärkste Dissoziation der Elektrolyten erfolgt. Die Wasserdipole werden zwischen die entgegengesetzt geladenen Ionen hineingezogen und umgeben dieselben durch polarisierte Wasserschichten, die einen Übergang vom Ionkomplex zum Lösungsmittel bilden.

Kein anderes Lösungsmittel kommt dem Wasser in bezug auf die Zahl der darin löslichen Stoffe und in den Massen, die es aufnehmen kann, auch nur nahe. Diese Eigenschaft ist für die physiologische Rolle des Wassers ebenso wichtig wie für seine Rolle in der Gestaltung der Erdoberfläche[1]). Henderson gibt die Zusammenstellung von 50 Stoffen, die im Harn oder Blut gelöst sind und von welchen nur einige in anderen Lösungsmitteln merklich löslich sind. Die Lösefähigkeit des Wassers ist ebenso für die Einfuhr von Nährstoffen in die Zellen wie für den Abtransport der Stoffwechselprodukte von größter Bedeutung und macht es zu einem einzigartigen Reaktionsmedium, dessen Eignung noch durch die universelle katalytische Wirksamkeit des Wassers wie seiner Ionen bedeutend erhöht werden. Unter den lösenden Fähigkeiten des Wassers sei noch besonders die Beziehung zum Kohlendioxyd hervorgehoben, mit dem es eine schwache Säure bildet und dessen Absorptionskoeffizient (1 für 15°) es bewirkt, daß Kohlendioxyd immer gleichmäßig zwischen Wasser und Luft verteilt bleibt, was sowohl für die Ernährung der Pflanzenwelt im Wasser und auf dem Land, wie für die Reaktionsbeständigkeit (Pufferung) von Meerwasser wie von Blut von größter Bedeutung ist. Durch seinen Dipolcharakter und seine Fähigkeit zu lockeren Bindungen wird die Fähigkeit des Wassers bedingt, sowohl als Dispergens für kolloide Suspensionen wie auch als Lösungsmittel für kolloid gelöste Moleküle zu wirken und als Bestandteil in die kolloiden Mizellen einzutreten. Es ist eine der am dichtesten gepackten Formen der Materie, indem 1 l Wasser 55 Mol Wasser enthält und nur von geschmolzenen Metallen in dieser Beziehung übertroffen wird; dieser Umstand macht sich bei der Massenwirkung des Wassers in chemischen Reaktionen geltend, in die es

---

[1]) Nach Henderson werden von den Flüssen der Erde $5 \cdot 10^{12}$ Tonnen gelöste Stoffe jährlich ins Meer getragen.

eingeht, wenn dieselben in wässeriger Lösung stattfinden. Es hat eine höhere Oberflächenspannung als irgendein anderer Stoff, Quecksilber ausgenommen; diese Eigenschaft macht sich sowohl im Steigen wässeriger Lösungen in den Gefäßen der Pflanzen geltend, als in der Mannigfaltigkeit der Adsorptionen, die aus wässeriger Lösung stattfindet. Die hohe spezifische Wärme des Wassers, die von keiner anderen Substanz übertroffen wird, seine hohe Verdampfungswärme, seine Wärmeleitfähigkeit, die gleich nach den Metallen kommt, macht es zu einer vollkommenen Thermostatflüssigkeit, welche sowohl in den wasserreichen Geweben der Organismen scharfe Schwankungen der Temperatur infolge der endogenen Energieumwandlungen dämpft, als auch die Gewässer, besonders die große Wassermasse der Meere, zu einem relativ konstant temperierten Medium macht.

Die physikalischen und chemischen Eigenschaften des Wassers haben natürlich die bedeutendste „Rolle bei der Bildung des komplexen selbstpolymerisierenden Materials gespielt, und nachdem es einmal Bestandteil des Protoplasmas geworden ist, viele der wesentlichsten Eigenschaften dieses Materials bestimmt" (STARLING).

III. Die Elektrolyte.

Die Körperflüssigkeiten, welche die Gewebselemente umspülen, bilden in dem höheren Organismus das eigentliche Medium, in welchem die Zellen leben; dieses Medium wird durch besondere Einrichtungen in einer solchen Zusammensetzung und solchem physikalisch-chemischen Zustand erhalten, welche den darin lebenden Gewebselementen anscheinend optimale Lebensbedingungen gewähren. Betrachtet man nun die Zusammensetzung dieser Flüssigkeiten bei verschiedenen tierischen Organismen, so findet man erhebliche Verschiedenheiten in dem Gehalt an organischen Bestandteilen, eine hohe Spezifizität in der Art und Unterschiede im Gehalt an Eiweißstoffen, aber eine weitgehende Übereinstimmung in der mineralischen Zusammensetzung. Während der Gehalt der Zellen und Gewebselemente untereinander bei dem gleichen Tier und bei verschiedenen Tierarten weitgehend differieren, ist das Verhältnis der Kationen und Anionen in verschiedenen Blutplasmen, Lymphen, Körperflüssigkeiten sehr ähnlich. Tafel I enthält die Zusammenstellung einiger Daten, die sich auf Blutaschen beziehen.

Tabelle 1.

Tierart	Die Körperflüssigkeit enthält in 100 g Asche Grammionen				
	$Na^{\cdot}$	$K^{\cdot}$	$Ca^{\cdot\cdot}$	$Mg^{\cdot\cdot}$	Cl'
Sipunculus nudus (Vermes)	1,46	0,0855	0,061	0,0315	1,15
Pinna squamosa (Mollusca)	1,425	0,103	0,062	0,045	1,068
Verschiedene Crustaceen . .	1,42	0,106	0,0654	0,038	1,04
Vanessa (Insecta)	1,405	0,0885	0,0368	0,0271	1,20

(Nach Daten von GRIFFITHS berechnet.)

Die Übereinstimmung in der Zusammensetzung der Aschen aus der Körperflüssigkeit des Meerwurms *Sipunculus*, der Muschel *Pinna*, der *Crustaceen* und des Schmetterlings *Vanessa* ist höchst bemerkenswert, und es ist noch hinzuzufügen, daß andere Blutanalysen, auch der höheren Tiere, sehr ähnliche Verhältnisse ergeben.

Tabelle 2[1]) gibt einige Daten für Blutsera, deren innerhalb enger Grenzen schwankende Zusammensetzung (was die Blutsalze anbetrifft) mit den großen Differenzen, die in den Blutzellen vorkommen, kontrastiert.

Tabelle 2.

	Es sind in 1000 g Blutserum enthalten Grammionen				
	Na·	K·	Ca··	Mg··	Cl′
Mensch . . .	0,144	0,00644	0,00258	0,0001	0,1015
Hund . . .	0,138	0,00516	0,0020	0,0001	0,1150
Kaninchen .	0,1426	0,00550	0,00207	0,0001	0,1093
Huhn . . .	0,128	0,0210	0,00264	0,00021	0,133
Ente	0,139	0,0212	0,00328	0,00019	0,130
	Es sind in 1000 g Blutkörperchen enthalten Grammionen				
Mensch . . .	0,0155	0,0104	0,00036	0,0018	0,0424
Hund . . .	0,0895	0,00584	0,0000	0 00164	0,0376
Kaninchen .	0,0000	0,1132	0,0000	0,00191	0,0348
Huhn . . .	0,042	0,0674	0,00036	0,00329	0,0558
Ente	0,0222	0,058	0,0000	0,00660	0,0494

Schließlich sei noch die Tabelle nach Mac Callum[2]) angeführt, die neben einigen Daten für Körperflüssigkeiten und Gewebe auch das Verhältnis der Kationen für Meerwasser und die künstliche, für Durchspülung der Gewebe optimal gefundene Ringersche Flüssigkeit angibt.

Tabelle 3.

	Auf 100 Teile Na entfallen Teile		
	Ca··	K·	Mg··
Ringersche Flüssigkeit	3,34—7,71	5,86	0
Meerwasser	3,84	3,66	11,99
Saft der Meduse Cyanea arctica	3,86	7,67	11,31
Blutserum des Hundes	2,52	6,86	0,81
Blut vom Hummer	8,03	7,12	2,88
Muskeln des Menschen	9.3	400	26,4
,, ,, Hundes	7,26	354	25,1
,, ,, Kaninchens	40,0	870	60,5
,, ,, Hechtes	145,0	1415	105,0

Es tritt hier die Gleichmäßigkeit in dem Ionengehalt der Körperflüssigkeiten und die ganz abweichende, von Gewebe zu Gewebe und von Tierart zu Tierart verschiedene mineralische Zusammensetzung der Gewebe in aller Deutlichkeit hervor.

Wir ziehen hier den Ionengehalt der Körperflüssigkeiten in die Betrachtung des Wasserumsatzes hinein, weil, wie hervorgehoben, die „physiologische Salzlösung" die Grundlage des inneren Mediums der Organismen bildet, das in so bemerkenswerter Konstanz erhalten wird, und an dessen Erhaltung gerade auch der Wasserumsatz eingestellt ist. Welche Bedeutung der Gehalt an einzelnen Ionen für die Funktionen der Zellen und Gewebe hat, ist an anderen Stellen dieses Handbuches in aller Ausführlichkeit erläutert. Eine Lösung mit dem

---

[1]) Unter Benutzung der Zusammenstellung von F. v. Krüger in Handb. d. vergl. Physiol., herausgeg. von Winterstein, Bd. 1, I S. 1118 nach Analysen von v. Bunge, Abderhalden, Sobkiewitsch berechnet).
[2]) Mac Callum: Zitiert nach Botazzi, Handb. d. vergl. Physiol., herausgeg. von Winterstein, Bd. I, S. 64. 1911.

Ionengehalt des Hundemuskels ist bekanntlich für diesen Muskel selber als inneres Medium in hohem Maße giftig, und ein Blutkörperchen mit dem Ionengehalt des Serums würde eine ganz andere Sauerstoffbindungskurve aufweisen, als bei seinem natürlichen Ionengehalt. Was uns hier angeht, ist die Tatsache, daß eine Lösung, die (vom Magnesiumgehalt abgesehen) die Kationen in ähnlichem Verhältnis enthält, wie das Meerwasser, als inneres Medium *für fast alle tierischen Organismen tauglich ist.* Die Erhaltung einer solchen Lösung als kreisende Körperflüssigkeit und Gewebsflüssigkeit bedeutet gerade die Schaffung des inneren Mediums. Warum aber gerade einer Lösung mit diesem bestimmten Verhältnis von Na·, K·, Ca··, Mg·· und Cl′?

Die Antwort auf diese Frage ist zuerst von G. Bunge[1]) (1894) versucht und später von Mac Callum[2]) folgerichtig entwickelt worden.

Bunge sucht die Frage zu beantworten, warum die Gewebe der Wirbeltiere des Festlandes in einer kochsalzarmen Umgebung und bei kochsalzarmer Nahrung so kochsalzreich sind. Er beantwortet sie durch den Hinweis darauf, daß die ersten Wirbeltiere sämtlich Meeresbewohner waren, und daß der hohe Kochsalzgehalt der jetzigen Festlandbewohner nur ein Beweis für den genealogischen Zusammenhang ist, wie er aus morphologischen Tatsachen erschlossen worden ist. Der hohe Kochsalzgehalt unserer Gewebe ist nach Bunge ein Erbstück, das die Landtiere von ihren meeresbewohnenden Vorfahren übernommen haben.

Die Auffassung Bunges ist zunächst darin zu korrigieren, daß unsere Gewebe überhaupt nicht natriumreich sind. Natriumreich ist nur das innere Medium[3]), nicht die Gewebselemente.

Mac Callum hat besonders das Verhältnis ins Auge gefaßt, in welchem Natrium, Calcium, Kalium im Blut der Wirbeltiere und im Meerwasser vorkommen, und ist auf einer breiteren Basis zum Schlusse gelangt, daß die Zusammensetzung des Blutserums ein Vermächtnis früherer Organismen ist, die in Ozeanen gelebt hatten. Das Wasser dieser Ozeane muß aber damals eine andere Zusammensetzung gehabt haben als heute, und der Unterschied scheint im Magnesiumgehalt zu bestehen. Wie bei den rezenten niederen Tieren, als deren Beispiel die Meduse *Cyanea* angeführt worden ist, die Körperflüssigkeit dem Meerwasser gleicht, so war bei den Ahnen der Landtiere und derjenigen Meerestiere, die ihren Ionengehalt unabhängig vom äußeren Medium erhalten, das damalige Meerwasser zugleich Körperflüssigkeit, das äußere und innere Medium der Organismen war identisch, wie heute bei den Coelenteraten.

Wenn diese Auffassung richtig ist, so ergibt sich daraus folgender Schluß: der geringe Magnesiumgehalt im Blutserum spricht dafür, daß die Abschließung der Körperflüssigkeiten zu einer Zeit geschehen ist, in welcher das Meerwasser wenig Magnesium enthalten hat. Seit dieser Zeit haben sich die einen Organismen auf die im Meer erfolgenden Änderungen so eingestellt, daß sich ihre Gewebe dem veränderten Gehalt anpaßten, ein verändertes inneres Medium erduldeten;

---

[1]) Bunge, G.: Lehrb. d. physiol. u. pathol. Chemie 1894, S. 120.

[2]) Mac Callum: Journ. of physiol. Bd. 29 S. 213. 1903. — Mac Callum: The Palaeochemistry of the Ocean in Relation to Animal and Vegetable Protoplasma. Transact. of the Canadian Inst. 1904. Ausführlich wiedergegeben bei Botazzi, in Handb. d. vergl. Physiol. Bd. I, S. 66, 98—106. 1911. — Mac Callum: Proc. of the roy. soc. of London, Ser. B, Bd. 82, S. 602. 1910.

[3]) Bunge ist durch diesen Fehler zur Auffassung gelangt, daß „die Wirbeltiere des Festlandes noch gegenwärtig im Begriff sind, sich allmählich der kochsalzarmen Umgebung anzupassen. Diesen Prozeß der Anpassung halten wir künstlich dadurch auf, daß wir zu den Resten greifen, die unser ursprüngliches Element, die Salzflut, auf dem Festlande zurückgelassen — zu den Salzlagern" (Zitiert auf S. 121).

diejenigen Tiere, welche heute einen vom Äußeren unabhängigen Ionengehalt in
ihrem Blutserum haben, haben dagegen den alten Ionengehalt fixiert und gegen
Änderungen verteidigt. So kommt es, daß die gastrovasculäre Flüssigkeit der
Medusen den Magnesiumgehalt des heutigen Meeres hat, die Seefische (Selachier
wie Teleostier) den der alten Meere, der Hummer zwischen den beiden steht. Es
läßt sich aus den geochemischen Vorgängen, welche die Zusammensetzung des Seewassers beeinflussen, auf seine Zusammensetzung in früheren Epochen schließen.
Es wird allgemein angenommen, daß bis zum Ende des Cambriums[1]) das Leben
der Organismen an die Meere gebunden war: um das Ende dieser Epoche haben
tierische Organismen begonnen, sich an das Landleben anzupassen, nachdem
sie Leibesflüssigkeiten in ihren Körperhöhlen eingeschlossen hatten, die der da-
maligen Zusammensetzung des Seewassers entsprechen; die Übereinstimmung
der als wahrscheinlich erschlossenen Zusammensetzung der Cambriummeere
mit der mineralischen Zusammensetzung der der Körperflüssigkeiten bestätigt
die Ansicht, daß das heutige innere Medium der höheren Tiere dem einstigen
äußeren Medium entstammt.

Die Veränderungen, welche die Zusammensetzung des Meerwassers erfährt,
hängt mit dem Stofftransport durch die Flüsse zusammen, und mit den Fällungs-
prozessen, die im Meere stattfinden. Der Stofftransport durch die Flüsse ändert
sich aber mit der Auslaugung der Oberflächenschichten der Erde und in nicht
geringem Maße durch die Beeinflussung der Erdoberfläche durch den Pflanzenwuchs. Die Flüsse ergießen heute ein ganz anderes Wasser ins Meer, als dies
früher der Fall sein mußte, falls man aus der Zusammensetzung des Seewassers
auf die Flußwässer früherer Epochen schließen kann. Einige Zahlen mögen
dies erläutern: auf 100 Teile Na kommen im

	Na	K	Mg	Ca	Cl	SO 4
Flußwasser . .	100	38,5	134	591	55	240
Seewasser . . .	100	3,6	12	3,0	181	25

Es ist also im Seewasser das Chlor und das Natrium in viel höherem Verhältnis zu den anderen Elementen vertreten als im Flußwasser. Die chemischen
Vorgänge, welche die Anreicherung des Seewassers an Chlornatrium bewirken,
lassen sich aber folgendermaßen übersehen:

Sowohl rein anorganische wie biologische Vorgänge führen im Meere zur
Ausscheidung von Carbonaten der alkalischen Erden, besonders des Calciums;
mit der Ablagerung des Calciumcarbonates findet in geringerem Maße die Bindung
des Magnesiumcarbonates statt. Je reicher das Seewasser an lebenden Organismen
ist, um so lebhafter die Bindung des Calciums in Formen, aus denen es nicht
mehr in lösliche anorganische Verbindungen übergeht: es wird als Carbonat in
Skelettbildungen abgelagert, aber auch bei Verwesungsprozessen als nichtgestal-
tetes Carbonat gefällt. Das Kalium wird in großen Mengen an die Zellsubstanz
der Organismen gebunden gehalten; besonders in der Pflanzendecke, ferner an
unlösliche Aluminiumsilicate (Zeolite), im Sinne der bekannten Permutitreaktion
gebunden. Durch diese Vorgänge wurde im Laufe der Zeit Calcium, Magnesium
und Kalium dem Seewasser entzogen, während sich die Meere an Natrium und
Chlor ständig anreicherten: aber auch der Magnesiumgehalt scheint zugenommen
zu haben und zuzunehmen, während durch Ausscheidung, die sich mit der Zufuhr ins Gleichgewicht setzte, der Gehalt an Calcium und Kalium im Seewasser
stationär geworden ist.

---

[1]) Die Cambriumzeit war sehr lang; ihre Schichten in den kanadischen Rocky Mountains
sind bis 7 km mächtig.

Das Blutplasma der höheren Tiere enthält Calcium, Natrium und Kalium in ähnlichem Verhältnis wie im heutigen Seewasser, jedoch in geringerer Konzentration; dagegen ist im Blute viel weniger Magnesium enthalten. Es folgt daraus, daß die Abschließung der Körperflüssigkeiten zu einem Zeitpunkt stattgefunden hat, in dem der Gehalt an Ca'', Na' und K' bereits stationär, dagegen der Mg-Gehalt und die Gesamtkonzentration der Salze geringer war als heute. Es ist damit nicht gemeint, daß in diesem Zeitpunkt die Ahnen der Landtiere und der Süßwassertiere das Meer verlassen haben müssen: denn auch die Seefische zeigen eine geringere Salzkonzentration und geringeren Mg-Gehalt als das Seewasser, und es müssen ihre Körperflüssigkeiten vom äußeren Medium abgegrenzt worden sein, bevor die Ahnen der Landwirbeltiere das Meer verlassen haben. Es sind, wie erwähnt, zahlreiche Übergänge vorhanden: im Hummerblut finden wir gleiche Gesamtkonzentration wie im Seewasser, dagegen einen Mg-Gehalt, der höher ist als bei Wirbeltieren, aber viel niedriger als im Seewasser.

Die Körperflüssigkeiten wären demnach Andenken an die Meere der langen Cambriumzeit, deren Wasser schon ähnlich zusammengesetzt war wie heute, jedoch verdünnter und ärmer an Magnesium.

Die hier wiedergegebenen Gedankengänge sind von MAC CALLUM noch weiter verfolgt worden, und es ist ihm gelungen, auch die Zusammensetzung der Zellsalze zu deuten. Der einstige Ozean muß in seiner Zusammensetzung den Wässern entsprochen haben, welche aus Urgesteinen entspringen, und neben viel Ca und Mg das Na und K in annähernd gleichen Konzentrationen enthalten. Wenn die ursprüngliche einzellige Organismenwelt in solchen Wässern entstanden ist, so muß die lebende Substanz, die vielleicht damals dem äußeren Medium gegenüber offener war als heute in irgendeiner Zellenart, sich einer an Kalium und Calcium sowie Mg reichen Umgebungsflüssigkeit angepaßt haben. Sobald die Zersetzung der Erdoberfläche durch die Pflanzenwelt begann, wurde Kalium festgehalten, während das Natrium weiter in die Meere abfloß. Durch diese Vorgänge sowie durch die oben erörterten Prozesse im Meere wurde die Zusammensetzung der ursprünglichen Ozeane immer mehr verändert, indem der Na'Cl'-Gehalt ständig zunahm: und nachdem die Zellen die mineralische Zusammensetzung des kaliumreichen Wassers beibehielten und sich gegen die neu entstehende, immer natriumreichere Umgebung abgeschlossen hatten, wurde gerade diese Umgebung später als inneres Medium in den Organismen eingeschlossen und bewahrt.

Ein bestimmtes Verhältnis der Elektrolyte im Protoplasma und in seiner Umgebungsflüssigkeit ist, wie wir es z. B. am Muskel oder roten Blutkörperchen kennengelernt haben, ein Bedingungsfaktor für die Funktion einer Zelle oder eines Gewebes; bestimmte Permeabilitätseigenschaften sind an bestimmt zusammengesetzte Media angepaßt. In der gewaltigen Mannigfaltigkeit der tierischen Zellen finden wir die Abstimmung auf eine einzige, nur wenig in ihrer Zusammensetzung schwankende Umgebungsflüssigkeit, und verschiedenartige Funktionen der Organismen und ihrer Organe erhalten diese Zusammensetzung aufrecht gegenüber den Einflüssen des äußeren Mediums und der Nahrung.

Die für jede Zelle und für die inneren Media der Organismen charakteristischen organischen Bestandteile haben wir in dieser Betrachtung außer acht gelassen. Sie sind zu dem inneren Medium von den Geweben beigetragen worden, und die kreisenden Säfte sind dadurch zu Organen des inneren Zusammenhanges ausgebildet worden, deren Funktion bei weitem mannigfaltiger ist, als es die der ursprünglichen Elektrolytlösung sein konnte. Sofern ist das innere Medium vom Organismus nicht nur eingeschlossen und beibehalten, sondern umgebildet und neu gestaltet worden.

Die Lehre von Macallum mag vielleicht nicht in allen Punkten auf gesicherten Tatsachen aufgebaut sein; ihre Wahrscheinlichkeit stützt sich jedoch auf einige unbestrittene geochemische und physiologisch-chemische Tatsachen, und es scheint kaum möglich, eine andere plausible Erklärung für die nahe Übereinstimmung der Körperflüssigkeiten untereinander und mit dem Seewasser zu finden. Ihr besonderer Reiz besteht darin, daß sie die Zusammensetzung der Organismen in ihrer Entwicklung bis zu einem Punkt zurückverfolgen läßt, wo ökologische und physiologische Bedingungen noch identisch sind.

IV. Die Molarkonzentration bei den wasseratmenden Tieren.

Wir haben in der Ausbildung der chemischen Konstanz und relativen Unabhängigkeit von der Umwelt bis jetzt die Erhaltung des Wassergehaltes und des konstanten Ionenverhältnisses in den Körperflüssigkeiten betrachtet. Eine weitere Unabhängigkeit finden wir bei Tieren der verschiedensten Reihen: die konstante und vom äußeren Medium relativ unabhängige Molarkonzentration[1]).

Wenn wir hier von der variablen oder konstanten Molarkonzentration in Zellen und Körperflüssigkeiten sprechen, so ist damit dasselbe gemeint, was sonst als *osmotischer Druck* der Zellen und Gewebe behandelt wird. Bekanntlich sind Molarkonzentration, Dampfdruckerniedrigung und der osmotische Druck, der entsteht, wenn durch eine halbdurchlässige Wand Lösungsmittel in die Lösung eindringen, einander proportional. Gemessen wird in physiologischen Versuchen (Plasmolyse, Hämatokrit, Bestimmung der mit dem Gewebe im osmotischen Gleichgewicht bleibenden Salzlösung) der osmotische Druck, öfter jedoch durch Gefrierpunktserniedrigung die Molarkonzentration, ohne daß man auf Grund einer solchen Messung aussagen könnte, wie sich an einer gegebenen Membran des betreffenden Organismus die osmotischen Druckverhältnisse gestalten, wenn sich z. B. einerseits die untersuchte Körperflüssigkeit, von der anderen Seite die Organflüssigkeit befindet.

Wenn also die meisten tatsächlichen Angaben sich auf die Molarkonzentration beziehen, so dürfte es zweckmäßiger sein, von Konzentrationen als von osmotischen Drucken zu sprechen. Die verbreitete Gewohnheit, von osmotischen Drucken zu sprechen und als Maß derselben Gefrierpunktserniedrigungen anzugeben, ist zumindestens eine nachlässige Ausdrucksweise.

Die Regelung der Molarkonzentration ist für den Organismus schon deshalb von prinzipieller Bedeutung, weil mit der Molarkonzentration Volumen, Turgor und Form zusammenhängt[2]). Eine Zelle mit ihrer semipermeablen Begrenzungsfläche kann nur dann konstantes Volumen und Form beibehalten, wenn sie sich entweder mit ihrer Umgebung im osmotischen Gleichgewicht befindet, d. h. wenn sie in einer flüssigen Umgebung von gleicher Molarkonzentration, oder in einer Atmosphäre von gleichem Wasserdampfdruck lebt wie der ihrer Zellflüssigkeit, oder wenn sie gegenüber ihrer Umgebung durch undurchlässige Hüllen abgegrenzt ist; oder schließlich, wenn sie über Einrichtungen verfügt, welche das eindringende Wasser wieder auszuscheiden vermag. Dasselbe gilt für Organismen. In Organismen erfolgt Teilung der Funktionen insofern, daß die teilweise Abkapselung durch wasserundurchlässige Hüllen von den Geweben des Integuments übernommen wird, und daß die Regelung der Molarkonzentration in den kreisenden

---

[1]) Unter *Molarkonzentration* ist hier die Summe der Konzentrationen der Moleküle, undissoziierter Moleküle schwacher Elektrolyte, Ionen derselben sowie der durch den Bjerrumschen osmotischen Koeffizienten multiplizierten Konzentration der Ionen starker Elektrolyte, kurz die Molarkonzentration gemeint, wie sie durch Gefrierpunktsbestimmungen ermittelt wird.

[2]) Vgl. dieses Handbuch Bd. 1 und 6 (Höber).

Flüssigkeiten, durch bestimmte Organe bewerkstelligt, für die übrigen ein Milieu von konstanter Molarkonzentration schafft und erhält.

Für die Landtiere (mit Einschluß der luftatmenden Wasserwirbeltiere, aber mit Ausnahme der Amphibien) ist eine bestimmte in engsten Grenzen beherrschte Molarkonzentration die einzige denkbare Bedingung für ein konstantes, unabhängiges Leben. Volumen, Form, Turgor wären sonst sowohl von dem sehr wechselnden Wasserdampfdruck der Luft, als von der Wasseraufnahme mit der Nahrung und gelegentlichem Kontakt mit Wasser abhängig. Wir finden bei den in der Luft atmenden Tieren die vollkommensten Einrichtungen zum Schutz und Erhaltung der Molarkonzentration, und damit des Wassergehaltes. Bei den einen Arten finden wir reichliche Versorgung mit Wasser, dessen Ausscheidung die Stoffwechselprodukte in verdünnten Lösungen mitführen und die Körpertemperatur regelt, bei anderen knappste Zufuhr, Auskommen mit den Wassermengen, die in den Verbrennungsprozessen selbst entstehen, Ausscheidung der Stoffwechselprodukte in fester Form durch Häutung, Poikilothermie. Landtiere, welche ihre Molarkonzentration nicht zu erhalten vermögen, verfallen bei Wasserentziehung (Austrocknung) dem Tode oder dem latenten Leben, wie dies z. B. von den Tardigraden, Rotiferen, Aelchen bekannt ist.

Unter den Wassertieren bilden diejenigen eine besondere Gruppe, welche aus Gründen der Nahrungsaufnahme sich im Wasser aufhalten, aber nicht gelösten, sondern gasförmgien Sauerstoff atmen. Diese Tiere sind in bezug auf die Erhaltung ihrer Molarkonzentration den Landtieren gleich zu achten. Die im Meer oder in Flüssen lebenden *Säugetiere*, *Reptilien* sowie die *Wasserkäfer* berühren das Wasser mit keiner resorbierenden Fläche, sie sind vielmehr gegen Wasserabsorption (außerhalb des Verdauungstraktes) wirksam geschützt. Das Verhalten eines *Hydrophilus* oder *Dytiscus*, der im Süßwasser seine Molarkonzentration aufrechterhält, während er dies in einer Salzlösung nicht vermag, ist gar nicht mit dem Verhalten der Amphibien zu vergleichen, sondern mit dem von Landtieren, die eine *dauernde* Überschwemmung mit einer stark hypertonischen Salzlösung auch nicht vertragen können, wenn ihnen kein. Süßwasser geboten wird, trotzdem sie die Fähigkeit haben, einen Harn von höherer Konzentration auszuscheiden als die ihres Blutes. Wenn die Seeschildkröte Thalassochelys einen Harn ausscheidet, welcher mit ihrem Blut isotonisch, dem Seewasser dagegen hypotonisch ist, so liegt dies wahrscheinlich an anderen Umständen als diejenigen, welche dieselbe Erscheinung bei den kiemenatmenden Teleostiern bewirken: diese Erscheinung dürfte bei der Seeschildkröte einfach damit zusammenhängen, daß sie Meerwasser überhaupt nicht aufnimmt, wie die Amphibien Süßwasser durch den Verdauungskanal auch nicht aufnehmen.

Bei denjenigen Organismen, welche mit ihrer flüssigen Umgebung in ständigem Austausch durch resorbierende Körperflächen stehen, bestehen je nach der Konzentration der Umgebungsflüssigkeit verschiedene Möglichkeiten für die Einstellung ihrer Molarkonzentration: Die Gewässer zeigen eine weite Skala von Konzentrationen, von der großen Verdünnung der Süßwässer, die mit 5 Milimol im Liter schon ein recht hartes Wasser darstellen, bis zu den an NaCl gesättigten Salzseen mit über 5 Mol im Liter. In allen diesen Wässern finden sich Organismen; der Zahl von Arten und Individuen nach scheint aber die Konzentration des Meerwassers anscheinend für das tierische Leben optimal zu sein, und nach diesen folgen die verdünnten wässerigen Media des Süßwassers; dagegen scheinen Salzlösungen, die konzentrierter sind als das Meerwasser, Umgebungsflüssigkeiten darzustellen, die für das tierische Leben geringe Eignung besitzen. Nur wenige Rotalgen und Chlamydomonaden können in Formen, die für das latente Leben gebildet werden, die hohen Molarkonzentrationen der Salzbecken ertragen.

Das Wasser der Ozeane scheint also eine solche Konzentration der gelösten Salze zu enthalten, welche für die große Zahl der darin lebenden niederen Tiere vielleicht optimal, jedenfalls aber sehr günstig ist. Es bildet eine Lösung, welche für viele der tierischen Organismen einfach Körperflüssigkeit ist[1]), während andere zwar in der Zusammensetzung etwas abweichende, in der Molarkonzentration der Meerwässer dagegen fast gleiche Körperflüssigkeiten haben. *Nur in den Meerwässern ist Isosmose zwischen äußerem und innerem Milieu möglich,* und nur bei Meerestieren besteht sie. Tiere, die auf Gleichheit mit dem äußeren Medium eingestellt sind, zeigen dabei die Erscheinung der *Poikilosmose,* d. h. die Molarkonzentration ihres inneren Mediums und ihrer Gewebe schwankt mit den Schwankungen, welche im Meerwasser vorkommen. Diese Schwankungen können nur in verhältnismäßig engen Grenzen mit der Erhaltung des Lebens verträglich sein.

Einige Werte für poikilosmotische Tiere sind in der nachfolgenden Tabelle verzeichnet (meist nach Botazzi umgerechnet):

Tabelle 4.

Tierart	Körperflüssigkeit		Mittelwerte für Meerwasser	
	Mol in 1000 g Wasser	Leitfähigkeit $K \cdot 10^4$	Mol in 1000 g Wasser	Leitfähigkeit
1. Alcyonium palmatum[2]) (Cölenteraten)	1,19	—	—	—
2. Asterias glacialis[2]) | (Echinodermen) .	1,24	—	—	—
Holothuria poli[2]) |	1,235	503	—	—
3. Sipunculus nudus[2])(Vermes,Gephyreae)	1,23	512	—	—
4. Aphrodite aculeata[2]) (Polychaetae) .	1,22	517	1,24	547
5. Aplysia limacina[2]) (Gastropoda) . .	1,25	481	—	—
6. Octopus vulgaris[2]) (Octopoda) . . .	1,24	440	—	—
7. Maja squinado[2]) (Arthropoda) . . .	1,27	513	—	—

Sowohl die Molarkonzentration als auch die Konzentration an Elektrolyten steht in den Körperflüssigkeiten dieser Tiere dem Meerwasser sehr nahe. Wenn bei einigen (unter den Wirbellosen besonders hoch organisierten) Tieren die Leitfähigkeit niedriger ist als im Meerwasser, so scheint dies daran zu liegen, daß das Blut reich an Eiweißstoffen sowie an corpusculären Elementen ist.

Die Poikilosmose, d. h. die Fähigkeit, die Molarkonzentration der des Außenwassers entsprechend zu variieren, geht aus folgenden Versuchen hervor, in welchen Seetiere in verdünntes Meerwasser gebracht wurden[3]).

Tabelle 5.

Tierart	Nach Stunden Aufenthalt in verändertem Seewasser	Von der Konzentration (Mol in 1000 g Wasser)	Enthält das Blut resp. die Körperflüssigkeit Mol in 1000 g Wasser
Asterias glaciales . .	24	1,43	1,45
Holothuria turbulosa	24	1,43	1,43
Sipunculus nudus . .	24	1,35	1,34
Aplysia depilans . .	24	1,435	1,45
Octopus vulgaris . .	17	0,865	0,865
Maja squinado . . .	$6^1/_2$	1,61	1,56
., verrucosa . . .	24	0,746	0,756
,, ,, . . .	4	0,625	0,756

Diese Versuche zeigen ein fast *passives Folgen* der Molarkonzentration.

---

[1]) Verdünntes, d. h. auf gleiche Molarkonzentration mit dem Blutserum gebrachtes Seewasser ist bekanntlich eine brauchbare physiologische Salzlösung.

[2]) Nach Botazzi, in: Der Harn, herausgeg. von C. Neuberg. S. 1479. 1911.

[3]) Nach Daten von L. Fredericq, zitiert nach Botazzi in: Der Harn, S. 1480.

Die Molarkonzentration und die Elektrolytkonzentration bei Meerwirbeltieren zeigt die folgende Zusammenstellung[1]).

Tabelle 6.

Tierart	Im Blut		Mittelwerte für Meerwasser	
	Mol in 1000 g Wasser	Leitfähigkeit $K \cdot 10^4$	Mol in 1000 g Wasser	$K \cdot 10^4$
Elasmobranchier:				
Torpedo marmorata	1,23	250	—	—
Trygon violacea	1,29	265,5	—	—
Squatina angelus	1,23	253	—	—
Mustellus laevis	1,275	209	—	—
Scyllium stellare	1,285	225	1,125	—
„ canicula	1,135	—	—	—
Ganoiden:				
Accipenser sturio	0,41	—	1,175	547
Teleostier:				
Conger vulgaris	0,605	183	—	—
Dentex vulgaris	0,552	166	—	—
Lophius piscatorius	0,416	227?	—	—
Conger vulgaris	0,40	—	0,92	—
Cottus scorpius (in Amsterdam)	0,508	—	in Helder höher als in Amsterdam	
„ „ (in Helder)	0,626	—		
Cyclostomen:				
Petromyzon marinus	0,316	—	1,24	—
Myxine glutinosa	1,07	—	1,08	—

Die Betrachtung der obigen Zahlen zeigt, daß unter den Fischen, die im Meerwasser leben, in bezug auf die Erhaltung der Molarkonzentration und der Elektrolytkonzentration zwei Gruppen zu unterscheiden sind. Ein Verhalten, welches dem der Wirbellosen entspricht, finden wir bei den einfachsten Cyclostomen, also bei Myxine glutinosa, deren Blut dem Seewasser isosmotisch ist; aber schon ein anderes Cyclostomum, der Petromyzon marinus, zeigt eine völlige Unabhängigkeit seiner Molarkonzentration von der des äußeren Mediums; Petromyzon kann auch, wie die Teleostier, aus dem Meer in die Flüsse wandern. Bei den Elasmobranchiern finden wir eine Unabhängigkeit des Elektrolytgehaltes, aber eine Angleichung der Molarkonzentration an das äußere Medium. Die Salzkonzentration im Blut der Rochen beträgt gegen 48% von dem des Meerwassers, im Blut der Squalliden etwa 38%; die Molarkonzentration wird dagegen ein wenig über der des umgebenden Seewassers gehalten, und zwar durch Anreicherung des Blutes an einem *endogenen Stoffwechselprodukt*, an *Harnstoff*, der im Blut der Selachier zu 2—3% enthalten ist[2]).

---

[1]) Nach Zahlen von Botazzi, Burian, Dekhuyzen, Portier und Duval, Schmidt-Nielsen, umgerechnet und Mittelwerte genommen. Daten und Literatur bei L. Farmer Loeb: Tabulae biologicae Bd. I, S. 497—509. 1925.

[2]) Der Ausgleich der Molarkonzentrationsdifferenz durch endogene organische Stoffe gegenüber einer Lösung anorganischer Salze scheint bereits in der Zelle vorzukommen. Wenn man die mikrochemischen Methoden von Mac Callum (Ergebn. d. Physiol. Bd. 7, S. 522) auf Nervenzellen anwendet, so findet man auch bei Beachtung aller Kautelen den Zellkern frei oder sehr arm an Cholr, Phosphat, Kalium und Carbonationen, auf jeden Fall sind diese Salze in viel geringerer Konzentration im Zellkern enthalten als im Protoplasma. Wenn also osmotisches Gleichgewicht besteht, so kann es nur durch organische Moleküle gegenüber den Salzen des Protoplasmas durch eine für beide undurchlässige Membran hindurch erhalten werden. (Collip: Journ. of biol. chem. Bd. 42, S. 227. 1920.)

Bei den Teleostiern finden wir eine weitgehende Unabhängigkeit der Molar-konzentration und des Elektrolytgehaltes von der Umgebungsflüssigkeit. Die Werte liegen tief unter den für die Selachier gefundenen, aber, wie wir sehen werden, hoch über den Molarkonzentrationen der Landwirbeltiere und der Süß-wassertiere.

Ist in der fortschreitenden Unabhängigkeit des Elektrolytgehaltes und der Molarkonzentration, die von den Wirbellosen über die Elasmobranchier zu den Teleostiern fortschreitet, wirklich ein Fortschritt zu sehen, als der sie meist aufgefaßt wird? Wenn die Selachier ihren Elektrolytgehalt ähnlich wie die Teleostier in engen Grenzen zu halten vermögen, aber ihre Molarkonzentration aktiv, durch endogene Produkte der Umgebungsflüssigkeit ausgleichen, so muß diese Art von Regulation als eine besondere Art betrachtet werden, sich die Unabhängigkeit vom äußeren Medium zu sichern. Es ist leider nichts über das Verhalten der wenigen Elasmobranchier bekannt, welche das Meer zu verlassen und in Süßwasser zu leben imstande sind[1]).

Nach neueren Untersuchungen (Portier und Duval, 1922) vermögen die Squalliden sowohl konzentriertere als verdünntere Wässer zu vertragen als ihr gewohntes Milieu; sie folgen mit ihrer Molarkonzentration der des äußeren Mediums. Ihr Blut läßt sich bis auf die Molarkonzentration von 1,62 Mol im Liter, aber nicht darüber hinaus konzentrieren, wenn man sie in eingedampftes Meerwasser bringt. Aber auch ein Meerwasser, das auf die Molarkonzentration von 0,58 verdünnt ist, verträgt *Scyllium canicula*.

Über den Mechanismus, welcher bei den Elasmobranchiern die Molarkon-zentration der Körperflüssigkeiten reguliert, ist nichts Näheres bekannt. Es ist anzunehmen, daß die Membranen, durch welche die Kiemenflächen mit dem Meerwasser in Berührung stehen, sowohl für Salze als für Harnstoff impermeabel sind. Die Undurchlässigkeit für Harnstoff, eine Eigenschaft, die wir sonst kaum finden, wäre dann ein besonderer Zug, der das Bestehen der niedrigen Elektrolyt-konzentration im Blut der Selachier ermöglicht, ohne daß an die resorbierenden und den Harn sezernierenden Organe große Arbeitsansprüche gestellt werden, die mit der Erhaltung der Molarkonzentration gegenüber dem konzentrierteren äußeren Medium verbunden wäre.

Ein ganz anderes Bild als bei den *Elasmobranchiern* bieten die Körper-flüssigkeiten der *Ganoiden* und der *Teleostier*. Der Elektrolytgehalt ist auf un-gefähr 0,7 von dem der *Rochen*, 0,85 der *Squalliden* gesunken und beträgt etwa ein Drittel von dem des Meerwassers. Aber auch die Molarkonzentration, die hier annähernd der Elektrolytkonzentration entspricht, liegt tief unter der des Meerwassers. Sie schwankt bei derselben Tierart innerhalb gewisser Grenzen, je nach der Molarkonzentration des äußeren Mediums, und beträgt $^1/_3$ bis $^1/_2$ der Molarkonzentration des Seewassers. Darüber, in welcher Weise diese niedrige Molarkonzentration erhalten wird, wissen wir überhaupt nichts. Die spärlichen Harnanalysen, die z. B. bei *Lophius piscatorius*[2]) einen geringeren Kochsalz-gehalt zeigen als den des Meerwassers (etwa 10 g im Liter), lassen es ausgeschlossen erscheinen, daß die Niere den Überschuß an Salzen ausscheiden könnte[3]). Man muß vielmehr annehmen, daß die Kiemenepithelien unter Leistung osmotischer Arbeit einen Wasseraustausch verhindern. Es sei hier noch bemerkt, daß ein von mehreren Autoren angenommenes Übertreten von Seewasser in den Ver-dauungstrakt keineswegs wahrscheinlich ist. Wenn man bedenkt, daß z. B.

---

[1]) Einige Trygoniden. Nach Lennis-Ludwig: Synopsis d. Zool. 3. Aufl., Bd. 1, S. 791. 1883.

[2]) Denis: Journ. of biol. chem. Bd. 13, S. 225. 1912; Bd. 16, S. 389. 1913.

[3]) Vgl. unten S. 154, 155.

Süßwasseramphibien *niemals* Wasser trinken, so wird man dasselbe auch für die Meereswirbeltiere annehmen können.

Jedenfalls scheint bei den Teleostiern und Ganoiden, von denen noch bei der Besprechung der Süßwassertiere die Rede sein wird, das Bestreben vorhanden zu sein, die Spannung zwischen der Molarkonzentration der Körperflüssigkeiten und der Umgebung innerhalb der möglichen Grenzen zu verringern und dadurch wahrscheinlich die Anforderungen an osmotischer Arbeit kleiner zu machen. Dieses Bestreben zeigt sich darin, daß die Meerteleostier, je nach dem Salzgehalt der Meere, in welchem sie leben, eine etwas verschiedene Molarkonzentration des Blutes haben. Ein gutes Beispiel für dieses Verhalten bietet der Seehahn, *Cottus scorpius*, für dessen Molarkonzentration an zwei Standorten Werte in Tabelle 6 angeführt worden sind. Einen besonders interessanten Fall bieten diejenigen Fische, welche zwecks Nahrungsaufnahme aus Flüssen in die Meere (Lachs) oder aus dem Meer in die Flüsse (Aal) wandern. Die Molarkonzentration im Blut von Lachsen, die im Meer gefangen werden, liegt nach GREENE[1]) um 17,6% höher als bei in Flüssen erbeuteten Tieren, um 20,4% höher, wenn man Werte von DEKHUYZEN[2]) (Seelachs) mit Werten von SCHMIDT-NIELSEN[3]) (Flußlachs) vergleicht. Es ist aber auch bemerkenswert, daß die Molarkonzentration im Blute des Lachses höher liegt als bei irgendeinem Flußteleostier, außer bei dem gleichfalls wandernden Aal, auf den noch später zurückgekommen wird[4]).

Man muß hier jedoch die Frage stellen, ob diese Einstellung auf eine dem äußeren Medium möglichst angenäherte Molarkonzentration nicht mit der Art der Ernährung zusammenhängt, und ob wir hier nicht die Erscheinung einer *alimentären* Poikilosmose vor uns haben. Eine ähnliche Erscheinung läßt sich nämlich auch bei luftatmenden, jedoch im Meer oder im Süßwasser lebenden Reptilien, Vögeln und Säugetieren feststellen. Am deutlichsten bei den Reptilien: es seien Werte für die Molarkonzentration bei einer Süßwasser-, Land- und Meeresschildkröte angeführt:

	Emys europea	Testudo Graeca	Chelonia caouana
Molarkonzentration	0,238	0,306	0,328

Für Landvögel (Huhn) liegen die Werte zwischen 0,33 und 0,346, für Süßwasservögel (Ente, Gans) 0,208 und 0,31, während für aus dem Meer lebenden Vögeln (Uria Molvia, Eismöve, Eissturmvogel) die Konzentration von 0,34 bis 0,373 Mol in 1000 g Wasser angegeben wird.

Die alimentäre Poikilosmose wäre so zu verstehen, daß bei Aufnahme einer salzreichen Nahrung die Molarkonzentration der Körperflüssigkeiten höher gestellt und dadurch eine Verringerung der zur Erhaltung der Molarkonzentration nötigen osmotischen Arbeit erreicht wird.

Wenn wir bei den Meeresteleostiern die Fähigkeit festgestellt haben, eine niedere Molarkonzentration im Kontakt mit einer höheren zu erhalten, also gegen den osmotischen Wasserverlust dauernd Arbeit zu leisten, so bilden die Süßwassertiere das entgegengesetzte Bild: sie leben in einem Milieu, das bei einer Molarkonzentration von 0,02 Mol im Liter schon ein recht salzreiches ist und erhalten darin eine viel höhere Konzentration ihrer Flüssigkeiten und Säfte, trotzdem sie mit dem äußeren Medium im Austausch durch Kiemen und durch andere atmende Flächen stehen. Diese Fähigkeit findet sich bei allen Süßwasser-

[1]) GREENE: U. S. Bureau of Fisheries Bd. 24, S. 429. 1904.
[2]) DEKHUYZEN: zitiert nach BOTAZZI: Der Harn. S. 1479.
[3]) SCHMIDT-NIELSEN: nach Biochem. Zentralbl. Bd. 9, S. 304. 1909.
[4]) S. 155.

tieren, soweit sie untersucht worden sind, bei Molusken wie bei Artropoden, bei Amphibien wie bei Fischen. Manche von diesen Organismen sind mit der Molarkonzentration sehr tief heruntergegangen: die Molarkonzentration in den Geweben der Süßwassermuscheln *Unio* pictorum (anscheinend das elektrolytärmste Gewebe, das bis jetzt gefunden worden ist) beträgt 0,07 Mol im Liter. Hier liegt offenbar die Grenze, bis zu welcher mit der Elektrolytkonzentration herabgegangen werden kann; jedenfalls kein Optimum, da die meisten Süßwasserorganismen ihre Säfte und Flüssigkeiten unter Aufwand erheblicher Arbeit viel höher halten[1]).

Tabelle 7.

Tierart	Mol im Liter Wasser	Tierart	Mol im Liter Wasser
Mollusken:		**Vertebrata:**	
Blut von		*Pisces*	
Paludina vivipara . . .	0,087	*Ganoiden*	
Anodonta anatina . . .	0,0865	*Blut von*	
Unio pictorum	0,081	*Arnia calva*	0,27
Arion (Landschnecke) .	0,40	*Teleostier*	
Kochsaft von		*Blut von*	
Anodonta	0,081	*Barbus fluviatilis* . . .	0,256—0,301
Paludina	0,092	*Cyprinus carpio*	0,285—0,292
Limnaea	0,018	*Esox lucius*	0,28 —0,287
		Leuciscus rutilus . . .	0,29
Würmer:			
Kochsaft von		*Amphibia*	
Hirudo officinalis . . .	0,23	*Blut von Rana esculenta* . .	0,325—0,25
Arthropoden			
Blut von Astacus	0,434		

Wir sehen bei Süßwassermollusken die tiefsten Werte, bei Hirudo sowie den Wirbeltieren (Fischen und Amphibien) ziemlich gleichmäßig die Molarkonzentration von 0,23 bis 0,3 Mol im Liter Wasser. Da diese Werte bei hochorganisierten Tieren vorkommen, so muß man annehmen, daß 0,23 Mol im Liter die untere Grenze eines Konzentrationsgebietes darstellt, innerhalb dessen noch optimale Bedingungen für die Aktivität der Organismen möglich ist.

Über den Mechanismus, welcher die Molarkonzentration der Süßwassertiere aufrecht erhält, sind wir durch Studien an Amphibien einigermaßen orientiert. Die Fähigkeit, den Wasserüberschuß zu entfernen, ist letzten Endes eine Zellfunktion, und sie findet sich bei Protozoen, die im Süßwasser leben, bereits vor. Als ihr Organ wird die *pulsierende Vakuole* angesehen, aber ihr Sitz ist natürlich das Protoplasma, das sowohl Wasser als Excrete in die Vacuole secerniert und durch Kontraktionen der Vakuole nach außen entleert. Besonders lehrreich ist die Zusammenstellung der Frequenzen, mit welchen die Vakuolen bei *marinen* und bei *Süßwasserinfusorien* schlägt[2]).

Marineinfusorien		Süßwasserinfusorien	
	Frequenz		Frequenz
Lagyrus crassicolis . .	2 Min.	Chilodon cucullulus . .	5 Sek.
Acineria incurrenta . .	6—12 Min.	Glaucoma colpidium . .	12—15 Sek.
Cryptochilum echini . .	20 Min.	Euployes charon . . .	31 Sek.

---

[1]) Nach Daten bei Botazzi: Ergebn. d. Physiol. Bd. 7 umgerechnet.
[2]) Nach Burian: in Handb. d. vergl. Physiol., herausgeg. von Winterstein, Bd. 2, II, S. 262. 1911.

Die große Differenz in der Schlagfolge ist leicht dadurch zu erklären, daß bei marinen Infusorien die Tätigkeit der Vakuole nur der Entfernung der Stoffwechselprodukte dient, während der Organismus im osmotischen Gleichgewicht mit der Umgebungsflüssigkeit steht, dagegen bei den Süßwasserinfusorien das Protoplasma unter Leistung osmotischer Arbeit dauernd aufgesaugtes Wasser in die Vakuole secerniert und entleert.

Diese Deutung stützt sich auf die Analogie mit den Verhältnissen, welche bei den höheren Süßwassertieren festgestellt wurden, bei welchen ein dauernder Strom von Wasser in den Körper aufgesaugt, aber durch besondere Emunktorien im gleichen Maße entfernt wird, und zwar so, daß die Gewebe in einem inneren Milieu von relativ konstanter Molarkonzentration leben.

Da bei Süßwasserinfusorien (Glaucoma colpidium) Medien von der Konzentration 0,075 Mol in 1000 g Wasser an die Vakuolenpulsation stillegen und Schrumpfung des Tierleibes hervorrufen, so läßt sich daraus schließen, daß die Molarkonzentration im inneren ihrer Zelle diesem Wert entsprechen muß. Es ist bemerkenswert, daß er demjenigen sehr nahe liegt, den man bei Süßwassermollusken findet. Wahrscheinlich liegt hier die Grenze der mit den Lebensvorgängen verträglichen Molarkonzentration.

Wie bereits erwähnt, sind die Mechanismen, die zur Regulation der Molarkonzentration dienen, am besten bei den Amphibien bekannt. Die Amphibien stellen unter den Süßwasserwirbeltieren einen insofern besonderen Typus dar, als bei ihnen der ganze Körper von einer Haut umhüllt ist, die Atmungszwecken dient und für Wasser höchst permeabel ist; bei Süßwasserfischen ist der Körper durch undurchlässige Schuppen bedeckt, und der Austausch wird durch die Kiemenflächen besorgt, deren Rolle bei den Amphibien der Haut zukommt. Der Körper ist gegenüber dem äußeren Medium für Wasseraufnahme sozusagen offen. Trotzdem erhalten die Frösche ihre Molarkonzentration von etwa 0,25 Mol im Liter aufrecht, selbst in der nahrungslosen Winterzeit, während welcher der Salzgehalt des Organismus nicht erneuert wird.

Die Permeabilität der Froschhaut für Wasser ist eine seit langem bekannte Tatsache. Townson[1]) faßte seine Beobachtungen im Jahre 1795 folgendermaßen zusammen: „*Quam gravis ea sit utilitas cutis generi Ranae ejusque congeneri Salamandrae apparebit ex hac commentatione, ex qua intelligitur, cum ea animalia, quorum oeconomiam optime novimus, maximam liquidorum copiam recipiant ore, haec contra reciperi cute sola, omni, quod ingerant, fluido aquoso absorpto per cutem, bibunt enim numquam.*" Spätere Beobachtungen haben dies bestätigt [Durig[2]), Overton[3]), P. Bert[4]), Brunacci[5]), Przylecki[6])]. Es wurde aber auch festgestellt, daß Frösche Wasser durch die Haut abgeben können und daß sie Wasser verlieren, wenn sie sich in einer Lösung von höherer Molarkonzentration befinden, als die ihrer Körperflüssigkeiten. Die Fähigkeit, ihre Molarkonzentration zu bewahren, ist bei ihnen einseitig entwickelt: in hypotonischen Lösungen, also bei nach innen gerichteter Wasserendosmose, vermögen sie es, sie sind aber wehrlos gegen ein Diffusionsgefälle, bei welchem Wasser nach außen, Salze nach innen diffundieren müssen.

Wenn man einen Frosch, dem die Kloake zugebunden ist, in Wasser setzt, und zwar so, daß Wasseraufnahme durch das Maul ausgeschlossen ist, so nimmt

---

[1]) Townson, zitiert nach E. Gaupp: Anatomie des Frosches, Bd. III, S. 462. 1904.
[2]) Durig: Pflügers Arch. f. d. ges. Physiol. Bd. 85, S. 401. 1901.
[3]) Overton: Verhandl. d. phys.-med. Ges. Würzburg, N. F. Bd. 36 S. 277. 1904.
[4]) Bert, P.: Cpt. rend. hebdom. des séances de l'acad. des sciences Bd. 97, S. 133. 1883.
[5]) Brunacci: Pflügers Arch. f. d. ges. Physiol. Bd. 150, S. 87. 1913.
[6]) Przylecki: Arch. internat. de physiol. Bd. 19, S. 148. 1922.

er durch die Haut Wasser auf, das dann durch die Niere als sehr verdünnter Harn ausgeschieden wird, dieser sammelt sich in der Kloake und im Darm. Die Gewichtszunahme hängt von der Temperatur ab und kann $^1/_4$ des Gewichtes pro Tag betragen. In Kochsalzlösungen nimmt der Frosch um so weniger an Gewicht zu, je konzentrierter sie sind, und in Lösungen von 0,19 bis 0,22 Mol im Liter behält er sein Eigengewicht; in konzentrierteren verliert er an Gewicht. Diese Tatsachen und ferner der Umstand, daß Kaliumionen für den Frosch ungiftig sind, wenn sie sich im Außenwasser befinden, dagegen giftig, wenn man sie ihm einverleibt, wurde anfangs in dem Sinne gedeutet, daß die Amphibienhaut für Wasser durchlässig, für darin gelöste Salze undurchlässig ist, daß sich der Frosch also verhält wie eine Pfeffersche Zelle oder ein Erythrocyt, daß er osmotisch Wasser aufsaugt und daß dem osmotischen Einstrom kontinuierliche Nierenarbeit, die das Wasser abscheidet, die Wage hält. Es stellte sich aber heraus, daß die Verhältnisse anders liegen: Die Haut der Amphibien saugt Wasser und darin gelöste Salze tätig auf[1]) und sezerniert sie in das Blut, aus dem die Niere auswählend den Überschuß an Wasser und Salzen abscheidet. Die resorbierende Haut und die ausscheidende Niere regulieren den Wasserdurchfluß und den Wasserhaushalt, und der aktiv geleitete Durchstrom dominiert anscheinend über den osmotischen Einstrom. Der Wasserdurchfluß hängt von nervösen Faktoren ab[2]). Abtragung der Zweihügel bewirkt erhöhte Aufnahme und Ausscheidung, Abtrennung des Grenzstranges, der hinteren Wurzeln, vermindert den Umsatz. Auch die Exstirpation der Hypophyse setzt den Wasserwechsel herab. Diese Faktoren scheinen auch zu bewirken, daß nach Abbindung der Ureteren die Wasseraufnahme durch die Haut abnimmt und zum Stillstand kommt, obwohl noch ein starkes Konzentrationsgefälle zwischen innerem und äußerem Milieu besteht [Przylecki[3])].

Die Unfähigkeit, in einer hypertonischen Salzlösung ihre Molarkonzentration zu erhalten, beruht bei den Amphibien auf der Eigenart ihrer Nieren. Dieses Organ ist völlig darauf eingerichtet, den Überschuß an resorbiertem Wasser als sehr verdünnte Lösung der Stoffwechselprodukte abzuscheiden, und vermag nur einen Harn zu bilden, der geringere Molarkonzentration hat als das Blut. Er ist an Salzen stets ärmer, an Stickstoff dagegen reicher als das Blutplasma; aus dem Glomerulusfiltrat wird in den durch besondere Blutzufuhr gespeisten Kanälchen das Salz genau zurückgehalten. Wenn man Frösche in hypertonische Salzlösungen setzt, so steigt mit der Molarkonzentration des Blutes die Molarkonzentration des Harns, bleibt jedoch stets niedriger, die Differenz wird mit steigender Konzentration des Blutes geringer, aber bevor Gleichheit eintritt, kommt es zu Anurie und Tod. Wenn man Fröschen, die in Brunnenwasser sitzen, Lösungen von Natriumsulfat einspritzt, so wird das Salz in Form einer verdünnten Lösung ausgeschieden, zu der das Wasser durch die Haut eingesaugt worden ist; fehlt die äußere Wasserzufuhr, so wird das Salz mit Wasser abgeschieden, das aus den Geweben stammt, daher der Gewichtsverlust in hypertonischen Lösungen.

Der Frosch ist also *aktiv homoiosmotisch* im Süßwasser, *passiv poikilosmotisch* in Salzwässern. Es liegt nahe, ähnliche Mechanismen für andere in Süßwasser homoiosmotische, wasseratmende Tiere anzunehmen und bei Fischen an eine Regelung von Einstrom und Ausscheidung durch Kiemen und Nieren

---

[1]) Über die Funktion der Froschhaut vgl. zuletzt E. F. Adolph: Americ. journ. of physiol. Bd. 73, S. 85. 1925; daselbst Literatur.

[2]) Pohle: Pflügers Arch. f. d. ges. Physiol. Bd. 182, S. 215. 1920.

[3]) Przylecki: Arch. internat. de physiol. Bd. 19, S. 148. 1922; vgl. auch Parnas: Biochem. Zeitschr. Bd. 114, S. 1. 1921.

zu denken. Es dürfte nach den Betrachtungen über Amphibien klar sein, daß die Homoiosmose der marinen Teleostier nicht durch die Niere geregelt werden kann, da der Harn bei diesen Fischen stets gegenüber dem Blutplasma hypotonisch ist.

		Conger vulgaris[1]	Scorpaena scrofa[1]	Gadus virens[2]	Gadus morrhua[2]	Orthagoriscus mola[3]	Anarrhichas lupus[2]
Mol in 1000 g Wasser	Blut	0,552	0,384	0,41	0,352	0,433	0,368
	Harn	0,444	0,354	0,34	0,348	0,373	0,300

Es bleibt uns noch auf das Verhalten der Fische einzugehen, welche sowohl in Süßwasser wie in Meerwasser leben können und beiden gegenüber *aktiv homoiosmotisch* sind, also über Einrichtungen verfügen, die bei den *Amphibien nicht vorhanden* sind. Diese Einrichtungen scheinen nicht in steter Arbeitsbereitschaft

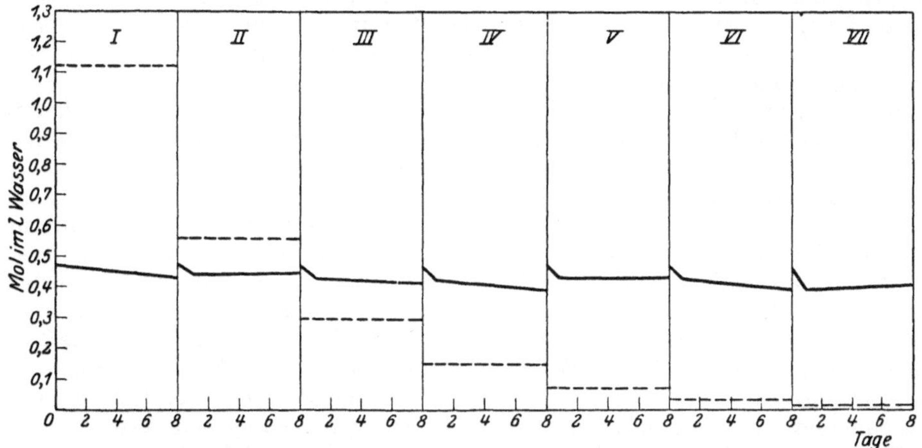

Abb. 14. Molarkonzentration im Blut von Fundulus hetroclitus und ihre Beeinflussung durch die Molarkonzentration des Außenwassers in achttägigen Versuchen. Die Tiere werden aus Meerwasser in künstliches Meerwasser verschiedener Konzentration gebracht. ——————— Molarkonzentration des Blutes, — — — — — Molarkonzentration des Außenwassers. Nach den Versuchen von LOEB und WASTENEYS.

zu stehen, sondern es muß sich der Organismus einer geänderten Molarkonzentration des äußeren Mediums anpassen. Die Beobachtungen von DAKIN[4] zeigen, daß die Molarkonzentration des Süßwasseraals (0,308 Mol/l) im Wasser der Nordsee steigt, aber bei einer der mittleren Konzentration der Nordseeteostier entsprechenden Molarkonzentration (0,4 Mol/l) stehen bleibt. Die kurzfristigen Versuche von PORTIER und DUVAL[5] dagegen zeigen viel größere Schwankungen, das innere Medium erreicht die Konzentration des äußeren, wenn die Molarkonzentration des letzteren 0,596 Mol im Liter beträgt, und in Salzlösungen, die konzentrierter sind als Meerwasser, werden schwere osmotische Schädigungen, Schrumpfung der Erythrocyten u. a. beobachtet. Eine analoge Einstellung und

[1]) BURIAN: Pflügers Arch. f. d. ges. Physiol. Bd. 136, S. 741. 1910.
[2]) DEKHUYSEN: Arch. néerland. de physiol. de l'homme et des anim. Bd. 10, S. 121. 1905.
[3]) RODIER: Travaux du laborat. d'Arcachon 1899, S. 103; zitiert nach HOEBER.
[4]) DAKIN: Biochem. journ. Bd. 3, S. 273. 1908.
[5]) PORTIER u. DUVAL· Cpt. rend. hebdom. des séances de l'acad. des sciences Bd. 175. S. 324; Bd. 174. S. 1493. 1922.

Wiedererlangung der ursprünglichen Molarkonzentration beobachtet man auch an der Flunder, wenn man sie aus dem gewohnten Meerwasser in Süßwasser überträgt. Ob die Versuche von Loeb und Wastenneys[1]) am Brackwasserteleostier *Fundulus heteroclitus* wirklich seine allmähliche Anpassung an ein verdünnteres Medium erweisen, scheint mir zweifelhaft: sie scheinen mir vielmehr am ersten wie am achten Tage die Unabhängigkeit innerhalb enger Grenzen, die den Teleostier der Meere auszeichnet, aufs deutlichste zu zeigen. Sie sind in Abb. 14 wiedergegeben.

Die Molarkonzentration erleidet während der embryonalen Entwicklung der Süßwassertiere interessante Änderungen, die von Bialaszewicz[2]) sowie Backman mit Runnstroem und Sundberg[3]) entdeckt und studiert worden sind. Die kryoskopisch ermittelte Molarkonzentration der unbefruchteten Eier im Ovar gleicht der der Körpersäfte des Muttertieres; nach natürlicher sowie künstlicher Befruchtung oder parthenogenetischer Anregung des Entwicklungsvorganges, aber auch nach bloßem Kontakt der unbefruchteten Eier mit einer *hypotonischen* Lösung fällt, und zwar bei der Bildung des Perivitellins und unter Austritt von Salzen ins Wasser, die Molarkonzentration auf einen niedrigeren Wert, als wir ihn in irgendeinem Organismus vorfinden (0,024 Mol in 1000 g Wasser.) Aber schon im Gastrulastadium steigt die Molarkonzentration auf die der niederen Süßwassertiere (0,116 Mol in 1000 g), um erst in ausgeschlüpften, 20 bis 25 alten Larven auf den Wert der erwachsenen Tiere zu steigen.

Der Mechanismus der Erscheinung ist durchaus nicht klar: vor allem ist es schwer zu verstehen, wie die Molarkonzentration von 0,116 im Neurulastadium wieder erreicht werden könnte, wenn die tiefe Reduktion auf 0,024 durch Austritt von Salzen bedingt wäre. Werden Salze aus dem Umgebungswasser wieder eingefangen? Dies erscheint nicht wahrscheinlich, denn die Froscheier entwickeln sich auch im annähernd salzfreien Wasser. Das Merkwürdige ist, daß in dem Ei, das nur Sauerstoff und Wasser von außen erhält, starke Volumzunahme mit Konzentrationszunahme zusammengeht, die nicht allein durch Zunahme an kleinmolekularen organischen Stoffen im Embryo bedingt sein kann.

Die tiefe Reduktion der Molarkonzentration nach der Befruchtung ist nicht bei allen Wasserembryonen beobachtet worden. Sie fehlt bei Salmoniden, wie man aus den Untersuchungen von Gray[4]) an der Forelle, von Runnstroem[5]) am Saibling weiß: bei diesen reinen Süßwasserfischen fällt die Molarkonzentration der Eier nach der Befruchtung nur um 6%[6]).

V. Der Wasserumsatz bei luftatmenden Tieren.

Unter den luftatmenden Tieren (Landtieren) ist, wie schon erwähnt, die *Homoiosmose* eine Bedingung des *freien* Lebens. Die Molarkonzentration muß hier sowohl gegen einen Überschuß von Wasser als gegen Wasserverlust geschützt werden. Es ist hervorgehoben worden, daß das höhere Tier seinen

---

[1]) Loeb u. Wastenneys: Journ. of biol. chem. Bd. 21, S. 223. 1915.

[2]) Bialaszewicz: Arch. f. Entwicklungsmech. Bd. 37, S. 489. 1912.

[3]) Backman und Runnstroem: Pflügers Arch. f. d. ges. Physiol. Bd. 144, S. 287. 1912. — Backman und Sundberg: Pflügers Arch. f. d. ges. Physiol. Bd. 146, S. 212. 1912. — Backman: Pflügers Arch. f. d. ges. Physiol. Bd. 148, S. 141. 1912. — McClendon: Americ. journ. of physiol. Bd. 38, S. 163. 1915.

[4]) Gray: Journ. of physiol. Bd. 53, S. 208. 1921.

[5]) Runnstroem: zitiert nach Ber. üb. d. ges. Physiol. Bd. 7, S. 490. 1920.

[6]) Über das Verhalten der Daphnieneier (Cladocera, Crustaceen) vgl. Przylecki: Travaux du laborat. de physiol., Inst. Nencki (Warschau) Bd. 1, Nr. 4. 1921; Nr. 10. 1921.

Glykogenvorrat und sein Fett fast vollständig, sein Eiweiß zur Hälfte einbüßen kann, ohne daß die Funktionen des Organismus gestört werden, daß dagegen ein Verlust von 10% des Wassergehaltes zu schweren Störungen, der Verlust von 22% zum Tode führt (Rubner).

Die Erhaltung des Wasserbestandes wird durch Regelung der Exkretion erreicht sowie durch teilweise Überwachung der Wasseraufnahme, an der höhere Zentren teilnehmen. Ein *Wasserwechsel* ist für jeden Organismus unumgänglich[1]); ein jeder Organismus verliert Wasser durch Verdunstung, wenn er in der Luft lebt, und ein jeder verliert Wasser mit der Ausscheidung der nichtflüchtigen Exkretstoffe; diese Verluste müssen ersetzt werden. Die Grenzen, innerhalb welcher der Wasserumsatz schwankt, sind allerdings sehr weit gezogen und entsprechen den ökologischen Bedingungen, in welchen die Organismen leben, der Temperatur, Luftfeuchtigkeit, der Möglichkeit, Süßwasser aufzunehmen, und der Art der Ernährung. Als Grenzfälle mögen die pflanzenfressenden Säuger genannt werden, welche für die Ausnutzung ihrer unaufgeschlossenen Nahrung großer Wassermengen bedürfen[2]) und unter welchen sich auch schon der Unterschied zwischen den Steppentieren (Pferd, Schaf) und den an saftige Weiden gewöhnten Rindern oder Schweinen geltend macht; andererseits Insektenlarven oder Winterschläfer, welche u. U. die größere Hälfte des Jahres ohne Wasserzufuhr leben können; oder Motten, wie die Kleidermotte oder die Mehlmotte, welche in einer wasserdampffreien Atmosphäre (Exsiccator) von einer Nahrung leben können, die 5 bis 10% Wasser enthält und deren Larven 50 bis 80% Wasser enthalten können[3]).

Die Wasserzufuhr der Landtiere besteht in dem als natürliches Süßwasser aufgenommenen Wasser, aus dem in pflanzlichen oder tierischen Geweben, die als Nahrung dienen, enthaltenen sowie aus dem Wasser, das durch Stoffwechselvorgänge im Organismus gebildet wird.

Die Aufnahme von Wasser als *Getränk* oder in Getränken ist durchaus nicht allgemein verbreitet, und es wäre interessant, eine Zusammenstellung der Tiere zu machen, welche Wasser trinken, und solcher, die es nicht tun. Viele Fleischfresser, z. B. Katzen, trinken kein Wasser. Auch die Aufnahme von Getränken beim Menschen wird häufig durch Appetit und durch Gewohnheiten in höherem Maße bedingt als durch Durst[4]), doch spielt beim Menschen die Regulation der Körpertemperatur durch Schwitzen eine lebenswichtige Rolle, und es hängt der Wasserumsatz vom Klima und Ernährung ab. Die *allgemeinste*

---

[1]) Es sei in diesem Zusammenhang die Ansicht von Carl Voit wörtlich angeführt (Handb. d. Physiol., herausgeg. von Herrmann, Bd. VI, 1, S. 351. 1881): „Das Wasser, welches sich in größter Menge im Organismus abgelagert findet, ist derjenige Nahrungsstoff, welcher auch in größter Masse dem Körper dargeboten werden muß. Für gewöhnlich pflegt man auf das Wasser als wichtigsten und in quantitativer Beziehung bedeutungsvollsten Nahrungsstoff nicht sonderlich zu achten, da es meist in ausreichender Menge zu Gebote steht. Müßten wir dasselbe jedoch sehr teuer zahlen, wie z. B. das Eiweiß in der Form von Fleisch, dann würden wir, wie schon bemerkt, seinen Wert ganz anders schätzen, ähnlich wie die Reisenden in der Wüste, welche das Wasser für Menschen und Tiere mit sich zu führen gezwungen sind.''

[2]) Auf 1 kg Futtertrockensubstanz nehmen Schweine 7—8, Kühe 4—6, Ochsen 4—5, Pferde und Schafe 2—3 kg Wasser auf. Nach Kellner: Die Ernährung der landwirtschaftlichen Nutztiere., 8. Aufl., S. 184. 1919.

[3]) Babcock: Exp. Station, Wisconsin, Res. bull. 1912, S. 181; zitiert nach Rowntree: Physiol. review Bd. 2, S. 118. 1922.

[4]) In Indien soll der tägliche Wasserumsatz etwa 13 l betragen (Journ. of hyg. Bd. 12, S. 479, 1912). In hochwarmen Klimaten bedarf es, um bei gemischter Kost von 2400 Calorien den Harn verdünnt zu halten und die Temperatur durch Schwitzen zu regulieren, 4400 g Wasser (Rubner: Arch. f. Hyg. Bd. 37, S. 148. 1900).

Wasseraufnahme erfolgt durch Aufnahme *fester Nahrung*. Aus einer von Rowntree angeführten Tabelle ist zu ersehen, daß die meisten menschlichen Nahrungsmittel in tafelfertigem Zustand weit mehr als 50% Wasser enthalten. Um so
mehr gilt dies für die frischen pflanzlichen Gewebe, welche der Pflanzenfresser,
und die tierischen Gewebe, die der Fleischfresser aufnimmt. Das im Stoffwechsel
entstehende Wasser macht schließlich in der Wasserzufuhr einen kleineren,
aber keineswegs zu vernachlässigenden Teil aus. Nach Magnus-Levy entsteht
bei der Verbrennung von

100 g Fett . . . . 107,1 g Wasser
100 g Stärke . . . . 55,5 g   ,,
100 g Eiweiß . . . . 41,3 g   ,,

Wenn also ein Fleischfresser 1 kg frisches Fleisch mit 10% Fett aufnimmt,
so stellt diese Menge folgende Wasserzufuhr dar: aus Fett 107 g, aus Gewebswasser etwa 675 g, aus Eiweiß 93 g, zusammen 875 g. Dieses Wasser würde
eine Ausscheidung des gebildeten Harnstoffes (70 g) in einer 8proz. Lösung ermöglichen, die in bezug auf Salze nicht konzentrierter wäre als die Gewebe
des Tieres.

Das Fett spielt als wasserliefernder Vorratsstoff zweifellos in der Ökonomie
derjenigen Tiere eine bedeutende Rolle, die mit sehr geringer Wasserzufuhr
auskommen müssen. Das Fett besitzt für Insektenpuppen, Winterschläfer,
Wüstentiere (wie das Kamel) sowie für luftatmende Meerestiere eine hervorragende
Eignung als Wasserspender und nicht nur als Energiespender. Es ist bemerkenswert, daß die Speicherung von Fett bei Süßwassertieren viel spärlicher vorkommt als bei Landtieren sowie Salzwassertieren[1]).

Die Anpassung an geringe Zufuhr von Wasser erfolgt durch Einschränkung
der Verdunstung und durch Ausscheidung wasserarmer Exkrete. Die Einschränkung der Verdunstung geschieht durch Bedeckung der Körperoberfläche
mit einem undurchlässigen Integument, mit Hornschuppen, einem dichten
Haarkleid oder Gefieder; sie kann bei poikilothermen Tieren in höherem Maße
erfolgen als bei homoiothermen, bei welchen die Wasserverdunstung zum Teil
der aktiven Temperaturregulation dient, zum Teil in die kühlere Umgebung,
besonders bei der Lungenatmung, abströmt. Die Anpassung der Exkretion
an geringe Wasserzufuhr erfolgt durch Ausscheidung der stickstoffhaltigen Stoffwechselprodukte als Harnsäure, ein wasserstoffarmes, im festen Zustand mit
wenig Wasser ausscheidbares Endprodukte sowie durch Ablagerung der Exkretstoffe in periodisch abzuwerfenden Häuten. Es gibt für dies Verhalten kaum
ein so lehrreiches Beispiel wie eine Insektenlarve mit langer Entwicklungszeit,
z. B. die Puppe von Deilephile euphorbiae, bei welcher man die Stoffwechselschlacken einer 8monatigen Entwicklungszeit beim Ausschlüpfen vollständig
als einen dicken Brei fester, fast reiner Harnsäure vorfindet. Die Exkretion von
festen stickstoffhaltigen und mineralischen Stoffen (Kalk) in eine periodisch
abzuwerfende Haut ist bei Insekten (Seidenwurm), Diplopoden (Schnurasseln),
Aranea [Webspinnen[2])] und ebenfalls bei Wüsteneidechsen verbreitet[3]).

---

[1]) Vgl. König: Chemie d. menschlichen Nahrungs- und Genußmittel, 4. Aufl., Bd. I,
S. 43—48 (Fische), 52—56 (Fische, die Vertebraten), 56 (Fische), 60—61 (Fische), 67—70
(die Vertebraten). 1903. — Einige Daten bei E. Terroine: Annal. des sciences naturelles,
Zoologie X, Bd. 4, S. 30—45. 1919.
[2]) Literatur bei Ehrenberg: Handb. d. vergl. Physiol., herausgeg. von Winterstein,
Bd. 3, II, S. 758.
[3]) Strohl, J.: in Bull. de la soc. de geogr. d'Alger. 1923, S. 10 (nach einem Sonderabdruck).

Der Erhaltung eines konstanten inneren Mediums dienen im höheren Organismus die Einrichtungen des inneren Wasserumsatzes. Wenn das Tier Wasser als Getränk aufnimmt, so wird die Größe der Aufnahme durch Durst resp. Appetit bestimmt, und die Aufsaugung des Wassers durch den Darm ist unter normalen Bedingungen keiner Kontrolle unterstellt und praktisch unbegrenzt[1]); einer größeren Wasseraufnahme und Aufsaugung vermag die Niere nicht in der Ausscheidung Schritt zu halten. Manche physiologische Funktionen verursachen Wasserverschiebungen im Organismus selber — etwa 10% des gesamten Wassergehaltes —, und eine Menge, welche dem gesamten Wassergehalt des Blutes entspricht, wird im Laufe des Tages mit den Verdauungssäften in den Verdauungstrakt sezerniert und wieder zurückresorbiert. Diese Wasserüberschwemmungen und Wasserverschiebungen bewirken nur geringfügige Veränderungen im Wassergehalt des Blutes, Wasser und Salze werden von Geweben aufgenommen: diese Funktion der Gewebe als Wasserdepots stellt einen der wichtigsten Faktoren in der Erhaltung des konstanten inneren Mediums dar.

Wenn einem Hunde von 13 kg 2200 g Wasser mit 13,36 g NaCl im Verlauf einer Stunde in die V. femoralis injiziert werden, so werden in 2 Stunden nach Beginn der Injektion 316 g Wasser mit 3,5 g NaCl als Harn ausgeschieden. Von den zurückgehaltenen 1889 g Wasser werden 148 g im Blut, 1741 g in den Geweben zurückgehalten [R. MAGNUS[2])]. Die Wasseraufnahme erfolgt hauptsächlich — relativ und absolut — durch Muskel und Haut: in einem Versuch von ENGEL[3]) haben beim Hund die Muskeln 482 g, die Haut mit Unterhautbindegewebe 126 g, Leber, Darm, Lunge und Niere zusammen 61 g, das Blut nur 11 g Wasser aufgenommen. Die besondere Bedeutung des Bindegewebes als Wasserdepot ist von SCHADE beleuchtet[4]) und in ihrem Mechanismus analysiert worden[5]).

Bei der natürlichen Wasseraufnahme durch den Verdauungskanal wird die gewaltsame Schwankung (im Gegensatz zu den Versuchen mit intravenöser Infusion) durch die Leber gedämpft, deren regulierende Funktion im Wasserhaushalt von E. P. PICK[6]) und MAUTNER[7]) entdeckt worden ist.

Dieselben Gewebe, welche durch Aufnahme des Wasserüberschusses die Molarkonzentration des inneren Mediums im tierischen Organismus vor vorübergehenden größeren Schwankungen schützen, sind auch befähigt, überschüssige Salze aufzunehmen. Wenn Kochsalz oder Natriumsulfat parenteral eingebracht wird, dann wird zuerst Wasser von den Geweben an das Blut abgegeben, und

---

[1]) ROWNTREE spricht (l. c. S. 110, Fußnote) von einem Mechanismus, der bei manchen Tieren (Hund, Katze, Kaninchen) vor übermäßiger Wasseraufnahme schützt. Es sollen bei diesen Tieren nur kleine Wassermengen aufgenommen werden, wenn Wasser in den Magen gebracht wird. Er sagt indessen nichts Näheres darüber.

[2]) MAGNUS, R.: Arch. f. exp. Pathol. u. Pharmakol. Bd. 44. S. 68. 1900.

[3]) ENGEL: Arch. f. exp. Pathol. u. Pharmakol. Bd. 51, S. 346. 1904.

[4]) SCHADE: Zeitschr. f. exp. Pathol. Bd. 14, S. 1. 1913; Zeitschr. f. klin. Med. Bd. 96, S. 279. 1923. Vgl. auch SCHADE: Der Wasserstoffwechsel, l. c. S. 173, sowie LEO LOEB: Oedema. Medicine Bd. II, S. 171, besonders S. 246. 1923, sowie W. H. VEIL: in Ergebn. d. inn. Med. Bd. 23. 1923.

[5]) Das Bindegewebe ist für diese Rolle durch die großen Massen seiner extracellulären Kolloide in Grundsubstanz und Faser, seine Verbreitung, Räumigkeit und Dehnbarkeit vorbestimmt. Die extracellulären Kolloide des Bindegewebes zeigen ferner, wie SCHADE bemerkt, ein antagonistisches Quellungsverhalten, es quillt die Grundsubstanz infolge derjenigen Verschiebungen von Salzgehalt und Wasserstoffionenkonzentration, welche Entquellung der Kollagenfaser bewirken, und umgekehrt. Bei bestimmter Konzentration der Wasserionen ist dies Verhalten für zwei Kolloide mit verschiedenen isoelektrischen Punkten eine gesetzmäßige Notwendigkeit. Wie diese Ausgleichung infolge dieses Antagonismus jedoch *in vivo* sich verhalten mag, das läßt sich schwer übersehen.

[6]) PICK, E. P.: Verhandl. d. 35. Kongr. f. inn. Med. 1923, S. 107.

[7]) MAUTNER u. PICK: Arch. f. exp. Pathol. u. Pharmakol. Bd. 97, S. 306. 1923.

die Niere beginnt Wasser und NaCl abzuscheiden; zugleich wird ein Teil dieser Stoffe im Muskelgewebe und im Unterhautbindegewebe gespeichert (Magnus, Engels l. c.). Derselbe Mechanismus ist auch beim Frosch festgestellt worden. Die wasserbindenden Gewebe und die Niere bringen die Molarkonzentration des Blutes durch ihr Wechselspiel allmählich ins Gleichgewicht, sobald eine Störung erfolgt ist: eine konzentrierte Glucoselösung, intravenös eingebracht, bewirkt zuerst Verdünnung des Blutes durch Gewebswasser, hydrämische Plethora, welche wieder Diurese hervorruft; darauf erfolgt Bluteindickung, erneuter Einstrom von Wasser und Salz aus dem Gewebe und schließlich Herstellung des Gleichgewichtszustandes durch die Niere[1]).

Der Mechanismus und das Wechselspiel der wasserspeichernden Gewebe und der ausscheidenden Niere, in welchem die ersteren Störungen dämpfen, die zweite das Gleichgewicht endgültig herstellt, wird in seinem Zusammenhange durch *vasculäre, chemische, nervöse* und *hormonale* Faktoren gesteuert, die in anderen Kapiteln dieses Handbuches ausführlich betrachtet werden[2]).

---

[1]) Lipschitz: Arch. f. exp. Pathol. u. Pharmakol. Bd. 85, S. 359. 1919. — Bürger u. Hagemann: Dtsch. med. Wochenschr. Jg. 97, S. 207. 1921.

[2]) Siebeck, R.: Dieser Band S. 161.

Physiologie des Wasserhaushaltes.

Von

R. Siebeck

Bonn.

Zusammenfassende Darstellungen.

Albu-Neuberg: Physiologie und Pathologie des Mineralstoffwechsels. Berlin 1906. — Bernard, Claude: Leçons sur les propriétés physiologiques et les altérations pathol. des liquides de l'organisme. Paris 1859. — Höber: Physikalische Chemie der Zelle und der Gewebe. 5. Aufl. 1922 und 1924. — Klemensiewicz: Pathologie der Lymphströmung in Krehl-Marchands Handbuch der allgemeinen Pathologie Bd. 2 (1). 1912. — Magnus-Levy: Physiologie des Stoffwechsels. Verhalten und Rolle des Wassers im Stoffwechsel. In von Noordens Handb. d. Pathologie des Stoffwechsels. 2. Aufl. 1. Bd. S. 423. 1906. — Morawitz-Nonnenbruch: Pathologie des Wasserhaushaltes. In Oppenheimers Handb. d. Biochemie. 2. Aufl. Bd. 8, S. 756. 1925. — Overton: Über den Mechanismus der Resorption und Sekretion in Nagels Handb. d. Physiologie Bd. 2, S. 744. 1907. — Schade: Wasserstoffwechsel. In Oppenheimers Handb. d. Physiologie. 2. Aufl. Bd. 8, S. 149. 1924. — Veil, W. H.: Physiologie und Pathologie des Wasserhaushaltes. Ergebn. d. inn. Med. u. Kinderheilk. Bd. 23, S. 648. 1923. — Volhard: In Mohr-Staehelius Handb. d. inn. Med. Bd. 3, (2) S. 1228. 1918.

Einleitung.

Unter dem Wasserhaushalte verstehen wir die *Ordnung*, durch die bei dauerndem Wasserwechsel der Wasserbestand und die Wasserverteilung im Körper aufrecht erhalten werden. Der Organismus nimmt Wasser auf und gibt ununterbrochen Wasser ab, dabei bleibt aber der Wassergehalt seiner Gewebe im wesentlichen unverändert; Wasseraufnahme und Wasserabgabe, alle Vorgänge, die am Wasserwechsel beteiligt sind, sind also irgendwie aufeinander abgestellt, führen zu einem ganz bestimmten Ergebnisse. Nun ist aber im Organismus keine Zelle ohne Wasser: die chemischen Reaktionen laufen in wässerigen Lösungen, jedenfalls unter Beteiligung wässeriger Lösungen ab, und jeder Stofftransport ist mit Wasserverschiebung verbunden, Wasser durchdringt den ganzen Organismus, ein dauerndes Strömen, Binden und Lösen, eine ungeheure Vielgestaltigkeit der Vorgänge, und doch bei all dem dauernden Wechsel ein gewisses Gleichgewicht, eine Konstanz des Wasserbestandes und der Wasserverteilung.

Wenn wir ein Glas Wasser trinken, so entsteht durch die erste Berührung des getrunkenen Wassers mit den Zellen eine Bewegung, ein Anstoß: die Umgebung, das Milieu der Zellen wird geändert, es wird ein Einfluß auf die Zellen ausgeübt, irgendein Vorgang schließt sich an; manche Zellen geben vielleicht Stoffe ab, andere nehmen von dem Wasser auf, das Wasser tritt in die eigentümlichen Lösungsbedingungen einer Zelle ein. Nun kommt das Wasser von der ersten Zelle in eine andere oder es tritt in das Blut über und findet sich da wieder in ganz neuen Zusammenhängen — in einem neuen physikalisch-chemischen Zustande. Und die Veränderung des Blutes durch das aufgenommene Wasser führt zu neuen Vorgängen, überall, wo dies veränderte Blut mit empfindlichen Zellen in Berührung kommt, nicht nur in den Nieren, sondern in den verschiedensten Geweben des Organismus.

Wir sehen, wie ungeheuer verzweigt und verflochten diese Vorgänge sind, immer ist der *ganze* Organismus beteiligt, aber durch den ganzen Organismus hindurch besteht ein unausweichlicher Zusammenhang.

Wir können diesen Wasserhaushalt nicht richtig verstehen aus einer rein quantitativen Analyse von Aufnahme und Ausfuhr, so wenig der energetische Stoffwechsel nur aus einer quantitativen Bilanz der Zufuhr und des Verbrauches verstanden werden kann; es genügt auch nicht, nach der grob anatomischen Lokalisation der Vorgänge zu fragen: was ist auf die Funktion der Nieren, was auf die dieser oder jener Gewebe und Organe zu beziehen und welches sind die Wege der chemischen und nervösen Regulationen. Sondern wie die Untersuchung des energetischen Stoffwechsels immer mehr auf die zugrunde liegenden chemischen Reaktionen gelenkt wird, so die des Wasserhaushaltes auf die physikalisch-chemischen Verhältnisse, auf die wechselnden physikalisch-chemischen Eigenschaften, die das Wasser bei seinem Strömen durch den Organismus zeigt, auf die Bindung des Wassers·im Blute und in den Zellen und Geweben.

Biologische Forschung hat die Aufgabe, zu prüfen, wie weit die bekannten physikalisch-chemischen Gesetze zu einem Verständnisse der einzelnen Vorgänge führen — wir können darin gar nie weit genug gehen, weil diese Untersuchung niemals am Ende ist — aber es darf darüber nicht vergessen werden, daß das Eigentümliche der Lebensvorgänge nicht eigentlich in diesen Elementen gegeben ist, sondern vielmehr in der besonderen Anordnung, im Zusammenhang dieser Elemente in einem ganzen Organismus, im Leben mit all seinen Beziehungen zur Vergangenheit und zur Umwelt. „L'élément ultime est physique — l'arrangement est vital" (Claude Bernard).

Das führt uns aber noch einen Schritt weiter, und das ist für den Biologen besonders wichtig; jeder Organismus ist ein Individuum, ein Ganzes, Unteilbares für sich. Je größer die Differenziertheit eines Organismus, desto bedeutungsvoller sind die individuellen Eigentümlichkeiten. Es ist klar, daß dieses Besondere des Einzelnen beim Menschen ein unvergleichliches Ausmaß erreicht, das müßte von der Biologie vielmehr beachtet werden. Freilich, und auch das darf nicht übersehen werden, auch der besondere Einzelne ist schließlich nur als ein Teil, als ein Glied des größeren Ganzen zu verstehen.

Der hier angedeuteten Auffassung des „Wasserhaushaltes" entspricht es, nicht von der Wasseraufnahme und Wasserabgabe, von einzelnen Organen und ihrer Funktion, sondern von dem Wasserbestande und der Wasserverteilung im Organismus auszugehen.

I. Wasserbestand und Wasserverteilung im Organismus.

Der menschliche Körper besteht wie alle anderen Organismen zum weitaus größten Teil aus Wasser.

Claude Bernard[1]) führt die ersten Bestimmungen des Wassergehaltes von Chaussier an, der eine menschliche Leiche im Backofen getrocknet hat: „à une chaleur assez peu considérable, pour ne pas opérer la carbonisation". Aber lange vor der Verkohlung gehen flüchtige organische Substanzen, besonders Fette, verloren; das Ergebnis, nach dem der Körper 90% Wasser enthält, ist

---

[1]) Bernard, Claude: Leçons sur les liquides. Bd. I, S. 30. 1859.

also sicher erheblich zu hoch. Auch CLAUDE BERNARDS Hinweis auf ägyptische Mumien, die etwa auf den zehnten Teil des Gewichtes reduziert sein sollen, kann auf Sicherheit und Genauigkeit keinen Anspruch machen.

Viel wertvoller sind die Angaben von BISCHOFF[1]), der an frischen Leichen (z. B. nach einer Hinrichtung) die einzelnen Organe präparierte und auf ihren Trockengehalt untersuchte. Die wichtigsten Zahlen sind folgende:

Gesamtgewicht	70 kg			Wassergehalt	59%	= 41	l
Muskulatur	30 „	= 42%	des Körpergewichtes	„	76%	= 22	l
Fettgewebe	13 „	= 18%	„	„	30%	= 3,8	l
Skelett	11 „	= 16%	„	„	22%	= 2,4	l

In einer anderen Leiche betrug das Gewicht des Fettgewebes allerdings 28% des Gesamtgewichtes (statt 18%), schon das zeigt, welche Rolle individuale Differenzen spielen. Ähnlich sind die Angaben von A. W. VOLKMANN[2]), der für den ganzen Körper einen Wassergehalt von 66% annimmt.

Nach diesen Untersuchungen — neuere liegen nicht vor — können wir annehmen, daß *der Wasserbestand des Körpers annähernd zwei Drittel des Körpergewichtes beträgt*. Dabei sind aber die individuellen Differenzen recht erhebliche.

Da die Hälfte des Körperwassers in der Muskulatur enthalten ist, und da diese viel wasserreicher ist als der ganze Körper, wird bei starker Entwicklung der Muskulatur der Wasserbestand ein erheblich größerer sein. Wir wissen auch aus Stoffwechselversuchen, daß Ansatz von Fett wie auch von Glykogen oder Eiweiß stets mit beträchtlichem Wasseransatz verbunden ist (vgl. Kap. V). Den Wasserbestand des einzelnen Menschen können wir nur ungefähr schätzen, etwa nach seinem Aussehen, nach dem Turgor der Haut und nach dem Er-nährungszustand, bei Kranken nach dem Befunde abnormer Wasseransammlung-An der Grenze der Norm stehen vielleicht teilweise noch die, von denen wir sagen, sie sehen „aufgeschwemmt“ aus. Besser zu beurteilen sind beim Einzelnen die Schwankungen seines Wasserbestandes, denn große Schwankungen des Körpergewichtes in kurzen Fristen sind immer wesentlich auf Ansatz oder Ausschwemmung von Wasser zu beziehen, vor allem, wenn die Ernährung dem Bedarfe des Stoffwechsels einigermaßen entspricht. Von Änderungen des Wasserbestandes und von ihrer Beurteilung nach dem Körpergewichte wird in den folgenden Kapiteln zu reden sein.

Wichtig ist, daß der kindliche Körper viel wasserreicher ist; ich gebe die Zahlen von ECKERT[3]) an:

Trockensubstanz pro 100 g des asche- und fettfrei gedachten Körpers beträgt:

im 6.	Embryonalmonat	9,7 g
„ 7.	„	14,0 g
„ 8.	„	16,7 g
beim Neugeborenen		15,7 g
„ 3 Monate alten Säugling . .		17,1 g
„ Erwachsenen		23,4 g

Nach CAMMERER und SÖLDNER[4]) beträgt der Wassergehalt des normalen Säuglings etwa 70%, der seiner Muskulatur 82%. Atrophische Säuglinge sind fettärmer und dadurch relativ wasserreicher[5]).

---

[1]) BISCHOFF: Zeitschr. f. rat. Med. 3. Reihe, Bd. 20, S. 75. 1863.

[2]) VOLKMANN, A. W.: Ber. d. sächs. Ges. d. Wiss. d. math.-naturw. Kl. Bd. 26, S. 202. 1874.

[3]) ECKERT: Zitiert nach L. F. MEYER: Ergebn. d. inn. Med. Bd. 17. S. 585. 1919.

[4]) CAMMERER u. SÖLDNER: Zeitschr. f. Biol. Bd. 39, S. 173. 1900; Bd. 43, S. 1. 1902. Vgl. ferner FEHLING: Arch. f. Gynäkol. Bd. 11, S. 526. 1877: Wassergehalt eines Embryo von 6 Wochen 97,5%, von 4 Monaten 92%, von 6 Monaten ca. 85%, von 9 Monaten 74%.

[5]) STEINITZ: Jahrb. f. Kinderheilk. Bd. 59, S. 444. 1904.

In der Einleitung zu diesem Abschnitte habe ich auf die verschiedenen Zusammenhänge hingewiesen, auf die wechselnde Lösung und Bindung, die das Wasser im Organismus eingeht. Mehr noch als die Menge des gesamten Wassers wird uns deshalb die *Wasserverteilung* im menschlichen Körper interessieren.

Ein Teil des Wassers fließt in einem besonderen Systeme, im Gefäßsysteme: *Blut und Lymphe.* Blutgefäße und Lymphgefäße sind eng verbunden. Das Lymphgefäßsystem kann nach seiner entwicklungsgeschichtlichen Entstehung wie auch nach seinem endgültigen Aufbau als eine freilich vielfach verzweigte Ausstülpung der Blutgefäße betrachtet werden; die Lymphgefäße sind in den Geweben, wie man heute annimmt, allseitig mit Endothelien abgeschlossen, wie „Handschuhfinger" in das Gewebe eingesenkt. Die Lymphe ergießt sich fortwährend ins Blut, Blut und Lymphe zusammen bilden die *„zirkulierende Körperflüssigkeit"*.

Diese Flüssigkeit hat nun ganz besondere *Eigenschaften*; es ist eine Lösung mit gelösten Teilchen ganz verschiedener Größe, von den kleinsten Ionen bis zu den größten Eiweißmolekülen[1]). Daß überdies etwa die Hälfte des Blutes aus suspendierten Zellen besteht, mag vorerst außer Betracht bleiben, da wir es zunächst mit der Blutflüssigkeit, dem *Plasma*, zu tun haben. Das Plasma enthält Elektrolyte, undissoziierte organische Stoffe, wie Harnstoff u. a., fettähnliche Stoffe und hochmolekulare Eiweißkörper. Diese letzteren bestimmen den kolloidalen Charakter der Lösung. Der *Wassergehalt* dieser Lösung schwankt um etwa 91%, je nach dem Eiweißgehalt, da das Eiweiß die weit überwiegende Masse der gelösten Stoffe ausmacht. Der *osmotische Druck* der Lösung hingegen, der bei Gesunden ebenfalls in engen Grenzen festgehalten wird, etwa einer Gefrierpunktsdepression von 0,56 entsprechend, wird ganz überwiegend durch die Elektrolyte und durch die kleineren undissoziierten Moleküle, vor allem durch Kochsalz und Harnstoff, bestimmt. Auch die *Reaktion* der Lösung erleidet keine oder nur kaum merkbare Veränderungen, die Wasserstoffionenkonzentration ist bei 37° etwa gleich 10^{-7}, liegt also nach der alkalischen Reaktion hin ein wenig vom Neutralpunkte entfernt. Die Reaktion wird festgehalten einmal durch die Pufferung im Blute selbst durch Bicarbonat und sekundäres Phosphat sowie durch die amphoteren Eiweißkörper und die Erythrocyten, dann aber auch durch die Regulation der CO_2-Abgabe mit der Atmung und der Elektrolytausscheidung im Harne. Auf all diese komplizierten Zusammenhänge kann an dieser Stelle nicht eingegangen werden.

Wenn man Plasma durch ein Ultrafilter, das die Eiweißkörper zurückhält, passieren läßt, so bleibt ein Teil des Wassers im Filter zurück, an das hochmolekulare Eiweiß gebunden, adsorbiert. Diese Bindung des Wassers an Eiweiß — Vergleichswerte ergeben sich am besten aus der Geschwindigkeit, mit der bei bestimmtem Druck das Plasma durch ein bestimmtes Ultrafilter filtriert — ist abhängig von der Menge und Art der Eiweißkörper, von der Reaktion, von den Anionen und Kationen, sowie von besonderen wirksamen Stoffen[2]). Das Eiweiß verhält sich wie andere lyophile Kolloide, die je nach ihrem u. a. von Ionenwirkungen abhängigen physikalischem Zustande Wasser binden; man hat das als *„Quellungsdruck"* des Plasmaeiweißes oder als *„onkotischen Druck* des Plasmas" (Schade) bezeichnet.

---

[1]) Siehe auch dieses Handbuch Bd. 6.

[2]) Ellinger, Heymann u. Klein: Arch. f. exp. Pathol. u. Pharmakol. Bd. 91, S. 1. 1921. — Ellinger u. Neuschlosz: Biochem. Zeitschr. Bd. 127, S. 241. 1922. — Beckmann: Dtsch. Arch. f. klin. Med. Bd. 145, S. 22. 1924. — Schade u. Claussen: Zeitschr. f. klin. Med. Bd. 101, S. 363. 1924. — Über die Bedeutung dieses „Quellungsdruckes" vgl. S. 175 f..

Auch die *Viscosität* des Plasmas hängt wesentlich von Menge, Art und Zustand des Eiweißes ab; manche Einflüsse, wie z. B. die meisten Ionen, wirken in gleichem Sinne auf den „Quellungsdruck" des Eiweißes wie auf die Viscosität[1]).

Alle diese Beziehungen, die durch die physikalisch-chemischen Eigenschaften des Plasmas gegeben sind, sind für das Verständnis dès Wasserhaushaltes von Bedeutung; darauf werde ich später zurückkommen.

Die *Menge des Blutplasmas* beträgt ungefähr 3—4% des Körpergewichtes, also bei einem 70 kg schweren Manne etwa 2,5—3 l; die individuellen Unterschiede sind nicht unerheblich, so ist bei fetten Personen die Plasmamenge verhältnismäßig geringer.

Zur Bestimmung der Blut- resp. Plasmamenge sind seit den ersten Versuchen von WELCKER und VALENTIN zahlreiche Methoden angegeben[2]). Den meisten liegt das Prinzip zugrunde, daß eine gewisse Menge irgendeines Stoffes oder einer Lösung in die Blutbahn injiziert und dann die Verteilung im Blute einer Untersuchung unterzogen wird. Die Fehlerquellen liegen auf der Hand: es braucht eine gewisse Zeit, bis eine gleichmäßige Mischung erreicht ist, und bei dem dauernden Stoffaustausch zwischen Blut und Geweben erscheint es fraglich, ob der einverleibte Stoff solange in der Blutbahn zurückgehalten wird.

Die Methoden, bei denen eine größere Menge einer Lösung injiziert und die Verdünnung des Blutes bestimmt wird[3]), erscheinen unzuverlässig, da selbst kolloidale Lösungen offenbar meist rasch, wenigstens teilweise, die Blutbahn verlassen. Im Anschlusse an GRÉHANT und QUINQUAUD wurde mehrfach eine Methode benutzt, bei der eine gewisse Menge Kohlenoxyd eingeatmet wird[4]). Sie ergibt die Menge des kohlenoxydbindenden Farbstoffes; außer dem Hämoglobin des Blutes wird aber auch in den Muskeln Kohlenoxyd gebunden (etwa 5—10% der gebundenen Menge). Die Menge des Plasmas kann durch diese Methode nicht bestimmt werden. Zuletzt wurde die Injektion kolloidaler Farbstoffe versucht; damit werden jetzt wohl die brauchbarsten Werte erhalten[5]).

Menge wie auch Zusammensetzung des Blutplasmas sind durch die verschiedensten Einflüsse des normalen oder krankhaften Lebens ziemlichen Schwankungen unterworfen, denn zwischen dem Blute und den Geweben in den Capillaren werden dauernd Wasser und gelöste Stoffe ausgetauscht. (Vgl. S. 173).

Die *Lymphe* ist ähnlich zusammengesetzt wie das Plasma, ist aber eiweißärmer und teilweise wesentlich fettreicher. Über ihre Menge haben wir kaum zureichende Vorstellungen; da ein dauerndes Strömen und ein dauernder Wechsel besteht, kann man kaum von einer Gesamtlymphmenge reden. Es gibt einige Angaben[6]) über die Menge, die in 24 Stunden produziert wird — es sollen beim Menschen etwa 1—2 l sein —, aber daraus kann man natürlich nicht auf die in einem Zeitpunkte im Körper befindliche Menge schließen; sicher aber beträgt diese erheblich weniger als 1 l.

Ebenfalls nicht sehr groß ist der Teil des Körperwassers, der in den verschiedenen *Sekreten* enthalten ist, die alle aus dem Blute stammen, teilweise nach außen entleert, teilweise vom Blute wieder aufgenommen werden.

---

[1]) Vgl. ELLINGER u. NEUSCHLOSZ: zitiert auf S. 164, ferner: ADLER: Dtsch. Arch. f. klin. Med. Bd. 126. S. 61. 1918. — HELLWIG u. NEUSCHLOSZ: Klin. Wochenschr. 1922, S. 1988. — DEUSCH: ebenda 1923, S. 80. — SPIRO: Arch. f. exp. Pathol. u. Pharmakol. Bd. 100, S. 38. 1923.

[2]) Ältere Literatur bes. bei ROLLET: Hermanns Handb. d. Physiol. Bd. I, 4, S. 1, und bei MORAWITZ: Volkmanns Vortr. Nr. 462. 1907.

[3]) KOTHMANN: Arch. f. exp. Pathol. u. Pharmakol. Bd. 54, S. 336. 1906.

[4]) Vgl. HALDANE: Journ. of physiol. Bd. 25, S. 295. 1900. — HALDANE u. SMITH: ebenda Bd. 25, S. 331. 1900. — OERUM: Pflügers Arch. f. d. ges. Physiol. Bd. 114, S. 1. 1906. — PELSCH: Zeitschr. f. klin. Med. Bd. 93, S. 241. 1922 u. a. — Kritik vor allem bei: ARNOLD, CARRIER, SMITH u. WHIPPLE: Americ. journ. of physiol. Bd. 56, S. 313. 1921.

[5]) Vgl. KEITH, ROWNTREE u. GERAGHTY: Arch. of intern. med. Bd. 16, S. 547. 1914. (Vitalrot.) — HOOPER, SMITH, BELT u. WHIPPLE: Americ. journ. of physiol. Bd. 51, S. 205. 1920, u. folgende Abh., ferner: SMITH, ARNOLD u. WHIPPLE: ebenda Bd. 56, S. 336. 1921. — GRIESBACH: Dtsch. med. Wochenschr. 1921, S. 1289. (Kongorot.) — HERZFELD: Münch. med. Wochenschr. 1922, S. 1272 (ebenso). — SEYDERHELM u. LAMPE: Zeitschr. f. d. ges. exp. Med. Bd. 30, S. 403 und 410. 1922 (Trypanblau).

[6]) Vgl. BORUTTAU: in Nagels Handb. d. Physiol. Ergzgsbd. S. 79. 1910., Lit.

Während danach Blut, Lymphe und auch die Sekrete, die in besonderen Röhren fließen, nur einige Liter ausmachen, ist die weitaus *größte Menge des Körperwassers in den Geweben enthalten.*

In den Geweben werden Zellen und Zwischensubstanz unterschieden. Auch die Zwischensubstanz besteht — wenigstens zum Teil — aus dem gleichen Materiale wie die Zellen, doch fehlt ihr die Anordnung um einen besonderen Zellkern. Es ist für den Wasserhaushalt wichtig, daß auch die Zwischensubstanz bestimmte Funktionen hat, und daß auch sie eine eigentümliche Struktur besitzt; es ist entschieden ein großer Fortschritt, wenn sie heute nicht mehr als „lebloses" Produkt und Anhängsel der Zellen angesehen wird[1]). Alle Gewebe sind von Gefäßen und Nervengeflechten durchzogen. Die Endothelien der Blut- und Lymphcapillaren hängen morphologisch wie funktionell aufs engste mit den Gewebszellen zusammen. In manchen Geweben, z. B. in der Leber, sind vielleicht um die Blutcapillaren perivasculäre Lymphräume angeordnet (Mac Gillavry). Aber auch außer den von einem besonderen Endothelbezug umgebenen Lymphräumen finden sich Zwischenräume in den Geweben, die von einer „*Zwischenflüssigseit*" erfüllt sind[2]).

Schließlich ist aber *Wasser in den Zellen selbst und in der Zwischensubstanz* enthalten. Zellen und Zwischensubstanz sind wasserreiche Gebilde von kompliziertestem Aufbau. Im physikalisch-chemischen Sinne sind sie mehrphasige Systeme mit einer überaus empfindlichen, feineren Struktur, deren Integrität Vorbedingung für die besonderen Vorgänge in den Zellen ist[3]). Was man mit dem Mikroskope erkennen kann, ist nur die gröbere Anordnung. Man hat die Zellen mit einem „Kämmerchen" oder einem „Schwämmchen" verglichen —, wesentlich ist jedenfalls, daß durch die Struktur verschiedene Reaktionsorte und verschiedene Lösungs- und Bindungsmöglichkeiten gegeben sind. In mehrphasigen Systemen mit capillären Räumen und großen Oberflächen gelten ganz besondere, vorerst nur teilweise bekannte Beziehungen zwischen Lösungsmittel und gelösten Stoffen, die auch für den Wasserbestand und Wasserwechsel der Zelle bestimmend sind[4]).

Die Zellen der meisten tierischen Gewebe enthalten etwa 70—80% Wasser. Man hat also am *Wasserbestand der Gewebe* zu unterscheiden: das Wasser in *Blut und Lymphe*, abgetrennt durch besondere Endothelien, die immerhin noch bewegliche „*Zwischenflüssigkeit*" und schließlich das in den Zellen und in der Zwischensubstanz „*gebundene Wasser*". Daß auch das in den Zellen gebundene Wasser nichts Einheitliches, sondern in flüssigen und festeren Phasen verteilt ist, wird sich aus den Ausführungen im folgenden Kapitel ergeben.

II. Die einzelnen Vorgänge im Wasserhaushalt.

1. Wasserbindung und Wasserwechsel der Zellen und Gewebe.

Es besteht kein Zweifel, daß wir hier auf die entscheidenden Probleme des Wasserhaushaltes stoßen; ich möchte deshalb etwas näher auf die Grundlagen eingehen, zumal da an den zellbiologischen Untersuchungen am besten die Bedeutung der physikalisch-chemischen Begriffe und Zusammenhänge gezeigt werden kann.

---

[1]) Vgl. M. Heidenhain: Plasma und Zelle. Jena 1907 u. 1911, und Hueck: Zieglers Beitr. z. allg. Pathol. u. pathol. Anat. Bd. 66, S. 330. 1920.

[2]) Vgl. bes. Hueck: Zitiert auf S. 166.

[3]) Vgl. bes. O. Warburg: Ergebn. d. Physiol. Bd. 14, S. 314. 1914.

[4]) Es ist das das Gebiet der Kolloid- oder Kapillarchemie. Lit. vgl. bes. Freundlich, Kapillarchemie 3. Aufl. 1923. — Zur Einführung: Derselbe, Grundzüge der Kolloidchemie. 1924.

Ich gehe hier aus von den Untersuchungen OVERTONS, die so umfassend und sorgfältig durchgeführt sind, daß sie auch heute noch die Grundlage jeder Erörterung bilden müssen, obwohl wir ihre ursprüngliche Deutung nicht mehr aufrechterhalten können[1]).

Von den Ergebnissen OVERTONS ist zunächst das das wichtigste: Bringt man einzelne Zellen oder kleine Gewebe, wie etwa Froschmuskeln oder -nieren, in isotonische Lösungen verschiedener Neutralsalze, so bleibt der Wasserbestand unverändert, solange die Zellen keine dauernden Veränderungen erleiden[2]). Dieser Satz gilt zwar nicht ohne Ausnahme, aber doch in ziemlich weitem Umfange. Auch die Reaktion der Lösungen zeigt meist erst dann einen deutlichen Einfluß, wenn die Zellen dauernd geschädigt werden.

In verdünnteren Lösungen dieser Salze nehmen die Zellen Wasser auf, in konzentrierteren geben sie Wasser ab. Es ergibt sich also, daß der Wasserbestand der Zellen bis zu einem gewissen Grade vom osmotischen Druck der umgebenden Lösung abhängig ist. Freilich ist die Wasseraufnahme und die Wasserabgabe viel geringer, als der Änderung des osmotischen Druckes entspricht, und zwar ist die Differenz bei Wasserverlust besonders groß. Das könnte zunächst daran liegen, daß die Volumenänderung der Zellen durch die elastischen Eigenschaften der Zellen und Gewebe gehemmt ist. Überdies handelt es sich in den Zellen um capilläre Räume und Lösungen hochmolekularer Stoffe, wodurch erhebliche Abweichungen von den nur für verdünnte Lösungen geltenden osmotischen Gesetzen bedingt sind. Und schließlich hat OVERTON darauf hingewiesen, daß an der Volumenänderung nicht die ganze Zelle und auch nicht alles Wasser in der Zelle beteiligt ist, sondern nur die Teile, die Phasen sind es, die Eigenschaften einer Lösung haben, nicht dagegen die ungelösten; aber auch diese ungelösten Phasen enthalten Wasser gebunden.

In Versuchen an roten Blutkörperchen beträgt die Volumenänderung etwa ein Drittel jener, die eine osmotische Zelle in einer verdünnten Lösung bei der gleichen Änderung des osmotischen Druckes erleiden würde. Man könnte also daraus schließen, daß etwa der dritte Teil eines roten Blutkörperchens Phasen mit Eigenschaften einer Lösung bildet, was auch Versuchen über die Verteilung der Chlorionen auf die Blutkörperchen und die umgebende Lösung einigermaßen entspricht[3]). Allein, man muß mit derartigen Annahmen überaus vorsichtig sein, da die Verhältnisse vorerst wenig übersichtlich sind. Nur so viel ist sicher: Der osmotische Druck ist wirksam, aber die Wirkung ist durch verschiedene besondere Momente kompliziert, und nur ein Teil des Wassers in der Zelle hat die Eigenschaften einer Lösung, der andere ist an ungelöste Phasen gebunden. Es ergibt sich also, und das ist wichtig zu beachten, daß Wasser in Zellen in ganz verschiedenen Bindungen vorkommt.

Die Vorstellungen, die OVERTON auf Grund seiner Untersuchungen entwickelt hat, sind bekannt unter dem Namen seiner *„Lipoidtheorie"*. Sie besagt, daß die Zellen von einer Plasmahaut begrenzt sind, die mit Lipoiden, d. h. fettähnlichen Stoffen wie Lecithin und Cholesterin imprägniert ist. Diese „Plasmahaut" ist nicht eine histologisch erkennbare Membran, aber sie ist bestimmend

---

[1]) Insbesondere ist ihre Exaktheit eine weit größere als die vieler späterer Versuche, in denen Ergebnisse der Kolloidchemie allzu rasch und leichtfertig auf biologische Vorgänge übertragen wurden; ich hebe das ausdrücklich hervor, obwohl ich die Bedeutung der Kolloidchemie für das Verständnis dieser Erscheinungen gewiß nicht verkenne.

[2]) In derartigen Untersuchungen können nur *reversible* Änderungen der Zellen für das biologische Verständnis verwertet werden, was leider längst nicht immer genügend beachtet wird. Vgl. SIEBECK: Pflügers Arch. f. d. ges. Physiol. Bd. 148, S. 443. 1912 und Bd. 150. S. 316. 1913.

[3]) SIEBECK: Arch. f. exp. Pathol. u. Pharmakol. Bd. 85, S. 214. 1919.

für Stoffaufnahme und Stoffabgabe; „lipoidlösliche Stoffe", vor allem die sog. indifferente Narkotica, dringen ein, nicht dagegen die meisten Neutralsalze, die eben deshalb eine osmotische Wirkung entfalten.

Eine Fülle von Anregungen ging von hier aus, es sei nur an die Theorie der Narkose von Overton und H. H. Meyer und an all die anschließenden Untersuchungen über Vitalfärbung erinnert. Freilich, was uns gerade besonders interessiert, die Tatsache, daß Wasser so leicht von der Zelle aufgenommen und abgegeben wird, blieb unverständlich, denn Wasser ist nicht lipoidlöslich. Overton versuchte die Durchlässigkeit der Grenzschicht für Wasser durch die „Quellbarkeit" der Lipoide zu erklären, aber dadurch entstehen neue Schwierigkeiten, da das Lösungsvermögen der Lipoide durch Quellung wesentlich verändert wird[1]). Für Salze, Zucker, Aminosäuren, die in Lipoiden schwer löslich sind, ist nach Overton die Grenzschicht der Zellen undurchlässig; da aber diese Stoffe während des Lebens von Zellen aufgenommen und abgegeben werden, unterschied Overton von der *„passiven"* oder *„physikalischen"* eine *„aktive"* oder *„physiologische" Permeabilität*, die er sich mit besonderen Lebensvorgängen verbunden dachte. Man muß gestehen, daß dadurch das Problem nur verschoben wird, was biologisch am wichtigsten ist, bleibt unerklärt. Auch Zusätze zu der Theorie, wie die *„Mosaiktheorie"* von Nathanson, nach der die Plasmahaut wie ein Mosaik aus Lipoiden und Proteinen zusammengesetzt ist, führen zunächst nicht wesentlich weiter.

Gegen die Annahme, daß die Grenzschicht der Zellen für Salze undurchlässig ist, hat sich vor allem immer Hamburger[2]) gewandt. Die osmotische Wirkung versuchte er dadurch zu erklären, daß das Wasser viel rascher in die Zellen diffundiere als Salze. Wenn sich nun auch aus Versuchen über die Dauer der osmotischen Wirkung ohne weiteres die Unzulänglichkeit dieser Erklärung ergibt[3]), so haben doch zahlreiche Versuche an roten Blutkörperchen ergeben, daß jedenfalls die Anionen zwischen den Zellen und der umgebenden Lösung ausgetauscht werden, und zwar nicht nur, wie die früheren Versuche zeigten, unter dem Einflusse einer vermehrten Kohlensäurespannung[4]). Aber hier entstehen neue Schwierigkeiten: innerhalb der Zellen sind die Elektrolyte in ganz anderen Verhältnissen gemischt als außerhalb[5]), und auch die Beobachtung, daß eine Suspension von roten Blutkörperchen den elektrischen Strom um so schlechter leitet, je dichter sie ist, daß also die Körperchen an der Leitung nicht beteiligt sind[6]), spricht dafür, daß die Zellen die Ionenverschiebung hemmen. Gegen die Annahme, daß die Ionen in den Zellen an Eiweiß gebunden seien (sog. „Ionenproteide"), führt Höber Untersuchungen über die „innere Leitfähigkeit" der Zellen an, die ergeben, daß die Salze in den Zellen weitgehend in echten Lösungen enthalten sind[7]).

---

[1]) Vgl. Nathanson: Jahrb. f. wiss. Botanik Bd. 39, S. 607. 1904.

[2]) Hamburger: Zeitschr. f. Biol. Bd. 26, S. 414. 1890; Zentralbl. f. Physiol. 1893, S. 758.

[3]) Vgl. Siebeck: Zitiert auf S. 167, Anm. 3.

[4]) Lehmann: Pflügers Arch. f. d. ges. Physiol. Bd. 58, S. 428. 1894. — Loewy u. Zuntz: ebenda Bd. 58, S. 511. 1894. — v. Limbeck: Arch. f. exp. Pathol. u. Pharmakol. Bd. 35, S. 309. 1895. — Gürber: Sitzungsber. med.-physik. Ges. Würzburg 1895. — Hamburger u. van Lier: Arch. f. (Anat. u.) Physiol. 1902, S. 492. — Siebeck: Zitiert auf S. 167 (3). — Ege: Biochem. Zeitschr. Bd. 107, S. 246. 1920. — Wiechmann: Pflügers Arch. f. d. ges. Physiol. Bd. 189, S. 109. 1921.

[5]) Abderhalden: Zeitschr. f. physiol. Chem Bd. 25, S. 67. 1898. — Urano: Zeitschr. f. Biol. Bd. 50, S. 212. 1908; Bd. 51, S. 483. 1908. — Fahr: ebenda Bd. 52, S. 72. 1909.

[6]) Róth: Zentralbl. f. Physiol. 1897, S. 271. — Burgarski u. Tangl: ebenda S. 297. — Stewart: ebenda S. 332 u. Americ. journ. of physiol. Bd. 49, S. 233. 1919.

[7]) Höber: Pflügers Arch. f. d. ges. Physiol. Bd. 133, S. 237. 1910; Bd. 148, S. 189. 1912.

Ganz andere Anschauungen über Wasseraufnahme und -abgabe schließen sich an Untersuchungen von HOFMEISTER an, der zeigte, daß Gelatinestückchen in verschiedenen Lösungen wechselnde Mengen von Wasser binden[1]). Die Bindung von Wasser und von Salz ist hier weitgehend unabhängig voneinander, aber die Salze der Lösung üben einen Einfluß auf die Quellung aus, die von den einzelnen Ionen und ihrer Konzentration abhängt.

Leider wurden nun diese wichtigen Beobachtungen an Gelatineklümpchen allzu rasch und allzu leichtfertig an biologischem Materiale wiederholt; dabei wurde vollkommen übersehen, daß die Versuchsbedingungen durchaus unnatürliche waren und daß die Zellen durch die benutzten alkalischen und sauren Lösungen vielfach zerstört wurden; es wurde nicht beobachtet, ob die Veränderungen reversibel seien oder nicht, kurz — es wurde vergessen, daß die Zellen etwas anderes, daß sie unendlich viel differenzierter sind als Gelatineklümpchen. Viele dieser Versuche sind deshalb nicht verwertbar. Denn das ist gerade sehr wichtig: tote Zellen und Gewebe nehmen unter ganz anderen Bedingungen Wasser auf als lebende; abgestorbene, durch Gefrieren und Auftauen zerstörte Muskeln quellen in isotonischen Lösungen, während das Gewicht solcher mit erhaltener Funktion unverändert bleibt[2]). Und ganz ebenso verhalten sich rote Blutkörperchen[3]). Die feinere Struktur der Zellen wird durch alle irreversiblen Eingriffe wesentlich verändert, und mit der feineren Struktur ändern sich eben die Bedingungen der Wasseraufnahme und Wasserabgabe.

Daß die *Oberflächenspannung* für die Vorgänge an den Zellen von größter Bedeutung ist, hat vor allem J. TRAUBE in zahlreichen Untersuchungen gezeigt[4]); er hat unermüdlich darauf hingewiesen, daß die Aufnahme von gelösten Stoffen in die Zellen ebensowohl wie durch ihre Lipoidlöslichkeit auch durch ihre Oberflächenaktivität erklärt werden kann, denn die lipoidlöslichen Stoffe, die in die Zellen eindringen, erniedrigen die Oberflächenspannung des Wassers, häufen sich also nach dem Gibbs-Thomsonschen Prinzip bei großer Oberflächenentfaltung an. Ordnet man die Stoffe nach der Geschwindigkeit, mit der sie in die Zellen eindringen, so entspricht das ebensogut der Oberflächenaktivität wie der Lipoidlöslichkeit. Untersucht man die Verteilung der Stoffe auf Zellen und Lösung, so sind die Beziehungen zur Adsorption eindeutiger wie die zur Löslichkeit in Lipoiden[5]).

Schließlich hat O. WARBURG[6]) gezeigt, daß Zellgerüste, deren Lipoide durch Extraktion entfernt sind, „lipoidlösliche" Stoffe ungefähr in dem gleichen Verhältnisse binden wie normale Zellen, ja daß die Verteilung dieser Stoffe zwischen Wasser und Kohle ganz die gleiche ist wie die zwischen Zellen und Wasser.

Wenn man nun mit TRAUBE annimmt, daß an der Grenzschicht der Zellen gerade die Zellipoide adsorbiert sind, so entsteht eine überaus interessante Brücke zu den ursprünglichen Anschauungen von OVERTON.

In ähnlichem Sinne sind die umfangreichen Untersuchungen von CZAPEK[7)]

---

[1]) HOFMEISTER: Arch. f. exp. Pathol. u. Pharmakol. Bd. 24, S. 247. 1888; Bd. 25, S. 1. 1889; Bd. 27, S. 395. 1890; Bd. 28, S. 210. 1891.

[2]) OVERTON: Zitiert auf S. 161. — SIEBECK: Pflügers Arch. f. d. ges. Physiol. Bd. 150, S. 316. 1913. Lit.

[3]) SIEBECK: Arch. f. exp. Pathol. u. Pharmakol. Bd. 85, S. 214. 1919.

[4]) TRAUBE, J.: Pflügers Arch. f. d. ges. Physiol.. Bd. 105, S. 541 u. 559. 1904; Bd. 123, S. 419. 1908; Bd. 153, S. 276. u. a.

[5]) Vgl. z. B. S. LOEWE: Biochem. Zeitschr. Bd. 42, S. 150, 190, 205 u. 207. 1912; Kolloid-Zeitschr. Bd. 11, S. 179. 1912.

[6]) WARBURG, O.: Zitiert auf S. 166 u. USUI: Zeitschr. f. physiol. Chemie Bd. 81, S. 175. 1912.

[7]) CZAPEK: Über eine Methode zur direkten Bestimmung der Oberflächenspannung der Plasmahaut der Pflanzenzellen. Jena 1911.

zu verstehen, der zeigte, daß alle wasserlöslichen und oberflächenaktive Stoffe auf die Exosmose aus Pflanzenzellen in solchen Konzentrationen zu wirken beginnen, die die Oberflächenspannung des Wassers um einen bestimmten gleichen Bruchteil herabsetzen; Czapek schließt daraus, daß die Oberflächenspannung für diese Vorgänge bestimmend sei.

Sehr wichtig für das Verständnis dieser Vorgänge sind nun neuere Anschauungen über die *Bedeutung und die Funktion der Membranen*, die verschiedene Lösungen voneinander trennen. Besonders Zangger[1]) hat die mannigfaltigen Beziehungen kolloidaler Membranen sehr anschaulich dargestellt und gezeigt, welch ungeheuer bewegliches Spiel sie ermöglichen, denn ihre Eigenschaften hängen ab von den sie berührenden Lösungen; eine Veränderung an einem Punkte wirkt durch das ganze System hindurch, ein Vorgang in der einen Lösung beeinflußt die Membran und die andere Lösung.

Wichtige Untersuchungen über die Eigenschaften von Membranen hat S. Loewe[2]) mitgeteilt. Er hat zunächst in theoretischen Ausführungen den Membranbegriff erweitert: nicht nur, wenn zwei Lösungen von einer flächenhaften festen, d. h. wasserunlöslichen Phase getrennt werden, sind Membraneigenschaften gegeben, sondern überhaupt, wenn eine wässerige und eine wasserunlösliche Phase aneinander grenzen. Membran ist nicht etwa nur die Grenzschicht einer als Kämmerchen gedachten Zelle, sondern auch beispielsweise die Grenzschicht eines Gelatineklümpchens in einer Lösung oder in einem mit Wasser vollgesogenen Schwamm die ungeheuer ausgedehnte Oberfläche, in der sich Schwammsubstanz und Wasser berühren.

Nach den angeführten Untersuchungen, besonders denen von S. Löwe und von O. Warburg, hängt die Stoffaufnahme in den Zellen nicht von der Löslichkeit in einer lipoiden Phase ab, sondern vor allem von Adsorption, ganz allgemein von Oberflächenwirkungen.

Eine ungeheure Fülle von Beobachtungen wurde durch Versuche mit Farbstoffen gesammelt. Die Theorien der „*Vitalfärbung*" spiegeln die der Stoffaufnahme wider; darauf kann hier nicht eingegangen werden[3]).

Solange die Theorie der sehr viel einfacheren und besser definierten „Niederschlagsmembranen" noch so wenig geklärt ist[4]), erscheint es wenig aussichtsreich, die Vorgänge an den unendlich viel komplizierteren Zellen wirklich zu verstehen. Nur so viel ist sicher: weder die Vorstellung einer unveränderlichen Plasmahaut mit bestimmten Lösungsbedingungen („*Lipoidtheorie*"), noch auch die eines konstanten Molekülsiebes [etwa die „*Ultrafiltertheorie*" von Ruhland[5])] erklären die Vorgänge befriedigend. Auf die Bedeutung der Reaktion der Zellen für die Aufnahme von Farbstoffen hat vor allem Bethe[6]) hingewiesen („*Reaktionstheorie*"); freilich kommt es in seinen Versuchen nicht eigentlich auf die Durchlässigkeit einer Membran, sondern wesentlich auf die Bindung und Speicherung in Kolloiden an.

Überaus wichtig sind die Ausblicke, die die letzten Untersuchungen von J. Loeb über die Bedeutung der Donnangleichgewichte gestatten[7]). Ist eine

---

[1]) Zangger: Ergebn. d. Physiol. Bd. 7, S. 99. 1908.　　[2]) Loewe, S.: Zitiert auf S. 169.

[3]) Vgl. besonders die Darstellung von Höber: Zitiert auf S. 161.

[4]) Vgl. Tinker: Proc. Rog. Soc. London. Ser. A. Bd. 92, S. 357. 1916. — Collander: Kolloidchem. Beih. Bd. 19, S. 72. 1923.

[5]) Ruhland: Jahrb. f. wiss. Botanik Bd. 51, S. 376. 1912.

[6]) Bethe: Wien. med. Wochenschr. 1916, Nr. 14; Biochem. Zeitschr. Bd. 127, S. 18. 1922. — Ferner Rohde: Pflügers Arch. f. d. ges. Physiol. Bd. 168, S. 411. 1917; Bd. 182, S. 114. 1920. — Pohle: Dtsch. med. Wochenschr. 1921, S. 1464.

[7]) Procter: Journ. of the chem. soc. (London) Bd. 105, S. 313. 1914. — Loeb, J.: Journ. of gen. physiol. Bd. 3 u. 4. 1920/1922. — Die Eiweißkörper und die Theorie der kolloidalen Erscheinungen. Berlin 1924.

Membran beispielsweise nur für das Kation eines Kolloidelektrolyten durchlässig, nicht aber für das Anion, so entstehen ganz besondere Beziehungen in der osmotischen Wirkung. Es ist nicht zu bezweifeln, daß die Verhältnisse an Zellen bis zu einem gewissen Grade den Voraussetzungen dieser *„anormalen Osmose"* entsprechen, aber es ist doch fraglich, wieweit die weitgehenden Übertragungen von J. Loeb berechtigt sind[1]). Eine befriedigende Erklärung der Wasseraufnahme und abgabe der Zellen ist auch auf Grundlage der Donnangleichgewichte vorerst nicht möglich.

Es würde hier viel zu weit führen, auf all die überaus interessanten Beziehungen der Permeabilität zu der Theorie der Erregung und der Narkose einzugehen; all dies ist an anderen Stellen dieses Handbuches ausführlich besprochen. Nur einige Untersuchungen an *roten Blutkörperchen* seien noch angeführt.

Girard[2]) zeigte, daß rote Blutkörperchen auch in isotonischen Lösungen quellen, wenn die Lösungen nur einen ganz geringen Überschuß an freien H-Ionen enthalten (Zusatz organischer Säuren). Entsprechend hat sich ergeben, daß die Konzentration, bei der Hämolyse eintritt, der isotonischen um so näher liegt, je saurer, und um so ferner, je alkalischer die Lösung ist. Girard schließt, daß der Wassergehalt der Blutkörperchen abhängig ist einmal vom osmotischen Drucke der umgebenden Lösung, dann aber auch von der Elektroendosmose, d. h. von der Ladung der Membran. Freilich ist in den Versuchen Girards nicht auf Reversibilität geprüft worden; es fragt sich also, wieweit hier irreversible Quellung der Zellkolloide mitspielt. Girard stellt sich die Plasmahaut wie ein Netz von Röhrchen vor; ob ein Stoff durch die Röhrchen hindurchgeht, ist von der Ladung der Röhrchen und der der gelösten Stoffe abhängig. H^+- und OH^--Ionen sind besonders wirksam; durch mehrwertige Kationen (seltene Erden) tritt schon in sehr großer Verdünnung eine Umladung ein. Die Vorstellungen sind zunächst aus Versuchen abgeleitet, in denen sich ergeben hatte, daß die Potentialdifferenz einer Konzentrationskette durch Zwischenschaltung einer Membran eine Änderung erleidet, je nach der Ladung der Membran durch H- oder OH-Ionen, während bei neutralen Lösungen die Einwirkung ausbleibt. Auch die Diffusion durch die Membran ist entsprechend beeinflußbar. Die „Semipermeabilität" der Membran, d. h. die Störung der normalen Diffusion wird überhaupt durch Polarisation in der Membran erklärt. Dadurch, daß die Membran mit Ionen (z. B. H^+) beladen wird, entstehen elektrostatische Kräfte, die dem osmotischen Druck das Gleichgewicht halten. So kann es auch zu Osmose gegen den osmotischen Druck kommen.

Ich habe schon angeführt, daß die Anionen zwischen roten Blutkörperchen und umgebender Lösung ausgetauscht werden. Die Geschwindigkeit, mit der Chlor aus den Zellen in die Lösung übertritt, ist nun sehr verschieden, je nach der umgebenden Lösung[3]). In Rohrzuckerlösung ist sie beispielsweise geringer als in Sulfatlösung, in Sulfatlösung geringer als in Nitratlösung. Durch oberflächenaktive Stoffe wird sie gehemmt, und zwar in Konzentrationen, die die

---

[1]) Vor allem ist im Organismus das Verhältnis der Elektrolytkonzentration zu der der Kolloide ein ganz anderes als in den Modellversuchen. Einwände vgl.: Rona u. Petow: Biochem. Zeitschr. Bd. 137, S. 356. 1923, u. A. V. Hill: Journ. of gen. physiol. Bd. 6, S. 91. 1923. Andererseits bes.: Gollwitzer-Meier: Zeitschr. f. d. ges. exp. Med. Bd. 46, S. 15. 1925. Lit.

[2]) Girard: Journ. de physiol. et de pathol. gén. Bd. 12, S. 471. 1910; Cpt. rend. hebdom. des séances de l'acad. des sciences Bd. 156, S. 1401. 1913; Cpt. rend. des séances de la soc. de biol. Bd. 74, I, S. 520. 1913 u. ebenda Bd. 76, S. 500. 1914. — Theoretische Begründung und Modellversuche: Cpt. rend. hebdom. des séances de l'acad. des sciences Bd. 146, S. 927. 1908; Bd. 148, S. 1047 u. 1186. 1909; Bd. 150, S. 1446. 1910.

[3]) Siebeck: Zitiert auf S. 167 (3). — Wiechmann: Zitiert auf S. 168.

Oberflächenspannung des Wassers um den gleichen Betrag herabsetzen. Auch die Wasserstoffionen hemmen die Chlordiffusion durch die Grenzschicht. Zerstört man die Struktur der roten Blutkörperchen durch Gefrieren und Auftauen, so wird die Chlordiffusion durch diese Einwirkungen nicht mehr gehemmt[1]).

All das weist darauf hin, daß *Stoffaufnahme und Stoffabgabe der Zellen von der eigentümlichen Struktur der Zellen abhängig* ist und daß diese Struktur von der umgebenden Lösung beeinflußt wird. Unter „Struktur" ist hier aber nicht etwa nur eine die Zelle umgebende „Plasmahaut" zu verstehen, sondern der ganze überaus vielgestaltige Aufbau der Zelle aus mehreren Phasen. Die ungelösten Phasen bestehen teilweise aus Lipoiden, die durch ihre besonderen Eigenschaften an dem Stoffaustausch beteiligt sind. Durch die Anordnung dieser feineren Struktur wird nun auf der einen Seite eine gewisse Konstanz der Zusammensetzung der Zellen erreicht, andererseits ist aber diese Struktur doch auch so beweglich, daß die verschiedensten Einwirkungen des Milieus Stoffaufnahme oder Stoffabgabe ermöglichen. Gerade die Beweglichkeit der Zellstruktur und ihre Abhängigkeit von der umgebenden Lösung ist von größter Bedeutung für die Regulation dieser Vorgänge.

Wie überall in der Natur, so beruht auch hier die Stoffwanderung auf Diffusion, d. h. sie ist durch das Gefälle der Konzentration bestimmt. Aber die Widerstände, die der Diffusion entgegenstehen, wechseln durch die feinsten Veränderungen der Struktur, und das Konzentrationsgefälle der einzelnen Stoffe ist abhängig von den ungeheuer vielgestaltigen Bindungen und Lösungen in den verschiedenen Phasen der Zellen.

Wir können vorerst kaum ahnen, was diese Zusammenhänge für den Organismus bedeuten, aber soviel ist klar, daß die physikalisch-chemische Analyse des Wasserhaushaltes hier ihr letztes Problem — l'élément ultime physique — findet, daß hier die Grenze der rein physikalischen Betrachtung ist, die zugleich auf die Frage nach dem „arrangement vital", nach der besonderen Ordnung der Vorgänge hinweist.

Die Zellen sind nun zu *Geweben* zusammengefügt. Die Zellen sind dabei entweder aneinander angelagert oder durch Zwischensubstanz verbunden. Auch die Zwischensubstanz besteht aus Protoplasma; auch sie hat eine Struktur. Die Unterschiede im Aufbau, die durch die histologische Technik dargestellt werden, haben hier nicht allzuviel zu bedeuten[2]).

Hueck[3]) hat überzeugend dargestellt, wie bildungsfähig das Mesenchym ist, das Stützgewebe, das dem Aufbau der differenzierten Gewebe zugrunde liegt. Es entstehen und vergehen intercelluläre Maschen, Gewebsspalten oder Saftlücken, die von Gewebeflüssigkeit ausgefüllt sind. Als ein Saftstrom durchdringt diese die Gewebe; sie ist wohl zu unterscheiden von Zellwasser wie auch von Blut und Lymphe, aber mit dem einen wie mit den anderen steht sie in regstem, dauerndem Austausche: Zellen und Grundsubstanz haben erheblichen Einfluß auf Menge und Zusammensetzung der Gewebsflüssigkeit, die andererseits, durch die beeinflußbare plasmatische Struktur der Endothelien von Blut und Lymphe getrennt, von deren Einwirkung abhängt. Die Gewebsflüssigkeit ist vor allem das bewegliche Reservoir, aus dem bei Bedarf geschöpft, in das unter Umständen, besonders bei krankhaften Verhältnissen, bei Hydrops, Flüssigkeit angesammelt wird.

---

[1]) Siebeck: Klin. Wochenschr. 1922. S. 2464. u. Burger (bei Siebeck): Arch. f. exp. Pathol. u. Pharmakol. Bd. 106, S. 102. 1925.

[2]) Vgl. darüber vor allem Heidenhain: Plasma und Zelle. Jena 1907 u. 1911.

[3]) Hueck: Zieglers Beitr. z. allg. Path. u. pathol. Anat. Bd. 66, S. 330. 1920. u. Münch. med. Wochenschr. 1920. S. 535 ff.

Die Wasserbindung der Zwischensubstanz wurde vor allem von SCHADE[1]) untersucht, der diesen Verhältnissen große Bedeutung auch für die pathologische Wasserretention zuspricht. Grundsubstanz und kollagene Fasern sollen sich verschieden verhalten. Die Quellung der Zwischensubstanz ist abhängig einmal von Ionenkonstellation und Kolloidgehalt der umgebenden Lösung und ferner vom hydrodynamischen Druck, unter dem diese Flüssigkeit steht. Auch HÜLSE[2]) hat ähnliche Anschauungen geäußert. Gewiß spielt auch die Wasserbindung der Zwischensubstanz eine große Rolle im Haushalte des Wassers, aber das muß doch nachdrücklich betont werden: abnorm retinierte Flüssigkeit wird — mindestens ganz überwiegend — in Gewebslücken angesammelt. Das nimmt auch HUECK an, und vor allem verweise ich auf die kritischen Ausführungen von DIETRICH[3]).

2. Der Wasseraustausch zwischen Blut und Gewebe.

Die Wasserverteilung im Körper, der Wasserbestand der Zellen und Gewebe ist abhängig in hohem Maße von dem Blutkreislauf. Ich habe schon darauf hingewiesen, daß die die Zellen umspülende und die Gewebe durchsickernde Gewebsflüssigkeit durch die Endothelien der Capillaren hindurch in regstem Austausch mit Blut und Lymphe steht. Das Blut ist die große Vermittlerin auch für die Vorgänge des Wasserhaushaltes, aus dem Blute schöpfen die Gewebe, aus dem Blute wird Wasser vom Körper abgegeben, ins Blut wird es zunächst aufgenommen. Nun wissen wir aber vor allem aus den grundlegenden Untersuchungen von MAGNUS[4]), daß Menge und Zusammensetzung des Blutes in gewissen Grenzen unverändert festgehalten werden, Zu- und Abstrom halten sich, wenn man nicht zu kurze Zeiträume ins Auge faßt, die Wage. Was ins Blut aufgenommen wird, wird rasch, sei es an die Gewebe, sei es nach außen, wieder abgegeben, Verluste werden schnell ersetzt, wenn nicht aus Getrunkenem, dann aus den Geweben. Das ganze Spiel ist ungeheuer beweglich, aber unter normalen Verhältnissen besteht ein gewisses Gleichgewicht zwischen Blut und Geweben, ein Gleichgewicht bei dauerndem Austausch hin und her. Man mag zum Vergleiche an das Gleichgewicht bei einer umkehrbaren chemischen Reaktion denken: auch da ein dauerndes Lösen und Binden, doch mit dem Ergebnisse, daß die Masse der einzelnen Reaktionsstoffe unverändert bleibt. Es kommt darauf an, daß wir uns das klar machen, denn nur dann werden wir die ungeheure Beweglichkeit dieses ganzen Systems verstehen können. Die Wassermoleküle, die jetzt in einer Leber- oder Gehirnzelle gebunden sind, können in wenigen Augenblicken im Blut erscheinen oder im Harn ausgeschieden werden, und jedem Tröpfchen, das wir trinken, steht der Weg durch alle Gewebe und Zellen offen.

Es ist klar, welch große Bedeutung der Stoffaustausch zwischen Blut und Gewebe für das Verständnis des Wasserhaushaltes hat. Was über diese Vorgänge bekannt ist, ist zumeist erschlossen aus Untersuchungen über die Menge und Zusammensetzung des Plasmas. Von den Methoden zur Bestimmung der absoluten Plasmamenge war schon die Rede (vgl. S. 165). In kurzen Fristen kann man aus

---

[1]) SCHADE: Die physikalische Chemie in der inneren Medizin. 3. Aufl. Dresden 1924. — SCHADE u. MENSCHEL: Zeitschr. f. klin. Med. Bd. 96, S. 279. 1923. (In diesen Versuchen kommt eine Tendenz zur Wasseraufnahme zum Ausdrucke, es ist aber weder untersucht, ob ein Gleichgewicht eintritt, noch ob die Veränderungen reversibel sind.)

[2]) HÜLSE: Virchows Arch. f. pathol. Anat. u. Physiol. Bd. 225, S. 234. 1918. — Klin. Wochenschr. 1923. S. 63.

[3]) Virchows Arch. f. pathol. Anat. u. Physiol. Bd. 251, S. 533. 1924. Dagegen SCHADE: Ebenda Bd. 253, S. 789. 1924. — Über Ödeme vgl. im übrigen den folgenden Artikel von NONNENBRUCH.

[4]) MAGNUS: Arch. f. exp. Pathol. u. Pharmakol. Bd. 42, S. 250. 1899. u. Bd. 44, S. 68 u. S. 396. 1900.

Schwankungen der roten Blutkörperchen oder des Hämoglobins auf einen Wechsel der Plasmamenge, d. h. auf Flüssigkeitswechsel zwischen Blut und Gewebe schließen. Dabei wird vorausgesetzt, daß die absoluten Mengen der roten Blutkörperchen und des Hämoglobins nicht schwanken, was in Zeiträumen von Stunden jedenfalls im allgemeinen zutreffen dürfte. Untersuchungen des Trockengehaltes oder des Eiweißes im Plasma erscheinen weniger zweckmäßig, da die zwischen Blut und Geweben ausgetauschte Flüssigkeit nicht eiweißfrei ist[1]).

Welche Momente kommen nun für das Verständnis dieses Stoffaustausches zwischen Blut und Gewebe in Betracht?

Im Gefäßsystem fließt unter einem gewissen Drucke eine Lösung, die von dem umgebenden Gewebe durch eine Endothelschicht abgegrenzt ist. Der Stoffaustausch durch diese Endothelschicht wird zunächst abhängen von den *Eigenschaften der trennenden Membran*, eben der Endothelien. Ich habe ausführlich besprochen, wie die „Durchlässigkeit" der Zellwände mit deren eigentümlichen feinsten Struktur zusammenhängt, wie die Widerstände, die die Zellstruktur der Stoffbewegung entgegensetzt, beeinflußt werden können, wie sie abhängig sind von der Lösung, die die Zellen umspült. Gerade darauf möchte ich mit großem Nachdrucke hinweisen, die „Durchlässigkeit" der Zellen, und damit auch die der Endothelwände, ist überaus beweglich, alles was sie berührt, kann sie beeinflussen. Daß hierbei die Oberflächenaktivität überaus bedeutungsvoll ist, ergibt sich aus den angeführten Beobachtungen.

Man hat gesagt, es ist nicht anzunehmen, daß in den protoplasmaarmen Endothelien besondere Vorgänge, wie etwa „Sekretion" oder „Resorption", eine große Rolle spielen; was „Sekretion" und „Resorption" bedeuten, darauf werde ich zurückkommen, nur das sei schon hier bemerkt: auch die dünnste Protoplasmaschicht hat eine überaus komplizierte Struktur, und auf diese Struktur kommt es für die Stoffbewegungen eben an. Wer sich einmal davon überzeugt hat, wie beweglich und wechselnd die Widerstände sind, die die funktionsarmen roten Blutkörperchen der Stoffaufnahme und Stoffabgabe entgegensetzen, der wird nicht mehr zweifeln, daß die ihnen verwandten, jedoch viel differenzierteren Endothelien eine Membran mit überaus wechselnder und beweglicher „Durchlässigkeit" bilden. Tatsächlich ist der Stoffaustausch des Blutes anders gar nicht zu verstehen. Ich betone das so sehr, weil immer noch fast stets von der „Permeabilität" der Gefäße gesprochen wird, als ob es sich um die feststehenden Eigenschaften einer einfachen physikalischen Membran handelte[2]). Tatsächlich aber haben wir erst in neuester Zeit gelernt, wie kompliziert die Erscheinungen selbst an der „einfachsten" Niederschlagsmembran sind, wieviel mehr sind es die an einem so differenzierten Gebilde wie der Endothelschicht.

Außer von den Eigenschaften der Membran hängt nun der Stoffaustausch immer von der Zusammensetzung der Lösung zu beiden Seiten der Membran ab. Physikalisch betrachtet liegen der Stoffbewegung *Diffusionsprozesse* zugrunde, für diese kommt es aber immer auf die wirksame Konzentration der einzelnen

---

[1]) Vgl. Magnus: Arch. f. exp. Pathol. u. Pharmakol. Bd. 44, S. 98. 1900. — v. Hoesslin: Dtsch. Arch. f. klin. Med. Bd. 74, S. 575. 1907. — Nonnenbruch: Arch. f. exp. Pathol. u. Pharmakol. Bd. 91, S. 218 u. 332. 1921; Zeitschr. f. d. ges. exp. Med. Bd. 29, S. 547. 1922. — Vielfach wurde der Brechungsindex des Plasmas oder des Serums untersucht und aus diesem Werte auf den Eiweißgehalt geschlossen (im Anschlusse an C. Reiss: Ergebn. d. inn. Med. u. Kinderheilk. Bd. 10, S. 531. 1913.). Da aber auch andere gelöste Stoffe (vor allem Harnstoff) und ferner auch die Art des Eiweisses von Einfluß auf die Refraktion sind, sind die Werte unsicher und nicht eindeutig. Vgl. W. v. Frey: Biochem. Zeitschr. Bd. 148, S. 53. 1924. und ferner die Angaben auf S. 186 f. u. 193.

[2]) Z. B. auch bei Krogh: Anatomie und Physiologie der Capillaren. 1924.

Stoffe, auf ihre Partiardrucke an. Es ist selbstverständlich, daß die physikalischen Gesetze über die Diffusion auch in der belebten Natur gelten, aber die Verhältnisse sind hier so kompliziert, daß es vorerst ganz unmöglich ist, die physikalischen Elementarvorgänge aufzuzeigen. In Lösungen, die hochmolekulare Stoffe in ziemlich hoher Konzentration enthalten, wie das Blut Eiweiß, kann die wirksame Konzentration der gelösten Stoffe, d. h. der Druck, der für die Diffusion maßgebend ist, erhebliche Abweichungen erleiden. Handelt es sich um kolloidale Lösungen, so ist auch mit der Möglichkeit zu rechnen, daß gewisse, und zwar wechselnde Mengen der Elektrolyte, an die großen Oberflächen gebunden, adsorbiert sind[1]). Die wirksame Konzentration braucht also nicht dem zu entsprechen, was wir durch Analysen bestimmen, denn bei jedem Eingriffe können die Adsorptionsgleichgewichte verschoben werden[2]). Vor allem spielen nun bei den Diffusionsprozessen durch protoplasmatische Strukturen capilläre Räume eine große Rolle —, wie in diesen sich die wirksamen Konzentrationen verhalten, ist nicht ausreichend bekannt. Tatsache ist, daß der Stoffaustausch zwischen Blut und umgebenden Geweben durch einfache Übertragung der Diffusionsgesetze nicht befriedigend erklärt werden kann. Welche besonderen Einrichtungen diesen Vorgängen zugrunde liegen, wodurch etwa an bestimmten Stellen die wirksame Konzentration der Stoffe, das Diffusionsgefälle, verändert wird, ob etwa an besonderen Reaktionsorten Stoffe angehäuft, gebunden oder abgestoßen werden, darüber ist vorerst nichts Sicheres bekannt.

Für die Flüssigkeitsbewegung durch Membranen ist zunächst der *osmotische Druck* von Bedeutung. Aber gerade die Osmose ist in kolloidalen Lösungen und bei Gegenwart capillärer Räume sehr viel komplizierter als in den einfachen Modellsystemen mit verdünnten Lösungen. Auf die neuen Untersuchungen über „anormale Osmose" und über „DONNANgleichgewichte" habe ich im vorhergehenden Abschnitt hingewiesen[3]). Wichtig sind zweifellos bei all diesen Prozessen die *kolloidalen Eigenschaften der Lösung*, die abhängig sind einmal von Menge und Art des Eiweißes und dann von der Ionenkonstellation, von den Verhältnissen der verschiedenen Kationen und vom Gleichgewichte der H- und OH-Ionen.

In letzter Zeit wurde von ELLINGER und seinen Schülern die Bedeutung des *Quellungsdruckes* im Plasma für den Stoffaustausch zwischen Blut und Geweben besonders betont[4]). Der Quellungsdruck ist nicht nur von der Masse der Kolloide in einer Lösung, etwa von der Eiweißkonzentration im Plasma, abhängig, sondern auch von Art und Zustand der Kolloide, vor allem von der Einwirkung von Elektrolyten und oberflächenaktiven Stoffen. Es ergibt sich hier eine überaus interessante Brücke zu den Anschauungen, die wir über Stoffaufnahme und -abgabe von Zellen gewonnen haben: auch dort waren es Oberflächenwirkungen, Capillaritätserscheinungen, die für die Vorgänge entscheidend erschienen.

---

[1]) Eine Bindung von Cl an das Eiweiß im Blutplasma wurde z. B. von FALTA (Biochem. Zeitschr. Bd. 91, S. 381. 1918 u. Bd. 114, S. 310. 1921) angenommen, von RUSZNYAK (ebenda Bd. 110, S. 60. 1920) dagegen bestritten.

[2]) Schließlich wäre vielleicht noch zu berücksichtigen, daß (nach BJERRUM) in konzentrierteren Lösungen die „aktive Masse" der Konzentration nicht entspricht. Vgl. darüber MICHAELIS, Die Wasserstoffionen. 2. A. S. 97 ff.

[3]) Über ihre Bedeutung für den Stoffaustausch zwischen Blut und Gewebsflüssigkeit (Ödem) vgl. bes. GOLLWITZER-MEIER, zitiert auf S. 171 u. Klin. Wochenschr. 1924. S. 2181.

[4]) ELLINGER: Münch. med. Wochenschr. 1920, Nr. 49; Klin. Wochenschr. 1922, S. 249. — ELLINGER u. HEYMANN: Arch. f. exp. Pathol. u. Pharmakol. Bd. 90, S. 336. 1921. — ELLINGER, HEYMANN u. KLEIN: ebenda Bd. 91, S. 1. 1921. — HEYMANN: ebenda Bd. 90, S. 27. 1921. — FREUND: ebenda Bd. 95, S. 206. 1922. — SPIRO: ebenda Bd. 100, S. 38. 1923. — ELLINGER u. NEUSCHLOSZ: Biochem. Zeitschr. Bd. 127, S. 241. 1922. — NEUSCHLOSZ: Zeitschr. f. d. ges. exp. Med. Bd. 41, S. 664. 1924.

Der Quellungsdruck des Eiweißes im Blutplasma soll etwa 60 mal so groß sein wie der osmotische Druck; der Flüssigkeitsaustausch zwischen Blut und Geweben soll abhängen vom Quellungsdruck des Plasmas und dem der Gewebsflüssigkeit. Als Maß des Quellungsdruckes wurde die Geschwindigkeit, mit der Plasma bei konstantem Druck durch ein Ultrafilter passiert, oder auch die Viscosität des Plasmas benutzt. Tatsächlich ergaben sich nun Beziehungen dieser Werte zum Flüssigkeitsaustritt aus der Gefäßbahn, wenn Froschteile künstlich durchspült wurden. Auch ließ sich ein Einfluß diuretisch wirkender Stoffe auf den Quellungsdruck des Plasmas erkennen, so daß ein einfaches Erklärungsprinzip für all diese Vorgänge gefunden schien; ja es konnte auf Grund von Reagenzglasversuchen ein wirksames Diureticum (Pyridinbetain) ermittelt werden. Aber auch hier ließen die beobachteten Erscheinungen schließlich keine klare, widerspruchslose Deutung zu. Oehme[1]) konnte einen Zusammenhang zwischen Wasserbindung der Kolloide und den Vorgängen nach Aufnahme größerer Flüssigkeitsmengen nicht feststellen. Auch Schade[2]) hat sich gegen die Ellingerschen Vorstellungen gewandt; er konnte die Beziehungen der Viscosität und der Filtrationsgeschwindigkeit im Ultrafilter zum Quellungsdruck nicht bestätigen, jedenfalls nicht als „quantitative Beziehung". Schade hat ein Verfahren zur genauen Messung des „onkotischen Druckes" — wie er statt Quellungsdruck sagt — ausgearbeitet und gefunden, daß der onkotische Druck des Blutplasmas unter normalen Verhältnissen sehr konstant, bei hydropischen Nierenkranken erniedrigt ist. Auch Schade nimmt an, daß das „onkotische Druckgefälle" zwischen Blutplasma und angrenzender Gewebsflüssigkeit für den Flüssigkeitsaustausch zwischen Blut und Geweben bestimmend sei. Aber der Übertragung seiner Messungen des onkotischen Druckes auf die Vorgänge in den Gefäßen stehen erhebliche Bedenken entgegen: der „onkotische Druck hängt wesentlich ab von der Porengröße der Membran, an der er gemessen wird, und der Annahme von Schade, daß durch die Capillarendothelien „gerade kein Eiweiß mehr austrete", kommt sicher keine allgemeine Geltung zu. Damit verlieren aber seine Überlegungen eine wesentliche Stütze. So wichtig zweifellos auch die Wasserbindung der Kolloide ist, so muß doch immer wieder davor gewarnt werden, ausschließlich aus einer einzelnen physikalisch-chemischen Beziehung die Vorgänge im Organismus verstehen zu wollen. Die Verhältnisse sind sehr viel komplizierter, und vor allem scheint mir nach wie vor die Annahme einer wechselnden, beeinflußbaren Permeabilität der Gefäßwände ganz unumgänglich.

Ich habe bisher die Eigenschaften der Membran und die der Lösung in ihrem Einflusse auf den Stoffaustausch besprochen. Dazu kommt nun aber noch die Wirkung des *hydrodynamischen Druckes*, unter dem die Lösung steht.

Vor allem klinische Erfahrung, aber auch Ergebnisse von Tiere xperimenten lehren eindrucksvoll, wie eng diese Vorgänge mit den Verhältnissen des Blutkreislaufes zusammenhängen[3]). Jede Störung des Kreislaufes führt zu abnormer Ausscheidung aus den Gefäßen. Und da bekannt ist, wie wichtig die Füllung des Gefäßsystemes für den Ablauf des Kreislaufes ist, sind für dessen Regulation auch die hier besprochenen Vorgänge von höchster Bedeutung. Wir wissen noch gar nicht, wieweit etwa Wasseraufnahme den Kreislauf belastet, entscheidend ist dafür zweifellos das, was sich an die Wasseraufnahme anschließt, d. h. die Reaktion des Stoffaustausches zwischen Blut und Geweben.

---

[1]) Oehme u. Schultz: Kongr. f. inn. Med. 1922, S. 304. — Oehme: Klin. Wochenschr. 1923, S. 1. — Schultz: Zeitschr. f. d. ges. exp. Med. Bd. 31, S. 220. 1923.
[2]) Schade: Zeitschr. f. klin. Med. Bd. 101, S. 363. 1924.
[3]) Vgl. bes. Klemensiewicz: Zitiert auf S. 161.

Bekanntlich hat Ludwig[1]) auf Grund seiner grundlegenden und umfassenden Untersuchungen versucht, die Ausscheidung einer Salzlösung aus dem Blut durch „*Filtration*" zu erklären, d. h. eben durch die Wirkung des Druckes im Gefäßsystem; Starling, Cushny[2]) u. a. haben diese Theorie aufgegriffen und gezeigt wie der Blutdruck genüge, den osmotischen Druck der Eiweißkörper zu überwinden. Wenn nun die Gefäßwände für Wasser und die gelösten krystalloiden Stoffe durchlässig, für Eiweiß aber undurchlässig sind, so muß durch den Blutdruck aus der Gefäßbahn eine eiweißfreie Lösung abgepreßt werden, deren Zusammensetzung eben einem enteiweißtem Plasma entspricht. Es ist gar nicht zu bezweifeln, daß auch der hydrodynamische Druck bei dem Stoffaustausch zwischen Blut und Gewebe mitwirkt, aber die einfachen Vorstellungen der Ludwigschen „Filtrationstheorie" oder auch die ganz entsprechenden von Starling und Cushny werden denn doch den tatsächlichen Verhältnissen nicht gerecht. Es braucht nur daran erinnert zu werden, daß beispielsweise die Ödemflüssigkeit durchaus nicht — mindestens nicht immer — einem enteiweißten Plasma entspricht (vgl. die Ausführungen in dem folgenden Abschnitte über Ödem). Und ferner: die Vorstellungen über die Filtration vermögen nicht zu erklären, daß der Stoffaustausch zwischen Blut und Geweben in einem gewissen Gleichgewicht sich befindet, d. h. daß Menge und Zusammensetzung des Blutes erhalten bleibt, daß aber dieses Gleichgewicht beweglich ist und sich ändert, sobald durch eine Änderung im Blute ein Anstoß gegeben wird.

Bei dem Stoffaustausch zwischen Blut und Gewebe wie auch bei der Strömung des Blutes in den Capillaren spielen zweifellos die Spannungsverhältnisse in den Geweben eine große Rolle; der „Filtrationsdruck" wird eben durch die Differenz des Druckes innerhalb und außerhalb der Capillaren dargestellt. Dieser Ausgangspunkt der Untersuchungen von Landerer, der ganz auf dem Boden der Ludwigschen Vorstellung steht, ist wohl richtig, aber auch mit diesem Zusatze ist die „Filtrationstheorie" durchaus nicht befriedigend[3]).

Da die Vorgänge durch die Anwendung der Gesetze der Physik zunächst nicht befriedigend erklärt erschienen, hat man nun gesagt, es handelt sich beim Stoffaustausch zwischen Blut und Gewebe um „*vitale Prozesse*", d. h. um Sekretion und Resorption[4]). Was soll man nun darunter verstehen? Kein Biologe wird heute etwa eine „Lebenskraft" in dem Sinne annehmen, daß durch eine solche das Gesetz von der Erhaltung der Energie umgestoßen würde. Zum allermindesten wäre ein solcher Gedankengang völlig unfruchtbar. Wenn man aber nun unter „vitalem Prozeß" einen physikalisch unerklärten oder gar unerklärbaren Vorgang versteht, so ist damit nicht viel gesagt, jeder weiß, wie sehr alle Elementarvorgänge im lebenden Organismus der Aufklärung bedürfen. Es bleibt aber schließlich eine Bestimmung der Begriffe „Sekretion und Resorption" als vitale Prozesse übrig, und die scheint mir die allein fruchtbare zu sein. Bei

---

[1]) Ludwig: Ursprung der Lymphe, Sep. aus den Medizinischen Jahrbüchern, Zeitschr. d. k. k. Gesellsch. d. Ärzte. Wien 1863. — Lehrbuch der Physiologie des Menschen, 2. Aufl., Bd. 2, S. 567. 1861.

[2]) Bes.: Starling in Schäfers Textbook of physiology Bd. 1, S. 285. 1898 u. Journ. of physiol. Bd. 19, S. 321. 1896. — Bayliss: Journ. of pharmacol. a. exp. therapeut. Bd. 15, S. 29. 1920. — Cushny: The excretion of the urine. London 1917.

[3]) Vgl. Landerer: Die Gewebsspannung. Leipzig 1884. — Kritik bei Bönniger: Zeitschr. f. experim. Pathol. u. Ther. Bd. 1, S. 163. 1905; ferner bei Volhard: Handb. d. inn. Med. v. Mohr u. Staehelin Bd. 3 (2), S. 1243. — Vgl. im übrigen in den folgenden Abschnitten über Ödem. — Über Gewebsspannung vgl. auch Gildemeister u. Hoffmann: Pflügers Arch. f. d. ges. Physiol. Bd. 195, S. 153. 1922.

[4]) Vgl. vor allem Heidenhain in Hermanns Handb. Bd. 5 (1). 1883 u. bes. Pflügers Archiv f. d. ges. Physiol. Bd. 49, S. 209. 1891: ferner Asher: Der physiologische Stoffaustausch zwischen Blut und Gewebe. Jena 1909.

den Sekretionsvorgängen beobachten wir Stoffbewegung, die durch die physikalischen Gesetze zunächst nicht ausreichend erklärt ist, etwa bei der Harnsekretion Stoffbewegung entgegen dem Konzentrationsgefälle, Wasserbewegung gegen den höheren osmotischen Druck des Harnes. Es ist klar, daß bei allen derartigen Vorgängen Arbeit geleistet wird, und zwar osmotische Arbeit, und es entsteht nun die Frage, woher die Energie für diese Arbeitsleistung stammt. Als Quelle dieser Energie kommen schließlich nur die chemischen Umsetzungen in den Zellen in Betracht. Wie bei der Muskelarbeit auf Kosten der Verbrennungen mechanische Arbeit geleistet wird, so bei der Sekretion osmotische Arbeit. Während wir aber in dem Verständnisse der Muskelmaschine gerade in den letzten Jahren doch immerhin nicht unerheblich weitergekommnen sind, fehlt uns noch jede Vorstellung über die Umwandlung der chemischen Energie in osmotische. Es mag sein, daß Quellungsvorgänge bei der Sekretion eine wichtige Rolle spielen, es mag sein, daß Stoffe in besonderen Phasen angereichert und dann ausgestoßen werden, aber irgend etwas Greifbares ist darüber nicht bekannt, und solange die Eigenschaften sehr viel einfacherer Membranen, etwa der Niederschlagsmembranen, und die Vorgänge an ihnen noch so wenig aufgeklärt sind wie jetzt, ist die Untersuchung der viel komplizierteren biologischen Objekte wohl nicht sehr aussichtsreich. Nur das ist mit Sicherheit zu sagen: der Vorgang ist — wie die Stoffwechselprozesse überhaupt — an die besondere Struktur der Zellen und des Plasmas gebunden. Das ist also das Problem der Sekretion als eines „vitalen" Vorganges: wie wird durch die plasmatische Struktur, durch die feinste Anordnung der verschiedenen Phasen und Reaktionsorte die Umwandlung chemischer in osmotische Energie ermöglicht. Wenn wir Sekretion und Resorption in diesem Sinne verstehen, so ist es durchaus berechtigt, die Begriffe auch auf den Stoffaustausch zwischen Blut und Gewebe anzuwenden, denn das ergibt sich zweifellos aus zahlreichen Beobachtungen: durch einfache Übertragung der Gesetze über Diffusion und Filtration an unbelebten Membranen sind die Vorgänge des Stoffaustausches zwischen Blut und Geweben nicht zu erklären. Und vor allem möchte ich immer wieder darauf hinweisen, wie notwendig es ist, sich die Durchlässigkeit durch die Capillarwände, die Diffusionsbedingungen durch sie wechselnd und beweglich vorzustellen, eine Vorstellung, die uns auch durch zellbiologische Untersuchungen nahegelegt ist. Und das ist nun ebenso wichtig: Die Eigenschaften der plasmatischen Membranen hängen ab vom Milieu, von den Lösungen, die sie berühren. Auf die Endothelien wirkt das Plasma wie die Gewebsflüssigkeit auf der anderen Seite, darin ist der enge Zusammenhang des ganzen Systems begründet. Die Endothelien sind ja morphologisch und funktionell aufs innigste mit den Gewebszellen verbunden, Gewebe und Gefäße bilden ein Ganzes.

Das ist besonders auch für das Verständnis krankhafter Vorgänge wichtig. Wenn Wasser im Gewebe angesammelt wird, so ist zu fragen, ob das Wasser von den Geweben angezogen oder ob es von den Gefäßen ausgeschieden wird, d. h. ob die primäre Veränderung in den Geweben oder in den Gefäßen zu suchen ist. Diese Frage wird in einem späteren Kapitel über Ödem ausführlich besprochen werden, nur das möchte ich betonen: jede Veränderung an den Endothelien muß auch zu einer solchen in den Geweben führen, wie umgekehrt, was in den Geweben geschieht, auf die Endothelien zurückwirkt, denn beide gehören morphologisch und auch funktionell zusammen. Ich bin überzeugt, daß bei der Entstehung des Ödems die Durchlässigkeit der Gefäße eine überaus wichtige Rolle spielt, aber ich glaube nicht, daß sie allein zur Erklärung der Vorgänge genügt. Die „Wasserbindung" in den Geweben darf aber in keinem Falle der Gelatinequellung gleichgesetzt werden, es handelt sich vielmehr um ein ganz kompliziertes Gleichgewicht von intercellulären und intracellulären Lösungen.

Die Gewebe enthalten außer den Blutcapillaren auch die des *Lymphsystems*. Auch diese haben einen Endothelbezug, und für die Vorgänge an diesem gilt im Prinzip genau das gleiche wie für die Blutgefäße, denn wie im anatomischen Aufbau, so ist auch physiologisch das Lymphsystem eine Ausstülpung der Blut gefäße. Es ist gewissermaßen ein zweites Venensystem, das wie dieses Produkte des Zell- und Gewebsstoffwechsels zum Herzen führt. Die Lymphbildung ist gewiß für das Verständnis des Wasserhaushaltes und besonders des Stoffaustausches zwischen Blut und Geweben von größter Bedeutung, aber ich glaube nicht, daß zur Zeit über den eigentlichen Sinn und über die Funktion dieser Anlage einigermaßen klare Vorstellungen möglich sind. Wichtig ist, daß die Lymphbildung mit der Tätigkeit der Gewebe ansteigt[1]). Aber daß eine mit dem Stoffabbau verbundene Erhöhung des osmotischen Druckes die Lymphbildung erklärte, davon ist keine Rede; einfache Filtrations- und Diffusionsprozesse genügen hier so wenig zur Erklärung wie bei den Vorgängen an den Blutcapillaren. Den Endothelien des Lymphsystems müssen wir die gleichen für die Funktion wichtigen Eigenschaften zuschreiben, wie denen der Blutgefäße.

Blut- und Lymphgefäße sind bis in ihre feinsten Verzweigungen von nervösen Elementen begleitet und es besteht kein Zweifel darüber, daß nervöse Einflüsse auf den Stoffaustausch zwischen Blut und Geweben eine große Rolle spielen. Schließlich kommen hormonale Einwirkungen in Betracht, alles, was im Blute gelöst ist, kann ja die Endothelien und ihre eigentümliche Funktion verändern. Bei alledem sind aber vielfach Einflüsse auf die Blutströmung und Blutverteilung mit denen auf den Stoffaustausch verbunden. Was darüber bekannt ist, führe ich in Kapitel VI und VII an.

3. Wasseraufnahme und Wasserabgabe des Organismus[2]).

Bei der Wasseraufnahme und Wasserabgabe des Körpers spielen die Prozesse, die im vorhergehenden Kapitel besprochen wurden, die größte Rolle. Überdies sind aber „Resorption" wie „Sekretion" und „Exkretion" im eigentlichen Sinne an bestimmte Gewebe und ihre Funktion gebunden; auch in ihnen wird durch die chemischen Umsetzungen in den Zellen irgendwie osmotische Arbeit geleistet, Stoffbewegung, die mindestens teilweise entgegen dem osmotischen Druck und dem Diffusionsgefälle in Ausgangs- und Endlösung abläuft. Das ist die allgemein biologische Bedeutung all dieser Vorgänge im Wasserhaushalt[3]). Da die Anordnung der beteiligten Organe und ihre Funktionsweise an anderen Stellen dieses Handbuches behandelt wird, kann ich hier nur kurz anführen, was für die Darstellung des Wasserhaushaltes unumgänglich notwendig ist.

Die *Wasseraufnahme gesunder Menschen* ist auch unter den natürlichen Verhältnissen des alltäglichen Lebens recht verschieden; Beruf und Arbeitsleistung, Sitte und Gewohnheit im Essen und Trinken spielen hier eine große Rolle.

Wasser wird mit jeder Nahrung und mit dem Getränke aufgenommen. Der Wassergehalt der Speisen schwankt in weitem Umfange: während Butter nur ganz wenig Wasser enthält, bestehen die meisten Speisen zu einem recht

---

[1]) ASHER: Stoffaustausch. — ASHER u. BARBERA: Zeitschr. f. Biol. Bd. 36, S. 154. 1898 u. Bd. 37, S. 261. 1898.

[2]) Vgl. zu diesem Kapitel auch die Abschnitte Resorption und Exkretion in Bd. 4 dieses Handbuchs.

[3]) Die Stoffumsetzung, die Bildung besonderer Stoffe (etwa der Fermente) spielt im Wasserhaushalt zunächst keine wesentliche Rolle.

erheblichen Teile aus Wasser: Brot etwa zu einem Drittel, Mehlspeisen und frisches Fleisch mindestens zu zwei Drittel bis vier Fünftel ihres Gewichtes. Obst und Gemüse haben überhaupt nur einen ganz geringen Trockengehalt. Genauere Angaben erübrigen sich hier, zumal der Wassergehalt der tischfertigen Speisen weitgehend von der Zubereitung abhängt.

Schon mit der Auswahl der Speisen sind also erhebliche Unterschiede in der Wasserzufuhr gegeben. Und noch viel mehr wechselt die Menge des Getränkes. Hier sehen wir große Willkür walten, Laune und Gier spielen eine große Rolle. Von größter Bedeutung ist die Gewohnheit, wir werden sehen, wie tief diese in das Getriebe des Wasserhaushaltes eingreift.

Bei den meisten Menschen wird unter gewöhnlichen Verhältnissen die Flüssigkeitsaufnahme unbewußt geregelt. Bei Einschränkung der nötigen oder der gewohnten Flüssigkeitsaufnahme oder bei Wasserverlusten entsteht *Durst*[1]). Jeder kennt den Durst nach starken Schweißen oder nach Wasserverlusten durch den Darm bei schweren Durchfällen, deren Bedeutung besonders C. Schmidt[2]) in seinen klassischen Untersuchungen aufgeklärt hat. Auch Erkrankungen der Nieren und des Stoffwechsels, bei denen zwangsläufig große Harnmengen ausgeschieden werden, und schließlich Blutverluste führen zu Durst.

In all diesen Fällen ist Wassermangel die Ursache des Durstes, man sieht deshalb in der Durstempfindung eine Sicherung gegen Wasserverarmung, ein Signal, das vermehrte Flüssigkeitsaufnahme veranlaßt und damit weitere Eintrocknung verhütet. Aber doch nicht immer entsteht der Durst durch eine Abnahme des Wasserbestandes. Schon lange ist bekannt, daß Herz- und Nierenkranke, bei denen sich Wassersucht entwickelt, sehr oft heftigen Durst haben, trotz Vermehrung des Wasserbestandes; und gerade, wenn das retinierte Wasser wieder ausgeschieden, der Wasserbestand also vermindert wird, dann hört der Durst bei diesen Kranken auf[3]). Man hat daraus geschlossen, daß nicht der Wasserbestand des Körpers, sondern der des Blutes maßgebend sei für die Durstempfindung. Zwar findet man nicht selten bei diesen Kranken mit Wassersucht eine Eindickung des Blutes, aber andererseits besteht nach Blutverlusten eine ausgesprochene Verdünnung des Blutes, und doch haben die Kranken Durst. E. Meyer nimmt deshalb an, daß nicht der Wassergehalt des Blutes, sondern die Konzentration osmotisch wirksamer Substanz im Blute Durst auslösen. Tatsächlich ist in dem verdünnten Blute nach Blutverlusten der Kochsalzgehalt erhöht[4]). Auch der Durst Zuckerkranker mit erhöhtem Blutzuckergehalt könnte damit seine Erklärung finden. Freilich ist es zunächst noch nicht erwiesen, daß die Durstempfindung in einem bestimmten Verhältnisse zum osmotischen Druck des Blutes steht; aber das ist bei den komplizierten Zusammenhängen der Durstempfindung auch kaum zu erwarten.

Wie wichtig gerade beim Durst die Gewohnheit ist, weiß jeder aus Erfahrung. Man kann sich unschwer an recht verschiedene Flüssigkeitszufuhr gewöhnen, die gewohnten Mengen werden aber zum Bedürfnisse. Wie tief reichliche Flüssigkeitszufuhr in die Einstellung des Wasserhaushaltes eingreift, geht aus den Versuchen von Regnier und W. H. Veil hervor (vgl. S. 190); während der Trink-

---

[1]) Vgl. dazu vor allem: Meyer, E.: Zur Pathologie und Physiologie des Durstes, Schriften d. wiss. Ges. in Straßburg. H. 33. 1918. — Leschke: Zeitschr. f. klin. Med. Bd. 87, S. 214. 1919; u. Arch. f. Psychiatrie u. Nervenkrankh. Bd. 59, S. 773. 1918. — Müller, L. R.: Dtsch. med. Wochenschr. 1920, S. 113. — Oehme: Dtsch. med. Wochenschr. 1922. S. 277. Klin. Wochenschr. 1923, S. 1. — Nonnenbruch: Zeitschr. f. d. ges. exp. Med. Bd. 29, S. 547. 1922.
[2]) Schmidt, C.: Charakteristik der epidemischen Cholera. 1850.
[3]) Vgl. z. B. Heineke: Dtsch. Arch. f. klin. Med. Bd. 130, S. 60. 1919.
[4]) Limbeck: Grundr. d. klin. Pathologie d. Blutes. — v. Hösslin: Dtsch. Arch. f. klin. Med. Bd. 74, S. 577.

periode fanden sie einen höheren Elektrolytgehalt im Blute, es entstanden also Verhältnisse, die Durst auslösten und die die Einschränkung der Flüssigkeitszufuhr beschwerlich machten.

Daß veränderte Blutzusammensetzung zu Durst führte, hat schließlich LESCHKE aus folgenden Beobachtungen geschlossen: bei intravenöser Injektion hypertonischer Lösungen von Kochsalz, von Calciumchlorid oder von Harnstoff beobachtete er ein plötzlich einsetzendes Durstgefühl; dabei brauchte die Konzentration dieser Stoffe im Blute nur um 0,62—0,09% zuzunehmen. Allerdings konnten weder BAUER und ASCHNER noch BRUNN[1]) diese Beobachtungen bestätigen; vor allem stellt sich die Durstempfindung erst 10—20 Minuten nach der Injektion ein, zu einer Zeit, in der die Konzentration nicht oder kaum mehr verändert ist. Auch NONNENBRUCH nimmt an, daß der Wasser- und Elektrolytgehalt der Gewebe mehr als der des Blutes Durst auslöse.

Daß der Durst — schon durch das subjektive Gefühl — in Beziehung steht zur Schleimhaut im Gaumen und Schlund, hat bereits E. H. WEBER hervorgehoben[2]), der meint, der Durst beruhe vielleicht darauf, daß infolge des Wassermangels im Blute die Sekretion auf diesen Schleimhäuten verändert sei. Auch LUDWIG[3]) und SCHÄFER[4]) äußerten ähnliche Vorstellungen.

Wichtig sind nun ferner — auch darauf hat schon LUDWIG hingewiesen — einige Beobachtungen, die sich beim „Durststillen" ergeben. Es ist bekannt, daß der Durst weitgehend unterdrückt werden kann durch Mundspülen, Gurgeln oder durch Abkühlung des Schlundes, etwa durch Zergehenlassen von Eisstückchen oder Pfefferminztabletten.

Die Reaktion scheint allerdings individuell verschieden zu sein. L. R. MÜLLER berichtet, daß seine Versuchspersonen deutlich zwischen Austrocknung des Mundes und Durst unterschieden hätten. Ich glaube auch, daß man das unterscheiden kann, aber daß häufig nach den ausgeführten Einwirkungen auf die Schleimhaut des Rachens und des Schlundes der Durst nachläßt oder aufhört, kann m. E. nicht bestritten werden. So wird auch der quälende Durst Laparotomierter oft durch Inhalieren von Wasserdampf aus einem sog. Bronchitiskessel ganz wesentlich gelindert. Freilich nützt all das meistens nicht für lange Zeit, aber daß es nützt, wird jeder zugeben, der einmal bei heftigem Durst auf diese Maßnahmen angewiesen war.

Auch folgendes mag hier angeführt werden: bei heftigem Durst hilft Flüssigkeitszufuhr durch Tropfeinläufe zunächst sehr wenig; ich habe das gelegentlich sehr eindrucksvoll an mir selbst beobachtet. Freilich liegen keine Untersuchungen darüber vor, wie sich bei diesen Tropfeinläufen Wasserbestand des Körpers und Zusammensetzung des Blutes verhalten.

LESCHKE[5]) hat gezeigt, daß intravenöse Infusionen konzentrierter Kochsalzlösungen auch nach Anästhesierung der Mund- und Rachenschleimhäute zu Durst führen, daß dagegen nach Berührung dieser Schleimhäute mit konzentrierter Salzlösung ein unangenehmer Salzgeschmack und nicht Durst entsteht. Aber andererseits scheint mir auch das wichtig: bei Austrocknung des Mundes und Rachens durch Mundatmung entsteht ganz ausgesprochener Durst. Ich habe das bei Versuchen mit Einatmung trockener Luft ganz eindeutig beobachtet; die Wasserverluste dabei sind nur ganz unbedeutend. Es soll gewiß nicht behauptet werden, daß die entstehenden Empfindungen immer in allen Einzelheiten

<hr>

[1]) BAUER u. ASCHNER: Wien. Arch. f. inn. Med. Bd. 1, S. 322. 1920. — BRUNN: Wien. klin. Wochenschr. 1925. S. 558.
[2]) WEBER, E. H.: Wagners Handb. d. Physiol. Bd. III, 2, S. 586. 1846.
[3]) LUDWIG: Physiologie des Menschen. 2. Aufl., Bd. II, S. 586. 1861.
[4]) SCHÄFER: Textbook of Physiology Bd. II, S. 991. 1900.
[5]) LESCHKE: Zitiert auf S. 180.

übereinstimmten, das ist gar nicht möglich, da immer noch andere Sensationen mitspielen, aber ich glaube nicht, daß es richtig ist, die Empfindungen bei Trockenheit dieser Schleimhäute nicht als Durst zu bezeichnen. Ich möchte deshalb auch auf Grund von Selbstbeobachtungen ebenso wie E. Meyer — im Gegensatze zu L. R. Müller — die Empfindung nach Atropin entschieden Durst nennen; aber schließlich kommt das auf die Bestimmung des Begriffes an.

L. R. Müller[1]) hat die Bewegungen des Oesophagus in der Höhe der Bifurkation graphisch dargestellt und gefunden, daß bei Durst die Kontraktionen sehr viel lebhafter sind; er meint deshalb, daß beim Durst besondere „Kontraktionsempfindungen" mitspielten. Oehme[2]) konnte aber diese Beobachtungen nicht bestätigen.

Eine Analyse der Durstempfindung muß nun vor allem berücksichtigen, daß die Durstempfindung, wie jeder Bewußtseinsvorgang, unlösbar mit dem psychischen Gesamtzustande zusammenhängt. Durst hängt ab von den verschiedensten Einwirkungen und Ereignissen in der Psyche, von Sinneseindrücken, von Aufmerksamkeit, von der Helle des Bewußtseins usw. Jeder weiß, daß auch heftiger Durst nachlassen kann, selbst wenn er nicht „gestillt" wird, etwa bei angestrengter Konzentration auf andere Dinge. Man kann recht merklichen Durst „vergessen". Und andererseits wird er gesteigert oder geweckt durch Aufmerksamkeit darauf, etwa wenn man Wasser sieht, wenn von Getränken und Trinken die Rede ist, wenn andere trinken. Schließlich spielen beim Durst Lust- und Unlustgefühle mannigfacher Art eine große Rolle. Wie man beim Hunger zwischen den in den Magen lokalisierten Sensationen und einem „Allgemeingefühl" unterscheidet, so gibt es auch bei Durst ein allgemeines Müdigkeits- und Unlustgefühl, das nicht lokalisiert werden kann. Auch Durst kann lähmen, kann die Stimmung drücken. Wie weit dieses Allgemeingefühl etwa von einer Wasserverarmung der Gewebe abhängt, ist nicht entschieden.

Daß sehr oft Durst mit dem Verlangen nach gewissen Genußmitteln vermischt wird, braucht nur angeführt werden; immerhin ist auch hier bemerkenswert, daß durch Gewöhnung an viel Trinken tatsächlich ein vermehrtes Bedürfnis nach Flüssigkeit entsteht.

Die Bedeutung der nervösen Apparate und die krankhafte Durstempfindung wird in späteren Abschnitten behandelt[3]).

Das aufgenommene Wasser wird aus dem Schlunde durch die Speiseröhre in den Magen gespritzt, verläßt aber auch diesen ziemlich rasch wieder durch den Pylorus, sicher im wesentlichen unvermindert. Die Hauptmasse des Wassers wird *im Dünndarm resorbiert*, offenbar mit großer Leichtigkeit. Wie rasch das Wasser resorbiert wird, ergibt sich daraus, daß eine Viertelstunde nach Aufnahme größerer wie auch kleinerer Wassermengen (100—150 ccm) eine recht beträchtliche Blutverdünnung nachweisbar ist (vgl. S. 187). Bei Gesunden gelangen bei mittlerer Flüssigkeitszufuhr (1500) etwa 500 ccm in den Dickdarm[4]), davon wird in diesem noch der größere Teil resorbiert. Daß aus dem Dickdarm ziemlich große Mengen Wasser aufgenommen werden können, lehren z. B. die Erfahrungen mit Tropfeinläufen, von denen sicher höchstens kleine Mengen bis ins Ileum gelangen. Einflüsse auf die Darmresorption spielen unter normalen Verhältnissen kaum eine Rolle im Wasserhaushalte, nur bei Durchfällen ist auch die Resorption gestört[5]).

---

[1]) Müller, L. R.: Zitiert auf S. 180.   [2]) Oehme: Zitiert auf S. 180.

[3]) Vgl. Kap. VII und den Beitrag von E. Meyer in diesem Band.

[4]) Vgl. z. B. Nencki u. Sieber: Arch. f. exp. Pathol. u. Pharmakol. Bd. 28, S. 311. 1891.

[5]) Über die Resorption des Wassers, im Darme vgl. Cohnheim in Nagels Handb. Bd. II, S. 607ff. 1907. (Lit.) — Ferner Höber: Zitiert auf S. 161, S. 752ff.

Außer dem von außen eingeführten Wasser entsteht auch *bei allen Verbrennungen im Körper Wasser*. Bei einem Umsatze von 100 Calorien entstehen etwa 10—12 g Wasser, und zwar liefert die Verbrennung von 100 Calorien

aus Eiweiß . . . . 9,3 g Wasser
„ Kohlenhydrat . . . . 13,3 g „
„ Fett . . . . 11,3 g „ .

Bei der Verbrennung von Alkohol entsteht wesentlich mehr Wasser, und zwar 16,8 g bei 100 Calorien[1]).

Man kann das Verbrennungswasser also auf etwa 300—400 g am Tage schätzen, je nach der Größe des Stoffwechsels, beim Gesunden also vor allem je nach der Leistung körperlicher Arbeit.

Soll in Versuchen die *Wasserzufuhr berechnet* werden, so empfiehlt es sich, die Getränke zu messen sowie alle Speisen zu wiegen und das Gewicht als Wasser voll in Anrechnung zu bringen. Der dabei entstehende Fehler ist meist unbedeutend. Wird größere Genauigkeit erfordert, so muß der Wassergehalt der Speisen ermittelt und das Verbrennungswasser besonders berechnet werden. Vielfach vor allem bei Reis, Nudeln u. dgl. ist es zweckmäßig, die rohen Stoffe und die tischfertigen Speisen zu wiegen; die Differenz gibt den Wassergehalt. Der Wassergehalt der rohen Stoffe, der bei den angeführten Nahrungsmitteln allerdings sehr gering ist, wird hinzugerechnet[2]).

Für Trockenkost ist zu empfehlen: vor allem Butterbrot, etwa mit trockenem Käse, ferner möglichst trockene Eierspeisen; auch Reis und Nudeln können mit recht wenig Wasser zugebereitet werden. Für den Trockenversuch gebe ich gewöhnlich zum ersten und zweiten Frühstück nur Butterbrot, zum Mittagessen Reis oder Nudeln und dann eine Eierspeise.

Aus allem ergibt sich, wie wechselnd die Wasseraufnahme ist; wie sich dabei der Wasserhaushalt verhält, ist in einem besonderen Kapitel dargestellt (s. S. 185).

Ich habe nun noch kurz die *Wege der Wasserabgabe* und deren Bedeutung für die Regulation des Wasserhaushaltes anzuführen.

Die Hauptmenge des Wassers wird unter normalen Verhältnissen durch die *Nieren* ausgeschieden, durch deren Funktion vor allem die Ausscheidung dem Bedürfnisse entsprechend reguliert wird. Die Harnsekretion ist zunächst von der Menge und Zusammensetzung des die Nieren durchströmenden Blutes abhängig, damit ist der innigste Zusammenhang mit dem Stoffaustausch zwischen Blut und Geweben gegeben, und wir werden in den folgenden Abschnitten sehen, wie Einstellung und Reaktion des Wasserhaushaltes immer wieder auf diesen unauflösbaren Zusammenhang hinweisen. Ferner spielen hormonale und nervöse Einflüsse auf die Nierendurchblutung wie auch auf die Funktion der Nierenzellen eine große Rolle im Wasserhaushalte.

Die Menge des Harns kann in weiten Grenzen schwanken. Die Nieren vermögen große Mengen Wasser rasch auszuscheiden; nach reichlichem Trinken kann man Harnmengen von einem halben Liter und erheblich mehr in einer Stunde ganz gewöhnlich beobachten, Kranke mit Diabetes insipidus scheiden nicht selten während langer Zeiträume 8—10 l am Tage aus. Andererseits kann die Harnmenge auch bei Gesunden leicht auf einen halben Liter am Tage sinken, wenn die Flüssigkeitszufuhr eingeschränkt oder wenn viel Wasser — etwa durch Schwitzen — verloren wird. Gerade die überaus große und so rasch bewegliche Anpassungsfähigkeit der Harnsekretion kennzeichnet die normale Nierenfunktion.

In engeren Grenzen trägt die *Wasserausscheidung durch Haut, Lungen und Darm* zur Regulation des Wasserhaushaltes bei. Man stellt oft die „*extrarenale*" der renalen *Wasserabgabe* gegenüber, da sie ganz gut berechnet werden kann, wenn man Wasseraufnahme, Harnmenge und die Änderungen des Körpergewichtes

---

[1]) Vgl. MAGNUS-LEVY: zit. auf S. 161.
[2]) Vgl. z. B. DOLL u. SIEBECK: Dtsch. Arch. f. klin. Med. Bd. 116. S. 549. 1914; ferner BAUMGÄRTNER: Inaug.-Diss. Basel 1920.

bestimmt; denn Gewichtszunahme und -abnahme beruhen wenigstens in kurzen
Zeiträumen und bei einer dem Bedarf entsprechenden Ernährung auf Zu- und
Abnahme des Wasserbestandes. Auch diese „extrarenale" Wasserabgabe ist
Schwankungen unterworfen; sie beträgt unter normalen Verhältnissen, bei
mittlerer Umgebungstemperatur, ohne größere körperliche Anstrengungen, und
bei geregelter Stuhlentleerung etwa 700—1000 ccm.[1]).

Die *Wasserabgabe durch die Haut* hängt vor allem mit der Regulation der
Körperwärme zusammen. Auch hier spielen geordnete Prozesse an besonderen
Strukturen die entscheidende Rolle: die Durchblutung der Haut, Schweißsekretion und Perspiration[2]). Durch stärkere Schweiße kann 1 l Wasser in kurzer Zeit
ausgeschieden werden. Daß auch diese Vorgänge bei der Regulation des Wasserhaushaltes eine gewichtige Rolle spielen, zeigen die Versuche von Moog und
Nauck[3]), die die Wasserabgabe durch die Haut bei einer Flüssigkeitszufuhr von
3 l um 7—40% größer fanden als bei einer solchen von 1 l. Allmählich stellt
sich die Wasserabgabe durch die Haut auf die veränderten Bedingungen ein;
die Reaktion ist bei verschiedenen Menschen überaus verschieden. Eine einmalige größere Wasseraufnahme hat weder bei beschränkter noch bei reichlicher
Flüssigkeitszufuhr Einfluß auf die Wasserabgabe durch die Haut. Von großer
Bedeutung sind hier alle psychischen Einwirkungen.

Hier mag auch angeführt werden, daß bei hydropischen Kranken gelegentlich
das retinierte Wasser vor allem auf extrarenalem Wege ausgeschwemmt wird
(Krehl, Heineke).

Die Wassermenge, die durch die *Lunge* ausgeschieden[4]) wird, wechselt bei
Gesunden vor allem mit der Atmungsmechanik und mit der Temperatur und der
Feuchtigkeit der Luft. Gesunde scheiden in Ruhe etwa 260—360 g Wasser in
24 Stunden aus. Die Atmungsluft ist — mindestens sehr annähernd — mit
Wasserdampf gesättigt. Bei vermehrter Atmungsgröße und im Fieber wird mehr
Wasser durch die Lungen ausgeschieden, wenn auch die Sättigung der Exspirationsluft mit Wasserdampf abnimmt. Aber die Wasserausscheidung durch
die Lungen kann auch durch die allgemeinen Verhältnisse des Wasserhaushaltes
beeinflußt werden und nach reichlicher Flüssigkeitszufuhr bei gleicher Atemmechanik zunehmen (Siebeck). Das ist für das Verständnis wichtig, es weist
auf eine Umstellung des Wasserwechsels hin, bei der wahrscheinlich vasomotorische Einflüsse eine Rolle spielen.

Durch den *Darm* werden unter normalen Verhältnissen etwa 100—200 g
Wasser abgegeben. Wesentliche Abweichungen kommen nur bei Störungen der
Darmfunktion vor, bei Durchfällen, die zu großen Wasserverlusten führen können.
Nicht selten sah ich, etwa bei schwerer Ruhr, Wasserverluste von 1,5—2 l, ge-
legentlich solche von mehr als 3 l am Tage. Und je mehr Flüssigkeit bei diesen
Kranken zugeführt wird, sei es durch Getränke oder auch durch Infusionen,
desto mehr verlieren sie durch den Darm. Ich führe ein Beispiel an:

	26. 4.	27. 4.	28. 4.	29. 4.	30. 4.	1. 5.
Flüssigkeitszufuhr . .	1700	1750	1650	2500	2450	1550
Stuhlmenge	800	900	600	1900	1900	400
Körpergewicht . . .		53,0	52,7	52,3	51,9	51,7

---

[1]) Über Schwankungen der extrarenalen Wasserabgabe bei Gesunden und Kranken
vgl. z. B. Doll u. Siebeck: Dtsch. Arch. f. klin. Med. Bd. 116, S. 549. 1914. — Krehl:
Ebenda Bd. 128, S. 165. 1919 u. Heineke: ebenda Bd. 130, S. 60. 1919. — Über die Bestimmung siehe Baumgärtner: Inaug.-Diss. Basel 1920.

[2]) Vgl. Schwenkenbecher: Dtsch. Arch. f. klin. Med. Bd. 79, S. 38 u. Sitzungsber. d. Ges. z. Beförderung der ges. Naturw. zu Marburg. Nr. 1. 1925.

[3]) Moog u. Hauck: Zeitschr. f. d. ges. exp. Med. Bd. 25, S. 385. 1921.

[4]) Siebeck u. Borkowski: Dtsch. Arch. f. klin. Med. Bd. 131, S. 55. 1919. (Lit.)

In solchen Fällen wird eben alles irgendwie verfügbare Wasser in den Darm ausgeschieden, die Harnmenge sinkt auf einige 100 ccm, wie groß die Wasserverluste werden können, ist bekannt[1]).

Damit ist das Wichtigste über die einzelnen Vorgänge, die am Wasserhaushalte beteiligt sind, angeführt. Um der Frage nach dem Zusammenhang dieser Vorgänge näherzukommen, werde ich zunächst beschreiben, wie der Wasserhaushalt bei verschiedener Zufuhr von Wasser, von Salzen und von organischen Nährstoffen abläuft.

III. Der Wasserhaushalt bei Wasseraufnahme.

Wir haben gesehen, wie überaus wechselnd die Wasserzufuhr ist, bei verschiedenen Menschen und beim Einzelnen zu verschiedenen Zeiten. Wie verhält sich nun hierbei der Wasserhaushalt?

Unter normalen Verhältnissen, wenn nicht ungewöhnliche Mengen von Wasser zugeführt oder verloren werden, und wenn die Kost sonst nicht wesentlich geändert wird, bleibt der Wasserbestand des Körpers und die Wasserverteilung in den Geweben unverändert erhalten. Man findet nur geringe Schwankungen, wenn man unter gleichen Bedingungen und zu gleichen Tageszeiten untersucht. Der Wechsel der Zufuhr wird also in kurzer Zeit ausgeglichen. Will man nun die Wirkung der Wasseraufnahme auf den Wasserhaushalt kennenlernen, so muß man größere Mengen auf einmal trinken lassen; freilich muß man bedenken, daß das eben Experimente sind, künstliche, willkürlich gesetzte Verhältnisse, aus denen nur mit besonderer Überlegung auf die normalen geschlossen werden kann.

Läßt man frühmorgens etwa 500 ccm Wasser oder Tee trinken, so entspricht ein solcher Versuch noch einigermaßen einem natürlichem Frühstück; aber bei so kleinen Flüssigkeitsmengen sind die Ausschläge noch ziemlich unbedeutend. Nach einer Wasseraufnahme von 500 ccm früh nüchtern fand ich die Harnausscheidung nach einer halben, nach 1, 2 und 4 Stunden (im Ganzen), z. B. gleich 90, 550, 560 und 590 ccm[2]), am nächsten Tage bei der gleichen Person, unter gleichen Bedingungen gleich 195, 665, 750 und 795 ccm. Das Ergebnis schwankt also nicht unerheblich; nach 2 Stunden waren fast stets mehr als 500 ccm ausgeschieden, in den folgenden 2 Stunden war die Harnmenge meist sehr klein. Wurde zu dem Wasser etwas Brot und Butter (ohne Salz) gegeben, so wurde die Ausscheidung nicht deutlich beeinflußt; ebensowenig ergaben sich eindeutige Unterschiede, wenn statt des Wassers 250 ccm Tee und 250 ccm Milch mit etwas Brot oder Einback eingenommen wurden. Immer war die Diurese in 2 Stunden im wesentlichen beendet, die meisten gesunden Personen schieden in dieser Zeit mehr, zum Teil erheblich mehr als 500 ccm aus (bis 1 oder gar $1^1/_2$ l). Bei manchen, die ebenfalls keinerlei krankhafte Veränderungen des Wasserhaushaltes oder der Nierenfunktion aufwiesen, war die Harnmenge dauernd kleiner, sie betrug nur 300—400 ccm. Es bestehen also zweifellos recht erhebliche individuelle Differenzen auch bei Gesunden.

Noch deutlicher werden die Ausschläge, wenn statt einem halben ein ganzer Liter morgens getrunken wird („Trink- oder Wasserversuche"). Das ist nun tatsächlich eine ziemliche Belastung und für die meisten Menschen etwas unangenehm. Dünner Tee wird fast stets lieber genommen und besser ertragen als Wasser. Größere Mengen als 1 l habe ich in letzter Zeit nie mehr gegeben, weil mir das zu unnatürlich vorkommt und ich keinen Vorteil dabei erkennen

---

[1]) Vgl. bes. C. Schmidt: Zitiert auf S. 180.
[2]) Es ist hier und im folgenden, wo es nicht ausdrücklich anders vermerkt ist, stets je die gesamte Ausscheidung vom Beginn des Versuches bis zum Ablauf der angegebenen Zeit angeführt.

kann. Führt man solche Trinkversuche mit 1 l an einer größeren Zahl Gesunder aus, so fallen vor allem die großen individuellen Differenzen auf. Am eindrucksvollsten ist zunächst der Unterschied bei verschiedenem Ernährungszustande: Fette scheiden häufig erheblich weniger aus als Magere. Ich führe ein paar Beispiele an:

Es wurden ausgeschieden:

	I. 29 Jahre, ♀ 86 kg		II. 30 Jahre, ♀ 80 kg
in ¹/₂ Std.	180	110	25
„ 1 „	340	165	210
„ 2 „	615	600	700
„ 4 „	760	960	800

	III. 29 Jahre, ♀ 42 kg	IV. 46 Jahre, ♀ 36 kg	
in ¹/₂ Std.	290	145	220
„ 1 „	530	405	600
„ 2 „	940	1050	1140
„ 4 „	1330	1200	1340

Auch bei derselben Versuchsperson können diese Versuche ganz verschieden ausfallen; man muß sie deshalb stets unter möglichst gleichmäßigen Bedingungen und bei gleicher Ernährung ausführen. Am besten läßt man Bettruhe einhalten; bei körperlicher Betätigung nimmt die Ausscheidung meist ab. Auf die Bedeutung der Vorperiode habe ich schon früher hingewiesen[1]). Ich führe auch hier ein Beispiel an:

Schl., 43 Jahre, Lehrer. Nervöse Herzbeschwerden. Kein krankhafter Befund; Urin: o. B.; Blutdruck: 170 cm H_2O; keine Ödeme.

Datum	Vorperiode		Körper-gewicht	Urinausscheidung nach		
	Kost	Flüssigkeits-zufuhr		1 Stunde	2 Stunden	4 Stunden
27. IV. 1918.	volle Kost	frei	66,0	580	1215	1545
2. V. 1918.	salzarme	2000	62,9	200	685	950

Fettreiche Kost an den Vortagen hemmt die Diurese bei diesen Trinkversuchen[2]).

Die Wasserausscheidung nach größerer Flüssigkeitsaufnahme ist also durchaus kein einfacher Vorgang, vielmehr machen sich da die allerverschiedensten Einflüsse geltend. Wie sollen wir nun die großen Unterschiede verstehen? Sollen sie etwa ausschließlich auf die Arbeitsweise der Niere zu beziehen sein? Das ist an sich schon wenig wahrscheinlich, denn es ist nicht einzusehen, warum die Nieren eines Fetten anders arbeiten sollen als die Magerer. Auch wäre der Einfluß der Vorperiode durch die Einstellung der Nierenfunktion kaum zu erklären, denn tatsächlich passen sich die Nieren bei Gesunden in all diesen Versuchen rasch den Anforderungen an. Viel näher liegt es, an tieferliegende Zusammenhänge des Wasserhaushaltes zu denken[3]).

Um diese Vorgänge besser zu verstehen, hat man nun die Blutkonzentration vor und nach dem Trinken untersucht. Die Refraktometerwerte fand Veil[4])

---

[1]) Siebeck: Dtsch. Arch. f. klin. Med. Bd. 128, S. 173. 1919.

[2]) v. Moraczewski: Zeitschr. f. klin. Med. Bd. 101, S. 38. 1924.

[3]) Um Mißverständnisse zu vermeiden, möchte ich ausdrücklich hervorheben, daß mit alledem die praktische Brauchbarkeit der Wasserversuche, wie sie besonders durch Volhards Verdienst zur Beurteilung der Nierenfunktion eingeführt sind, durchaus nicht beeinträchtigt wird; nur müssen die Ergebnisse mit entsprechender Einsicht und Vorsicht verwertet werden.

[4]) Veil: Dtsch. Arch. f. klin. Med. Bd. 119, S. 376. 1916. — Ebenso Brunn: Zentralbl. f. inn. Med. Bd. 41, S. 657. 1920.

meist nicht deutlich verändert; in einzelnen Versuchen stiegen die Werte sogar an, in anderen wurde eine unbedeutende vorübergehende Verdünnung festgestellt. Nur wenn nach einer kochsalzfreien Kost das Blut konzentrierter war, führte das Trinken zu einer erheblichen Blutverdünnung. Ich möchte aber warnen vor weitgehenden Schlüssen aus den Refraktometerbestimmungen[1]). Auffallenderweise findet VEIL mit der Blutverdünnung eine Zunahme der molaren Konzentration, d. h. der Depression des Gefrierpunktes; wenn daraus auf die Mobilisierung osmotisch wirksamer Stoffe und auf ihre Ausschwemmung ins Blut geschlossen wird, so ist das eine Umschreibung des Befundes, irgendeine Erklärung scheint nicht möglich. Die größere extrarenale Wasserabgabe in einzelnen Versuchen VEILS kann sehr wohl mit unmittelbaren vasomotorischen Reaktionen nach dem Trinken zusammenhängen; aus den Versuchen von MOOG und HAUCK[2]) geht hervor, wie labil diese Verhältnisse sind und welch große Rolle hier auch die mit dem Trinken verbundenen thermischen und auch psychischen Einwirkungen spielen.

Um zu zeigen, wie verschieden die Erscheinungen sind, führe ich noch ein Beispiel eigener Beobachtung an:

Ein Gesunder schied nach Aufnahme von 1 l dünnem Tee in $1^1/_2$ Stunden 1400 ccm Urin aus, nach dieser Zeit betrug die Zahl der roten Blutkörperchen 4,75 Millionen gegen 5,2 Millionen vor der Wasseraufnahme; es war also eine erhebliche Blutverdünnung nachweisbar, obwohl schon erheblich mehr Wasser ausgeschieden war als getrunken wurde. Nimmt man an, daß die ursprüngliche Blutmenge etwa 5 l betragen habe, so müßte sie etwa um 500 ccm zugenommen haben, und da überdies 400 ccm Wasser mehr ausgeschieden sind, muß ungefähr 1 l von den Geweben ins Blut übergetreten sein[3]).

In letzter Zeit habe ich bei derartigen Versuchen das Hämoglobin fortlaufend mit dem sehr genauen Bürkerschen Colorimeter bestimmen lassen. Dabei hat sich *stets eine ganz deutliche Blutverdünnung nach dem Trinken* ergeben, aber die Diurese hängt doch durchaus nicht von der Blutverdünnung ab. Ich führe ein Beispiel an:

H. M. ♂ 24 J., 69,1 kg.

Uhr	Hämoglobin (g pro 100)	Harnmenge[4])	Spezifisches Gewicht
8.50	16,20		
9.00	1000 Tee		
9.15	13,85	30 ccm	1024
9.30	14,30	40 ,,	1014
9.45	14,86		
10.00	15,25	250 ,,	1001
10 30	14.38	260 ,,	1000
11.00	14,35	240 ,,	1000
11.30	15,32	60 ,,	1005
12.00	15,71	60 ,,	1009
12,45	16,30	40 ,,	1015
		980 ccm.	

Der eigentümliche Verlauf der Blutverdünnung in diesem Versuche ist weitgehend typisch, aber es ist vorerst nicht möglich, die Vorgänge im einzelnen zu verstehen. Auch nach Aufnahme kleinerer Flüssigkeitsmengen (100—200 ccm) fanden wir eine ganz erhebliche Blutverdünnung.

Es ergibt sich mit Sicherheit, daß der verschiedene Ausfall der Trinkversuche bei Gesunden nicht von der Funktion der Nieren abhängt, sondern von der Ein-

---

[1]) Vgl. S. 174.   [2]) MOOG u. HAUCK: Zitiert auf S. 184.
[3]) Vgl. SIEBECK: Zitiert auf S. 186. (Nach 4 Stunden hatte der Kranke 2250 ccm ausgeschieden, auch dann war die Blutverdünnung noch deutlich nachweisbar; 4,96 Millionen rote Blutkörperchen.)
[4]) Hier sind die einzelnen Portionen angegeben.

stellung und Reaktion des Wasserhaushaltes, von den Vorgängen des Stoffaustausches zwischen Blut und Geweben. Bei verschiedenen Menschen werden
diese Vorgänge ganz verschieden beeinflußt — bei manchen schließt sich an die
Wasseraufnahme ein recht erheblicher Flüssigkeitsstrom von den Geweben ins
Blut an, bei anderen tritt dieser ganz zurück, und wieder bei anderen, besonders
bei Kranken, fließt Wasser aus dem Blut ins Gewebe. Wovon diese Vorgänge abhängen, ist schwer zu sagen. Der Wasserbestand des Organismus, der Wasserreich-
tum der Gewebe spielt sicher eine Rolle — aber mehr noch liegt es wohl an der Tendenz der Gewebe, Wasser festzuhalten oder abzugeben. Jedenfalls möchte ich hervorheben, daß auch in diesen einfachen Trinkversuchen immer das Ganze des
Wasserhaushaltes beteiligt ist, das Ganze erhält durch das Trinken größerer Wassermengen einen Anstoß, der sehr verschieden ausfällt, je nach der Einstellung des
Wasserhaushaltes. Nach dem, was wir in den vorhergehenden Kapiteln ausgeführt
haben, wird es uns ohne weiteres einleuchten: es ist eben nicht so, daß das getrun-
kene Wasser resorbiert, an die Nieren gebracht und dort ausgeschieden wird, sondern
immer, wenn Wasser aufgenommen wird, geht das Spiel durch den ganzen
Organismus hindurch — es kann ja gar nicht anders sein bei der engen Verknüpfung und Zusammenordnung all dieser Vorgänge, bei denen „Membranen"
mit ihrer wechselnden und doch eben geordneten Durchlässigkeit die entscheidende Rolle spielen[1]).

Hier muß noch auf die Tierversuche von Oehme[2]) verwiesen werden, der
den Mechanismus der Regulation bei den Wasserversuchen aufzuklären suchte;
an Kaninchen konnte aber weder in der Zusammensetzung des Blutes noch in
nervösen oder hormonalen Einflüssen auf die Nieren das entscheidende Moment
gefunden werden. Auch das Verhältnis der Refraktion zur Viskosität des Plasmas, das sich mit dem physikalischen Zustand, mit der Dispersität der Kolloide
ändert, ließ keine Beziehung zum Ablauf der Diurese erkennen.

Ich schließe hier noch einige Angaben über die Verhältnisse bei kleinen
Kindern an. Nach verschiedenen Beobachtungen zeigt der Wasserhaushalt
in den ersten drei Lebensmonaten besondere Verhältnisse: während der Wasserbestand des ganzen Organismus vermehrt ist, ist das Blut wasserärmer. Der
Säugling hat auch im Verhältnisse zu seinem Wasserbestand einen viel größeren
Wasserwechsel wie der Erwachsene: während dieser pro Kilo Körpergewicht
etwa 30—40 ccm Wasser aufnimmt, beträgt die Wasseraufnahme beim Säugling
etwa 150 ccm pro Kilo[3]). Von dieser großen Wassermenge wird bei normaler
Entwicklung ein ziemlich konstanter Teil zum Wachstum angesetzt, ungefähr
18 ccm täglich. Führt man Kindern in den ersten Monaten auf einmal größere
Wassermengen zu (etwa 2—300 ccm), so folgt darauf eine geringere Diurese
als später [z. B. 50—150 ccm in 5 Stunden nach 200 ccm Zufuhr[4])]. Freilich wird
diese verzögerte Diurese teilweise durch vermehrte extrarenale Wasserabgabe
ausgeglichen[5]). Übereinstimmend wird aber von allen Autoren angegeben, daß
der Wasserhaushalt in den ersten Monaten besonders labil ist, und diese Labilität
bleibt um so länger bestehen, je weniger gut die Kinder sich entwickeln. Auf-

---

[1]) Siebeck: Klin. Wochenschr. 1922. S. 2464 u. Pflügers Arch. f. d. ges. Physiol.
Bd. 201. S. 25. 1923.
[2]) Oehme: Arch. f. exp. Pathol. u. Pharmakol. Bd. 89, S. 301. 1921, u. Kongr.
f. inn. Med. 1922. S. 304. — Schultz: Zeitschr. f. d. ges. exp. Med. Bd. 31, S. 221.
1923.
[3]) Meyer: L. F.: Ergebn. d. inn. Med. Bd. 17, S. 562. 1919.
[4]) Aschenheim: Zeitschr. f. Kinderheilk. Bd. 24, S. 281. 1920. — Ohlmann: Zeitschr.
f. Kinderheilk. Bd. 26, S. 291. 1920.
[5]) Stranski u. Weber: Jahrb. f. Kinderheilk. Bd. 93, S. 368. 1920. — Wengraf: Zeitschr.
f. Kinderheilk. Bd. 30, S. 79. 1921. — Lasch: ebenda Bd. 36, S. 42. 1923.

fallend sind auch die großen individuellen Verschiedenheiten bei Kindern[1]). „Hydrolabile Kinder" (im Sinne FINKELSTEINS) scheiden im Wasserversuche oft ganz besonders große, stark „überschießende" Harnmengen aus[2]).

Man hat sich nun gefragt, ob diese geringere Wasserausscheidung im Trinkversuche darauf beruhe, daß die Nierenfunktion noch nicht voll entwickelt sei, oder ob es sich um eine besondere „Wasseravidität" der Gewebe handle. Nach allem, was wir vom Wasserhaushalte Erwachsener und auch von den besonderen Verhältnissen im Säuglingsalter wissen, möchte ich annehmen, daß die besonderen Eigentümlichkeiten des Stoffaustausches zwischen Blut und den Geweben die entscheidende Rolle spielen[3]).

Mit der weiteren Entwicklung der Säuglinge nimmt die Diurese nach Wasseraufnahme allmählich zu, bis im Schulalter etwa die Reaktion Erwachsener erreicht wird. Im zweiten Vierteljahr wird in 4 Stunden doch immer mehr als die Hälfte des aufgenommenen Wassers, im dritten Vierteljahr alles oder fast alles in 4—5 Stunden ausgeschieden. Aber bei Zufuhr größerer Wassermengen ist auch bei älteren Kindern die Ausscheidung noch deutlich verlangsamt[4]).

Untersucht man nach Wasseraufnahme den Wassergehalt des Blutes, so findet man eine deutliche Verwässerung, die bei Säuglingen in den ersten Monaten besonders rasch ihren Höhepunkt erreicht, aber langsamer abklingt als bei älteren Kindern. Die Fähigkeit, die Blutkonzentration festzuhalten, scheint bei den jüngsten Säuglingen noch nicht gut ausgebildet zu sein[5]). Ähnlich wie die ganz jungen verhalten sich auch ernährungsgestörte Säuglinge[6]).

In all diesen „Wasserversuchen" wird das aufgenommene Wasser von der Schleimhaut des Darmes resorbiert, es gelangt in den Pfortaderkreislauf und dann erst durch den großen Kreislauf in die Gewebe. Dieser Weg des Wassers ist für den Ablauf der Diurese nicht gleichgültig. GINSBERG[7]) zeigte in Versuchen an Hunden, daß nach subcutaner oder auch intravenöser Infusion von etwa 50 ccm Wasser keine Diurese eintritt, während diese stets sehr deutlich ist, wenn die gleiche Wassermenge durch den Magen aufgenommen wird. Man dachte daran, daß bei der Resorption hormonartige Stoffe aus der Darmwand ins Blut aufgenommen werden, und glaubte diese Annahme durch die diuretische Wirkung von Extrakten des Magens und des Duodenums sichern zu können[8]); allein es ergab sich, daß diese diuretische Wirkung lediglich auf die in diesen Extrakten enthaltenen Salze zurückzuführen ist[9]). Nach diesen Untersuchungen muß man annehmen, daß die Diurese bei jedem Wasserversuch nicht nur eine Wasserdiurese, sondern eine Salz-Wasserdiurese ist; darauf werde ich im nächsten Kapitel zurückkommen.

Wichtig ist noch von den Ergebnissen dieser Tierversuche, daß langsame Infusionen für die Diurese wirksamer sind als rasche, und daß Infusionen in die Darmvenen zu einer stärkeren Diurese führen als die in periphere Venen[10]). Aus alledem ergibt sich deutlich, daß die Passage von Darm und Leber bei der Wasser-

---

[1]) LASCH: Zitiert auf S. 188.
[2]) BLOCK: Zeitschr. f. Kinderheilk. Bd. 38, S. 22. 1924; vgl. auch S. 199.
[3]) Vgl. auch L. F. MEYER: Zitiert auf S. 188.
[4]) ASCHENHEIM: Zeitschr. f. Kinderheilk. Bd. 24, S. 281. 1920. — OHLMANN: ebenda Bd. 26, S. 291. 1920.
[5]) ROMINGER: Zeitschr. f. Kinderheilk. Bd. 26, S. 23. 1920.
[6]) Vgl. darüber S. 199.
[7]) GINSBERG: Arch. f. exp. Pathol. u. Pharmakol. Bd. 69, S. 381. 1912.
[8]) DOUGLAS-COW: Arch. f. exp. Pathol. u. Pharmakol. Bd. 69, S. 393. 1912.
[9]) GIZELT: Pflügers Arch. f. d. ges. Physiol. Bd. 123, S. 540. 1908. — HASHIMOTO: Arch. f. exp. Pathol. u. Pharmakol. Bd. 76, S. 367. 1914.
[10]) HASHIMOTO: Zitiert oben.

aufnahme auf dem natürlichen Wege von erheblicher Bedeutung ist, vielleicht dadurch, daß bei dieser Passage Salze mobilisiert werden[1]).

Außer den Erscheinungen bei einmaliger reichlicher Flüssigkeitszufuhr kann man nun auch untersuchen, wie der Organismus auf eine dauernde Belastung durch viel Wasser reagiert. Bekannt ist die Macht der Gewohnheit, gerade in bezug auf das Trinken. Wer viel Getränke gewohnt ist, entbehrt, wo ein anderer noch lange befriedigt ist. Genauer wurden die Verhältnisse von Veil und Regnier[2]) untersucht. Wenn eine gesunde Versuchsperson zu einer konstanten Nahrung, die etwa 750 ccm Wasser enthielt, erst 1800 und dann mehrere Tage lang 6000 ccm Wasser zu sich nahm, so stieg die Harnmenge in 2 Tagen allmählich an, es wurden etwa 800 g Wasser (nach dem Körpergewicht beurteilt) retiniert, dann trat wieder ein Gleichgewicht ein; die extrarenale Wasserabgabe war dabei nur wenig erhöht (2100 statt 1943). Diese extrarenale Wasserabgabe ist allerdings, auch wenn man bedenkt, daß die Wasserabgabe mit dem Stuhl nicht berücksichtigt, also in der extrarenalen Abgabe enthalten ist, ganz auffallend hoch; das weist auf erhebliches Schwitzen hin, was für die Beurteilung der Ergebnisse sicher nicht belanglos ist. Das Blut zeigte (nach dem Refraktometerwerte und nach dem Hämoglobingehalte) nur eine vorübergehende Verdünnung, dann eher eine geringe Eindickung. Wie allerdings der Aschengehalt des Serums bei gleichem Chlorgehalte und gleichem Gefrierpunkte fast der doppelte sein soll, ist nicht recht zu verstehen; ein einmaliger derartiger Befund kann kaum verwertet werden[3]). Wurde nun nach 11 Tagen von der reichlichen Flüssigkeitszufuhr zu einer beschränkten übergegangen, so traten deutliche „Entziehungserscheinungen" auf. Der Körper verlor etwa 0,8—1 l Wasser, es machte sich ein „wirkliches, zum Teil brennendes Durstgefühl bemerkbar, das schon nach kurzer Zeit die reichliche Flüssigkeitszufuhr zu einem Bedürfnisse werden ließ"; dabei stiegen im Blute die Refraktometer- und Hämoglobinwerte etwas an, die Gefrierpunktsdepression vorübergehend sogar bis auf 0,64 [gegen 0,57 vorher[4])]; der Aschengehalt war aber jetzt nur wenig vermehrt. Veil weist schließlich darauf hin, daß die extrarenale Wasserabgabe in dieser Nachperiode geringer war (1685 gegenüber 1943 in der Vorperiode und 2102 in der Trinkperiode), was zweifellos durch die Abnahme der Schweißsekretion bedingt war. Im einzelnen sind, wie wir sehen, manche Angaben nicht recht zu verstehen. Jedenfalls ist aber deutlich zu erkennen, welche Rolle die Anpassung des ganzen Organismus an die Flüssigkeitszufuhr spielt.

Der Versuch von Veil und Regnier wurde von H. Strauss[5]) an zwei gesunden jungen Männern wiederholt. Die Ergebnisse waren wesentlich andere: bei übermäßiger Flüssigkeitszufuhr trat stets eine Verdünnung des Blutes ein, nur einmal konnte am Ende einer Trinkperiode eine Erhöhung des osmotischen Druckes beobachtet werden; es wurde mit der großen Flüssigkeitsmenge ziemlich viel Salz ausgeschwemmt, der Wasserbestand des Körpers blieb aber ziemlich unverändert. Hier wurde das Trinken nicht zur Gewohnheit, es trat keinerlei Durst auf beim Übergang zu der gewöhnlichen Flüssigkeitszufuhr.

Es bestehen also zweifellos auch im Verhalten Gesunder bei reichlichem Trinken in längeren Perioden sehr große individuelle Unterschiede.

Es wären hier weiter Beobachtungen an Kranken mit Diabetes insipidus anzuführen, die sich freilich völlig anders verhalten als Gesunde bei reichlicher

---

[1]) Über die Bedeutung der Leber für den Wasserhaushalt vgl. S. 212 ff.
[2]) Regnier: Zeitschr. f. experim. Pathol. u. Ther. Bd. 18, S. 139. 1916.
[3]) Die Angaben sind kaum zu verstehen ohne Annahme eines Analysenfehlers.
[4]) Vgl. darüber auch Steyrer: Beitr. z. chem. Physiol. u. Pathol. Bd. 2. 1902.
[5]) Strauss, H.: Klin. Wochenschr. 1922, S. 1302.

Flüssigkeitszufuhr; da diese aber in einem besonderen Kapitel dieses Handbuches besprochen werden, begnüge ich mich mit diesem Hinweis. Auch bei diesen Kranken sind die Erscheinungen im einzelnen recht verschieden, so daß eine eindeutige, einigermaßen gesicherte Erklärung vorerst kaum möglich erscheint.

Fassen wir die Ausführungen dieses Kapitels noch einmal kurz *zusammen*, so ist vor allem das bemerkenswert, daß die Reaktion des Wasserhaushaltes nach Wasseraufnahme überaus verschieden ausfällt; sie hängt weitgehend von individuellen Eigentümlichkeiten ab. Dabei spielen zunächst das Alter und der allgemeine Ernährungszustand eine wichtige Rolle. Aber auch der Wasserbestand des Körpers und die Einstellung des Wasserhaushaltes, Wasser- und Salzzufuhr in der Vorperiode haben großen Einfluß auf den Ablauf der Vorgänge. Vor allem erleidet der Stoffaustausch zwischen Blut und Gewebe durch jede Wasseraufnahme einen Anstoß — Richtung und Ausmaß der Reaktion sind ganz verschieden. Die Geschwindigkeit der Diurese, die folgt, ist auch bei gesunden Nieren recht verschieden. Auch die extrarenale Wasserabgabe kann — besonders bei Kindern — in größerem Maße beteiligt sein, bei Erwachsenen nimmt sie nach einmaliger Zufuhr größerer Flüssigkeitsmengen meist nicht wesentlich zu, wenn nicht psychische Momente oder thermische Reize mitspielen.

Ich möchte gerade die individuellen Eigentümlichkeiten, die uns hier immer wieder entgegentreten, betonen. Vielleicht hängen diese teilweise mit Besonderheiten des endokrinen Gleichgewichtes zusammen; was darüber bekannt ist, werde ich in Kapitel VI besprechen. Vorerst können wir hier nur sorgfältige Erfahrungen sammeln und registrieren, von einem Verständnisse der Zusammenhänge sind wir noch weit entfernt. Zumal da in der Pathologie das Verhalten des Wasserhaushaltes, etwa die Entwicklung eines Hydrops, bei gleichen Krankheiten individuell überaus verschieden ist, scheint es mir wichtig, auf die großen individuellen Differenzen in der Einstellung und Reaktionsweise des Wasserhaushaltes auch bei Gesunden hinzuweisen.

IV. Der Wasserhaushalt im Zusammenhang mit dem Salzwechsel.

Während man früher den Zusammenhang zwischen Wasser- und Salzwechsel wesentlich durch die bekannten osmotischen Vorgänge in verdünnten Lösungen zu verstehen suchte, hat man jetzt gelernt, daß in capillären Räumen wie in den Gewebszellen und bei Gegenwart von kolloidalen Lösungen die osmotischen Erscheinungen sehr viel weniger einfach und übersichtlich sind. Wasser und Salze können an Kolloide gebunden werden, und die Wasserbindung hängt nicht nur von der Masse, sondern auch von der Art der gelösten Stoffe ab[1]). So wichtig nun auch die damit gewonnenen Gesichtspunkte sind, so dürftig ist doch vorerst noch unser Verständnis dieser Zusammenhänge im Organismus. Es sind nur wenige eindeutige, sicher verwertbare Tatsachen bekannt, um so größer ist aber die Fülle zusammenhangloser und einander widersprechender Angaben. Das liegt zum Teil an der undurchdringlichen Kompliziertheit dieser Verhältnisse, zum Teil aber auch daran, daß die Grenzen der Methoden und die beschränkte Bedeutung einzelner Beobachtungen besonders in klinischen Arbeiten längst nicht immer genügend beachtet werden. Unter diesen Umständen ist es überaus schwer, einen Überblick über die vorliegenden Untersuchungen zu geben; ich kann nur anführen, was mir für das Verständnis der Zusammenhänge im Wasserhaushalte wichtig erscheint, und ich gehe dabei aus von den einfachsten Beobachtungen.

---

[1]) Vgl. Kap. II, S. 175 f.

Von den verschiedenen Salzen, die im Haushalte des Organismus vorkommen, spielt in klinischen und auch experimentellen Untersuchungen das *Kochsalz* die erste Rolle, teils weil in den Körperflüssigkeiten und in der Nahrung das Kochsalz der Menge nach weit überwiegt, teils aber auch, weil uns eine einfache und gute Methode der Analyse zur Verfügung steht; durch die Analyse wird nun freilich Chlor und nicht Natriumchlorid bestimmt, das ist wohl zu bedenken. Über die anderen Elektrolyte, besonders über die Kationen, die schwierige und mühsame Analysen erfordern, wissen wir noch immer recht wenig, obwohl die Bedeutung der Kationen in letzter Zeit vielfach untersucht und besprochen worden ist.

Daß der Kochsalzgehalt der Kost Einfluß auf den Wasserhaushalt haben kann, ergibt sich aus sehr vielen Untersuchungen. Gibt man bei einer gleichmäßigen Kost an einem Tage eine Zulage von etwa 10—15 g Salz, so wird diese Menge in 1—2 Tagen, meist mit einer größeren Wassermenge, ausgeschieden[1]). Es hängt das teilweise davon ab, wieviel Wasser zur Ausscheidung verfügbar ist, wieviel getrunken wird oder wieviel der Organismus „abzugeben bereit“ ist — wir schließen auf diese Bereitschaft eben aus der Beobachtung der abgegebenen Wassermengen. In anderen Fällen, wenn das Salz langsamer ausgeschieden wird, wird mit dem Salz Wasser im Organismus zurückgehalten; besonders bei Kranken, bei Herz- oder Nierenkranken, wird das sehr oft beobachtet, aber auch bei ganz Gesunden kommt es vor. Anscheinend sind das überwiegend die, die auch im Trinkversuch Wasser langsam ausscheiden.

Man hat nun auch die Veränderungen des Blutes bei den Salzzulagen untersucht. Veil[2]) fand nach Salzzulagen den Refraktometerwert des Serums vermindert; auch der Hämoglobingehalt des Blutes sinkt, woraus auf einen Flüssigkeitsstrom vom Gewebe ins Blut geschlossen wird. Der Chlorgehalt des Serums bleibt unverändert oder steigt vorübergehend an; das zweite habe ich selbst öfters gesehen. In solchen Versuchen führt also — so muß man annehmen — die Salzzulage zu einer Mobilisierung des Gewebswassers; freilich wird der Wasserbestand sehr rasch wieder ausgeglichen.

Gibt man größere Flüssigkeitsmengen mit Salz, so wird in den nächsten Stunden erheblich weniger Wasser ausgeschieden als nach Aufnahme der gleichen Menge reinen Wassers [„Salzwasserversuche“ von Schittenhelm und Schlecht[3])] Der hemmende Einfluß der Salze ist auch bei Gesunden überaus verschieden, weitgehend hängt er von der Ernährung der Versuchsperson ab (Schittenhelm und Schlecht; vgl. das folgende Kapitel). Nach Einnahme von 1500 ccm Wasser und 20 g Kochsalz wurden in 4 Stunden 7—900 oder auch nur 300 ccm Harn ausgeschieden. Auch in 12 Stunden war bei einem Teil der Versuchspersonen das Gleichgewicht noch nicht wieder hergestellt.

Besonders deutlich tritt die die Wasserausscheidung hemmende Wirkung des Kochsalzes bei Säuglingen in Erscheinung, vor allem in den ersten drei Lebensmonaten[4]). Der Säugling verhält sich hier — wie auch sonst — wie ödembereite Erwachsene (L. F. Meyer).

---

[1]) Magnus-Levy: Kongr. f. inn. Med. 1909, S. 15. — v. Koziczkowski: Zeitschr. f. klin. Med. Bd. 51, S. 297. 1903. — Schlayer u. Takayasu: Dtsch. Arch. f. klin. Med. Bd. 101, S. 333. 1911. — v. Monakow: ebenda Bd. 102, S. 348. 1911. — Barantschik: ebenda Bd. 114, S. 167. 1914. u. a.

[2]) Veil: Biochem. Zeitschr. Bd. 91, S. 267. 1918.

[3]) Schittenhelm u. Schlecht: Zeitschr. f. d. ges. exp. Med. Bd. 9, S. 40. 1919. — Vgl. auch Brunn: Zentralbl. f. inn. Med. Bd. 41, S. 657. 1920.

[4]) Schloss: Zeitschr. f. Kinderheilk. Bd. 3, S. 441. 1912. — Meyer, L. F.: Ergebn. d. inn. Med. Bd. 17, S. 562. 1919. (Lit.) — Lasch: Zeitschr. f. Kinderheilk. Bd. 36, S. 42. 1923.

Über die Vorgänge bei intravenösen Salzinfusionen bei Versuchstieren sind wir vor allem durch die Untersuchungen von MAGNUS und seinen Schülern unterrichtet[1]). Allerdings wurden in den meisten Versuchen so große Mengen der Salzlösungen infundiert, daß zwar die Ausschläge sehr deutlich waren, dafür aber ein Vergleich mit den natürlichen Verhältnissen schwerer ist. MAGNUS hatte festgestellt, daß der Organismus bei Salzinfusion verschiedener Konzentrationen immer zähe die Zusammensetzung des Blutserums zu erhalten sucht und daß sehr rasch ein Austausch zwischen Blut und Geweben eintritt; nur eine gewisse Blutverdünnung konnte stets festgestellt werden, und mit ihr trat Diurese ein. ENGELS hat dann die verschiedenen Organe von Hunden nach einer intravenösen Infusion von $1-1^1/_2$ l $0,6-0,9$ proz. Kochsalzlösung untersucht und alle Organe wasserreicher gefunden, die Organe mehr als das Blut; zwei Drittel des Wassers wurde in den Muskeln, ein Sechstel in der Haut festgehalten. Kochsalz fanden WAHLGREN und PADTBERG nach konzentrierteren Salzinfusionen (4 g in 20 ccm Wasser) vor allem in den Depots der Haut. ($30-76\%$ des zugeführten Salzes).

In den Muskeln ist demnach das größte Depot für Wasser, in der Haut das für Salz zu suchen, und je nach dem Zustande dieser Depots stellt sich der Wasserhaushalt nach Zufuhr von Wasser und Salz ein. Die Füllung dieser Depots hängt aber wesentlich von der vorausgehenden Ernährung ab.

Man weiß vor allem aus den Beobachtungen von MAGNUS-LEVY[2]), daß gesunde Menschen, wenn sie längere Zeit mit salzarmer Kost ernährt werden, etwa $10-20$ g Salz mit $1-1^1/_2$ l Wasser abgeben; dann stellt sich allmählich ein Gleichgewicht ein[3]). Umgekehrt kann durch reichliche Salzzufuhr ein erheblicher Salzansatz erzielt werden; nach einer Beobachtung von MARIE wurden sogar 92 g Kochsalz retiniert, dabei aber nur etwa $1-1^1/_2$ l Wasser zurückgehalten. Wenn man eine größere Zahl Gesunder in dieser Weise untersucht, so findet man große Unterschiede; und auch das Verhältnis von Wasser und Salz, das angesetzt oder abgeschieden wird, ist sehr wechselnd, es entspricht wohl oft, aber durchaus nicht immer der Konzentration einer physiologischen Kochsalzlösung[4]). Das ist nun von großem Interesse; da die osmotische Konzentration der Körperflüssigkeiten — mindestens im wesentlichen — erhalten bleibt, ergibt sich, daß im Organismus osmotisch wirksame Stoffe gebunden und freigemacht werden können. Wie ich angeführt habe, ist die Haut das bedeutendste Salzdepot, ich möchte deshalb annehmen, daß die Haut auch bei dieser Regulation des osmotischen Druckes eine große Rolle spielt — neben den Nieren, durch deren Funktion die Ausscheidung entsprechend geregelt wird.

Beim Übergang von salzreicher zu salzarmer Kost wird mit der Wasserabgabe des Organismus auch das Blut wasserärmer [VEIL nach Refraktometerbestimmungen[5])]. Wie vorsichtig man aber mit der Verwertung solcher Analysen sein muß, ergibt sich beispielsweise aus folgenden Angaben von REGNIER[6]): Der Hämoglobingehalt bzw. die refraktometrisch bestimmten „Eiweißwerte" betragen:

<pre>
bei normaler Kost . . . . 96—98% bzw. 7,3—7,4
 „ salzarmer „   . . . .   97%   „   7,5—8,0
 „ Wasserzulage . . . . 98—83%   „   7,5—7,7
</pre>

---

[1]) MAGNUS: Arch. f. exp. Pathol. u. Pharmakol. Bd. 44, S. 68 u. 396. 1900; Bd. 45, S. 210. 1901. — ENGELS: ebenda Bd. 51, S. 346. 1904. — WAHLGREN: ebenda Bd. 61, S. 97. 1909. — PADTBERG: ebenda Bd. 63, S. 60. 1910.

[2]) MAGNUS-LEVY: Zitiert auf S. 192 u. Therapie der Gegenwart 1907, S. 151.

[3]) VEIL: Zitiert auf S. 192. — SIEBECK: Dtsch. Arch. f. klin. Med. Bd. 137, S. 311. 1921.

[4]) Vgl. auch LEVA: Med. Klinik 1913, S. 36.

[5]) Auch BRUNN (Zentralbl. f. inn. Med. Bd. 41, S. 657. 1920) fand im Wasserversuche mit Salzzulagen Hydrämie (refraktometrisch) mit vermehrtem Cl-Gehalt im Serum.

[6]) REGNIER: Zitiert auf S. 190. S. 159.

Wenn die Refraktometerwerte bei gleichen Hämoglobinwerten so stark schwanken (7,3—8,0) und die Hämoglobinwerte (97—85) bei gleichen Refraktometerwerten, so muß man doch, vorausgesetzt, daß die Bestimmungen richtig sind, daraus schließen, daß einer der beiden Werte für die Beurteilung des Wasserwechsels zwischen Blut und Gewebe nicht brauchbar ist[1]).

Der Kochsalzgehalt des Serums sank in den Versuchen von Veil bei salzarmer Kost, bei salzreicher stieg er an; ich selbst fand bei allerdings etwas geringeren Unterschieden im Salzgehalte der Kost bei Gesunden auf die Dauer keine deutlichen Unterschiede im Chlorgehalte des Serums.

Wie verschieden die Einstellung des Organismus auf Einschränkung der Salzzufuhr ist, zeigen wieder besonders deutlich Beobachtungen an Säuglingen. Finkelstein bezeichnet als „hydrolabile Kinder“ solche, die im „Entquellungsversuche“ besonders starke und lange dauernde Gewichtsstürze zeigen[2]); freilich wird in diesem Entquellungsversuch nicht nur Salz entzogen, sondern besonders auch eine kohlenhydratarme Kost gegeben.

Wichtig für das Verständnis des Wasserhaushaltes ist nun, daß der Salzbestand des Organismus und damit auch der Salzgehalt der Kost in der Vorperiode einen deutlichen Einfluß auf die Wasserausscheidung nach dem Trinken hat: nach salzarmer Kost scheidet die gleiche Versuchsperson im Wasserversuch erheblich weniger Wasser aus als nach salzreicher Kost[3]).

Wenn der Organismus durch starke Schweiße viel Salz verliert, so vermag er auch reichlich zugeführtes Wasser nicht festzuhalten; die Wasserverluste können nur bei gleichzeitiger Salzzufuhr ersetzt werden[4]). Auch dabei bleibt aber der Salzgehalt des Plasmas unverändert. Daß der salzarme Organismus das Wasser weniger gut zu binden vermag, geht auch aus der Beobachtung von Bogendörfer[5]) hervor, nach der unter der Einwirkung von Theozin nach salzarmer Ernährung erheblich mehr Wasser ausgeschieden wird als nach normaler Kost; und auch dieser Wasserverlust kann nur bei Aufnahme von Salz ersetzt werden.

Bisher war lediglich vom Kochsalz die Rede; von besonderem Interesse für das Verständnis der Vorgänge ist nun aber die *Bedeutung der einzelnen Ionen*. Es war schon früher aufgefallen, daß Diabetiker, denen zur Bekämpfung der Acidose größere Mengen von *Natriumbicarbonat* gegeben wurden, nicht selten Ödem bekamen[6]), und später berichtete Pfeiffer[7]) das gleiche von einem anscheinend sonst gesunden Mann. Im Anschlusse an diese Beobachtungen hat v. Wyss[8]) den Wasser- und Salzhaushalt bei Zulagen von Natriumbicarbonat genauer untersucht. Er fand bei ganz normalen Versuchspersonen nach Einnahme von 30—40 g Natriumbicarbonat vorübergehende Retention von Chlor und Wasser (Gewichtsanstieg von 300—500 g); wurden die Zulagen längere Zeit gereicht, so paßte sich der Organismus in kurzer Zeit der Zufuhr an. Bei Kranken, die zu Hydrops neigen, etwa bei Herz- und Nierenkranken, führte Natriumbicarbonat zu einer Zunahme der Ödeme. Da ferner Salzsäure bei diesen Kranken geradezu diuretisch wirkte, schloß v. Wyss, daß es bei der hydropigenen Wirkung des Kochsalzes mehr auf das Natrium- als auf das Chlorion ankomme.

---

[1]) Vgl. S. 174.   [2]) Lehrbuch der Säuglingskrankheiten. 2. Aufl., S. 228 ff. 1921.
[3]) Siebeck: Dtsch. Arch. f. klin. Med. Bd. 128, S. 173. 1919.
[4]) Cohnheim, Kreglinger, Tobler u. Weber: Zeitschr. f. physiol. Chem. Bd. 78, S. 62. 1912. — Gross u. Kestner: Zeitschr. f. Biol. Bd. 70, S. 188. 1919.
[5]) Bogendörfer: Arch. f. exp. Pathol. u. Pharmakol. Bd. 89, S. 252. 1921.
[6]) Blum, L.: Kongr. f. inn. Med. 1909, S. 122. — Widal u. Lemierre: Ergebn. d. inn. Med. Bd. 4, S. 523. 1909. — Widal, Lemierre u. Cottoni: Semaine méd. 1911, S. 325.
[7]) Pfeiffer: Kongr. f. inn. Med. 1911, S. 506.
[8]) v. Wyss: Dtsch. Arch. f. klin. Med. Bd. 111, S. 93. 1913.

Von den zahlreichen weiteren Untersuchungen über diese Frage führe ich zunächst die von MAGNUS-LEVY[1] an. Er gab bei hydropischen Nierenkranken in je 5 tägigen Perioden äquivalente Mengen von Kochsalz (11,7 g) und von Natriumbicarbonat (16,8 g); auch Bicarbonat führte zu deutlicher Wasserretention, diese war aber immer erheblich geringer als die nach entsprechenden Kochsalzgaben, z. B.:

$$\text{Gewichtsanstieg nach} \quad NaCl: 620 \text{ g}$$
$$\text{,,} \qquad \text{,,} \quad NaHCO_3: 280 \text{ g.}$$

Mit Na wurde immer auch Cl retiniert, auch bei Zulage von Natriumbicarbonat. Kaliumchlorid (14,9 g) wurde erheblich besser ausgeschieden und hatte eine deutlich diuretische Wirkung. Wasserretention durch Natriumbicarbonat trat aber stets nur bei solchen ein, die eine gewisse Ödemtendenz hatten — nie bei jungen und ganz gesunden Personen. Wie kompliziert die Verhältnisse sind, geht aus der Beobachtung hervor, daß Diabetiker, die auf Bicarbonat Ödem bekamen, doch recht erhebliche Mengen von Kochsalz (30—40 g) gut ausscheiden. Auch Bicarbonat kann wie Kochsalz ohne entsprechenden Wasseransatz zurückgehalten werden (trockene Aufspeicherung, Gewebsretention).

Ferner hat L. BLUM[2] in einigen Beobachtungen die besondere hydropigene Wirkung von Natrium beobachtet; diese trat um so deutlicher hervor, da entsprechende Zulagen von Kaliumchlorid zu Wasserabgabe führten. Nach seinen Beobachtungen an Nierenkranken mit Wassersucht führte Kochsalz zu Retention von Natrium und von Wasser und zu Ausschwemmung von Kalium, Kaliumchlorid führte zu einer Abgabe von Natrium und damit auch von Wasser, während etwas Kalium retiniert wurde. Ebenso wie Kalium- sollen nach BLUM[3] auch Calciumsalze diuretisch wirken; allerdings waren sehr große Dosen (15 bis 30 g pro die) bei kochsalzfreier Kost notwendig, und die Wirkung war nicht bei allen Kranken deutlich. Ammoniumchlorid wirkt nicht diuretisch, wohl aber Calciumlactat — die Diurese muß also auf das Ca-Ion bezogen werden[4].

Auch Beobachtungen an kleinen Kindern zeigen deutlich, daß Natrium zu Wasseransatz, Kalium zu Wasserabgabe führt, während hier die Wirkung von Calcium nicht eindeutig ist. Die verschiedenen Natriumsalze wirkten in den Versuchen von L. F. MEYER[5] in folgender aufsteigender Reihe hydropigen: NaJ, $NaBr$, Na_2HPO_4, $NaHCO_3$, und stärker als alle wirkte $NaCl$. Mit dem Kation wurde immer auch Cl retiniert. Salz und Wasser wurden aber auch hier durchaus nicht immer im Verhältnisse einer physiologischen Kochsalzlösung zurückgehalten. Je nach der Dosierung und nach der Konzentration der zugeführten Lösung, ferner je nach Alter und Konstitution der Kinder und nach der Vorperiode ist die Wirkung der Salze überaus verschieden[6]. SCHLOSS weist nachdrücklich darauf hin, daß die Wasserretention von einer Vermehrung des Mineralbestandes abhänge, Natrium wird retiniert, Kalium wird rascher ausgeschieden.

---

[1] MAGNUS-LEVY: Dtsch. med. Wochenschr. 1920, S. 594; Zeitschr. f. klin. Med. Bd. 90, S. 287. 1921.

[2] BLUM, L.: Cpt. rend. des séances de la soc. de biol. Bd. 85, S. 123. 1921; Bull. et mém. de la soc. méd. des hôp. de Paris Bd. 37, S. 1241. 1921.

[3] BLUM, L.: Journ. méd. franç. Bd. 11, S. 282. 1922.

[4] Vgl. ferner KEMPMANN u. MENSCHEL, Zeitschr. f. d. ges. exp. Med. Bd. 46, S. 111. 1925 (bei nephritischem Hydrops wirkt Na im Sinne der Wasserretention im Gewebe, K entgegengesetzt) u. Klin. Wochenschr. 1925. S. 308. (Die renale und oft auch die extrarenale Wasserausscheidung nach intravenösen Euphyllininjektionen bei Gesunden wird durch K und Ca stark gefördert.)

[5] MEYER, L. F. u. H. COHN: Zeitschr. f. Kinderkeilk. Bd. 2, S. 360. 1911.

[6] SCHLOSS: Zeitschr. f. Kinderheilk. Bd. 3, S. 441. 1912.

Aus diesen Untersuchungen ergibt sich die große Bedeutung der Kationen: Natrium begünstigt Wasseransatz, Kalium Wasserabgabe.

Nach allem, was wir über die Schwankungen des Wasser- und Salzbestandes wissen, ist anzunehmen, daß es sich auch in diesen Versuchen nicht um primär renale Vorgänge handelt, sondern um Einflüsse auf den Stoffaustausch zwischen Blut und Gewebe. Eine sichere Entscheidung ist allerdings auf Grund der vorliegenden Untersuchungen nicht möglich.

In letzter Zeit hat Oehme[1]) in überaus sorgfältigen Versuchen die Zusammenhänge des Wasserhaushaltes mit dem Stoffwechsel der Elektrolyte untersucht. Verschiebung der Stoffwechsellage nach der acidotischen Seite hin — durch Zufuhr von Mineralsäuren oder von Ammoniumchlorid — führte zu Wasser- und Salzverlust, Natriumbicarbonat bewirkte häufiger — nicht immer — Wasserretention. Die Wirkung der Säure beruht wahrscheinlich auf Verschiebungen der Ionenkonstellation, denn sie ist gebunden an das Mengenverhältnis der einzelnen vorhandenen Ionen. Wasserretention ist — soweit sich die Verhältnisse übersehen lassen — an das Natriumion gebunden; Kalium führt — je nach der Stoffwechsellage in verschiedenem Maße — zu Wasserverlust. Die Wirkung der zugeführten Salze hängt völlig ab von dem Äquivalentverhältnisse der aufgenommenen Ionen — bei verschiedenen Kostarten werden große Unterschiede der Reaktion beobachtet. Auch der Bedarf an den verschiedenen Ionen hängt weitgehend ab von der Ionenmischung der Kost. Die Wasserretention bei Alkalizufuhr kann durch intravenöse Euphyllininjektion überwunden werden. Vergleicht man die Diurese nach intravenöser Euphyllininjektion mit der Wasserausscheidung an Kontrolltagen ohne Euphyllin, aber mit jeweils gleicher Kost und Salzzufuhr, so findet man bei alkalischem Regime viel größere Unterschiede als bei saurem.

Ein eindeutiger Einfluß der „Reaktionslage des Stoffwechsels" auf die Purindiurese war aber nur bei intravenöser Injektion von Euphyllin zu erkennen, nicht dagegen bei peroraler Darreichung von Coffein. Guenzburg[2]) fand die Diurese nach Theobromin (per os) bei gleichzeitiger Säurezufuhr gesteigert, unter der Einwirkung von Alkali gehemmt, während Heisler[3]) durch saure oder alkalische Einstellung keinen eindeutigen Einfluß auf den Wasserhaushalt und auf die Theobromindiurese feststellen konnte. Die Reaktion des Harnes wurde durch Zulagen von 8 ccm Acidum muriaticum dilutum überhaupt nicht beeinflußt; durch Ammoniumchlorid wurde sie deutlich nach der sauren, durch Natriumbicarbonat nach der alkalischen Seite hin verschoben, Wasserversuche fielen aber bei alledem ganz regellos aus.

Zweifellos können, wie Oehme überzeugend ausführt, durch Beachtung der einzelnen Ionen in Kost und Bilanz manche Widersprüche in früheren Untersuchungen aufgeklärt werden. Aber die Verhältnisse sind doch so kompliziert, daß wir die Rolle der einzelnen Ionen im Stoffwechsel und ihre Bedeutung für den Wasserhaushalt vorerst durchaus noch nicht übersehen. Sicher ist nur, daß die einzelnen Ionen tief in das Getriebe der Wasserbewegung, in den Wasseraustausch zwischen Blut und Geweben, vielleicht auch in den Austausch von Zellen und Gewebsflüssigkeit eingreifen. Die Wirkungen auf die Bluteiweißkörper genügen nicht zum Verständnis der Erscheinungen; das geht gerade auch aus Oehmes Untersuchungen hervor.

---

[1]) Oehme: Klin. Wochenschr. 1923, S. 1 u. 1410; Arch. f. exp. Pathol. u. Pharmakol. Bd. 102, S. 40. 1924; Bd. 104, S. 115. 1924.
[2]) Guenzburg: Biochem. Zeitschr. Bd. 129, S. 549. 1922.
[3]) Heisler: Zeitschr. f. d. ges. exp. Med. Bd. 34, S. 411. 1923.

Die Aufklärung dieser Verhältnisse erfordert so mühsame Beobachtungen, wie sie kaum in größerem Umfange durchgeführt werden können. Andererseits sind aber — wie wir immer wieder gesehen haben — die individuellen Verhältnisse so verschieden, daß man kaum in zwei Beobachtungsreihen übereinstimmende Ergebnisse findet. Freilich dürfen durch Betonung der individuellen Eigentümlichkeiten die Bemühungen um die Auflösung der Zusammenhänge nicht gehemmt werden — wir müssen es uns vielmehr gerade zur Aufgabe machen, diese Eigentümlichkeiten verstehen zu lernen. Aber wir dürfen dabei die Betrachtung nicht auf beschränkte Versuchsanordnungen einengen, sondern wir müssen die Eigenschaften der Person in größeren Zusammenhängen sehen. Der Hinweis auf die ungeheure Vielgestaltigkeit der Erscheinungen soll nicht zu einem Verzicht führen, aber er soll uns eine Warnung sein vor allzu kurzschlüssigen Folgerungen, er soll uns darauf aufmerksam machen, daß wir nicht mehr aus unseren Beobachtungen herauslesen als wirklich berechtigt ist, und er soll uns schließlich veranlassen, die Versuchsbedingungen möglichst übersichtlich und bestimmt anzuordnen und möglichst genau anzugeben.

So viel kann jedenfalls über den Zusammenhang des Wasserhaushaltes mit dem Salzwechsel mit Sicherheit gesagt werden: Durch Einflüsse der Kost, vor allem durch ihren Gehalt an Salzen, kann der Salzbestand des Organismus in gewissem Umfange alteriert werden, und das bedeutet eine „Umstimmung" des Wasserhaushaltes, die in der Reaktion auf Wasserzufuhr oder auch auf diuretisch wirkende Stoffe zum Ausdrucke kommt. Dabei kommt es sicher nicht nur auf die Gesamtmenge der Elektrolyte an, sondern ganz wesentlich auf das Mengenverhältnis der einzelnen Ionen. Im Blute wird dabei der osmotische Druck, die Ionenmischung und das Säure-Basengleichgewicht in ziemlich engen Grenzen festgehalten, vor allem durch den Stoffaustausch zwischen Blut und Geweben, der offenbar auf Änderungen reagiert, die sich dem analytischen Nachweise entziehen.

V. Der Wasserhaushalt im Zusammenhang mit dem energetischen Stoffwechsel[1].

Ebenso wie mit dem Mineralstoffwechsel hängt der Wasserhaushalt auch mit dem energetischen Stoffwechsel, mit den Vorgängen der Ernährung und der Energieumwandlung aufs engste zusammen. Ich habe schon davon gesprochen, daß bei allen Verbrennungen Wasser entsteht, das in den Wasserhaushalt eingeht; organische wie anorganische Stoffe sind in den Zellen in innigster Verbindung mit Wasser enthalten, fast alle Gewebe bestehen überwiegend aus Wasser — es ist deshalb ohne weiteres klar, daß die Prozesse der Stoffumwandlung, des Stoffansatzes und des Stoffabbaues stets auch den Wasserhaushalt beeinflussen. Bei jedem Stoffansatz im Gewebe wird Wasser gebunden, bei jeder Einschmelzung von Gewebsmaterial geht zunächst Wasser verloren. Glykogen wird nach den Angaben von ZUNTZ mit der 3—4fachen Menge Wasser abgelagert, und etwa in den gleichen Verhältnissen mag Wasser an Eiweiß gebunden sein; der Wassergehalt des Fettgewebes schwankt in weiten Grenzen. Die Beziehungen sind im einzelnen nicht klar, vor allem werden die Verhältnisse wesentlich geändert bei jeder stärkeren Abweichung von dem normalen Ernährungszustande und der normalen Stoffwechsellage[2]. Bei stark abgezehrten Kranken sind die Organe,

---

[1] Vgl. zu diesem Kapitel auch den Abschnitt „Stoffwechsel" in Bd. 5 dieses Handbuchs.

[2] GRAFE: Ergebn. d. Physiol. Bd. 21, II, S. 74. 1923; Dtsch. Arch. f. klin. Med. Bd. 101, S. 209. 1900; Bd. 113, S. 1. 1913. — v. HOESSLIN: Arch. f. Hyg. Bd. 88, S. 147. 1919.

besonders die Muskeln, wasserreicher[1]). Im Fettgewebe fand Bozenraad[2]) bei Fetten etwa 10% Wasser, bei Mageren etwa 30%, im ganzen schwankten die Werte zwischen 7 und 46%, in den Untersuchungen von Schirmer[3]) sogar zwischen 5 und 71%.

Auch bei jedem Wachstum wird Wasser angesetzt. Bei der Entwicklung des Kindes sind besondere Verhältnisse gegeben: mit zunehmendem Alter werden die Gewebe wasserärmer, das kindliche Wachstum bedeutet eine relative Verminderung der Wasserbindung[4]). Doch gerade bei Säuglingen, denen eine überaus labile Wasserbindung eigentümlich ist, spielt der Mineralstoffwechsel eine sehr wesentliche und vorerst kaum übersehbare Rolle; Freudenberg und György geben an, daß junge Tiere, denen „acidotisch" wirkendes Ammoniumchlorid zur Nahrung zugelegt wird, eine mäßige oder herabgesetzte Wasserbindung zeigen, während Zulagen von Natriumbicarbonat die Quellung im Bindegewebe der Unterhaut und der Organe begünstigen.

Bei überreichlicher Ernährung verhält sich der Wasserhaushalt anscheinend verschieden. Nach manchen Versuchen kommt es besonders bei mäßigem Anstieg der Eiweißzufuhr zu Wasserbindung, während erhebliche Steigerung des N-Umsatzes zu Verringerung der Wasserretention oder zu deutlichen Wasserverlusten führt[5]). Ich möchte annehmen, daß hier zwei verschiedene Vorgänge ineinandergreifen: einmal wird zweifellos mit jedem Eiweißansatz Wasser gebunden — es scheint mir kaum denkbar, daß Eiweiß oder auch andere N-haltige Stoffe im Körper „trocken" abgelagert werden. Wenn Lüthje[6]) z. B. aus Bilanzversuchen auf „trockenen Ansatz" von Eiweiß schließt, so heißt das nur, daß in diesen Versuchen der Gesamtwasserbestand des Organismus nicht zugenommen hat; es kann aber dabei sehr wohl das „gebundene" Wasser auf Kosten der beweglicheren Gewebsflüssigkeit zugenommen haben. Einerseits nimmt also das im Protoplasma gebundene Wasser mit dem Eiweißansatze zu, andererseits aber wirkt ein hoher N-Umsatz sehr häufig diuretisch, und bei dieser diuretischen Wirkung wird immer in erster Linie die „bewegliche Gewebsflüssigkeit" ausgeschieden; die Wirkung ist um so deutlicher, je mehr Wasser vorher im Organismus angesammelt worden war. Besonders ausgesprochen ist sie bei manchen Kranken mit Wassersucht, ich erinnere an die in Amerika empfohlene „Epstein-Diät" bei hydropischen Nierenkranken. Auch ich selbst sah ganz überraschende Entwässerung durch übermäßige Eiweißzufuhr bei Hydropsien, die auf eine allgemeine Ernährungsstörung zurückzuführen waren. Daß bei Fleischkost die Neigung zu Diurese im allgemeinen größer ist als bei vegetarischer Diät, geht aus den Beobachtungen von Staehelin[7]) hervor. Vielleicht hängt das mit Einwirkungen auf das Säure-Basengleichgewicht zusammen, von denen im vorhergehenden Kapitel die Rede war; vielleicht spielen auch die Extraktivstoffe im Fleische eine Rolle, dafür sprechen Versuche von Staehelin. Schließlich möchte ich hier auf die diuretische Wirkung des Harnstoffes hinweisen; es wäre möglich, daß bei erhöhtem N-Umsatze die vermehrte Harnstoffbildung und -ausscheidung diuretisch wirkte.

---

[1]) v. Hoesslin: Dtsch. Arch. f. klin. Med. Bd. 33, S. 600. 1883.

[2]) Bozenraad: Dtsch. Arch. f. klin. Med. Bd. 103, S. 120. 1911.

[3]) Schirmer: Arch. f. exp. Pathol. u. Pharmakol. Bd. 89, S. 263. 1921 (Fettgewebe, Muskulatur, Bindegewebe und Haut Fetter wasserärmer als das Kachektischer).

[4]) Vgl. Freudenberg: Referat über Wachstumspathologie im Kindesalter. Monatsschr. f. Kinderheilk., Orig. Bd. 24, S. 673. 1923.

[5]) Vgl. Grafe: Zitiert auf S. 197 (Dtsch. Arch. f. klin. Med. Bd. 113, S. 1. 1913).

[6]) Lüthje: Zeitschr. f. klin. Med. Bd. 44, S. 22. 1902; Dtsch. Arch. f. klin. Med. Bd. 81, S. 248. 1904.

[7]) Staehelin: Zeitschr. f. Biol. Bd. 49, S. 199 (230). 1907.

Daß Eiweißmangel in der Kost und Stickstoffverluste die Tendenz zu Wasseransatz wesentlich steigern, darauf werde ich später zurückkommen.

Es scheint mir wichtig, daß in allen derartigen Untersuchungen nicht nur die Bilanz und der Gesamtwasserbestand (etwa nach dem Körpergewicht) beachtet wird, sondern daß man immer versucht, sich ein Urteil darüber zu bilden, wie das „gebundene" und wie das „bewegliche" Wasser sich verhält. Je nach dem Verhältnisse, in dem etwa gebundenes Wasser angesetzt und zugleich bewegliches ausgeschieden wird, wird sich in der Gesamtbilanz Verlust oder Ansatz ergeben. Es wäre von hohem Interesse, unter diesen verschiedenen Bedingungen der Ernährung und des Stoffwechsels die Reaktion des Wasserhaushaltes auf einen „Anstoß" — etwa auf Wasseraufnahme — zu kennen; dabei müßte vor allem auch der Stoffaustausch zwischen Blut und Geweben beachtet werden. Durch das Ergebnis einer einfachen Bilanz sind die Verhältnisse des Wasserhaushaltes nicht genügend gekennzeichnet.

In letzter Zeit hat v. Moraszewski[1]) gezeigt, daß Eiweißkost zu Wasserausscheidung, Kohlenhydrat- und Fettkost dagegen eher zu Wasserretention führt. Wasseraufnahme führt nach fettreicher Kost zu einer geringeren Diurese.

Reichliche Kohlenhydratzufuhr hat bei gesunden Erwachsenen und bei Tieren in den Versuchen von Grafe[2]) und von v. Hoesslin[3]) zu keiner Wasserretention, zuweilen sogar zu deutlichen Wasserverlusten geführt. Aber auch hier mag eine Zunahme des gebundenen Wassers durch Abnahme des beweglichen ausgeglichen werden. Folgende Überlegung scheint mir dafür zu sprechen: In den Versuchen waren der reichlichen Kohlenhydratzufuhr Perioden starker Unterernährung vorausgegangen, die, wie wir noch sehen werden, leicht zu enormer Wasserretention führen. Das retinierte Wasser wird dann bei besserer Ernährung wieder ausgeschieden.

In der pädiatrischen Literatur spielt die „hydropigene" Wirkung der Kohlenhydrate eine große Rolle[4]), aber bei dem „Mehlnährschaden" der Kinder handelt es sich doch immer um eine tiefgreifende Alteration des Stoffwechsels, etwa wie wir sie bei Erwachsenen in „Kriegs- oder Hungerödem" kennengelernt haben[5]).

Im *Hunger*[6]), bei völliger Entziehung der Nahrung, ist die Wasseraufnahme nur sehr gering. Dabei verliert der Organismus zunächst erhebliche Mengen von Wasser, — das geht aus den großen Gewichtsstürzen in den ersten Tagen, um 1 kg täglich und mehr, mit Sicherheit hervor, denn derartige Gewichtsabnahmen müssen ja zum größeren Teil auf Wasserverlusten beruhen. Nimmt man an, daß etwa 2000 Calorien verbraucht werden und daß etwa 70% davon durch Fettverbrennung, der Rest aus Kohlenhydrat und Eiweiß gedeckt wird, so ergibt sich ein Substanzverlust von etwa 300 g (1400 Calorien aus Fett entsprechen 150 g Fett, 600 Calorien aus Kohlenhydrat oder Eiweiß etwa 150 g Substanz).

---

[1]) v. Moraszewski: Zeitschr. f. klin. Med. Bd. 101, S. 38. 1924.

[2]) Grafe: Dtsch. Arch. f. klin. Med. Bd. 113, S. 1. 1913.

[3]) v. Hoesslin: Arch. f. Hyg. Bd. 88, S. 147. 1919.

[4]) Tobler-Bessau: Allg. path. Physiol. d. Ernährung usw. im Kindesalter. 1914. (Lit.) Finkelstein: Lehrb. d. Säuglingskrankheiten. 2. Aufl., S. 227 ff. 1921. — Steinitz: Jahrb. f. Kinderheilk. Bd. 59, S. 447. 1904. (Ernährungsgestörte Säuglinge sind wasserreicher, aber auch fettärmer; auf fettfreie Substanz bezogen, ist der Wasserbestand nicht verändert.) — Weigert: ebenda Bd. 61, S. 178. 1905. (Kohlenhydratreiche, eiweiß- u. fettarme Kost begünstigt Wasseransatz.) — Salge: ebenda Bd. 76, S. 125. 1912. (Kohlenhydratkost führt zu Wasseransatz, Störungen erst im Gewebe, dann im Blute.) — Niemann: ebenda Bd. 82, S. 21. 1915. (Kohlenhydrate können die Harnsekretion hemmen.) — Rosenstern: Zeitschr. f. Kinderheilk. Bd. 18, S. 333. 1918.

[5]) Vgl. den Beitrag von Nonnenbruch in diesem Bande.

[6]) Vgl. bes. Benedict: Carnegie Inst. Publ. Bd. 77. 1907; Bd. 203. 1915. ferner: Grafe: Ergebn. d. Physiol. Bd. 21, II, S. 105 ff. 1923.

Das ist aber zweifellos schon recht hoch gegriffen; der Rest der Gewichtsabnahme muß auf Wasserabgabe zurückgeführt werden. Freilich mag dabei auch der Salzmangel und der Salzverlust des Organismus eine Rolle spielen.

Im weiteren Verlaufe länger dauernder Hungerversuche entsteht nun aber eine erhebliche Neigung zu Wasserretention, die an Tieren besonders deutlich bei Zuführung physiologischer Kochsalzlösung in Erscheinung tritt[1]). Während das gebundene Wasser abnimmt, nimmt das bewegliche nun zu.

Die Folgen dauernder Unterernährung wurden bekanntlich während des Krieges bei uns in erschütternder Weise beobachtet. Es ist kein Zweifel — das ergeben zahlreiche sorgfältige Untersuchungen —, daß dem „Kriegsödem" eine quantitativ unzureichende Ernährung zugrunde liegt, die zu Eiweißverlusten führt, selbst bei einer Eiweißzufuhr, die bei calorienreicherer Kost ausreichend wäre. Außer dem Eiweiß verliert der Organismus auch Kalk und Lipoide. Wie schon aus den Hungerversuchen hervorgeht, wird durchaus nicht immer Wasser retiniert, aber es entsteht eine große Empfindlichkeit, so daß nun reichliche Wasser- und Salzaufnahme zur Retention führt, bis zu den gewaltigsten Hydropsien[2]). Es handelt sich hier sicher um echtes Ödem, um Flüssigkeit, die sicher — mindestens ganz wesentlich — in den Gewebsspalten abgelagert ist, um „bewegliches" Wasser. Hülses[3]) Annahme einer primären „Zellquellung" ist nach den Angaben von Dietrich[4]) vorerst jedenfalls nicht genügend begründet.

Für das Verständnis des Wasserhaushaltes sind nun vor allem die Beobachtungen von Schittenhelm und Schlecht wichtig: Salzzulagen ohne viel Wasser und Wasserzulagen ohne viel Salz werden ganz gut ausgeschieden, aber wenn zugleich reichlich Salz und reichlich Wasser aufgenommen wird, entsteht Hydrops. Tatsächlich waren Salz- und Wasseraufnahme bei den damals bestehenden Ernährungsverhältnissen ungewöhnlich hoch.

Es ist nach allem, was wir wissen, nicht daran zu zweifeln, daß diese Wasseransammlung bei der Unterernährung wesentlich auf einer Alteration des Stoffaustausches zwischen Blut und Geweben beruht; für die Annahme einer Funktionsstörung der Nieren besteht kein Anhaltspunkt.

Ich möchte hier noch kurz die Versuche von Kanewskaja[5]) anführen, in denen bei Durchspülung von überlebenden Kaninchenorganen eine abnorme Reaktion der Gefäßwand beobachtet wurde, wenn die Tiere ungenügend ernährt waren; es ist allerdings noch unsicher, wie diese Versuche zu deuten sind, wie es überhaupt fraglich ist, ob dieser Alteration des Stoffaustausches zwischen Blut und Geweben primäre Veränderungen an den Gefäßen oder solche in den Geweben zugrunde liegen[6]).

So viel ist gewiß, und das ist gerade wichtig: schwere Störungen in der Ernährung führen zu abnormen Verhältnissen im Wasserhaushalt, der Wasserhaushalt wird labil. Der Wasserbestand ist nun in viel stärkerem Ausmaße von der Zufuhr abhängig: je größer diese, desto mehr Wasser wird angesammelt. Es

---

[1]) Baer, J.: Hab.-Schrift Straßburg, zit. b. Morawitz. — Ferner Grafe: Zeitschr. f. physiol. Chem. Bd. 65, S. 21. 1910; Dtsch. Arch. f. klin. Med. Bd. 113, S. 1. 1913. (Dort zahlreiche Beobachtungen über Zunahme des Wasserbestandes im Hunger.)

[2]) Gerhartz; Dtsch. med. Wochenschr. 514. 1917. — v. Hoesslin: Dtsch. Arch. f. klin. Med. Bd. 88, S. 147. 1919 (Bed. d. Eiweißzufuhr). — Vgl. Schittenhelm u. Schlecht: Zeitschr. f. d. ges. exp. Med. Bd. 9, S. 40. 1919. — Jansen: Dtsch. Arch. f. klin. Med. Bd. 131, S. 144 u. 330. 1920. (Eiweißverlust trotz ausreichender Eiweißzufuhr, bei kalorisch unzureichender Kost.)

[3]) Hülse: Virchows Arch. f. pathol. Anat. u. Physiol. Bd. 225, S. 234. 1918; Klin. Wochenschr. S. 63, 1923.

[4]) Dietrich: Virchows Arch. f. pathol. Anat. u. Physiol. Bd. 251, S. 533. 1924.

[5]) Kanewskaja: Zeitschr. f. d. ges. experim. Med. Bd. 36, S. 63. 1923.

[6]) Vgl. S. 178.

kommt wohl auch hier immer wieder zu einem Gleichgewicht, wenn der Bestand auf die Zufuhr eingestellt ist, aber die Einstellung ist wesentlich verschoben.

Von Interesse sind hier ferner die Verhältnisse des Wasserhaushaltes bei besonders gutem Ernährungszustande. Daß bei Fettsucht der Wasserbestand des Körpers eine große Rolle spielt, ergibt sich ohne weiteres aus den großen und raschen Gewichtsstürzen, die man häufig im Beginn diätetischer Behandlung sieht; diese können ja nur durch Wasserverluste erklärt werden[1]). Auch hier spielt aber die Salzarmut der Kost eine große Rolle, während die Wasserzufuhr mindestens oft keinen sehr großen Einfluß auf die Entwässerung hat[2]). Der Vorrat an beweglichem Wasser ist bei diesen übernatürlich fetten Menschen erheblich vermehrt, das folgt gerade aus den großen Wasserverlusten unter diätetischen Einflüssen; es gibt ja auch alle Übergänge von mehr oder weniger aufgeschwemmtem pastösen Aussehen zu deutlichem Ödem. Je größer die Abweichungen vom Normalen, desto mehr spielen hier wohl besondere Einflüsse des endokrinen Gleichgewichtes mit, von denen im folgenden Kapitel ausführlicher die Rede sein wird[3]).

Daß Fettleibige, auch wenn sie kein Ödem haben, ja nicht einmal eigentlich aufgeschwemmt aussehen, nach Aufnahme größerer Wassermengen oft viel weniger ausscheiden als Magere, habe ich schon erwähnt, ich verweise auf die angeführten Beispiele (vgl. S. 186). Auch diese Reaktion hängt wohl mit der Vermehrung des Bestandes an beweglichem Wasser zusammen, denn bei krankhafter Vermehrung dieses beweglichen Wassers, d. h. eben bei Ödem, findet man ganz gewöhnlich einen derartigen Ablauf der Wasserversuche.

Schließlich sei hier noch kurz angeführt, was über den Einfluß des Wasserwechsels auf den energetischen Stoffwechsel bekannt ist. Während man früher angenommen hat, daß reichliche Wasserzufuhr den Eiweißumsatz erhöhe, haben spätere sorgfältige Untersuchungen[4]) gezeigt, daß bei reichlichem Wasserwechsel zwar zunächst N-haltige Stoffwechselschlacken ausgeschwemmt werden, daß aber der Umsatz nicht vermehrt ist. Nur beim hungernden Tier führt reichliche Wasserzufuhr zu einem erhöhten Eiweißzerfalle[5]). Auch im Durste wurde bei hungernden Tieren eine Zunahme des Stickstoffumsatzes beobachtet[6]).

VI. Der Wasserhaushalt unter hormonalen Einflüssen.

Zwei Momente sind es vor allem, die uns bei der Beobachtung des Wasserhaushaltes immer wieder auffallen: die Zusammenordnung ganz verschiedener Prozesse im Organismus und die individuelle Eigentümlichkeit der Einstellung. Diese beiden Momente lenken unsere Aufmerksamkeit auf die Hormone, auf das System der Drüsen mit innerer Sekretion und auf das „endokrine Gleichgewicht", dessen Bedeutung für die Koordination im Organismus und für die individuelle Reaktionsweise uns ganz gewiß ist, auch wenn wir uns klar darüber sind, wie dürftig und wenig begründet unsere Kenntnisse eigentlich sind[7]).

---

[1]) MORITZ: Münch. med. Wochenschr. 1908, S. 1569. — HEDINGER: Dtsch. Arch. f. klin. Med. Bd. 96, S. 328. 1909. — JACOB: ebenda Bd. 103, S. 124. 1911.

[2]) REISS u. MEYER: Dtsch. med. Wochenschr. 1910, S. 254.

[3]) Vgl. auch GRAFE: Dtsch. Arch. f. klin. Med. Bd. 133, S. 41. 1920.

[4]) MAJER: Zeitschr. f. klin. Med. Bd. 2, S. 34. 1880. — OPPENHEIMER: Pflügers Arch. f. d. ges. Physiol. Bd. 23, S. 465ff. 1880. — DUBELIR: Zeitschr. f. Biol. Bd. 28, S. 237. 1891. — NEUMANN: Arch. f. Hyg. Bd. 36, S. 248. 1899. — GRUBER: Zeitschr. f. Biol. Bd. 42, S. 407 (419). 1901.

[5]) STRAUB: Zeitschr. f. Biol. Bd. 38, S. 537. 1899.

[6]) SALOMON: Samml. klin. Abh. d. Pathol. u. Ther. d. Stoffwechsels 1905, H. 6. — HEILNER: Zeitschr. f. Biol. Bd. 47, S. 538. 1906; Bd. 49, S. 373. 1907.

[7]) Vgl. zu diesem Kapitel auch den Abschnitt „die Physiologie der Hormonorgane" in Bd. 16. dieses Handbuchs.

Von der *Schilddrüse* weiß man schon lange, wie tief der Ausfall ihrer Funktion auf die ganze Persönlichkeit eingreift, und daß dabei auch Einflüsse auf den Wasserhaushalt eine große Rolle spielen, geht schon aus den alten Erfahrungen über das Myxödem hervor. In neuerer Zeit hat vor allem Eppinger[1]) den Zusammenhang zwischen Schilddrüse und Wasserhaushalt zum Gegenstand gedankenreicher Untersuchungen gemacht. Eppinger hat zunächst gezeigt, daß ein Hund, der unter normalen Verhältnissen nach Zufuhr von 300 ccm Wasser (durch die Schlundsonde) in 3 Stunden 184 ccm Harn ausschied, nach Verfütterung von Schilddrüsensubstanz im entsprechenden Versuche 317 ccm, nach Exstirpation der Schilddrüse dagegen nur 91 ccm Harn entleerte. Ganz ähnlich verhielt sich auch die Chlorausscheidung, wenn 500 ccm einer 2proz. Kochsalzlösung gegeben wurden. Auch nach subcutaner Kochsalzinfusion waren Wasser- und Salzausscheidung unter der Einwirkung von Schilddrüsensubstanz beschleunigt. Dabei ließ sich ein Einfluß von Thyreoidin auf die Nieren nicht nachweisen, weder wenn onkometrisch das Nierenvolumen bestimmt, noch wenn die Coffeindiurese untersucht wurde.

Wurde in ähnlichen Versuchen Menschen subcutan oder per os Kochsalzlösung zugeführt, so ergaben sich große individuelle Unterschiede. Nur in einem Teil der Fälle hatte Thyreoidinbehandlung eine deutlich beschleunigende Wirkung auf die Ausscheidung. Zwei Basedowkranke schieden auffallend viel Kochsalz aus, die eine davon nach Röntgenbestrahlung der Schilddrüse viel weniger. Bei zwei Kranken mit Myxödem fand Eppinger, besonders nach subcutaner Infusion, sehr niedere Kochsalzausscheidung. Leider konnte der Wasserwechsel in diesen Versuchen nicht sicher beurteilt werden. All diese Beobachtungen, auch wenn die Anzahl der einzelnen Versuche nicht gerade groß ist, sprechen deutlich für den Einfluß der Schilddrüsensubstanz auf den Wasser- und Salzwechsel.

Um zu zeigen, daß bei alledem die Nierenfunktion nicht oder jedenfalls nicht in erster Linie betroffen ist, hat Eppinger die Abnahme des Armvolumens nach einer subcutanen Kochsalzinfusion plethysmographisch beobachtet; auch hier zeigte sich beim Basedowkranken die Resorption beschleunigt, beim Myxödematösen verlangsamt. Schließlich wurde gezeigt, daß bei schilddrüsenlosen Hunden und beim myxödematösen Menschen nach einem Aderlaß eine geringere Blutverdünnung eintritt als unter normalen Bedingungen; auch das weist darauf hin, daß die Schilddrüse auf den Stoffaustausch zwischen Blut und Geweben einwirkt.

Daß die Schilddrüsensubstanz bei manchen hydropischen Kranken diuretisch wirkt, darauf hatten schon früher Leichtenstern[2]) und F. Müller aufmerksam gemacht. Seit den Mitteilungen von Eppinger ist das oft untersucht worden: der Erfolg ist überaus verschieden, zuweilen recht gut, nicht selten bleibt er völlig aus; jedenfalls ist die Wirkung ziemlich unsicher. Auch bei Gesunden findet man oft bei reichlicher Zufuhr von Schilddrüsensubstanz erhebliche Wasserverluste [Gewichtabnahmen von 1—2 kg und mehr[3])], meist mit vermehrter Diurese, zuweilen ist aber auch besonders die extrarenale Wasserabgabe vermehrt, vor allem durch Schweiße. Die Wirkung tritt manchmal erst einige Tage nach der Einnahme von Schilddrüse ein und kann auch länger andauern. Wie weit diese diuretische Wirkung mit dem Einfluß auf den allgemeinen Stoffwechsel zusammenhängt, ist nicht klar: Veil fand deutlich erhöhten Eiweißabbau, Nonnenbruch[4]) beobachtete

---

[1]) Eppinger: Zur Pathologie und Therapie des menschlichen Ödems. 1917.
[2]) Leichtenstein u. Wendelstadt: Dtsch. med. Wochenschr. 1894. Nr. 50.
[3]) Veil u. Bohn: Dtsch. Arch. f. klin. Med. Bd. 139, S. 212. 1922.
[4]) Nonnenbruch: Ergebn. d. inn. Med. Bd. 26, S. 204. 1924.

Diurese ohne Eiweißverlust, und in einem anderen Versuche das gleiche bei unverändertem Grundumsatz. Danach ist die diuretische Wirkung jedenfalls nicht abhängig von einer Erhöhung des Stoffwechsels. Dafür sprechen auch Versuche von HILDEBRANDT und FUJIMAKI[1]) über die Thyroxinwirkung bei Kaninchen, in denen die Diurese eintrat, ehe die Stoffwechselsteigerung ihren Höhepunkt erreichte. Hier wurde während der Diurese eine erhebliche Vermehrung der Blutmenge (um 40%!), also ein gewaltiges Einströmen von Wasser aus dem Gewebe ins Blut beobachtet. Es sei noch erwähnt, daß HILDEBRANDT die Wirkung bei durchschnittenem Halsmarke unverändert eintreten sah.

Auch die Beobachtungen von SCHAAL[2]), daß die Diurese nach intravenösen Infusionen von hypo-, iso- und hypertonischen Kochsalzlösungen mit und ohne Schilddrüse gleich verläuft, daß dagegen nach Wassergaben per os ein Einfluß der Schilddrüse deutlich ist, weisen darauf hin, daß die Schilddrüse wesentlich am Stoffaustausch zwischen Blut und Geweben angreift. Freilich konnte VAN CREVELD[3]) auch eine renale Wirkung des Thyroxins nachweisen.

Schließlich sollen noch einige Beobachtungen an Myxödematösen angeführt werden: DEUSCH[4]) fand, daß die Serumeindickung bei diesen Kranken, die er auf eine wirkliche Vermehrung des Eiweißgehaltes bezieht, bei Zufuhr von Schilddrüsensubstanz ausgeglichen wurde. Auch in den Versuchen von MEYER-BISCH[5]) sank der vermehrte Eiweißgehalt des Serums unter der Einwirkung von Schilddrüsensubstanz in 10 Tagen auf normale Werte, während der Eiweißgehalt der Ödemflüssigkeit ganz erheblich anstieg; dabei wurde viel Wasser ausgeschwemmt — viel mehr als bei anderen Kranken mit Hydropsien, bei denen die Wirkung überhaupt recht unsicher war. Aus dem Anstieg des Sulfatgehaltes in der Ödemflüssigkeit schließt MEYER-BISCH auf einen vermehrten Eiweißabbau, der mit dem Wasserverlust zeitlich zusammenfällt. Vor allem war zunächst die extrarenale Wasserabgabe gesteigert, es traten Schweiße auf, die Diurese stieg erst langsamer an.

Daß die Schilddrüsensubstanz die Wasserausscheidung hemme, wurde nur von VOLLMER[6]) in einer kurzen Mitteilung über Versuche an Kindern angegeben; die Angabe ist aber zunächst nicht eindeutig, da nur die Harnmengen mit denen in einer Vorperiode verglichen wurden, über die Zufuhr und die extrarenale Wasserabgabe aber nichts angegeben ist.

Fassen wir alles zusammen, so ergibt sich, daß die Schilddrüse und ihr wirksames Prinzip die Tendenz des Organismus zu Wasserverlusten erhöht, während ihr Ausfall eine Neigung zu Retention bewirkt. Beides ist für die Einstellung und die Reaktionsbereitschaft des Wasserhaushaltes von großer Bedeutung. Künstlich zugeführte Schilddrüsensubstanz wirkt diuretisch vor allem, wenn die normale Schilddrüsenfunktion fehlt und bei vermehrtem Wasserbestande. Im wesentlichen greift die Schilddrüsensubstanz sicher am Stoffaustausch zwischen Blut und Geweben an. Ich glaube, mit diesen Angaben ist die Bedeutung der Schilddrüse für den Wasserhaushalt gekennzeichnet.

Von den Myxödematösen, bei denen eine Störung der Schilddrüsenfunktion deutlich ist, gibt es nun alle möglichen Übergänge zu etwas aufgeschwemmten Menschen mit praller Haut, die meist ein recht reichliches Fettpolster haben; jeder Arzt kennt solche Kranke. Gibt man diesen eine größere Menge Wasser

---

[1]) HILDEBRANDT u. FUJIMAKI: Arch. f. exp. Pathol. u. Pharmakol. Bd. 102, S. 226. 1924; Klin. Wochenschr. 1924. S. 279.
[2]) SCHAAL: Biochem. Zeitschr. Bd. 132, S. 295. 1922.
[3]) v. CREVELD: Inaug.-Diss. Groningen 1922.
[4]) DEUSCH: Dtsch. Arch. f. klin. Med. Bd. 134, S. 342. 1920.
[5]) MEYER-BISCH: Zeitschr. f. d. ges. exp. Med. Bd. 34, S. 424. 1923.
[6]) VOLLMER: Klin. Wochenschr. 1923. S. 117.

zu trinken, so scheiden sie danach viel weniger Harn aus als andere, andererseits verlieren sie auf diätetische Maßnahmen oft sehr rasch größere Mengen von Wasser. Daß auch in diesen Fällen eine Störung der Schilddrüse und ihrer Funktion vorliegt, ist wahrscheinlich, wenn es auch im einzelnen Falle kaum sicher zu begründen ist. Nun greift hier aber der ganze Komplex der endokrinen Drüsen ein, vor allem die Geschlechtsdrüsen und die Hypophyse.

Ich möchte zunächst darauf hinweisen, daß der Ausfall der *Ovarien* und ihrer Funktion nicht selten zu deutlichen Verschiebungen im Wasserhaushalte führt. Im natürlichen oder künstlichen Klimakterium entsteht oft eine große Neigung zu Fettansatz, mit dem Fett wird Wasser gebunden, der Wasserbestand wird auf ein höheres Niveau eingestellt und der Wasserhaushalt reagiert nun anders auf Anstöße. Auch da gibt es alle möglichen Übergänge. Ich habe Alterationen des Wasserhaushaltes bei mehreren Frauen beobachtet, bei denen die Periode sehr gering war und die manche virile Züge zeigten, vor allem in der Behaarung. Manchmal bestanden deutliche sonst unerklärliche Ödeme, die auf Diuretica sehr wenig ansprachen, andere neigten bei einem ganz enormen Fettpolster zu Wasserretention. Hierher gehören zweifellos auch die Fälle von Veil[1]). Wahrscheinlich spielen bei nicht wenigen dieser Frauen Veränderungen an der Hypophyse eine Rolle; nicht selten lassen sich auf guten Röntgenaufnahmen Abweichungen der Sella turcica nachweisen. Durch Zufuhr von Ovarialsubstanz habe ich selbst nie etwas Greifbares gesehen. Veil glaubt daraus, daß in einem Falle nach Aussetzen der Ovoglandoldarreichung Diurese und Kochsalzausscheidung etwas zunahmen, auf eine Einwirkung dieses Ovarialpräparates „im Sinne vermehrter Gewebsquellung" schließen zu können, indessen handelt es sich um vereinzelte und, wie ich meine, durchaus nicht eindeutige Beobachtungen.

Auch die *Menstruation* kann den Wasserhaushalt beeinflussen: Heilig[2]) fand nach Einnahme von einem Liter dünnen Tee in den ersten zwei Tagen der Menstruation eine wesentlich geringere Diurese (50%) als in der Zwischenzeit. Auch die Kochsalzausscheidung nach einer größeren Gabe (15 g in 250 Wasser) war während der Menstruation erheblich verlangsamt.

Über den *Wasserhaushalt in der Schwangerschaft* wissen wir noch sehr wenig; nur soviel ergibt sich aus allgemeiner klinischer Erfahrung: schwangere Frauen neigen sehr zu Wasserretention und in dem Krankheitsbilde der „Schwangerschaftstoxikose" spielen Hydropsien eine große Rolle.

Nach den neueren Anschauungen steht in sehr enger Beziehung zu den Geschlechtsdrüsen die *Hypophyse*. Daß Extrakte dieses Organes Einfluß auf die Diurese haben, wurde von Magnus und Schäfer[3]) zuerst beobachtet und von Schäfer und Herring[4]) genauer untersucht. Diese Autoren erkannten, daß die wirksame Substanz in der hinteren, mit dem Infundibulum zusammenhängendem Pars neuralis enthalten ist und beschrieben vor allem Blutdrucksteigerung, Zunahme des Nierenvolumens und Diurese nach Injektion wässeriger Extrakte, während alkoholische Extrakte, wenigstens bei einigen Tieren, die entgegengesetzte Wirkung hatten. Schäfer und Herring geben aber an, daß zuweilen auch nach Injektion der wässerigen Extrakte der Diurese eine Periode mit verminderter Harnsekretion vorausgeht, und in der Tat ist die hemmende Wirkung in der ersten Periode auf den meisten ihrer abgebildeten Kurven ganz deutlich. Da sie eine Einwirkung auf den Blutkreislauf, die die Erscheinungen hätte erklären

---

[1]) Veil u. Bohn: Dtsch. Arch. f. klin. Med. Bd. 139, S. 212. 1922.
[2]) Heilig: Klin. Wochenschr. 1924. S. 1117.
[3]) Magnus u. Schäfer: Proc. of the physiol. soc.; Journ. of physiol. Bd. 27, S. IX. 1901.
[4]) Schäfer u. Herring: Phil. transart. of the royal soc. of London Bd. 199, S. 1. 1906.

können, nicht beobachteten, hielten sie es für wahrscheinlich, daß die Substanz an den Nierenzellen selbst angreift.

In der Mitteilung der englischen Autoren findet sich auch schon ein Hinweis auf die Bedeutung dieses Befundes für das Verständnis des Diabetes insipidus. Es hat sich nun eine große Menge von Untersuchungen angeschlossen, die aber durchaus nicht immer auf der Höhe dieser ersten grundlegenden Versuche standen.

Wirksam sind wesentlich die verschiedenen aus der Pars posterior dargestellten Substanzen. Vor allem hemmen sie die Diurese, das wird fast konstant beobachtet bei Versuchstieren[1] [außer bei Fröschen[2])] und beim Menschen[3]), bei Gesunden wie bei Kranken mit Diabetes insipidus. Weniger regelmäßig wurde nach der Hemmung eine Beschleunigung der Diurese gefunden. Wo die Kochsalzausscheidung untersucht wurde, war sie mehr oder weniger beschleunigt[4]).

Im einzelnen sind nun aber die Ergebnisse überaus verschieden, Verlauf und Ausmaß der Reaktion sind sehr wechselnd, und wieviel mehr noch widersprechen sich die Deutungen und die oft weittragenden Schlüsse der Autoren! Während zunächst nur die renale Wirkung in Betracht gezogen wurde, wurde später der Stoffaustausch zwischen Blut und Gewebe mehr in den Vordergrund des Interesses gerückt. Besonders nachdrücklich hat VEIL[5]) nach seinen Beobachtungen an Kranken mit Diabetes insipidus auf die Bedeutung der Vorgänge in den Geweben bei der Hypophysenwirkung hingewiesen. VEIL fand nur bei einigen dieser Kranken eine Hemmung der Diurese durch Pituitrin, und aus Untersuchungen der Blutzusammensetzung schließt er, daß gerade bei diesen die Gewebe die Fähigkeit, Wasser festzuhalten, verloren haben, und daß der Ausfall dieser Funktion durch Hypophysin ausgeglichen werden kann[6]). Er nimmt an, daß die wirksame Substanz der Hypophyse ganz allgemein — auch bei Gesunden — im Sinne vermehrter Wasserbindung in den Geweben wirke. Auch MODRAKOWSKI und HALTER sowie MOLITOR und PICK halten die Wirkung auf die Gewebe für das Primäre. Die ersteren fanden bei Gesunden nach Zufuhr von Hypophysensubstanz eine Blutverdünnung auch dann, wenn die Diurese nicht gehemmt war; sie schließen daraus auf einen Übergang von Gewebsflüssigkeit ins Blut. Bei den einzelnen Versuchspersonen war die Wirkung allerdings sehr verschieden. In den Versuchen von MOLITOR und PICK an Hunden fielen Hydrämie und Diuresehemmung zeitlich nicht zusammen.

E. MEYER und MEYER-BISCH[7]) beobachteten an Hunden, daß aus dem Ductus thoracius unter der Einwirkung von Pituglandol weniger und konzentriertere

---

[1]) Vgl. u. a. OEHME: Dtsch. Arch. f. klin. Med. Bd. 127, S. 261. 1918; Zeitschr. f. d. ges. exp. Med. Bd. 9, S. 251. 1919. — FROMHERZ: Arch. f. exp. Pathol. u. Pharmakol. Bd. 100, S. 1. 1923. (Lit.) — MOLITOR u. PICK: Ebenda Bd. 101, S. 169. 1914.

[2]) OEHME: Zeitschr. f. d. ges. exp. Med. Bd. 9, S. 251. 1919. — BRUNN: Ebenda Bd. 25, S. 170. 1921; Zentralbl. f. inn. Med. Bd. 41, S. 674. 1920.

[3]) FREY, W. u. KUMPIESS: Zeitschr. f. d. ges. exp. Med. Bd. 2, S. 380. 1914. — VEIL: Biochem. Zeitschr. Bd. 91, S. 317. 1819. — MODRAKOWSKI u. HALTER: Zeitschr. f. d. ges. exp. Med. Bd. 20, S. 331. 1919. — OEHME: Zitiert oben. — BRUNN: Zentralbl. f. inn. Med. Bd. 41, S. 657. 1920 u. Zeitschr. f. d. ges. exp. Med. Bd. 25, S. 176. 1921. — HECHT: Zeitschr. f. kl. Med. Bd. 90, S. 126. 1921. — BAUER u. ASCHNER: Wien. Arch. f. inn. Med. Bd. 1, S. 297. 1920. — MEYER, E. u. MEYER-BISCH: Dtsch. Arch. f. klin. Med. Bd. 137, S. 225. 1921. — HECHT u. NOBEL: Zeitschr. f. d. ges. exp. Med. Bd. 36, S. 247. 1923.

[4]) Anders nur in dem Versuche von EPPINGER: Zitiert auf S. 202, S. 79 u. 81.

[5]) VEIL: Biochem. Zeitschr. Bd. 91, S. 317. 1918.

[6]) Dagegen siehe bes. BAUER u. ASCHNER: Wien. Arch. f. inn. Med. Bd. 1, S. 324, nach deren Beobachtungen die Unterscheidung der zwei Typen nicht haltbar ist.

[7]) MEYER, E. u. MEYER-BISCH: Dtsch. Arch. f. klin. Med. Bd. 137, S. 225. 1921.

Lymphe abfloß — auch sie nehmen deshalb eine extrarenale Wirkung, d. h. vermehrte Wasserbindung in den Geweben an.

Auf Vorgänge in den Geweben weisen schließlich die Untersuchungen an Fröschen von Pohle und von Brunn hin. Pohle[1]) fand bei Fröschen, denen er die Hypophyse entfernt hatte, Ödem und mit Flüssigkeit gefüllte subcutane Lymphräume. Vielleicht hängt das mit der Erweiterung der Capillaren zusammen, die Krogh und Rehberg[2]) bei Fröschen nach Exstirpation der Hypophyse nachwiesen. In den Versuchen von Pohle war nicht nur die Ausscheidung, sondern auch die Aufnahme von Wasser vermindert. Brunn[3]) zeigte — wie früher schon Oehme — daß bei Fröschen die Diurese durch Pituitrin überhaupt nicht gehemmt wird; trotzdem fand er bei diesen Tieren nach Injektion von 1 ccm Pituitrin (und ebenso von Pituglandol und Hypophysin) einen deutlichen Gewichtsanstieg, maximal von 45 auf 58 g. Nach Injektion von Ringerlösung, von Adrenalin, Thyreoidin und von Ovarialsubstanz blieb das Gewicht unverändert. Auch der Gewichtsanstieg der Frösche, deren Nieren exstirpiert waren, wurde durch Pituitrin deutlich beschleunigt. Trocken gehaltene Frösche erlitten mit und ohne Pituitrin die gleichen Gewichtsverluste, auf die Austrocknung hatte Pituitrin also keinen Einfluß.

Bei Fröschen kann demnach die Wirkung der Hypophysensubstanz auf die Gewebe sicher nachgewiesen werden, aber es ist fraglich, wie weit die Ergebnisse auf die Vorgänge bei Warmblütern und am Menschen übertragen werden dürfen. Gegen die Untersuchungen an Warmblütern und an Menschen und gegen die daraus gezogenen Schlüsse wurden wesentliche Bedenken erhoben. Vielfach sind die Beobachtungen nicht eindeutig, aus unerheblichen Abweichungen in den Ergebnissen wurden weittragende Folgerungen auf eigentümliche Vorgänge gezogen, obwohl die individuellen Differenzen bei derartigen Untersuchungen stets recht groß sind und vereinzelte Beobachtungen niemals ohne weiteres für eine allgemeine Betrachtung verwertet werden können[4]).

Oehme konnte in seinen Versuchen an Kaninchen und an Katzen mit abgebundenen Nieren keinen deutlichen Einfluß von Pituitrin auf den Stoffaustausch zwischen Blut und Geweben nachweisen, die Blutverdünnung nach peroraler Flüssigkeitszufuhr, nach intravenösen Infusionen und nach Aderlaß verliefen mit und ohne Pituitrin gleich. Auch einzelne Zellen (rote Blutkörperchen) und einzelne Gewebe (Froschnieren) nahmen in hypotonischen Lösungen mit und ohne Pituitrin die gleiche Menge Wasser auf. Oehme nimmt also eine renale Wirkung an, und er konnte auch zeigen, daß Pituitrin direkt an den Nierenzellen angreift, denn bei Kaninchen war die Pituitrinwirkung auch nach doppelseitiger Resektion der Splanchnici, Exstirpation der einen und Entnervung der anderen Niere höchstens vorübergehend abgeschwächt.

Was Versuche an Warmblütern ergeben, ist meiner Meinung nach zuletzt am besten von Fromherz[5]) herausgearbeitet worden; manche Widersprüche in den verschiedenen Untersuchungen konnten von ihm ziemlich weitgehend aufgeklärt werden: ganz entsprechend den Beobachtungen von Schäfer und Herring fand Fromherz, daß Hypophysin, der wirksame Stoff aus der Pars posterior, unabhängig von Tierart, Ernährung und Art der Injektion in der ersten Phase

---

[1]) Pohle: Pflügers Arch. f. d. ges. Physiol. Bd. 182, S. 215. 1920.

[2]) Krogh u. Rehberg: Cpt. rend. des séances de la soc. de biol. Bd. 87, S. 461. 1922.

[3]) Brunn: Zeitschr. f. d. ges. exp. Med. Bd. 25, S. 170. 1921.

[4]) Vgl. bes. die kritischen Bemerkungen von Oehme und von Bauer und Aschner; ferner Hecht: Zeitschr. f. klin. Med. Bd. 90, S. 126. 1921.

[5]) Fromherz: Arch. f. exp. Pathol. u. Pharmakol. Bd. 100, S. 1. 1923. Dort ist auch die umfangreiche Literatur eingehend und kritisch besprochen.

diuresehemmend, in der zweiten diuretisch wirkt[1]). Die Wirkung ist besonders deutlich, wenn zugleich reichlich Wasser zugeführt wird, und je nach den zeitlichen Verhältnissen, d. h. je nachdem ob Pituitrin zugleich mit Wasser oder einige Zeit vorher gegeben wird, fällt die Wasserdiurese in die erste oder zweite Phase, so daß entweder eine Hemmung oder eine Förderung beobachtet wird. Kochsalzarme oder -reiche Kost sind ohne Einfluß, solange nicht die natürlichen Grenzen überschritten werden. Immer folgt auf die Pituitrininjektion eine ganz erhebliche Steigerung der prozentualen wie der absoluten Kochsalzausscheidung. Im Blut wird eine Verdünnung und eine Abnahme des Kochsalzgehaltes beobachtet, was nach FROMHERZ lediglich als eine Folge der renalen Vorgänge erklärt werden kann, für die Annahme eines primären Einflusses auf den Stoffaustausch zwischen Blut und Geweben findet er in seinen Versuchen keinen Anhalt.

Auch am Menschen konnten BAUER und ASCHNER[2]) keinen gesetzmäßigen Einfluß von Hypophysenhinterlappenextrakt auf die Austauschvorgänge zwischen Blut und Geweben feststellen. Nur in einem von 5 Versuchen nahm der Refraktometerwert des Blutserums nennenswert ab (von 8,00 auf 7,24 als Eiweiß berechnet einmal von 8,56 auf 8,32); hier war die Diurese deutlich gehemmt. Die Autoren nehmen an, daß die Blutverdünnung nicht nur durch die veränderte Funktion der Nieren zustande komme, sondern daß auch die Sekretion anderer Drüsen, die des Pankreas, der Speicheldrüsen u. a. verändert sei. Daß Pituglandol zu einer stark vermehrten Wasserausscheidung in den Magen führt, hat HOFFMANN[3]) nachgewiesen.

Schließlich mag hier noch angeführt werden, daß RICHARDS und SCHMIDT[4]) bei direkter Beobachtung der Froschniere unter Pituitrineinwirkung eine große Anzahl vorher aktiver Glomeruli ausgeschaltet fanden; so interessant diese Beobachtung auch ist, so ist doch zu bedenken, daß nach zahlreichen Versuchen an Fröschen die Diurese durch Hypophysensubstanz gar nicht gehemmt wird.

Auf den Zusammenhang zwischen Hypophyse und Diabetes insipidus kann hier nicht eingegangen werden, da diese Erkrankung in einem besonderen Kapitel dargestellt wird. FRANK[5]) hatte eine Überfunktion der Hypophyse angenommen, VON DEN VELDEN[6]) und RÖMER[7]) eine Störung ihrer diuresehemmenden Funktion, aber vor allem nach den Untersuchungen von LESCHKE[8]) ist es sehr wahrscheinlich, daß es bei dieser Erkrankung mehr auf Veränderungen der Gehirnsubstanz als auf solche der Hypophyse ankommt.

Aus den mitgeteilten Untersuchungen ergibt sich soviel mit Sicherheit: die wirksame Substanz der Hypophyse wirkt bei Warmblütern und am Menschen auf die Nierenfunktion, die Wasserausscheidung wird erst gehemmt und dann gefördert, die Kochsalzausscheidung wird gesteigert. Der Effekt der Wirkung ist aber, ganz besonders am Menschen, weitgehend abhängig von individuellen Verhältnissen, von der Einstellung des Wasserhaushaltes und von der Reaktionsbereitschaft des Organismus. Damit ist eigentlich schon gesagt, daß auch der Einfluß der Hypophyse auf den Wasserhaushalt nicht ausschließlich durch die Wirkung auf die Nieren erklärt werden kann. Auch hier ist das Ganze des Wasser-

---

[1]) Vgl. auch ABEL, ROUILLER u. GEILING: Journ. of pharmacol. a. exp. therapeut. Bd. 22, S. 289. 1923.

[2]) BAUER u. ASCHNER: Zitiert auf S. 205 u. bes. Zeitschr. f. d. ges. exp. Med. Bd. 27 S. 202. 1922.

[3]) HOFFMANN: Zeitschr. f. d. ges. exp. Med. Bd. 12, S. 134. 1921.

[4]) RICHARDS u. SCHMIDT: Americ. journ. of physiol. Bd. 59, S. 489. 1922.

[5]) FRANK: Berl. klin. Wochenschr. 1912, S. 393.

[6]) VON DEN VELDEN: Berl. klin. Wochenschr. 1913, S. 2083.

[7]) RÖMER: Dtsch. med. Wochenschr. 1914, S. 108.

[8]) LESCHKE: Zeitschr. f. klin. Med. Bd. 87, S. 201. 1919.

haushaltes beteiligt. Es mag sein, wenn es auch noch nicht erwiesen ist, daß dabei die Wirkung des Pituitrins auf den Tonus der Blutcapillaren[1]) eine wichtige Rolle spielt.

Bei der Verwertung jeder Untersuchung mit Hypophysensubstanz, vor allem einer mit negativen Ergebnis, muß aber immer bedacht werden, daß die Wirksamkeit all dieser Organpräparate überaus verschieden und deshalb eine einigermaßen exakte Dosierung ohne besondere Einstellung der Präparate nicht möglich ist. Für die Hypophysenpräparate gilt dies nach den Ausführungen von P. Trendelenburg[2]) in ganz besonders hohem Maße.

Bei Warmblütern sind die Folgen von Eingriffen an der Hypophyse, vor allem die ihrer Exstirpation überaus verschieden, die Angaben darüber sind so widerspruchsvoll, daß sich etwas Abschließendes nicht sagen läßt[3]). Das liegt wohl vor allem an der engen Verbindung des Organes mit Gehirnteilen, deren Verletzung bei dem Ablauf der Vorgänge eine große und kaum zu übersehende Rolle spielt.

Die *Nebennieren* stehen in so engem Zusammenhange mit dem vegetativen Nervensystem, daß schon daraus ihre große Bedeutung für alle sekretorischen Prozesse und so auch für den Wasserhaushalt erhellt. Die Vorgänge der Sekretion, vor allem die der Harnsekretion, werden im einzelnen an anderer Stelle dieses Handbuches besprochen, und die Einflüsse des Nervensystems werde ich im folgenden Kapitel im Zusammenhang erörtern. Hier handelt es sich zunächst darum, festzustellen, wie das Produkt der Nebennieren auf den Wasserhaushalt einwirkt. Auch hier sind wir wesentlich darauf angewiesen, die Wirkung künstlicher Einverleibung von Nebennierensubstanz, von verschiedenen Adrenalinpräparaten zu untersuchen —, daß aber das normale Spiel der dauernden Adrenalinabgabe an das Blut und der Zerstörung dieses Stoffes im Blut etwas wesentlich anderes ist, darauf muß immer wieder hingewiesen werden. Es wurden auch Versuchstieren beide Nebennieren exstirpiert[4]), aber das ist ein so schwerer Eingriff, daß die Tiere rasch zugrunde gehen; Schlüsse aus den beobachteten Vorgängen auf normale sind deshalb recht unsicher.

Die Harnsekretion wird durch Adrenalin zuerst gehemmt und dann gesteigert, die Kochsalzausscheidung wird prozentual und absolut verringert[5]). Vor allem beim Menschen überwiegt die hemmende Wirkung weitaus, die diuretische ist unregelmäßiger und unsicherer[6]). Besonders deutlich wird die Hemmung der Diurese, wenn man Adrenalin bei reichlicher Flüssigkeitszufuhr — etwa im Wasserversuche — gibt.

---

[1]) Krogh u. Rehberg: Zitiert auf S. 206. — Über gefäßverengernde Wirkung vgl. bes. Tigerstedt u. Airilla: Skand. Archiv f. Physiol. Bd. 30, S. 302. 1913 u. Airilla: Ebenda Bd. 31, S. 382. 1914.

[2]) Trendelenburg u. Borgmann: Biochem. Zeitschr. Bd. 106, S. 239. 1920. — Trendelenburg, P.: Klin. Wochenschr. 1925. S. 9; vgl. ferner Abel u. Rouiller: Journal of pharmacol. a. exp. therapeut. Bd. 20, S. 65. 1922.

[3]) Vgl. bes. Bailey: Ergebn. d. Physiol. Bd. 20, S. 162. 1922 (dort auch Lit.).

[4]) Gradinescu: Pflügers Arch. f. d. ges. Physiol. Bd. 152, S. 187. 1913. — Donath: Arch. f. exp. Pathol. u. Pharmakol. Bd. 77, S. 1. 1914.

[5]) Bardier u. Frenkel: Journ. de Physiol. et de Pathol. génér. 1899, S. 950 (intraven. Adren.; Hund). — Biberfeld: Pflügers Arch. f. d. ges. Physiol. Bd. 119, S. 341. 1907 (subcutane Adrenalininjektion an Kaninchen und Hunden, — bei Kaninchen nur diuretische Wirkung). — Frey, W., Bulecke u. Wels: Dtsch. Arch. f. klin. Med. Bd. 123, S. 163. 1917. — Eppinger: Zitiert auf S. 202. — Arnstein u. Redlich: Arch. f. exp. Pathol. u. Pharmakol. Bd. 97, S. 15. 1923 (Hemmung der Diurese nach reichlicher Wasseraufnahme). — Grote: Dtsch. Arch. f. klin. Med. Bd. 122, S. 223. 1917 (Diab. insipid.). — Stahl u. Schuh: Zeitschr. f. d. ges. exp. Med. Bd. 35, S. 312. 1923 (Wasserversuche nach 1 mg Suprarenin).

[6]) Regelmäßig dagegen bei Kaninchen.

Die Hemmung der Harnsekretion könnte zunächst auf eine Vasoconstriction in den Nieren bezogen werden, die GOTTLIEB[1]) nachgewiesen hat. Allein Blutdrucksteigerung und Diuresehemmung zeigen oft auffallend verschiedenen Verlauf: die Diuresehemmung dauert oft wesentlich länger an als die flüchtige Drucksteigerung[2]). Auch W. FREY[3]) nimmt außer der vasoconstrictorischen Wirkung eine solche auf die Nierenzellen selbst an, da unter der Einwirkung von Adrenalin die Diurese stärker gehemmt wird als bei Störungen der Nierendurchblutung, etwa bei Herz- und Nierenkranken; freilich sind diese Verhältnisse schwer zu vergleichen. Außer der Harnsekretion wird auch die Schweißsekretion durch Adrenalin gehemmt[4]).

Mehrfach, zuerst von O. HESS und von W. ERB wurde nach Adrenalin eine Eindickung des Blutes beobachtet[5]). Die ursprüngliche Annahme, daß durch den erhöhten Blutdruck Flüssigkeit aus den Gefäßen abgepreßt werde, erwies sich bald als unhaltbar. Schon in den Versuchen von ERB fällt auf, daß das Blut konzentriert blieb, wenn der Blutdruck wieder gesunken war, und vor allem haben ASHER und BÖHM[6]) gezeigt, daß Drucksteigerung an sich nicht zu einer derartigen Eindickung des Blutes führt. Diese Autoren nehmen deshalb an, daß es sich hier um einen direkten Einfluß des Adrenalins auf den Stoffaustausch zwischen Blut und Geweben handele, vielleicht im Zusammenhange mit der Anregung von Stoffwechsel- und Sekretionsvorgängen in verschiedenen Geweben.

In neuerer Zeit wurden nun aber mehrere, teilweise sehr gute Beobachtungen mitgeteilt, nach denen die Bluteindickung nach Adrenalininjektion mindestens ganz unsicher ist. LAMSON[7]) fand nach Epinephrin bei Kaninchen keine Veränderung der Erythrocytenzahl, dagegen besonders bei Hunden stets eine deutliche Zunahme. DONATH[8]) untersuchte den Trockenrückstand des arteriellen Gesamtblutes bei Katzen und fand nach großen Suprarenininjektionen teils Zunahme, teils Abnahme, immer aber nur in recht geringem Maße (etwa um 2% des Wertes! Fehlergrenzen!) DONATH nimmt an, daß die Bluteindickung Folge der Drucksteigerung sei; tatsächlich lassen seine Protokolle zwar gewisse Unterschiede im Druckanstieg, aber keinen deutlichen Zusammenhang zwischen Änderung der Blutkonzentration und des Blutdruckes erkennen[9]).

Von Untersuchungen am Menschen sind folgende zu nennen: A. KÄGI[10]) fand die Zahl der roten Blutkörperchen und die Hämoglobinwerte bei 9 Personen nach Adrenalin meist nicht über die Fehlergrenze hinaus verändert, und auch refraktrometrisch wie viscosimetrisch waren im Serum keine deutlichen

---

[1]) GOTTLIEB: Arch. f. exp. Pathol. u. Pharmakol. Bd. 43, S. 289. 1900. — SCHMIDT, R.: fand Parallelismus von Gefäßverengerung und Diuresehemmung. Vgl. NONNENBRUCH: Ergebn. d. inn. Med. Bd. 26, S. 198. 1924.

[2]) Vgl. ARNSTEINS u. REDLICH: Zitiert auf S. 208.

[3]) FREY, W.: Zitiert auf S. 208.

[4]) BILLIGHEIMER: Arch. f. exp. Pathol. u. Pharmakol. Bd. 88, S. 172. 1920. (Spontane und Pilocarpinschweiße durch Adrenalin gehemmt.)

[5]) HESS, O.: Dtsch. Arch. f. klin. Med. Bd. 79, S. 128. 1903 (Zunahme der Erythrocyten). — ERB, W.: Dtsch. Arch. f. klin. Med. Bd. 88, S. 36. 1907 (Trockenrückstand des Gesamtblutes). — DONATH: Arch. f. d. exp. Pathol. u. Pharmakol. Bd. 77, S. 1. 1914. — SCHENK: Med. Klinik 1920 (279) u. 309 (Erythrocyten und Serumkonzentration). — BILLIGHEIMER: Dtsch. Arch. f. klin. Med. Bd. 136, S. 1. 1921.

[6]) ASHER u. BÖHM: Biochem. Zeitschr. Bd. 14, S. 1. 1908 — BÖHM: ebenda. Bd. 16, S. 313. 1909. Gegen einen Teil der Versuche läßt sich allerdings einwenden, daß der Blutdruck der Tiere während der Versuche durch die Eingriffe sehr niedrig war.

[7]) LAMSON: Arch. of pharm. a. exp. therap. Bd. 8, S. 167 u. 247. 1916 sowie die andern S. 212. Anm. 4 zitierten Arbeiten.

[8]) DONATH: Arch. f. exp. Pathol. u. Pharmakol. Bd. 77, S. 1. 1914.

[9]) Vgl. dazu auch BAUER u. ASCHNER: Zeitschr. f. d. ges. exp. Med. Bd. 27, S. 191. 1922.

[10]) KÄGI, A.: Fol. haematol. Bd. 25, S. 107. 1920 (unter NAEGELI).

Abweichungen nachweisbar. F. O. Hess[1]) zeigte, daß die Zahl der roten Blutkörperchen im capillären Blut nach Adrenalininjektion zunächst erheblich sinkt, dann aber über den Ausgangswert ansteigt; im arteriellen und venösen Blute nehmen die Erythrocytenwerte wesentlich früher zu. Die höchsten Werte werden gefunden, wenn der Blutdruck wieder normal ist. Hess glaubt deshalb, daß die Blutdrucksteigerung zu einer abnormen Verteilung der Erythrocyten in der Gefäßbahn führt; auch Beobachtungen von Hopmann[2]) entsprechen dem, während Hofmeier[3]) nach Adrenalininjektion im arteriellen, venösen und capillären Blute keine Schwankung in der Zahl der roten Blutkörperchen feststellen konnte. Bauer und Aschner[4]) fanden bei 11 Personen nach subcutaner Injektion von 0,7—1 mg Tonogen im Serum aus venösem Blut (ungestaut entnommen) den Refraktometerwert manchmal höher, manchmal niederer als vorher, einmal blieben die Werte unverändert. Von dem zeitlichen Abstand zwischen Injektion und Blutentnahme waren die Abweichungen unabhängig. Die Zahl der roten Blutkörperchen im capillären Blut war nach der Injektion stets höher, ihre Änderung entsprach aber nicht immer der des Eiweißgehaltes des Serums, was gerade nach den Beobachtungen von Hess leicht verständlich ist. Auch von den Schwankungen des Blutdruckes war die Konzentrationsänderung nicht abhängig, — auch bei primärem Abfalle des Blutdruckes wurde Bluteindickung gefunden. Man muß Bauer und Aschner unbedingt recht geben, wenn sie aus diesen Ergebnissen schließen, daß die Angriffspunkte und Wirkungen des Adrenalins im Organismus überaus mannigfaltig sind, und daß der Ausfall der Reaktion stets von der individuellen „Bereitschaft, Reaktionsart und Reaktionsgröße" des Organismus und der einzelnen Organe und Gewebe abhängt.

Daß das Capillarendothel durch Adrenalin abgedichtet werde, hat schon W. Erb[5]) angenommen, weil in seinen Versuchen die Bluteindickung länger anhielt als die Drucksteigerung. Auch Gradinescu, Donath und Billigheimer schließen aus ihren Beobachtungen auf eine verminderte Durchlässigkeit der Endothelien. Gradinescu[6]) sah, daß Adrenalinzusatz bei künstlicher Durchströmung von Froschschenkeln den sonst beobachteten Flüssigkeitsaustritt aus der Gefäßbahn verhindert. Andererseits wurde das Blut von Hunden, Katzen und Kaninchen nach Exstirpation beider Nebennieren sehr stark eingedickt, die Zahl der roten Blutkörperchen stieg bis um fast 80%, während die Zusammensetzung des Serums unverändert blieb, d. h. nach Verlust der Nebennieren tritt Plasma aus der Gefäßbahn ins Gewebe und in die serösen Höhlen. In den Versuchen von Donath[7]) wurden Katzen Kochsalzlösungen ohne und mit Suprarenin (60—80 mg) intravenös infundiert, mit Suprarenin war danach der Trockenrückstand des Blutes vermindert (um etwa 2%), ohne Suprarenin nicht. Nach Unterbindung des Ductus thoracicus stieg der Trockenrückstand des Blutes an (um 0,3—0,9%), unter der Einwirkung von Suprarenin blieb er danach unverändert. Andererseits konnten aber Boehm sowie Bauer und Aschner[8]) keinen Einfluß von Adrenalin auf die Blutverdünnung nach Aderlässen und nach Infusionen hypertonischer Kochsalzlösungen nachweisen.

---

[1]) Hess, F. O.: Dtsch. Arch. f. klin. Med. Bd. 137, S. 200. 1921 (0,5—1 ccm Suprarenin Höchst 1 : 1000).
[2]) Hopmann u. Schüler: Zeitschr. f. d. ges. exp. Med. Bd. 30, S. 148. 1922.
[3]) Hofmeier: Zeitschr. f. d. ges. exp. Med. Bd. 35, S. 191. 1923.
[4]) Bauer u. Aschner: Zeitschr. f. d. ges. exp. Med. Bd. 27, S. 191. 1922.
[5]) Erb, W.: Zitiert auf S. 209.
[6]) Gradinescu: Pflügers Arch. f. d. ges. Physiol. Bd. 152, S. 187. 1913.
[7]) Donath: Arch. f. d. ges. exp. Pathol. u. Pharmakol. Bd. 77, S. 1. 1914.
[8]) Boehm, Bauer u. Aschner: Zitiert auf S. 209 bzw. 210.

Eine Reihe guter Beobachtungen hat ergeben, daß die Resorption aus dem Unterhautzellgewebe und besonders aus der Brust- und Bauchhöhle durch Adrenalin deutlich gehemmt wird[1]), was wahrscheinlich mit der Kontraktion der Capillaren zusammenhängt, die am Mesenterium von Meerschweinchen und Fröschen direkt nachgewiesen werden kann[2]). Allerdings war diese Hemmung der Resorption nur bei größeren Dosen von Adrenalin (beim Hunde mehr als 1 mg) deutlich.

Auch die entzündliche Transsudation kann durch Adrenalinpräparate gehemmt werden[3]).

BILLIGHEIMER[4]) weist darauf hin, daß außer einer Filtration durch den Blutdruck bei der Adrenalinwirkung auch der Quellungsdruck des Serumeiweißes eine Rolle spiele, aber diese Annahme ist — vor allem durch die widerspruchsvollen Ergebnisse dieses Autors — durchaus nicht hinreichend begründet. Auch wenn ARNSTEIN und REDLICH[5]) meinen, daß die Gewebe unter der Einwirkung von Adrenalin Wasser festhalten, „sei es durch langanhaltenden Krampf der contractilen Elemente der Blut- und Lymphcapillaren", sei es durch „Erhöhung der Quellbarkeit", so ist damit nichts Greifbares gesagt; wir können diese Verhältnisse vorerst noch viel zu wenig übersehen[6]).

Schließlich mag noch angeführt werden, daß der Lymphstrom im Ductus thoracicus durch Adrenalin nach CAMUS[7]) beschleunigt, nach TOMASZEWSKI und WILENKO[8]) gehemmt werden soll. Nach Exstirpation der Nebennieren fand GRADINESCU[9]) keinen oder fast keinen Lymphabfluß aus einer Fistel des Ductus thoracicus, aber wie schon erwähnt, gingen die Tiere rasch zugrunde.

Schon lange ist es bekannt, daß bei *Diabetes mellitus* Störungen des Wasserhaushaltes vorkommen, und nachdem die Theorie von v. MERING und MINKOWSKI über die innere Sekretion des *Pankreas* durch die Entdeckung des Insulins glänzend bestätigt wurde, ist es sehr wahrscheinlich, daß auch die abnormen Verhältnisse des Wasserhaushaltes mit dem Fehlen des Pankreashormons zusammenhängen. Freilich spielen auch der Stoffwechsel und die Ernährung dabei eine wichtige Rolle[10]). Die Wirkung des Insulins auf den Wasserhaushalt scheint sehr verschieden zu sein: nicht selten hat man gerade bei Insulinbehandlung starke Ödeme sich entwickeln sehen[11]); Gewichtszunahmen von 3—4 kg in 24 Stunden und von 8—10 kg in wenigen Tagen kommen vor. Teilweise beruht das zweifellos darauf, daß der Organismus durch die Stoffwechselstörung an Wasser

---

[1]) EXNER: Arch. f. d. exp. Pathol. u. Pharmakol. Bd. 50, S. 313. 1903 u. Zeitschr. f. Heilk. Bd. 24, S. 302. 1903 (nach der toxischen Wirkung von Giften per os, subcutan und intraperiton.). — MELTZER u. AUER: Transact. of the assoc. of the Americ. physiol. Bd. 19, S. 208. 1904. — FREYTAG: Arch. f. d. exp. Pathol. u. Pharmakol. Bd. 55, S. 306. 1906. — COBET u. GANTER: Dtsch. Arch. f. klin. Med. Bd. 135, S. 146. 1921 (Resorption von Jodnatrium aus der Pleura bei kranken Menschen). — CLARK: Journal of pharmacol. a. exp. therapeut. Bd. 16, S. 415. 1921. (Resorption durch das Peritoneum bei Kaninchen).
[2]) SALVIOLI u. PEZZOLINI: Arch. ital. di scienze biol. Bd. 37, S. 380. 1902.
[3]) FRÖHLICH: Zentralbl. f. Physiol. Bd. 25, S. 1. 1911 (d-Suprarenin hemmt die Transsudation, die an der Conjunctiva von Kaninchen durch Senföl hervorgerufen wird). — FLEISHER u. LOEB (Journ. of experim. med. Bd. 12, S. 288. 1910) beobachteten nach Adrenalin allerdings vermehrte Transsudation am Peritoneum.
[4]) BILLIGHEIMER: Dtsch. Arch. f. klin. Med. Bd. 136, S. 1. 1921.
[5]) ARNSTEIN u. REDLICH: Zitiert auf S. 208.
[6]) Ebenso urteilt NONNENBRUCH: Ergebn. d. inn. Med. Bd. 26, S. 199.
[7]) CAMUS: Cpt. rend. des séances de la soc. de biol. Bd. 56, S. 532. 1904.
[8]) TOMASZEWSKI u. WILENKO: Berl. klin. Wochenschr. 1908, S. 1221.
[9]) GRADINESCU: Zitiert. auf S. 210.
[10]) Über die Ödeme der Diabetiker vgl. den folgenden Beitrag von NONNENBRUCH.
[11]) MINKOWSKI: Kongr. f. inn. Med. 1924, S. 95f. — KLEIN: Zeitschr. f. klin. Med. Bd. 100, S. 458. 1924 (Trockenrückstand des Blutes, Refraktion des Serums und Zahl der roten Blutkörperchen bestimmt.) u. Zeitschr. f. d. ges. exp. Med. Bd. 43, S. 665. 1924.

verarmt war, und daß nun der normale Wasserbestand der Gewebe wiederher-
gestellt wird. „Vielleicht erlangen die Körperzellen mit dem Vermögen, das
Glykogen zu speichern, auch die Fähigkeit wieder, das Wasser in erhöhtem Maße
zu binden" (Klein). Umber sieht geradezu in der Wasserretention die Ursache
des Wohlgefühls, daß die Kranken bei der Behandlung empfinden. Aber immerhin: die Wasserretention kann so erheblich werden, daß sie zu deutlichen Ödemen
führt (Minkowski).

Klein hat festgestellt, daß bei der Wasserretention, die unter Insulinbehandlung entsteht, das Blut zunächst nicht verdünnt ist, nicht selten war
die Konzentration sogar erhöht, der Kochsalzgehalt sank vorübergehend. Klein
schließt daraus, daß die Wasserretention nicht renal bedingt ist, sondern durch
„einen primären, extrarenalen Abstrom von Wasser und Kochsalz in die Gewebe".
Bei länger dauernder Insulinbehandlung stieg allerdings der Wassergehalt des
Blutes an. Daß bei der Insulinbehandlung auch der Flüssigkeitsaustausch
zwischen Blut und Geweben eine Rolle spielt, darauf weisen auch Beobachtungen
von Villa[1]) hin, der nach Insulin Abnahme der Plasmamenge und Zunahme der
Eiweißkonzentration im Serum fand, während zugleich die Diurese gehemmt
war, bei Gesunden, bei Diabetikern wie auch bei einem Kranken mit Diabetes
insipidus.

Schließlich möchte ich hier noch die in letzter Zeit stark betonte *Bedeutung
der Leber für den Wasserhaushalt* besprechen, obwohl die Erscheinungen nicht
nur auf hormonale Einwirkungen seitens der Leber zurückgeführt werden. Im
wesentlichen gründen sich die vorgetragenen Anschauungen auf Tierversuche,
die ungefähr zu gleicher Zeit von Lamson und von Pick und seinen Schülern
mitgeteilt wurden. Die Beobachtungen an gesunden und kranken Menschen
konnten wohl nur im Zusammenhange mit den an Tieren gewonnenen Vorstellungen
entsprechend gedeutet werden.

Bei ihren Untersuchungen über Schockgifte fanden Pick und Mautner[2]),
daß bei Durchströmung der überlebenden Hundeleber Pepton und Histamin
für Sekunden eine Steigerung, dann eine Hemmung der Abflußmenge bewirken,
und daß mit der Hemmung des Abflusses die Leber erheblich anschwillt; Adrenalin
und Bariumchlorid stoppen dagegen den Zu- und Abfluß, die Leber wird dabei kleiner. An der Leber von Katzen und bei einem Affen war diese Einwirkung weniger
deutlich, an Kaninchen und Meerschweinchen nicht nachweisbar. Die Autoren
schließen daraus, daß beim Hunde ein „Hemmungsmechanismus im Abflußgebiete
der Vena hepatica" bestehe, der durch die Schockgifte erregt werde. Durch die
„Venensperre", durch Kontraktion der Venen, entstehe eine Stauung, die zu
Transsudation ins Lebergewebe, zu Leberschwellung führe. Es ist klar, welch
große Bedeutung ein solcher „Sperrmechanismus" für die Füllung des rechten
Herzens, für den Kreislauf und auch für den Wasserhaushalt haben müßte.
Tatsächlich wurde auch an den Lebervenen der Carnivoren vermehrte Muskulatur
nachgewiesen, die bei Herbivoren fehlt[3]).

Lamson[4]) hat gezeigt, daß die plötzliche Eindickung des Blutes, die er bei
Hunden nach Injektion von Epinephrin fand, nicht eintrat, wenn die Leber
von der Zirkulation ausgeschaltet war; er führte diese Eindickung deshalb darauf

[1]) Villa: Klin. Wochenschr. 1924, S. 1949.
[2]) Pick u. Mautner: Münch. med. Wochenschr. 1915, S. 1141; Biochem. Zeitschr.
Bd. 127, S. 72. 1922.
[3]) Arey u. Simmonds: Anat. Record. Bd. 18, S. 219. 1920.
[4]) Lamson: Journal of pharmacol. a. exp. therapeut. Bd. 7, S. 169. 1915; Bd. 8, S. 167.
1916; Bd. 9, S. 129. 1916; Bd. 16, S. 125. 1920.

zurück, daß in der Leber Flüssigkeit aus der Gefäßbahn austrete, und zwar durch eine Kontraktion der Lebervenen. Auch er fand diesen Mechanismus nur bei Hunden, nicht bei Kaninchen. LAMSON[1]) teilte ferner folgende Versuche mit: bei Hunden wurde intravenös 25 ccm isotonischer Kochsalzlösung injiziert und danach das Hämoglobin fortlaufend bestimmt; es ergab sich eine recht konstante Kurve der Blutverdünnung, die nach 33 Minuten wieder abgeklungen war. Bei Hunden, bei denen nach Anlegen einer Eckschen Fistel die Pfortader beim Eintritt in die Leber und die Leberarterien unterbunden waren, bei denen also die Leber vom Kreislauf ausgeschaltet war, dauerte die Blutverdünnung nach Infusion von 20 ccm (also vier Fünftel der den normalen Hunden gegebenen Menge) sehr viel länger, etwa 2 Stunden an. Bei normalen Hunden war die Blutverdünnung sehr viel geringer und nur kürzere Zeit deutlich, wenn der Lösung Epinephrin (0,9 mg pro kg) zugesetzt wurde, nach Ausschaltung der Leber hatte Epinephrin keinen Einfluß auf die Kurve der Blutverdünnung. Es konnte auch bei normalen Hunden eine Zunahme des Lebervolumens nach der Infusion nachgewiesen werden. LAMSON schließt aus diesen Versuchen, daß vor allem durch die Sperre der Lebervenen, die durch Epinephrin befördert wird, die Blutmenge reguliert wird; durch die Lebersperre wird Flüssigkeit aus der Gefäßbahn abgepreßt, die dann später durch den Ductus thoracicus wieder ins Blut fließt.

Im Anschlusse an diese Anschauungen haben nun MOLITOR und PICK[2]) den Einfluß der Leber auf Wasserhaushalt und Diurese weiter untersucht: sie fanden zunächst, daß Hunde mit Eckscher Fistel, bei denen also der Leberkreislauf zum großen Teil ausgeschaltet war, auf Flüssigkeitszufuhr rascher und mehr Wasser ausschieden als normale Hunde. Wurden z. B. 250 ccm Leitungswasser mit der Schlundsonde eingeflößt, so schied ein Eckhund in der ersten Stunde 135, in der zweiten 166 und in der dritten 172 ccm Harn aus, während ein normaler Hund unter den entsprechenden Bedingungen 18, 84 und 112 ccm ausschied. Auch wenn zugleich Coffein gegeben wurde, wurde ein deutlicher Unterschied zugunsten der Eckhunde beobachtet; weniger deutlich war der Unterschied, wenn das Wasser durch 2 proz. Kochsalzlösung ersetzt wurde, und wenn dem Wasser 20 g Harnstoff zugesetzt wurden, war die Diurese beim Normalhund sogar größer als beim Eckhunde. Nach größerer Flüssigkeitszufuhr (400 ccm) wurde beim Eckhunde eine stärkere Blutverdünnung beobachtet: die Zahl der roten Blutkörperchen sank von 7,4 auf 5,5 Millionen, der als Eiweißgehalt berechnete Refraktometerwert des Serums von 6,4 auf 5,2%. So eindrucksvoll diese Ergebnisse sind, so schwer sind sie doch zu deuten, denn die Ecksche Fistel bedeutet jedenfalls eine wesentliche Alteration des Kreislaufes. Nach teilweiser Ausschaltung der Leber bleibt mehr Flüssigkeit in der Gefäßbahn, da die „Lebersperre" nicht mehr wirksam ist; es erfolgt eine raschere und stärkere Diurese; Harnstoff löst beim normalen Hunde die Lebersperre; das sind etwa die Schlüsse, die die Autoren ziehen.

Weiter wurden nun Versuche an gesunden und entleberten Fröschen ausgeführt: während Coffein bei normalen Sommer- und Winterfröschen keinen Einfluß auf den Wasserhaushalt hat, führt es bei entleberten Kaltfröschen zu vermehrter Wasserbindung und Hemmung der Diurese, bei entleberten Warmfröschen dagegen zu vermehrter Diurese. Aus diesen Versuchen schließen MOLITOR und PICK, daß die Leber durch ein Hormon auf die Gewebe einwirke.

Die Leber soll also eine doppelte Bedeutung für den Wasserhaushalt haben: sie soll einmal „auf mehr mechanischem Wege durch venöse Sperrvorrichtungen

---

[1]) LAMSON: Journal of pharmacol. a. exp. therapeut. Bd. 17, S. 481. 1921.
[2]) MOLITOR u. PICK: Arch. f. exp. Pathol. u. Pharmakol. Bd. 97, S. 317. 1923; Klin. Wochenschr. 1922, S. 787; Kongr. f. inn. Med. 1923, S. 105; ferner FRÖHLICH u. ZACK: Klin. Wochenschr. 1922, S. 1055.

Blutkonzentration und Wasserdiurese" regeln, andererseits aber „auf hormonalem Wege durch Beeinflussung des Quellungszustandes der Gewebe entscheidend in den Wasserhaushalt" eingreifen. Ich verkenne die Anregung, die durch diese Untersuchungen gegeben ist, durchaus nicht, aber zur Begründung so weittragender Anschauungen scheinen sie mir vorerst nicht auszureichen.

Mautner[1]) hat schließlich aus onkometrischen Versuchen an der Leber von Hund, Katze und Kaninchen mit Vagusreizung, mit Atropin und Adrenalin auch die „Innervation der Lebersperre" untersucht: der Vagus soll sie verschließen, der Sympathicus öffnen.

Wenn nun schon die Deutung dieser Tierversuche nicht durchaus überzeugend genannt werden kann, so ist die der Beobachtungen am Menschen noch unsicherer. Man sollte sich hier zunächst wirklich darauf beschränken, sorgfältige Untersuchungen zu registrieren, ohne zu große Schlüsse aus ihnen zu ziehen. Es sind allerlei bemerkenswerte Erscheinungen an Leberkranken festgestellt: Mautner und Cori[2]) haben Kindern 150—500 ccm Wasser oder Karlsbader Mühlbrunnen zu trinken gegeben oder physiologische Kochsalzlösung intravenös infundiert: ikterische reagierten mit Leukopenie, gesunde mit Leukocytose. Landau und v. Pap[3]) haben Erwachsenen 1 l Normosal intravenös infundiert und vorher und nachher die roten Blutkörperchen fortlaufend gezählt (mit allen Kautelen), die Lebergröße beobachtet, den arteriellen und venösen Druck gemessen und die Harnmenge bestimmt: bei 8 Gesunden wurde entweder keine Verdünnung des Blutes beobachtet oder sie war nach einer Stunde wieder ausgeglichen; die Leber war deutlich angeschwollen. Von 15 Kranken mit Ikterus bekamen 11 eine Hydrämie, die länger als 2 Stunden andauerte. Die Unterschiede sind wirklich recht auffallend, doch scheint es mir fraglich, ob Lebergesunde sich wirklich immer so verhalten, wie die Autoren es sahen. Die Leber war bei den Ikterischen vergrößert, die Diurese eher verzögert.

Ähnlich sind die Beobachtungen von Adler[4]): Wasserversuche fielen bei Kranken mit Ikterus und auch mit Lebercirrhose schlechter aus als bei Gesunden, manchmal wurde bei den Leberkranken eine deutliche Abnahme der Erythrocytenzahlen gefunden[5]). Aber hier sind nun die Vergleichsversuche an Normalen völlig unzureichend. Mitgeteilt werden nur zwei Versuche an Gesunden. Ich selbst habe bei umfangreichen Untersuchungen an vielen Gesunden häufig einen Ablauf der Diurese und der Blutverdünnung gefunden, der nicht anders war als die meisten der hier an Leberkranken beobachteten.

Schließlich haben Pollitzer und Scholz[6]) die Wasserverluste nach Novasurol bei Gesunden und Kranken untersucht und festgestellt, daß Gesunde höchstens 1 kg an Gewicht verlieren, Kranke mit Icterus catarrhalis oder mit Lues hepatis dagegen bis zu 3,5 kg[7]).

Man kann hier vielleicht auch darauf hinweisen, daß bei Kranken mit akuter gelber Leberatrophie gelegentlich Hydrops auftritt, nicht nur Ascites, sondern auch Hydrothorax, der ja nicht auf Stauung zurückgeführt werden

---

[1]) Mautner: Wien. Arch. f. inn. Med. Bd. 7, S. 251. 1924 (Lit.).
[2]) Mautner u. Cori: Zeitschr. f. d. ges. exp. Med. Bd. 26, S. 301. 1922.
[3]) Landau u. v. Pap: Klin. Wochenschr. 1923 (2), S. 1399.
[4]) Adler: Klin. Wochenschr. 1923 (2), S. 1980.
[5]) Auch das Konzentrationsvermögen schien schlechter, aber wahrscheinlich war die geringe Harnkonzentration dadurch bedingt, daß im Wasserversuch das Wasser nicht so rasch ausgeschieden wurde.
[6]) Pollitzer u. Scholz: Wien. Arch. f. inn. Med. Bd. 8, S. 289. 1924.
[7]) Bei latenter Tuberkulose bis 2 kg.

kann[1]). Es wäre immerhin möglich, daß auch bei der Lebercirrhose außer der Stauung ein durch die Parenchymschädigung bedingtes toxisches Moment eine Rolle spielte.

Aus alledem kann man, glaube ich, wohl schließen, daß die Leber und der Pfortaderkreislauf — wie zu erwarten — bei Gesunden und Kranken eine große Rolle im Wasserhaushalte spielen, durch die eigentümlichen Verhältnisse des Kreislaufes und auch durch chemische Vorgänge, durch ihre Bedeutung für das ganze Getriebe des Stoffwechsels. Bemerkenswert ist vor allem, daß bei krankhaften Veränderungen der Leber oft ziemlich langsame Wasserausscheidung nach Wasseraufnahme gefunden wird. Aber ich habe schon darauf hingewiesen, wie viele Momente bei dieser Reaktion des Wasserhaushaltes mitspielen, vor allem Bestand und Bereitschaft zu Retention oder Ausschwemmung im Organismus. Daß Eckhunde mehr Wasser ausscheiden als normale, Leberkranke aber weniger als Gesunde, zeigt schon, wie kompliziert und unübersichtlich die Verhältnisse sind.

VII. Der Wasserhaushalt unter nervösen Einflüssen.

Es kommt hier weniger darauf an, die anatomischen Einzelheiten der Innervation und die nervösen Einflüsse auf die einzelnen Vorgänge der Sekretion und Resorption darzustellen, als vielmehr darauf zu zeigen, was über die Mitwirkung des Nervensystems im Zusammenspiele des Wasserhaushaltes bekannt ist. Man weiß, daß der Kreislauf in allen Organen und Geweben, daß die Arbeit der Drüsen, daß der energetische und chemische Stoffwechsel weitgehend durch das Nervensystem reguliert werden, daß hormonale Impulse aufs engste mit nervösen verbunden sind, und da alle diese Vorgänge von größter Bedeutung für den Ablauf des Wasserwechsels sind, ist es ohne weiteres zu erwarten, daß auch im Zusammenhange des Wasserhaushaltes das Nervensystem eine große Rolle spielt. Aber es ist doch sehr schwer, bestimmte Kenntnisse darüber zu gewinnen. Das liegt vor allem an methodischen Schwierigkeiten: experimentelle Eingriffe am Nervensystem haben meist so schwerwiegende Folgen für den Organismus, daß der Wasserhaushalt dabei durch die verschiedensten Einflüsse alteriert wird. Andererseits sind aber Schlüsse aus klinischer Beobachtung und pathologisch anatomischer Untersuchung gerade auf diesem Gebiet, wo immer der ganze Organismus beteiligt ist, selten eindeutig, zumal — wie wir immer wieder sehen — die individuellen Differenzen so große sind. Einerseits sind zur Beurteilung der Zusammenhänge überaus eingehende und weitverzweigte Untersuchungen notwendig, die meist nur an einzelnen Personen durchgeführt werden können, andererseits ist es aber immer sehr bedenklich, die Ergebnisse aus vereinzelten Beobachtungen zu verallgemeinern.

In den letzten Jahren sind vielfach noch andere Methoden angewandt worden: man hat die Einflüsse besonderer Gifte untersucht, deren Wirkung auf nervöse Mechanismen bekannt ist. Aber auch solche Untersuchungen — besonders an gesunden und kranken Menschen — dürfen nur mit großer Vorsicht ausgeführt und verwertet werden. Die pharmakologischen Funktionsprüfungen des vegetativen Nervensystems wurden mit großer Begeisterung unternommen, aber es folgte — wenigstens in der klinischen Pathologie — bald Kritik und Enttäuschung. Das liegt teils an der vielgestaltigen Wirkung jener Gifte, teils auch wieder an der Mannigfaltigkeit der individuellen Reaktionen.

---

[1]) UMBER: Klin. Wochenschr. 1922, S. 1585. — BUSCHKE: Dtsch. med. Wochenschr. 1922, S. 1368. — ADLER: Klin. Wochenschr. 1923, S. 1980. — Schließlich: Über schwere Störungen der Nierenfunktion nach Operationen bei Steinverschluß des Choledochus vgl. CLAIRMONT u. HABERER: Mitt. a. d. Grenzgeb. d. Med. u. Chir. Bd. 22, S. 159. 1910.

Unsere Kenntnisse über nervöse Einflüsse auf den Wasserhaushalt gehen zurück auf Claude Bernard[1]), der nachwies, daß Stichverletzung (Piqûre) am Boden des 4. Ventrikels in der Medulla oblongata (in der Medianlinie zwischen Acusticus- und Vaguskern) häufig zu Polyurie führt. Diese Beobachtungen wurden von Eckard, von Kahler, von Bechterew und Aschner u. a.[2]) weiter verfolgt, und zuletzt vor allem von Jungmann und E. Meyer aufgegriffen, die zeigten, daß bei Verletzung einer umschriebenen Stelle die Urinsekretion und zugleich auch die Kochsalzkonzentration im Harne ansteigt. Gerade aus diesem Befunde schließen die Autoren auf eine eigentliche sekretionsfördernde Wirkung; sie bezeichnen den Eingriff als „Salzstich". Zuckerstich und Salzstich wurden dann von Jungmann, Leschke, Brugsch, Lewy und Dresel genauer lokalisiert, der Salz- und Wasserstich am medialen Rande des Corpus restiforme.

Wie für die anderen vegetativen Funktionen, für die sympathische Innervation von Karplus und Kreidl, für die Wärmeregulation von Krehl und Isenschmid, für den Stoffwechsel von Freund, Grafe u. a., wurde von Aschner und von Leschke auch für den Wasserhaushalt ein übergeordnetes Zentrum im Zwischenhirn nachgewiesen: Einstich in das Tuber cinereum dicht am Infundibulum bewirkt starke Polyurie, vorübergehende Vermehrung der Wasserausscheidung und Verminderung der Ausscheidung gelöster Stoffe.

Auf Einwirkung von der Hirnrinde aus wies zuerst Bechterew hin[3]); er fand nach Reizung des Gyrus sigmoideus mit schwachen faradischen Strömen Polyurie, nach Exstirpation dieses Bezirkes erst Abnahme, dann Steigerung der Harnmenge. Auch Ucko[4]) konnte bei Katzen durch Eingriffe am Gyrus sigmoideus Veränderungen der Harnmenge erzielen. Eine besondere Verbindung dieser Stellen mit den Zentren im Zwischenhirn war anatomisch nicht nachweisbar.

Psychische Einflüsse auf die Harnsekretion sind beim Menschen ganz bekannt. An Hunden hat Bechterew gezeigt, daß bei durstenden Tieren die Harnsekretion ansteigt, wenn ein Wassergefäß vor die Schnauze gehalten wird; bei Schreck und bei Schmerzreizen wurde die Ausssscheidung unterdrückt.

Bei alledem wurde zunächst lediglich die Harnsekretion, die Funktion der Nieren beachtet, und der Weg der Impulse zu diesen Organen stand im Vordergrund des Interesses. Schon Claude Bernard, Eckard u. a.[5]) hatten beobachtet, daß Durchschneidung des Splanchnicus Diurese bewirkt. Später haben

---

[1]) Claude Bernard: Leçons sur la physiol. et pathol. du syst. nerv. Bd. I, S. 398. Paris 1858.

[2]) Eckard: Beitr. z. Anat. u. Physiol. H. 4—6. 1869—1872 u. H. 8, S. 95. — Kahler: Prag. med. Wochenschr. 1885, Nr. 51; Zeitschr. f. Heilkunde Bd. 7, S. 105. Prag 1887. — Bechterew: Arch. f. Physiol. 1905, S. 297. — Aschner: Pflügers Arch. f. d. ges. Physiol. Bd. 146, S. 1. 1912; Berl. klin. Wochenschr. 1916, S. 772. — Finkelnburg: Dtsch. Arch. f. klin. Med. Bd. 91, S. 345. 1907. — Jungmann u. E. Meyer: Arch. f. exp. Pathol. u. Pharmakol. Bd. 73, S. 49. 1913. — Camus u. Roussy: Cpt. rend. des séances de la soc. de biol. Bd. 75, S. 483 bis 628. 1913; Bd. 76, S. 877. 1914. — Bd. 83, S. 764. 1920; Bd. 88, S. 694. 1923; Journ. de Physiol. et de Pathol. génér. Bd. 20, S. 50, 9. 1922. (Nach Verletzung des Zwischenhirns tritt beim Hunde Polyurie auf, auch wenn die Nieren entnervt sind). — Leschke: Zeitschr. f. klin. Med. Bd. 87, S. 201. 1919 (Lit.); Dtsch. med. Wochenschr. 1920, S. 959. — Brugsch, Lewy u. Dresel: Zeitschr. f. experim. Pathol. u. Ther. Bd. 21, S. 359. 1920.

[3]) Nach Versuchen an Hunden von Karpinski.

[4]) Ucko: Zeitschr. f. d. ges. exp. Med. Bd. 36, S. 211. 1923. (Im einzelnen weichen seine Ergebnisse teilweise von denen Bechterews ab.)

[5]) Vgl. ferner Vogt: Arch. f. (Anat. u.)Physiol. 1898, S. 399. — Burton-Opitz u. Lukas: Pflügers Arch. f. d. ges. Physiol. Bd. 123, S. 553. 1908. — Greck: Arch. f. exp. Pathol. u. Pharmakol. Bd. 68, S. 305. 1912.

fast zu gleicher Zeit Asher und Rohde und Ellinger[1]) die Innervation der Nieren untersucht. Während Übereinstimmung darüber besteht, daß im Splanchnicus [wie auch im Bauchsympathicus[2])] sekretionshemmende Fasern verlaufen, sind die Ansichten über die Rolle des Vagus geteilt. Asher und seine Schüler nehmen nach verschiedenen Untersuchungsreihen echte sekretorische, und zwar fördernde Fasern im Vagus an[3]), Pearce[4]) und auch Ellinger halten diese aber nicht für sicher erwiesen. Zuletzt haben Ellinger und Hirt[5]) in sehr sorgfältigen Untersuchungen über die Funktion der Nierennerven gezeigt, daß die Splanchnici minores — wahrscheinlich durch Vasokonstriktion — die Wasserausscheidung hemmen und daß der Vagus diuresefördernde Reize vermittelt. Bei der Diurese durch Vagusreiz sind die Nierengefäße nicht erweitert, aber nach Pearce ist auch der Stoffwechsel nicht erhöht.

Wenn ich noch anführe, daß Jungmann und E. Meyer zeigten, daß der Wasser- und Salzstich nach Durchschneidung des Splanchnicus unwirksam wird, daß also die Verletzung der Medulla oblongata durch den Splanchnicus auf die Nieren sekretionsfördernd einwirken soll, so wird man erkennen, wie wenig geklärt die Innervation der Nieren ist. Daß Nervenimpulse von großer Bedeutung für die Regulation der Harnsekretion sind, leuchtet ein, aber immerhin: auch eine Niere, deren nervöse Verbindungen völlig unterbrochen sind, ja transplantierte Nieren passen sich den Bedürfnissen des Wasserhaushaltes an[6]).

Entsprechend der Entwicklung unserer Anschauungen vom Wasserhaushalt wurden in letzter Zeit nervöse Einflüsse auf die Vorgänge in den Geweben, auf den Stoffaustausch zwischen Blut und Geweben untersucht. Schon Leschke schloß aus seinen Beobachtungen, daß von dem Zentrum im Zwischenhirn nicht nur die Harnsekretion, sondern „die gesamte Wasser- und Molenverschiebung im Organismus" beeinflußt werde, und zwar durch Vermittlung des sympathischen Nervensystems. Die Innervationsimpulse sind eigentümlich koordiniert, bei der Erkrankung des Zwischenhirns, die zu Diabetes insipidus führt, ist die Wasserdiurese dauernd abnorm gesteigert, die Molendiurese gehemmt. Weder aus Funktionsstörungen der Niere allein noch ausschließlich aus den Vorgängen in den Geweben können die Erscheinungen hinreichend erklärt werden, sondern eben nur aus einer eigentümlichen — wesentlich durch das Nervensystem vermittelten — Zusammenordnung der Prozesse in den Nieren und in den Geweben. Das sind die Erscheinungen, die sich schließlich aus jeder tiefer greifenden Betrachtung des Wasserhaushaltes ergeben, aber wesentlich ist hier, daß die Bedeutung des Nervensystems bei der Koordination hervorgehoben wird. Auf das Wesen des Diabetes insipidus kann hier nicht eingegangen werden, aber der hier erkannte Zusammenhang ist von prinzipieller Wichtigkeit.

Daß der Wasserbestand und Wasserwechsel der Gewebe von nervösen Einflüssen abhängt, ergibt sich vor allem aus den Versuchen von Pohle[7]) an Fröschen.

---

[1]) Asher u. Pearce: Zeitschr. f. Biol. Bd. 63, S. 83. 1913. — Asher: Dtsch. med. Wochenschr. 1915, S. 1000. — Rohde u. Ellinger: Zentralbl. f. Physiol. 1913, S. 12. — Ellinger: Arch. f. exp. Pathol. u. Pharmakol. Bd. 90, S. 77. 1921.
[5]) Jost (b. Asher): Zeitschr. f. Biol. Bd. 64, S. 441. 1914.
[3]) Außer den zitierten Arbeiten: Mauerhofer: Zeitschr. f. Biol. Bd. 68, S. 31. 1917.
[4]) Pearce: Americ. journ. of physiol. Bd. 35, S. 151. 1914. — Pearce u. Carter: Ebenda Bd. 38, S. 350. 1915. (Weder bei Vagusreizung noch bei Splanchnicusdurchschneidung war der O_2-Verbrauch der Nieren gesteigert.)
[5]) Ellinger u. Hirt: Arch. f. exper. Pathol. u. Pharmakol. Bd. 106, S. 135. 1925.
[6]) Lobenhoffer: Mitt. a. d. Grenzgeb. d. Med. u. Chirurg. Bd. 26, S. 197. 1913. (Lit.) — Oehme: Zitiert auf S. 188. — Über die Anatomie der Nierennerven vgl. bes. Smirnow: Anat. Anz. Bd. 19, S. 347. 1901. — Renner: Dtsch. Arch. f. klin. Med. Bd. 110, S. 101. 1913 und vor allem: Hirt: Zeitschr. f. Anat. u. Entwicklungsgesch. Bd. 73, S. 621. 1914.
[7]) Pohle: Pflügers Arch. f. d. ges. Physiol. Bd. 182, S. 215. 1920.

Nach Abtrennung der Zweihügel und nach Durchtrennung des Splanchnicus oder auch der vorderen Wurzeln stiegen Wasseraufnahme und Wasserabgabe erheblich an, nach Exstirpation des Grenzstranges oder des Rückenmarkes, nach Durchtrennung aller oder auch nur der hinteren Wurzeln war der Wasserumsatz vermindert. Diese Versuche wurden von Jungmann und Bernhardt[1]) fortgesetzt: Frösche, deren Nieren exstirpiert waren, nahmen nach Eingriffen an den Zweihügeln und nach tieferen Einstichen ins Zwischenhirn rascher und mehr an Gewicht zu als entnierte Frösche ohne diese cerebralen Verletzungen; durch Abtragen der Zweihügel und durch Stich ins Zwischenhirn wird also zweifellos der Wasserhaushalt in den Geweben alteriert.

An Kaninchen hat Veil[2]) die Zusammensetzung des Blutes nach dem Salzstich untersucht und dabei Abnahme des Chlorgehaltes und vorübergehende relative Hydrämie auch nach Exstirpation beider Nieren gefunden. Eine Einwirkung auf die Nierenfunktion kam hier natürlich nicht in Betracht.

Aus alledem geht mit Sicherheit hervor, daß auch der Stoffaustausch zwischen Blut und Geweben vom Nervensystem aus beeinflußt werden kann.

Diese Vorgänge suchte Asher einer direkten Beobachtung zugängig zu machen: sein Schüler Kajikawa[3]) zeigte am Kaninchenauge, daß nach Exstirpation des Ganglion cervicale superius die Senfölentzündung gehemmt und das Auftreten von Farbstoffen in der vorderen Augenkammer nach Injektion in die Bauchhöhle verzögert, daß also durch das Fehlen der sympathischen Innervation die Permeabilität der Gefäße verringert wird. Bei anderer Versuchsanordnung war allerdings der Einfluß ein entgegengesetzter[4]): eine Quaddel am Ohr verschwand rascher und in die Halsmuskeln injizierte Farbstoffe wurden rascher resorpiert, wenn der Sympathicus reseziert war. Auch der Kochsalzgehalt des Speichels wird durch Ausschaltung des Sympathicus alteriert[5]).

Auf den Zusammenhang von vegetativem Nervensystem und Ionengleichgewicht im Blut und in den Geweben, der in letzter Zeit besonders von F. Kraus und seinen Schülern untersucht wurde, kann hier nicht weiter eingegangen werden[6]).

Es kann tatsächlich an der Bedeutung nervöser Impulse und ihrer Koordination im Zentralorgane gar nicht gezweifelt werden, aber ich möchte hier doch darauf hinweisen, daß nach allem, was wir wissen, auch nach Ausschaltung der nervösen Regulationsmechanismen der Wasserhaushalt weitgehend erhalten bleibt[7]). Man kann deshalb mit Bauer und Aschner[8]) von einer „mehrfachen Sicherung" dieser für den Organismus so wichtigen Verhältnisse sprechen. Ich werde darauf noch kurz zurückkommen.

Schließlich seien hier noch einige Beobachtungen über die am vegetativen Nervensystem angreifenden Gifte angeführt.

Daß *Atropin*, das den Vagus lähmt, die Diurese hemmt, hatte schon Thompson[9]) in Ludwigs Institut nachgewiesen; seine Versuche haben deshalb historische

---

[1]) Jungmann u. Bernhardt: Zeitschr. f. klin. Med. Bd. 99, S. 84. 1923.

[2]) Veil: Arch. f. exp. Pathol. u. Pharmakol. Bd. 87, S. 189. 1920.

[3]) Kajikawa: Biochem. Zeitschr. Bd. 133, S. 391. 1922.

[4]) Yamamoto: Biochem. Zeitschr. Bd. 145, S. 201. 1924.

[5]) Asher, Abelin u. Scheinfinkel: Biochem. Zeitschr. Bd. 151, S. 112. 1924.

[6]) Vgl. darüber: Kraus u. Zondek: Dtsch. med. Wochenschr. 1921, S. 1513 u. Zondek: Ebenda S. 1520. — Dresel: Erkrankungen des vegetativen Nervensystems in Kraus-Brugsch, Spezielle Pathologie und Therapie Bd. X. 3, S. 1. 1924. — Dresel u. Katz: Klin. Wochenschr. 1922, S. 1601.

[7]) Vgl. bes. Oehme u. Schulz: Zitiert auf S. 188.

[8]) Bauer u. Aschner: Wien. Arch. f. inn. Med. Bd. 1, S. 322. 1920.

[9]) Thompson: Arch. f. (Anat. u.) Physiol. 1894, S. 117 u. Journ. of physiol. Bd. 15, S. 433. 1894.

Bedeutung, weil aus ihnen, entgegen der ursprünglichen Anschauung von LUDWIG auf eine drüsenähnliche Funktion der Nieren geschlossen wurde. GINSBERG[1] u. a. haben diese Beobachtung bestätigt, während nach DOUGLAS COW[2] Atropin die Diurese nur verzögern, aber nicht verringern soll, und zwar lediglich durch Wirkung auf die Ureteren. Die Ergebnisse von THOMPSON und GINSBERG würden der angeführten Vorstellung entsprechen, daß der Vagus sekretionsfördernde Fasern zu den Nieren führt. Aber STAHL und SCHULTE[3], HECHT und NOBEL[4] fanden die Diurese nach Flüssigkeitsaufnahme durch Atropin bald gefördert, bald gehemmt, bald nicht deutlich beeinflußt.

Pilocarpin, das erregend auf die parasympathischen Nerven wirkt, hemmt nach ASHER und BRUCK[5] die Harnsekretion, während GINSBERG danach einen Anstieg, DOUGLAS COW infolge der Blutdrucksenkung eine geringe Verminderung der Diurese beobachtete. In den Trinkversuchen von STAHL und SCHULTE ist die Wirkung von Pilocarpin nicht sicher zu beurteilen; da trotz starker Schweiße die Diurese gleich blieb, schließen die Autoren auf einen sekretionsfördernden Einfluß. HECHT und NOBEL fanden zuerst Hemmung, dann Zunahme der Diurese. Ich selbst sah in Wasserversuchen unter der Einwirkung von Pilocarpin bei Schweißen eine erhebliche Verminderung der Diurese.

Vom *Adrenalin* war im Zusammenhang mit den hormonalen Einflüssen auf den Wasserhaushalt die Rede.

Endlich sei noch darauf hingewiesen, das *Ergotamin*, das den Sympathicus lähmt, nach ARNSTEIN und REDLICH[6] die Diurese hemmt.

Aus allen Untersuchungen geht hervor, wie verschieden die Wirkung dieser Gifte ist; wie sehr sie u. a. von der Nahrung abhängt, zeigen vor allem die Beobachtungen von HECHT und NOBEL. Da außerdem stets der Kreislauf und die Funktion aller Drüsen tiefgreifend alteriert werden, ist es vorerst ganz unmöglich, die Vorgänge bei der Reaktion des Wasserhaushaltes zu verstehen.

VIII. Zusammenfassung.

Nach allem, was ich in den vorhergehenden Kapiteln ausgeführt habe, wird man nicht erwarten, daß hier eine zusammenfassende und abschließende Theorie des Wasserhaushaltes gegeben werden kann. In der Tat ist heute eine solche weniger möglich denn je. Solange man glaubte, mit einigen einfachen physikalischen Vorstellungen bei der Erklärung biologischer Probleme auszukommen, schien auch eher der Versuch einer Theorie des Wasserhaushaltes aussichtsreich. Heute ist die Fülle des Beobachteten so ungeheuer groß, die Zusammenhänge sind so vielgestaltig und so mannigfaltig, daß es kaum gelingen will, die Ergebnisse nach einheitlichen Gesichtspunkten zu ordnen. Wenigstens ist in allen Darstellungen des Gebietes — und es gibt deren genug gerade aus letzter Zeit — der rote Faden zu vermissen, der uns die vielen Erscheinungen durch einfache, klare und den Tatsachen entsprechende Anschauungen verstehen ließe.

In dieser Lage kommt es darauf an, durch eine zusammenfassende Betrachtung die entscheidenden Probleme aufzuzeigen und zu untersuchen, welche Wege für die weitere Arbeit aussichtsreich sind.

Unter dem „Wasserhaushalt" verstehen wir die Ordnung, durch die bei dauerndem Wechsel, bei ganz verschiedener Wasseraufnahme und -abgabe, der

[1] GINSBERG: Arch. f. exp. Pathol. u. Pharmakol. Bd. 69, S. 381. 1912.
[2] DOUGLAS COW: Arch. f. exp. Pathol. u. Pharmakol. Bd. 69, S. 393. 1912.
[3] STAHL u. SCHULTE: Zeitschr. f. d. ges. exp. Med. Bd. 35, S. 312. 1923.
[4] HECHT u. NOBEL: Zeitschr. f. d. ges. exp. Med. Bd. 36, S. 247. 1923.
[5] ASHER u. BRUCK: Zeitschr. f. Biol. Bd. 47, S. 1. 1905.
[6] ARNSTEIN u. REDLICH: Arch. f. exp. Pathol. u. Pharmakol. Bd. 97, S. 15. 1923.

Wasserbestand des Organismus und die Wasserverteilung in den Organen und Geweben im wesentlichen erhalten bleibt. Es findet in der Tat ein dauernder Wechsel statt, ein ununterbrochenes Fließen durch den ganzen Körper, aber die Masse des Wassers an jedem Orte bleibt wesentlich die gleiche. Es scheint mir sehr wichtig, gerade auf den dauernden Wechsel des Stoffes, auf das ununterbrochene Hin und Her hinzuweisen.

Wir haben weiter gesehen, daß der Wasserbestand des Körpers durchaus nichts Einheitliches ist: wir finden Wasser in Lösungen, die durch Röhren fließen oder im Gewebe sickern, und wir finden Wasser in Geweben und Zellen gebunden; durch alles hindurch geht die Strömung: vom Blut in die Gewebe und von den Geweben ins Blut.

Wenn nun der Wasserbestand der Zellen und Gewebe, der ja die Hauptmasse des Wassers im Körper ausmacht, im wesentlichen erhalten bleibt, so entsteht die Frage, mit welchen besonderen Eigenschaften der Zellen und Gewebe diese Konstanz des Wassergehaltes zusammenhängt.

Jede theoretische Betrachtung des Wasserhaushaltes führt schließlich auf die Vorgänge in den Zellen und Geweben, auf Wasserbindung und Wasserabgabe in ihnen. Es besteht kein Zweifel darüber, ich habe das ausführlich dargestellt, daß in diesen letzten Elementarprozessen auch die letzten Probleme der physikalischen oder physikalisch-chemischen Betrachtung des Wasserhaushaltes gegeben sind. Diese müssen wir verstehen, wenn wir die einzelnen Vorgänge im Wasserhaushalte verstehen wollen; hier liegt der Schlüssel für das Verständnis von Sekretion und Resorption, von denen Wasserbewegung und Wasserverteilung abhängen.

Ich habe gezeigt, wie weit dieses Problem heute entwickelt werden kann. Die Vorgänge hängen ab von der Struktur des Protoplasmas, von der Anordnung der verschiedenen Phasen, die eine gewisse Festigkeit und Beständigkeit zeigt, dabei aber doch in gewissem Ausmaße auch sehr beweglich ist, abhängig vom Milieu, von der Lösung, die sie umspült. Durch diese Struktur wird der Widerstand bestimmt, den Zellen und Gewebe der Diffusion und dem Stoffaustausch entgegensetzen. Die Erhaltung und Gestaltung der Struktur muß man sich mit den Verbrennungsprozessen, die selbst an dieser Struktur ablaufen, eng verbunden denken. In vielen Zellen verläuft die Stoffbewegung entgegen dem Diffusionsgefälle und entgegen dem osmotischen Druck: die besondere Struktur ermöglicht Umwandlung der chemischen Energie aus den Stoffwechselprozessen in osmotische Arbeit. Immer aber ist das Spiel der Stoffbewegung, das Öffnen und Schließen der unzähligen feinsten Kämmerchen, „Permeabilität" und „Undurchlässigkeit", ein überaus bewegliches Spiel — eben durch die bildungsfähige Struktur und ihre Abhängigkeit vom Milieu, von der umspülenden Lösung.

Gewiß spielt hier die chemische Zusammensetzung der Lösung eine große Rolle, die Ionenkonstellation, das Säure-Basen-Gleichgewicht, und damit im Zusammenhange physikalisch-chemische Eigenschaften der Lösung, Oberflächenspannung, Zustand der lyophilen Kolloide usw., aber alles einzelne ist uns unbekannt.

Es scheint notwendig, die Untersuchungen an möglichst einfachen Objekten anzusetzen; und vor allem bedürfen die Vorgänge an einfachen leblosen Membranen weiterer Aufklärung.

Das Milieu der Zellen wird nun durch das Blut im ganzen Organismus ausgeglichen. Nicht zwar unmittelbar, denn zwischen Blut und Gewebsflüssigkeit sind membranartige Gewebe, die Endothelwände, eingeschaltet, deren „Durchlässigkeit" vom Blute wie von der Gewebsflüssigkeit und den Vorgängen in den Zellen abhängt. Der Stoffaustausch zwischen Blut und Geweben kann also auch von den Geweben aus und in den einzelnen Geweben verschieden geregelt werden.

Dabei zeigt das Blut eine große Konstanz der Zusammensetzung. Alle Änderungen — soweit sie nicht eine gewisse Grenze überschreiten — werden rasch wieder ausgeglichen, eben durch den Stoffaustausch zwischen Blut und Geweben, und im weiteren Verlaufe durch Anpassung der Ausscheidung. Nicht im Blute, sondern in den Geweben, und zwar vor allem in der beweglichen Gewebsflüssigkeit, sind die Depots zu suchen, aus denen bei Bedarf geschöpft und in die ein Überfluß abgegeben wird. Beim Gesunden und ganz besonders bei geregelter Kost bewegen sich aber auch die Schwankungen der Depots nur in ziemlich engen Grenzen, und bald tritt immer wieder ein Ausgleich ein. Das ganze Zusammenspiel des Wasserhaushaltes paßt sich den wechselnden Bedingungen des alltäglichen Lebens an, solange eben die Abweichungen nicht ungewöhnliche sind oder krankhafte Prozesse den normalen Ablauf stören.

Man wird durch diese Ausführungen einen Eindruck von der ungeheuren Verflochtenheit und von dem innigen Zusammenhang all dieser Vorgänge im Organismus bekommen, und man wird einsehen, was das gerade für die Erhaltung des Bestandes bei der zugleich so großen Beweglichkeit und Anpassungsfähigkeit des ganzen Zusammenspiels bedeutet.

An dem Wasserhaushalt sind Vorgänge im ganzen Organismus beteiligt, und sie sind so abgestimmt, daß sie dem Bedürfnisse des Ganzen entsprechen; es erhebt sich nun die Frage, wie und wieweit kann dieser komplexe Zusammenhang auf einzelne bestimmte Beziehungen zurückgeführt werden, welche Rolle spielen bei der Koordination besondere der Untersuchung zugängliche Einrichtungen?

Die Koordination ist zunächst an das vermittelnde Milieu der Gewebe, an das Blut gebunden. Zusammensetzung wie Verteilung und Strömung des Blutes sind von entscheidender Bedeutung für den Ablauf aller Vorgänge im Wasserhaushalt.

Bei der chemischen Zusammensetzung kommt es vor allem auf den Gehalt an Wasser, an Salzen und an Eiweiß an. Der osmotische Druck im Blute hat großen Einfluß auf den Stoffaustausch zwischen Blut und Geweben, er wird immer rasch wieder ausgeglichen, zunächst in den Geweben, dann aber durch die Harnsekretion. Aber nicht nur die Zahl, auch die Art und Mischung der gelösten Teilchen ist von Bedeutung; wir wissen wenigstens etwas von der Rolle, die die Ionenkonstellation, das Verhältnis der wichtigsten Kationen, Na, K und Ca, und das Säure-Basen-Gleichgewicht spielen. Und mit diesen Elektrolyten hängen wiederum die besonderen Eigenschaften der lyophilen Kolloide im Blute zusammen, Stabilität, Quellungsdruck, Viscosität usw. In alledem bleibt das Blut in gewissen Grenzen unverändert, — wird eine Änderung hervorgerufen, so löst sie Vorgänge aus, die zum Ausgleiche führen. Vielfach lassen sich bei Einflüssen der Kost auf den Wasserhaushalt gar keine Abweichungen im Blute feststellen, die Gewebe reagieren auf kleinste Alterationen, die sich dem Nachweise entziehen.

Nachdem wir gesehen haben, daß die Zellstruktur und die durch sie bestimmten Vorgänge von physikalisch-chemischen Eigenschaften der umgebenden Lösung, wie von der Oberflächenspannung abhängen, ist es einleuchtend, daß diese Eigenschaften auch in der Regulation des Wasserhaushaltes eine große Rolle spielen. Man kann hier von einer *physikalischen Koordination* im Organismus reden (SIEBECK). In diesem Sinne muß wohl auch die Anregung durch die letzten Arbeiten A. ELLINGERS[1]) verstanden werden: es ist nicht so, als ob nun die Diurese und der Stoffaustausch zwischen Blut und Geweben einfach vom „Quellungsdruck" des Bluteiweißes und der Gewebsflüssigkeit abhinge, aber dieser ist ein Glied in der großen Kette, durch die die Vorgänge zusammengehalten werden.

---

[1]) ELLINGER, A.: Zitiert auf S. 175.

Schon länger bekannt ist die „*chemische Koordination*" durch besondere chemische Zellprodukte im Blute, durch die Hormone, die teils direkt auf Sekretion und Resorption, auf den Stoffaustausch zwischen Blut und Geweben wirken, teils auch durch Einflüsse auf den Kreislauf. Mit der hormonalen hängt die *nervöse Regulation* aufs engste zusammen; vielleicht wird es einst möglich sein, die Wirkung beider durch Einflüsse auf die *Ionenkonstellation* zu verstehen.

Daß der *Kreislauf* und die Verteilung des Blutes die größte Rolle im Wasserhaushalte spielen, versteht sich von selbst. Ganz besonders zeigt es die Beobachtung an Kranken, wie allgemeine oder auch örtliche Störungen des Kreislaufes den Wasserhaushalt alterieren. Kommt es dabei zu Wasserretention, so liegt dem nicht einfach ein „Abpressen von Lösung" aus der Gefäßbahn zugrunde, vielmehr handelt es sich um tiefer greifende Einwirkungen auf den Stoffaustausch zwischen Blut und Geweben.

In alledem kennen wir einzelne Beziehungen, aber von einem wirklichen Verständnisse des Zusammenhanges sind wir noch weit entfernt. Und nun ist das gerade charakteristisch für den Wasserhaushalt: man kann einzelne oder auch mehrere dieser Regulationsmechanismen ausschalten, und doch bleibt die Koordination weitgehend erhalten. Auch nach Durchtrennung ihrer nervösen Verbindungen verläuft die Harnsekretion entsprechend den Bedürfnissen des Wasserhaushaltes, und zwar ohne daß sich hormonale Einflüsse oder solche in der chemischen Zusammensetzung und in den physikalischen Eigenschaften des Blutes erkennen ließen[1]). Vielleicht sind die Abweichungen zu gering für unsere Methoden, die nicht so empfindlich sind wie die Gewebe; vielleicht spielen chemische Stoffe oder physikalische Eigenschaften des Blutes, die wir noch gar nicht kennen, eine entscheidende Rolle. Vielleicht aber — das möchte ich wenigstens andeuten — kommt es bei dieser Koordination noch auf ganz andere Momente an, die in den besonderen Eigenschaften der Zellen eines Organismus — vielleicht vor allem der überall verbreiteten Mesenchymzellen — begründet sind. Wir wissen, daß das Blutplasma individuelle Eigentümlichkeiten zeigt, wieviel mehr sind solche von den Zellen und Geweben mit ihrer ungeheuer komplizierten Struktur zu erwarten! Die Entwicklung eines Organismus bringt Zellen und Gewebe hervor, deren Bildung und Funktion zusammenhängt und aufeinander abgestimmt ist. So wichtig die uns bekannten Mechanismen der Koordination sind, so wenig dürfen wir uns vorstellen, daß aus den einzelnen Beziehungen der Zusammenhang des Ganzen dargestellt werden könnte; den Organismus können wir nicht aus der Summe des einzelnen, sondern nur als Ganzes verstehen. In diesem Sinne fassen wir den Satz auf: L'arrangement est vital.

Gerade die Betrachtung des Wasserhaushaltes führt uns auf das Problem des Ganzen, und so sehr uns die Aufklärung der einzelnen Beziehungen und Zusammenhänge wichtigstes Anliegen ist, so wenig dürfen wir übersehen, daß für das Verständnis des Ganzen die Gefäße, mit denen wir schöpfen, zu klein und unsere Gesichtspunkte zu beschränkt sind. Mit einigen Bemerkungen über Hormone und vegetatives Nervensystem, über Ionen und Kolloide, und auch über Strukturen ist es jedenfalls nicht getan.

Und noch etwas anderes ist wichtig: wir haben immer wieder gesehen, welche Rolle bei den Reaktionen des Wasserhaushaltes individuelle Eigentümlichkeiten spielen; das Problem des Ganzen ist zugleich das des Individuellen. Das ist nun in der Pathologie besonders bedeutungsvoll: wie sich der Wasserhaushalt eines Kranken verhält, hängt nicht etwa nur von „Ursache und Sitz der Krankheit", sondern auch von der Eigentümlichkeit des Erkrankten ab.

---

[1]) Vgl. Oehme: Zitiert auf S. 188.

Pathologie und Pharmakologie des Wasserhaushaltes einschließlich Ödem und Entzündung[1]).

Von

W. Nonnenbruch

Frankfurt a. Oder.

Mit 1 Abbildung.

Zusammenfassende Darstellungen:

Ellinger, W.: Die Bildung der Lymphe, Asher-Spiros-Ergebnisse d. Physiol. I. Bd. 1, S. 355. 1902. — Hamburger, H. J.: Osmotischer Druck und Ionenlehre. Bd. 2, S. 30. Wiesbaden 1904. — Hoeber, R.: Physikalische Chemie der Zelle und der Gewebe. 2. Aufl. S. 751. Leipzig 1924. — Klemensiewiecz: Die Pathologie der Lymphströmung. Handb. d. allg. Pathologie von Krehl und Marchand Bd. 2, Teil 1, S. 345. 1912. — Starling, E. H.: The production and absorption of Lymph. Schäfers Textbook of Physiology Bd. 1, S. 285. London u. Edinburgh 1898. — Volhard, F.: Die doppelseitige haematogene Nierenerkrankung (Brightsche Krankheit) in Mohr und Staehelin: Handb. d. inn. Med. Bd. 3, S. 2, Berlin 1917. — Morawitz, P. u. W. Nonnenbruch: Pathologie des Wasser- und Mineralstoffwechsels. Handb. d. Biochemie d. Menschen und der Tiere von Carl Oppenheimer 2. Aufl. Bd. 8, S. 256. — Veil, W. H.: Physiologie und Pathologie des Wasserhaushaltes. Ergebnisse der inneren Medizin und Kinderheilkunde Bd. 23, S. 648. 1923. — Heubner, W.: Der Mineralstoffwechsel im Handbuch der Balneologie medizinische Klimatologie und Balneographie Bd. 2, Leipzig: Georg Thieme. — Eppinger, H.: Zur Pathologie und Therapie des menschlichen Ödems. Berlin: Julius Springer 1917. — Nonnenbruch, W.: Über Diurese. Ergebnisse der inneren Medizin und Kinderheilkunde. Bd. 26, S. 119. 1924.

Das Wasser, das bereits im Magen und Darm bei der Verdauung und Resorption, so bei der hydrolytischen Spaltung und als Lösungswasser, eine wichtige Rolle spielt, wird in blutisotonischer Lösung durch die Darmwand aufgenommen [Cohnheim[2]), Frey[3]) u. a.] und ist nach seiner Resorption im Blut und in den Geweben teils Quellungswasser für die hydrophilen Gewebs- und Blutkolloide, teils Lösungsmittel für die verschiedenen Krystalloide. Die Kolloide bilden mit ihrem Quellungswasser einen Kolloidwasserkomplex, der wieder die verschiedensten Moleküle anlagern, d. h. in kolloidale Bindung bringen kann. Diese Kolloidkomplexe sind im Körper in einer Salzlösung gequollen, wobei der Quellungszustand sowohl von der Konstitution des Kolloids wie von den physiko-chemischen Eigenschaften ihres Milieus, dem Gehalt an Anionen und Kationen, dem mechanischen Druck sowie insbesondere auch dem Quellungsdruck derselben abhängig

---

[1]) Eingegangen am 12. November 1924.

[2]) Cohnheim: Über die Resorption im Dünndarm und der Bauchhöhle. Habilitationsschrift Heidelberg 1898.

[3]) Frey, E.: Die Kochsalzausscheidung im Dünndarm. Pflügers Arch. f. d. ges. Physiol. Bd. 123, S. 515. 1908.

ist, denn die Quellung einer Gallerte ist in einer eiweißreichen Salzlösung eine
ganz andere, womöglich umgekehrte, wie in der gleichen Salzlösung ohne Eiweiß
[Schade[1])]. Bei den verschiedensten Alterationen kann freies Lösungswasser
in Quellungswasser übergeführt werden, so im Muskel bei der Ermüdung infolge
der Milchsäurebildung [O. v. Fürth[2])]. Die Kolloide sind im Blutplasma und in
den Körpersäften als Sole, in den Zellen und Geweben vorzüglich als Gele vorhanden. Zu Änderungen des Wassergehaltes im Körper kann es kommen, wenn
entweder der Quellungszustand ein anderer wird oder die Menge des Lösungs-
wassers schwankt. Beide Größen stehen in unzertrennlicher Abhängigkeit voneinander und sind mehr theoretisch wie praktisch zu unterscheiden.

Normalerweise ist der Wasserbestand des Körpers, morgens nüchtern durch
Wägung bestimmt, außerordentlich stabil, so daß das Körpergewicht, dessen
Änderungen im Laufe kurzer Zeitabschnitte vorwiegend auf wechselndem Wasserbestand beruhen, nur ganz geringe Schwankungen zeigt. Die fortlaufende
Körpergewichtsbestimmung ist deshalb so besonders wertvoll für die Erkennung
von Störungen im Wasserhaushalt. Abends ist das Gewicht des Normalen regelmäßig 500—1000 g höher wie morgens. Bei Übergang zu Bettruhe kann sich
nach einigen Tagen das Körpergewicht auf einen neuen, jetzt stabilen Zustand
einstellen [Meyer-Bisch[3])]. Dieser Zustand stellt das „physiologische Optimum"
dar, für dessen Innehaltung ein zentraler, nicht streng lokalisierter Regulationsapparat angenommen werden muß [Oehme[4])]. Es liegt für die einzelnen Menschen
verschieden hoch und nimmt im Alter gewöhnlich relativ ab. Es gibt unter den
Gesunden alle Übergänge von dem mehr trockenen Typus bis zu dem myxödem-
ähnlichen Typus mit prall gespannter, wasserreicher Haut, aus der sich kaum
Falten abheben lassen. Dieses „physiologische Optimum" des Wasser-Salzbestandes kann schon normalerweise, wenigstens vorübergehend, zu und abnehmen. Der Wasserverlust kann durch die Nieren wie auch extrarenal durch
Darm, Haut und Lungen erfolgen. Starke Gewichtsverluste in kurzer Zeit sind
durch Wasserschwankungen zu erklären, was besonders am Säugling gezeigt
wurde [Freund[5]), L. F. Meyer[6]) u. a.]. Dabei kommt es auf das Verhältnis
an, in welchem Wasser und Mineralien verlorengehen. Beim Wasserverlust
durch die Niere gehen Salze mit, durch die Lunge können aber große Mengen
Wasserdampf ohne Salz abgegeben werden. Die ausgeatmete Luft ist nach
G. Galeotti[7]) nicht mit Wasserdampf gesättigt, sondern sie hat nur eine relative
Feuchtigkeit von 78. Auch der Wasserverlust durch den Schweiß ist gewöhnlich
nur mit einem geringen Mineralverlust verbunden. Die molekulare Konzentration
des Schweißes entspricht im Mittel einem Gefrierpunkt von — 0,32°, bei Nephritis
— 0,60°. Der Kochsalzgehalt beträgt in der Norm 0,33%, bei Nierenkranken
0,41% und bei Rheumatikern 0,93% [Loofs[8]), Schwenkenbecher[9])]. Mit der
Dauer des Schwitzens nimmt die Kochsalzausscheidung durch die Haut zu.

[1]) Schade, H.: Die physikalische Chemie in der inneren Medizin. Dresden u. Leipzig 1923.

[2]) v. Fürth, O.: Asher-Spiros Ergebn. d. Physiol. Bd. 17.

[3]) Meyer-Bisch: Über die Wirkungen des Tuberkulins auf den Wasserhaushalt.
Dtsch. Arch. f. klin. Med. Bd. 134, S. 185. 1920.

[4]) Oehme, C.: Über den Wasserhaushalt. Klin. Wochenschr. 1923, S. 1.

[5]) Freund, W.: Wasser und Salze in ihren Beziehungen zu den Körpergewichts-
schwankungen der Säuglinge. Jahrb. f. Kinderheilk. Bd. 59, S. 421. 1904.

[6]) Meyer, L. F.: Ernährungsstörungen und Salzstoffwechsel beim Säugling. Ergebn.
d. inn. Med. u. Kinderheilk. Bd. 1, S. 317. 1908.

[7]) Galeotti, G.: Über die Ausscheidung des Wassers bei der Atmung. Biochem.
Zeitschr. Bd. 46, S. 173. 1912.

[8]) Loofs: Welche Mengen von Stickstoff und Kochsalz werden durch die Haut von
Nierenkranken ausgeschieden? Dtsch. Arch. f. klin. Med. Bd. 103, S. 563. 1911.

[9]) Schwenkenbecher: in Handb. d. Pathol. v. Krehl-Marchand, II, 2, S. 426.

So kommt es, daß die Menge an Salz, die im Körper bei einem gleich großen Wasserverlust zurückbleibt, sehr variieren kann. Einen vorwiegenden Wasserverlust machen Schweiß und Atmung, einen vorwiegenden Salzverlust manche Diuretica, wie die Purinkörper und das Novasurol. An dem Gewichtsverlust nehmen die verschiedenen Organe in verschiedenem Maße Anteil. Die größte Einbuße erleiden Haut und Muskulatur, welche etwa 65% des Verlustes zu tragen haben, während die inneren Organe ihre Zusammensetzung annähernd bewahren [Tobler[1]]. Ebenso wie im Hunger die lebenswichtigen Organe Gehirn, Herz und andere ihren Eiweißbedarf auf Kosten des übrigen Körpers erhalten, so ist es im Durst und im Salzhunger auch mit dem Wasser und den Mineralien. Haut und Muskulatur sind, wie Voit[2] u. a. feststellten, nicht nur die relativ wasserreichsten Organe, sondern sie beherbergen infolge ihrer Masse den weitaus größten Teil des gesamten Körperwassers. Die Haut ist zudem nach den Untersuchungen von Wahlgren[3] und Padtberg[4], denen allerdings neuerdings von Rosemann[5] widersprochen wurde, auch das Hauptchlordepot. Wie sich auch nach intravenösen Salzwasserinfusionen Haut und Muskulatur als Wasserdepot zeigen, konnte Engels[6] nachweisen. Die Bedeutung der Leber für den Austausch zwischen Blut und Gewebe und als Wasserdepot wurde neuerdings besonders von Lamson[7] sowie von Gundermann[8], Molitor und E. P. Pick[9] und E. P. Pick und Wagner[10] betont.

Eine Erhöhung des physiologischen Optimums des Wasser-Salzbestandes kommt beim Normalen nur vorübergehend vor. Eine reichliche Wasser- und Kochsalzzulage beim Gesunden wird rasch ausgeschieden, und es gelingt nicht, den Wasser-Salzbestand wesentlich zu erhöhen. Dies ist aus zahlreichen Versuchen am Erwachsenen bekannt [v. Hoesslin[11], v. Monakow[12], Schittenhelm und Schlecht[13], Nonnenbruch[14] u. a.]. Ebenso scheidet das gesunde Kind eine Kochsalz-Wasserzulage aus. Nur eine sehr dreiste Zulage führt zu vorübergehendem Gewichtsanstieg (Tobler-Bessau).

<hr>

[1] Tobler: Zur Kenntnis des Chemismus akuter Gewichtsstürze. Arch. f. exp. Pathol. u. Pharmakol. Bd. 62, S. 431. 1910.

[2] Voit, C.: Gewichte der Organe eines wohlgenährten und eines hungernden Hundes. Zeitschr. f. Biol. Bd. 30, S. 515. 1894.

[3] Wahlgren, W.: Über die Bedeutung der Gewebe als Cl-Depot. Arch. f. exp. Pathol. u. Pharmakol. Bd. 61, S. 97. 1909.

[4] Padtberg, J. H.: Über die Bedeutung der Haut als Cl-Depot. Arch. f. exp. Pathol. u. Pharmakol. Bd. 63, S. 60. 1910.

[5] Rosemann, R.: Beiträge zur Physiologie des Gesamtchlorgehaltes des tierischen Körpers bei Cl-reicher Ernährung. Pflügers Arch. f. d. ges. Physiol. Bd. 142, S. 447. 1911.

[6] Engels: Die Bedeutung der Gewebe als Wasserdepot. Arch. f. exp. Pathol. u. Pharmakol. Bd. 51, S. 346. 1904.

[7] Lamson, P.: The part played by the liver in the regulation of blood volume and red corpuscles concentration in acute physiological conditions. Journ. of pharm. a. exp. therapeut. Bd. 16, S. 125. 1920.

[8] Gundermann: Beitr. z. klin. Chirurg. Bd. 90, H. 1. 1922.

[9] Molitor und E. P. Pick: Die Bedeutung der Leber für die Diurese. Arch. f. exp. Pathol. u. Pharmakol. Bd. 97, S. 317. 1923.

[10] Pick, E. P. und Wagner: Über die hormonale Wirkung der Leber auf die Diurese. Wien. klin. Wochenschr. 1923, Nr. 12/14.

[11] v. Hoesslin, H.: Über den Kochsalzwechsel des gesunden Menschen. Dtsch. Arch. f. klin. Med. Bd. 103, S. 271. 1911.

[12] v. Monakow, P.: Untersuchungen über die Funktion der Niere unter gesunden und krankhaften Verhältnissen. Dtsch. Arch. f. klin. Med. Bd. 122, S. 241. 1917.

[13] Schittenhelm und Schlecht: Die Ödemkrankheit. Zeitschr. f. d. ges. exp. Med. Bd. 9. 1919.

[14] Nonnenbruch, W.: Über die Bilanz und intermediären Kochsalzstoffwechsel und seine Beziehungen zu den Serumproteinen. Zeitschr. f. d. ges. exp. Med. Bd. 29, S. 547. 1922.

Bei geschädigten Geweben — Nährschaden, Nephritis, Diabetes usw. — hat das Kochsalz dagegen eine ausgesprochen hydropigene Wirkung, die aber nur bei genügender Wasserzufuhr in Erscheinung tritt. Bei spärlicher Flüssigkeitsgabe dagegen kann die gleiche Kochsalzzulage sogar umgekehrt eine hochgradige Entwässerung machen mit gleichzeitiger Kochsalzretention. Dabei braucht der Kochsalzgehalt des Blutes und der Körperflüssigkeiten gar nicht oder nur sehr wenig zuzunehmen, denn das überschüssige Salz wird osmotisch unwirksam in den Geweben gebunden (Historetention oder Retention sèche) [R. Marie[1]), Ambard und Beaujard[2])].

Für den Wiederersatz des verlorenen Wassers ist dieses retinierte Kochsalz wichtig, denn während ein Wasserverlust mit entsprechendem Salzverlust nur bei gleichzeitiger Salz- und Wassergabe wieder ersetzt wird, kann hier durch Wasser allein das physiologische Optimum erreicht werden. Es sind demnach die verschiedensten Kombinationen einer Änderung des Wasser-Salzbestandes des Körpers möglich und auch beobachtet worden. Bei normalem Wasserbestand kann ein Salzdefizit und ein Salzüberschuß da sein, ebenso bei vermindertem und bei vermehrtem Wasserbestand. Ungewöhnlich sind dabei die Zustände von relativ zum Wasserbestand vermindertem Salzbestand [Krasnogorski[3]), Nonnenbruch[4])]. Bei sehr reichlicher Wasserzufuhr — mehr als 300 ccm pro kg — beobachteten Larson, Weir und Rowntree[5]) an Hunden Tremor, Salivation und Koma, worin sie eine „Wasservergiftung" erblickten. Ödem war dabei aber nicht vorhanden. Durch gleichzeitige Pituitringabe wurde diese Wasservergiftung begünstigt. Folgende Harnstoffzufuhr konnte sie nicht wieder aufheben [Molitor und E. P. Pick[6])]. Bei der gleichzeitigen Wasser- und Salzüberschwemmung sind solche Erscheinungen nicht bekannt.

I. Negative Wasserbilanzen.

Negative Wasserbilanzen haben in der Pathologie eine viel geringere Bedeutung als Wasserretentionen. Jeder vermehrten Wasserausscheidung begegnet der Organismus durch entsprechende Flüssigkeitszufuhr und wahrt dadurch seinen Bestand. Dieser nimmt fast nur dann wesentlich ab, wenn die Aufnahme von Wasser aus irgendeinem Grunde unzureichend wird. Daher findet man auch bei starkem Wasserverlust durch die Niere, z. B. bei Diabetes mellitus und Diabetes insipidus, kaum jemals eine beträchtliche Austrocknung der Gewebe [Dennstedt und Rumpf[7])]. Unter den Umständen von negativer Wasserbilanz sollen besonders das Dursten, die Wasserverluste durch den Darm und durch Schweiß und die bei der Diurese besprochen werden.

1. Das Dursten.

Die wasserentziehende Wirkung des Durstens auf den Organismus ist abhängig von der noch zugeführten Nahrung. Während bei totaler Nahrungs-

---

[1]) Marie, R.: Die Retention der Chloride in ihren Beziehungen zum Ödem. Cpt. rend. des séances de la soc. de biol. Bd. 55, S. 1321. 1903.

[2]) Ambard u. Beaujard: Die trockene Chloridretention. Sem. méd. Bd. 25, S. 133. 1905.

[3]) Krasnogorski: Über die Störung des Wasserhaushaltes (Salznährschaden bei Säuglingen). Jahrb. f. Kinderheilk. Bd. 72, S. 373. 1910.

[4]) Nonnenbruch: Zitiert auf S. 225.

[5]) Larson, Weir und Rowntree: Studies on diabetes insip, water balance and water intoxication. Transact. of the assoc. of Americ. physic. Bd. 36, S. 409. 1921.

[6]) Molitor und F. E. Pick: Zur Kenntnis der Pituitrinwirkung auf die Diurese. Arch. f. exp. Pathol. u. Pharmakol. Bd. 101, S. 1691. 1924.

[7]) Dennstedt und Rumpf: Untersuchungen über die chemische Zusammensetzung des Blutes. Mitt. a. d. Hamburg. Staatskrankenanst. Bd. 3, S. 1. 1900.

abstinenz das beim Einschmelzen von Körpersubstanz durch den Hunger frei werdende Konstitutionswasser zur Bestreitung der unumgänglichen Wassergaben so ziemlich ausreicht und sogar relative Wasseranreicherung möglich ist, kommt es, wenn wasserarmes Futter gefressen oder zwangsweise gefüttert wird, durch die diuretische Wirkung der Stoffwechselendprodukte zu starker Wasserentziehung, ohne daß deshalb aber eine hochgradige Retention von Molen immer vermieden wird. Die Beobachtung lehrt denn auch, daß Dursttiere instinktiv wasserarme Nahrung nach kurzer Durstzeit trotz Hunger verweigern [TOBLER[1])]. Je größer die Wasserverluste sind und je rascher sie sich vollziehen, um so früher gefährden sie das Leben. Schon der Verlust von 10% des Gewebswassers führt schwere Störungen und der Verlust von 20—22% den Tod herbei [NOTHWANG[2]), RUBNER[3])].

NOTHWANG[2]) ernährte dürstende Tauben zwangsweise mit lufttrockenen Erbsen. Seine Tiere starben schon nach $2^{1}/_{2}$ Tagen, während die gleichzeitig hungernden Tiere in den Versuchen anderer Autoren 10 Tage am Leben blieben. Die Tauben NOTHWANGS starben erst nach Einbuße von 22% ihres Körpergewichts. Sie schienen aber schon nach einem Gewichtsverlust von 10% schwer krank. Die quergestreiften Muskeln verdursteter Tauben enthielten nach NOTHWANG 29,37% feste Substanz gegen 23,04% der Norm. STRAUB[4]) fand bei durstenden Hunden bei 8,4% Gesamtgewichtsverlust bereits 20% Wasserverlust der Muskulatur, ein Zeichen für die Bedeutung der Muskulatur als Wasserdepot. Auch in den Durstversuchen DURIGS[5])[6]) am Frosch bestritt die Muskulatur erhebliche Teile des Wasserverlustes, ohne daß ihr elektromotorisches Verhalten beeinflußt wurde. Nach den Angaben anderer Autoren steigert aber Austrocknung die Muskelerregbarkeit, worauf auch die erregbarkeitssteigernde Wirkung des Glycerins beruht, das zu den ausgesprochen wasserentziehenden Reagenzien gehört. Auch die Muskelkrämpfe bei den verdurstenden Cholerakranken sind, worauf VEIL hinweist, ein Zeichen der gestörten Muskelfunktion.

Das Blut wurde in solchen Durstversuchen zuweilen eingedickt gefunden, häufig aber wurde auch jede Eindickung des Blutes vermißt und insbesondere die Erythrocytenzahl als Ausdruck der Veränderungen der Gesamtblutmenge unverändert gefunden als ein Zeichen dafür, wie zähe der Organismus bestrebt ist, die normale Blutzusammensetzung durch Aufnahme von Wasser aus den Geweben zu bewahren. Die stärksten Bluteindickungen wurden bei der akuten Gastroenteritis beobachtet, bei der in wenigen Stunden große Mengen Flüssigkeit durch den Darm abgegeben werden [C. SCHMIDT[7])]. Der Eiweißgehalt des Blutserums steigt hier auf 9—10%. Aber auch ohne Wasserverlust nach außen kann bei rasch wechselndem Ödem oder Ascites das Blut beträchtlich konzentrierter werden [VOLHARD[8]), W. H. VEIL[9]), NONNENBRUCH[10]) u. a.].

Besonderes Interesse beanspruchte die Frage, ob das Dursten eine Einwirkung auf den Stoffwechsel ausübt. Der von OERTEL[11]) und später von SCHWENINGER[12])

---

[1]) TOBLER: Zitiert auf S. 225.

[2]) NOTHWANG: Die Folgen der Wasserentziehung. Arch. f. Hyg. Bd. 14, S. 273. 1892.

[3]) RUBNER: Über die Wasserbindung in Kolloiden mit besonderer Berücksichtigung des quergestreiften Muskels. Abh. d. preuß. Akad. d. Wiss., Phys.-mathem. Kl., Jg. 1922, Nr. 1.

[4]) STRAUB, W.: Über den Einfluß der H_2O-Entziehung auf den Stoffwechsel und Kreislauf. Zeitschr. f. Biol. Bd. 38, S. 537. 1899.

[5]) DURIG: Wassergehalt und Organfunktion. Pflügers Arch. f. d. ges. Physiol. Bd. 85, S. 401. 1901 u. Bd. 87, S. 42. 1901.

[6]) DURIG: Über die elektromotorische Wirkung des wasserarmen Muskels. Pflügers Arch. f. d. ges. Physiol. Bd. 97, S. 457. 1903.

[7]) SCHMIDT, C.: Charakteristik der epidemischen Cholera. Leipzig u. Mitau 1850.

[8]) VOLHARD, F.: Die doppelseitige hämat. Nierenerkrankung. Handb. d. inn. Med. v. MOHR-STAEHELIN Bd. III.

[9]) VEIL, W. H.: Über die klinische Bedeutung der Blutkonzentrationsbestimmung. Arch. f. klin. Med. Bd. 113, S. 226. 1914.

[10]) NONNENBRUCH: Über extrarenale Ödemgenese und Vorkommen von konzentriertem Blut bei hydropig. Nierenkrankheiten. Arch. f. klin. Med. Bd. 136, S. 170. 1920.

[11]) OERTEL: Allgemeine Therapie der Kreislaufstörungen. Leipzig 1884.

[12]) SCHWENINGER u. BUZZI: Die Fettsucht. Samml. med. Abh. Nr. 4. Wien u. Leipzig 1894.

aufgestellte Satz, daß Flüssigkeitsentziehung die Zersetzungen beschleunigt, hat sich bei genauer Prüfung nicht bestätigt [W. Straub[1]), H. Salomon[2]) u. a.]. Straub vermißte bei durstenden Hunden eine Steigerung der CO_2-Ausscheidung. Für den Menschen ist die Entscheidung in den umfassenden Versuchen Salomons gegeben. Weder bei Fettsüchtigen noch bei Kranken anderer Art (Anämie, Chlorose, Nephritis) wurde der O_2-Verbrauch durch Durstkuren erhöht gefunden. Dagegen gaben Landauer[3]), W. Straub, Dennig[4]), Spiegler[5]), Salomon eine Erhöhung des Eiweißstoffwechsels an. Das Eiweiß ist, wie Veil[6]) ausführt, in seiner Vitalität an einen bestimmten Wassergehalt gebunden. Wird dieser zwangsweise vermindert, so tritt Eiweißzerfall ein. Es scheint aber noch fraglich, ob der vermehrte Eiweißzerfall unter solchen Umständen größer ist, als es bei gleicher Stoffwechsellage bei reichlicher Flüssigkeitszufuhr der Fall wäre. In einem genau bilanzierten Durstversuch mit köchsalzreicher und kalorisch ausreichender Trockenkost von Nonnenbruch[7]) war keine vermehrte N-Ausscheidung nachzuweisen. Ebenso vermißte Frankenthal[8]) in einem über längere Zeit fortgesetzten Hundeversuch mit mehreren Durstperioden eine negative Stickstoffbilanz. Es ist also neuerdings wieder zweifelhaft geworden, ob Wasserentziehung zu einem vermehrten Eiweißzerfall führt. Dagegen gibt es zahlreiche Versuche [zit. Abderhalden[9])], welche feststellen, daß die Ausnutzung einer bestimmten Kost bei gleichzeitiger Wasserzufuhr infolge reichlicherer Sekretion der Verdauungsdrüsen eine bessere ist wie beim Dursten.

Die Durstempfindung ist mehr abhängig vom Gehalt der Gewebe und des Blutes an harnfähigen Substanzen und deren osmotischer Konzentration als wie vom Wasserbestand. So kommt es, daß bei kochsalzarmer Kost trotz Verminderung des Wasserbestandes nicht über Durst geklagt wird, weil hier Salz und Wasserbestand gleichmäßig vermindert sind. Andererseits geht Ödembildung häufig mit starkem Durst einher, weil die Gewebe das Wasser gierig an sich reißen und festhalten. Unmittelbar empfunden wird der Durst von der Mundschleimhaut, welche den verminderten Wasser- oder den erhöhten Salzgehalt mit ihren Geschmackszellen feststellt. L. R. Müller[10]) hat daneben eine Hyperperistaltik des Oesophagus beim Durst festgestellt und wollte die Durstempfindung als Kontraktionsempfindung oder Spannungsempfindung auffassen, was W. H. Veil aber ablehnt. Dagegen wird von E. Meyer[11]), L. R. Müller und W. H. Veil) übereinstimmend ein Zentrum im Zwischenhirn angenommen,

---

[1]) Straub, W.: Über den Einfluß der Wasserentziehung auf den Stoffwechsel und Kreislauf. Zeitschr. f. Biol. Bd. 38, S. 537. 1899.

[2]) Salomon: Über Durstkuren, besonders bei Fettleibigkeit. Samml. klin. Abh. Nr. 6. Berlin 1905.

[3]) Landauer: Über den Einfluß des Wassers auf den Organismus. Ung. Arch. f. klin. Med. Bd. 3. 1895; zit. nach Salomon.

[4]) Dennig: Die Bedeutung der Wasserzufuhr für den Stoffwechsel und die Ernährung des Menschen. Zeitschr. f. physikal. u. diätet. Therapie Bd. 1 u. 2. 1898.

[5]) Spiegler: Über den Stoffwechsel bei Wasserentziehung. Zeitschr. f. Biol. Bd. 41, S. 239. 1901.

[6]) Veil, W. H.: Physiologie und Pathologie des Wasserhaushaltes. Ergebn. d. inn. Med. u. Kinderheilk. Bd. 23, S. 647. 1923.

[7]) Nonnenbruch: Zitiert auf S. 225.

[8]) Frankenthal, K.: Über den Einfluß des Durstens auf den N- und Cl-Stoffwechsel. Zeitschr. f. klin. Med. Bd. 92, S. 208. 1921.

[9]) Abderhalden: Lehrb. d. physiol. Chem. 3. Aufl. S. 799. 1915.

[10]) Müller, L. R.: Über die Durst- und über die Hungerempfindung. Dtsch. med. Wochenschr. 1920, H. 5.

[11]) Meyer, E.: Zur Pathologie und Physiologie des Durstes. Schriften d. Wiss. Ges. Straßburg 1918, H. 33.

welches durch eine Vermehrung der Krystalloide und Ionen im Blute, die sich in der Gefrierpunktserniedrigung ausdrückt, gereizt wird und dann die zur Durstempfindung führenden Änderungen der Mundschleimhaut und nach L. R. Müller auch die Oesophagusperistaltik auslöst. Dieses Zentrum kann wahrscheinlich auch unabhängig von der Flüssigkeitszufuhr in gewissem Rahmen, sei es durch Änderung der Salz- und Wasserverteilung in den Geweben, sei es durch Beeinflussung der renalen Ausscheidung auf den Wasser- und Salzhaushalt so einwirken, daß dadurch der Durst aufhört. So wäre es zu erklären, wenn ein vorhandenes, aber nicht befriedigtes Durstgefühl zuweilen von selbst wieder verschwindet. Veil betont den Einfluß des Großhirns, das einmal durch einen Willensakt das Durstgefühl zum Verschwinden bringen und ein anderes Mal durch eine Vorstellung es erzeugen kann.

2. Wasserverlust durch den Darm.

Die bedrohlichsten Wasserverluste können innerhalb weniger Stunden durch den Darm erfolgen, wenn bei Gastroenteritis oder experimentell durch Einfuhr von Abführmitteln große Mengen Wasser von der Darmschleimhaut sezerniert und den Geweben entzogen werden. Ebenso kann heftiges Erbrechen zur Wasserverarmung des Körpers führen. Durch experimentelle Erzeugung heftiger Durchfälle gelang es Tobler[1]), tödlich verlaufende Gewichtsstürze von 25—30% des Körpergewichtes innerhalb weniger Tage hervorzurufen. Am Gewichtsverlust nahmen die verschiedenen Organe in verschiedenem Maße teil. Die größte Einbuße erlitten Haut und Muskulatur, welche etwa 65% des Verlustes zu decken hatten. Aber auch das Blut wurde erheblich eingedickt gefunden, jedoch sucht dieses seinen Wasserbestand rasch wieder aus den Geweben zu ergänzen [Grawitz[2]), Hay[3])]. Gleichzeitig verloren in den Versuchen Toblers die Weichteile erhebliche Mengen an Mineralien, besonders an Cl und K, während die inneren Organe ihre Zusammensetzung annähernd bewahrten. Die Mineralstoffabgabe folgte dem Wasserverlust etwas langsamer nach. Tobler unterschied in seinen Versuchen dreierlei Formen von Wasserverlust: Das *Konzentrationswasser*, d. i. Wasserverlust ohne entsprechenden Salzverlust, der demnach zu einer Konzentration führen muß und durch Wasser allein zu ersetzen ist. Wasserverluste mit entsprechendem Kochsalzverlust hat er dagegen *Reduktionsverluste* genannt, weil im Gefolge des Wasserverlustes der Mineralsbestand auf die Konzentration der Norm reduziert wird. Diese Wasserverluste können nur bei gleichzeitiger Salzzufuhr wieder ersetzt werden. Eine dritte Art von Wasserverlust definierte Tobler als *Destruktionswasser*, dessen Asche den eingeschmolzenen Geweben entspricht.

Das klassische Beispiel über den Einfluß starker Wasserverluste durch den Darm ist die Cholera asiatica, über die wir besonders durch die berühmten Untersuchungen von C. Schmidt[4]) unterrichtet sind, der bereits erkannte, daß es sich dabei um eine Absonderung der Darmwand handelt mit sekundärer Bluteindickung. Schon die einfache klinische Beobachtung läßt im Stadium algidum der Cholera starke Wasserverluste vermuten: Lippen und Schleimhäute sind trocken, die Augen eingesunken, der Durst quälend. Aus der in eine Vene eingestochenen Nadel entleert sich das Blut nur tropfenweise, es ist dunkel und zähflüssig. Wie hochgradig die Austrocknung der Gewebe resp. die Eindickung

---

[1]) Tobler: Zitiert auf S. 225.
[2]) Grawitz: Klinische Pathologie des Blutes. 3. Aufl. 1906.
[3]) Hay: The action of catherties. Il. of Anatomy. Phys. Bd. 16, S. 430. 1882.
[4]) Schmidt, C.: Zitiert auf S. 227.

des Blutes ist, ergibt sich aus den Tabellen C. SCHMIDTS, von denen eine hier
wiedergegeben sein mag.

Krankheitsfall	Dichtigkeit		
	des Blutes	der Blutzellen	des Serums
1. Normaler Mann	1,0599	1,0886	1,0292
2. Normale Frau	1,0503	1,0883	1,0262
3. Cholera-Höhestadium. . . .	1,0602	1,0927	1,0286
4. ,, ,, ...	1,0670	1,0955	1,0334
5. ,, ,, ...	1,0656	1,0913	1,0329
6. ,, ,, ...	1,0609	1,0961	1,0309
7. ,, ,, ...	1,0712	1,1027	1,0470
8. ,, ,, ...	1,0728	1,1025	1,0415

FREUND[1]) fand durchfällige Stühle Cl-reicher als normale und meinte, daß
nicht Wasser, sondern eine natriumreiche Salzlösung in den Darm transsudiert.
Genauere Bilanzversuche über den Mineralverlust durch den Darm bei den verschiedenen Durchfallkrankheiten stehen aus.

3. Wasserverluste durch Schweiß und Atmung.

Durch Schwitzen kann es, wie die Versuche von COHNHEIM, TOBLER, WEBER
und KREGLINGER[2]) sowie von W. GROSS und O. KESTNER[3]) am Monte Rosa
zeigten, zu einem Gewichtsverlust von mehreren Kilogramm kommen. In sehr
großen Höhen — über 6400 m — verdunstet das Wasser so rasch, daß die Haut
trotz starker Wasserabgabe trocken ist und keine sichtbare Schweißabsonderung
erfolgt. LONGSTAFF[4]) sieht darin eine wichtige Ursache der Bergkrankheit.
Mit dem Wasserverlust ist ein beträchtlicher, auf 10 g berechneter Kochsalzverlust verbunden, auf den ein Teil der Erscheinungen nach langen Märschen zu
beziehen ist. KITTSTEINER[5]) gab neuerdings an, daß bei starker Schweißsekretion
die Kochsalzkonzentration erheblich zunimmt und schließlich 0,7% NaCl erreichen kann entsprechend dem Bestreben des Körpers, kein Wasser abzugeben,
ohne gleichzeitig Salz zu entfernen. DURIG, NEUBERG und ZUNTZ fanden dagegen
niedrigere Prozentwerte bei auch geringeren absoluten Werten. Die Wasserverluste beim Schwitzen betrafen in den erwähnten Monte-Rosa-Versuchen
das Reduktions- und Konzentrationswasser im Sinne TOBLERS. Nur ein Teil
des Gewichtsverlustes konnte durch Wasser allein ohne Kochsalzzufuhr wieder
ersetzt werden (Konzentrationswasserverlust), die Hauptsache (Reduktions-
wasserverlust) erst nach gleichzeitiger Kochsalzgabe. Im Blut wurde ein Sinken
des Gefrierpunktes gefunden. GROSS und O. KESTNER sowie E. COHN[6]) und
A. ECKERT wiesen eine Hämoglobinverminderung und Eiweißvermehrung im
Blut nach, also den Einstrom einer eiweißreichen Flüssigkeit. Gleichzeitig nahm
der Wassergehalt der Muskulatur in entsprechenden Tierversuchen ab. Auf
Grund dieser Befunde an Mensch und Tier kommt ECKERT[7]) (unter KESTNER)

---

[1]) FREUND, W.: Chlor und Stickstoff im Säuglingsorganismus. Jahrb. f. Kinderheilk.
Bd. 48, S. 137. 1898.

[2]) COHNHEIM, TOBLER, WEBER und KREGLINGER: Zur Physiologie des Wassers und
des Kochsalzes. Zeitschr. f. physiol. Chem. Bd. 78, S. 62. 1912.

[3]) GROSS, W. und O. KESTNER: Über die Einwirkung der Muskelarbeit und des
Schwitzens auf Blut und Gewebe. Zeitschr. f. Biol. Bd. 70, S. 187. 1919.

[4]) LONGSTAFF: zit. nach ALPINA: Mitt. Schweiz. Alpenklub 1924, Nr. 10.

[5]) KITTSTEINER, C.: Beiträge zum Kochsalz- und Wasserstoffwechsel des Menschen.
Arch. f. Hyg. Bd. 87, S. 176. 1917.

[6]) COHN, E.: Über die Veränderungen des Hämoglobins und des Eiweißes im Blutserum bei Muskelarbeit und Schwitzen. Zeitschr. f. Biol. Bd. 70, S. 366. 1919.

[7]) ECKERT, A.: Die Wirkung erschöpfender Muskelarbeit auf den menschlichen Körper.
Zeitschr. f. Biol. Bd. 71, S. 137. 1920.

zu folgender Vorstellung über den Ablauf des Wasserwechsels beim Schwitzen: Der vorübergehende Wasserverlust des Blutes wird bald ausgeglichen und überkompensiert durch das Einströmen eiweißreicher Flüssigkeit aus den Wasserlagern der Muskulatur, deren Trockenrückstand wird dadurch größer, während der Hämoglobingehalt des Gesamtblutes fällt und der Eiweißgehalt des Serums steigt. Diese Vorgänge sind unabhängig von gleichzeitiger Muskelarbeit. Ausschlaggebend für die unmerkliche Haut-Wasserabgabe ist der Zustand des Hautorgans. Die unmerkliche Haut-Wasserabgabe stellt in der Hauptsache, wie SCHWENKENBECHER[1]) gegenüber LOEWY und WECHSELMANN[2]) nachweisen konnte, einen Sekretionsvorgang und keinen physikalischen Abdünstungsvorgang durch die Oberhaut dar. Trotz Hyperämie ist die unmerkliche Haut-Wasserabgabe vermindert, wenn bei der durch Höhensonnenbestrahlung hervorgerufenen Lichtdermatitis oder nach Histamin die in den untersten Schichten des Coriums liegenden Knäueldrüsen in ihrer Funktion gestört sind [MOOG[3])]. Über die Wasserausscheidung durch die Lungen sind wir vor allem durch die Untersuchungen von SIEBECK und BORKOWSKI[4]) unterrichtet. Danach hängt diese in erster Linie von der Atemmechanik ab. Die Atmungsluft ist bei ruhiger Atmung mindestens sehr annähernd mit heißem Wasserdampf gesättigt; je größer die Atmungsgröße, destò größer ist daher auch die Wasserausscheidung. Bei abnormer Atemmechanik (willkürliche Dyspnöe und Atemstörungen bei krankhaften Zuständen der Lunge) nimmt mit der Ventilation der Alveolen auch die auf die Atemgröße bezogene Wasserausscheidung, d. h. der Wassergehalt der Respirationsluft ab. Außer von der Atemmechanik hat sich aber die Wasserausscheidung durch die Lungen auch von den allgemeinen Verhältnissen des Wasserhaushaltes abhängig gezeigt. So fanden SIEBECK und BORKOWSKI vermehrte pulmonale Wasserabgabe nach reichlicher Flüssigkeitszufuhr und beim Eintritt der Digitaliswirkung. HECHT[5]) fand eine solche nach Novasurol sowie nach Nahrungsaufnahme und körperlichen Anstrengungen.

4. Wasserverlust durch Diuretica.

Zusammenfassende Darstellung: NONNENBRUCH, W.: Über Diurese. Ergebn. d. inn. Med. Bd. 26. 1924.

Auch ohne Flüssigkeitsbeschränkung kann es zu einem sehr energischen Wasserverlust unter der Einwirkung der verschiedenen Diuretica kommen. *Das Wesen der wirksamen Diurese ist, daß sie zu einem für die einzelnen Mittel verschieden intensiven Sinken des Wasser- und Kochsalzniveaus führt, wobei Wasser- und Kochsalzverlust nicht immer parallel gehen.* Diese Wirkung läßt sich regelmäßig schon beim Normalen im „physiologischen Optimum" des Wasser-Salzniveaus zeigen. Je mehr das normale Niveau überschritten ist, um so ausgiebiger und anhaltender kann der diuretische Effekt sein. Während aber beim Normalen gewöhnlich alle Diuretica wirken, ist dies bei den verschiedenen Formen von Wasserretention nicht der Fall, sondern hier sind für die einzelnen Zustände gewöhnlich nur ganz bestimmte Mittel wirksam. Noch ausgesprochener wie

---

[1]) SCHWENKENBECHER: Über die Ausscheidung des Wassers der Haut bei Gesunden und Kranken. Dtsch. Arch. f. klin. Med. Bd. 79, S. 29. 1904.

[2]) LOEWY und WECHSELMANN: Zur Physiologie und Pathologie des Wasserwechsels und Wärmeregulation seitens Hautorganen. Virchows Arch. f. pathol. Anat. u. Physiol. Bd. 206, S. 79. 1911.

[3]) MOOG, O.: Die Bedeutung des Zustandes der Haut für die unmerkliche Hautwasserabgabe. Zeitschr. f. d. ges. exp. Med. Bd. 42, S. 449. 1924.

[4]) SIEBECK und BORKOWSKI: Über die Wasserausscheidung durch die Lunge und ihre Beziehungen zum Wasserhaushalt des Körpers. Dtsch. Arch. f. klin. Med. Bd. 131, S. 55. 1920.

[5]) HECHT, F.: Zur Kenntnis der extrarenalen insbesondere pulmonalen Wasserausscheidung. Zeitschr. f. klin. Med. Bd. 38, S. 192. 1924.

nach dem Schwitzen wird der Wasserverlust bei der Diurese erst dann wieder ersetzt, wenn auch der reduzierte Kochsalzbestand entsprechend aufgefüllt wird. Beim Normalen erfolgt dieser Wiederersatz häufig so rasch, daß nur eine ganz kurzfristige Kontrolle den diuretischen Effekt feststellen kann, der an der Tagesurinmenge schon wieder ausgeglichen ist.

Ein einfaches Diureticum ist schon beim Normalen eine kochsalzarme Kost. Unabhängig von der Flüssigkeitszufuhr führt sie in den nächsten Tagen zu einer überschießenden Wasser- und Kochsalzausscheidung. Der Wasserverlust beträgt dabei beim Erwachsenen $1^1/_2$—$2^1/_2$ kg, der Kochsalzverlust 15—25 g [Magnus-Levy[1]]. Der wasserreiche Typus reagiert stärker wie der trockene Typus. Beim Ödematösen kann unter der kochsalzarmen Kost Entwässerung eintreten [Widal und Javal[2]), H. Strauss[3])]. Die vermehrte renale Ausscheidung geht gleichzeitig mit einer gesteigerten extrarenalen Wasserabgabe einher, die sich in Schweißbildung äußert und die darauf hinweist, daß es sich bei dieser Diurese nicht so sehr um eine Nierenwirkung wie um eine Umstimmung des Wasserstoffwechsels in den Geweben handelt, welche das Angebot an die Niere erhöht. Wird die kochsalzarme Kost fortgeführt, so hält der Körper seinen weiteren Kochsalz- und Wasserbestand hartnäckig fest; der Urin kann dabei chlorfrei werden [Cahn[4])]. In diesem Falle ist der Wasserverlust die unmittelbare Folge des NaCl-Verlustes. Wasser- und Kochsalzabgabe entsprechen sich annähernd, und der Wasserbestand ist auf den verminderten Kochsalzbestand eingestellt. Wird in diesem Zustande Wasser allein zugeführt, so wird es ausgeschieden und kann das verlorengegangene Wasser nicht ersetzen. Es besteht gewöhnlich auch kein Durst in diesem Zustande. Erst durch gleichzeitige Kochsalz- und Wasserzufuhr wird der Körper auf sein „physiologisches Optimum" aufgefüllt.

Diese Verhältnisse lassen uns auch die Wirkung des einfachsten Diureticums, des Wassers, verstehen.

Trinkt ein Erwachsener morgens nüchtern 1 Liter Wasser oder mehr, so erfolgt gewöhnlich in den nächsten Stunden eine überschießende Wasserausscheidung, teils durch die Niere, teils extrarenal durch die Haut und Atmung zusammen mit einem entsprechenden Kochsalzverlust. Je nach der Vorperiode kann dieser Wasserverlust in beiden Richtungen verschieden ausfallen. Nur solange Kochsalz mit ausgeschwemmt wird, wirkt das Wasser diuretisch. Schließt man einen zweiten Wasserversuch an, so ist dessen diuretische Wirkung wieder entsprechend dem mitgenommenen Kochsalz. So kann es durch einfaches Wassertrinken zu dem gleichen Gewichts- und Kochsalzverlust kommen, wie wir ihn als Wirkung einer kochsalzarmen Kost gesehen haben, und es ist verständlich, daß eine kochsalzarme Kost bei reichlicher Flüssigkeitszufuhr noch zu einem rascheren Wasser- und Kochsalzverlust des Körpers führt wie kochsalzarme Trockenkost. War der Kochsalzbestand zu Beginn des Wasserversuches relativ zum Wasserbestand erhöht (trockene Kochsalzretention), so nimmt das zu trinkende Wasser den Kochsalzüberschuß mit. Ob außerdem noch eine Diurese, d. i. eine Wasserausscheidung über den Ausgangsbestand hinaus, statthat, hängt davon ab, ob noch mehr als das trocken retinierte Kochsalz ausgeschieden wird.

Beim Ödematösen kann die diuretische Wirkung des Wassers zuweilen mit Erfolg zur Einleitung und Erhaltung einer Diurese benutzt werden im Sinne des Volhardschen Wasserstoßes. Durch gleichzeitige Kochsalzreduktion in der Kost wird diese „Durchspültherapie" wirksam unterstützt.

Auch eine abnorm kochsalzreiche Kost kann zu einem überschießenden Wasserverlust durch die Niere führen, wenn sie zusammen mit nur sehr wenig Wasser

---

[1]) Magnus-Levy: Der Mineralstoffwechsel in der klinischen Pathologie. Kongr. f. inn. Med. Bd. 26, S. 15. 1909.
[2]) Widal, F. und A. Javal: Die Behandlung der Cl-Entziehung usw. Presse méd. 1903, S. 469 u. Dtsch. med. Wochenschr. 1903, Nr. 34.
[3]) Strauss, H.: Die Nephritiden. Berlin 1917. (Dort Literatur.)
[4]) Cahn, A.: Die Magenverdauung im Cl-Hunger. Zeitschr. f. physiol. Chem. Bd. 10, S. 522. 1886.

verabreicht wird. Die gleiche Menge Kochsalz, die zusammen mit viel Wasser eher hydropigen wirkt, wird bei spärlicher Flüssigkeitszufuhr zu einem mächtigen Diureticum [VOIT[1]), v. HOESSLIN[2]), L. F. MEYER und COHN[3]), NONNENBRUCH[4]), POLLAG[5]), ADOLPH[6])]. Der Organismus hat die Tendenz, jedes der Nahrung superponierte Salz wieder auszuscheiden. Dazu ist eine nicht zu gering zu bemessende Menge Wasser nötig und diese wird entweder der Nahrung oder den Geweben entnommen. So ist es zu erklären, daß Kochsalzgabe ohne entsprechende Flüssigkeitszufuhr gewichtsvermindernd, d. i. diuretisch wirken kann. Die Kochsalzausscheidung bleibt dabei aber trotzdem ungenügend und die resultierende „trockene Kochsalzretention" erlaubt eine Wiederauffüllung des normalen Wasserbestandes auch ohne weitere Salzzufuhr.

Den Wechsel zwischen hydropigener und diuretischer Wirkung wie beim Kochsalz fand SCHLOSS[7]) auch für das NaBr und NaJ. Beim Bromnatrium machten in Versuchen am Säugling Dosen von 0,75—1,5 g Gewichtsanstieg, größere Dosen aber Wasserverlust. Jodnatrium machte auch Gewichtsanstieg, aber hier lagen die Dosis, die Retention machte und die diuretische Dosis noch näher. Deutlicher war in Übereinstimmung mit L. F. MEYER die Wasserausscheidung durch *Kalium-* und *Calciumsalze* zu fördern, was neuerdings auch besonders von BLUM[8]), HÜLSE[9]), LASCH[10]), FREUDENBERG und GYÖRGY[11]) u. a. betont wurde. Die überschießende Zufuhr eines Kations führte in diesen Versuchen zu einer Störung im Mineralstoffwechsel, zu einer Verdrängung der übrigen Kationen und damit zu einer Änderung des Wasserhaushaltes, die nicht durch osmotische Wirkungen, sondern durch die „hydropigene" und „anhydropigene" Wirkung der überwiegenden Kationen bedingt wird. Das Na-Ion ist hydropigen [L. F. MEYER und COHN[3]) u. a.], das K-Ion und die zweiwertigen Ionen Calcium, Magnesium und Strontium sind anhydropigen [HAUBENRISSER und SCHÖNFELD[12]), SCHADE[13]), FREUDENBERG[14]) und GYÖRGY, BLUM u. a.[15])]. Das Ca-Ion ist dabei nach den Versuchen von L. F. MEYER[3]) am Säugling und den Versuchen von BLUM[16]) und HÜLSE[17]) am Erwachsenen besonders stark diuretisch wirksam. In eigenen Versuchen am Ödematösen haben wir bisher auch bei Verabreichung von täglich 30 g Calciumchlorid bei kochsalzarmer Kost nie eine besondere Diurese erzielen können.

---

[1]) VOIT, C.: Untersuchungen über den Einfluß des Kochsalzes auf den Stoffwechsel. München 1860.

[2]) v. HOESSLIN: Zitiert auf S. 5.

[3]) MEYER, L. F. und COHN: Klinische Beobachtungen und Stoffwechselversuche über die Wirkung verschiedener Salze beim Säugling. Zeitschr. f. Kinderheilk. Bd. 2. 1911.

[4]) NONNENBRUCH: Zitiert auf S. 225.

[5]) POLLAG: Über NaCl-Diurese. Schweiz. med. Wochenschr. 1920, Nr. 2, S. 29.

[6]) ADOLPH: The regulation of the water content of the human organism. Americ. journ. of physiol. Bd. 55, Nr. 1/2. 1923. — The excretion of water by the kydneys. Americ. journ. of physiol. Bd. 65, S. 419. 1923.

[7]) SCHLOSS: Untersuchungen über den Einfluß der Salze auf den Säuglingsorganismus. Jahrb. f. Kinderheilk. Bd. 71, H. 3, S. 296. 1910.

[8]) BLUM, L. und HAUSKNECHT: Action diur. des sels de calcium. Cpt. rend. des séances de la soc. de biol. Bd. 85, Nr. 33, S. 950. 1921.

[9]) HÜLSE: Untersuchungen über Inanitionsödeme. Virchows Arch. f. pathol. Anat. u. Physiol. Bd. 225, S. 234. 1918.

[10]) LASCH, W.: Über den Einfluß der Salze auf den Wasserumsatz. Dtsch. med. Wochenschrift 1921, Nr. 4.

[11]) FREUDENBERG und GYÖRGY: Über Kalkbindung der tierischen Gewebe. VI. Biochem. Zeitschr. Bd. 124, S. 299. 1921.

[12]) HAUBERISSER und SCHÖNFELD: Über die Quellung von Bindegeweben. Arch. f. exp. Pathol. u. Pharmakol. Bd. 71, S. 102. 1912.

[13]) SCHADE: Zitiert auf S. 224.

[14]) FREUDENBERG, E.: Wachstumspathologie im Kindesalter. Monatsschr. f. Kinderheilk. Bd. 24, S. 673. 1923.

[15]) BLUM, L., E. AUBEL und LEVY: Diuretische Wirkung der K-Salze. Bull. et mém. de la soc. méd. des hop. de Paris Bd. 37, Nr. 33. 1921.

[16]) BLUM, L. und HAUSKNECHT: Diuretische Wirkung der Ca-Salze bei nephritischem Ödem. Bull. et mém. de la soc. méd. des hôp. de Paris Bd. 38, Nr. 4. 1922 und Cpt. rend. des séances de la soc. de biol. Bd. 82, Nr. 33. 1921.

[17]) HÜLSE, W.: Über Inanitionsödeme. Virchows Arch. f. pathol. Anat. u. Physiol. Bd. 225, S. 234. 1918.

Von den *Anionen* wird nach Analogie der Versuche an toten Gelen dem Chlor und Rhodanid eine begünstigende, der Phosphorsäure und Schwefelsäure eine hemmende Wirkung auf die Wasseraufnahme zugeschrieben.

Von besonderer Bedeutung für den Wasserhaushalt ist die Reaktion des Körpers. Acidose macht Entquellung, d. i. Diurese, Alkalose dagegen Wasserretention [Freudenberg und György[1]), Oehme[2])]. Freudenberg und György führen dieses darauf zurück, daß bei acidotischer Stoffwechsellage mit dem steigenden Gehalt an Ca-Ionen auch der Gehalt der Gewebe an dem entquellenden Calcium zunimmt, und umgekehrt bei Alkalose abnimmt. Die diuretische Wirkung der Acidosis konnten auch Davies, Haldane und Kennaway[3]) zeigen, indem sie bei Einatmung CO_2-reicher Luft unter Steigerung der Acidität Vermehrung der Harnmenge bekamen und umgekehrt, und bei verstärkter Atmung alkalischen und verminderten Harn.

Von den gebräuchlichen Diureticis, welche zu einer negativen Wasser- und Kochsalzbilanz führen, seien noch **die Purinkörper** [v. Schroeder[4])] und *die Hg-Verbindungen,* unter diesen neuerdings insbesondere das **Novasurol** [Saxl und Heilig[5])] erwähnt.

Die Steigerung der NaCl-Ausscheidung ist dabei nicht an eine vermehrte Wasserausscheidung gebunden. Bei Kontrolle der Urineinzelportionen nach Theocingaben fand v. Monakow[6]) häufig zunächst vorwiegend eine Vermehrung des Urinkochsalzes, erst später eine Vermehrung des Urinwassers. E. Meyer[7]) hat von dieser NaCl-diuretischen Wirkung des Theocins beim Diabetes insipidus Gebrauch gemacht. Qualitativ gleichartig, aber quantitativ noch viel stärker ist die Wirkung des Novasurols [Saxl und Heilig, Nonnenbruch[8]) u. a.]. 1—2 ccm davon, subcutan oder intravenös injiziert, können binnen weniger Stunden zu einem mehrere Kilogramm betragenden Wasserverlust führen. Der Wiederersatz des verlorenen Wassers erfolgt auch hier nur bei gleichzeitiger Wasser- und Salzzufuhr, wobei das NaCl auch durch NaBr und teilweise durch Natrium bicarbonicum ersetzt werden kann.

Außer diesen gebräuchlichen Diureticis gibt es noch eine Reihe von anderen Stoffen, welche zu einem Wasserverlust führen können. Hierher gehören Substanzen, die unter anderen Bedingungen Wasserretention machen wie das *Tuberkulin* (s. S. 273) [Saathoff[9]), Meyer-Bisch[10])] und weiterhin das *Thyreoidin* (s. S. 278), dessen diuretische Wirkung von Eppinger[11]) gefunden und mehrfach bestätigt wurde [Isenschmidt[12]), Schiff und Peiper[13]), Veil und Bohn[14]), Nonnenbruch[15]), Fujimaki und F. Hildebrandt[16]) u. a.].

---

[1]) Freudenberg und György, zit. bei Freudenberg: Zitiert auf S. 233.

[2]) Oehme, C.: Die Abhängigkeit der Wasser-Salzbestimmung des Körpers vom Säure-Basenhaushalt usw. Klin. Wochenschr. 1923, S. 1410.

[3]) Davies, Haldane und Kennaway: Exper. on the regul. of the blood's alkalinity. Journ. of physiol. Bd. 54. 1920.

[4]) v. Schroeder, W.: Über die Wirkung des Coffeins als Diureticum. Arch. f. exp. Pathol. u. Pharmakol. Bd. 22, S. 39. 1887.

[5]) Saxl und Heilig: Über die diuretische Wirkung von Novasurol und anderer Hg-Verbindungen. Wien. klin. Wochenschr. 1920, S. 943.

[6]) Monakow: Zitiert auf S. 225.

[7]) Meyer, E.: Über Diabetes insipidus und andere Polyurien. Dtsch. Arch. f. klin. Med. Bd. 83, S. 1. 1905.

[8]) Nonnenbruch: Über die Wirkung des Novasurols auf Blut und Diurese. Münch. med. Wochenschr. 1921, Nr. 40.

[9]) Saathoff, L.: Tuberkulindiagnostik und -Therapie nebst Stoffwechselversuchen bei der Tuberkulininjektion. Münch. med. Wochenschr. 1909, Nr. 40.

[10]) Meyer-Bisch, R.: Über den Einfluß des Tuberkulins auf den Wasserhaushalt. Dtsch. Arch. f. klin. Med. Bd. 134, S. 185. 1920.

[11]) Eppinger, H.: Zur Pathologie und Therapie des menschlichen Ödems. Berlin 1917.

[12]) Isenschmidt: Über den Einfluß der Kost auf den Wassergehalt des Körpers und die Behandlung der Wassersucht. Schweiz. med. Wochenschr. 1920, S. 381.

[13]) Schiff und Peiper: Über den Einfluß von Schilddrüsensubstanz auf die Wasser- und Chlorausscheidung im Harn beim Säugling. Jahrb. f. Kinderheilk. Bd. 44, S. 285. 1921.

[14]) Veil und Bohn: Beobachtungen von Wasser- und Salzwechsel bei Thyreoidin- und Ovarialextraktbehandlung. Arch. f. klin. Med. Bd. 129, S. 212. 1922.

[15]) Nonnenbruch: Über Diurese. Ergebn. d. inn. Med. u. Kinderheilk. 1924.

[16]) Fujumaki und Hildebrandt: Über den Einfluß des Thyreoidins auf die Diurese. Arch. f. exp. Pathol. u. Pharmakol. Bd. 102, S. 226. 1924.

Als Angriffspunkt der Diuretica wurden ursprünglich nur die Nieren angenommen. Neuerdings hat man aber immer mehr erkannt, daß daneben auch eine mehr oder weniger starke extrarenale Wirkung besteht, durch welche das auszuscheidende Wasser primär mobilisiert wird. Die renale Wirkung wurde im Sinne der Filtrationstheorie in einer Beeinflussung des Capillardruckes [STARLING[1])] und der Zirkulationsgröße [LOEWI[2])] gesucht. MAGNUS[3]) konnte aber die Unabhängigkeit der Diurese vom Capillardruck nachweisen. Auch das Fehlen eines gesetzmäßigen Zusammenhanges zwischen Diurese und Zirkulationsgröße wurde zuerst von MAGNUS und seinem Schüler SCHWARZ[4]) für die Coffeindiurese erwiesen und später auch für die Harnstoff-, Salz- und Novasuroldiurese vielfach bestätigt [BARCROFT und STRAUB[5]), LAMY und MAYER[6]), CUSHNY und LAMBIE[7]), MIWA und TAMURA[8]), R. SCHMIDT[9]), TASHIRO und ABE[10]), E. SCHMIDT[11])]. Nierendurchblutung und Diurese gingen in diesen Versuchen zwar häufig parallel, aber sie konnten sich auch in entgegengesetztem Sinne bewegen.

Auch zwischen Hydrämie und Diurese ließen sich keine regelmäßigen Beziehungen finden. MAGNUS hat in seinen klassischen Versuchen über die Salzdiurese auch fortlaufend die Veränderungen im Blut verfolgt und mit der Urinsekretion verglichen. Nach der Filtrationstheorie suchte man die Wirkung der Salze durch die *hydrämische Plethora* zu erklären, welche sie kraft ihres osmotischen Druckes erzeugten. STARLING hat den Versuch gemacht, die Salzdiurese allein von dieser Plethora abzuleiten, die zu gesteigertem Capillardruck und vermehrter Zirkulationsgröße in der Niere führe. Diese Annahme konnte MAGNUS[12]) widerlegen. Er erzeugte bei Kaninchen dadurch eine Plethora, daß er ihnen Blut von ganz gleich vorbehandelten Kaninchen transfundierte. Der Capillardruck in der Niere stieg dabei und trotzdem trat keine Diurese ein. War aber das Spenderkaninchen nicht ganz gleich ernährt in den Vortagen, so trat nach der Transfusion Diurese ein. Besonders war dies der Fall, wenn dem Spendertier Glaubersalz verabreicht worden war. Diese Versuche bilden einen der zwingendsten Belege gegen die Filtrationstheorie. Die deuten darauf hin, daß es bei der Diurese nicht auf die Plethora an sich ankommt, sondern auf die Blutzusammensetzung, in deren Änderungen MAGNUS den Reiz für die Nierenzellen zur Sekretion erblickte. Es ist nicht notwendig, daß bei der Diurese der Wassergehalt des Blutes erhöht ist, obwohl eine hydrämische Plethora einen mächtigen Reiz nicht nur für die Niere, sondern, wie ASHER zeigte, für alle Drüsen darstellt, was auch

---

[1]) STARLING: Zitiert bei MAGNUS.   [2]) LOEWI, O.: ibidem.

[3]) MAGNUS, R.: Die Tätigkeit der Niere. Oppenheims Handb. d. Biochem. Bd. III, S. 477.

[4]) SCHWARZ, L.: Beiträge zur Physiologie und Pharmakologie der Diurese. Arch. f. exp. Pathol. u. Pharmakol. Bd. 43, S. 1. 1900.

[5]) BARCROFT und STRAUB: The secretion of urine. Journ. of physiol. Bd. 56, S. 145. 1910/11.

[6]) LAMY und MAYER, zitiert nach MAGNUS.

[7]) CUSHNY und LAMBIE: The action of diuretica. Journ. of physiol. Bd. 55, S. 276. 1910.

[8]) MIWA und TAMURA: Mitt. d. med. Fakult. d. Kais. Univ. Tokio Bd. 23, S. 350. 1920.

[9]) SCHMIDT, R.: Diureseversuche an der überlebenden Froschniere. Arch. f. exp. Pathol. u. Pharmakol. Bd. 95, S. 267. 1923.

[10]) TASHIRO und ABE: The dependence of the nature of coffein diuresis upon the dos. used. Tohoku Journ. of exp. med. Bd. 3, Nr. 31, S. 142. 1922.

[11]) SCHMIDT, E.: Tierexperimentelle Untersuchungen über die Beeinflussung der Nierenfunktion durch in vitro einverleibtem Sublimat und Neosalvarsan unter besonderer Berücksichtigung des sog. Linserschen Gemisches. Arch. f. exp. Pathol. u. Pharmakol. Bd. 101, S. 66. 1924.

[12]) MAGNUS, R.: Zitiert oben. Dort Literatur. Einzelarbeiten von MAGNUS im Arch. f. exp. Pathol. u. Pharmakol. Bd. 42, S. 250; Bd. 44, S. 68, 396; Bd. 45, S. 210, 223, 248.

schon aus den klassischen Versuchen von Cohnheim und Lichtheim[1]) hervorging. An der Natriumsulfatdiurese zeigte Magnus, daß auch bei konzentriertem Blut die Diurese reichlich blieb, solange der Na_2SO_4-Gehalt des Blutes noch erhöht war, so daß also auch ein gesteigerter Salzgehalt Diurese machen kann. Das Na_2SO_4 nahm bei seiner Ausscheidung durch die Nieren das Wasser mit. Ähnlich fand Bock[2]) bei intravenösem Dauereinlauf isotonischer KCl-Lösungen Diurese ohne Verminderung des Hämoglobins. Magnus stellte darauf bereits die Theorie auf, daß jede harnfähige Substanz eine *Sekretionsschwelle* habe, bei deren Überschreiten sie diuretisch wirkt, eine Lehre, die dann von Ambard[3]) weiter ausgebaut und in bestimmte Formeln gebracht wurde. Ein Mehr an harnfähiger Substanz kann entweder durch vermehrte Harnmenge oder durch vermehrte Konzentration ausgeschieden werden. Im allgemeinen ist die Niere ein wassersparendes Organ und die Konzentrationsfähigkeit ist gerade ein Zeichen der gesunden Niere. Ruft die Ausscheidung eines Stoffes gleichzeitig eine reichliche Wasserausscheidung hervor, so kann man von einer spezifisch diuretischen Wirkung auf die Nierenzellen reden. Der diuretische Reiz für die Nierenzellen sind demnach die harnfähigen Substanzen selbst, welche auf den Zustand und die Funktion der sekretorischen Zellen einwirken. In diesem Sinne können sowohl die physiologischen harnfähigen Substanzen wirken, wie insbesondere auch gewisse als Diuretica bekannte körperfremde Substanzen, die durch die Niere ausgeschieden werden, so gewisse Salze, die Purinkörper, das Hg und Uran.

Zum Verständnis dieser Wirkung auf die Nierenzellen sind aufbauend auf den Arbeiten von Franz Hofmeister[4]) über die eiweißfällende Wirkung der diuretisch wirksamen Salze namentlich von Lichtwitz[5]) und H. Schur[6]) die Einflüsse dieser diuretisch wirkenden Substanzen auf die kolloid-chemischen Vorgänge in der Nierenzelle herangezogen worden. Wie schon ausgeführt, treten bei der Nierensekretion Granula in den Zellen auf, welche eine feste Phase in dem kolloiden Zellinhalt vorstellen und Konzentrationsvorgänge ermöglichen. Die eiweißfällenden diuretisch wirkenden Salze und andere Diuretica (Coffein, Hg und Uran) begünstigen bei ihrer Aufnahme in die Nierenzellen die Granulabildung, die dann sowohl eine Konzentrierung des Diureticums wie auch anderer harnfähiger Substanzen ermöglicht. Nimmt man der Vorstellung von Schur folgend an, daß die Granula „zum Schutze vor den ihr Leben bedrohenden fremden Substanzen" zur Verdünnung Wasser aufnehmen und quellen und dann ausgestoßen werden, so könnte auf diese Weise sowohl die Wasserdiurese erklärt werden, wie auch die gleichzeitige Konzentration anderer harnfähiger Substanzen. Schulze[7]) und Lichtwitz haben neuerdings versucht, an kleinen Nierenstückchen die Beeinflussung der Quellung von Nierenrinde und Nierenmark durch Diuretica zu prüfen. Die Versuche haben aber noch keine klaren Resultate ergeben. Ganz neuerdings fanden Stuber und Nathanson[8]) in ähnlichen Ver-

---

[1]) Cohnheim und Lichtheim: Über Hydrämie und hydrämisches Ödem. Virchows Arch. f. pathol. Anat. u. Physiol. Bd. 69, S. 106. 1877.

[2]) Bock, J.: Untersuchungen über die Nierenfunktion. Arch. f. exp. Pathol. u. Pharmakol. Bd. 57, S. 183. 1907; Bd. 58, S. 227. 1908.

[3]) Ambard, L.: Lois numeriques des la Secretion de l'urée. Cpt. rend. des séances de la soc. de biol. 1910, S. 411 u. 506.

[4]) Hofmeister, F.: Zur Lehre von der Wirkung der Salze. Arch. f. exp. Pathol. u. Pharmakol. Bd. 25, S. 13. 1888; Bd. 28, S. 210. 1891.

[5]) Lichtwitz: Klinische Chemie. Berlin.

[6]) Schur, H.: Klinische experimentelle Studien über Novasuroldiurese und Nierenfunktion. Wien. Arch. f. inn. Med. Bd. 6, S. 175. 1923.

[7]) Schulze, P.: Über die Beeinflussung der Quellung von Nierenrinde und Nierenmark durch Diuretica. Zeitschr. f. d. ges. exp. Med. Bd. 34, S. 95. 1923.

[8]) Stuber und Nathanson: Kolloidchemische Beiträge zur Wirkungsweise einiger Diuretica. Arch. f. exp. Pathol. u. Pharmakol. Bd. 98, S. 296. 1923.

suchen eine Zunahme der Quellung der Nierenrinde in Tyrodelösungen durch Zusatz sämtlicher untersuchter Diuretica (Coffein, Theophyllin, Theobromin, Harnstoff), während das Mark nicht gleichzeitig beeinflußt wurde.

Die Lehre von der Diurese wird heute von der Streitfrage beherrscht, ob der Angriffspunkt der diuretischen Wirkung außerhalb der Niere, extrarenal oder in der Niere selbst, renal liegt. Letzterdings muß immer die Niere die vermehrte Harnmenge bilden, aber es ist die Frage, ob das Diureticum direkt die Niere anregt oder ob es im Blute oder Gewebe Veränderungen macht, die dann erst die Diurese veranlassen. Und wenn dieses der Fall ist, so fragt es sich, welcher Art diese Veränderungen sind.

Nach der Schwellentheorie würde die überschwellende harnfähige Substanz den direkten Reiz bilden für die Mehrleistung des sekretorischen Apparates, indem sie bei ihrer Ausscheidung gleichzeitig Wasser und andere harnfähige Substanzen mitnimmt. Bei der Wasserdiurese würde also das Wasser den Reiz für die Nierenzellen bilden, bei der Salzdiurese das Salz und bei der Wirkung körperfremder diuretischer Substanzen würden diese direkt die Nierenzellen erregen, wie dies schon v. SCHROEDER[1]) für das Coffein angenommen hat. Es ist wohl sicher, daß die Diurese häufig so zustande kommt, in anderen Fällen kann aber diese Erklärung nicht genügen und es müssen noch extrarenale Wirkungen des Diureticums angenommen werden, die sekundär zur Diurese führen.

Für eine direkte renale Wirkung wurden vor allem die Versuche an der überlebenden Niere herangezogen, wo der Durchströmungsflüssigkeit das Diureticum zugesetzt war.

Solche Versuche wurden schon im Jahre 1887 von J. MUNK[2]) an der überlebenden Hundeniere gemacht, die er mit einer aus lackfarbenem Blut und Kochsalzlösung bestehenden Flüssigkeit durchströmte. Alle zugesetzten Diuretica mit Ausnahme der Digitalis hatten eine peripherische Wirkung auf die Nieren, und zwar sowohl auf die Nierengefäße, dieselben erweiternd und dadurch den Blutstrom beschleunigend, als insbesondere auf die sezernierende Nierenelemente selbst und machten eine vermehrte Ausscheidung von Wasser und von festen Stoffen. Untersucht wurden Harnstoff, NaCl, Salpeter, Zucker, Coffein, Pilocarpin u. a. Mit verbesserter Methodik haben JAKOBY und v. SOBIERANSKI[3]) und in jüngster Zeit LEMESIC[4]) Versuche über die Sekretion der überlebenden Niere gemacht. All diese Versuche hat aber bereits v. SCHROEDER als wertlos bezeichnet für die Beurteilung quantitativer Sekretionsverhältnisse der Niere, da die so gewonnene Flüssigkeit nicht wirklich als Harn gelten kann. Ungleich günstiger liegen in dieser Beziehung die Verhältnisse bei der Kaltblüterniere, deren Funktion eine Unterbrechung der Blutversorgung viel besser verträgt. R. SCHMIDT[5]) hat neuerdings unter GOTTLIEB mit der von HAMBURGER und BRINKMANN[6]) angegebenen Methode zur isolierten Durchströmung der überlebenden Froschniere unter Verwendung der von BARKAN, BRÖMSER und HAHN[7]) angegebenen Durchströmungsflüssigkeit die direkte renale Wirkung verschiedener Diureticazusätze geprüft. Untersucht wurden Glucose, Harnstoff, Coffein, Sublimat, Novasurol und Adrenalin. Es wurde für sämtliche untersuchte Substanzen mit Ausnahme der Glucose eine renale Wirkung festgestellt. Harnmenge und Durchflußgeschwindigkeit waren dabei mit Ausnahme von Adrenalin unabhängig voneinander.

---

[1]) v. SCHROEDER: Zitiert auf S. 234.

[2]) MUNK, J.: Zur Lehre von der Sekretion und synthetische Prozesse in der Niere sowie zur Theorie der Wirkung der Diuretica. Virchows Arch. f. pathol. Anat. u. Physiol. Bd. 107, S. 291. 1887.

[3]) JAKOBY und v. SOBIERANSKI: Über das Funktionsvermögen der künstlich durchbluteten Niere. Arch. f. exp. Pathol. u. Pharmakol. Bd. 29, S. 25. 1892.

[4]) LEMESIC, M.: Prüfung diuretischer Mittel an der isolierten Kaninchenniere. Klin. Wochenschr. 1923, S. 1455.

[5]) SCHMIDT, R.: Diureseversuche an der überlebenden Froschniere. Arch. f. exp. Pathol. u. Pharmakol. Bd. 95, S. 267. 1923.

[6]) HAMBURGER und BRINKMANN: Das Retentionsvermögen der Niere für Zucker. Biochem. Zeitschr. Bd. 88, S. 97. 1918.

[7]) BARKAN, BRÖMSER und HAHN: Eine gepufferte Durchströmungsflüssigkeit für die überlebende Froschniere. Zeitschr. f. Biol. Bd. 74, S. 1 u. 37. 1921.

Danach erscheint es sicher, daß viele Diuretica eine direkte Nierenwirkung haben. Namentlich bei den körperfremden Substanzen mag diese mehr oder weniger maßgebend für die Diurese sein.

Viel schwieriger ist es aber, in anderen Fällen von Diurese zu erklären, woher die Nierenzellen den Reiz bekommen. Wenn jemand einen Liter Wasser trinkt, so wird dieser im allgemeinen binnen 4 Stunden wieder ausgeschieden. Man sollte meinen, daß es dabei zu einer Hydrämie kommt, die im Sinne der Schwellentheorie den Reiz für die Nierenzellen zur Diurese bildet. Veil[1]) konnte aber nachweisen, daß diese Hydrämie durchaus nicht die Regel ist, und er und mit ihm viele andere [v. Monakow[2]), Oehme[3]), Nonnenbruch[4]), Hecht und Nobel[5])] fanden bei der Diurese nach Wassertrinken keine Beziehungen zum Wassergehalt des Blutes, ja es konnte die höchste Diurese mit einer Eindickung des Blutes einhergehen. Andererseits ist auch Hydrämie ohne Diurese bekannt [Starling[6]), Magnus, Landau und v. Pap[7])].

Ein gleiches Mißverhältnis fand sich beim Vergleich der Kochsalz- und Harnstoffwerte in Blut und Urin.

Schon Magnus[8]) erwähnte Fälle, in denen beim Abklingen einer Diurese nach Kochsalzinjektion der Gehalt des Blutes an Kochsalz wieder anstieg, der des Harnes dagegen noch weiter sank [Sollmann[9]), Lamy und Mayer[10])]. Wir fanden bei kochsalzarmer Kost ein Ansteigen des Serumkochsalzes bei fast chlorfreiem Harn und umgekehrt bei kochsalzreicher Kost hohen Kochsalzgehalt im Urin, ohne daß die Serumkochsalzwerte anstiegen. Ähnliche Beobachtungen machten Saxl und Heilig[11]) bei der Novasuroldiurese. Für den Harnstoff konnten Becher[12]), Lichtwitz[13]) u. a. die gleiche Inkongruenz zwischen Blut- und Urinharnstoffwerten nachweisen. Da es sich dabei um Fälle mit normaler Zirkulation handelte, sprechen solche Beobachtungen gegen die Allgemeingültigkeit des Ambardschen Gesetzes von der konstanten Beziehung zwischen der Konzentration einer Substanz im Blute und dem Grade ihrer Ausscheidung in der Zeiteinheit.

Zur Rettung der Schwellentheorie hat man für solche Fälle die Veränderlichkeit der Schwelle angenommen und es ist wohl möglich und wahrscheinlich, daß die Empfindlichkeit der Nieren für eine harnfähige Substanz zu- und abnehmen kann. Der Phloridindiabetes ist ein Beispiel dafür. So könnte bei gleicher Zusammensetzung des Blutes dieses je nach dem Zustande der Niere diuretisch wirken oder nicht. Oehme[3]) hat in einer sorgfältigen Untersuchung die Frage geprüft, warum ein trocken gefüttertes Kaninchen eine Wasserzulage retiniert und ein feucht gefüttertes diese ausscheidet. Er konnte die Frage,

---

[1]) Veil, W. H.: Über die Wirkung gesteigerter Wasserzufuhr auf Blutzusammensetzung und Wasserbilanz. Arch. f. klin. Med. Bd. 119, S. 376. 1916.

[2]) v. Monakow: Zitiert auf S. 225.

[3]) Oehme, C.: Die Regulation der renalen Wasserausscheidung im Rahmen des gesamten Wasserhaushalts. Arch. f. exp. Pathol. u. Pharmakol. Bd. 89, S. 301. 1921.

[4]) Nonnenbruch: Zitiert auf S. 225.

[5]) Hecht und Nobel: Studien über die Harnabsonderung bei Kindern unter Berücksichtigung des H_2O-Gehaltes der Nahrung. Zeitschr. f. d. ges. exp. Med. Bd. 34, S. 197, 213. 1923; Bd. 36, S. 247. 1923.

[6]) Starling, E. H.: The glomerulas functions of the kidney. Journ. of physiol. Bd. 24, S. 317. 1899.

[7]) Landau und v. Pap: Über den Einfluß der Leber auf den Wasserhaushalt. Klin. Wochenschr. 1923, S. 1399.

[8]) Magnus, R.: Über die Änderung der Blutzusammensetzung nach Kochsalzinfusion und ihre Beziehungen zur Diurese. Arch. f. exp. Pathol. u. Pharmakol. Bd. 44, S. 101. 1900.

[9]) Sollmann, zit. bei Magnus: Zitiert auf S. 235.

[10]) Lamy und Mayer: ibid.

[11]) Saxl und Heilig: Über die Novasuroldiurese. Wien. Arch. f. inn. Med. Bd. 3, S. 141. 1922.

[12]) Becher: Über Entstehung und Ablauf der Harnstoffdiurese. Zentralbl. f. inn. Med. 1924, Nr. 14 u. 15.

[13]) Lichtwitz: Zitiert auf S. 236.

woher im Falle des feucht gefütterten Kaninchens die Niere den Reiz zur Diurese
erhält, nicht beantworten. Weder Unterschiede im Chlor- noch im Wassergehalt des Blutes bei beiden Tiergruppen konnten die Erklärung geben. Einflüsse des Nervensystems wurden ausgeschlossen, denn auch nach Entnervung
blieb die Diurese bestehen. Besonders diuretisch wirksame Substanzen ließen
sich im Serum des feuchten Tieres nicht nachweisen. OEHME nahm deshalb
seine Zuflucht zur Annahme von *Zustandsänderungen der Niere*, die analogen,
den Wasserwechsel bedingenden Vorgängen in den Geweben parallel laufen.
Hier sehen wir noch durchaus nicht klar. Wie gering die Änderungen in der Blutzusammensetzung sein können, die schon Diurese bedingen, haben die erwähnten
Versuche von MAGNUS gezeigt, wo artgleiches Blut von einem nur etwas anders
vorbehandelten Kaninchen einem anderen injiziert Diurese machte, während
diese bei einem gleich vorbehandelten ausblieb.

Wenn so in vielen Fällen der unmittelbare Angriff eines Diureticums an dem
sekretorischen Apparat der Niere der Erklärung Schwierigkeit macht, so ist
daran zu denken, daß das *Diureticum indirekt den Zustand des Blutes so beeinflußt,
daß dieses diuretisch wirkt.*

VEIL[1]) hat bei der Wasserdiurese auf die Umstimmung des Mineral- und Ionenbestandes
im Organismus hingewiesen, die als Folge abundanter Wasserzufuhr zu beobachten ist. Er
fand im Anschluß an den einmaligen raschen Genuß von $1\frac{1}{2}$ Liter Brunnenwasser eine
nicht unbeträchtliche Zunahme der Mineralien im Blut, die sich in einer Herabsetzung des
Gefrierpunktes ausdrückte. In dieser Anreicherung des Blutes an mineralischen Bestandteilen sieht VEIL das diuretische Moment sensu strictiore. Auch bei einer länger fortdauernden
Trinkperiode fanden VEIL und REGNIER[2]) eine Herabsetzung des Gefrierpunktes und ein
Ansteigen des Aschegehaltes des Serums. Gefrierpunkt und Aschengehalt änderten sich
aber nicht gleichmäßig, woraus geschlossen wurde, daß osmotisch wirksame Substanzen je
nach Bedarf von den Kolloiden des Blutes gebunden oder freigemacht werden können.
Wenn HERMANN STRAUSS[3]) in einem ähnlichen Versuch diese Gefrierpunktserniedrigung
nicht nachweisen konnte, so meint VEIL, daß dem osmotischen Druck gegenüber ein Ausgleich eingetreten sein könne, und doch könnten diuretisch wirksamere Salze, Calciumver-
bindungen od. dgl., vorhanden sein, die dann die Diurese unterhalten.

Derartige Untersuchungen, in denen die Änderung der Isotonie des Blutes
und der Diffusibilität der Ionen bei den einzelnen Formen der Diurese bestimmt
wurde, scheinen noch wenig gemacht worden zu sein. Bei dem starken diuretischen
Einfluß, den manche physiologisch im Blut vorhandenen Ionen haben, ist wohl
an solche Beziehungen zu denken. Die qualitativen Änderungen dürften dabei
wichtiger sein wie die Änderung des osmotischen Gesamtdruckes, der zur Diurese
in keiner Beziehung steht [v. KORANYI[4]), MAGNUS[5])]. Eine solche Änderung
könnte auch indirekt dutch Veränderung der Nierenschwelle für andere harnfähige Substanzen wirken. So fanden HAMBURGER und BRINKMANN[6]) die Durchlässigkeit der überlebenden Froschniere für Zucker in hohem Maße abhängig
von geringen Änderungen im Elektrolytgehalt der Durchströmungsflüssigkeit.

Auch Änderungen in der Reaktion des Blutes und der Niere können von
Bedeutung sein. Nach STAEHELIN[7]) spielen die H- und OH-Ionen für die Harn-

---

[1]) VEIL: Zitiert auf S. 228.
[2]) REGNIER: Über den Einfluß diätetischer Maßnahmen auf das osmotische Gleichgewicht des Blutes beim normalen Menschen. Zeitschr. f. exp. Pathol. u. Therap. Bd. 18,
S. 2. 1916.
[3]) STRAUSS, H.: Über die Wirkung der Aufnahme großer Wassermengen auf den Organismus. Klin. Wochenschr. 1922, S. 302.
[4]) v. KORANYI: Physik. Chemie und Medizin. Leipzig 1901.
[5]) MAGNUS: Zitiert auf S. 235.
[6]) HAMBURGER und BRINKMANN: Zitiert auf S. 237.
[7]) STAEHELIN, A.: Über Harnreaktion und Harnmenge. Schweiz. med. Wochenschr.
1922, S. 1271.

menge eine geringere Rolle als die Na- und Ca-Ionen. Günzburg[1]) fand aber bei der Theobromindiurese bei gleichzeitiger Säurezufuhr eine Steigerung und bei Alkalizufuhr eine Hemmung. Auch an die Untersuchungen von Pohle[2]) sei erinnert über die Bedeutung der Reaktion für die Ausscheidung von Farbstoffen.

Einen „extrarenalen" Angriff eines Diureticums nehmen auch alle die an, welche in der durch das Diureticum veranlaßten Hydrämie den diuretischen Reiz erblicken.

Auch in hormonaler Richtung könnte eine Veränderung der Blutzusammensetzung liegen, indirekt erzeugt durch das Diureticum.

Frey[3]) und später Ginsberg[4]) fanden das vom Darm resorbierte Leitungswasser diuretisch wirksamer wie direkt in die Blutbahn gebrachtes. Cow[5]) konnte dann in Fortsetzung dieser Versuche aus der Magen- und Duodenalschleimhaut frisch getöteter Hunde einen diuretisch wirksamen wässerigen Extrakt gewinnen, bei dessen Zusatz zum intravenös gegebenen Wasser die Ausscheidung ebenso schnell verlief wie bei der peroralen Gabe. Spätere Untersucher [A. Gizelt[6]), Hashimoto[7])] machten es aber wahrscheinlich, daß es sich dabei nur um eine Salzwirkung handelt. Neuerdings wurde durch die Arbeiten von E. P. Pick[8]) die Aufmerksamkeit besonders auf die Bedeutung der *Leber* im Wasserhaushalt gelenkt. Diese soll ein Hormon absondern, das sowohl für die Wasserbindung in den Geweben wie auch für die Diurese von Bedeutung ist. Ott und Scott[9]) fanden verschiedene Drüsenextrakte, so aus Parathyreoidea, Pankreas u. a. wirksam auf die Niere und dachten deshalb an eine indirekte Wirkung der Substanzen von Cow über eine dieser Drüsen. . Im Serum konnten solche diuretischen Substanzen bisher, allerdings bei Verwendung von nur kleinen Mengen, nicht nachgewiesen werden [Oehme[10]), Carnot und Rathery[11])]. Auch an die Inkrete der Schilddrüse und Hypophyse müßte hier gedacht werden, deren Einfluß auf den Wasserhaushalt bekannt ist. Für diese Inkrete ist neben einer mehr oder weniger unsicheren Nierenwirkung der Angriffspunkt in die Gewebe zu legen. Dies wurde für die Schilddrüse von Eppinger[12]), für die Leber von Molitor und E. P. Pick[13]) und für das Adrenalin von Arnstein und Redlich[14]) gezeigt. Für die Hypophyse wiesen die extrarenale Wirkung vor allem E. Meyer und Meyer-Bisch[15]) sowie Pohle[16]) nach.

Die bisher besprochenen Änderungen der Blutzusammensetzung konnten die Diurese unter den verschiedenen Einflüssen nicht genügend erklären. Es ist weiter daran gedacht worden, daß Änderungen im Verhalten der Kolloide auf die Diurese einwirken.

---

[1]) Günzburg, L.: Über Theobrominausscheidung und Theobromindiurese. Biochem. Zeitschr. Bd. 129, S. 549. 1922.

[2]) Pohle, E.: Der Einfluß der H-Ionenkonzentration auf die Aufnahme und Ausscheidung saurer und basischer organischer Farbstoffe im Warmblüterorganismus. Verhandl. d. dtsch. Ges. f. inn. Med. 1921, S. 387.

[3]) Frey, E.: Was gibt bei gleichzeitiger Salz- und Wasserzufuhr den Reiz zur Diurese ab? Pflügers Arch. f. d. ges. Physiol. Bd. 120, S. 93. 1907.

[4]) Ginsberg, W.: Diureseversuche. Arch. f. exp. Pathol. u. Pharmakol. Bd. 69, S. 381. 1912.

[5]) Cow, D.: Einige Studien über Diurese. Arch. f. exp. Pathol. u. Pharmakol. Bd. 69, S. 393. 1912.

[6]) Gizelt, A.: Einfluß des Darmtraktus und Pepton Witte auf die Harnsekretion. Pflügers Arch. f. d. ges. Physiol. Bd. 123, S. 540. 1908.

[7]) Hashimoto, M.: Zur Frage der aus dem Verdauungstraktus darstellbaren diuretisch wirksamen Substanzen. Arch. f. exp. Pathol. u. Pharmakol. Bd. 76, S. 367. 1914.

[8]) Pick, E. P.: Zitiert auf S. 225.   [9]) Ott und Scott: Zitiert nach Cow.

[10]) Oehme: Zitiert auf S. 238.

[11]) Carnot und Rathery: Effect diuretiques des humeurs au cours des crises polyuriques. Cpt. rend. des séances de la soc. de biol. Bd. 89, Nr. 25, S. 495. 1923.

[12]) Eppinger: Zitiert auf S. 234.

[13]) Molitor und E. P. Pick: Zitiert auf S. 225.

[14]) Arnstein und Redlich: Über den Einfluß des Adrenalins und Ergotamins auf die Diurese beim Blasenfistelhund. Arch. f. exp. Pathol. u. Pharmakol. Bd. 97, S. 15. 1923.

[15]) Meyer, E. und Meyer-Bisch: Beiträge zur Lehre vom Diabetes insipidus. Dtsch. Arch. f. klin. Med. Bd. 137, S. 225. 1921.

[16]) Pohle, E.: Einfluß des Nervensystems auf die Osmoseregulation der Amphibien. Pflügers Arch. f. d. ges. Physiol. Bd. 182, S. 215. 1920.

Das Eiweiß im Blut steht in inniger Beziehung zum Wasser und bildet mit ihm eine kolloidale Lösung. Das Wasser wird mit einer bestimmten Kraft festgehalten, der wasseranziehenden Kraft oder dem Quellungsdruck des Eiweißes. Im Gegensatz zum osmotischen Druck haben SCHADE und MENSCHEL[1]) jüngst vorgeschlagen, allen flüssigkeitsansaugenden Druck, welcher in Lösungen oder Gallerten durch die Kolloide hervorgebracht wird, als „onkotischen Druck" zu bezeichnen. Nach STARLING beträgt der onkotische Druck des Blutserums 3—4 cm Hg, er steigt aber mit zunehmendem Eiweißgehalt steil an und fällt bei Verwässerung des Blutes entsprechend ab. Dieser Quellungsdruck muß bei der Urinbereitung überwunden werden, da der Urin freies Wasser enthält. Die Filtrationstheorie nahm deshalb an, daß unter einem Capillardruck von 30—40 mm Hg kein Urin mehr bereitet werden könne. STARLING hat zuerst auf die Bedeutung solcher Konzentrationsänderungen für die Harnbereitung im Sinne der von ihm vertretenen Filtrationstheorie hingewiesen. Auch CUSHNY[2]) sieht die Hauptursache der Diurese in der Hydrämie, welche durch Verdünnung der Kolloide den Widerstand für die Filtration vermindert und die Rückresorption erklärt. Die Wasser- und Salzdiurese will er durch diese Verdünnung erklärt wissen (CUSHNYS Verdünnungsdiurese). MAGNUS[3]) erkannte aber schon, daß die Natriumsulfatdiurese auch bei konzentriertem Blut fortdauern kann, und VEIL[4]), OEHME[5]), NONNENBRUCH[6]) wiesen in ihren Arbeiten auf die Unabhängigkeit der Diurese von der Kolloidkonzentration und der Hydrämie im Blut hin, indem sie gerade ein Ansteigen der Kolloide bei der Diurese beobachten konnten. Beim Diabetes insipidus fanden VEIL[7]), E. MEYER und MEYER-BISCH[8]) u. a. zuweilen sehr hohe Serumeiweißwerte.

Können wir deshalb die Konzentration der Blutkolloide als maßgebend für die Diurese nicht anerkennen, so ist weiterhin an die Möglichkeit einer qualitativen Änderung im Zustand der Kolloide bei der Diurese zu denken. Es wäre möglich, daß bei gleicher Kolloidkonzentration das Wasser verschieden gebunden ist und sich der Quellungszustand ändert. Änderungen der H-Ionenkonzentration und Salze können solche Kolloidzustandsänderungen machen.

H. H. MEYER[9]), M. H. FISCHER[10]), LOEWI[11]) nahmen für die Salzdiurese an, daß neben einer Konzentrationsänderung der Kolloide auch eine qualitative Änderung durch Entquellung eintritt. Im Sinne der Filtrationstheorie würde dieses entquollene Wasser leichter filtrierbar sein, und auch mit der Sekretionstheorie wäre es verständlich, daß in einer solchen Freimachung von Wasser das Geheimnis der Diurese liegt. ELLINGER und seine Schüler[12]) sind in mehreren Arbeiten für eine solche Wirkung der Diuretica eingetreten. Untersuchungen mit dem Pissemski-Ellingerschen Froschpräparat (ELLINGER und HEYMANN), Ultrafiltrations- und Viscositätsbestimmungen ließen sie annehmen, daß organische Substanzen und darunter alle geprüften Diuretica zum Teil in schon minimaler Konzentration den Kolloidzustand der Sole meßbar im Sinne der Quellung oder Entquellung verändern. Auf dem Kongreß für innere Medizin in Wiesbaden 1922 hat ELLINGER[13]) auf Grund dieser Untersuchungen ein Bild davon gegeben, wie er sich danach den Flüssigkeitswechsel zwischen Geweben und Blut und zwischen Blut und Niere denkt. ELLINGER hat vor allem Modellversuche mit Serum gemacht, er fand aber zusammen mit NEUSCHLOSZ auch bei Diurese-

---

[1]) SCHADE, H. und H. MENSCHEL: Über die Gesetze der Gewebsquellung usw. Zeitschr. f. klin. Med. Bd. 96, S. 279. 1923.

[2]) CUSHNY: The secretion of urine. London 1917. Dort Literatur.

[3]) MAGNUS: Zitiert auf S. 235.   [4]) VEIL: Zitiert auf S. 228.

[5]) OEHME: Zitiert auf S. 238.   [6]) NONNENBRUCH: Zitiert auf S. 234.

[7]) VEIL, W. H.: Über intermediäre Vorgänge beim Diabetes insipidus und ihre Bedeutung für die Kenntnis dieses Leidens. Biochem. Zeitschr. Bd. 91, S. 317. 1918.

[8]) MEYER, E. und MEYER-BISCH: Weitere Mitteilungen über die Pathologie des Diabetes insipidus. Klin. Wochenschr. 1924, Nr. 40, S. 1796.

[9]) MEYER, H. H.: in MEYER und GOTTLIEB: Experim. Pharmakologie. 4. Aufl. 1920.

[10]) FISCHER, M. H.: Das Ödem. Dresden 1910.

[11]) LOEWI, O.: Untersuchungen zur Physiologie und Pharmakologie der Nierenfunktion. Arch. f. exp. Pathol. u. Pharmakol. Bd. 48, S. 410. 1920.

[12]) ELLINGER und HEYMANN: Die treibenden Kräfte für den Flüssigkeitsstrom. 1. Osmotische Wirkung und Quellungsdruck der Eiweißkörper. Arch. f. exp. Pathol. u. Pharmakol. Bd. 90, S. 236. 1921. — ELLINGER und NEUSCHLOSZ: Vergleichende Untersuchungen über Viscositäts- und Ultrafiltrationsgeschwindigkeit von Serum. Biochem. Zeitschr. Bd. 127, S. 241. 1922. — ELLINGER, HEYMANN und KLEIN: 2. Quellungsdruck der Eiweißkörper. Arch. f. exp. Pathol. u. Pharmakol. Bd. 91, S. 1. 1921.

[13]) ELLINGER, A.: Zustandsänderungen der Serumkolloide und ihre Bedeutung für den Wasserhaushalt. Verhandl. d. dtsch. Ges. f. inn. Med. 1922, S. 275.

versuchen am Menschen die im Modellversuch gefundenen Veränderungen des Kolloidzustandes der Serumeiweißkörper. Als Maßstab des Quellungszustandes der Serumeiweißkörper benutzte er in seiner ersten Arbeit mit Heymann und Klein ein etwas modifiziertes Laewen-Trendelenburgsches Froschpräparat. Durch fortlaufende Wägung desselben sowie durch den Vergleich der Ein- und Ausströmmenge der Durchspülungsflüssigkeiten konnte er bei der Durchspülung mit Serum eine Flüssigkeitsabnahme feststellen. Coffeinzusatz zum Serum in der Konzentration 1 : 7000 bis 1 : 28 000 verringerte diese Abnahme. Daraus schloß er auf eine Verminderung des Quellungsdruckes der Serumeiweißkörper durch das Coffein. Diese Wirkung des Coffeins ließ sich auch am leblosen Modell im Ultrafilter demonstrieren. Eine Verminderung des Quellungsdruckes mußte sich hier sowohl in einer Verminderung des Minimaldruckes, der zur Filtration nötig ist, wie in einer Vergrößerung der Filtrationsgeschwindigkeit bei gleichem Druck nachweisen lassen. Diese Steigerung der Ultrafiltrationsgeschwindigkeit durch Coffeinzusatz konnte Ellinger an einer SerumRingerlösung 1 : 1 nachweisen. Die Beschleunigung betrug bei Zusatz von Coffein 1 : 14000 um 30%, bei Zusatz 1 : 56000 um 20%. Die gleichen Resultate erhielt er mit anderen Purinkörpern, mit Strophanthin, Harnstoff und auch mit den Extrakten aus Thyreoidea, Hypophyse, Epiphyse und Nebenschilddrüse. Späterhin ist Ellinger zusammen mit Neuschlosz[1]) dazu übergegangen, die Viscosität als Maßstab für den Quellungszustand zu benutzen, nachdem sich übereinstimmende Ausschläge bei vergleichenden Untersuchungen über Viscosität und Ultrafiltrationsgeschwindigkeit ergeben hatten. Die Viscosität ist als empfindlicher Indicator für Kolloidzustandsänderungen in der Kolloidchemie bekannt [Pauli und Handovsky[2])]. Bei gleicher Konzentration eines Kolloids hängt sie wesentlich von der Teilchengröße und der hypothetischen Hydratation ab. Ellinger und Neuschlosz fanden nun, daß im allgemeinen einem bestimmten Serumeiweißgehalt auch eine bestimmte Viscosität entspricht und daß beim Normalen der „Viscositätsfaktor" nur sehr wenig von 1 abweicht. Paul Spiro[3]) hat bei Untersuchung sehr vieler Sera nie eine verminderte „spezifische" Viscosität gefunden, was ausdrücken würde, daß die Entquellung des Eiweißes eines normalen Vergleichsserums gleicher Konzentration immer eine maximale ist. Rohrer[4]) meinte, daß bei einer gegebenen Eiweißkonzentration, wie sie mit dem Refraktometer bestimmt wird, die Viscosität nur von dem Verhältnis der Albumine und Globuline abhängt und sich direkt proportional zu ihr ändert, so daß man aus dem Vergleich der gefundenen Refraktions- und Viscositätswerte das Albuminverhältnis bestimmen könnte. Dies hat sich aber bei der vergleichenden Bestimmung der Albumine und Globuline mit dem Aussalzverfahren von Hammarsten nicht bestätigt (Neuschlosz und Trelles[5]), v. Frey[6])], und es scheinen demnach andere Faktoren für die spezifische Viscosität verantwortlich zu sein. Die von Ellinger und Neuschlosz unter der Wirkung der Diuretica gefundenen Viscositätsänderungen würden also nicht einfach durch eine Verschiebung des Albumin-Globulinverhältnisses erklärt sein, sondern es müßten noch andere Kolloidzustandsänderungen — die hypothetische Hydratation — damit einhergehen. Die Untersuchungen von Ellinger und Neuschlosz sind bisher vor allem von Oehme[7]) nachgeprüft worden und haben eine Bestätigung nicht gefunden. Oehme und Schulz[8]) gingen aus von der Frage, ob der Unterschied in der Diurese eines trocken und eines feucht gefütterten Kaninchens auf eine Wasserzulage, den Oehme in seinen früher mitgeteilten Versuchen (zitiert auf S. 238) weder durch Verschiedenheit im Verhalten des Blutes noch durch hormonale und nervöse Einflüsse erklärt gefunden hatte, vielleicht auf Verschiedenheiten im Kolloidzustand der Serumeiweißkörper in beiden Fällen beruhe. Als Maß des Kolloidzustandes bestimmten sie die Refraktions- und Viscositätswerte (mit dem großen Hessschen Serumviscosimeter), wie sie durch einfache Verdünnung eines Serums in vitro gewonnen wurden und trugen diese in ein Koordinatensystem ein. Daraus ergaben

[1]) Neuschlosz, S. M.: Untersuchungen über den Wirkungsmechanismus der Diuretica. Zeitschr. f. d. ges. exp. Med. Bd. 41, S. 664. 1924.

[2]) Pauli und Handovsky: Untersuchungen über physikalische Zustandsänderungen der Kolloide. Biochem. Zeitschr. Bd. 24, S. 239; Bd. 25, S. 510. 1910.

[3]) Spiro, P.: Über den Quellungszustand der Blutserumeiweißkörper. Klin. Wochenschrift 1923, S. 1744.

[4]) Rohrer: Bestimmung des Mischungsverhältnisses von Albumin und Globulin im Blutserum. Dtsch. Arch. f. klin. Med. Bd. 121. 1917.

[5]) Neuschlosz und Trelles: Über die spezifische Viscosität des Blutserums und ihre Beziehungen zu dem Verhältnis von Albumin und Globulin. Klin. Wochenschr. 1923, S. 2083.

[6]) v. Frey, W.: Beitrag zur Untersuchung der Serumeiweißkörper. Biochem. Zeitschr. Bd. 148, S. 53. 1924.

[7]) Oehme, C.: Die Wasser- und Salzbestimmung des Körpers in Beziehung zum SäureBasenhaushalt. I. Arch. f. exp. Pathol. u. Pharmakol. Bd. 102, S. 40. 1924.

[8]) Schulz, O.: Über die Bedeutung des Zustandes der Blutkolloide für die Diurese und Wasserverteilung im Organismus. Zeitschr. f. d. ges. exp. Med. Bd. 31, S. 221. 1923.

sich Kurven, auf denen alle durch einfache Verdünnung und Konzentration gewonnenen Werte für den Kolloidzustand (spezifische Viscosität) eines Serums lagen. Sie fanden nun, daß sich beim feuchten und trockenen Kaninchen die Werte für die spezifische Viscosität immer nur auf diesen Kurven bewegten, also keine Kolloidzustandsänderungen eintraten. Weiter konnten OEHME und SCHULZ nachweisen, daß verschiedene CO_2-Spannungen bei der Blutgerinnung zwar einen Einfluß auf die Eiweißkonzentration des abgesetzten Serums, aber nicht auf den Kolloidzustand hatten, und daß ebensowenig Coffeinzusatz zum Serum bis zu 1 $^0/_{00}$ ein Herausfallen der Werte für die spezifische Viscosität aus den einfachen Verdünnungs- und Konzentrationskurven bedingte. Ebenso zeigten „zahlreiche Messungen, die zum Ziele hatten, die Coffeinwirkung auf die Reibung des Serums als Funktion der elektrometrisch ermittelten p_H-Werte darzustellen, daß nur an den Enden der Kurven Coffeineinfluß deutlich nachweisbar wird, bei steigender alkalischer Reaktion (ca. $p_H > 9$) im Sinne einer Verringerung, bei steigend saurer Reaktion im Sinne eines Anstieges der Reibung, während in breitem Mittelbezirk ($p_H = 6$ bis 7) nur die Reibung einer neutralen Coffeinlösung sich zu der des Serums addiert". Diese Angaben von OEHME und SCHULZ über die Beeinflussung der Viscosität des Serums durch Coffein können wir auf Grund eigener nicht veröffentlichter Untersuchungen bestätigen. In Versuchen am Menschen konnten OEHME und SCHULZ beim fortlaufenden Vergleich von Viscosität und Refraktion keine Kolloidzustandsänderung nach Coffein finden. Bei der chemischen Bestimmung der Globuline bekamen ERICH ADLER und STRAUSS[1]) nach Coffein ein Absinken des prozentualen Globulinanteils, der aber mit den Eiweißverschiebungen zwischen Blut und Geweben unter diesen Bedingungen zusammenhängen dürfte.

Für die *Harnstoffdiurese* hat BECHER[2]) kürzlich die Unabhängigkeit von der Serumviscosität besonders angegeben.

Die großen Erwartungen, die an die ersten Mitteilungen ELLINGERS geknüpft wurden, haben sich bisher nicht erfüllt und es scheint, daß auch Quellung und Entquellung der Bluteiweißkörper nicht das Geheimnis der Diurese bergen[3]). Eine regelmäßige Beziehung zwischen Änderungen im Blut und der Diurese hat sich nicht ergeben. Wie die Änderungen im Quellungszustand der Gewebe unter dem Einfluß der Diuretica verlaufen ist noch zu wenig bekannt.

Die Beziehungen der Gewebe zur Diurese. Für die Diurese ist neben dem Zustand der Nieren der Zustand der Gewebe das entscheidende und wir müssen annehmen, daß die Diuretica dort Veränderungen setzen, welche Wasser und vor allem auch Kochsalz disponibel machen, die dann durch die Nieren, zum Teil aber auch durch vermehrte extrarenale Wasserabgabe ausgeschieden werden. Im Blut braucht sich dieser Transport nicht bemerkbar zu machen. Eine veränderte Blutzusammensetzung deutet auf eine Änderung im Zustand der Gewebe hin. Nicht die Gewebe stellen sich auf das Blut ein, sondern das Blut ist der Ausdruck der Beschaffenheit der Gewebe. Dieses hat große Speicherungsmöglichkeiten, es kann große Mengen von Wasser und gelösten Substanzen aufnehmen, ohne daß sich dieses im Blut bemerkbar macht. So konnten wir oft eine Entwässerung von 15 und mehr kg ohne nachweisliche Änderung im Blut beobachten. In dem Auftreten einer Hydrämie bei einer Diurese sehen wir aber nicht so sehr den Ausdruck eines im Blut sichtbar gewordenen Wasserstromes aus den Geweben zur Niere oder in einem anderen Falle den Ausdruck einer gestörten renalen Wasserausscheidung, sondern das Spiegelbild des geänderten Gewebszustandes. Bei normalem Gewebe gibt es keine Hydrämie, auch wenn die Nieren ganz fehlen und die Blutbahn mit Wasser zu einem Viertel der Blutmenge überschwemmt wird. Ebenso ist es mit den Salzen. Die Hyperchlorämie und Hypochlorämie sind nicht die einfache Folge einer gestörten Kochsalzausscheidung und sie sind

---

[1]) ADLER und STRAUSS: Beiträge zum Mechanismus der Bilirubinreaktion im Blut. Klin. Wochenschr. 1923, Nr. 20, S. 932.

[2]) BECHER: Zitiert auf S. 238.

[3]) Neuerdings stellt NEUSCHLOSZ (zitiert auf S. 242) eine neue Formulierung für die „spezifische Viscosität" auf, die das Verhältnis des chemisch — nicht, wie bisher, refraktometrisch — ermittelten Eiweißwertes zur Viscosität sei. Unter dieser Annahme fand er die früher angegebenen Veränderungen unter dem Einfluß der Diuretica erneut.

auch kein Maßstab für die Kochsalzbilanz. Auch die Serumkochsalzwerte werden durch die Gewebe reguliert. In diesen besteht die Möglichkeit, die Konzentration an osmotisch wirksamem und diffusiblem Kochsalz rasch zu ändern, weil bald mehr, bald weniger kolloidal gebunden ist. Die Diuretica können die Menge des gelösten Kochsalzes vermehren, wie Saxl und Heilig[1]) für das Novasurol nachwiesen.

Nach den vielfach bestätigten Untersuchungen von Magnus[2]) haben die Gewebe die Möglichkeit, rasch große Mengen von Wasser und gelösten Substanzen aufzunehmen und so das Blut vor einer Überladung damit zu schützen. Die Nieren scheiden dann allmählich das vorläufig in den Geweben deponierte Wasser oder die gelösten Substanzen aus. Die Diuretica beschleunigen diese ganze Passage. Sie können dabei bald mehr in den Geweben, bald mehr in den Nieren angreifen, das Resultat wird immer eine vermehrte Harnmenge und eine Beschleunigung des Wasserstoffwechsels sein, entweder weil die Nieren unmittelbar gereizt werden oder weil durch die Gewebswirkung das Angebot an die Nieren ein größeres wird. Diese Beschleunigung des Wasser- und Salzstoffwechsels in den Geweben konnte Eppinger[3]) besonders deutlich für das Thyreoidin an Hunden nachweisen, bei denen die Ausscheidung von subcutan injizierter Kochsalzlösung durch Fütterung mit Schilddrüsensubstanz bedeutend beschleunigt wurde. Eine ähnliche Wirkung wies Becher[4]) für den Harnstoff nach.

Die Diuretica führen aber auch zu einer Wasser- und Kochsalzabgabe über den Ausgangsbestand hinaus, worauf ja ihre entwässernde Wirkung namentlich bei Wasserretentionen beruht. Wie sich der Wasserverlust bei einer starken Diurese beim Normalen auf die einzelnen Organe verteilt, ist nicht besonders untersucht worden. Wahrscheinlich vollzieht sich dieser Wasserverlust nach den auch sonst geltenden Normen. Über den eigentlichen Mechanismus der Gewebewirkung der Diuretica, wie er zu einer Entquellung bestimmter Gewebe führt, ist nichts Sicheres bekannt. Jedoch ist es wahrscheinlich, daß das Primäre eine Beeinflussung des Mineralstoffwechsels ist. Speziell an die Beziehungen der Ca-Ionen zur Wasserbindung ist hier zu denken. Auch eine indirekte Wirkung auf die Gewebe über die Drüsen mit innerer Sekretion oder die Regulationsapparate des Wasser- und Mineralstoffwechsels im Zwischenhirn resp. 4. Ventrikel ist denkbar.

Ebenso wie für die Salze ließ sich für die meisten übrigen Diuretica unter besonderen Bedingungen auch eine quellende wasserretinierende Wirkung nachweisen.

In 5 Versuchen von Hecht und Nobel[5]) an älteren Kindern und an Säuglingen bei verschiedenen Nahrungskonzentrationen ergab Coffein niemals Diurese, aber eine Verminderung der Harnausscheidung. Auf Diuretin reagierten 10 von 15 Kindern mit einer primären Oligurie. Später konnte dann eine sekundäre Diurese eintreten, die der vorherigen Einsparung entsprach. Besonders deutlich konnten Molitor und E. P. Pick[6]) den Wechsel zwischen quellender und entquellender Coffeinwirkung am entleberten Frosch zeigen.

Der normale Frosch ist gegen Coffein refraktär. Leberexstirpation bewirkt bei gekühlten Sommerfröschen geringe, bei gewärmten Sommerfröschen und bei Winterfröschen hochgradige Gewebsquellung. Coffein verstärkt bei den entleberten Kaltfröschen die Gewebsquellung noch, bei entleberten Warmfröschen führt es Entquellung und Diurese herbei. Molitor und E. P. Pick nehmen ein Leberhormon an, welches den Quellungszustand der Gewebe beeinflußt und dessen Wegfall erst den Frosch für Coffein empfindlich macht. Damit stimmt auch überein, daß beim Eck-Hund nach Coffein die Diurese unverändert bleibt, während beim normalen Hund die Diurese gehemmt wird.

Auch für das Hg ist neben der entwässernden und entchlorenden auch eine hydropigene Wirkung bekannt. So sind verschiedentlich Hg-Vergiftungen mit Ödemen beobachtet worden

---

[1]) Saxl und Heilig: Zitiert auf S. 238.   [2]) Magnus: Zitiert auf S. 235.
[3]) Eppinger: Zitiert auf S. 234.   [4]) Becher: Zitiert auf S. 238.
[5]) Hecht und Nobel: Zitiert auf S. 238.
[6]) Molitor und E. P. Pick: Über die Wirkungen der Gewebsdiuretica. Wien. klin. Wochenschr. 1922, Nr. 17.

[VOLHARD[1])], bei denen es aber nicht sicher ist, ob das Hg selbst das Hydropigene war. Viel wahrscheinlicher war diese unmittelbare Hg-Wirkung in den Versuchen von MOLITOR und E. P. PICK[2]) an Fröschen. Winterfrösche nahmen nach Injektion von 0,002—0,004 g Novasurol binnen 24 Stunden um 9,7—28% ihres Körpergewichtes zu. Die Ausscheidung von in die Lymphsäcke eingeführter Ringerlösung, welche bei Normaltieren schon innerhalb eines Tages restlos erfolgte, dauerte bei Novasurolfröschen 8—25 Tage. Auch gegen Austrocknung erwiesen sich die Novasurolfrösche resistenter.

Für die extrarenale Wirkung der Purinkörper sind ferner die Beobachtungen von K. SPIRO und W. SCHNEIDER[3]) sowie von MARFORI und CHISTONI[4]) über die lymphtreibende Wirkung des Coffeins zu erwähnen, die von GAISBÖCK[5]) nicht bestätigt wurden und ferner die von W. H. VEIL nach Coffein beobachtete Zunahme der Perspiration von Lunge und Haut, welche der Diurese sogar vorausgehen kann. Sie zeigt eine Umstimmung im Wasserhaushalt an, bei der das früher in den Geweben festgehaltene Wasser wieder frei wird und nun auf allen gangbaren Wegen den Körper verläßt. Mehrfach wurde die Kontrolle der Veränderungen im Blut zur Entscheidung der Frage, ob renal oder extrarenal, herangezogen. In der Blutveränderung sahen wir den Ausdruck einer Änderung des Gewebszustandes. Bei vorhandenen Nieren könnte die primäre Ursache aber doch eine renale sein. VEIL und SPIRO[6]), NONNENBRUCH[7]) u. a. fanden aber, daß auch nach Entfernung der Nieren die beim Normaltier nach Puringaben beobachtete Änderung im Blut noch bestehen blieb und sahen darin den Ausdruck des extrarenalen Angriffspunktes dieser Diuretica.

Als Positives kann die Besprechung der Diurese eine gewisse Gemeinsamkeit in dem Eingreifen aller diuretisch wirkenden Einflüsse in die Wasser- und Kochsalzbilanz buchen.

Alle Diuretica führen zu einem für die einzelnen Mittel verschieden intensiven Sinken des Wasser- und Kochsalzniveaus, wobei Wasser- und Kochsalzverlust nicht immer parallel gehen. Diese Wirkung läßt sich regelmäßig schon beim Normalen im „physiologischen Optimum" des Wasser-Salzniveaus zeigen. Je mehr das normale Niveau überschritten ist, um so ausgiebiger und anhaltender kann der diuretische Effekt sein. Während aber beim Normalen gewöhnlich alle Diuretica wirksam sind, ist dies bei den verschiedenen Formen von Wasserretention nicht der Fall, sondern hier sind für die einzelnen Zustände gewöhnlich nur ganz bestimmte Mittel wirksam.

Alles Weitere, wie die Mittel wirken, welche Veränderungen im Blut und in den Geweben und in der Niere es sind, die Diurese machen, kann noch nicht beantwortet werden. Eine große Summe von Einzeltatsachen ist bekannt. Man kennt viele Veränderungen, die bei der Diurese auftreten, aber all diese können auch da sein ohne Diurese, und der Einblick in die eigentliche Regulation des Wasser-Salzhaushaltes fehlt uns. Vorerst müssen wir die Tatsache des diuretischen Effektes mit seiner Wirkung auf die Wasser- und Salzbilanz als Wesentlichstes festhalten.

---

[1]) VOLHARD: Zitiert auf S. 227.
[2]) MOLITOR und E. P. PICK: Über die Wirkungen der Gewebsdiuretica. Wien. klin. Wochenschr. 1922, Nr. 17.
[3]) SPIRO, K. und W. SCHNEIDER: Über die Wirkungen der Diuretica der Purinreihe usw. Zitiert nach P. SPIRO: Arch. f. exp. Pathol. u. Pharmakol. Bd. 84, S. 123. 1919.
[4]) MARFORI und CHISTONI: Lymphogenese und Diurese. Arch. internat. de physiol. Bd. 13, S. 379. 1913.
[5]) GAISBÖCK: Über den Einfluß von Diuretica der Purinreihe usw. Arch. f. exp. Pathol. u. Pharmakol. Bd. 66, S. 387. 1911.
[6]) VEIL, W. H. und P. SPIRO: Über das Wesen der Theocinwirkung. Münch. med. Wochenschr. 1918, S. 1119.
[7]) NONNENBRUCH, W.: Über die Wirkung der Diuretica der Purinreihe aus den Stoffaustausch zwischen Blut und Gewebe. Arch. f. exp. Pathol. u. Pharmakol. Bd. 91, S. 332. 1921.

5. Vermehrte Wasserzufuhr und Polyurie[1]).

Zusammenfassende Darstellung: Veil, W. H.: Physiologie und Pathologie des Wasserhaushaltes. Ergebn. d. inn. Med. u. Kinderheilk. Bd. 23, S. 647. 1923.

Reichliche Wasserzufuhr führt beim Normalen zu keiner positiven Bilanz. In den Versuchen von Regnier[2]) und H. Strauss[3]) wurden längere Zeit täglich mehr als 6 l Wasser zugeführt, ohne daß das Körpergewicht anstieg. Wird mit dem Wasser gleichzeitig reichlich Kochsalz gegeben, so kann es zu einer rasch vorübergehenden Retention kommen, die sich aber bei normaler Wasser- und Salzzufuhr sofort wieder ausgleicht [Siebeck[4]), W. H. Veil[5]) u. a.], während umgekehrt bei spärlicher Kochsalzgabe die oben beschriebene diuretische Wirkung in Erscheinung tritt. Zwei Versuche an Studenten können diese Verhältnisse und die Blutverluste dabei gut demonstrieren.

Versuch mit überreichlicher Wasserzufuhr bei kochsalzarmer Kost.

Dat. 1923	Zeit	Gewicht	Erythro-cyten	Häma-tokrit	Serum-kochsalz	Serum-eiweiß	Urin-menge	Spez. Gew.	NaCl %	NaCl g	N %	N g	
15. 3.	8⁴⁵	57,7	4,96	49:100	0,581	7,67	460	1009	0,608	2,79	0,249	1,14	8⁴⁵—10⁴⁵ 1 l W.
	10⁴⁵	58,0	4,96	50:100	0,578	8,06	1110	1002	0,126	1,39	0,08	0,88	10⁴⁵—12⁴⁵ 1 l W.
	12⁴⁵	57,9	4,97	50:100	0,585	8,60	875	1001	0,226	1,97	0,09	0,78	12⁴⁵— 2⁴⁵ 1 l W.
	2⁴⁵	57,8	4,94	51:100	0,585	8,19	1346	1000	0,148	1,99	0,063	0,84	2⁴⁵— 4⁴⁵ 1 l W.
	4⁴⁵	57,2	5,01	50:100	0,582	7,67	1480	1000	0,104	1,53	0,058	0,86	4⁴⁵ 1 l W.
16. 3.	4⁴⁵ 8⁰⁰	55,9	4,98	50:100	0,593	8,19	780	1007	0,258	2,01	0,305	2,37	
							6052			11,68		6,87	

Das Normalgewicht morgens nüchtern war in den Vortagen zwischen 57,1 und 57,7 bestimmt worden. Am Versuchstage wurden fünfmal 1 Liter Wasser getrunken im Abstand von je 2 Stunden. Die Kost bestand außerdem den ganzen Tag aus 300 g Keks, hergestellt aus 250 g Maizena, 100 g Butter, 100 g Zucker ohne Salz (d. i. nahezu NaCl- und N-frei). Gewichtsabnahme 1,8 kg durch Wasserverlust, davon renal 1,05 kg, extrarenal 0,75 kg. Dabei wurden 11,68 g NaCl und 5,28 g N ausgeschieden, was einer Kochsalzkonzentration des überschießend abgegebenen Wassers von 0,65% entspricht (d. i. etwas mehr als die Serumkochsalzkonzentration). Das Blut zeigte bei dieser gewaltigen Bewegung von Wasser und Salzen und der damit verbundenen negativen Bilanz nur sehr geringfügige Änderungen. Die Blutkörperchen blieben gleich, die Serumkochsalzwerte änderten sich nicht wesentlich, nur die Serumeiweißkörper stiegen vorübergehend beträchtlich an, entsprechend der negativen Wasserbilanz der Gewebe.

Versuch mit überreichlicher Wasser- und Kochsalzzufuhr.

Dat. 1923	Zeit	Gewicht	Erythro-cyten	Häma-tokrit	Serum-kochsalz	Serum-eiweiß	Urin-menge	Spez. Gew.	NaCl %	NaCl g	N %	N g	
16. 3.	8⁴⁵	64,3	4,89	49:100	0,592	7,30	—	—	—	—	—	—	1 l Wasser + 10 g NaCl
	10⁴⁵	65,2	4,80	49:100	0,592	7,26	—	—	—	—	—	—	Dgl.
	12⁴⁵	66,1	4,77	49:100	0,593	6,98	1425	1008	0,692	9,86	0,21	2,99	„
	2⁴⁵	65,9	4,81	49:100	0,592	6,68	—	—	—	—	—	—	„
	4⁴⁵	67,0	4,82	49:100	0,600	6,74	860	1009	0,747	5,67	0,18	1,54	„
17. 3.	8⁴⁵	65,4	4,82	48:100	0,591	6,76	1285	1013	1,60	20,56	0,28	3,59	„
							3570			36,09		7,92	
18. 3.	8⁴⁵	64,4	—	—	—	—	—	—	—	—	—	—	

<hr>

[1]) Siehe dazu Kapitel Diabetes insipidus von Erich Meyer. Dieser Band S. 287.

[2]) Regnier: Zitiert auf S. 239.   [3]) Strauss, H.: Zitiert auf S. 239.

[4]) Siebeck, R.: Über den Salz- und Wasserwechsel bei Nierenkranken. Arch. Dtsch. f. klin. Med. Bd. 137, S. 311. 1921.

[5]) Veil, W. H.: Über die Bedeutung intermediärer Veränderungen im Chlorstoffwechsel bei Normalen und Nierenkranken. Biochem. Zeitschr. Bd. 91, S. 267. 1918.

Versuchsanordnung genau wie oben, nur wurden jedem Liter Wasser je 10 g Kochsalz zugegeben. Das Normalgewicht morgens nüchtern war in den Vortagen zwischen 64,3 und 64,9 bestimmt worden. Von den 5 Litern Wasser und 50 g Kochsalz wurden am Versuchstag nur 3570 ccm und 36,09 g NaCl ausgeschieden, und das Körpergewicht war am anderen Morgen noch um 1,1 kg über dem Ausgangswert, so daß die extrarenale Wasserabgabe bei Berechnung des Nahrungsgewichtes als Wasser etwa 700—800 g betrug. Am Nachtage des Versuches stellte sich das Körpergewicht bei normaler Nahrungs- und beliebiger Flüssigkeitszufuhr wieder auf den Ausgangswert ein.

Im Blut kam es auch in diesem Versuche nur zu geringfügigen, innerhalb der Fehlergrenze liegenden Änderungen der Erythrocyten- und Serumkochsalzwerte. Die Serumeiweißwerte fielen im Gegensatz zum Versuch 3 in diesem Versuch beträchtlich ab als Ausdruck des verminderten Quellungsdruckes infolge der Wasser- und Kochsalzretention.

Diese beiden Versuche zeigen am Gesunden, wie entscheidend das Verhältnis zwischen Wasser- und Kochsalzzufuhr für die Diurese ist. Die gleiche Wassergabe führt ohne Kochsalz zu einem Wasserverlust von 1,8 kg, während bei Kochsalzzulage in der gleichen Zeit das Gewicht um 1,1 kg zunimmt durch Wasserretention.

Die Wasserabgabe erfolgt zum überwiegenden Teil durch die Nieren, dazu kommt noch ein individuell verschiedener und durch die äußeren Umstände, wie Temperatur, Konzentration der Nahrung und Bewegung, sehr beeinflußbarer unsichtbarer Wasserverlust durch Haut und Atmung.

Nach reichlicher Flüssigkeitszufuhr steigt vorzugsweise die renale Wasserabgabe [LATSCHTSCHENKO[1])]. VEIL[2]) gibt für den Normalen einen renalen Anteil an der Wasserausscheidung von 55—70% an, der bei sehr reichlicher Wasserzufuhr noch um 33% ansteigt. Nach längerer Zeit vermehrter Wasserzufuhr beobachteten MOOG und NAUCK[3]) eine Zunahme der Hautwasserabgabe. Die Wasserausscheidung durch die Lungen war nach reichlicher Flüssigkeitszufuhr in den Versuchen von SIEBECK[4]) und BORKOWSKI etwas vermehrt, HECHT[5]) fand dagegen die pulmonale Wasserausscheidung nicht so sehr von einer einmaligen großen Flüssigkeitszufuhr wie von der Nahrungskonzentration abhängig. Viel größer wie bei der exogenen Wasserzufuhr ist der Prozentsatz der extrarenalen Wasserabgabe gewöhnlich bei dem endogenen Wasserangebot bei der Ausscheidung von Ödemen. Die extrarenale Wasserabgabe kann hier bis zu 80% ausmachen [VEIL[6]), JANSEN[7])]. Besonders vermehrt ist die extrarenale Wasserabgabe meist bei kochsalzarmer Kost, die Versuchspersonen schwitzten leicht, während Kochsalz umgekehrt gerade als Mittel gegen Schweiß dienen kann.

Die prompte Ausscheidung einer Wasser- resp. Wasser-Salzzulage ist in hohem Maße von dem Zustand der Gewebe, des Kreislaufes und der Niere abhängig. Diuretica beschleunigen, und umgekehrt sind alle Momente, die später als Ursache positiver Wasserbilanz besprochen werden, geeignet, die Ausscheidung einer Wasser-Salzzulage zu verzögern. Auch die Körperhaltung, stehend oder liegend, kann von großem Einfluß sein (orthostatische Oligurie).

Die Veränderungen im Blut nach vermehrter Wasserzufuhr haben eine gewisse Gesetzmäßigkeit, die aber im Einzelfall nicht immer deutlich ist. Auch bei einer einmaligen großen Wasserzufuhr (1—5 l) bleibt die Erythrocytenzahl als Maßstab der Blutmenge gewöhnlich gleich oder kann sogar etwas zunehmen

[1]) LATSCHTSCHENKO: Über den Einfluß des Wassertrinkens auf Wasser- und CO_2-Abgabe des Menschen. Arch. f. Hyg. Bd. 33, S. 145. 1898.

[2]) VEIL: Zitiert auf S. 228.

[3]) MOOG, O. und E. TH. NAUCK: Über den Einfluß des Wassertrinkens auf die unmerkliche Hautwasserabgabe. Zeitschr. f. d. ges. exp. Med. Bd. 25, S. 385. 1921.

[4]) SIEBECK, R.: Die Wasserausscheidung durch die Lungen und ihre Beeinflussung unter normalen und pathologischen Verhältnissen. Verhandl. d. Dtsch. Ges. f. inn. Med. Bd. 31. 1914.

[5]) HECHT, A. F.: Zur Kenntnis der extrarenalen, insbesondere pulmonalen Wasserausscheidung. Zeitschr. f. Kinderheilk. Bd. 38, S. 192. 1924.

[6]) VEIL, W. H.: Über die klinische Bedeutung der Blutkonzentrationsbestimmung. Dtsch. Arch. f. klin. Med. Bd. 113, S. 226. 1914 (Kurve 9).

[7]) JANSEN, W. H.: Die Ödemkrankheit. Habilitationsschr. München 1920.

[Bing[1]), Haldane und Priestley[2]), Nonnenbruch[3]), Veil[4])]. Nur selten kommt es beim Gesunden zu einer anfänglich geringen Abnahme der Erythrocytenzahl oder des Hämoglobins als Ausdruck einer Plethora. In den Versuchen, wo längere Zeit große Wassermengen (6 l) zugeführt wurden, waren die Ausschläge verschieden. W. H. Veil[5]) und Regnier[6]) fanden keine wesentliche Änderung der Hämoglobinwerte, während im Versuch Strauss[7]) eine als Anämie gedeutete Verminderung der Erythrocytenzahl auftrat. Ebenso ist es in der Regel bei gleichzeitiger Wasser- und Salzzufuhr. Das Wasser und Salz gehen in die Gewebe [Magnus[8])], und der Transport: Darm—Gewebe—Niere ist im Blute gewöhnlich nicht zu erkennen.

Die gleichzeitigen Änderungen der Serumeiweißwerte sind unabhängig von den Veränderungen der Erythrocytenzahlen. Es kann für sie als eine Regel gelten, daß sie immer dann eine Neigung zum Anstieg haben, wenn Wasser und Salz dem Bestand des Körpers entzogen werden [Nonnenbruch[9])], also bei reiner Wasserdiurese, bei Purin- und Novasuroldiurese, nach kochsalzarmer Kost u. a., während umgekehrt bei der Vermehrung des Wasser-Salzbestandes, wie wir ihn wenigstens vorübergehend bei gleichzeitiger reichlicher Kochsalz- und Wasserzufuhr haben, die Serumeiweißwerte absinken [Veil[10]), Nonnenbruch u. a.].

Nach Schade und Menschel[11]) besteht eine Quellungsdruckregulierung zwischen dem Bindegewebe und Blut. Wenn nun das Bindegewebe Wasser verliert und damit seine Quellungssättigung abnimmt und sein *onkotischer Druck*, wie Schade und Menschel im Gegensatz zum osmotischen Druck allen durch Kolloide hervorgebrachten flüssigkeitsansaugenden Druck nennen, steigt, so muß sich der onkotische Druck des Blutes darauf einstellen, und die Folge ist eine Zunahme der Serumeiweißkörper, deren Bildung eine im Körper mehrfach gesicherte Zellfunktion ist [Gottschalk und Nonnenbruch[12])]. Umgekehrt werden die Serumeiweißkörper bei erhöhtem Quellungsdruck des Bindegewebes, d. i. bei reichlicher Wasser und Salzzufuhr und besonders beim Ödem absinken. All diese Vorgänge sind ungemein verwickelt und noch lange nicht zu übersehen. Im Einzelfall werden oft scheinbar widersprechende Resultate gewonnen, wodurch die differenten Anschauungen in den zahllosen auf diesem Gebiete entstandenen Arbeiten zu erklären sind. Im Gegensatz zu der Hämoglobin und Serumeiweißkonzentration zeigt die molekulare Konzentration des Blutes als Folge des großen Flüssigkeitskonsums niemals eine Verdünnung. Die Gefrierpunktserniedrigung und die Gesamtaschenwerte nehmen sogar gewöhnlich zu und können Werte wie bei der Urämie erreichen. Ein hochgradiges Durstgefühl ist die Folge und zwingt zu immer neuem Trinken, aber auch hier sind anscheinend große individuelle Unterschiede vorhanden (W. H. Veil, Strauss).

---

[1]) Bing: Acta med. Scandin. Bd. 53, S. 833.

[2]) Haldane und Priestley: Die Regelung der Ausscheidung von Wasser durch die Nieren. Journ. of physiol. Bd. 50, S. 296. 1916.

[3]) Nonnenbruch, W.: Zitiert auf S. 234.   [4]) Veil: Zitiert auf S. 228.

[5]) Veil, W. H.: Über die Wirkung gesteigerter Wasserzufuhr auf Blutzusammensetzung und Wasserbilanz. Dtsch. Arch. f. klin. Med. Bd. 119, S. 376. 1916.

[6]) Regnier: Über den Einfluß diätetischer Maßnahmen usw. Zeitschr. f. exp. Pathol. u. Therap. Bd. 18, S. 139. 1916.

[7]) Strauss, H.: Über die Wirkung der Aufnahme großer Wassermengen auf die Organe. Klin. Wochenschr. 1922, Nr. 26, S. 1302.

[8]) Magnus: Zitiert auf S. 235.   [9]) Nonnenbruch: Zitiert auf S. 234.

[10]) Veil, W. H.: Über die Bedeutung intermediärer Veränderungen im Cl-Stoffwechsel bei Normalen und Nierenkranken. Biochem. Zeitschr. Bd. 91, S. 267. 1918.

[11]) Schade und Menschel: Über die Gesetze der Gewebsquellung und ihre Bedeutung für klinische Fragen. Zeitschr. f. klin. Med. Bd. 96, S. 279. 1923.

[12]) Gottschalk und Nonnenbruch: Untersuchungen über den intermediären Eiweißstoffwechsel. Arch. f. exp. Pathol. u. Pharmakol. Bd. 96, S. 115. 1922.

Die Beeinflussung des Stoffwechsels durch Aufnahme großer Flüssigkeitsmengen wurde mehrfach untersucht. Es hat sich dabei weder ein Einfluß auf die Größe des Eiweißumsatzes noch auf den gesamten Energieverbrauch ergeben.

VOIT[1]) hätte nach reichlicher Flüssigkeitszufuhr eine vermehrte N-Ausscheidung gefunden und daraus auf einen gesteigerten Eiweißzerfall geschlossen. Spätere Versuche lehrten aber, daß bei fortdauerndem Trinken die negative N-Bilanz aufhört und daß beim Aussetzen des Vieltrinkens der verlorene Stickstoff wieder eingespart wird. Die anfängliche negative Bilanz ist also nur auf die Ausschwemmung von Stoffwechselschlacken bei der reichlichen Flüssigkeitszufuhr zu beziehen [NEUMANN[2])].

Die CO_2-Ausscheidung nach reichlichem Trinken wurde von LATSCHTSCHENKO[3]) untersucht und nicht erhöht gefunden. Auch die Bestimmungen des Grundumsatzes und des Calorienverbrauches bei Patienten mit Diabetes insipidus [MAGNUS-LEVY[4]), TALLQUIST[5]), HACHEN[6])] ergaben normale Werte.

Neben den auf echter Diurese beruhenden Zuständen von Polyurie gibt es auch solche, wo bei erhaltenem Wassergleichgewicht und ungestörter extrarenaler Wasserabgabe abnorm große Flüssigkeitsmengen aufgenommen werden.

Die Ursache des diesem Vieltrinken zugrunde liegenden gesteigerten Durstgefühles kann wie beim *Diabetes insipidus* in einer primären Störung der den Wasserstoffwechsel regulierenden Zentren im Gehirn liegen. Durch diese veranlaßt, verliert das Gewebe die Fähigkeit, Wasser zu halten, dieses läuft daran vorbei, und der Gewebedurst wird nicht gestillt. Immer neue Flüssigkeitsaufnahme ist die Folge. Der Urin ist dabei ganz dünn, und in den echten Fällen von Diabetes insipidus kann auch durch Dursten kein konzentrierter Harn erreicht werden, während das Extrakt der Hypophyse (Pituitrin, Pituglandol, Hypophen u. a.) mit einem Schlage das ganze Bild umstellen kann und zur Wasserretention und konzentriertem Harn zu führen vermag. Aber auch ohne eine Störung in dem eigentlichen Regulationsapparat kann es zu einem nervösen Vieltrinken mit folgender Polyurie kommen, wenn das Durstgefühl irregeleitet ist [REICHARDT[7])].

E. MEYER[8]) sagt hierüber, daß der Organismus, wenn er gewisse Zeit hindurch mit Regelmäßigkeit auf bestimmte Reize eingestellt worden ist, diese in sich weiter wirken läßt und so zu einer Art automatischer Betätigung neigt, die schwer wieder beseitigt wird. So kann häufig bei Kranken ein Durstgefühl bestehen, das einem vorausgegangenen Zustand angepaßt war, dem zur Zeit bestehenden jedoch nicht entspricht. Die Polyurie, die beim Zuckerkranken auch nach Verschwinden der Hyperglykämie und Glykosurie zuweilen bleibt, gehört hierher. Oder es sind tief im Unterbewußtsein vergrabene Motive, aus denen heraus ein psychisch nicht normaler Mensch ein Flüssigkeitsquantum aufnimmt, das seinem augenblicklichen Zustand nicht entspricht. Im einzelnen mögen Wahnvorstellungen und Phobien der verschiedensten Art Ursache dieses irregeleiteten Triebes sein (Dipsomanie). Wird diesem irregeleiteten Durstgefühl nachgegeben, so können aber durch die großen, den Körper passierenden Flüssigkeitsmengen Veränderungen im Mineralgehalt des Blutes ausgelöst werden mit Gefrierpunkts-

---

[1]) VOIT: Zitiert auf S. 225.

[2]) NEUMANN, O. R.: Der Einfluß größerer Wassermengen auf die Stickstoffausscheidung beim Menschen. Arch. f. Hyg. Bd. 36, S. 249. 1899.

[3]) LATSCHTSCHENKO: Zitiert auf S. 247.

[4]) MAGNUS-LEVY: Respirationsversuche an Diabetikern. Zeitschr. f. klin. Med. Bd. 56. 1905.

[5]) TALLQUIST: Untersuchungen über einen Fall von Diabetes insipidus. Zeitschr. f. klin. Med. Bd. 48, S. 181. 1903.

[6]) HACHEN: Untersuchungen über Nierenfunktion und Stoffwechsel bei Fall von Diabetes insipidus. Americ. journ. of the med. sciences 1923, Nr. 615.

[7]) REICHARDT: Der Diabetes insipidus Symptom einer Geisteskrankheit? Arb. a. d. psychiatr. Klin. Würzburg 1907, H. 2.

[8]) MEYER, E.: Zur Pathologie und Physiologie des Durstes. Schrift. d. wiss. Ges. Straßburg 1918, H. 33.

depression, welche dann auch somatisch das Durstgefühl unterhalten, so daß es schließlich eines energischen Willens bedarf, um nach einer Periode mit experimenteller Polydipsie sich das Trinken wieder abzugewöhnen [W. H. Veil[1])]. In den Versuchen von Regnier[2]) war dies sehr stark der Fall; bei der mehrfachen Wiederholung dieses Versuches an der Würzburger Klinik (nicht veröffentlicht) und durch H. Strauss[3]) an der Volhardschen Klinik waren diese somatischen Veränderungen und der Zwang zum Trinken nicht ausgesprochen.

In anderen Fällen ist die Ursache der Polydipsie und Polyurie eine Erkrankung der durstempfindenden Organe selbst, wenn diese zu dem Gefühl der Trockenheit des Mundes führt, wie bei der Pharyngitis oder Gingivitis u. dgl. [Ellern[4])]. Klinisch sind solche Fälle von Polydipsie, die zunächst vom Diabetes insipidus nicht zu unterscheiden waren, bei denen der Durstversuch aber normale Konzentrationsfähigkeit der Nieren zeigte und zur Heilung führte, von W. H. Veil[5]) genau analysiert worden.

Während es beim Diabetes insipidus noch umstritten ist, wieweit dabei eine Konzentrationsschwäche der Niere ursächlich wirkt, ist die *Polyurie der Nierenkranken*, soweit sie nicht eine echte Diurese mit Ausschwemmung von retiniertem Wasser darstellt, durch den Zustand der Niere oder der Harnwege bedingt. Solche Polyurie kommt bei den verschiedensten Nierenkrankheiten vor. Immer beruht sie darauf, daß die Niere, sei es wegen Einschränkung und Erkrankung des eigentlichen sekretorischen Apparates, sei es reflektorisch durch Reize von den ableitenden Harnwegen aus, nur einen dünnen Harn produziert, so daß zur Ausscheidung der gesamten Molen eine große Menge Lösungsmittel nötig ist (*kompensatorische Polyurie*).

Experimentell läßt sich diese Form der Polyurie durch Exstirpation einer Niere und teilweise Resektion der anderen erzeugen [Bradford[6]), Paessler und Heineke[7])]. Der Nierenrest arbeitet dann polyurisch mit erhaltener Dilutions-, aber eingeschränkter Konzentrationsfähigkeit, ohne daß Blutdrucksteigerung und Herzhypertrophie dafür verantwortlich sind. [Ausführliche Besprechung bei Volhard[8]).] Ähnlich sind die Verhältnisse bei der Cystenniere mit stark reduziertem Nierengewebe [W. H. Veil[9])]. Bei der chronischen Nephritis und Schrumpfniere mit ausgiebiger Einschränkung des noch sezernierenden Nierengewebes ist die Polyurie wohl ähnlich zu erklären. Es fehlt aber diesen Formen auch die Verdünnungsfähigkeit des Harns, der in diesen Fällen unabhängig von der Belastung der Niere blutisotonisch bleibt. In anderen Fällen, wo Perioden von Normalurie mit polyurischen abwechseln, mögen zentrale Einflüsse ähnlich wie beim Wasserstich die Polyurie bedingen [W. H. Veil[10])]. An einen erhöhten, sich in Polyurie ausdrückenden Reizzustand der Niere ohne Niereninsuffizienz kann man vor allem denken, wenn nach einer überstandenen Glomerulonephritis ohne alle sonstigen Nierenzeichen außer geringen qualitativen Urinveränderungen eine Neigung zur Polyurie noch lange bestehen bleibt. Schlayer[11]) hat dafür eine Überempfindlichkeit der Gefäße angenommen. Wir wollen bei den unsicheren Beziehungen zwischen dem Zustand der Gefäße und der Diurese nur von einer Überempfindlichkeit des Nierengewebes reden. Reflektorisch ist die Polyurie bedingt, die bei den zu Drucksteigerung

---

[1]) Veil, W. H.: Zitiert auf S. 228.   [2]) Regnier: Zitiert auf S. 248.
[3]) Strauss: Zitiert auf S. 248.
[4]) Ellern: Ein Beitrag zum ätiologischen Studium des Diabetes insipidus. Dtsch. Arch. f. klin. Med. Bd. 109, S. 85. 1914.
[5]) Veil, W. H.: Über die Wirkung gesteigerter H_2O-Zufuhr auf Blutzusammensetzung und H_2O-Bilanz. Dtsch. Arch. f. klin. Med. Bd. 119, S. 376. 1916.
[6]) Bradford: Diseases of the kidney in Albutt and Rolleston: S. 1228ff. 1910; zitiert nach Volhard: S. 227.
[7]) Paessler und Heineke: Versuche zur Pathologie des Morbus Brigthii. Verhandl. d. pathol. Ges. Meran 1905.
[8]) Volhard: Zitiert auf S. 227.
[9]) Veil, W. H.: Die klinischen Erscheinungen der Cystennieren. Dtsch. Arch. f. klin. Med. Bd. 115, S. 157. 1914.
[10]) Veil: Zitiert auf S. 228.
[11]) Schlayer: Untersuchungen über die Funktion kranker Nieren. Dtsch. Arch. f. klin. Med. Bd. 102, S. 311. 1911.

in den ableitenden Harnwegen führenden Zuständen auftritt, so die oft exorbitante, dem Bilde des Diabetes gleichende Polyurie bei Prostataerkrankungen mit erschwertem Harnabfluß oder auch nur die Polyurie, mit der fast jede Pyelitis einherzugehen pflegt. Ob hier der Reflex über die wasserregulierenden Zentren im Gehirn geht, wie VEIL[1]) es meint, oder auf einem direkten Reiz der Niere durch den Druck beruht, bleibt dahingestellt.

Die *Polyurie der Zuckerkranken* hat sowohl eine physikalisch-chemische wie eine zentrogene nervöse Erklärung [VEIL[1])] gefunden. Physikalisch chemisch könnte diese Polyurie bei größeren auszuscheidenden Zuckermengen im Sinne der Kompensationspolyurie gedeutet werden, so daß die Niere das Überangebot nicht durch Konzentrationssteigerung, sondern durch Mehrausscheidung des Lösungsmittels ausscheidet. So kann die Polyurie in vielen Fällen gedeutet werden. In anderen Fällen fehlt aber auch bei sehr hoher Zuckerausscheidung jegliche Polyurie oder es bleibt die Polyurie noch bestehen, wenn der Harn schon zuckerfrei ist. Dies könnte, wie oben erwähnt, mit dem „irregeleiteten Durstgefühl" erklärt werden. Es könnte hierbei aber auch, worauf W. H. VEIL[1]) hinweist, eine Störung nervöser Gehirnzentren vorliegen, denn JUNGMANN und E. MEYER[2]) haben gefunden, daß mit dem sog. Claude Bernardschen Zuckerstich gewöhnlich auch ein Chlor- und Wasserstich verbunden ist, daß diese beiden Wirkungen aber auch getrennt voneinander auftreten können, da sie durch verschiedene Splanchnicusfasern laufen. So würden die klinischen Fälle, bei denen Glykosurie ohne Polyurie und umgekehrt Polyurie ohne Glykosurie da ist, eine Erklärung finden.

In den Bereich der cerebral ausgelösten nervösen Polyurien gehören auch eine Reihe von Zuständen, auf die W. H. VEIL ausführlicher hinweist, so die Polyurie bei der Migräne und Epilepsie, oder ein Fall, bei dem paroxysmale Tachykardie und Polyurie nebeneinander herliefen und beide durch Chinidinbehandlung beseitigt wurden, ferner Polyurie bei Apoplexie mit Veränderung am 4. Ventrikel oder die bei den cerebralen Krisen der Hypertonie auftretende Polyurie.

II. Positive Wasserbilanzen.

Während normalerweise das „physiologische Optimum" des Wasserbestandes auch bei reichlicher Wasser- und Salzzufuhr zähe festgehalten wird, kann es unter besonderen Verhältnissen zu einer Wasserretention im Organismus kommen, die sehr hohe Grade, bis über 50% des Körpergewichtes, annehmen kann. Das Wasser wird dabei vorwiegend in der Muskulatur und im Bindegewebe der Haut, in dem subserösen Gewebe und den serösen Höhlen angesammelt. Im Gegensatz zu der Wasserentziehung, die namentlich an den Muskeln rasch zu pathologischen Erscheinungen führt, ist die Gefahr einer stärkeren Wasseranlagerung an sich meist weniger groß [OVERTON[3])]. Bei sehr reichlicher und rascher Zufuhr von reinem Wasser wurden die erwähnten Wasservergiftungserscheinungen beobachtet [MOLITOR und PICK[4])], von denen es noch nicht klar ist, ob sie durch den erhöhten Wassergehalt bestimmter empfindlicher Zellen oder nicht vielmehr durch eine Störung in der Isoionie und im Mineralbestand infolge der plötzlichen stärkeren Durchflutung zu erklären sind. Die langsam entstandene Wasser-

---

[1]) VEIL: Zitiert auf S. 228.

[2]) JUNGMANN und E. MEYER: Experimentelle Untersuchungen über Abhängigkeit der Nierenfunktion vom Nervensystem. Arch. f. exp. Pathol. u. Pharmakol. Bd. 73, S. 49. 1913.

[3]) OVERTON, zitiert bei RUBNER: Über die Wasserbindung in Kolloiden mit besonderer Berücksichtigung der quergestreiften Muskulatur. Sitzungsber. d. preuß. Akad. d. Wiss. 1922, S. 8.

[4]) MOLITOR, H. und E. P. PICK: Zur Kenntnis der Pituitrinwirkung auf die Diurese. Arch. f. exp. Pathol. u. Pharmakol. Bd. 101, S. 164. 1923.

retention, wie wir sie bei manchen Zuständen von hochgradigem Ödem vor uns haben, braucht aber keine besondere Störung machen, und man hat im Kriege öfter derartige Kranke beobachten können, die 10—20 l retiniert hatten und dabei ihren Dienst taten. Bei bestimmter Lokalisation der Wasseransammlung können dagegen sekundär schwere Störungen hervorgerufen werden durch den Einfluß, den das Wasser mechanisch ausübt. Es sei nur an das Hirnödem und seine Beziehungen zur Eklampsie, an das Lungenödem, das Ödem der Sehnervenpapille und das Glottisödem erinnert. Durch sein Gewicht allein bedingt das retinierte Wasser eine starke Belastung für den Körper.

Die vermehrte Wasseransammlung wird im allgemeinen als *Ödem*, speziell die der Haut als *Anarsaka* und die in den serösen Höhlen als *Hydrops* bezeichnet. Die verschiedenen Theorien, welche über die Ödemgenese in den letzten Jahrzehnten aufgestellt wurden, geben ein getreues Bild von der ganzen Entwicklung unserer physikalisch-chemischen und kolloid-chemischen Anschauungen und nicht zuletzt unserer anatomischen Vorstellungen vom Bindegewebe.

Das Bindegewebe setzt sich zusammen aus der Zelle, der Grundsubstanz und den Fasern. Ursprünglich entsteht das Bindegewebe aus dem Mesenchym, einem schwammartigen, syncytialen Gewebe, dessen Poren mit Gewebsflüssigkeit ausgefüllt sind. An der Grenzfläche verdichtet sich dann nach den Beobachtungen von W. Hueck[1]), die wir hier wiedergeben, das Protoplasma, ein Vorgang, der möglicherweise mit der Bildung der sog. „Oberflächenhäutchen" an der Grenze chemisch differenter Gebilde identisch ist. Durch weitere Ausbildung neuer Oberflächenverdichtungen können die älteren Schichten vom ursprünglichen Protoplasma abrücken und dadurch eine sozusagen „selbständige" intercelluläre Lagerung annehmen. Die Fibrillen und Fasern entstehen aus der verdichteten Grenzschicht, während ihre chemische Differenzierung wohl erst später erfolgt. Die Netzstruktur des fötalen Mesenchymnetzes bleibt bestehen in dem mesenchymalen Gewebe des erwachsenen Körpers, allerdings so, daß die im fötalen Mesenchymnetz durch eine Flüssigkeit ausgefüllten Maschenräume, die im histologischen Präparat mehr oder weniger leer erscheinen, im erwachsenen Organismus mit irgendwie differenzierter Substanz angefüllt sind, so beim adenoiden Bindegewebe mit Lymphzellen, beim Milzbalken mit kollagenen Fibrillen.

Die selbständig gewordene Grenzschicht (Ektoplasma) ist ihrem Wesen nach umgewandeltes Protoplasma (Metaplasma nach Heidenhain), das je nach der mechanischen Beanspruchung morphologische Differenzierungen durchmachen kann, so daß schließlich aus anfänglich lamellen- und häutchenartigen Massen isolierte Fibrillen entstehen, je nach deren Anordnung man von „formlosem" oder „geformtem" Bindegewebe spricht.

Während Virchow und besonders Weigert den Grundsubstanzen autonomes Leben überhaupt absprachen und auch viele Autoren heute noch den „paraplastischen" Substanzen Leben im eigentlichen Sinne nicht zuerkennen wollen und an pathologischen Veränderungen lediglich solche rein regressiver Natur an diesem Gewebe beschreiben, ist Hueck geneigt, diese Bildungen samt und sonders für lebendig zu halten. Dabei muß man sich, wie Hueck sagt, freilich von den alten Vorstellungen frei machen, daß nur die Zelle lebendig ist und daß der Organismus ein „Zellenstaat" sei, dessen Erkrankungen also erschöpft seien in der Kenntnis der Erkrankungen seiner einzelnen Zellen. Das Leben macht nicht halt bei der Zelle.

In dem anfänglich mesenchymalen Netz lassen sich nach Hueck einmal Saftspalten unterscheiden zwischen den protoplasmatischen Anteilen und andererseits im Protoplasma selbst gelegene Vakuolen, die mit jenen kommunizieren. Die Maschenräume können aber je nach dem Bau und dem jeweiligen Spannungszustand bald sehr weit, bald aber auch sehr eng sein, bis zum völligen Verschwinden. Hueck meint, daß auch beim ausgereiften Organismus das Vorhandensein von Gewebespalten und die Weite dieser Spalten einem gewissen Wechsel unterworfen sein können. Schaffer[2]) gibt für das lockere Bindegewebe ein feines Lückenwerk an, das Spuren von Flüssigkeit enthält. In Geweben, wo die Maschenräume des Netzes völlig mit fibrillären Differenzierungsprodukten oder kompakten epithelialen Zellbalken ausgefüllt sind, wird das mesenchymale Netz das in seinen Poren befindliche Gewebe fest umschließen, ohne daß Spalten übrigbleiben. Vorgebildete Saftbahnen im Gewebe gibt es im allgemeinen nicht, jedenfalls nicht in dem alten Sinne, daß in einem scharf vorgezeichneten Bett der Plasmastrom sich bewegt. Der Saftstrom wird vielmehr das Gewebe, d. h. die Zellen, die Grundsubstanz und die Fibrillen in ganz gleichmäßiger Weise durchdringen.

---

[1]) Hueck, W.: Über das Mesenchym. Beitr. z. pathol. Anat. u. z. allg. Pathol. Bd. 66, S. 330. 1920.
[2]) Schaffer, J.: Lehrbuch der Histologie. 2. Aufl. 1922.

Im engen Zusammenhang steht die protoplasmatische Substanz des Bindegewebes mit den histogenetisch gleichartigen Endothelien der Blut- und Lymphcapillaren, in welchen das Mesenchym membranartigen Charakter angenommen hat und welche das Blut resp. die Lymphe von dem übrigen Gewebe trennen. Sie müssen an erster Stelle den Austausch zwischen Blut und Gewebe einerseits und zwischen Gewebe und Lymphe andererseits besorgen.

Um zum Verständnis des Ödems zu gelangen, müssen wir zunächst den normalen Flüssigkeitsstrom durch das Gewebe betrachten.

1. Die normalen Verhältnisse des Flüssigkeitsstromes durch das Gewebe.

Zusammenfassende Darstellungen.

ASHER: Die Bildung der Lymphe. Biochem. Zentralbl. Bd. 4, S. 1. 1915. — ELLINGER, A.: Die Bildung der Lymphe. Asher-Spiros Ergebn. d. Physiol. I. Bd. 1, S. 355. 1902. — HAMBURGER, H. J.: Osmotischer Druck und Ionenlehre. Bd. II, S. 30. Wiesbaden 1904. — HOEBER, R.: Physikalische Chemie der Zelle und der Gewebe. 2. Hälfte. S. 751. Leipzig 1924. — KLEMENSIEWIECZ: Die Pathologie der Lymphströmung. Handb. d. allg. Pathol. von KREHL und MARCHAND, Bd. II, Teil 1, S. 345. 1912. — STARLING, E. H.: The production and absorption of Lymph. Schaefers Textbook of Physiology Bd. I, S. 285. London und Edinburgh 1898. — VOLHARD, F.: Die doppelseitige hämatogene Nierenerkrankung (Brightsche Krankheit) in MOHR und STAEHELIN: Handb. d. inn. Med. Bd. III, S. 2. Berlin 1917.

Die Flüssigkeit, welche beladen mit gelösten Substanzen durch die Capillarwand hindurchtritt, wandert nach der früher vorherrschenden Ansicht [C. LUDWIG[1]), STARLING[2]), KLEMENSIEWICZ[3])] durch die capillären Räume zwischen den soliden Bestandteilen des Gewebes hindurch und wird dann entweder von den venösen Capillaren oder von den Lymphcapillaren aufgenommen. Man hat dabei aus begrifflichen Gründen drei besondere Formen von Flüssigkeit unterschieden (KLEMENSIEWICZ). Die ursprünglich aus dem Blut abgegebene Flüssigkeit wurde als Ernährungsflüssigkeit, Ernährungsplasma oder Ernährungstranssudat bezeichnet. Von dieser unterschied man die eigentliche Gewebeflüssigkeit, welche durch den Stoffaustausch der Ernährungsflüssigkeit mit den Zellen entstand. Der Name Lymphe wurde für die in den Lymphgefäßen befindliche Flüssigkeit vorbehalten. Nach dieser Vorstellung handelt es sich bei der Abgabe der Ernährungsflüssigkeit um das Durchtreten einer Lösung durch die Capillarwand in den zwischen den soliden Gewebsbestandteilen gelegenen, mit Gewebeflüssigkeit erfüllten Raum.

Als treibende Kraft für diesen Lösungsstrom wurde von KÖRNER[4]), LANDERER[5]), STARLING u. a. der Filtrationsdruck angenommen, der durch die Differenz des Druckes in den Capillaren und im Gewebe zustande kommt. Je nach dieser Differenz sollte der Lösungsstrom in das Gewebe oder aus dem Gewebe zurück in das Blut treten. Diese reine Filtrationstheorie ist heute wohl ganz verlassen. Die Literatur hat vorzugsweise historisches Interesse und ist überall gut erreichbar, so daß eine neue Aufzählung unterbleiben kann. Der wichtigste Einwand war der, daß die trennende Membran auf beiden Seiten von einer Flüssigkeit umspült sei. COHNHEIM wies deshalb darauf hin, daß auch Diffusionsvorgänge berücksichtigt werden müssen und nannte den Vorgang an der Grenze zwischen Blut- und Lymphräumen Transsudation, worunter er Filtration + Diffusion verstand. Auch KLEMENSIEWICZ hat einen Teil der Umstände, die für

---

[1]) LUDWIG, C.: Lehrb. d. Physiol. d. Menschen. 1861.

[2]) STARLING: The productionand adsorption of Lymph. Schaefers Textbook of Physiol. Bd. 1. 1898.

[3]) KLEMENSIEWICZ: Die Pathologie der Lymphströmung in KREHL-MARCHAND: Handb. d. allg. Pathol. Bd. 2, S. 341. 1912.

[4]) KÖRNER: Die Transfusion im Gebiete der Capillaren. Herausgeg. von KLEMENSIEWICZ. Leipzig 1913.

[5]) LANDERER: Gewebespannung. Leipzig 1884.

den Flüssigkeitsverkehr durch die Capillarwand in Betracht zu ziehen sind, als Filtrations- und Diffusionspermeabilität der Capillarwand gekennzeichnet. Dabei sollte die Capillarwand ihre physikalischen Eigenschaften ändern können, mit welcher Annahme man die gefundenen Abweichungen zu erklären suchte. Im Gegensatz zu diesen mechanischen und physikalisch-chemischen Erklärungen der Lymphbildung stand die Sekretionstheorie Heidenhains, die den Capillarendothelien eine spezifische Zellfunktion zuschrieb. Heidenhain[1]) betrachtete die Lymphe als ein Sekretionsprodukt der Capillarendothelien, welche in elektiver Weise Stoffe aufnehmen, konzentrieren und abgeben können.

Es ist aber sehr fraglich, ob es normalerweise überhaupt eine Gewebsflüssigkeit gibt [Hueck[2]), Hülse[3])]. Wiechowski[4]) hat dies erst kürzlich in seinem Referat auf dem Kongreß für innere Medizin 1924 klar ausgesprochen und Schade und Menschel[5]) betonen, daß es bei normalem Hautbindegewebe schwer hält, überhaupt nur einen Tropfen Flüssigkeit abzupressen. Nach den erwähnten anatomischen Untersuchungen ist es wahrscheinlich, daß der Flüssigkeitsstrom direkt vom Blut durch die solide kolloide Substanz des Gewebes selbst hindurchgeht, und daß dieses seine Ernährungsflüssigkeit nicht erst aus dem in die fraglichen Gewebelücken ausgetretenen Ernährungstranssudat bekommt (Hülse). Ähnlich würde es sich dann auch bei der Lymphbildung um den Austritt von Flüssigkeit aus der kolloidalen Gewebssubstanz und nicht nur um den Durchtritt von intercellulärer Flüssigkeit durch die Wand der Lymphcapillaren handeln.

Nach diesen anatomischen Untersuchungen über das Bindegewebe und seine Beziehungen zu den Blut- und Lymphgefäßen handelt es sich bei der Lymphbildung nicht um den einfachen Austausch von zwei durch eine Membran getrennten Flüssigkeiten, sondern der Lösungsstrom geht aus den Blutcapillaren durch die aus Kolloiden bestehende Gewebssubstanz, mit der er in regen biologischen Austausch tritt und von dort geht er wieder ins Blut oder in die Lymphe zurück. Die Capillarwandungen bilden in diesem System nur die gleichmäßige oberste Schicht der festen kolloidalen Gewebe an der Stelle, wo die flüssige Blut- und die feste Gewebskomponente unmittelbar miteinander in Berührung treten. Durch die reichliche Verzweigung der Capillaren im Gewebe ist die Berührung der beiden Komponenten eine sehr ausgedehnte und innige.

Die Lymphbildung ist danach die Funktion der Gewebssubstanz selbst, sowohl der cellulären wie der extracellulären und ihre Größe hängt von der gesamten Gewebstätigkeit ab. Diese auf die cellular-physiologische Theorie Ashers zurückgehende Anschauung von der Lymphbildung hat heute die meisten Anhänger. An der Speicheldrüse konnte Asher[6]) den Nachweis erbringen, daß die vermehrte Lymphbildung stets parallel der Sekretabsonderung und nicht parallel der Durchblutung ging. Ebenso konnte die Vermehrung der Ductus thoracicus-Lymphe vor allem auf die gesteigerte Lebertätigkeit bezogen werden.

Der Wassergehalt der Gewebe ist damit vorzugsweise durch den Zustand der Gewebskolloide und die Einflüsse, welche deren Quellungsfähigkeit regeln,

---

[1]) Heidenhain: Lehre von der Lymphbildung. Pflügers Arch. f. d. ges. Physiol. Bd. 49, S. 209. 1891.

[2]) Hueck: Zitiert auf S. 252.

[3]) Hülse, W.: Die Ödempathologie vom anatomischen Gesichtspunkt. Klin. Wochenschrift 1923, Nr. 63.

[4]) Wiechowski: Ref. Verhandl. d. dtsch. Ges. f. inn. Med. 1924.

[5]) Schade und Menschel: Zitiert auf S. 248.

[6]) Asher: Untersuchungen über die Eigenschaft und die Entstehung der Lymphe. Zeitschr. f. Biol. Bd. 36, S. 154. 1897; Bd. 37, S. 261. 1898; Bd. 40, S. 180. 1900; Bd. 40, S. 333. 1900. — Asher: Der physiologische Stoffaustausch zwischen Blut und Gewebe. Jena 1909.

bedingt. Vor allem sind die Verhältnisse am Bindegewebe eingehender untersucht worden.

SCHADE[1]) hat die verschiedenen Einflüsse, welche auf diesen Quellungszustand einwirken, zusammengestellt und verglichen und hat eine Physiologie des Bindegewebes ausgearbeitet. Es konkurrieren demnach beim Flüssigkeitsaustausch zwischen Blut und Geweben an der Capillarwand zwei kolloidale Systeme, Blut und Bindegewebe, mit ihren Quellungsdrucken. Das Bindegewebe besteht vorwiegend aus extracellulären Kolloidmassen. Bindegewebsgrundsubstanz und kollagene Faser sind in ihrem Quellungsvermögen verschieden und stellen Quellungsantagonisten dar, wodurch der Wasserbedarf des jeweils quellenden Anteils in gewissem Grade von dem freiwerdenden Quellungswasser des anderen Anteils gedeckt werden kann. Jodoch ist dieser Antagonismus erst deutlich zu demonstrieren, wenn die Untersuchung des Quellungsverhaltens über erheblich weitere Bezirke ausgedehnt wird, als sie bei den Körperverhältnissen in Frage kommen.

In ihren Quellungsversuchen konnten SCHADE und MENSCHEL[2]) zeigen, daß die Nabelschnurquellung in vitro auch im Eigenserum und auch in stark hypertonischer (5%) NaCl-Lösung eintritt, so daß Osmose bei der Bindegewebsquellung keine Rolle spielt. Dagegen erwies sich die Quellung in hohem Maße abhängig von dem Quellungsdruck der Außenflüssigkeit. Durch Anreichern dieser mit Eiweiß konnte sogar Entquellung des Bindegewebes erreicht werden. In den Versuchen mit Hautbindegewebe trat Gleichgewicht bei ca. 11% Eiweiß, mit Nabelschnur bei 14% Eiweiß der Außenflüssigkeit ein. Noch wirksamer beeinflußten Änderungen des mechanischen Druckes den Quellungszustand, wodurch die bereits von KÖRNER[3]) und LANDERER[4]) betonte Gewebespannung neue Bedeutung gewann. SCHADE und MENSCHEL konnten in sinnreich ausgedachten Versuchen zeigen, wie schon die im physiologischen Bereich liegenden Änderungen des mechanischen Druckes bei sonst gleichbleibendem Milieu von einer Quellung zu Entquellung führten. Durch die Gewebsspannung und die konkurrierende Quellung der Gewebe, insbesondere des Serums wird bewirkt, daß die Quellung des Bindegewebes im Körper eine ungesättigte ist, d. h. daß das Bindegewebe nicht bis zur Grenze der ihm überhaupt möglichen Wasseraufnahme gequollen ist.

SCHADE hat auch darauf hingewiesen, daß das Bindegewebe im Laufe der Entwicklung seinen kolloidalen Zustand in der Richtung einer zunehmenden Gelbildung ändert. Aus dem hochquellbaren, weichen, zarten Zustand des Fötallebens wird der harte faserige Zustand des Greisenalters. Auch Änderungen im chemischen Aufbau können die Wasserbindung beeinflussen [FREUDENBERG[5])]. Solche Änderungen können darin bestehen, daß weniger quellbare Substanzen in mehr quellbare umgewandelt werden und umgekehrt, oder daß Substanzen von verschiedener Quellungsfähigkeit eingelagert werden, wie Fett, welches kein Wasserbindungsvermögen besitzt oder umgekehrt eine Substanz von erhöhter Wasserbindung, wie es BIEDL[6]) für Myxödem annimmt.

Über die Wirkung der *Elektrolyte* auf die Wasserbindung der Organkolloide wurden bereits in dem Abschnitt über Diurese Ausführungen gemacht. Speziell auf die Bedeutung der Natrium- und Chlorionen und der Reaktion wird bei der Besprechung des Ödems noch einzugehen sein. SCHADE und MENSCHEL fanden in ihren Quellungsversuchen den Einfluß der H- und OH-Ionen und der Salze auf die Quellung des Bindegewebes geringer wie den des mechanischen Druckes. Den dem Bindegewebe eigenen Quellungszustand konnten sie an exstirpierten Gewebsstücken in seiner Sonderart erhalten, wenn die folgenden Bedingungen

---

[1]) SCHADE: Zitiert auf S. 224.   [2]) SCHADE und MENSCHEL: Zitiert auf S. 248.
[3]) KÖRNER: Zitiert auf S. 253.   [4]) LANDERER: Zitiert auf S. 253.
[5]) FREUDENBERG, E.: Wachstumspathologie im Kindesalter. Monatsschr. f. Kinderheilk. Bd. 24, S. 273. 1923.
[6]) BIEDL: Innere Sekretion. Berlin u. Wien 1910.

erfüllt waren: 1. Beibehaltung der Ionenbeschaffenheit des umspülenden Milieus. 2. Einhaltung eines den Serumeiweißen im Quellungsdruck äquivalenten Kolloidgehaltes des Milieus. 3. Einwirkung eines mechanischen Druckes, welcher der bei den natürlichen Verhältnissen vorhandenen Gewebsspannung äquivalent ist.

Weiterhin ist die physiologische Quellungseinstellung des Gewebes (Schade) von zahlreichen Faktoren abhängig, deren Wirkungsmechanismus im einzelnen nicht zu übersehen ist. Gerade diese Faktoren sind es aber, in deren Störung wir die Ursache für die abnorme Wasseransammlung im Gewebe beim Ödem suchen müssen. Es ist wahrscheinlich, daß auch sie über die Änderung eines der besprochenen Quellungsfaktoren wirken, insbesondere über eine Änderung in den Elektrolyten, die dann erst sekundär zu einer Änderung in der Wasserbewegung führt. So wird der wasserretinierende Einfluß kohlenhydratreicher Kost [Voit und Bischof[1])] neuerdings durch Freudenberg[2]) auf die besondere Eignung der Kohlenhydrate zu rascher und vollständiger Verbrennung zurückzuführen versucht, wodurch der Stoffwechsel unter den Bedingungen der Alkalosis abläuft, welche die Wasserretention im Gewebe begünstigt. Auch der gewaltige Einfluß, welchen die Hormone (Schilddrüse, Hypophyse u. a.) auf den Wasserhaushalt und die Wasserbindung in den Geweben haben, dürfte nicht auf einer unmittelbaren Gewebswirkung beruhen, sondern über Änderungen in den Elektrolyten wirksam sein, wenn auch besondere Belege dafür noch ausstehen. Unbekannt ist auch der nähere Mechanismus, wie das Nervensystem auf den Wasserhaushalt einwirkt. Man kennt die diuretische, entwässernde und demineralisierende Wirkung des Wasserstiches in den 3. oder 4. Ventrikel und andererseits sind Angaben vorhanden, welche ein zentral nervös bedingtes allgemeines Ödem annehmen [Czepai[3]), Jungmann[4])]. Daneben sind die sog. angio-neurotischen Ödeme, die bei neuropathischen Personen an den verschiedensten Körperstellen auftreten, eine gut bekannte Erscheinung. Zur Erklärung dieser Wirkungen könnten Veränderungen der Zirkulation via Gefäßnerven herangezogen werden. Die Nerven haben aber nach Klemensiewicz[5]) auch einen direkten Einfluß auf die Zelltätigkeit und den Zell- und Gewebsstoffwechsel. Dadurch könnten dann die Elektrolyte und die Reaktionen in den Geweben beeinflußt werden. Zondek[6]) hat weiterhin beobachtet, daß sympathische und parasympathische Erregungen unter Freiwerden von Ca- bzw. K-Ionen verlaufen. Auch dadurch ergeben sich Möglichkeiten für eine nervöse Beeinflussung des Wasserhaushaltes und Wassergehaltes der Gewebe.

2. Die Störungen des Flüssigkeitsstromes durch das Gewebe und das Ödem.

Zusammenfassende Darstellungen.

Verhandl. d. Ges. Dtsch. Naturf. u. Ärzte, 84. Vers. zu Münster i. W., 1. Teil 1913. Referate: Klemensiewicz, R.: Über das Ödem. — Lubarsch, O.: Über pathologische Morphologie und Physiologie des Ödems, S. 343ff.; Ziegler, K.: Das Ödem in seiner Bedeutung für die Klinik, S. 352ff. — Eppinger, H.: Zur Pathologie und Therapie des menschlichen Ödems. Berlin: Julius Springer 1917. — Loeb, Leo: Edema Medecine Monographs. Bd. III. Baltimore: Williams and Wilkins Company 1923. — Meyer, L. F.: Ernährungsstörungen

---

[1]) Voit und Bischof: Voit in Hermanns Handb. d. Physiol. Bd. 6, 1, S. 347.

[2]) Freudenberg: Zitiert auf S. 255.

[3]) Czepai: Über isolierte Störungen des Salzstoffwechsels bei einem Fall von polyglandulärer Sklerose. Klin. Wochenschr. 1923, Nr. 43, S. 1988.

[4]) Jungmann: Über eine Isolationsstörung des Salzstoffwechsels. Klin. Wochenschr. 1922, Nr. 31, S. 1546.

[5]) Klemensiewicz: Zitiert auf S. 253.

[6]) Zondek, S. G.: Untersuchungen über das Wesen d. Vagus- und Sympath.-Wirkung. Dtsch. med. W. Jg. 47, Nr. 50, S. 1520. 1921.

und Salzstoffwechsel beim Säugling. Ergebn. d. inn. Med. u. Kinderheilk. Bd. 1, S. 317. 1908. — STRAUSS, H.: Die Nephritiden. 2. Aufl. Berlin-Wien 1917. — VEIL, W. H.: Physiologie und Pathologie des Wasserhaushaltes. Ergebn. d. inn. Med. u. Kinderheilk. Bd. 23, S. 647. 1923. — VOLHARD, F.: Die doppelseitigen hämatogenen Nierenerkrankungen (Brightsche Krankheit), in MOHR und STAEHELIN: Handb. d. inn. Med. Bd. III, 2. Berlin 1917.

Unter krankhaften Umständen wird das normalerweise nur wenig dehnbare Verhältnis zwischen Kolloidgrundsubstanz und Wasser im Gewebe verschoben, und es kann zu enormer Wasseranreicherung, zum Ödem, kommen. Während es bei normalem Hautbindegewebe schwer hält, nur einen Tropfen Flüssigkeit abzupressen, kann man ödematöses Gewebe geradezu auswinden. Das Wasser ist hier frei und tropfbar in den Gewebslücken angesammelt.

Die Anschauungen über die Entstehung des Ödems haben der jeweiligen Lehre von dem normalen Lösungsstrom durch das Gewebe und der normalen Lymphbildung entsprochen. Die älteren Theorien sahen im Ödem nur die Folgen eines gestörten Austausches durch die Blut- resp. Lymphcapillaren, wobei als treibende Kraft bald mehr Filtration, bald mehr Diffusion und Osmose angesprochen wurden.

Nach der *Filtrationstheorie* wird normalerweise durch den erhöhten Druck, welchen das Blut in den arteriellen Capillaren gegenüber dem Gewebe hat, ein Transsudat abgegeben und dieses gelangt dann durch Rücktranssudation durch den Gewebedruck wieder in die venösen Capillaren, oder es wird in die Lymphbahn filtriert. Nimmt nun durch gesteigerten Druck in den zuführenden Capillaren die Menge des Transsudates zu und ist andererseits die Rücktranssudation erschwert durch den gesteigerten Druck auch in den abführenden Capillaren, so muß es zu einer Flüssigkeitsansammlung in den Gewebelücken, d. h. zum Ödem kommen. Gegen diese rein mechanische Theorie sprachen, abgesehen davon, daß das Ödem in der Mehrzahl der Fälle kein reines Blutfiltrat darstellt, die zahlreichen Beobachtungen, wo der Verschluß eines größeren Venenstammes oder die Stauung in einem Gefäßgebiet ohne Ödeme einherging. Oft kann schon bei geringer Thrombosierung ein Ödem da sein und in anderen Fällen bleibt dieses trotz viel ausgedehnterer Thrombose aus. LUBARSCH[1]) weist in diesem Zusammenhang besonders auch auf die Stauung im Lungenkreislauf bei Mitralfehlern hin, bei der es fast niemals zu Lungenödem kommt. Die Stauung allein kann also nicht die Ursache des Ödems sein. Aber auch nach den modernen Anschauungen, die im Ödem ein kolloidchemisches Problem sehen, ist der mechanische Druck von Bedeutung. SCHADE und MENSCHEL[2]) stellten die Gruppe der mechanisch bedingten Ödeme auf, für die das entscheidende die Erhöhung des Blutdruckes im venösen Capillaranteil ist, wodurch die Bluteiweißkörper entquellen und der Flüssigkeitsstrom zur Capillare gehindert wird.

Die *osmotische Theorie* der Ödembildung sucht dagegen die treibende Kraft in dem osmotischen Druck der Gewebe. Wenn dieser höher ist als der des Blutes, muß es zu Wasseranziehung kommen. So glaubt ZIEGLER[3]), daß die krankhafte Wasserverteilung im Gewebe von der fehlerhaften osmotischen Kräfteverteilung infolge besonderer Störung des Zellstoffwechsels beherrscht wird. SCHADE bezeichnet als den Typus der vorwiegend osmotisch bedingten Ödeme die Entzündungsödeme, bei denen die osmotische Hypertonie derartig in der

---

[1]) LUBARSCH: Über pathologische Morphologie und Physiologie des Ödems. 84. Verhandl. d. Ges. dtsch. Naturforsch. u. Ärzte 1912, S. 343.

[2]) SCHADE und MENSCHEL: Zitiert auf S. 248.

[3]) ZIEGLER: Das Ödem und seine Bedeutung für die Klinik. 84. Verhandl. d. Ges. dtsch. Naturforsch. u. Ärzte 1912, S. 352.

Bilanz überwiegt, daß sie so gut wie allein die Flüssigkeitsbewegung beherrscht und die Flüssigkeit zum Entzündungsherd heranzieht.

Für die Ödemlehre von großer Bedeutung wurden die Versuche von Cohnheim und Lichtheim[1]), beim Hund durch große intravenöse Salzwassereinläufe ein künstliches Ödem zu erzeugen. In diesen Versuchen wurden Kaninchen und Hunden sehr große Mengen, bis zu 92% des Körpergewichts, physiologischer Kochsalzlösung intravenös infundiert. Dabei trat eine hochgradige Hydrämie ein, der Lymphfluß aus dem Ductus thoracicus nahm zu und alle Drüsen fingen an, stark abzusondern. Es kam zu Ascites und zu Ödem der Baucheingeweide, die Pleurahöhle blieb aber trocken und im gesamten Bindegewebe der Muskulatur und Haut trat kein Ödem ein. Auch der Lymphfluß aus den Extremitäten war nicht vermehrt. Wurde dagegen in diesen Versuchen die Haut lokal durch Jodanstrich oder Sonnenbrand geschädigt, so trat hier Ödem auf. Diese Versuche wurden von Magnus[2]) bei Schädigung mit den sog. Capillargiften bestätigt. Sie lehrten, daß *Hydrämie noch kein Ödem macht und daß zu dessen Entstehung noch eine Gewebsschädigung hinzukommen muß.* Cohnheim *suchte diese speziell in einer vermehrten Durchlässigkeit der Gefäße,* eine Vorstellung, die sich bis heute vielfach in den Lehrbüchern erhalten hat, wenn auch die Ansichten über die näheren Vorgänge dabei sehr gewechselt haben.

Wenn man die anatomischen Verhältnisse der Capillaren betrachtet, so ist es schwer, ihre vermehrte Durchlässigkeit mit dem Ödem in Beziehung zu bringen, denn es gibt doch Organe, in denen die Gefäßwand, wie dies in der Milz der Fall ist [Mollier[3])], gar nicht geschlossen ist, so daß sogar die roten Blutkörperchen durch die Maschen durchtreten können, ohne daß aber diese Organe besonders leicht ödematös würden. Auch bei den hämorrhagischen Diathesen, bei denen wir eine besondere Brüchigkeit der Capillaren annehmen, ist das Ödem nichts Gewöhnliches. Man hat einen Gradmesser für die Durchlässigkeit der Gefäßwände in der Schnelligkeit gesucht, mit der eine injizierte Salzlösung die Blutbahn wieder verließ [Schmid und Schlayer[4]), J. Bauer und Aschner[5])]. Es hat sich aber keine regelmäßige Beziehung zwischen den so gewonnenen Werten und der Ödembildung ergeben. J. Bauer und Aschner fanden erhöhte Gefäßdurchlässigkeit auch ohne Ödeme. Wer viele solche Versuche über die Veränderungen der Blutkonzentration nach intravenösen Salzwassereinläufen gemacht hat, weiß, daß schon normalerweise bereits am Ende der Infusion wieder nahezu die Ausgangswerte der Blutzusammensetzung erreicht sein können, die ganze injizierte Lösung also die Gefäßbahn wieder verlassen hat. Es ist schwer, hier noch von einer Steigerung zu reden. Wir fanden im Gegenteil in unseren Versuchen an uranvergifteten ödembereiten Kaninchen, daß nach Salzwasserinfusion eine viel stärkere Hydrämie eintrat wie bei Normaltieren. Ähnliche Befunde machten Boycott und Chisholm[6]) in dem hydropischen Stadium der Uranvergiftung. Im Sinne der Gefäßdurchlässigkeitstheorie müßte man daraus sogar auf ein Minus schließen.

Man hat weiterhin partielle Durchlässigkeitsstörungen für bestimmte Substanzen angenommen. Schon normalerweise wird den Capillaren in den einzelnen Organen eine verschiedene Durchlässigkeit zugeschrieben, so wie auch der Bau der Capillarwand verschieden ist [v. Ebner[7])]. Nach Starling[8]) sollen die Capillaren der Extremitäten die geringste, die der Leber die größte Durchlässig-

---

[1]) Cohnheim und Lichtheim: Zitiert auf S. 236.

[2]) Magnus, R.: Über die Entstehung der Hautödeme bei experimentell hydr. Plethora. Arch. f. exp. Pathol. u. Pharmakol. Bd. 42. 1899.

[3]) Mollier, S.: Über den Bau der Capillarmilzvenen. Arch. f. mikroskop. Anat. Bd. 76, S. 608. 1910.

[4]) Schmid und Schlayer: Über nephritisches Ödem. Dtsch. Arch. f. klin. Med. Bd. 104, S. 44.

[5]) Bauer, J. und Aschner: Die Pathologie des Diabetes insipidus. Wien. Arch. f. inn. Med. Bd. 1, S. 297. 1920.

[6]) Boycott und Chisholm, zit. nach Loeb, L.: Edema. Med. Monogr. Baltimore 1923.

[7]) v. Ebner: Koellikers Handb. d. Gewebelehre d. Mensch. Bd. III, S. 342. 1902.

[8]) Starling, zit. nach Magnus: Bildung der Lymphe, in Oppenh. Handb. d. Biochem. Bd. II, S. 99.

keit haben, entsprechend der Lymphmenge, welche diese Organe produzierten. MAGNUS wendet sich aber gegen diesen Schluß, denn in den Versuchen von ENGELS[1]) nahmen nach intravenöser Injektion von isotonischer Kochsalzlösung die Muskeln am meisten Wasser auf, so daß danach die Capillaren hier gerade besonders durchlässig sein müßten. Wasseraufnahmefähigkeit und Lymphbildung sind also nicht identisch.

Mehrfach wurde speziell die *Durchlässigkeit der Capillaren für Eiweiß* in die Ödemlehre eingestellt.

Ausgehend von der Meinung, daß die Lymphe ein Blutfiltrat sei, nahm STARLING[2]) entsprechend dem verschiedenen Eiweißgehalt der von den verschiedenen Organen gelieferten Lymphe an, daß unter physiologischen Bedingungen die Durchlässigkeit der Capillaren für Eiweiß eine sehr verschiedene sein müsse, und zwar am größten in der Leber und anderen Abdominalorganen, am geringsten in den peripheren Teilen des Körpers. HEIDENHAIN[3]) betrachtete das Lympheiweiß als durch Sekretion der Capillarendothelien entstanden. Daß Eiweiß rasch die Gefäßbahn verlassen und auch in diese eintreten kann, haben die Versuche von MAGNUS, MORAWITZ[4]), NONNENBRUCH[5]), GOTTSCHALK und NONNENBRUCH[6]), OEHME[7]) u. a. gezeigt, in denen das Verhältnis des Serumeiweißes zur Gesamtblutmenge nach Salzwassereinläufen, Diureticis und starken Blutentziehungen geprüft wurde. H. FREUND[8]) kam kürzlich in Durchströmungsversuchen am Froschhinterteil zu dem Resultat, daß die normal überlebenden Capillaren der hinteren Extremitäten des Frosches entweder ganz oder doch nahezu undurchlässig für Eiweiß seien, während sich die geschädigten Capillaren eiweißdurchlässig erwiesen.

Besonders aktuell wurde die Frage der Eiweißdurchlässigkeit durch die Ödemtheorie EPPINGERS[9]), der den Vorgang der Ödembildung mit dem der Entzündung verglich. In beiden Fällen kommt es zu einem Eiweißaustritt aus der Gefäßbahn in die normalerweise sehr eiweißarme Gewebeflüssigkeit. Das atypisch eingedrungene Eiweiß soll nach EPPINGER[9]), kraft seiner Fähigkeit zu quellen, die Ursache der Wasserretention sein. Außerdem vermag es Salz zu speichern.

Alle diese Ödemtheorien, die sich auf einer vermehrten Durchlässigkeit der Gefäßwände aufbauen, gehen von der Vorstellung aus, daß der Flüssigkeitstransport durch das Gewebe im wesentlichen intercellulär erfolgt und quantitativ bestimmt wird durch die Menge Transsudates, welche durch die Gefäßwand in die intercellulären Maschenräume durchtritt. Wie stellt sich aber die Ödemgenese dar, wenn wir die neueren erwähnten Vorstellungen über die Anatomie und Physiologie des Bindegewebes in Betracht ziehen? Danach gibt es gewöhnlich kein intercelluläres Gewebswasser und keine Maschenräume, sondern das Gewebe ist ein kompaktes Kolloid von sehr wechselnder Zusammensetzung, das für den den Austausch mit den anderen Geweben besorgenden Lösungsstrom, Blut und Lymphe, feine Röhren mit glatter Wand gelassen hat. Das Blut ist das Produkt des Gewebes und wird in seiner Zusammensetzung durch die Funktion der Gewebe feinstens reguliert. Dieses ganze Gewebskolloid ist auf einen bestimmten Quellungszustand eingestellt, der nach SCHADE und MENSCHEL kein gesättigter ist, insbesondere wegen des der Sättigung entgegenwirkenden mechanischen Druckes. Das im Gewebe befindliche Wasser ist fast alles Quellungswasser. Die physiologische Quellungseinstellung wird reguliert durch die chemische Konstitution der Grundsubstanz, den mechanischen Druck, die Ionen-

---

[1]) ENGELS: Zitiert auf S. 225.   [2]) STARLING, E. H.: Lancet Bd. 1, S. 1267. 1896.

[3]) HEIDENHAIN, R.: Versuche und Fragen zur Lehre von der Lymphbildung. Pflügers Arch. f. d. ges. Physiol. Bd. 49, S. 209. 1891.

[4]) MORAWITZ, P.: Beobachtungen über die Wiederersetzung der Bluteiweißkörper. Beitr. z. chem. Physiol. u. Pathol. Bd. 7, S. 15. 1906.

[5]) NONNENBRUCH: Zitiert auf S. 234.

[6]) GOTTSCHALK u. NONNENBRUCH: Zitiert auf S. 248.   [7]) OEHME: Zitiert auf S. 238.

[8]) FREUND, H.: Die treibenden Kräfte für den Flüssigkeitsstrom im Organ. III. Zur Frage der Durchlässigkeit der Capillaren für Eiweiß. Arch. f. exp. Pathol. u. Pharmakol. Bd. 95, S. 206. 1922.

[9]) EPPINGER, H.: Zur Pathologie und Therapie des menschlichen Ödems. Berlin 1917.

verteilung und den Quellungsdruck der Nachbarkolloide. Beim ausgebildeten
Ödem ist dieser Zustand des Gewebes ein anderer. Es sind hier mehr oder weniger
zahlreiche und große mit tropfbarer Flüssigkeit ausgebildete intercelluläre Räume
vorhanden, wie sie vereinzelt schon im normalen Gewebe beobachtet werden
können. Diesem ausgebildeten Ödem geht aber nach den histologischen Untersuchungen von Huelse[1]) ein Zustand voraus, bei dem die flüssigkeitserfüllten
Spalträume noch fehlen und nur die Gewebselemente gequollen sind (Präödem).
In diesem Stadium ist bereits eine deutliche Zunahme des Volumens da, ohne
daß aber eigentliche durch Dellenbildung bei Druck kenntliche Ödeme bestehen.
Diese treten erst auf, wenn sich mikroskopisch Spaltbildungen in größerem Umfange erkennen lassen. Man sieht dann nach Huelse zunächst in der Grundsubstanz kleine runde Hohlräume entstehen, die bei weiterer Vergrößerung mit
anderen Vakuolen zusammenfließen und so allmählich ein unregelmäßiges, weites
Spaltraumsystem in der Grundsubstanz bilden. Dabei nehmen auch die Capillaren
an der allgemeinen Quellung im Präödemstadium teil, so daß man schließlich
vielfach eigentümliche helle, geblähte Schlingen sieht, die Huelse mit dem
Befund bei der diffusen akuten Glomerulonephritis vergleicht. Durch die Endothel-
quellung kommt es zu einer mangelhaften Durchblutung und einer dadurch bedingten Resorptionshemmung. Daß ödematöse und präödematöse Gewebe infolge dieser Quellung schlecht durchblutet sind, konnte Huelse auch durch
Injektionsversuche nachweisen. In gleicher Weise fand Huelse auch die Lymphcapillaren von der Quellung betroffen.

Nach diesen Untersuchungen liegt also beim Ödem sowohl eine Wasseranreicherung in den Gewebselementen selbst wie auch intercellulär in neugebildeten Spalträumen vor. Dieses intercelluläre Ödemwasser ist aber nicht
direkt aus dem Blut durch die Capillaren dorthin gekommen, sondern es ist
tropfbar gewordenes Wasser, welches die Gewebselemente abgegeben haben
und dessen Abtransport und Ausscheidung gestört ist. Es entstammt im Sinne
der Adherschen Theorie von der Lymphbildung dem Stoffwechsel des lebenden
Gewebes.

Die Quellungstheorie des Ödems wurde zuerst von M. H. Fischer[2]) gelehrt.
Auf Grund seiner Quellungsversuche am Froschschenkel kam er zu der Ansicht,
daß das Ödem die Folge einer Quellung der Organkolloide sei, die er auf eine
abnorme Säuerung infolge der Steigerung der oxydativen Prozesse in den Zellen
zurückführte. Eine dieser M. H. Fischerschen Lehre ähnliche Lehre der Ödementstehung hatte schon im Jahre 1898 J. Loeb[3]) aufgestellt, der Quellungsversuche
an Muskeln machte.

Die Fischersche Ödemlehre hat eine lebhafte Diskussion hervorgerufen.
Sie hat sich im einzelnen nicht aufrecht erhalten lassen, es wird aber immer das
Verdienst M. H. Fischers bleiben, daß er zuerst die hohe Bedeutung der Kolloid-
eigenschaft der Gewebselemente für den Flüssigkeitsverkehr und das Ödem in
prägnanter Weise hervorgehoben hat. Vielfach wurde gegen die Fischersche
Lehre eingewendet, er habe Quellung und Schwellung identifiziert, denn seine
Theorie spräche nur von einer Quellung der Gewebselemente, während doch beim
Ödem die Wasseransammlung intercellulär sei. Nach Huelse ist aber beides
vorhanden und das intercelluläre Ödem ist erst die Folge des Ödems der Gewebssubstanz.

---

[1]) Huelse, W.: Die Ödempathologie vom anatomischen Gesichtspunkt. Klin. Wochenschrift 1923, Nr. 63.

[2]) Fischer, M. H.: Das Ödem. Dresden: Th. Steinkopf 1910.

[3]) Loeb, J.: Physiologische Untersuchungen über Ionenwirkungen. Pflügers Arch. f.
d. ges. Physiol. Bd. 71, S. 467. 1898.

Es soll aber nicht unerwähnt bleiben, daß A. DIETRICH[1]) jüngst vom Standpunkt des Anatomen zu der Ödemfrage Stellung genommen hat. Er konnte die Angabe SCHADES vom Quellungsantagonismus von Grundsubstanz und Kollagen auf Grund histologischer Untersuchungen nicht bestätigen. Was man bei solchen Quellungsversuchen bekommt, ist nach DIETRICH etwas ganz anderes als das Ödem, bei dem es sich um eine intercelluläre Wasseransammlung handelt, während sich DIETRICH von dem wesentlichen Anteil einer Quellung der Fasern oder von dem Hervortreten von gequollener Grundsubstanz nicht überzeugen konnte. HUELSES Lehre vom Präödem mit Quellung der Grundsubstanz, der erst später die Vakuolenbildung folgt, ist nach DIETRICH bisher nicht durch Vorlage der entsprechenden histologischen Befunde erwiesen worden und widerspricht dem sonst Bekannten. Auch eine histologische Bestätigung der kolloidal bedingten Ödeme SCHADES steht noch aus. DIETRICH sagt, daß die Capillarschädigungstheorie noch am besten mit den tatsächlichen Erscheinungen übereinstimmt, und daß eine Molekularpathologie nicht im Widerspruch mit den tatsächlichen Beobachtungen der Cellularpathologie stehen darf.

Die Hauptkritik erfuhr die Lehre FISCHERS von der abnormen Säuerung beim Ödem und diese Lehre muß wohl als abgetan gelten. Es fand sich sogar im Gegenteil, daß Säure einen entquellenden und Alkali einen quellenden Einfluß hatte.

BELÁK[2]) brachte Froschmuskeln (Gastrocnemius) in Salzsäure ($^n/_{100}$—$^n/_{800}$) und fand dabei eine geringe Hemmung der Quellung. FREUDENBERG und GYÖRGY[3]), BORAK[4]) und neuerdings OEHME[5]) haben Versuche mit saurer und basischer Ernährung gemacht. Alkalosis wirkte dabei im Sinne einer Erhöhung, Acidosis im Sinne einer Verminderung der Fähigkeit zur Wasserbindung. Auch die Bestimmungen der Alkalireserve im Ödem ergaben keine Anhaltspunkte für eine Anhäufung saurer Substanzen [MEIER-GOLLWITZER[6])].

Wir müssen es uns heute noch versagen, die Vorgänge, die im Gewebe zu der abnormen Quellung und Flüssigkeitsansammlung führen, im einzelnen zu erklären. Es handelt sich dabei um die Störung von Vorgängen im intracellulären und Gewebsstoffwechsel, über deren normalen Ablauf wir noch zu wenig wissen. Die Kolloidchemie hat uns manche Einflüsse kennen gelehrt, welche in vitro den Quellungszustand von Gallerten und Solen beeinflussen und die auch an herausgeschnittenen Gewebestücken wirksam sind. Es ist wohl anzunehmen, daß diese Einflüsse auch im Körper von großer Bedeutung sind für den Wasserhaushalt in den Geweben, im einzelnen können wir ihr Zusammenwirken aber noch nicht übersehen und nur in sehr unsicherer Weise korrigieren.

SCHADE und MENSCHEL[7]) unterschieden auf Grund ihrer Quellungsstudien am Bindegewebe folgende Ödemarten:

a) *Kolloidbedingte Ödeme = Quellungsödeme.* Hierher gehören vor allem die Alkaliödeme, wie sie übereinstimmend im Quellungsexperiment des exstirpierten Gewebes und im lebenden Körper unter der Wirkung der Carbonate oder sonstiger Alkalien (Diamine) resultieren.

---

[1]) DIETRICH, A.: Gewebsquellung und Ödem in morphologischer Betrachtung. Virchows Arch. f. pathol. Anat. u. Physiol. Bd. 251, S. 533. 1924.

[2]) BELAK, A.: Über Säurequellung des Froschmuskels. Biochem. Zeitschr. Bd. 143, S. 512. 1923.

[3]) FREUDENBERG und GYÖRGY, zit. bei FREUDENBERG: Zitiert auf S. 225.

[4]) BORAK: Über den Einfluß des Säure- und Basengehaltes der Nahrung auf die Zusammensetzung des Harns wachsender Hunde. Biochem. Zeitschr. Bd. 135, S. 480.

[5]) OEHME, C.: Verhandl. d. dtsch. Ges. f. inn. Med. 1924.

[6]) MEIER-GOLLWITZER, CL.: Alkalireserve und Reaktion im Ödem. Klin. Wochenschr. 1923, S. 1827.

[7]) SCHADE und MENSCHEL, zit. nach SCHADE: Die physikalische Chemie in der inneren Medizin. Dresden u. Leipzig 1923, S. 403 ff.

b) *Mechanisch bedingte Ödeme.* Das Entscheidende ist die Erhöhung des mechanischen Blutdruckes im venösen Capillaranteil, durch welche der Flüssigkeitsstrom dorthin gehindert wird, was dann zum Überwiegen des Flüssigkeitsstromes in das Gewebe führt.

c) *Vorwiegend osmotisch bedingte Ödeme.* Die Entzündungsödeme repräsentieren diesen Typus. Hier ist die osmotische Hypertonie derartig in der Bilanz überwiegend, daß sie so gut wie allein die Flüssigkeitsbewegung beherrscht.

Es ist dies eine Einteilung der Ödeme auf Grund der in Reagensglasversuchen als wesentlich für die Quellung erkannten Kräfte, die versucht, auch in die klinisch beobachteten Ödeme eine gewisse Gruppierung zu bringen. Besonders verständlich erscheint dabei das *mechanisch bedingte Ödem*, das auch in früheren Einteilungen gesondert betrachtet wurde.

Nach Schade entsteht es dadurch, daß in der Konkurrenz der onkotischen Drucke zwischen Blut und Gewebe das letztere infolge des entquellenden Capillardruckes so stark überwiegt, daß der Flüssigkeitsstrom ins Blut gehindert wird. Eine allseits befriedigende Erklärung bietet diese mechanische Auffassung aber nicht. Es muß zu den mechanischen Momenten noch eine lokale Gewebsschädigung hinzukommen, damit Ödem entsteht. Lubarsch[1]) weist darauf hin, daß bei manchen Fällen von ausgedehnter thrombotischer Verstopfung der Beinvenen ein Ödem vollkommen fehlt und daß die chronische Stauung im Lungenkreislauf bei den Mitralfehlern fast niemals zu Lungenödem führt. Die Versuche von Welch[2]) und auch die von Sahli[3]) haben ergeben, daß nur eine exzessive venöse Stauung bei sonst gesundem Tiere Lungenödem erzeugt. Wurde erst, wie in den Versuchen von Modrakowski[4]), die Lunge geschädigt, so trat schon bei normalem Blutdruck Ödem ein.

Es ist also eine Gewebsschädigung nötig, die erst zu der Stauung hinzukommen muß, damit Ödem entsteht. Damit ist aber ein Übergang zu den kolloidal bedingten Ödemen geschaffen, zu denen die meisten klinisch beobachteten Ödeme zu rechnen sind.

Bei den Stauungsödemen ist die Ursache dieser Kolloidänderung in der mangelhaften Blutversorgung, vielleicht auch in besonders giftigen Stoffen zu sehen, wie sie nach Lubarsch[1]) z. B. bei der Pfortaderthrombose aus dem Darm resorbiert werden und zur Capillarschädigung führen. Mit Beseitigung der Stauung fallen diese Schädigungen weg, das Ödem schwindet. Auch bei manchen anderen Ödemformen sind die Zusammenhänge erkenntlich, wenn auch der Wirkungsmechanismus im einzelnen unklar bleibt.

Die Alkaliödeme sind durch Alkalizufuhr willkürlich zu erzeugen und zu beseitigen, aber wie bei den Stauungsödemen noch etwas Besonderes zu der Stauung hinzukommen muß, damit Ödem entsteht, so treten auch die Alkaliödeme nur auf, wenn die Gewebe schon durch eine primäre andere Schädigung oder wegen ihrer besonderen Hydropigenie wie im Säuglingsalter abnorm ödembereit sind. Ebenso ist dies bei den Ödemen der Fall, die durch Wechsel der Kochsalz- und Wasserzufuhr zu erzeugen und zu beseitigen sind. Das Primäre ist immer die Gewebsschädigung. Solange diese fortbesteht, läßt sich zwar durch Änderungen der Alkali- oder Salzzufuhr, durch Kreislaufbesserung oder durch Diuretica der Grad der Wasserretention variieren, die Ödembereitschaft bleibt aber bestehen und wird sich über kurz oder lang wieder im manifesten Ödem bemerkbar machen. Das eigentliche Wesen des Ödems liegt in der Änderung

---

[1]) Lubarsch: Zitiert auf S. 257.

[2]) Welch, W. H.: Zur Pathologie des Lungenödems. Virchows Arch. f. pathol. Anat. u. Physiol. Bd. 72, S. 375. 1878.

[3]) Sahli, K.: Zur Pathologie und Therapie des Lungenödems. Arch. f. exp. Pathol. u. Pharmakol. Bd. 19, S. 433. 1885.

[4]) Modrakowski, Georg: Beobachtungen an der überlebenden Säugetierniere. II. Mitt. Über die experimentelle Erzeugung von Lungenödem. Pflügers Arch. f. d. ges. Physiol. Bd. 158, S. 527. 1917.

der Struktur und in der Funktion der lebenden Substanz selbst, welche unter dem Einfluß von Elektrolyten, von Ernährungsstörungen (Inanitionsödeme, diabetische Ödeme usw.), von irgendwelchen unbekannten toxischen Substanzen (Entzündung, Nephritis) oder von Inkreten in ihrer Funktion des Wassertransportes und ihrer Hydrostabilität gestört wird. Welcher Art diese Vorgänge sind, wieweit Änderungen in der Ca-Bindung [FREUDENBERG und GYÖRGY[1])] dabei eine Rolle spielen und dergleichen Fragen, darüber können noch keine bestimmten Angaben gemacht werden.

Ähnlich wie das eigentliche Gewebsödem sind auch die *Flüssigkeitsansammlungen in den vorgebildeten serösen Höhlen zu erklären.* Diese werden ausgekleidet von einer glatten, aus Endothelzellen bestehenden Wand, die ebenso wie die Capillarwand ein dem speziellen Zweck entsprechend umgebildetes Mesenchym darstellt und sich zur Unterlage auch ebenso verhält wie das Capillarendothel. In den serösen Höhlen kann schon normalerweise tropfbare Flüssigkeit vorhanden sein, wie in den Gelenkhöhlen oder im Duralsack, in anderen Fällen — Pleuraraum, Bauchhöhle — kann diese ganz fehlen. Diese serösen Höhlen können beim Ödem ganz besonders große Flüssigkeitsmengen in sich aufnehmen, welche von der auskleidenden Serosa abgesondert werden. Die Entstehung dieser Höhlenflüssigkeit müssen wir genau so erklären wie die der freien Ödemflüssigkeit in den Geweben, nämlich durch die Zelltätigkeit der Endothelzellen oder des darunterliegenden Gewebes entstanden. Alle Faktoren, die wir beim Ödem kennengelernt haben, kommen ebenso auch hier in Frage. Je nach der Ursache — Stauung, Inanition, Nephritis, Entzündung usw. — ist die Zusammensetzung dieser Höhlenergüsse verschieden. In der wechselnden Beteiligung der einzelnen serösen Höhlen bei den verschiedenen Formen von Ödem und der feinen chemischen Differenzierung der einzelnen Ergüsse zeigt sich deutlich die spezifische Zellfunktion bei dieser Hydropsbildung.

3. Chemische Untersuchungen der Ödemflüssigkeiten.

Von den chemischen Untersuchungen der Ödemflüssigkeiten, die bereits von C. SCHMIDT[2]) begonnen wurden, interessieren vor allem die Bestimmungen des Eiweiß- und Kochsalzgehaltes. Die Eiweißstoffe sind Serumalbumine und Serumglobuline. Dazu kommt häufig etwas Fibrin. Das Albumin-Globulinverhältnis ist in den Transsudaten nach HOFFMANN[3]) und PIGEAND[4]) in jedem Fall das gleiche wie im Blute. In der Ödemflüssigkeit ist es aber nach FODOR und FISCHER[5]) ein ganz differentes. Abgesehen von den Formelementen ist der verschiedene Gehalt an Eiweiß der wesentliche chemische Unterschied in der Zusammensetzung der Gewebs- und Höhlenflüssigkeiten. In den meisten Fällen von Ödem ist der Eiweißgehalt sehr niedrig und übersteigt nur selten 1%. In neuerer Zeit sind systematische Eiweißbestimmungen namentlich von BECKMANN[6]), FODOR und FISCHER, JANSEN[7]), HAAS[8]) u. a. gemacht worden. Danach

---

[1]) FREUDENBERG und GYÖRGY: Über Kalkbindung der tierischen Gewebe. VI. Biochem. Zeitschr. Bd. 124, S. 299. 1921 und zitiert auf S. 79.

[2]) SCHMIDT, C.: Zitiert auf S. 227.

[3]) HOFFMANN, F.: Globulinbestimmung in Ascitesflüssigkeit. Arch. f. exp. Pathol. u. Pharmakol. Bd. 16, S. 133. 1883.

[4]) PIGEAND: Über Eiweißstoffe in serösen Flüssigkeiten. Zitiert nach MALY Bd. 16, S. 474. 1886.

[5]) FODOR, A. und G. K. FISCHER: Chemische und kolloidchemische Untersuchungen des Blutserums und der Ödemflüssigkeit bei Ödematösen. Zeitschr. f. d. ges. exp. Med. Bd. 29, S. 465. 1922.

[6]) BECKMANN: Ödemstudien. Dtsch. Arch. f. klin. Med. Bd. 135, S. 39. 1921.

[7]) JANSEN: Zitiert auf S. 247.

[8]) HAAS: Fragen zur Pathologie des menschlichen Ödems. Zeitschr. f. exp. Pathol. u. Therap. Bd. 22, S. 375. 1921.

ist der Eiweißgehalt bei den verschiedenen Ödemformen ein sehr wechselnder. Das folgende Schema von Beckmann zeigt dies (Abb. 15).

Die niedersten Eiweißwerte finden sich bei der Nephrose und der Ödemkrankheit. Es sind das die Fälle mit der wasserklaren Ödemflüssigkeit, wo beim Kochen nach Säurezusatz nur eine ganz geringe Trübung auftritt. Bei der Glomerulonephritis hat dagegen die Ödemflüssigkeit einen mehr serösen Charakter. Am höchsten ist der Eiweißgehalt bei dem eigentlich entzündlichen Ödem. Beckmann will in dem verschiedenen Eiweißgehalt einen Maßstab für den Grad der Gefäßschädigung erblicken. Entsprechend der oben gegebenen Darstellung von der Entstehung der Ödemflüssigkeit dürfte das Eiweiß aber nicht einfach aus der Blutbahn ausgetreten sein, sondern ebenso wie die Ödemflüssigkeit haben die Zellen und das Gewebe auch das Eiweiß abgesondert, wobei sich allerdings auch die Capillarendothelien beteiligen können.

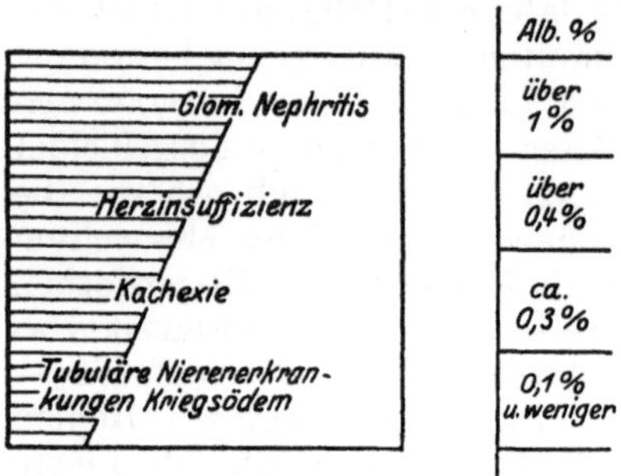

Abb. 15. Eiweißgehalt des Ödems verschiedener Genese.

Nach der Lehre Eppingers werden beim Ödem Capillarendothelien des Unterhautzellgewebes ähnlich wie der endotheliale Apparat für Eiweiß durchlässig. Die Quellungsfähigkeit des atypisch eingedrungenen Eiweißes soll dann zur Wasserretention und Kochsalzsteigerung führen. Gegen diese Anschauung Eppingers spricht aber die Inkongruenz zwischen Eiweißgehalt und Größe der Ödeme [Haas[1])] sowie das Ansteigen des Eiweißwertes im Ödem auf das Dreieinhalbfache in einem Fall von Myxödem unter entwässernder Thyreoidinbehandlung [Meyer-Bisch[2])].

Ein wirkliches Verständnis dafür, daß die Ödemflüssigkeit einmal sehr eiweißreich ist wie bei der Entzündung und ein anderes Mal wie bei der Nephrose nahezu eiweißfrei ist, fehlt uns noch. Man kann auch den Eiweißgehalt nicht als Maßstab der Gewebsschädigung betrachten, denn man wird wohl nicht sagen wollen, daß bei einer kurzdauernden, zu Ödem führenden Stauung mit hohem Ödemeiweißwert das Gewebe viel mehr geschädigt ist wie bei dem hartnäckigen eiweißarmen Ödem der Nephrose oder dem Myxödem. Auch bei der Niere ist die Funktion der sekretorischen Zelle bei dem stark eiweißhaltigen Harn der Nephrose eine sehr viel bessere als bei der mit geringem Eiweiß einhergehenden insuffizienten Schrumpfniere.

Der Kochsalzgehalt der Ödemflüssigkeit wurde gewöhnlich etwas höher als der des Blutes gefunden [C. Schmidt[3]), Strauss[4]), Heineke und Meyerstein[5]), v. Monakow[6]) u. a.].

C. Schmidt wollte darin ein Diffusionsäquivalent des eiweißarmen Ödems gegenüber dem eiweißreicheren Serum erblicken. Das durch die Vermehrung des Kochsalzes bedingte Plus des osmotischen Druckes ist aber sehr viel größer als die geringe Verminderung dieses

---

[1]) Haas: Zitiert auf S. 263.

[2]) Meyer-Bisch: Über den Einfluß des Thyreoidins auf den Wasser- und Schwefelsäuregehalt der Ödemflüssigkeit. Zeitschr. f. d. ges. exp. Med. Bd. 34, S. 424. 1923.

[3]) Schmidt, C.: Zitiert auf S. 227.

[4]) Strauss, H.: Die chronische Nierenentzündung. Berlin 1902.

[5]) Heineke und Meyerstein: Experimentelle Untersuchungen über den Hydrops bei Nierenkranken. Dtsch. Arch. f. klin. Med. Bd. 90, S. 101. 1911.

[6]) v. Monakow: Zitiert auf S. 225.

Druckes infolge des geringen Eiweißgehaltes. Später hat Rona[1]) noch einmal den verschiedenen Eiweißgehalt im Blut und Ödem zur Erklärung der Kochsalzunterschiede heranziehen wollen. Auf Grund seiner Versuche mit der Kompensationsdialyse kam er zu der Ansicht, daß als Lösungsraum für das Kochsalz nur der nach Abzug des Eiweißes bleibende Raum gerechnet werden kann, und daß bei Zugrundelegung dieses wirklichen Lösungsraumes die Kochsalzwerte im Ödem und Blut gleich sind. Der tatsächlich niedrigere Kochsalzwert im Gesamtblut erklärt sich nach Rona durch den größeren negativen Lösungsraum, den das Eiweiß ausmacht. Rona hat damit die Niveaudifferenz des Kochsalzes im Ödem und Blut rein physiologisch zu erklären gesucht. Thannhauser[2]) konnte aber bei der fortlaufenden Bestimmung des Kochsalzes im Ödem und Blut Nierenkranker nach NaCl-Belastung feststellen, daß der Kochsalzgehalt des Ödems steil anstieg, während die Kochsalzkonzentration und der Wassergehalt des Blutserums nahezu unverändert blieben. Diese Beobachtung kann nach Thannhauser nicht mit der Ronaschen Anschauung erklärt werden und deutet auf eine aktive Tätigkeit der Capillarendothelien hin. Dazu kommt, daß nach Fodor und Fischer[3]) Kochsalzdifferenzen zwischen Serum und Ödem nicht allein von außerordentlich schwankender Größe sind, sondern sogar negativ werden können. Beckmann[4]) schloß aus dem von der Bilanz unabhängigen und oft unvermittelt hohen Anstieg des Ödemkochsalzgehaltes, daß man in der Ödemflüssigkeit offenbar gar nicht den tatsächlichen Kochsalzgehalt der Gewebe bestimmt, sondern daß außerhalb der Ödemflüssigkeit noch Kochsalzdepots vorhanden sind, die erst unter gewissen Bedingungen, z. B. Novasurol, mobilisiert werden und im Ödem erscheinen. Diese Kochsalzspeicherung im Gewebe wurde in Beziehung zu der Kochsalzspeicherung von Kolloiden gebracht und physikochemisch als positive Adsorption zu erklären versucht [Huelse[5]), Schade[6])].

Die *molekulare Konzentration* (Gefrierpunkt) war in drei von Beckmann[7]) untersuchten Fällen im Ödem höher als im Blutserum. Der Harnsäuregehalt war im Ödem in 7 Fällen regelmäßig höher um ca. 0,5—1,0 mg-%. Auch der Zuckergehalt des Ödems übertraf meist den des Blutes.

Die *Schwefelsäure* bestimmte Meyer-Bisch[8]) im Blut und Ödem zu 19—42 mg-%. Unter Thyreoidin stiegen diese Werte in einem Fall von Myxödem auf das 10fache an als Zeichen des vermehrten Eiweißzerfalles.

Die *Reaktion im Ödem* wurde von Gollwitzer-Meier[9]) bestimmt; sie wies nur geringe Schwankungen auf und war etwas alkalischer als die des arteriellen Blutes. Die Alkalireserve war erhöht.

Das *Blut* verhält sich in den verschiedenen Zuständen von Ödem nicht einheitlich. Besondere Aufmerksamkeit hat man der *Hydrämie* geschenkt.

Hydrämie ist eine Zunahme des prozentualen Wassergehaltes im Plasma resp. Serum. Offenbar kann eine Hydrämie auf zweierlei Art entstehen: *als einfache Hydrämie*, wenn bei gleichbleibender Gesamtblutmenge durch Verminderung der Serumeiweißkörper der Wassergehalt im Blut ansteigt, und als *hydrämische Plethora*, wenn die Gesamtblutmenge zunimmt. Hier hat man es also nicht mit einer relativen Wasservermehrung, bedingt durch Schwinden der Serumeiweißkörper, zu tun, sondern mit einem Ödem des Blutes selbst. Im ersteren Fall wird, falls keine Anämie besteht, die Erythrocytenzahl normal sein, im Falle der hydrämischen Plethora vermindert sich die Erythrocytenzahl entsprechend der Vermehrung der Blutflüssigkeit. Echte Anämie kann in beiden Fällen dazukommen. Ohne Bestimmung der Gesamtblutmenge ist die Beurteilung im Einzelfall — ob einfache Hydrämie, hydrämische Plethora oder Anämie — schwierig.

Der Wassergehalt des Blutes und die Blutmenge sind kein Maßstab für die Gesamtwasserretention im Körper. Schon Hammerschlag[10]) fand, daß Hydrämie und Hydrops wohl in engem Verhältnis zueinander stehen, daß sich jedoch keine konstante Proportion zwischen dem Grade der Hydrämie und der Größe der

[1]) Rona: Über das Verhalten des Chlors im Serum. Biochem. Zeitschr. Bd. 29. 1910.
[2]) Thannhauser, S.: Studien zur Kriegsnephrose. Zeitschr. f. klin. Med. Bd. 89. 1919.
[3]) Fodor u. Fischer: Zitiert auf S. 263.   [4]) Beckmann: Zitiert auf S. 263.
[5]) Huelse: Zitiert auf S. 260.   [6]) Schade: Zitiert auf S. 224.
[7]) Beckmann: Zitiert auf S. 263.   [8]) Meyer-Bisch: Zitiert auf S. 264.
[9]) Gollwitzer-Meier: Zitiert auf S. 261.
[10]) Hammerschlag: Über Hydrämie. Zeitschr. f. klin. Med. Bd. 21, S. 475. 1892.

Hydropsie zeigt. Das Blut braucht sich also an einem allgemeinen Ödem nicht zu beteiligen, ja es kann sogar eine Eindickung erfahren [Stransky[1]), Nonnenbruch[2]) u. a.]. Wie die Zusammensetzung des Blutes bei den verschiedenen Ödemformen im einzelnen reguliert wird, ist nicht sicher zu sagen. Jedenfalls ist auch hier die Blutzusammensetzung der Spiegel des Gewebszustandes und nicht die unmittelbare Folge der Nierentätigkeit. Alle die Faktoren, welche den Quellungszustand der Blut- und Gewebskolloide und den Austausch zwischen Blut und Geweben bestimmen, wirken hier zusammen. Die verschiedensten Variationen der Blutzusammensetzung können daraus resultieren und sind bei den einzelnen Ödemformen beobachtet worden. So kann bei gleichbleibender oder sogar ansteigender Erythrocytenzahl das Serumeiweiß auf sehr niedrige Werte absinken oder rasch große Wertänderungen erfahren, wie man es namentlich bei den Ödemen der Nephrose und den verschiedenen Formen der Hungerödeme beobachtet, oder es kann die Erythrocytenzahl rasch wechseln bei gleichbleibendem Serumeiweißwert. Bei einem Kind fanden wir[3]) während weniger Tage die Serumeiweißwerte zwischen 4 und 9% schwankend bei entgegengesetzt sich ändernden Erythrocytenzahlen.

Eine *abnorm hohe Erythrocytenzahl* im Blute wurde besonders während der Ödementstehung bei der Nephrose und auch der diffusen Glomerulonephritis gefunden und ist wohl so zu deuten, daß die Blutmenge durch Abgabe von Wasser an die stark ödembereiten Gewebe vermindert wurde [Volhard[4]), Nonnenbruch[5])]. Die Serumeiweißwerte waren in solchen Fällen nicht entsprechend erhöht, so daß mit dem Wasser zugleich Eiweiß aus der Gefäßbahn getreten sein dürfte zur Regulierung der onkotischen Drucke. Eine andere Erklärungsmöglichkeit für solche Fälle wäre, daß die Niere Wasser und Eiweiß aus dem Blute abgibt, das nicht wieder durch Nachströmen aus den Geweben ersetzt wird wegen der dort bestehenden Ödembereitschaft. Über die neuen Vorstellungen von Schade[6]), der in der Hypoonkie des Blutplasmas ein Mittelglied zwischen der Niereninsuffizienz und ihrer ödemmachenden „Fernwirkung" im Gewebe erblickt, soll beim Ödem der Nierenkranken die Rede sein.

Ebenso wie unter dem Einfluß der Diuretica, so wurde auch beim Ödem der Quellungszustand der Serumeiweißkörper besonders untersucht. Wie oben ausgeführt, geben darüber sowohl die Ultrafiltration wie das Verhältnis Eiweißgehalt : Viscosität Aufschluß. Dieses Verhältnis wurde beim Ödem von Naegeli[7]) als $R\eta$-Funktion und von Paul Spiro[8]) als „spezifische Viscosität" bestimmt. Damit bezeichnete Spiro das Verhältnis der ermittelten Viscosität eines Serums zu der durch Erfahrung festgelegten Viscosität eines normalen Vergleichsserums von gleichem Eiweißgehalt.

Neuschlosz[9]) hat ursprünglich mit Hellwig die gleiche Beziehung als „*Viscositätsfaktor*" bezeichnet, hat aber später auch die Bezeichnung „*spe-*

---

[1]) Stransky: Jahrb. f. Kinderheilk. Bd. 41, S. 265.

[2]) Nonnenbruch: Über extrarenale Ödemgenese und Vorkommen von konzentriertem Blut bei hydropischen Nierenkrankheiten. Dtsch. Arch. f. klin. Med. Bd. 136, S. 170. 1920.

[3]) Nonnenbruch: Zitiert auf S. 227.   [4]) Volhard: Zitiert auf S. 227.

[5]) Nonnenbruch: Zitiert auf S. 234.

[6]) Schade und Claussen: Der onkotische Druck des Blutplasmas und die Entstehung der renal bedingten Ödeme. Zeitschr. f. klin. Med. Bd. 100, S. 363. 1924.

[7]) Naegeli, O.: Blutkrankheiten und Blutdiagnose. Berlin: Julius Springer 1923.

[8]) Spiro, P.: Über den Quellungszustand der Bluteiweißkörper. Klin. Wochenschr. 1923, S. 1744.

[9]) Hellwig und Neuschlosz: Zur funktionellen Schilddrüsendiagnose. Klin. Wochenschrift 1922, S. 40. — Neuschlosz, S. M. und Trelles: Über die spezifische Viscosität des Blutserums und ihre Beziehungen zu dem Verhalten von Albumin zu Globulin. Klin. Wochenschrift 1923, S. 2083.

zifische Viscosität" als die bessere übernommen. Die Namen „refrakto-viscosimetrischer Quotient" [BIRCHER[1])] und „reduzierte Viscosität" [RUSZNYAK[2])] bezeichnen im Prinzip das gleiche.

SPIRO sagt, daß unter mehreren Hunderten von Bestimmungen an den verschiedensten Personen inklusiv Ödematösen mit Ausnahme von drei herausfallenden Werten zwar oft eine erhöhte spezifische Viscosität gefunden wurde, aber niemals eine erniedrigte. Das würde sagen, daß normalerweise das Serumeiweiß maximal entquollen ist. SPIRO bringt dies in Beziehung zur Kreislaufarbeit, für welche dieser Zustand der Serumeiweißkörper einen optimalen darstellt. Wodurch es zu einer Erhöhung der „spezifischen Viscosität" kommt, ist nicht in allen Punkten klargelegt. Vor allem dürfte die Verschiebung der Bluteiweißkörper nach der grobdispersen Seite, d. h. zu den Globulinen [KOLLERT und STARLINGER[3]), ROHRER[4])], die Ursache sein, aber es scheinen noch andere Faktoren mitzuwirken, denn in den Versuchen von NEUSCHLOSZ und TRELLES und von W. v. FREY[5]) gingen die chemisch durch Ausfällung ermittelten Globulinveränderungen den Viscositätsänderungen nicht parallel.

Zu einer anderen Anschauung über den Zustand der Bluteiweißkörper beim Ödem wie PAUL SPIRO mit Hilfe der Viscosimetrie kam kürzlich K. BECKMANN[6]) mit der Ultrafiltrationsmethode. Er bestimmte die Menge Wasser, die sich in gegebener Zeit durch Ultrafiltration aus einem Serum gewinnen ließ, und setzte diese in Beziehung zu der Wassermenge, die sich aus einem normalen Vergleichsserum von gleichem Eiweißgehalt unter sonst gleichen Bedingungen abpressen ließ. Abweichungen von diesem Normalserumwert wurden auf einen abnormen Quellungszustand der Serumeiweißkörper bezogen. Es zeigte sich, daß bei bestehendem Ödem diese Abweichungen oft sehr beträchtlich waren, aber in beiden Richtungen lagen. Bei einem Normalserumwert von 100 lagen die gefundenen Werte im Serum Ödematöser zwischen 46,5 und 235. Danach gebe es also im Gegensatz zu SPIRO doch eine noch über den normalen Zustand hinausgehende Entquellung der Serumeiweißkörper, sowie auch ELLINGER und NEUSCHLOSZ[7]) eine solche unter dem Einfluß gewisser Diuretica und anderer Substanzen fanden, und wie sie auch aus den Untersuchungen von SCHADE und CLAUSSEN[8]) hervorgeht. Weitere Untersuchungen müssen hier Klarheit bringen, ebenso wie ja auch die Ellingersche Lehre von der Beeinflussung der Bluteiweißkörper durch Diuretica noch zur Diskussion steht [NEUSCHLOSZ[9])].

Wir selbst haben uns in nicht veröffentlichten Versuchen über die Wasserbindung im stark hydrämischen nephrotischen Serum durch Quellungsversuche zu orientieren versucht. Es wurde normales Serum durch Verdünnung mit Normosallösung auf den gleichen Brechungsindex gebracht wie das hydrämische Serum und das Quellungsverhalten von Gelatinewürfeln in diesen Seren vergleichend bestimmt. Es ergaben sich aber in den bisher angestellten Versuchen keine zu verwertenden Unterschiede, so daß wir mit dieser Methode keinen abnormen kolloidalen Zustand der Serumeiweißkörper feststellen konnten.

---

[1]) BIRCHER, M. E.: Clinic. diagn. by the aid of viscosimetry of the blood etc. Journ. of labor. a. clin. med. Bd. 7, S. 134. 1921.

[2]) RUSZNYAK, ST.: Physikalisch-chemische Untersuchungen an Körperflüssigkeiten. VI. Biochem. Zeitschr. Bd. 133, S. 359. 1922.

[3]) KOLLERT und STARLINGER: Die Albuminurie als Zeichen vermehrten Eiweißzerfalls bei geschädigter Nierenfunktion. Zeitschr. f. d. ges. exp. Med. Bd. 30.

[4]) ROHRER: Bestimmung des Mischungsverhältnisses von Albumin, Globulin. Dtsch. Arch. f. klin. Med. Bd. 121, S. 221. 1917.

[5]) v. FREY, W.: Beiträge zur Untersuchung des Serumeiweißes. Biochem. Zeitschr. Bd. 148, S. 53. 1924.

[6]) BECKMANN, K.: Ödemstudien. III. Dtsch. Arch. f. klin. Med. Bd. 145, S. 22. 1924.

[7]) ELLINGER und NEUSCHLOSZ: Zitiert auf S. 241.

[8]) SCHADE und CLAUSSEN: Zitiert auf S. 266.

[9]) NEUSCHLOSZ: Zitiert auf S. 242.

4. Die Entzündung.

Im Rahmen einer Pathologie des Wasserhaushaltes kann es nicht die Aufgabe sein, die ganze Entzündungsfrage aufzurollen, von der Lubarsch[1]) kürzlich sagte, daß man nicht weiß, wo anfangen und wo aufhören. Fast jeder Pathologe hat seine eigene Definition für den Entzündungsbegriff gegeben, und „die Meinungsverschiedenheiten sind an einem Punkte angelangt, wie er sich in Gesprächen philosophischer Art zuletzt zu ergeben pflegt: es scheint eine Verständigung der Gegner ausgeschlossen, weil Grundfragen angeschnitten sind, deren Beantwortung nicht nur von der persönlichen Schulung und Erfahrung, sondern von der gesamten geistigen Struktur der Beteiligten abhängig ist" [Roessle[2])].

Die Verhandlungen der Deutschen Pathologischen Gesellschaft im Jahre 1923 geben ein Bild von den verschiedenen Auffassungen, denen das Entzündungsproblem begegnet. Eine sehr inhaltsreiche Darstellung gibt auch die jüngst erschienene Monographie von B. Fischer, Der Entzündungsbegriff. München 1924. Über die hier interessierenden Fragen des gestörten Wasserhaushaltes, des Ödems und der physikochemischen Veränderungen an den Säften und den Geweben bei der Entzündung haben Schade[3]) und v. Gaza[4]) eingehende Referate erstattet.

Die Entzündung ist eine Reaktion, die sich zunächst im Bindegewebe und an den Gefäßen abspielt. Nach B. Fischer, Gessler[5]) u. a. beruht jede Entzündung auf einer primären Gewebsschädigung, die zu einer Änderung im Zustand der Strukturelemente des Gewebes führt, zu dem auch die Gefäße zu rechnen sind. Diese Schädigung braucht zunächst morphologisch nicht erkennbar zu sein, später wird sie als Quellung, Trübung und Einschmelzung deutlich. Dazu kommt dann bald die Ansammlung des entzündlichen Exsudates, die humorale Reaktion, die seit Cohnheim[6]) und Samuel[7]) auf eine erhöhte Gefäßpermeabilität mit Flüssigkeitsaustritt aus der Blutbahn zurückgeführt wird [L. Loeb[8])]. Dabei nimmt man eine Änderung der Endothelmembran selbst an, deren Porengröße durch Erhöhung der Dispersität der Membrankolloide zunehmen soll, so daß nun auch die viscöseren, grobdisperseren Plasmakolloide durchtreten können, d. i. das Fibrinogen und das Globulin [Oswald[9])]. Speziell den Gefäßnerven haben Ricker und Regendanz bei der Entzündung in ihrem Stufengesetz einen wesentlichen Einfluß zugeschrieben. Das Stufengesetz besagt (zit. nach Roessle):

Die örtlichen Kreislaufstörungen beschränken sich bei schwacher Reizung auf das unmittelbare Gebiet des Angriffsortes des Reizes und bestehen hier durch Erregung der Dilatatoren in Erweiterung der Capillaren und Beschleunigung der Strömung, nächststärkere Reize machen Verengerung oder Verschluß der zuführenden Arterien durch Erregung ihrer Constrictoren; schließlich gipfeln die Kreislaufstörungen in der Stase, welche von Ricker und Regendanz[10]) wie alle anderen Erscheinungen der akuten Entzündung als vom vasomotorischen Apparat abhängig geschildert werden, so das Ödem, der Austritt der Blut-

---

[1]) Lubarsch, O.: Verhandl. d. dtsch. pathol. Ges., 19. Tag., Göttingen 1923.

[2]) Roessle, R.: Referat über Entzündungen. Verhandl. d. dtsch. pathol. Ges. 1923.

[3]) Schade, H.: Die Physikochemie der Entzündung. Verhandl. d. dtsch. pathol. Ges. 1923 und Münch. med. Wochenschr. 1924, Nr. 1.

[4]) v. Gaza: Über den Wasserstoffwechsel der Gewebe bei der Entzündung. Verhandl. d. dtsch. pathol. Ges. 1923.

[5]) Gessler: Über die Gewebsatmung bei der Entzündung. Arch. f. exp. Pathol. u. Pharmakol. Bd. 91. 1921.

[6]) Cohnheim: Allgemeine Pathologie. Berlin 1882.

[7]) Samuel, S.: Der Entzündungsprozeß. Leipzig 1873.

[8]) Loeb, L.: Edema; zitiert auf S. 17ff.

[9]) Oswald: Über den Chemismus der Entzündung. Zeitschr. f. exp. Pathol. u. Therap. Bd. 8, S. 226. 1910.

[10]) Ricker, G. und P. Regendanz: Beiträge zur Kenntnis der örtlichen Kreislaufstörungen. Virchows Arch. f. pathol. Anat. u. Physiol. Bd. 231. 1921.

körper, die Kaliberschwankungen der Capillaren. Die Stase im besonderen wird als rein mechanische Folge der reflektorischen Arteriensperre gedeutet.

LUBARSCH und ROESSLE[1]) erkannten die Richtigkeit dieser Beobachtungen an, lehnten aber ihre Bedeutung für die Entzündungslehre in dem Rickerschen Sinne ab, denn von den Reizen wird nicht nur das Nervensystem allein betroffen, sondern das ganze Gewebe, und es ist nicht gezeigt worden, daß zum Zustandekommen der entzündlichen Reaktion das Nervensystem notwendig ist, sondern es geht, in einem gewissen Gegensatz zu den früheren Angaben von SPIESS[2]), JANUSCHKE[3]) und BRUCE[4]), aus den Untersuchungen von BRESLAUER[5]), GROLL[6]) und VAN EWEYK[7]) hervor, daß die Entzündungsprozesse nach Entnervung oder Anästhesie der Gefäßnerven grundsätzlich gleichartig ablaufen. GROLL kommt zu dem Schluß, daß die Art der Blutströmung weniger wichtig für die Ausbildung des entzündlichen Ödems zu sein scheint als die Beschaffenheit des Gewebes. Entsprechend den obigen Ausführungen über die Entstehung der Gewebsflüssigkeit möchten wir die Gefäßpermeabilität bei der Entstehung des entzündlichen Ödems nicht in den Vordergrund stellen, sondern auch hier das gesamte Gewebe, Zellen nebst Endothelien und das Paraplasma als die Quelle des Exsudates ansehen. Die Gewebskolloide können bei der Entzündung hydropisch degenerieren und schließlich ganz in Isolyse aufgehen, wobei neben den Veränderungen im physikochemischen Zustand der Gewebsflüssigkeit besondere Fermente mitwirken, die z. T. im Gewebe selbst entstehen mögen, z. T. durch die Leukocyten geliefert werden. Die dabei auftretenden Stoffwechsel- und Eiweißabbauprodukte sind an sich weder „entzündungserregend", was ROESSLE und LASCH[8]) für eine große Reihe von Eiweißabbauprodukten und Autolysaten nachgewiesen haben und was auch bei der Entstehung der Urticaria in Erscheinung tritt [EBBECKE[9])]. Auch die Blutcapillaren sind von diesen allgemeinen Störungen betroffen. Sie erweitern sich. Die Hyperämie ist eines der Kardinalsymptome der Entzündung und wurde vielfach als Ausgangspunkt des ganzen Prozesses gedacht (COHNHEIM, SAMUEL, RICKER). Die folgenden Erscheinungen, das wandständige Haftenbleiben der Leukocyten und deren Diapedese dürften mit dieser Capillarschädigung in Zusammenhang stehen. SCHADE[10]) sucht diese Erscheinungen zu physikochemischen Vorgängen in Beziehung zu bringen. Das Kleben der Leukocyten führt er auf Änderungen der Oberflächenspannung zurück, denn ein artgleicher Vorgang resultiert stets, wenn durch Änderungen im Flüssigkeitsmilieu die Oberflächenspannung irgendwelcher sich berührender corpusculärer Gebilde herabgesetzt wird. Er meint, daß auch bei der Entzündung eine analoge Kolloidbeeinflussung an den Leukocyten, vielleicht zugleich an den Gefäßendothelien, statthat. Physikochemisch schwieriger ist die Lösung des Problems der Chemotaxis, denn sie hat die Analyse der Zusammenhänge zwischen der amöboiden

---

[1]) LUBARSCH und ROESSLE: S. 268.

[2]) SPIESS: Zitiert nach GROLL.

[3]) JANUSCHKE, H.: Über Entzündungshemmung. Wien. klin. Wochenschr. 1913, S. 869.

[4]) BRUCE, A. N.: Vaso-dilator axon reflexes. Quart. journ. of exp. physiol. 1913, S. 339; zitiert nach L. LOEB, auf S. 256. — Über die Beziehungen der sensiblen Nervenendigungen zum Entzündungsvorgang. Arch. f. exp. Pathol. u. Pharmakol. Bd. 63. 1910.

[5]) BRESLAUER: Die Pathogenese der trophischen Gewebsschäden nach den Nervenverletzungen. Berlin. klin. Wochenschr. 1918, S. 1073.

[6]) GROLL, H.: Die Entzündung und ihre Beziehungen zum nervösen Apparat. Zieglers Beitr. Bd. 70. 1921.

[7]) v. EWEYK: Zitiert nach LUBARSCH auf S. 268.

[8]) ROESSLE und LASCH, zitiert bei ROESSLE auf S. 268.

[9]) EBBECKE: Capillarerweiterung, Urticaria und Schock. Klin. Wochenschr. 1923, S. 1725.

[10]) SCHADE: Zitiert auf S. 224.

Bewegung und den kolloidchemischen Oberflächenerscheinungen an der Zelle zur Voraussetzung. Immerhin findet Schade auch hier eine gewisse Erklärung durch Hinweis darauf, daß auch die lebenden amöboiden Zellen in gewisser Analogie, z. B. zu Flüssigkeitstropfen, unter Betätigung der Oberflächenkräfte dorthin wandern, von woher ihnen Substanzen entgegenströmen, welche die Grenzflächenspannung ihrer Oberflächenschicht herabsetzen. Roessle[1]) denkt bei den Stoffen, welche die Leukocyten zur Durchwanderung anlocken, an die in der Mikronekrose der Arterienwand entstehenden Nekrotoxine, hält es aber auch für möglich, daß einfache Änderungen der H-Ionenkonzentration die Leukocytenbewegung lenken, nachdem Graeff[2]) an der Nabelschnur gezeigt hat, daß die Leukocyten einseitig aus den Nabelschnurgefäßen und gegen die Oberfläche der Nabelschnur dem zunehmenden Gefälle der H-Ionen entgegenwandern. Nach Schade ist aber die Befähigung zur Oberflächenspannungserniedrigung eine sehr verbreitete Eigenschaft, so daß die Entscheidung über die spezielle Art der bei der Entzündung für die Leukocyten chemotaktisch wirksamsten Stoffe bei der Unsumme der im Entzündungsherd entstehenden Abbauprodukte keine leichte Aufgabe ist. Er meint, daß wahrscheinlich eine Mehrzahl von Stoffen beteiligt ist. Als Ort des Leukocytendurchtritts durch die Gefäßwand kommen in erster Linie die kleinen Venen und Capillaren, aber wie Roessle betont, auch die Arterien in Betracht.

Auch über die Entstehung des zweiten Kardinalsymptoms der Entzündung, des Tumors, haben physikalisch-chemische Untersuchungen unser Verständnis wesentlich gefördert. K. Ritter[3]) wies nach, daß der osmotische Druck des Eiters erheblich gesteigert ist. Er fand Werte für den Gefrierpunkt bis zu $-1,44°$. Schade[4]) hat später diese Befunde bestätigen können. Er fand beim Furunkel im Zentrum der Entzündung statt des normalen Gefrierwertes von $-0,55$ bis $-0,58$ Hypertonien, die sich in Gefrierpunktserniedrigung von $-0,6$ bis $-0,8$, ja bis zu $-1,4$ bewegten. Die *osmotische Hypertonie* war auch noch in dem aus der Umgebung des eigentlichen Herdes gewonnenen entzündlichen Serum nachzuweisen. So ist ein osmotisches Druckgefälle vom Entzündungsherd nach außen vorhanden, das sich ständig durch Abströmen gelöster Substanzen und Zuströmen osmotisch gering konzentrierter Flüssigkeit zu regulieren sucht.

„Der Entzündungsherd ist das Zentrum eines selbständig sich erneuernden Abstroms von stark hypertonischer Lösung in das Gebiet der normalen Isotonie" (Schade). Die Ursache der entzündlichen osmotischen Hypertonie ist in der Steigerung des Stoffwechsels und dem vermehrten Eiweißzerfall (K. Ritter) im entzündeten Gebiet zu sehen, wofür die Untersuchungen von Gessler[5]) zahlenmäßige Belege brachten. Die Autolyse des entzündeten Gewebes, bei der fortdauernd große Moleküle in viele kleine zerschlagen werden, führt zur Anreicherung von osmotisch wirksamen Substanzen, die nicht im gleichen Tempo weggeschafft werden können. Schade hat diese Auffüllung des Gewebssaftes

---

[1]) Roessle: Zitiert auf S. 268.

[2]) Graeff: Die Bedingungen der Leukocytenbewegung. Zentralbl. f. Pathol. Bd. 39, Nr. 9, S. 238. 1923 und Münch. med. Wochenschr. 1922, Nr. 50.

[3]) Ritter, K.: Die Entstehung der entzündlichen Hyperämie. Mitt. a. d. Grenzgeb. d. Med. u. Chirurg. Bd. 14, S. 235. 1905.

[4]) Schade, H.: Zur Wirkung des Prießnitzschen Umschlages bei der Entzündung. Münch. med. Wochenschr. 1917, Nr. 18, S. 865.

[5]) Gessler, H.: Über Entzündung. Klin. Wochenschr. 1923, S. 1155. — Über die Gewebsatmung bei der Entzündung. Arch. f. exp. Pathol. u. Pharmakol. Bd. 91, S. 366. 1921. — Über die Gewebsatmung bei der vasomotorischen Reaktion. Arch. f. exp. Pathol. u. Pharmakol. Bd. 92, S. 273. 1922.

mit Stoffwechselabbauprodukten „Hyperpoikilie" genannt. RITTER stellte sich die Entstehung des entzündlichen Ödems des „Tumors" als durch diese Hyperionie bedingt vor, und SCHADE hat das entzündliche Ödem als ein osmotisch bedingtes Ödem bezeichnet. Daß trotz dieser Hypertonie der Gewebsflüssigkeit die Gewebssubstanz selbst noch quellen kann, ist nicht verwunderlich, denn SCHADE und MENSCHEL[1]) haben in Quellungsversuchen an Nabelschnur und Sehne die weitgehende Unabhängigkeit der Quellung vom osmotischen Druck nachweisen können. Zudem mag es auch sein, daß bei dem lebhaften Stoffwechsel das Zellinnere doch noch hypertonisch gegenüber der Außenflüssigkeit ist. Ob die osmotische Hypertonie die einzige Ursache des entzündlichen Ödems ist, oder ob nicht auch hier noch andere kolloidbedingte Ursachen bei der vermehrten Wasserretention mitwirken, soll dahingestellt bleiben. MARCHAND[2]) hat kürzlich gewichtige Einwände gegen die rein osmotische Theorie gebracht. Die Schwellung des Gewebes führt zu einer Störung der Zirkulation in den Gefäßen, der Abfluß wird dadurch erschwert. Stromverlangsamung, Stase und schließlich Nekrose sind die Folgen. Über die Bedeutung des Blutdruckes beim Zustandekommen des entzündlichen Ödems haben neuerdings TÖRÖK und RAJKA[3]) Versuche mitgeteilt. Sie fanden, daß das urticarielle Ödem am Arm dann ausblieb, wenn in einer Manschette dem Blutdruck ein Gegendruck von 120 bis 180 mm Hg entgegenwirkte, und daß das Ödem nur abgeschwächt auftrat bei einem Gegendruck von 45—80 mm Hg. Eine ähnliche Abhängigkeit vom Blutdruck wurde von HIRSCHFELDER[4]) für die Senfölchemosis in Versuchen an der Kaninchenbindehaut nachgewiesen, welche Versuche die Rolle der Filtration bei der Ödementstehung stützen sollten.

Eine sehr wichtige physikalisch-chemische Eigenschaft haben die Untersuchungen von SCHADE, P. NEUKIRCH und A. HALPERT[5]) *in der H-Hyperionie* des entzündlichen Gewebes nachgewiesen, deren Ursache auch in der örtlichen Steigerung des Stoffwechsels im entzündlichen Bezirk gesucht wird, die zum Auftreten von Substanzen sauren Charakters führt. Je intensiver die Entzündung und je gestörter der normale Abstrom, um so ausgeprägter ist diese Säuerung zu beobachten, die den 50fachen Normalwert erreichen kann. Auch hier ist ein deutliches Gefälle vom Zentrum nach der Peripherie des Entzündungsgebietes vorhanden. Bei den chronischen Entzündungen und kalten Abscessen ist diese Acidose nicht vorhanden oder nur eben angedeutet, ebenso wie hier die osmotische Hypertonie und auch die Hyperthermie fehlen [K. RITTER[6])]. „Im physikochemischen Sinne ist die wesentliche Ursache dieses unterschiedlichen klinischen Verhaltens im Zeitfaktor der Prozesse gegeben" (H. SCHADE).

Die Acidose ist auch zu anderen Vorgängen bei der Entzündung in Beziehung gebracht worden. Von der Beziehung zu der Diapedese der Leukocyten wurde schon gesprochen [GRAEFF[7])]. ROESSLE meint weiterhin, daß die Säuerung die Stase bei der Entzündung bewirkt, da Säuren die Agglutination fördern, ja selbst bewirken können. Beziehungen der

---

[1]) SCHADE und MENSCHEL: Zitiert auf S. 248.

[2]) MARCHAND: Über Molekularpathologie und Entzündung. Münch. med. Wochenschr. 1924, Nr. 7.

[3]) TÖRÖK und RAJKA: Beiträge zur Pathogenie der Hyperämie usw. Klin. Wochenschr. 1924, S. 1539.

[4]) HIRSCHFELDER, A. D.: Further studies on the development of edema etc. Americ. med. assoc. 1917, S. 182; zitiert nach LOEB, L.: Zitiert auf S. 256.

[5]) SCHADE, H., NEUKIRCH und HALPERT: Über lokale Acidose des Gewebes usw. Zeitschr. f. d. ges. exp. Med. Bd. 24, H. 1/4. 1921.

[6]) RITTER: Zitiert auf S. 270.

[7]) GRAEFF, S.: Die Bedingungen der Leukocytenbewegung. Zentralbl. f. Pathol. Bd. 39, S. 238. 1923 und Münch. med. Wochenschr. 1922, S. 50.

H-Ionen zur Hyperämie wurden von Fleisch[1]), Hess[2]), Atzler und Lehmann[3]), Shinishi Kirihava[4]) beschrieben. Auch Einwirkungen auf die hydrolytisch spaltenden Fermente sind wahrscheinlich [v. Gaza[5]). Ferner stehen die H-Ionen zur Quellung des Gewebes in enger Beziehung. Nach den Versuchen von Schade und Menschel[6]) entquillt die Bindegewebsgrundsubstanz mit jedem Sauerwerden. Die kollagenen Fasern quellen dagegen und reagieren als „Säurefänger" und können schließlich bei der Färbung sogar basophil erscheinen. Nach Freudenberg und György[7]) macht die Acidose bei der Entzündung eine Quellung, die diese Autoren zu der verminderten Calciumbindung an die Kolloide bei der Acidose in Beziehung bringen.

So haben die physikochemischen Untersuchungen manches Verständnis für die Vorgänge bei der Entzündung gebracht und haben namentlich die 3 Kardinalsymptome Rubor, Calor und Tumor in Abhängigkeit zu der Änderung physikochemischer Größen setzen können. Die osmotische Hypertonie und die Acidose können nach Schade auch die beiden weiteren Kardinalsymptome, die Functio laesa und den Dolor, in gewisser Beziehung erklären. Die Functio laesa, indem die osmotische Hypertonie die Zellen zur Schrumpfung und die H-Hyperionie zur trüben Schwellung und wahrscheinlich auch zur fettigen Degeneration und zum körnigen Zerfall bringen kann, und den Dolor durch die osmotische Beeinflussung der Nerven und die Erhöhung des Turgescenzdruckes des Gewebes.

Die Vorstellung, die sich Schade[8]) demnach auf Grund der physikochemischen, von ihm selbst besonders am Furunkel gemachten Untersuchungen über die Entzündung macht, ist kurz die, daß durch das „entzündliche Agens" primär eine Stoffwechselsteigerung hervorgerufen wird, die zur osmotischen Hypertonie und H-Hyperionie führt, deren Nachweis den wesentlichen physikalisch-chemischen Befund bei der Entzündung darstellt. Alle weiteren Erscheinungen, die Hyperämie, Leukodiapedese, das Ödem, die Stase, die Degeneration und auch die Proliferation sowie den Schmerz und die gestörte Funktion sucht Schade dann in Abhängigkeit von der osmotischen Hypertonie und H-Hyperionie zu bringen. Gerade auf den physikochemischen Befunden bei der Entzündung hat Schade seine Molekularpathologie aufgebaut, welche mit Hilfe der Methoden der physikalischen Chemie den normalen und krankhaften Bestand der Gewebsmassen und Flüssigkeiten des menschlichen Körpers an Kolloiden, Molekülen und Ionen erforschen soll. Schade hat das große Verdienst, daß er in seinen zahlreichen Arbeiten und besonders in seinem Buch überall in der Medizin die möglichen und die tatsächlich nachweisbaren Beziehungen zur physikalischen Chemie gesucht hat. Bisher ist noch vieles Hypothese, beim Studium der Entzündung hat sich aber die Verwendung der physikalisch-chemischen Methoden und Überlegungen besonders dankbar gezeigt, und es ist zu verstehen, daß Schade gerade diese Erfolge benutzt, um der staatlichen Förderung der physikalisch-chemischen Forschung in Verbindung mit der Klinik das Wort zu reden. Nur auf diesem Wege hat die Physiologie und Pathologie des Wasserhaushaltes, der so eng zusammenhängt mit dem Zustand der Kolloide und allem, was diesen beeinflußt, eine wesentliche Förderung zu erwarten.

---

[1]) Fleisch, A.: Die H-Ionenkonzentration als peripher regulatorisches Agens der Blutversorgung. Zeitschr. f. allg. Physiol. Bd. 19, S. 270. 1921.

[2]) Hess: Physiologische Grundlagen für die Entstehung der reakt. Hyperämie und der Kollateralkreislauf. Bruns' Beitr. z. klin. Chirurg. Bd. 122. 1921.

[3]) Atzler und E. G. Lehmann: Über den Einfluß der H-Ionen auf die Gefäße. Pflügers Arch. f. d. ges. Physiol. Bd. 190, S. 118. 1921.

[4]) Kirihava, Shinishi: Über den Einfluß kleinster Säure- und Laugenmengen auf den Blutdruck. Pflügers Arch. f. d. ges. Physiol. Bd. 203, S. 61. 1924.

[5]) v. Gaza: Zitiert auf S. 268.

[6]) Schade uud Menschel: Zitiert auf S. 248.

[7]) Freudenberg und György: Zitiert auf S. 263.

[8]) Schade: Molekularpathologie. Münch. med. Wochenschr. 1924, Nr. 1, S. 1.

Wasserhaushalt im Fieber, bei Tuberkulose und unspezifischer Reizkörperbehandlung.

Zusammenfassende Darstellungen.

Ältere Literatur bei MORAWITZ, P.: Pathologie des Wasser- und Mineralstoffwechsels. Handb. d. Biochem. v. OPPENHEIMER Bd. IV, 2. Hälfte, S. 257 ff. 1910 und bei P. F. RICHTER: Fieber. Ebenda S. 130 ff.

Im Fieber kann sowohl das Verhältnis der renalen zur extrarenalen Wasserabgabe wie auch die gesamte Wasserbilanz eine Änderung erfahren. Der Fieberharn ist spärlich und konzentriert, denn die Wasserabgabe erfolgt vorzüglich durch Haut und Atmung [SIEBECK und BORKOWSKI[1]), A. F. HECHT[2])]. So kommt es auch, daß eine einmalige reichliche Wasserzulage keine besonders vermehrte Harnmenge zur Folge haben muß, ohne daß man daraus auf eine positive Wasserbilanz schließen darf. Umgekehrt ist aber auch eine überschießende Diurese nach Wasserzulage kein Beweis gegen eine Wasserretention, was man auch von manchen Hydropsien Nierenkranker kennt, wo eine einmalige Wasserzulage rasch und überschießend ausgeschieden wird, die verzettelten Wassergaben und das Wasser der Nahrung aber retiniert werden können.

Über Bilanzänderungen im Wasserhaushalt Fieberkranker kann bei der technischen Schwierigkeit, die extrarenale Wassergabe direkt zu bestimmen, nur die fortlaufende Kontrolle des Körpergewichts Aufschluß geben. Auf Grund solcher Untersuchungen hat v. LEYDEN[3]) zuerst die Lehre von der Wasserretention im Fieber aufgestellt. Den starken Gewichtsverlust nach der Entfieberung erklärt er durch die Ausscheidung des retinierten Wassers. Die Richtigkeit dieser Leydenschen Beobachtung vom allgemein ärztlichen Standpunkt aus wurde erst kürzlich wieder von W. H. VEIL[4]) stark unterstrichen. GARNIER und SABARÉANU[5]) haben sie auf Grund von Körpergewichtsbestimmungen bei einer Reihe von Infektionskranken bestätigen können. Immer ist dieser Verlauf der Gewichtskurve aber durchaus nicht zu beobachten, und die Gewichtsabnahme, namentlich in den ersten Fiebertagen, ist sicher häufiger als die Zunahme [MORAWITZ[6])]. Bei der Pneumonie und manchen anderen Erkrankungen kann ein Exsudat die Ursache der Gewichtszunahme sein, in anderen Fällen mag eine Kreislaufstörung oder Nierenerkrankung die Wasserretention begünstigen, aber daneben bleiben sicher noch Fälle genug, welche sich ganz im Sinne der Leydenschen Beobachtung verhalten. Auch im Tierversuch konnte v. HOESSLIN[7]) an fiebernden Hunden in den ersten Tagen trotz negativer N-Bilanz eine Gewichtszunahme nachweisen.

Bestimmungen des Wassergehaltes der Leber und Muskulatur bei langdauernden schweren Infektionskrankheiten [SCHWENKENBECHER und INAGAKI[8])] ergaben eine Zunahme des Wassergehaltes um ca. 3%, dessen Ursache aber nicht

---

[1]) SIEBECK, R. und BORKOWSKI: Über die Wasserausscheidung durch die Lungen und ihre Beziehungen zum Wasserhaushalt des Körpers. Dtsch. Arch. f. klin. Med. Bd. 131, S. 55. 1920.

[2]) HECHT, A. F.: Zur Kenntnis der extrarenalen, insbesondere pulmonalen Wasserausscheidung. Zeitschr. f. Kinderheilk. Bd. 38, S. 192. 1924.

[3]) v. LEYDEN: Untersuchungen über das Fieber. Dtsch. Arch. f. klin. Med. Bd. 5, S. 273. 1869 und Bd. 7, S. 563. 1870.

[4]) VEIL, W. H.: Zitiert auf S. 228.

[5]) GARNIER und SABARÉANU: Le modification du poids dans la pneumonie. Cpt. rend. des séances de la soc. de biol. Bd. 56, S. 1032. 1904.

[6]) MORAWITZ: Handb. d. Biochem. Bd. IV, 2. Hälfte, S. 245. 1910.

[7]) v. HOESSLIN, H.: Experimentelle Untersuchungen zur Physiologie und Pathologie des Kochsalzwechsels. Habilitationsschr. München 1909.

[8]) SCHWENKENBECHER und INAGAKI: Wassergehalt der Gewebe bei Infektionskrankheiten. Arch. f. exp. Pathol. u. Pharmakol. Bd. 55. S. 203.

im Fieber, sondern in der Inanition gesucht wurde und von Schwenkenbecher mit der Wasseranreicherung bei zehrenden Krankheiten verglichen wurde. Auch Blutuntersuchungen wurden zur Entscheidung der Frage herangezogen. So fanden v. Stejskal[1]), Reiss[2]) und Sandelowsky[3]) eine Verwässerung des Blutserums besonders im Beginn des Fiebers und bestärkten damit wieder die Lehre Leydens.

Unser Verständnis für diese ganzen Vorgänge hat in den letzten Jahren eine wesentliche Erweiterung erfahren durch die Beobachtungen über den Wasserhaushalt bei der Tuberkulose und der Proteinkörpertherapie sowie die experimentellen Untersuchungen über die Wirkung der Lymphagoga auf den Wasserhaushalt. Ausgehend von der Angabe Saathoffs[4]) über auffallende Wasserretentionen Tuberkulöser nach einer Tuberkulininjektion hat Meyer-Bisch[5]) diese Wasserreaktion zum Gegenstand eingehender Untersuchungen gemacht. Er fand bei leichteren Tuberkulosen im allgemeinen eine Gewichtszunahme und Blutverdünnung („positive Wasserreaktion" nach Tuberkulin, bei schweren Fällen dagegen eine Gewichtsabnahme und Bluteindickung („negative Wasserreaktion"). Viele schwere Tuberkulöse befinden sich schon spontan in diesem Zustand der negativen Wasserreaktion und haben ein wasserarmes Gewebe und konzentriertes Blut [Grawitz[6])]. Durch Tuberkulin gelingt es zuweilen, in diesem Zustand eine Umstimmung zu erreichen. Bei dieser Tuberkulinwirkung auf den Wasserhaushalt handelt es sich aber nicht um eine spezifische Wirkung, sondern die gleiche Umstimmung gelingt auch beim Normalen durch die unspezifische Reizkörpertherapie, und zwar sowohl durch die eiweißartigen Reizkörper wie auch durch Schwefel, Kollargol u. a. Diese Wirkung auf den Wasserhaushalt ist unabhängig von der Fieberwirkung.

In Versuchen am Hund konnte Meyer-Bisch[7]) nach Anlegung einer Ductus-thoracicus-Fistel zeigen, daß die sog. Lymphagoga zweiter Ordnung Heidenhains bei sehr geringer Dosierung (2 ccm 10 proz. Zucker- oder Kochsalzlösung) die gegenteilige Wirkung haben, das ist Verminderung des Lymphflusses und Wasserretention in den Geweben. Sehr wichtig ist die Beobachtung des gleichen Autors, daß auch Pepton, ein Lymphagogum erster Ordnung, in geringer Dosis die wasserretinierende lymphvermindernde Wirkung hat.

Eine bestimmte Erklärung dieser Vorgänge ist vorerst nicht möglich. Es muß aber festgehalten werden, daß die gleichen Stoffe je nach ihrer Dosierung eine ganz verschiedene Wirkung auf den Wasserhaushalt ausüben. Auch bei den fieberhaften Krankheiten ist diese doppelte Wirkung zu beobachten. Dabei dürfte es sich nach diesen Beobachtungen nicht um eine unmittelbare Fieberwirkung handeln, sondern um den Einfluß der dabei auftretenden Stoffwechseländerungen, die denen nach Tuberkulin und Proteinkörpergabe gleichen. Eine gewisse Brücke zum Verständnis dieser Beziehungen ist vielleicht durch die

---

[1]) v. Stejskal: Febrile Veränderungen in der chemischen Zusammensetzung des Blutes. Zeitschr. f. klin. Med. Bd. 42, S. 309. 1901.

[2]) Reiss: Kochsalzstoffwechsel und Wasserhaushalt des Blutserums. 26. Kongr. f. inn. Med. 1909.

[3]) Sandelowsky: Blutkonzentration bei Pneumonie. Dtsch. Arch. f. klin. Med. Bd. 96, S. 445. 1909.

[4]) Saathoff: Tuberkulindiagnose und Therapie nebst Stoffwechselversuche bei der Tuberkulininjektion. Münch. med. Wochenschr. 1909, Nr. 40.

[5]) Meyer-Bisch: Über die Wirkung des Tuberkulins auf den Wasserhaushalt. Dtsch. Arch. f. klin. Med. Bd. 134, S. 185. 1920.

[6]) Grawitz: Klinische Pathologie des Blutes. 4. Aufl. 1911.

[7]) Meyer-Bisch: Untersuchungen über den Wasserhaushalt. Zeitschr. f. d. ges. exp. Med. Bd. 24, S. 381. 1921; Bd. 25, S. 295, 307. 1921.

Beobachtungen über die Leberautolyse nach Schockgiften[Pick und Hashimoto[1])], nach unspezifischer Reizvorbehandlung [Freund und Rupp[2]), Gottschalk[3])] und nach Halsmarkdurchschneidung [Freund und Laubender[4])] gegeben. In allen diesen Fällen kommt es zu einer Steigerung des Leber-Rest-N. Es mag sein, daß die dabei auftretenden Substanzen die Wasserretention bedingen. Über den Mechanismus dieser Wirkung haben auch die Arbeiten von E. P. Pick gewisse Anhaltspunkte ergeben. Es kommt demnach eine Wirkung auf den Sperrmechanismus der Leber in Betracht, wie sie Mautner und Pick[5]) für die Schockgifte fanden; weiterhin ist eine Beeinflussung der hormonalen, die Wasserbindung in den Geweben beeinflussenden Funktion der Leber denkbar, wie sie von Molitor und E. P. Pick[6]) auf Grund gewisser tierexperimenteller und klinischer Beobachtungen angenommen wurde, ferner könnte eine direkte Gewebswirkung vorliegen, wie sie Molitor und E. P. Pick[7]) zur Erklärung der wasserretinierenden Pituitrinwirkung annahmen.

Zusammenfassend läßt sich mit Meyer-Bisch[8]) sagen: Die alte Leydensche Beobachtung ist durch die Untersuchung der jüngsten Zeit bestätigt. Allerdings handelt es sich dabei nicht um eine Fieberwirkung, sondern um eine Reaktion von viel weiterreichendem Umfang, die nicht so sehr an die Temperatursteigerung, wie an die mit der fieberhaften Erkrankung zusammengehende Stoffwechseländerung, besonders in der Leber, gebunden ist.

Die Veränderungen des Wasser- und Kochsalzhaushaltes im Hunger und in Zuständen chronischer Unterernährung (Inanitionsödeme).

Diese Zustände hat uns das große Experiment des Krieges eingehend kennengelehrt, wo sowohl in den Gefangenenlagern wie in der Zivilbevölkerung ein gehäuftes Auftreten von Ödemerkrankung mit Bradykardie und Polyurie ohne nachweisliche Nieren- und Kreislaufstörungen beobachtet wurde, dessen Ursache man in der Unterernährung erkannte [Budzynski und Chelchowski[9]), Strauss[10]), Gerhartz[11]), Hülse[12]), Jansen[13]), Jürgens[14]), Maase und

---

[1]) Pick und Hashimoto: Über den intravitalen Eiweißabbau in der Leber sensibilisierter Tiere und dessen Beeinflussung durch die Milz. Arch. f. exp. Pathol. u. Pharmakol. Bd. 89, S. 114.

[2]) Freund und F. Rupp: Studien zur unspezifischen Reiztheorie. V. Mitt. Arch. f. exp. Pathol. u. Pharmakol. Bd. 99, S. 137. 1923.

[3]) Gottschalk, A.: Untersuchungen über die Mechanik der unspezifischen Therapie. 1. Mitt. Arch. f. exp. Pathol. u. Pharmakol. Bd. 96, S. 260. 1922.

[4]) Freund, H. und W. Laubender: Über den Eiweißabbau in der Leber und seine Abhängigkeit vom Zentralnervensystem. Arch. f. exp. Pathol. u. Pharmakol. Bd. 99, S. 131. 1923.

[5]) Mautner, H. und E. P. Pick: Über die durch Schockgifte erzeugten Zirkulationsstörungen. Biochem. Zeitschr. Bd. 127, S. 72. 1922.

[6]) Molitor und E. P. Pick: Die Bedeutung der Leber für die Diurese. Arch. f. exp. Pathol. u. Pharmakol. Bd. 97, S. 317. 1923.

[7]) Molitor, H. und E. P. Pick: Über Diuresehemmung durch Histamin und Cholin. Arch. f. exp. Pathol. u. Pharmakol. Bd. 101, S. 198. 1924.

[8]) Meyer-Bisch: Kritisches Sammelreferat über den Wasserhaushalt. Dtsch. med. Wochenschr. 1924, Nr. 20.

[9]) Budzynski und Chelchowski: Przeglad letharski Bd. 54. 1915; zitiert nach Jansen.

[10]) Strauss, H.: Die Hungerkrankheit. Med. Klinik 1915.

[11]) Gerhartz, D.: Eine essentielle bradykardische Ödemkrankheit. Dtsch. med. Wochenschr. 1917, S. 514.

[12]) Hülse, W.: Die Ödemkrankheit in den Gefangenenlagern. Münch. med. Wochenschrift 1917, S. 921.

[13]) Jansen: Die Ödemkrankheit. Habilitationsschr. München 1920.

[14]) Jürgens: Besteht ein Zusammenhang der Ödemkrankheit in den Gefangenenlagern mit Infektionskrankheiten? Berlin. klin. Wochenschr. 1916, S. 210.

Zondek[1]), Rumpel[2]), Schiff[3]), Schittenhelm und Schlecht[4]) u. a.]. Wir verstehen heute das gemeinsame in der Wasser- und Salzretention bei langdauernden fieberhaften Erkrankungen, bei der Kachexie der Krebskranken und der Tuberkulösen, beim Diabetes und bei dem einfach Unterernährten. In allen diesen Fällen scheint eine Schädigung der Gewebe vorzuliegen, welche die Grundlage für eine erhöhte Wasser- und Salzretention in den Geweben schafft. Die Nahrungsentziehung macht eine solche Gewebsschädigung, sie allein macht aber noch keine vermehrte Wasserretention und die niedrigen Urinmengen in den bekannten kurzdauernden Versuchen der Hungerkünstler Breithaupt, Cetti und Succi[5]) sind nicht die Folge einer Neigung zu Wasserretention, sondern einfach des geringen Flüssigkeitsbedürfnisses im Hunger. Länger dauernde Unterernährung schädigt aber die Gewebe. Kommt zu dieser alimentär bedingten Gewebsalteration eine reichliche Zufuhr von Wasser und Kochsalz hinzu, so werden diese trotz intakter Nierenfunktion nicht wie beim Normalen rasch ausgeschieden, sondern mehr oder weniger retiniert. Nachdem schon seit vielen Jahren Chossat[6]) gezeigt hatte, daß bei hungernden Fröschen und Tauben sich zuweilen Ödeme entwickeln, fand J. Baer[7]), daß hungernde Kaninchen intravenös infundierte Flüssigkeit schlechter ausscheiden als normal gefütterte Tiere. Schittenhelm und Schlecht[4]) konnten während des Krieges zeigen, daß auch scheinbar ganz Normale mit Heimatkost eine Wasser-Salzzulage gegenüber den besser ernährten Leuten mit Feldkost verzögert ausschieden und erwiesen so die durch die unterwertige Heimatkost geschaffene Gewebsschädigung, welche die Grundlage für die Ödemkrankheit des Krieges war, die das Endglied in der Kette der Ernährungsschäden bildet und die zu den Ödemzuständen beim Mehlnährschaden der Kinder, beim schweren Diabetes, bei kachektischen und infektiösen Krankheiten in Beziehung steht. Jansen[8]) sucht das gemeinsame in den längerdauernden Eiweißverlusten, welche hydropigen wirken, insofern sie die Gesetze des normalen Nahrungsumsatzes und des Wasser- und Salzhaushaltes pathologisch abändern.

Bei der einseitigen Mehlnahrung der Kinder hat Benjamin[9]) erhebliche Stickstoffverluste nachgewiesen. Darauf mögen auch die alten Beobachtungen [Voit und Bischoff[10])] beruhen, daß kohlenhydratreiche Kost zu Wasseransammlungen führt. Aber auch an andere Schädigungen ist zu denken, so an den Mangel der Kost an quellungswidrigen Kalksalzen[Hülse[11])] oder an den Mangel an Fett [Maase und Zondek[1])] sowie an Vitamin oder an die hormonalen und inkre-

---

[1]) Maase und Zondek: Über eigenartige Ödeme. Dtsch. med. Wochenschr. 1917, H. 16, S. 484.

[2]) Rumpel: Die Ödemkrankheit in den russischen Gefangenenlagern. Münch. med. Wochenschr. 1915, S. 1020.

[3]) Schiff, A.: Über das gehäufte Auftreten einer eigenartigen Ödemkrankheit. Mitt. d. Ges. f. inn. Med. u. Kinderheilk., Wien, Bd. 16, Nr. 2. 1917.

[4]) Schittenhelm und Schlecht: Ödemkrankheit. Berlin 1918.

[5]) Luciani: Das Hungern. Hamburg u. Leipzig 1890. — Lehmann, Müller, Munk, Senator, Zuntz: Untersuchungen an zwei hungernden Menschen. Virchows Arch. f. pathol. Anat. u. Physiol., Suppl. 1893.

[6]) Chossat: Zitiert nach J. Baer.

[7]) Baer: Über Wasserausscheidung und Ödembildung im Inanitionszustand. Habilitationsschr. Straßburg 1907.

[8]) Jansen: Die Ödemkrankheit. Habilitationsschr. München 1920.

[9]) Benjamin: Der Eiweißnährschaden des Säuglings. Zeitschr. f. Kinderheilk. Bd. 10, S. 216. 1914.

[10]) Voit und Bischoff: Gesetze der Ernährung des Fleischfressers. 1860.

[11]) Hülse, W.: Über Inanitionsödeme. Arch. f. exp. Pathol. u. Pharmakol. Bd. 225, S. 224. 1918.

torischen Einflüsse. Es hat sich aber keine genügende Bestätigung einer dieser Ansichten ergeben. Die ödematösen Fälle von Beri-Beri faßt STEPP[1]) als eine Mischform zwischen echter Beri- und Beri- und Ödemkrankheit auf, welch letztere er nicht zu den Avitaminosen rechnet. Durch Zulage von Fett oder von Kohlenhydrat allein wurden die Inanitionsödeme rasch zum Schwinden gebracht, wenn diese Zulagen kalorisch genügten, um Stickstoffgleichgewicht oder Ansatz zu erlauben. Ebenso verschwanden die Ödeme, wenn die Wasser- und Salzzufuhr sistiert wurde. In einem derartigen Falle von JANSEN[2]) betrug die negative Kochsalzbilanz in 12 Tagen 245,59 g. Einen instruktiven Versuch hat JANSEN an einer Frau in schwerem Inanitionszustand auf Grund einer carcinomatösen Oesophagusstenose gemacht. Eine mehrmals wiederholte Zulage von 5 l Wasser wurde prompt in 2 Tagen, sogar „überschießend", ausgeschieden, und das Gewicht sank oder blieb gleich. Wurde aber zu diesem Wasser Kochsalz (20—30 g) zugelegt, so schnellte das Körpergewicht empor, und es trat das typische Bild der Ödemkrankheit auf. Nach Aussetzung der Wasser-Kochsalzzulage trat sofort ein rapider Gewichtssturz ein.

Bei der Ödemkrankheit wurde der Wassergehalt des Blutes erhöht gefunden. Dabei handelte es sich zum Teil um eine echte Plethora, zum Teil um eine oft sehr ausgesprochene Hypalbuminose mit Eiweißwerten bis zu 4%. Die Erythrocytenzahlen waren oft ungewöhnlich hoch (6 Millionen), wohl als Folge der Wasserentziehung vom Blut in die Gewebe, ähnlich wie zuweilen bei der akuten Nephritis und der Nephrose. In anderen Fällen wurden niedere Werte gefunden, teils als Zeichen einer Plethora, teils infolge von Anämie. Die Serum-Kochsalzwerte zeigen bei der Ödemkrankheit nichts Charakteristisches. Sie liegen im allgemeinen niedriger als die des Ödems, das sich im übrigen durch seinen niederen Eiweißwert auszeichnet.

Wasserretentionen der Diabetiker.

Beim Zuckerkranken hat v. NOORDEN[3]) das Auftreten von Ödemen beobachtet, die nicht auf Nierenerkrankung oder Kreislaufstörung zurückgeführt werden konnten. v. NOORDEN hat diese Ödeme zuerst bei den mit seiner Haferkur behandelten Kranken gesehen und deshalb als Haferödeme bezeichnet. Was die Ursache zur Ödemneigung abgibt, ist nicht entschieden. Eine Nierenstörung kann nicht angenommen werden, sondern die Ursache dürfte in einer primären Schädigung der Gewebe zu suchen sein, die bedingt ist durch die diabetische Stoffwechselstörung. FOELDES[4]) meinte, daß nur Diabetesfälle mit Acidose Ödeme bekämen; aber es sind von FALTA[5]) und BOEHNHEIM[6]) seitdem Fälle beschrieben worden, die die Unabhängigkeit des Ödems von der Acidose zeigen. Nach OEHME[7]) ist bei Diabetikern in einem gewissen Stadium schwerer Acidose bei stark angegriffenem Basenvorrat des Organismus der Wasserbestand des Körpers stark abhängig von der Reaktionslage des Stoffwechsels, und zwar in dem Sinne, daß Steigerung der Acidose Entwässerung, ihre Minderung Wasser-

---

[1]) STEPP, W.: Über Vitamine und Avitaminosen. Ergebn. d. inn. Med. u. Kinderheilk. Bd. 23, S. 121 ff. 1923.

[2]) JANSEN: Zitiert auf S. 275.

[3]) v. NOORDEN: Die Zuckerkrankheit und ihre Behandlung. 6. Aufl. 1912.

[4]) FOELDES: Diabetische Ödeme und Acidose. Wien. Arch. f. inn. Med. Bd. 3, S. 469. 1912.

[5]) FALTA: Ein Beitrag zum diabetischen Ödem. Wien. Arch. f. inn. Med. Bd. 5, S. 581. 1923.

[6]) BOEHNHEIM: Beiträge zur Kenntnis der diabetischen Ödeme. Dtsch. Arch. f. klin. Med. Bd. 143, S. 46. 1924.

[7]) OEHME: Niederrhein. Ges. f. Natur- u. Heilk. 10. III. 1924. Dtsch. med. Wochenschr. 1924, S. 1063.

retention begleitet. Von großem Interesse ist die Wasserretention, die häufig beim Insulin beobachtet wurde [Gigon[1]), Pollag[2]), Klein[3]) u. a.]. Pollag denkt an eine Einwirkung auf den Sperrapparat der Leber, Oehme an die anti-acidotische Wirkung.

Wichtig ist der Einfluß von Salzen auf die Entwicklung der Ödeme. Die diabetische Störung schafft nur die Ödembereitschaft. Zur Ausbildung des manifesten Ödems ist dazu noch eine reichliche Wasser- und Salzzufuhr nötig. Gewöhnlich wurden die diabetischen Ödeme bei solchen Fällen beobachtet, die wegen der Acidose nach dem Vorgange Naunyns hohe Dosen Natr. bicarb. bekamen, das beim Gesunden und auch bei manchen Diabetikern selbst in sehr großen Dosen keine Ödeme macht [Blum[4]), v. Wyss[5])].

Falta[6]) meinte, daß auch die Natronödeme eigentlich NaCl-Ödeme seien, da sie nur bei gleichzeitiger Kochsalzgabe zustande kämen. Es scheint sicher zu sein, daß das NaCl unter den Na-Salzen der Ödembildung besonders günstig ist. In den erwähnten Versuchen von Jansen an der Patientin mit Oesophagus-stenose gelang es durch tägliche Zulage von 45 g Natr. bicarb. zusammen mit 3—4 l Flüssigkeit nicht Wasserretention zu erzielen. Auch beim Säugling fanden L. F. Meyer und Cohn die hydropigene Wirkung des Natr. bicarb. mehrmals schwächer als die des Kochsalzes. Magnus-Levy bekam nach Kochsalz stärkere Ödeme als nach Natr. bicarb. Aber die Beobachtungen von Pfeiffer[7]) und v. Wyss[5]) haben doch gezeigt, daß die besondere Rolle dem Na-Ion zukommt, und daß auch bei kochsalzarmer Kost durch Natr. bicarb. allein Ödeme ent-stehen können. An einem neuen Fall von Diabetes hat auch Falta dies be-stätigt. Ersetzt man das Natr. bicarb. durch äquivalente Mengen von Kalium bicarb., so werden die diabetischen Ödeme ausgeschieden [v. Noorden-Salomon[8])].

Schilddrüse und Wasserhaushalt.

Die Vorstellung, daß die Gewebe sich am Flüssigkeitskreislauf beteiligen und sich wie ein Schwamm mehr oder weniger vollsaugen, ist vor allem durch die Unter-suchungen von Eppinger[9]) über den Einfluß der Schilddrüse auf den Wasser-Salzstoffwechsel und manche Ödemzustände geläufig geworden. Eppinger fand, daß nicht nur die Wasserretentionen Myxödematöser, sondern oft auch die Ödeme Nierenkranker und mancher Fälle von sog. Myodegeneratio cordis nach Schilddrüsendarreichung zurückgingen, nachdem andere Diuretica versagt hatten. Den Angriffspunkt dieser entwässernden und diuretischen Wirkung, die vielfach bestätigt wurde, verlegte er in die Gewebe, da sich eine direkte renale Wirkung in Onkometerversuchen mit Harntropfenzahl nicht nachweisen ließ, was von allen späteren Untersuchern bestätigt wurde. Nur van Creveld[10]) setzte sich neuerdings für eine renale Wirkung ein. Dagegen fand Eppinger, daß die Schilddrüse von wesentlichem Einfluß ist auf die Lebhaftigkeit des

---

[1]) Gigon, A.: Diabetes und Insulintherapie. Schweiz. med. Wochenschr. 1923, Nr. 38, S. 882.

[2]) Pollag, L.: Über Insulinbehandlung. Wien. klin. Wochenschr. 1924, S. 55.

[3]) Klein, O.: Zur horm. Beeinflussung des Wasserhaushalts bei Diabetes mellitus durch Insulin und Pituitrin. Zeitschr. f. klin. Med. Bd. 100, S. 458. 1924.

[4]) Blum, L.: Über die Rolle von Salzen bei der Entstehung von Ödemen. Kongreß f. inn. Med. 1909, S. 122.

[5]) v. Wyss: Über Ödem durch Natr. bic. Dtsch. Arch. f. klin. Med. Bd. 111, S. 93. 1913.

[6]) Falta: Zitiert auf S. 277.

[7]) Pfeiffer: Wasserretention durch Natriumsalze. Kongr. Wiesbaden 1911, S. 507.

[8]) v. Noorden-Salomon: Handb. d. Ernährungslehre Bd. I. 1920.

[9]) Eppinger: Zitiert auf S. 234.

[10]) van Creveld: Inaug.-Diss. Groningen 1922; zitiert bei Meyer-Bisch: Zitiert auf S. 264.

Wasser-Salzstoffwechsels in den Geweben, besonders in der Haut. Unter die Haut injizierte Salzlösungen, die beim normalen Hund und noch mehr beim schilddrüsengefütterten Hund rasch ausgeschieden wurden, lagen beim thyreopriven Tier nach 24 Stunden und selbst nach 48 Stunden noch immer als Ödem im Unterhautzellgewebe und bildeten schließlich einen dicken, am Bauche herabhängenden Wulst. Ein Plus an Schilddrüse beschleunigt die Geschwindigkeit des Wasser- und Kochsalzexportes in unserem Körper, und umgekehrt verzögert ein Minus den normalen Lauf stark. Der Organismus des Myxödematösen saugt gierig Wasser und Salz in sich auf, gleichgültig, ob sie per os oder subcutan beigebracht werden. Schilddrüsengaben können dieses ganze Bild umstellen und das retinierte Wasser zur Ausscheidung bringen.

SCHAAL[1]) wiederholte die Versuche EPPINGERS am Kaninchen. Bei intravenöser Salzwasserzufuhr fand er keine Differenz im Verhalten von Diurese und Blut bei thyreoidektomierten und schilddrüsengefütterten Tieren. Bei der Wasserzufuhr per os bekam er dagegen die gleichen Resultate wie EPPINGER. Die wasserretinierende Wirkung der Schilddrüsenexstirpation hat TATÚM[2]) schon früher in Versuchen am Kaninchen festgestellt. Auch in der Reaktion auf einen Aderlaß fand EPPINGER beim Myxödem die träge Wasser- und Salzabgabe aus den Geweben an das Blut ausgeprägt.

Die Ursache der thyreogenen Wasserretention sucht EPPINGER in einer erhöhten Gefäßpermeabilität für Eiweiß (s. S. 259), welches das Wasser in den Gewebsspalten zurückhält. Durch Steigerung des Stoffwechsels führt das Thyreoidin zu einem Zerfall dieses Eiweißes und damit zur Beseitigung der Ödeme. ELLINGER erklärt die Wirkung des Thyreoids auf den Wasserstoffwechsel durch eine Beeinflussung des Quellungsdruckes der Eiweißkörper, die demnach mehr oder weniger Wasser bilden. Aber auch die Versuche von EMBDEN und ADLER[3]), welche zeigten, daß die Schnelligkeit, mit der bestimmte Lösungen durch eine Froschhaut hindurchtreten, nach Schilddrüsenzusatz beträchtlich steigt, sind vielleicht zur Erklärung der Schilddrüsenwirkung von Bedeutung.

Es scheint aber, daß die Wirkung der Schilddrüsensubstanz auch noch von anderen bisher wenig zu übersehenden Faktoren abhängig ist, die im Zustand der Gewebe liegen. Dafür sprechen klinische Beobachtungen, wo unter scheinbar völlig gleichen Verhältnissen die gleiche Patientin nur periodenweise auf Schilddrüsengabe reagierte [NONNENBRUCH[4])], und ferner die tierexperimentellen Beobachtungen von ROMEIS[5]), der fand, daß Thyroxin (KENDALL), intravenös injiziert, schon am Ende der Infusion nicht mehr im Blut und in den Organen sowie im Harn von Kaninchen mit der von ihm ausgearbeiteten äußerst feinen biologischen Methode nachweisbar war. Er schloß daraus, daß das Thyroxin im Blut und den Geweben rasch verändert wird. Bei Zusatz von Thyroxin zu Blut in vitro bekam dieses unter Umständen sogar eine toxische Wirkung. ROMEIS meint danach wohl mit Recht, daß bei gleicher Abgabe von Inkret die Wirkung wesentlich vom Zustande der Gewebe abhängt, womit ein wichtiger neuer Gesichtspunkt über die Wirkung der Inkrete im allgemeinen gewonnen ist.

Hypophyse und Ovar und Wasserhaushalt.

Die Vermutung, daß auf die Schnelligkeit, mit der Kochsalz und Wasser durch unseren Körper eilen, vielleicht noch andere endokrine Drüsen Einfluß

---

[1]) SCHAAL, H.: Schilddrüse und Flüssigkeitsaustausch. Biochem. Zeitschr. Bd. 132, S. 295. 1922.

[2]) TATUM, A. L.: Morph. studies in exp. cretinism. Journ. of exp. med. Bd. 16, S. 636. 1913.

[3]) EMBDEN und F. ADLER: Über die physiologische Bedeutung des Wechsels des Permeabilitätszustandes usw. Hoppe-Seylers Zeitschr. f. physiol. Chem. Bd. 118, S. 1. 1922.

[4]) NONNENBRUCH: Zitiert auf S. 234.

[5]) ROMEIS, B.: Untersuchungen über die Wirkungen des Thyroxins. III. Biochem. Zeitschr. Bd. 141, S. 500. 1923.

nehmen, wurde für die Hypophyse bestätigt. Auch sie kann eine positive Wasser-
und Salzbilanz bedingen.

In Versuchen an Fröschen konnte Pohle[1]) diese Gewebswirkung der Hypo-
physe nachweisen. Bei hypophysopriven Fröschen war die Aufnahme von
Wasser durch die Haut vermindert, noch mehr aber die Abgabe, so daß die
Frösche ödematös wurden. Beim Menschen scheint Hypophysenextrakt die
Wasserretention zu begünstigen, wie dies am deutlichsten beim Diabetes insipidus
durch Pituitringaben zu sehen ist. E. Meyer und Meyer-Bisch[2]) fanden beim
Hund mit Ductus-thoracicus-Fistel nach Pituglandol eine Abnahme des Lymphflusses und Produktion eiweißreicher Lymphe und brachten einen Beweis für
die Gewebswirkung des Pituglandols. Mit besonderem Nachdruck wurde jüngst
die diuresehemmende und wasserretinierende Wirkung des Pituitrins mit Angriffspunkt in den Geweben von Molitor und E. P. Pick[3]) auf Grund von Versuchen
am Blasenfistelhund betont. Zur Kritik der Gefäßpermeabilitätstheorie des
Ödems ist von Interesse, daß in den Froschdurchströmversuchen von Krogh
und Rehberg[4]) das Pituitrin den Gefäßtonus erhöhte und die vorher erhöhte
Permeabilität wieder zur Norm brachte.

Über einen Einfluß des *Ovarextraktes* auf den Wasserstoffwechsel hat
W. H. Veil berichtet, jedoch haben sich hier noch keine klaren Gesetze ergeben.

Zusammenfassend ist zu sagen, daß es positive Wasserbilanzen gibt, die
bis zur Ausbildung von greifbarem Ödem führen können, deren Ursache nicht
in einer gestörten Nierenfunktion liegt, sondern in extrarenalen Störungen. Die
Stoffwechselstörungen im Fieber, die Inanition beim Diabetes, mangelhafte
Schilddrüsentätigkeit und die Wirkung der Hypophyse können die Ursache
jener erhöhten Wasser- und Salzretention in den Geweben bilden. Eine Oligurie
bei diesen Fällen braucht keine Nierenstörung anzuzeigen, sondern kann die
einfache Folge des verminderten Angebotes an die Niere sein.

5. Die Wasserretentionen Nierenkranker.

Das Ödem ist eines der klassischen Symptome einer Nierenerkrankung und
tritt sowohl als Hautwassersucht wie als Höhlenhydrops auf. Die höchsten
Grade der Wasserretention sind hier beobachtet worden. Die Wasserverteilung
hat dabei nichts Gesetzmäßiges. Besonders gern sammelt sich das Wasser in
dem lockeren Bindegewebe der Augenlider und des Scrotums an. Im Gegensatz
zu den kardialen Ödemen sind Gesicht, Hals und Arme gewöhnlich am Ödem
beteiligt. In anderen Fällen schließt das Ödem aber mit dem unteren Rippen-
bogen ab, so daß Bilder entstehen, die, nach der Ödemverteilung beurteilt,
denen einer Pfortaderstauung gleichen können.

Nicht jede Nierenerkrankung geht mit einer Störung des Wasserhaushaltes
einher, und auch bei den einzelnen hydropischen Formen ist sowohl die Chemie
der Ödeme wie ihre Verteilung und Hartnäckigkeit im einzelnen verschieden.
Besonders ausgeprägt und renitent sind die Ödeme bei den vorwiegend tubulären Nierenerkrankungen, bei denen die Höhlenergüsse, namentlich die Ascitesflüssigkeit, aber auch zuweilen das Serum, eine milchige, pseudochylöse Beschaffenheit zeigen können bei sehr geringem Eiweißgehalt. In anderen solchen

---

[1]) Pohle: Über den Einfluß des Nervensystems auf die Osmoreg. der Amphibien.
Pflügers Arch. f. d. ges. Physiol. Bd. 182, S. 215. 1920.

[2]) Meyer, E. und Meyer-Bisch: Beiträge zur Lehre vom Diabetes insipidus. Dtsch.
Arch. f. klin. Med. Bd. 137, S. 225. 1921.

[3]) Molitor und E. P. Pick: Zur Kenntnis der Pituitrinwirkung auf die Diurese. Arch.
f. exp. Pathol. u. Pharmakol. Bd. 101, S. 169. 1924.

[4]) Krogh und Rehberg: Sur l'influence de l'hypophyse sur la tonicité des capillaires.
Cpt. rend. des séances de la soc. de biol. Bd. 87, S. 461. 1922.

Fällen sind die Punktate wasserklar und geben beim Kochen nach Säurezusatz nur eine eben merkbare Eiweißtrübung. Im Gegensatz dazu haben die Punktate bei den hydropischen Glomerulonephritiden, wie sie vor allem im Kriege als „Schützengrabennephritis" beobachtet wurden, eine mehr seröse Beschaffenheit. Zwischen diesen Formen sind alle Übergänge möglich. Mit Ausbildung der sekundären Schrumpfniere schwindet häufig das Ödem, und für die genuine Schrumpfniere ist das Fehlen von Nierenödemen charakteristisch. Kardiale Ödeme können bei allen Formen von Nierenerkrankung, namentlich allen mit Hypertension, hinzukommen. Für die Auffassung der Ödeme Nierenkranker ist es von Bedeutung, daß wir keine Veränderung an der Niere und keine Funktionsstörung kennen, die zwangsmäßig zum Ödem führen muß. Im allgemeinen sind es die tubulären Nierenerkrankungen, die Ödem machen, aber eine Beziehung des Hydrops zu bestimmten anatomischen Veränderungen besteht nicht. Umgekehrt gibt es aber viele Zustände von Ödem, die ganz denen der Nierenkranken gleichen, ohne daß eine nachweisliche Nierenschädigung vorliegt. So haben die Ödeme bei der Ödemkrankheit, bei Anämien, Kachexien und anderen Zuständen oft ganz den Charakter der nephrotischen Ödeme und andererseits gibt es seltene Fälle von Scharlachnephritis und Kriegsniere mit Ödem und Blutdrucksteigerung, ja sogar eklamptischer Urämie, ohne daß jemals irgendwelche Zeichen einer Nierenschädigung auftreten. Solche Beobachtungen deuten auf die extrarenale Ursache der Ödementstehung auch bei Nierenkranken hin.

Die alte Vorstellung, daß es bei der Nephritis durch die Eiweißverluste zu einer Hydrämie und Hypalbuminose kommt, die die Ursache der Ödeme bildet, hat sich nicht aufrechterhalten lassen. Ebensowenig konnte die Erklärung von BARTELS[1]) genügen, der die renale Wasserretention und die dadurch bedingte Hydrämie als Ödemursache ansprach. Auch eine renale Insuffizienz der Wasser- und Kochsalzausscheidung kann die Ödeme nicht allein erklären, denn COHNHEIM und LICHTHEIM[2]) haben gezeigt, daß zum Zustandekommen des Ödems die Hydrämie nicht genügt. Erst wenn noch eine Gefäß- resp. Gewebsschädigung dazukommt, tritt Ödem auf [MAGNUS[3])].

Zum Zustandekommen eines Ödems sind nötig:

1. die Hydropsietendenz resp. Ödembereitschaft der Gewebe,
2. ein Überschuß an Wasser- und Kochsalzzufuhr.

Besteht also die Neigung zum Ödem, so kann eine renale Störung der Wasser-Salzausscheidung die Ödembildung fördern und andererseits wird eine Reduktion der Wasser-Salzzufuhr die Ödeme mindern, wie dies die klassischen Beobachtungen von STRAUSS[4]), WIDAL und JAVAL[5]) ergeben haben.

Viele Untersuchungen sind darüber gemacht worden, ob bei der Ödembildung die Wasserretention das Primäre ist oder die Salzretention. Nach dem heutigen Stande der Kenntnisse läßt sich etwa folgendes sagen: Schon der Versuch am Normalen zeigt, daß man durch Verminderung und Vermehrung der Kochsalzzufuhr bei gleichbleibender Wasserzufuhr die Wasserbilanz nach oben und unten um 1—2 kg ändern kann. Eine Änderung der Wasserzufuhr hat nicht den gleichen Einfluß auf die Kochsalzbilanz. Reichliche Wasserzufuhr führt nur dann zu einem Gewichtsanstieg, wenn gleichzeitig ein Überschuß an Kochsalz

---

[1]) BARTELS, C.: Nierenkrankheiten, in Ziemssens Handb. Bd. 9, S. 1.
[2]) COHNHEIM und LICHTHEIM: Zitiert auf S. 236.   [3]) MAGNUS: Zitiert auf S. 235.
[4]) STRAUSS, H.: Die Nephritiden. 2. Aufl. Berlin 1917. (Dort Literatur.)
[5]) WIDAL und JAVAL: La Chlorurémie et la cure. de la déchloruration. Journ. de physiol. et de pathol. gén. Bd. 5, S. 1107 u. 1123. 1903.

vorhanden ist, sonst kommt es eher zu einer Gewichtsverminderung durch die mit der reichlichen Wasserdiurese einhergehende Kochsalzausschwemmung. Beim Normalen ist also sicherlich der Kochsalzbestand der Regulator des Wasserbestandes. Dabei kommt die Hauptbedeutung dem Natrium-Ion zu. Viel größer können diese Gewichtsausschläge bei verschiedener Kochsalzbelastung bei gewissen hydropischen Nierenkranken sein. Der ödematöse Nierenkranke verliert auf kochsalzarme Kost zuweilen seine Ödeme und scheidet dabei Wasser und Kochsalz im Überschuß aus und andererseits quillt er auf Kochsalzzulage stark auf.

Widal und Javal beobachteten bei einem Nephritiker bei kochsalzarmer Kost einen Verlust von $5^{1}/_{2}$ kg. Wasser und 30 g Kochsalz. Bei Zulage von 10 g Kochsalz traten wieder Ödeme auf, das Körpergewicht nahm um 2 kg zu. Diese Abhängigkeit der Wasserretention von der Kochsalzzufuhr konnten sie immer von neuem demonstrieren.

Es gibt demnach sicher Fälle von Nephritis, bei denen Wasserretention und Ödembildung Folgen einer primären Kochsalzretention sind. Die Kochsalzretention allein genügt aber nicht zur Ödembildung, denn es können große Mengen Kochsalz ohne gleichzeitige Wasserretention in den Geweben zurückgehalten werden [Ambard und Beaujard[1])]. Schon Sreauss, der gleichzeitig mit Widal und Javal die Abhängigkeit der Nierenödeme von der Kochsalzzufuhr erkannte, stellte sich vor, daß neben der Kochsalzretention, die er als renal durch einen „Torpor renalis hypochlorucicus" bedingt auffaßte, zur Entstehung des Ödems noch eine besondere Hydropsietendenz da sein müsse.

Wie es bei den Nierenkranken zu der Ödembereitschaft der Gewebe kommt, ist im einzelnen nicht bekannt. Eine bestimmte Substanz, welche von der kranken Niere retiniert wird und zum Ödem führt, kennen wir nicht. Unter den Reststickstoffsubstanzen ist eine solche nicht wahrscheinlich, weil gerade die Nephrosen mit normalem Reststickstoff die hartnäckigsten und stärksten Ödeme haben. Hypothese ist bisher auch die Annahme einer Giftbildung durch die erkrankte Niere, Nephrolysine, Cytotoxine, Nephroblaptine) geblieben [v. Noorden[2]), Timofeew[3])]. Wahrscheinlich ist die Ursache der Nierenödeme keine einheitliche. Daß Ausfallen der Nierentätigkeit zur Hydropsietendenz führen kann, haben die Versuche von Magnus[4]) gezeigt, wo 40 Stunden nach Nierenexstirpation bei der Durchspülung Ödeme auftreten, die beim normalen Tier ausblieben. Senator[5]) nahm an, daß das gleiche Agens die Nierengefäße und die peripheren Gefäße schädige und so die Ödemtendenz unabhängig von der Niere entstehe. Diese Ansicht hat heute die meisten Anhänger. Für die Uranniere konnten Schlayer, Hedinger und Takayasu[6]) zeigen, daß der Schädigung der Nierengefäße eine solche der peripheren Gefäße parallel geht. Insbesondere sprachen dafür aber die erwähnten klinischen Beobachtungen bei der Scharlachniere und der Kriegsniere, wo noch vor jeder merklichen Nierenstörung Ödeme und Blutdrucksteigerung und sogar eklamptische Urämie auftraten [Nonnenbruch[7]), Volhard[8])].

---

[1]) Ambard und Beaujard: La rétention chlorurée seche. Sem. méd. 1905, S. 133.

[2]) v. Noorden: Handb. d. Stoffwechselpathol. Bd. 1, S. 1044.

[3]) Timofeew, S.: Zur Frage der Pathologie der nephritischen Ödeme. Arch. f. exp. Pathol. u. Pharmakol. Bd. 60, S. 265. 1909.

[4]) Magnus, R.: Über die Entstehung der Hautödeme bei experimentell hydrämischer Plethora. Arch. f. exp. Pathol. u. Pharmakol. Bd. 42, S. 250. 1899.

[5]) Senator: Lehrb. d. Nierenkrankh. Nothnagels Sammelwerk.

[6]) Schlayer, Hedinger und Takayasu: Über nephritische Ödeme. Dtsch. Arch. f. klin. Med. Bd. 91, S. 1. 1907.

[7]) Nonnenbruch: Klinische Beobachtungen bei der akuten Nierenentzündung im Felde. Dtsch. Arch. f. klin. Med. Bd. 122. 1917.

[8]) Volhard: Referat Verhandl. d. Dtsch. Ges. f. inn. Med. 1923.

Nach diesen Beobachtungen scheint es sicher, daß bei der Ödembildung Nierenkranker das Kochsalz ganz unabhängig von einer Nierenstörung in den Geweben zurückgehalten werden kann, ebenso wie dies bei den thyreogenen und Inanitionsödemen und auch bei den Stauungsödemen der Fall ist. Kommt noch eine renale Störung der Wasser- und Kochsalzausscheidung dazu, so kann diese die Ödembildung noch begünstigen und die Ausschwemmung hindern.

Daß es eine renale Störung der Salzausscheidung gibt, dafür sprechen mehrere gewichtige Tatsachen. Aus den Untersuchungen von F. v. MÜLLER[1]) und seinen Schülern [v. MONAKOW[2])] sowie GROSS[3]), KÖVESI und ROTH-SCHULZ[4]), H. STRAUSS[5]), SCHLAYER[6]) u. a. ergibt sich, daß gewisse Nierenkranke die Fähigkeit, das Kochsalz im Harn zu konzentrieren, eingebüßt haben. Dabei handelt es sich nach den Untersuchungen von PFEIFFER[7]) und v. WYSS[8]) vor allem um eine gestörte Natriumausscheidung. Das Chlor dürfte nach F. v. MÜLLER in der Hauptsache gewissermaßen als Mitläufer für Alkalien in Betracht kommen. Ob es Funktionsstörungen gibt, welche zu einer ungenügenden Chlorausscheidung führen, ist noch nicht sicher bekannt. Die Störung der Niere, das Kochsalz zu konzentrieren, wurde besonders nach Kochsalzbelastung deutlich. HEFTER und SIEBECK[9]) und später v. MONAKOW u. a. fanden in solchen Versuchen die Urinkochsalzwerte auch bei Kontrolle der Einzelportionen nicht über die Blutkochsalzwerte ansteigen. Auch in Tierversuchen mit experimenteller Nierenschädigung war die Störung der Kochsalzkonzentration deutlich [HEINEKE und MEYERSTEIN[10]), SCHLAYER].

Das Blut verhielt sich bei den verschiedenen hydropischen Nierenerkrankungen nicht einheitlich. Beziehungen zwischen Ödembildung könnten gegeben sein durch eine Verwässerung des Blutes mit Vermehrung der Gesamtblutmenge (hydrämische Plethora) und anderseits durch eine Änderung in der Konzentration und im Zustand der Serumeiweißkörper. Die Erythrocytenzahlen können nicht als Maßstab der Gesamtblutmenge gelten, da auch Anämie bei einer Verminderung mitspielen kann. Aus fortlaufenden Zählungen an aufeinanderfolgenden Tagen oder nach besonderen Belastungen kann man aber den Schluß ziehen, daß die Konstanz der Blutmenge bei den hydropischen Nierenkranken nicht so streng bewahrt wird wie beim Gesunden. Bei den Nephrosen werden die Erythrocytenzahlen gewöhnlich hoch gefunden [KELLER[11])], bei den Glomerulonephritiden erniedrigt [THANNHAUSER[12])]. Aber auch hier können besonders in der ersten Zeit

---

[1]) v. MÜLLER, F.: Morbus Brightii. Verhandl. d. Ges. dtsch. Naturforsch. u. Ärzte, Meran 1905. — Bezeichnung und Begriffsbestimmung auf dem Gebiete der Nierenkrankheiten. Veröff. a. d. Geb. d. Militär-Sanitätswesens H. 65. 1917.

[2]) v. MONAKOW: Beiträge zur Funktionsprüfung der Niere. Dtsch. Arch. f. klin. Med. Bd. 102, S. 248. 1911.

[3]) GROSS: Histologische Veränderungen und Funktionsstörungen der Niere. Beitr. z. pathol. Anat. u. z. allg. Pathol. Bd. 51, S. 530. 1911.

[4]) KÖVESI und ROTH-SCHULZ: Pathologie und Therapie der Niereninsuffizienz. Leipzig 1904.

[5]) STRAUSS, H.: Zitiert auf S. 281.

[6]) SCHLAYER und TAKAYASU: Untersuchungen über die Funktion kranker Nieren beim Menschen. Dtsch. Arch. f. klin. Med. Bd. 10, S. 333. 1911.

[7]) PFEIFFER, E.: 28. Kongr. f. inn. Med. 1911, S. 506.

[8]) v. WYSS: Zitiert auf S. 278.

[9]) HEFTER und SIEBECK: Untersuchungen an Nierenkranken. Dtsch. Arch. f. klin. Med. Bd. 114, S. 497. 1914.

[10]) HEINEKE und MEYERSTEIN: Untersuchungen über Hydrops bei Nierenkranken. Dtsch. Arch. f. klin. Med. Bd. 90, S. 101. 1906.

[11]) KELLER: Zitiert bei VOLHARD: Zitiert auf S. 227.

[12]) THANNHAUSER, S.: Studien zur Kriegsnephritis. Zeitschr. f. klin. Med. Bd. 89, S. 181. 1920.

der Ödementstehung die Erythrocytenzahlen über die Norm erhöht sein, woraus auf einem Wasserabstrom in die Gewebe geschlossen wurde [Nonnenbruch[1])].

Blutmengenbestimmungen mit der CO-Methode ergaben häufig erhöhte Werte [Plesch[2])], während die Amerikaner, die mit der Farbstoffmethode von Keith, Rowntree und Geraghthy[3]) arbeiteten, normale Werte fanden [Bock[4]), van Slyke und Stillmann, Lindner[5]), Lundsgaard].

Die Konzentration der Serumeiweißkörper ist vor allem bei den Nephrosen niedrig gefunden worden. Die Globuline pflegen dann relativ stark vermehrt zu sein [Kollert und Starlinger[6])]. Ganz neuerdings haben Schade und Claussen[7]) den onkotischen Druck der Serumeiweißkörper, womit sie den flüssigkeitsansaugenden Druck bezeichnen, welcher durch die Kolloide des Serums hervorgebracht wird, für die Ödembildung verantwortlich gemacht. Sie fanden mit einem besonders angegebenen Apparat bei Nierenkranken mit Ödemen regelmäßig eine Verminderung des onkotischen Druckes des Serums, die bei ödematösen Herzkranken fehlte. Die Niere betrachten sie als den Ausscheidungsregulator für den onkotischen Druck des Blutplasmas. Störung dieser Funktion führt zu Hypoonkie, die ein spezifisches Symptom der Niereninsuffizienz ist. Die Hypoonkie ist die Ursache des Ödems, denn sie verschiebt, wie aus Versuchen aus künstlich gefertigten „Capillarmodellen" geschlossen wird, das Gleichgewicht zwischen Transsudationsausstrom und Rückresorptionseinstrom stark zugunsten des Ausstroms. Schade und Claussen glauben in der Plasmahypoonkie das bisher fehlende Mittelglied zwischen der Niereninsuffizienz und ihrer ödemmachenden „Fernwirkung" im Gewebe gefunden zu haben.

Mit einer Stellungnahme zu diesen ganz neuen Untersuchungen muß noch abgewartet werden. Bisher haben Schade und Claussen nur Untersuchungen bei kardialen und renalen Ödemen mitgeteilt. Es bleibt abzuwarten, wie die entsprechenden Untersuchungen bei den anderen von Schade als „kolloidbedingt" bezeichneten Ödeme ausfallen, die den renalen Ödemen ganz gleichen, wo aber keine Nierenwirkung angenommen werden kann, so bei der Ödemkrankheit u. a. Liegt hier auch Hypoonkie vor? Und wie soll diese hier erklärt werden? Auch auf die Differenz, die sich aus diesen neuen Untersuchungen Schades zu den Bestimmungen der Ultrafiltrationsfähigkeit des Serums Ödematöser von Beckmann[8]) und zu den Bestimmungen der „spezifischen Viscosität" von Spiro ergeben, soll nur hingewiesen werden.

Zusammenfassend läßt sich folgendes sagen: Bei Nierenkrankheiten besteht oft eine Wasser-Salzretention, die sich häufig in Ödem äußert. Eine Beziehung zu bestimmten histologischen Formen hat sich nicht ergeben, jedoch sind die Ödeme bei den tubulären Formen besonders häufig und haben bei diesen eine charakteristische Beschaffenheit. Der Hydrops der Nierenkranken ist nicht einheitlich zu erklären. Die Ursache ist in einer besonderen Hydropsietendenz der Gewebe gelegen. Wieweit diese in Abhängigkeit zu bestimmten Funktions-

---

[1]) Nonnenbruch: Zitiert auf S. 277.

[2]) Plesch: Über die Blutmenge und ihre therapeutische Beeinflussung. Berlin. klin. Wochenschr. 1920, S. 1069.

[3]) Keith, Rowntree und Geragthy: A meth. for the determ. of plasma and blood volume. Arch. internal med. Bd. 16, S. 547. 1915.

[4]) Bock, A. V.: The const. of the vol. of the blood plasma. Arch. internal med. Bd. 27, S. 83. 1921; zitiert bei Loeb: Zitiert auf S. 256.

[5]) Lindner, Lundsgaard, van Slyke und Stillmann: Die Ursache des niedrigen Eiweißgehaltes im Plasma bei Nephritis. Proc. of the soc. f. exp. biol. a. med. Bd. 20, S. 319. 1923.

[6]) Kollert und Starlinger: Albuminurie und Bluteiweißbild. Zeitschr. f. klin. Med. Bd. 99, S. 426. 1924.

[7]) Schade und Claussen: Zitiert auf S. 266.   [8]) Beckmann: Zitiert auf S. 267.

störungen der Niere oder zu von der Niere abgegebenen Stoffen steht, ist nicht bekannt. Ganz ähnliche Ödemzustände kommen anscheinend auch ohne Nierenerkrankung vor. Dies spricht für die Auffassung der renalen Ödeme als einer Teilerscheinung einer allgemeinen Erkrankung, von der sowohl Peripherie wie Niere gemeinsam betroffen werden. Bei bestehender Hydropsietendenz kann eine renale Insuffizienz der Wasserausscheidung und namentlich der Kochsalzausscheidung ödemfördernd sein.

Wasserretentionen bei Zirkulationsstörungen.

Die Wassersucht der Herzkranken ist eine der geläufigsten Hydropsieformen überhaupt. Zu ihrer Erklärung hat man rein mechanische Ursachen angenommen. Wie aber schon erwähnt wurde, kann diese Erklärung allein nicht ausreichen. Zwar weiß man seit Cohnheim, daß in einem gestauten Gefäßgebiet Erythrocyten, Trockensubstanz und spezifisches Gewicht des Blutes zunehmen infolge eines erhöhten Wasseraustrittes in die Gewebe, dessen Ursache in dem erhöhten mechanischen Druck gesucht wurde, der nach Schade und Menschel[1]) von größtem Einfluß auf den Quellungszustand der Blutkolloide ist und den Wasserstrom aus den Capillaren in die Gewebe befördert. Andere Beobachter haben aber gezeigt, daß diese rein mechanische Erklärung allein nicht genügen kann, daß man auch beim Stauungsödem noch eine besondere Gewebsschädigung annehmen muß. Diese kann durch die Stauung allein entstehen, die, ähnlich einer vorübergehenden Unterbrechung der Blutzufuhr [Cohnheim und Lichtheim[2])], die Gewebe ödembereit machen kann. Sie kann aber auch eine andere Ursache haben. Auf die Verhältnisse beim Lungenödem, bei der Venenthrombose wurde schon hingewiesen. Die Stauung im Lungenkreislauf genügt bei diesen nicht zur Erklärung. Die tägliche klinische Beobachtung zeigt uns die Inkongruenz zwischen Ödementwicklung und Herzinsuffizienz. Von den Fällen von „sog. Myodegeneratio cordis" [Eppinger[3])] mit mächtigen Ödemen, bei denen aber das Herz gar keine Veränderung und Störung zeigt, bis zu den schweren Herzinsuffizienzen bei Infektionskrankheiten mit fehlendem Ödem gibt es alle Übergänge. Die überragende diuretische Wirkung des Novasurols gegenüber dem Digitalis bei vielen Herzödematösen ist ein Zeichen für die Unabhängigkeit dieser Ödeme von der reinen Kreislaufstörung. Die Stauung ist ein mächtiger Ödemfaktor, wo eine Ödemneigung besteht, und sie kann selbst die Ursache zu dieser Neigung werden. So kann bei Herzkranken entgegen der gewöhnlichen Ödemverteilung zuweilen ein Pleuraerguß die erste Lokalisation der Wasserretention sein, die unter Digitalis wieder verschwindet.

Zur Zeit der Wasserretention Herzkranker ist die Harnausscheidung gering bei hohem spezifischem Gewicht, und die Haut ist trocken. Auch die pulmonale Wasserabgabe ist vermindert [Siebeck[4])]. Dabei besteht als Zeichen der Wassergier der Gewebe ein ausgesprochenes Durstgefühl [Heineke[5])]. Mit Besserung der Herzfunktion unter Digitalis nimmt der Durst ab, der Kranke schwitzt wieder, und die Wasserausscheidung durch die Lunge nimmt gleichzeitig mit der vermehrten Diurese zu. Die extrarenale Entwässerung kann dabei ganz überwiegen [Veil[6])].

---

[1]) Schade und Menschel: Zitiert auf S. 248.
[2]) Cohnheim und Lichtheim: Zitiert auf S. 236.
[3]) Eppinger: Über die sog. Myodegeneratio cordis. Therap. d. Gegenw., März 1921.
[4]) Siebeck und Borkowski: Zitiert auf S. 231.
[5]) Heineke, A.: Theorie und Klinik zur extrar. Ausscheidung kard. Ödeme. Dtsch. Arch. f. klin. Med. Bd. 130, S. 60. 1919.
[6]) Veil: Zitiert auf 228.

Häufig wurde der Wassergehalt des Blutes bei der kardialen Wasserretention bestimmt. Wir erwähnen nur neuere Befunde.

W. H. Veil[1]) fand in seinen Fällen von ödematösen Herzkranken zunächst normale Blutkonzentrationswerte. Mit der Diurese trat eine Blutverdünnung ein, die dann bei unverändert fortdauernder Diurese einer Bluteindickung oft ziemlich plötzlich wich. In einer großen Zahl eigener Untersuchungen fanden wir, daß sich das Blut an der Wasserretention Herzkranker wenig beteiligt, nur bei sehr lange bestehenden Ödemen mit allgemeiner Kachexie waren ausgesprochen niedrige Werte mit Hypalbuminose vorhanden. Bei Ausschwemmung der Ödeme nahmen dann vor allem die Serumeiweißkörper zu. Andere Male beobachteten wir auch eine Zunahme der Erythrocytenzahlen nach der Ödementleerung. Wenn man die Erythrocytenzahl als Maßstab der Blutmenge ansehen darf, so müßte man daraus schließen, daß die Blutmenge im Zustand der hydropischen Dekompensation des Kreislaufes nicht vermehrt ist und sich mit der Ödementleerung nur wenig ändert. Plesch[2]) fand hingegen in solchen Fällen mit der Co-Methode regelmäßig eine beträchtlich vermehrte Blutmenge und eine deutliche Abnahme bereits beim Übergang zu einer der verschiedenen kochsalzarmen Kostformen. Bei der Ödementstehung kam es zu einer Verminderung, bei der Ödementleerung zu einer Vermehrung der Blutmenge. Es sind aber Zweifel an der Zuverlässigkeit der Co-Methode erlaubt.

Im ganzen kann man folgendes sagen: Die Wasserretention Herzkranker beruht in erster Linie auf der geschädigten Blutzirkulation und dem erhöhten Druck in den gestauten Capillaren. Schädigung der schlecht ventilierten Gewebe und ungenügende Nierentätigkeit kommen als ödembegünstigend hinzu. Das Blut ist an der Wasserretention in der Regel nur wenig beteiligt und zeigt viel geringere Veränderungen wie bei den Ödemen Nierenkranker.

---

[1]) Veil: Zitiert auf S. 228.   [2]) Plesch: Zitiert auf S. 284.

Diabetes insipidus.

Von

ERICH MEYER

Göttingen.

Mit 1 Abbildung.

Zusammenfassende Darstellungen.

BAER, JULIUS: Diabetes insipidus. Handb. d. inn. Med. Bd. III (MOHR-STAEHELIN), 1. Aufl. Berlin: Julius Springer 1919. — GERHARDT, DIETRICH: Der Diabetes insipidus. Nothnagels spez. Pathol. u. Therapie Bd. VI. Hölder 1899. — MEYER, ERICH: Über den gegenwärtigen Stand der Pathologie und Therapie des Diabetes insipidus. Albus Sammlung zwangloser Abhandlungen aus dem Gebiete der Verdauungs- und Stoffwechselkrankheiten. Halle: Marhold 1914. — MOHR, L.: Der Diabetes insipidus. Noordens Handb. d. Pathologie des Stoffwechsels Bd. II. S. 872/881. — SENATOR: Diabetes insipidus. Ziemssens Handb. d. spez. Pathol. u. Therapie Bd. 13, II. Hälfte. Leipzig: F. C. W. Vogel 1876. — UMBER: Der Diabetes insipidus. Spez. Pathol. u. Therapie inn. Krankh. Herausgegeben von FR. KRAUS und N. BRUGSCH. Bd. I. Wien: Urban und Schwarzenberg 1913. — VEIL, W. H.: Physiologie und Pathologie des Wasserhaushaltes. Ergebn. d. inn. Med. u. Kinderheilk. Bd. 23. 1923.

Die Stellung des Krankheitsbildes, das in der Bezeichnung „Diabetes insipidus" zusammengefaßt wird, als Abschlußkapitel des Wasserhaushaltes rechtfertigt sich nicht nur aus den mannigfachen Beziehungen zu bereits dargelegten Problemen allgemein-physiologischer Art, sondern besonders auch aus der Anregung, die die Erforschung dieser Störung für das Studium des Wasserhaushalts gebracht hat. Diese Erkenntnis ist relativ neuen Datums. Denn obwohl die Krankheit bereits im 17. Jahrhundert bekannt war — der Name stammt aus einer Zeit, in der die Ärzte die Anwesenheit oder das Fehlen von Zucker[1]) im Urin durch den Geschmackssinn feststellen mußten —, hat sie doch lange Zeit hindurch als eine Art Ungeheuerlichkeit gegolten, die man zwar zu bekämpfen versuchte, deren Wesen aber in vollkommenes Dunkel gehüllt blieb. In den Werken der alten Pathologen werden Kranke geschildert, die häufig neben einem ganz phantastischen Durst, der sie zwingt, 20, 30 und 40 l Flüssigkeit in einem Tag aufzunehmen, ebenso ungeheuerliche Speisemengen verzehren.

So schildert TROUSSEAU[2]) im Jahre 1868 in seiner Klinik des Hôtel Dieu in Paris Kranke, wie sie heute nicht mehr gesehen werden, die durch ihre Unersättlichkeit den Schrecken der Gastwirte bildeten. Ein solcher Polyphage bekam damals sogar noch im Spital 5 Pfund Fleisch, 3 Pfund Schinken, 2 Pfund gebratenes oder geröstetes Brot. Die Unsinnigkeit dieser Verordnung mag den Durst und die Polyurie noch wesentlich gesteigert haben.

---

[1]) Die Abtrennung des Diabetes insipidus als nicht zuckerhaltige Harnruhr vom Diabetes mellitus ist erst von PETER FRANK gegen Ende des 18. Jahrhunderts durchgeführt worden.
[2]) TROUSSEAU: Med. Klin. des Hôtel Dieu zu Paris. Deutsch. Bd. II. S. 748. Würzburg: Stahel 1868.

Aus Schilderungen ähnlicher Art entnimmt der Arzt unserer Tage ohne weiteres, daß es sich in den betreffenden Fällen in der Hauptsache um psychische Störungen gehandelt haben muß, bei denen sich zwangsmäßig aus einer bestimmten Wahn- oder Angstvorstellung heraus die Erscheinungen der Polydipsie und Polyphagie entwickelten. So erklärt sich in vielen Fällen auch der plötzliche Beginn und die bisweilen prompte Heilung durch Suggestivbehandlung. Wenn trotzdem bei manchen dieser Krankheitsschilderungen Symptome hervorgehoben werden, die die heutige Betrachtungsweise auf Störungen der Regulation, auf hormonale Disharmonie und auf die Beeinflussung vagosympathischer Bahnen im Zentralnervensystem zurückführt, so deutet das schon auf die innige Beziehung psychischer und somatischer Automatismen. Störungen der Osmoregulation und des Wasserhaushaltes rufen Empfindungen hervor, die unter der Schwelle des Bewußtseins wirken und die erst bei einer gewissen Reizstärke oder Reizsummation zu Triebhandlungen führen, die normalerweise „instinktiv" abgestuft werden. Wiederholen sich diese Reize in übernormaler Stärke allzuoft, so führen sie, unkorrigiert, zu Irreleitung der Triebe, in dem hier interessierenden Fall zu einer das Maß des Notwendigen übersteigenden Flüssigkeitszufuhr und damit auch zu Polyurie[1]). Es ist aber durch ein heroisches Selbstexperiment bewiesen, daß länger fortgesetzte übermäßige Wasserzufuhr infolge sich zwangsmäßig einstellender Salzretention zu gesteigerter Durstempfindung führt [VEIL[2]), REGNIER[3])] und damit einen Circulus vitiosus schafft, der zu immer weitergehenderen Flüssigkeitszunahme zwingt. Hiermit ist das Verständnis für die Frage angebahnt, in welcher Beziehung Polydipsie und Polyurie zueinander stehen. Es unterliegt gar keinem Zweifel, daß die in der älteren Literatur immer wieder hervorgehobenen ungeheuerlichen Harnmengen, die 10 l oft übersteigen, dem oben geschilderten Mechanismus ihre Entstehung verdanken. Wird aus irgendeinem Grunde das Übermaß der Aufnahme zur Gewohnheit, so kann nur durch eigene oder fremde Willenseinwirkung der Circulus durchbrochen werden. Es wäre aber ganz falsch, wenn man, wie das von mancher Seite geschehen ist [REICHARDT[4]), SCHWENKENBECHER[5])] *alle* Formen der Durstkrankheit auf eine primäre Willensstörung zurückführen und die Polyurie als etwas Sekundäres betrachten wollte.

Bereits 1876 hat SENATOR[6]) diese Form als die seltenere abzugrenzen versucht, indem er gegenüber französischen Autoren das Primäre in einer gesteigerten Nierentätigkeit sah. Er hielt es „allerdings nicht für unmöglich, daß es eine primäre Polydipsie als Folge einer Störung in den das Durstgefühl vermittelnden Nervenapparaten, deren periphere Bahnen nach ROMBERG in den Schlundästen des Vagus verlaufen", gibt. Es mag gleich erwähnt werden, daß bis heute derartige Fälle nicht bekannt geworden sind, wenngleich es a priori als möglich bezeichnet werden muß, daß bei Erkrankungen zentral-sympathischer Bahnen eine analoge Wirkung erzielt werden könnte[7]).

---

[1]) ERICH MEYER: Zur Pathologie und Physiologie des Durstes. Schriften der wissenschaftl. Gesellschaft in Straßburg i. E. Heft 33. Trübner 1918.

[2]) VEIL, W. H.: Über die Wirkung gesteigerter Wasserzufuhr auf Blutzusammens. und Wasserbilanz. Dtsch. Arch. f. klin. Med. Bd. 119, S. 376. 1916.

[3]) REGNIER: Über den Einfluß diätetischer Maßnahmen usw. Zeitschr. f. exp. Pathol. u. Therapie Bd. 18, S. 139. 1916.

[4]) REICHARDT: Das Diabetesinsipidus-Symptom einer Geisteskrankheit. Arbeiten aus der psychiatrischen Klinik Würzburg. Heft 2.

[5]) SCHWENKENBECHER: Beitrag zum ätiol. Studium des Diabetes insipidus. Münch. med. Wochenschr. Bd. 50, S. 2564. 1909.

[6]) SENATOR: Siehe: Zusammenfassende Darstellungen S. 287.

[7]) Ob die neuerdings von manchen Autoren beschriebene Durststörung bei Encephalitis eine echte zentral bedingte Polydipsie ist, bedarf noch der Untersuchung.

Zusatz bei der Korrektur: Vergl. zu dieser Frage CURTIS Arch. of internat. med. Bd. 34, Nr. 6, S. 801. Referat Kongreß-Zentralblatt für innere Medizin. Bd. 39, Heft 15, S. 856.

Das auslösende Moment für die entstandene Polydipsie kann in der gesteigerten Nierentätigkeit liegen; vermehrte Ausfuhr von Wasser, gleichgültig auf welchem Wege, erzeugt Durstgefühl und führt so zu vermehrter Flüssigkeitsaufnahme, die ihrerseits wiederum die Gefahr des geschilderten Circulus vitiosus mit sich bringt. So pfropft sich oft auf das ursprüngliche Krankheitsbild der primären Polyurie eine Polydipsie auf, die die Verhältnisse außerordentlich komplizieren kann. Erfolgt durch ein Nahrungsregime, das reich an Salzen und Eiweißkörpern ist, eine übermäßig starke Beanspruchung der Nieren, wie es in dem von TROUSSEAU oben geschilderten Falle geschehen ist, so muß sich ein Zustand entwickeln, der den Keim zu immer weitergehender Verschlimmerung in sich trägt.

Das Verständnis des Diabetes insipidus ist ohne diese allgemeinen Vorbemerkungen über die Entstehung eines gesteigerten Durstgefühls nicht möglich, denn erst nach Abtrennung der hier nicht weiter zu erörternden primären Durststörung von den primären Polyurien eröffnet sich ein Weg zum Studium der an sich schon außerordentlich komplizierten Verhältnisse. Die Unterlassung dieser Scheidung hat in der älteren Literatur zu ganz verschiedenartigen Auffassungen der zugrunde liegenden Störungen geführt, und erst die Betrachtung der Krankheit im Rahmen der Pathologie der Wasserbewegung und Wasserausscheidung sowie unter dem Gesichtspunkt des Mineralstoffwechsels hat zu einer gewissen Klärung geführt. Mit den Wandlungen, die diese Probleme im Laufe der Jahre erfahren haben, ist auch die Beurteilung des Diabetes insipidus mitgegangen. Hieraus erklärt es sich, daß sowohl nervöse wie hormonale Beeinflussung der Niere und der Körpergewebe als besonders bedeutsam für die Entstehung des Leidens angesehen wurden, daß bald eine Nierenfunktionsstörung ebenso einseitig in den Vordergrund gestellt wurde wie eine Austauschstörung zwischen Blut und Gewebe.

Die folgende Darstellung soll den Versuch machen, die Bedeutung dieser einzelnen Faktoren abzugrenzen.

Vorher erscheint es notwendig, kurz auf die Eigenart des *Krankheitsbildes* einzugehen.

Meistens verläuft der Diabetes insipidus chronisch, oft über viele Jahre; es sind sogar Fälle bei Neugeborenen sowie gehäuftes familiäres Vorkommen in mehreren Generationen beschrieben worden[1]. Ob es sich hierbei wirklich um echte primäre Polyurien gehandelt hat, ist bei der oft äußerst schwierigen Abgrenzung gegenüber primärer Polydipsie heute noch nicht zu übersehen. Bisweilen setzen die Störungen plötzlich ein ohne erkennbare äußere Veranlassung, bisweilen sind sie durch psychische oder somatische Traumen, besonders Schädeltraumen ausgelöst. Es muß gleich hier bemerkt werden, daß das Bestehen derartiger Einwirkungen an sich keineswegs einen Rückschluß darüber, ob im gegebenen Fall eine primäre Polydipsie oder eine Polyurie vorliegt, erlaubt, seitdem es erwiesen ist, daß organisch bedingte zentrale Nervenstörungen, namentlich der sympathischen Bahnen, die Nierenfunktion direkt oder auf dem Umwege über gesteigerte Hormonmobilisierung beeinflussen können. Der Diabetes insipidus kann das einzige klinisch erkennbare oder nur ein Teilsymptom einer allgemeinen Krankheit sein. Im letzteren Fall kommen besonders Tumoren des Schädels oder Gehirns, Meningitis, Hydrocephalus internus, besonders auch luetische Prozesse der Schädel- resp. Gehirnbasis in Betracht. Manchmal bestehen gleichzeitig Veränderungen der Hypophyse, klinisch erkennbar an bitemporaler Hemianopsie, an röntgenologisch nachweisbaren Veränderungen resp. Ausweitungen der Sella turcica sowie an dem bisweilen bestehenden Symptomenkomplex der Dystrophia adiposo genitalis.

Auf die Bedeutung der Hypophyse für die Entstehung des Leidens wird unten ausführlich eingegangen werden müssen.

---

[1] WEIL, ADOLF: Virchows Archiv f. pathol. Anat. u. Physiol. Bd. 95. — WEIL, ALFRED: Inaug.-Diss. Heidelberg 1908; Dtsch. Arch. f. klin. Med. Bd. 93, S. 178. MARIUS LAURITZEN: Sonderabdruck aus Hospitalstid. Nr. 13, 14, 15, 16. 1893.

Bei den *Obduktionen* wurden häufig keine makroskopisch wahrnehmbaren Veränderungen gefunden, in manchen Fällen scheint durch Druck auf Zwischen- und Hinterhirn eine Beziehung zur Krankheit gegeben, ebenso wie in den nicht sehr häufigen Fällen, in denen mehr oder weniger ausgedehnte Hypophysenstörungen bestanden. Die pathologische Anatomie vermag aber bis heute keineAntwort auf dieFrage zu geben, ob durch einen Ausfall der Hypophyse etwa bei Zerstörung durch Tumoren der Diabetes insipidus bedingt sei. Wichtig ist, *daß die Nieren* bei allen untersuchten Fällen *makroskopisch* und *mikroskopisch* normal befunden worden sind.

Das *Herz* ist nicht vergrößert. Diese Feststellung ist deshalb von Bedeutung, weil auch bei jahrelang bestehendem Diabetes insipidus, wie H. STRAUSS[1]) und ERICH MEYER[2]) nachgewiesen haben, der Blutdruck niemals erhöht, das Herz weder erweitert noch hypertrophisch wird. Hieraus geht hervor, daß sowohl die vermehrte Flüssigkeitszufuhr an sich, ebensowenig wie die Polyurie eine merkliche Belastung für gesunde Kreislauforgane bedeuten. Dies ist für die Beurteilung des sogen. Bierherzens wichtig, bei dem arterielle Hypertension und Herzvergrößerung *nicht durch die vermehrte Flüssigkeitsmenge an sich*, sondern durch die im Bier enthaltenen schädlichen Stoffe bewirkt wird. Auch die hierbei bisweilen nachweisbare Plethora ist sekundärer Natur; bei vermehrter Wasserzufuhr allein entwickelt sie sich, wie unten auseinandergesetzt wird, nicht. Auch für die bei gewissen Nierenkrankheiten (Schrumpfniere) vorkommende Polyurie, die stets mit Herzvergrößerung und Blutdrucksteigerung einhergeht, ist die genannte Feststellung von Bedeutung.

Die Patienten mit Diabetes insipidus können, abgesehen von ihrem Durst und ihrer Polyurie, einen vollkommen gesunden Eindruck machen, wenn nicht gleichzeitig hormonale oder andere Störungen vorliegen. Meist gewöhnen sie sich mit der Zeit an ihren Zustand und leiden nur, wenn sie gezwungen werden zu dursten. Manche Kranke vernachlässigen allmählich das Gefühl der stets gefüllten Blase und so kommt es gelegentlich zu Überdehnungen. Es kann dann der Zustand den ebenfalls mit Polyurie einhergehenden Krankheitsfällen vorgeschrittener Prostatahypertrophie sehr ähnlich werden, bei denen es infolge Abflußbehinderung der Harnwege zu Polyurie und zu Austrocknungserscheinungen kommt, die trotz immer wieder erneuter Flüssigkeitszufuhr sich immer weiter steigern.

In manchen Fällen besteht ein Mißverhältnis der renalen und extrarenalen Wasserausscheidung. Durch die hochgradige Polyurie werden die Wasserdepots erschöpft und die Kranken trocknen aus. Bisweilen besteht dabei eine Unmöglichkeit zu schwitzen.

Meistens gelingt es, durch zweckmäßige Ernährung, durch Beschränkung der oft zu hohen Stickstoff- und NaCl-Zufuhr [TALLQVIST[3]) und ERICH MEYER[4])], die Harnmenge auf ein erträgliches Maß, 5—7 l, zu beschränken, ohne den Kranken Zwang in der Flüssigkeitszufuhr aufzuerlegen. Dabei stellt sich gelegentlich eine auffallende Gleichmäßigkeit der Urinausscheidungen ein, ganz im Gegensatz zum primären Polydipsiker, bei dem die Schwankungen der Urinmengen viel beträchtlicher und meist ganz unabhängig von der Art der Ernährung sind. Von den verschiedenen *im Harn* ausgeschiedenen Stoffen befinden sich die *Chloride in niederer Konzentration als im Blut*. Dagegen ist die *Harnstoffkonzentration* selbst bei extremster Polyurie *stets weit über der des Blutes*. Der Harn kann infolge seines geringen Aschenbestandteils hyposmotisch werden, so daß er zugesetzte eigene rote Blutkörperchen löst. Gefrierpunkterniedrigung und Leitfähigkeit sinken unter die des Blutes. Ein typisches Beispiel mag hierfür als Illustration dienen[5]):

Harnmenge	spez. Gew.	Δ	λ	Ges. Asche	NaCl %	$\overset{+}{\text{U}}$ %	P_2O_5
7000	1003,1	$-\,0{,}26$	0,00525	0,293	0,164	0,244	0,024

In einem anderen Falle, in dem 8000 ccm Harn ausgeschieden worden waren, betrug der prozentuale Harnstoffgehalt des Urins annähernd 0,3, während er im Blut die Konzen-

---

[1]) STRAUSS, H.: Zur Kenntnis des Wasserstoffwechsels bei Diabetes insipidus. Zeitschr. f. exp. Pathol. u. Therap. Bd. 1, S. 2.

[2]) MEYER, ERICH: Über Diabetes insipidus. Fortschr. d. dtsch. Klinik Bd. 2, S. 271. 1910.

[3]) TALLQVIST: Untersuch. über einen Fall von Diabetes insipidus. Zeitschr. f. klin. Med. Bd. 49, S. 181. 1903.

[4]) MEYER, ERICH: Über Diabetes insipidus und andere Polyurien. Dtsch. Arch. f. klin. Med. Bd. %, S. 1. 1905.

[5]) MEYER, ERICH: Über Diabetes insipidus. Fortschr. d. dtsch. Klinik Bd. 2, S. 271. 1910.

tration von 0,03—0,05 nicht überschritt. Bei einem anderen Kranken betrug bei einer Harnmenge von 10 460 ccm und einem Δ von — 0,15 der prozentuale NaCl-Gehalt 0,07, der prozentuale $\overset{+}{U}$-Gehalt 0,11, der prozentuale Harnsäuregehalt 0,004, der prozentuale P_2O_5-Gehalt 0,017 g.

Daraus ergibt sich ohne weiteres entgegen der von METZNER[1]) geäußerten Annahme, daß der Harn des Diabetes insipidus-Kranken *keineswegs als einfaches* durch fehlende Rückresorption in den Kanälchen eingedicktes *Glomerulusfiltrat* angesehen werden darf. Die Niere leistet auch in diesem Falle eine erhebliche Verdünnungs- und Konzentrationsarbeit; denn, wenn auch (siehe unten) gelegentlich bezüglich der Salzkonzentration gewisse Schwankungen vorkommen, so ist sie doch wenigstens bezüglich der Chloride im Blut stets höher als im Urin, die Harnstoffkonzentration stets bedeutend niedriger.

Es darf jedoch in diesem Verhalten des vierundzwanzigstündigen Gesamtharns nichts für den Diabetes insipidus Charakteristisches gesehen werden, denn die gleichen quantitativen Verhältnisse ergeben sich auch bei Normalen, falls ebenso große Flüssigkeitsmengen zugeführt werden. Es ist auch nicht charakteristisch für die hier vorliegende Nierenfunktionsstörung, daß selbst bei Berücksichtigung der einzelnen ausgeschiedenen Harnportionen die Gesamtkonzentration, gemessen an der Gefrierpunktserniedrigung außerordentlich geringen Schwankungen unterliegt, denn auch das kann bei dauernd gesteigerter Flüssigkeitszufuhr von Normalen, wenn auch unter ganz besonderen Versuchsbedingungen, erreicht werden.

Die Erörterung der *Entstehungsursache* des Diabetes insipidus hat stets an das auffälligste Symptom, an die *Polyurie* angeknüpft. Die Frage, ob diese primär sei, soll bedeuten, *ob sie auch ohne gesteigerte Flüssigkeitszufuhr bestehen kann,, nicht aber ob in ihr die letzte Ursache des Krankheitskomplexes zu erblicken sei.* In der älteren Literatur wird die Frage vielfach erörtert, ob ein im Blut kreisender, harntreibender Stoff, wie der Zucker beim Diabetes mellitus, die Polyurie auslöse. Nachdem man wiederholt *Inosit* im Urin des Diabetes insipidus-Kranken allerdings nicht konstant und stets nur in kleinen Mengen gefunden hatte, wurde durch STRAUSS und KÜLZ[2]) festgestellt, daß die Anwesenheit dieses Stoffes nicht Ursache, sordern· Folge der Polyurie ist, da Inosit als Ausscheidungsprodukt nach reicher Flüssigkeitszufuhr auch bei Normalen gefunden werden kann.

Eingehende Blutuntersuchungen fehlten in früheren Zeiten und sind erst durch die Mikromethoden für klinische Zwecke zugänglich geworden. Daß im Urin größere Mengen von Salz oder Harnstoff ausgeschieden werden, ist entgegen älteren Behauptungen widerlegt. Die früher mitgeteilten großen Zahlen, die zur Aufstellung eines Krankheitsbildes der *Azoturie* geführt hatten, waren lediglich durch Überfütterung mit stickstoffhaltigen Nahrungsmitteln vorgetäuscht.

Die Grundlage für eine Arbeitshypothese wurde erst im Jahre 1903 durch die Beobachtung eines Falles von Diabetes insipidus von TALLQVIST[3]) gelegt. Dieser zeigte, daß die Harnmenge direkt von der ausgeschiedenen NaCl- und Harnstoffmenge abhängt und daß sie durch kochsalzarme Kost entsprechend beschränkt werden kann. Gleichzeitig erwies sich die prozentuale Zusammensetzung des Harns als fast unabhängig von der Diät und besonders die prozentuale NaCl-Ausscheidung bei größeren und kleineren Harnmengen auffallend konstant. TALLQVIST besprach bereits die Möglichkeit, daß in seinem Fall·*nicht*, wie früher stets gefolgert, eine Steigerung der sekretorischen Tätigkeit der Niere vorliege, vielmehr eine „Beschränkung ihres Funktionsvermögens", d. h. wohl ihrer Konzentrationsarbeit. Er denkt daran, daß vielleicht durch Störung der Rückresorption in der Niere die Beschaffenheit des Urins zu erklären sei. Daß dem nicht so sein kann, ist oben bereits ausgeführt worden. Die Annahme einer gestörten

<hr>

[1]) METZNER: Nagels Handb. d. Physiol. Bd. II, 1, S. 283. 1906.
[2]) KÜLZ: Beiträge zur Pathologie und Therapie des Diabetes mellitus und insipidus, II, 1875, und Sitzungsber.· d. Ges. z. Förd. d. Naturwiss. zu Marburg 1874.
[3]) TALLQVIST: Untersuchungen über einen Fall von Diabetes insipidus. Zeitschr. f. klin. Med. Bd. 49, S. 181. 1903.

Konzentrationsarbeit der Niere lag um so näher, als kurz zuvor bereits KORANYI Funktionsstörungen bei Nierenkrankheiten nachgewiesen hatte, die gewisse Beziehungen zu dem bei Diabetes insipidus Gefundenen zeigten. An einer Reihe weiterer Fälle hat dann ERICH MEYER[1]) die Funktion der Diabetes insipidus-Niere gegenüber der des Polydipsie-Kranken und des Normalen untersucht und gefunden, daß beim echten Diabetes insipidus in der Tat eine *Störung der molaren Konzentrationsbreite* vorliegt, die beim Vieltrinker fehlt. Auf Grund dieser Tatsache gelang es ihm, die bis dahin schwer zu unterscheidenden Fälle zu trennen und durch Wasserentziehung beim Polydipsiker vollkommen normale Harnkonzentration zu erreichen. Es wurde jedoch bereits in derselben Arbeit (1905) nachdrücklich darauf hingewiesen, daß die Störung beim Diabetes insipidus keine absolute sei, daß in einzelnen Harnportionen die Gesamtkonzentration (gemessen am spez. Gewicht und Δ) sich der Norm nähern und daß unter NaCl-Belastung (Zufuhr von 10—20 g NaCl mit der Nahrung) eine *relative Zunahme der prozentualen NaCl-Ausscheidung jedoch auf Kosten der Achloride* zustande kommen kann, was sich bei gesteigerter prozentualer NaCl-Ausscheidung aus dem Gleichbleiben von spez. Gewicht und Δ ergibt. Es wurde ferner gezeigt, daß bei manchen Patienten im Fieber ein normalkonzentrierter Urin geliefert werden kann, daß aber nach Abklingen des Fiebers der alte Zustand wieder einsetzt. Auch durch die Einwirkung eines Diureticums, des Theophyllins, konnte vorübergehend normale molare Konzentration des Urins erreicht werden. Auf Grund dieser Beobachtungen wurde angenommen, daß beim Diabetes insipidus-Kranken eine Konzentrationsstörung der Niere vorliege, deren Ursache nicht in anatomischen Veränderungen liegt, der vielmehr extrarenale Faktoren (Zentralnervensystem) übergeordnet seien. Danach wurde die Polyurie lediglich als Folge der zur Ausscheidung harnfähiger Stoffe notwendigen Wasserbewegung angesehen. In Übereinstimmung damit stand, daß die Kranken selbst bei übermäßiger Flüssigkeitszufuhr nicht eine Verdünnung, *sondern eine Eindickung des Blutes* aufwiesen, wie sie in ähnlicher Weise bereits im Jahre 1870 von STRAUSS[2]) in einem Falle gefunden worden war.

Diese Anschauung, die vielfach nachgeprüft und bestätigt, aber für einzelne Fälle auch abgelehnt worden war, weil man sie dahin deutete, als ob für alle Fälle eine absolute Konzentrationsstörung anzunehmen sei, hat eine Erweiterung und Vertiefung erst erfahren, als es gelang, durch vergleichende Blut- und Harnanalysen weiter in das Wesen der Störung einzudringen. Vor Einführung der Mikromethoden in die Klinik war man auf Untersuchung des venösen Aderlaßblutes angewiesen, die sich naturgemäß nicht oft genug wiederholen ließ und die bei mehrfacher Entnahme an sich schon zu unkontrollierbaren Änderungen der Blutzusammensetzung führen mußte. Es zeigte sich dabei, daß die Abgrenzung der primären Polydipsie von manchen Fällen echten Diabetes insipidus außerordentlich schwierig, ja nicht einmal immer durch den Ausfall eines Durstversuchs zu erreichen war. So hat FINKELNBURG[3]) Fälle bei organischen Hirnkrankheiten beschrieben, bei denen eine recht hohe Urinkonzentration erreicht werden konnte. Er wie FORSCHBACH und WEBER[4]) lehnten deshalb die Annahme einer Unterfunktion der Niere ab und bezogen die unabhängig von der molaren Konzentration

---

[1]) MEYER, ERICH: Über Diabetes insipidus und andere Polyurien. Dtsch. Arch. f. klin. Med. Bd. 83, S. 1. 1905.

[2]) STRAUSS: Die zuckerlose Harnruhr. Tübingen 1870.

[3]) FINKELNBURG: Über das Konzentrationsvermögen der Niere bei Diabetes insipidus nach organischen Hirnerkrankungen. Dtsch. Arch. f. klin. Med. Bd. 100, S. 33. 1910.

[4]) FORSCHBACH und WEBER: Beobachtungen über die Harn- und Salzausscheidung beim Diabetes insipidus. Zeitschr. f. klin. Med. Bd. 73, S. 1. 1913.

bestehende Polyurie auf Steigerung der Wasserdiurese an sich, d. h. im Gegensatz zu der eben dargelegten Theorie auf eine Mehrleistung infolge eines bestehenden Reizzustandes. Andererseits machte LICHTWITZ[1]) darauf aufmerksam, daß in manchen Fällen sicherer Polyurie eine Störung der Urinkonzentration lediglich für das Chlorion vorhanden sei, während die Ausscheidung des Harnstoffes in normaler Weise erfolge. Er wies nachdrücklich darauf hin, daß es *nicht darauf ankomme, ob der Chloridgehalt des Urins überhaupt Schwankungen aufweise,* was übrigens niemals bestritten worden war, daß vielmehr auch unter beschränkter Wasserzufuhr die *Chloridkonzentration unter der des Blutes bleibe.* Er sieht daher das Wesentliche beim Diabetes insipidus in dieser Störung der Partialfunktion der Niere bei normalem Verhalten der Achloride. Obwohl diese Darstellung zweifellos für viele Fälle zutrifft, muß doch auf die oben bereits erwähnte Tatsache hingewiesen werden, daß in anderen Fällen bei höherer, erzwungener Chloridkonzentration die Gesamtkonzentration des Urins niedrig bleiben kann, woraus auf eine Retention der Achloride auf Kosten des mehrausgeschiedenen Chlors geschlossen werden muß. (ERICH MEYER.) Es scheint eben, daß sich in dieser Beziehung nicht alle Fälle gleich verhalten. Auch LICHTWITZ beobachtete einen Fall mit erhaltener Chlorkonzentration des Harns, den er als „Polyurie besonderer Art" von dem eigentlichen Diabetes insipidus abgrenzen wollte.

Die Verhältnisse wurden dadurch noch weiter kompliziert, daß, wie oben bereits erwähnt, VEIL und REGNIER den sicheren Nachweis lieferten, daß auch beim Normalen durch mehrtägiges Trinken großer Wassermengen und überschießender Harnentleerung eine Störung der Osmoregulation einsetzen kann, die sich in Retention von Salz und Steigerung des osmotischen Druckes im Blut zu erkennen gibt. Wenn in solchen Fällen die NaCl-Konzentration des Blutserums die Norm übersteigt, wird ein Zustand gesetzt, der viele gemeinsame Züge mit manchen Fällen echten Diabetes insipidus zeigt.

Eine Klärung der hierdurch äußerst kompliziert erscheinenden Vorgänge konnte, wie VEIL[2]) mit Recht betont, von Bilanzuntersuchungen des Wasser- und Salzstoffwechsel *allein* nicht erwartet werden. Er ging deshalb systematisch daran, die *intermediären Vorgänge* an Hand gleichzeitiger Untersuchung der Blutzusammensetzung zu studieren. Dabei fand er die für das weitere Studium außerordentlich wichtige Tatsache, *daß sich die Fälle von Diabetes insipidus nach dem Verhalten der Chlorkonzentration des Blutes in zwei Gruppen* scheiden ließen, die er als *hyperchlorämische* und *hypochlorämische* trennte.

Die erste Gruppe war charakterisiert:

1. durch Hyperosmose im Blut,

2. durch Hyperchlorämie,

3. durch eine beträchtliche Labilität der Wasserbilanz,

4. durch eine äußerste Erschöpfung des Gesamtwasserbestandes im Durstversuch.

Die zweite Gruppe zeigte im Gegensatz dazu:

1. eine Neigung zu Hyposmose im Blut,

2. eine Neigung zu Hypochlorämie,

---

[1]) LICHTWITZ: Kongreß f. inn. Med. Bd. 27, S. 756. 1910. — LICHTWITZ: Arch. f. exp. Pathol. u. Pharmakol. Bd. 65, S. 128. 1910. — LICHTWITZ und STROMEYER: Dtsch. Arch. f. klin. Med. Bd. 116, S. 127. 1914.

[2]) VEIL, W. H.: Über intermediäre Vorgänge beim Diabetes insipidus und ihre Bedeutung für die Kenntnis vom Wesen des Leidens. Biochem. Zeitschr. Bd. 91, S. 317. 1918.

3. eine stabile quasi fixierte Wasserbilanz,

4. im Durstversuch Erhaltung des allgemeinen Wasserbestandes, ja sogar Einsparung der extrarenalen Wasserausscheidung und Wasserretention.

Von den primären Polydipsien unterscheiden sich beide Gruppen durch *unternormale Konzentrationsbreite des polyurischen Harns*. Veil konnte weiter zeigen, daß sich die hyper- und hypochlorämischen Fälle sehr verschieden gegenüber pharmakologischen Agenzien verhalten, von denen er in Anlehnung an Erich Meyer die *Theophyllin*wirkung, in Anlehnung an v. d. Velden die für

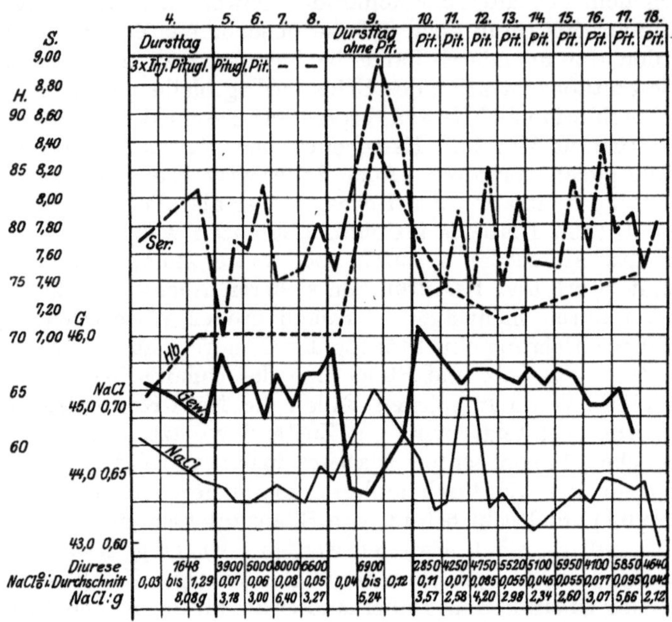

Diurese		1648 bis 8,08 g		3900	5000	8000	6600		6900 bis 5,24		2850	4250	4750	5520	5100	5950	4100	5850	4640
NaCl° i. Durchschnitt	0,03			0,07	0,06	0,08	0,05	0,04		0,12	0,11	0,07	0,085	0,055	0,046	0,055	0,077	0,095	0,046
NaCl : g				3,18	3,00	6,40	3,27				3,57	2,58	4,20	2,98	2,34	2,60	3,07	5,66	2,12

Abb. 16. Verhalten des hyperchlorämischen Diabetes insipidus im Durstversuch mit und ohne Pituglandolinjektion.

die Frage des Diabetes insipidus besonders wichtige Wirkung des *Hypophysins* untersuchte. *Nur die hyperchlorämischen Fälle reagieren auf letzteres mit Senkung der Harnmenge und Steigerung der Urinkonzentration* zur Norm, die hypochlorämischen zeigten keine Reaktion, waren aber durch Theophyllin vorübergehend beeinflußbar. Auf kochsalzarme Kost reagierten nur die hyperchlorämischen, die hypochlorämischen nicht.

Durch diese Feststellungen konnten eine Reihe von Widersprüchen der früheren Beobachtungen aufgedeckt werden, es wurde aber auch möglich, die Abtrennung von der primären Polydipsie schärfer vorzunehmen, bei der es nach Aufhören der abundanten Wasserzufuhr, wie bereits erwähnt, ebenfalls zu osmotischen Störungen im Blut kommen kann.

Die Analyse eines Falles von Diabetes insipidus gestaltete sich danach folgendermaßen:

Zunächst ist bei gemischter (normaler) Kost und genügender Flüssigkeitszufuhr die Blutzusammensetzung bezüglich Wassergehalt und Chloridkonzen-

tration zu bestimmen. Hierzu genügen meist die refraktometrische Eiweiß-
und die NaCl-Bestimmungen des Serums, sowie die Bestimmung von Hämoglobin
und Erythrocytenzahl im Gesamtblut. Sodann ist die Wasserbilanz bei beschränkter Flüssigkeitszufuhr unter Berücksichtigung der ausgeschiedenen Harnmenge
und Feststellung des Körpergewichtes zu analysieren. Ferner ist zu beobachten,
wie eine Mehrzufuhr von NaCl auf die Blutzusammensetzung und Wasserbewegung
wirkt, schließlich ist auch der Effekt der Hypophysindarreichung zu untersuchen. VEIL kam bei der Analyse seiner Untersuchungen zu der Ansicht, daß
es sich bei *allen echten Diabetes insipidus-Fällen um eine allgemeine Störung des
Wasserhaushalts handelt* und daß die Konzentrationsstörung der Niere eine zwar
immer vorhandene, aber sekundäre Erscheinung sei. Eine weitere Analyse ge-
statteten Untersuchungen von ERICH MEYER und R. MEYER-BISCH[1]) an vier
neuen Fällen. Zwei von diesen, bei denen außer den Symptomen des Diabetes
insipidus keinerlei Krankheitserscheinungen nachweisbar waren, gehören in die
Gruppe der hyperchlorämischen, zwei andere in die der hypochlorämischen Form.
In den beiden ersteren blieb auch bei extremer Wasserbeschränkung die Polyurie
bestehen. Es kam, wie die nebenstehende Übersichtskurve (Abb. 16) zeigt, zu
einer maximalen Bluteindickung und zu einem Gewichtsverlust (infolge der
weitergehenden Polyurie) von mehreren Kilogrammen. Die Kranken reagierten
mit schweren Verdurstungserscheinungen. Diese Störungen wurden durch Pituglandolinjektion vollkommen aufgehoben.

Ein Vergleich der Chloridkonzentration des Serums mit den übrigen Serum-
werten ergab die überraschende Tatsache, *daß der NaCl-Gehalt im ersten Fall nur
wenig, im zweiten überhaupt nicht erhöht war.* Die Werte für die Blutzusammensetzung verhielten sich im Durstversuch in folgender Weise:

Serum-Alb.	NaCl	Hb.	Erythr.
im 1. Fall (E. W.) von 7,50 % auf 8,95 %	von 0,645 auf 0,710	von 70—87 %	—
im 2. Fall (Ida R.) von 7,46 % auf 8,52 %	bleibt auf 0,69	von 89 % auf 102 %	von 5 Mill. auf 6,12 Mill.

Eine Durchsicht der von anderen Autoren angestellten Versuche ergab,
daß diese Erscheinung öfters gefunden worden ist. So ging in einem Versuch
VEILS trotz Eindickung des Blutes die NaCl-Konzentration sogar von 0,66
auf 0,61 und in einem Versuch von BAUER und ASCHNER von 0,584 auf 0,491
herunter.

Diese Befunde können wohl nur dahin gedeutet werden, daß in diesen Fällen
im *Durstversuch die aus dem Gewebe ins Blut einströmende Flüssigkeit kochsalz-
ärmer war als das Blut.* Diese für die Auffassung des Diabetes insipidus fundamen-
tal wichtige Tatsache konnte eine weitere Prüfung durch den *Erfolg von Aderlässen erfahren.* Es ist schon lange bekannt, daß beim Normalen während und
nach einem Aderlaß eine reaktive Hydrämie mit Zunahme des Chloridgehaltes
im Blut sich einstellt, die nach 24 Stunden meist abgeklungen ist. Bei dem von
ERICH MEYER und R. MEYER-BISCH untersuchten Fall 2 (Ida R.) gestalteten sich
die Verhältnisse nach dem Aderlaß folgendermaßen:

---

[1]) MEYER, ERICH und R. MEYER-BISCH: Dtsch. Arch. f. klin. Med. Bd. 137, S. 225.
1921; Zeitschr. f. klin. Med. Bd. 96, S. 469. 1923 und Klin. Wochenschr. 1924, erste Hälfte
Seite 61.

Datum	Bemerkung	Urin				Körper-gewicht	Blut				
		Diurese	Spez. Gew.	NaCl %	NaCl-Ges. Menge		Alb.	Sach.	NaCl	Ery-thr.	Hb.
11. V. 11 Uhr morg.	⎫	600	1002	0,22	1,32	46,5	7,59	0,106	0,68	5,41	89
11. V. 12 Uhr	⎬ Dursten	630	1000,5	0,20	1,26		8,00	0,125	0,67	5,95	95
11. V. 1,30 Uhr	⎭	420	1003	0,32	1,34	44,5	8,06	0,069	0,68	5,56	97
		1650			3,92						
11. V. 1,35 Uhr	Aderlaß 250 ccm						—	—	—	—	—
11. V. 1,45 Uhr							8,43	—	0,67	5,65	94
11. V. 2,40 Uhr		360	1005	0,29	1,04	43,5	9,37	0,083	0,66	5,78	95
11. V. abends		2460		0,09	2,21	46,0	7,14	0,117	0,64	5,58	84
		4470			7,17 g						
12. V.		5280	1003	0,12	6,34	M. 46,5 / A. 47,0	6,99	0,057	0,64	4,77	77
13. V.		4720	1002	0,13	6,14	M. 46,5 / A. 47,0	—	—	—	—	—
14. V.		4450	1003	0,17	5,79	M. 47,0 / A. 47,5	7,26	0,087	0,65	4,35	79
15. V. morgens						47,0	7,14	0,082	0,65	5,26	80
12. VI.		3885	1005	0,13	5,05	M. 47,0 / A. 47,5	7,35	0,109	0,62	4,61	73
13. VI. morgens						47,0	7,24	0,103	0,63	4,62	74
13. VI. 11 Uhr							7,48	0,100	1,64	4,78	80
13. VI. 11,5 Uhr	Aderlaß 330 ccm	⎱ 2745	1005	0,20	5,49		—	—	—	—	—
13. VI. 1,45 Uhr post							6,91	0,111	0,63	4,27	67
13. VI. 3 Std. post							7,03	0,113	0,63	3,97	74
13. VI. abends		1290	1004	0,07	0,90	46,0	6,81	0,123	0,63	3,58	70
		3035			6,39						
14. VI.		4260	1004	0,10	4,26	M. 46,0 / A. 47,0	6,72	0,114	0,62	3,65	69
15. VI.		3940	1004	0,06	2,37	M. 47,0 / A. 47,0	6,62	0,108	0,60	3,92	68
16. VI.		3780		0,12	4,54	46,0	6,64	0,116	0,61	4,16	66
17. VI.							7,39	0,095	0,61	4,33	75
6. VI. morgens						47,5	7,37	0,100	0,60	4,89	86
9. VI. 9 Uhr	2 Amp. Pitugl.	730	1000,5	0,15	1,10		—	—	—	—	—
6. VI. 11 Uhr	„						7,22	0,095	0,61	4,57	79
6. VI. 12 Uhr							7,09	0,086	0,60	5,01	78
6. VI. 12,30 Uhr	Aderlaß 300 ccm						—	—	—	—	—
6. VI. 1 Uhr		180	1020	0,75	1,35						
6. VI. 2,30 Uhr							7,03	0,098	0,65	4,51	75
6. VI. 3 Uhr	2 Amp. Pitugl.					46,0					
6. VI. 8 Uhr abds.	„	180	1014	0,44	0,79						
6. VI. nachts		440	1010	0,27	1,19	46,5	6,85	0,114	0,61	4,56	75
		1530			4,43						
7. VI.		3570	1004	0,09	3,21	M. 46,0 / A. 46,0	6,62	0,104	0,58	4,18	71
8. VI.		2670	1002	0,14	3,74	M. 47,5 / A. 48,5	6,98	0,112	0,64	4,34	72
9. VI. morgens		160		0,09	1,44	48,0	6,62	0,083	0,63	4,45	69

Der erste Aderlaß wurde, wie aus der Tabelle hervorgeht, am 11. V. vorgenommen. Unter dem Einfluß des vorangehenden Durstes waren Serumalb. von 7,59 auf 8,06%, Hb. von 89 auf 97% hinaufgegangen; der *Serum-NaCl-Wert war gleichgeblieben.* Nach dem Aderlaß nahm die Serumeindickung noch weiter bis 9,37% zu. Erst nach Verabreichung von Wasser setzte eine Blutverdünnung ein, die am nächsten Morgen mit 6,99% Serumalb. und 77% Hb. (gegen 97!) ihren höchsten Grad erreichte. *Der Serumkochsalzgehalt zeigte in dieser Zeit eine nicht sehr starke, aber durchaus eindeutige Abnahme.* An den Nachtagen ging Serumalb. allmählich wieder zu der alten Höhe zurück, der Kochsalzwert blieb aber auf dem einmal eingenommenen niedrigen Niveau stehen.

Hieraus ergibt sich die Feststellung, daß schon nach dreistündiger Wasserentziehung die Wasserdepots der Gewebe so erschöpft waren, daß auch der sonst stark blutverdünnende Reiz eines nicht unbeträchtlichen Aderlasses die fortschreitende Serumeindickung in keiner Weise beeinflussen konnte; denn solange kein Wasser gegeben wurde, ging die Bluteindickung weiter; Serum-NaCl blieb dabei unbeeinflußt. Nach Wasserzufuhr stellte sich die beim Normalen auf den Aderlaß folgende Blutverdünnung ein, *jedoch nahmen im Gegensatz zum Normalen die NaCl-Werte nicht zu, sondern ab.* Eine Wiederholung des Aderlasses am Ende der Versuchsperiode ergab bezüglich der NaCl-Konzentration des Blutes dasselbe Resultat: es nimmt der NaCl-Gehalt nicht zu und sinkt sogar an den folgenden Tagen bis 0,60% ab. Dabei war die Aderlaßwirkung, soweit die Abnahme der Gesamtblutkonzentration und die Serumverdünnung in Frage kommt, deutlich verlängert, da sie volle 4 Tage andauerte.

Es ergibt also die Analyse der Aderlaßwirkung dasselbe wie die oben geschilderten Durstversuche. *Die ins Blut unter diesen Bedingungen eintretende Gewebsflüssigkeit ist hypotonisch.* Es deutet also auch der Ausfall dieser Versuche auf eine Störung im Austausch zwischen Gewebe und Blut. Da in diesen Fällen, wie in den ebenfalls hyperchlorämischen VEILS, gleichzeitig eine Herabsetzung der Chloridkonzentration des Urins gegenüber dem Blut vorlag, erscheint es berechtigt, *denselben Mechanismus der Störung zwischen Blut und Niere wie zwischen Gewebe und Blut als zugrunde liegend anzunehmen.*

Ganz anders gestalteten sich die Verhältnisse in zwei von den genannten Autoren untersuchten frischen Fällen, die in die Reihe der normochlorämischen gehören (es ist zweckmäßiger, von normochlorämischen als hypochlorämischen zu sprechen). Hier hörte in den angestellten Durstversuchen (Aderlaß konnte wegen der Schwere der Fälle nicht gemacht werden) die Polyurie auf, das Blut dickte sich nicht oder nur wenig ein, dagegen fand sich hier *eine isolierte Störung der Niere gegenüber der Chlorausscheidung,* indem ihr prozentualer Wert im Urin weit unter dem des Blutes blieb. Entsprechend wurde eine Kochsalzzulage zur Nahrung nur dann ausgeschieden, wenn gleichzeitig genügende Wassermengen mit eingeführt wurden; ohne sie kam es zur Retention in dem Gewebe. Es erfolgt also die gesteigerte Aufnahme des Wassers in diesem Falle instinktiv, um eine Retention zu verhindern. Aus diesen Beobachtungen geht hervor, *daß es Fälle von Diabetes insipidus mit alleiniger Nierenstörung und andere mit gleichzeitiger Gewebsstörung gibt.* Daß die Nierenstörung bei den hypochlorämischen Fällen nicht durch eine primäre Hydrurie, sondern durch mangelnde Konzentrationsfähigkeit erklärt werden muß, geht ferner daraus hervor, *daß bei abklingenden oder latenten Fällen von Diabetes insipidus,* wie sie LICHTWITZ[1]) zuerst beschrieben hat, Polyurie und Durst aufhören, jedoch die Chloridkonzentrations-

---

[1]) LICHTWITZ: Klin. Wochenschr. 1922, S. 387 u. 1877; vgl. auch WAGNER: Klin. Wochenschr. 1924, Nr. 11.

störung im Urin nachweisbar bleiben kann. Auch in dem einen von Erich Meyer und R. Meyer-Bisch beschriebenen rein renalen Fall waren sowohl vor Einsetzen von Durst und Polyurie als auch nach Abklingen der Symptome bei normalen Harnmengen auffallend niedrige spez. Gewichte des Urins zu beobachten (bei einer Harnmenge von 1500 ein spez. Gewicht von 1002 und NaCl-Werte im Harn von 0,32—0,33). Eine weitere Klärung, wieweit renale und wieweit Gewebsstörungen beim Diabetes insipidus vorliegen,. ist durch Analyse der Hypophysinwirkung bei den beiden Typen des Diabetes insipidus ermöglicht worden. Ehe diese dargelegt werden kann, muß in Kürze auf die Bedeutung der *Hypophyse* für das Krankheitsbild eingegangen werden.

Die Stellung der Hypophyse in der Pathologie des Diabetes insipidus ist erst nach der Entdeckung der diuresehemmenden Wirkung des Hypophysenhormons durch v. d. Velden[1]) im Jahre 1913 bedeutsam für die Auffassung des Leidens geworden, obgleich das gleichzeitige Vorkommen von Hypophysenerkrankung und Diabetes insipidus längst bekannt war. Nach Senator hat bereits E. Leudet im Jahre 1874 einen Fall beschrieben, bei dem die Hypophyse in einen bindegewebigen Tumor umgewandelt war. Dieser Feststellung war aber kein Einfluß auf die Forschungsrichtung beschieden, und selbst als im Jahre 1910 Finkeln-burg[2]) ähnliche klinische Beobachtungen mitteilte und sich dabei auf eine Angabe von Cyon stützte, „nach der durch mechanische und elektrische Reizung der Hypophyse und durch Injektion von Hypophysenextrakt Polyurien bei Tieren hervorgerufen werden sollen", nahm man noch keine enge Beziehung zwischen Hypophyse und Diabetes insipidus an. Nachdem aber dann durch Schäffer, Magnus und Herring die diuretische Wirkung des wässerigen Hypophysen-Hinterlappenextraktes erwiesen war, hat E. Frank[3]) im Jahre 1912 nach Mitteilung eines Fälles, bei dem die Röntgenuntersuchung des Schädels den Sitz einer Kugel in der Nähe der Hypophyse wahrscheinlich gemacht hatte, und auf Grund der Literaturübersicht den Versuch gemacht, das gesamte Krankheitsbild aus einer bestehenden Hypophysenstörung einheitlich zu erklären. Die Bedeutung der Hypophyse rückte immer mehr in den Vordergrund, nachdem in den folgenden zwei Jahren auch von pathologisch-anatomischer Seite [Simmonds[4]), Berblin-ger[5])] dieser Auffassung eine Stütze gegeben war. Es lag nahe, diese anatomischen Befunde in Zusammenhang mit der obenerwähnten v.d. Veldenschen Entdeckung der Diuresebeschränkung durch das Extrakt der Hypophyse zu bringen. Wenn auch zahlreiche Hormone bekannt sind (Thyreoidea, Nebenniere, Leber), die den Wasserhaushalt beherrschen, so steht doch zweifellos das Hypophysenextrakt an erster Stelle. In die noch heute bestehende Diskussion über den renalen oder extrarenalen Angriffspunkt des Hypophysins griffen gerade Untersuchungen über die Wirkungsart dieses Stoffes beim Diabetes-insipidus-Kranken fördernd ein. Veil zeigte zuerst, daß die diuresehemmende Wirkung lediglich bei der hyperchlorämischen Form nachweisbar ist. Hier hören nicht nur Polyurie und Durst auf, es wird auch die NaCl-Überlastung des Blutes durch Einstrom von Gewebswasser beseitigt. Bei der hypochlorämischen Form dagegen bleiben alle

---

[1]) Velden, v. d.: Nierenwirkung von Hypophysenextrakten beim Menschen. Berlin. klin. Wochenschr. 1913, S. 2083.

[2]) Finkelnburg: Sitzungsber. d. Niederrhein. Ges. f. Naturheilk. Bonn 1910.

[3]) Frank, E.: Über die Beziehung der Hypophyse zum Diabetes insipidus. Berlin. klin. Wochenschr. 1912, S. 393; s. dort auch die Literatur.

[4]) Simmonds: Hypophyse und Diabetes insipidus. Münch. med. Wochenschr. 1913, Nr. 3, S. 127 u. Dtsch. pathol. Ges. 1924.

[5]) Berblinger: Diabetes insipidus und Tumor der Hypophyse. Dtsch. pathol. Ges. 1913, S. 272.

Wirkungen des Hypophysins aus. Nachuntersuchungen haben diese Feststellung bestätigt. ERICH MEYER und R. MEYER-BISCH sahen bei ihren Fällen mit Gewebsstörung die Wirkung eintreten, bei den rein renalen blieb sie aus. Wenn man die Zweiteilung des Diabetes insipidus in die renale und die mit Gewebsstörung kombinierte Form anerkennt (Kombinationsform), so erwächst aus dem Verhalten der verschiedenen Diabetes-insipidus-Fälle dem Hypophysin gegenüber eine neue wichtige Stütze für den extrarenalen Angriffspunkt dieses Stoffes; eine Auffassung, die auch nach tierexperimentellen Versuchen [ERICH MEYER und R. MEYER-BISCH[1])] am Ductus thoracicus, sowie nach MOLITOR und PICK[2]) alle Wahrscheinlichkeit für sich hat und die auch neuerdings durch die unten zu erwähnenden Versuche von POHLE[3]), JUNGMANN und BERNARDT[4]) neu gestützt worden ist.

Es soll zwar nicht geleugnet werden, daß dem Hypophysenextrakt eine gewisse renale Wirkung zukommt [FROMHERZ[5])]; auch in den obengenannten Versuchen fand sich gelegentlich trotz fehlender Einwirkung auf Blut, Diurese und Durst beim renalen Diabetes insipidus eine gewisse konzentrationssteigernde Wirkung auf die Nierenfunktion (vgl. hierzu den Ausfall der Durstversuche und NaCl-Belastung in der obenstehenden Tabelle mit und ohne Pituitrin).

Wenn nun das Hypophysenextrakt seine Wirkung nur bei bestehender Gewebsstörung entfaltet, so wird man, falls man diesem in der Entstehung des Leidens überhaupt eine Rolle zuschreiben will, erwarten müssen, daß sich diejenigen Fälle klinisch und pathologisch-anatomisch als hypophysär erweisen, die die Pituitrinwirkung zeigen. Das ist nun durchaus nicht der Fall. Bei einem der oben beschriebenen Patienten [Fall PIEPER[6])], bei dem nach dem pathologisch-anatomischen Befund der ganze Hinterlappen und der infundibulare Teil der Hypophyse durch einen von der Schädelbasis heraufwachsenden Tumor zerstört war, hatte die Injektion von Pituitrin nicht den geringsten Erfolg. Der Fall zeigte eine rein renale Chloridkonzentrationsstörung, er gehört zu den hypochlorämischen. Auch ein von vielen Seiten beschriebener Fall (FÜRST), bei dem nach dem klinischen Befund (Dystrophia adiposo-genitalis, Hemianopsie, Sehnervenatrophie, Veränderung der Sella turcica im Röntgenbild) eine Erkrankung der Hypophyse, vielleicht kombiniert mit anderen innersekretorischen Störungen, vorlag, verhielt sich ebenfalls gegen Pituitrin refraktär. *Man ist deshalb nicht berechtigt, aus der bei gewissen Fällen von Diabetes insipidus nachweisbaren diuresehemmenden Wirkung des Hypophysenextraktes abzuleiten, daß der Krankheit ein Ausfall des Sekrets zugrunde liege.* Die Unzulänglichkeit dieser Auffassung ergibt sich auch daraus, daß bald von einer Über-, bald von einer Unter- oder von einer Dysfunktion die Rede ist. Das Extrakt erweist sich auch keineswegs als ein Ersatzmittel für den supponierten Ausfall des Hormons, wie etwa das Thyreoideaextrakt bei Athyreosen, da es sich bei wiederholter Anwendung in seiner Wirkung erschöpft [VEIL, E. LESCHKE[7])]. Es wirkt auch, wie bereits v. D. VELDEN zeigen konnte, keineswegs spezifisch. Die Beziehung der Hypophyse zum Diabetes

---

[1]) MEYER, ERICH und R. MEYER-BISCH: Dtsch. Arch. f. klin. Med. Bd. 137, S. 225. 1921; Zeitschr. f. klin. Med. Bd. 96, S. 469. 1923; Klin. Wochenschr. 1924. 3. Jahrg., Nr. 40.

[2]) MOLITOR und PICK: Klin. Wochenschr. 1923, S. 49.

[3]) POHLE: Einfluß des Nervensystems auf die Osmoregulation bei Amphibien. Pflügers Arch. f. d. ges. Physiol. Bd. 182, S. 215. 1920.

[4]) JUNGMANN und BERNHARDT: Osmoregulation und Nervensystem. Zeitschr. f. klin. Med. Bd. 99, S. 84. 1923.

[5]) FROMHERZ: Wirkung des Hypophysenextraktes auf die Nierenfunktion. Arch. f. exp. Pathol. u. Pharmakol. Bd. 100, S. 1.

[6]) ERICH MEYER und R. MEIER-BISCH: Klin. Wochenschr., 3. Jahrg., Nr. 40.

[7]) LESCHKE, E.: Beiträge zur klinischen Pathologie des Zwischenhirns. I. Diabetes insipidus. Zeitschr. f. klin. Med. Bd. 87, Heft 3 u. 4. Ausgiebige Kasuistik und Literatur.

insipidus ist vielleicht nicht einheitlicher Art; es gibt sicher Fälle, in denen eine Störung der Hypophyse überhaupt nicht nachweisbar ist.

Die neuerdings vielfach, besonders von pathologisch-anatomischer Seite geäußerte Auffassung, daß es nur dann zum Diabetes insipidus komme, wenn Hinterlappen und infundibularer Teil erkranken, der Vorderlappen aber erhalten sei, ist bisher zu wenig gestützt und bei der engen räumlichen Beziehung der einzelnen Teile zueinander schwer prüfbar.

Schon lange vor dem Bekanntwerden der Hypophyse zum Wasserhaushalt wußte man, daß Eingriffe am *Zentralnervensystem* Polyurien hervorrufen können. CLAUDE BERNARD hat zuerst im Zusammenhang mit der Zucker-Piqûre gezeigt, daß Verletzung einer Stelle am Boden des IV. Ventrikels zwischen Acusticus und Vaguskern Hydrurie ohne Zuckerausscheidung bewirken kann. KAHLER erzielte durch Ätzung dieser Stelle beim Kaninchen längerdauernde Polyurie, die er dem menschlichen Diabetes insipidus gleichstellen zu dürfen glaubte. ECKHARD suchte Beziehungen der so hervorgerufenen Polyurie zu den peripheren Nerven, dem Vagus und Sympathicus. Es ist jedoch erst durch FINKELNBURG[1]) erwiesen, daß es sich dabei tatsächlich um primäre Polyurien handelte, da sie auch bei Wasserentziehung erzielt werden konnten. ERICH MEYER und JUNGMANN[2]), die diese Befunde bestätigten und erweiterten, fanden, *daß die dabei auftretende Polyurie regelmäßig mit Zunahme der prozentualen NaCl-Ausscheidung einhergeht, daß Polyurie und NaCl-Ausscheidung zeitlich unabhängig voneinander verlaufen können. Hiermit war zum ersten Male gezeigt worden, daß durch Einwirkung auf zentral verlaufende sympathische Bahnen Veränderungen im Mineralstoffwechsel eintreten können.* In bestätigenden Untersuchungen von BRUGSCH[3]), DRESEL und LEWY ist die Stelle dieses Salzstiches in die Gegend der Formatio reticularis lokalisiert worden; diese steht mit dem Corpus mamillare einerseits, dem Nucleus periventricularis und der Regio subthalamica in direkter Verbindung. Die von diesen Stellen ausgelöste Polyurie geht jedoch ohne Vermehrung der Chloridausscheidung einher[4]). Der Schluß, daß diese vom Zwischenhirn auslösbare, mit Verminderung der Harnkonzentration einhergehende Polyurie das Abbild des menschlichen Diabetes insipidus sei, ist schwer zu beweisen. Ein Beweis wäre nur zu liefern, wenn längerdauernde, experimentell hervorgerufene Polyurien als Anomalien des Wasser- und Salzhaushaltes nachgewiesen werden könnten, die alle oben als charakteristisch für das Krankheitsbild des Diabetes insipidus entwickelten Störungen zeigen. Es ist auch nicht wahrscheinlich, daß nur *ein* Zentrum für die Wasser- und Salzregulation wirksam ist, vielmehr ist es wahrscheinlich, daß von übergeordneten zu tiefer gelegenen Stellen im Zentralnervensystem sympathische Bahnen verlaufen, in die „Zentren" eingeschaltet sind, deren Läsion Polyurie hervorruft. Einzelne Formen des Diabetes insipidus zu Läsionen des IV., andere zu Läsionen des III. Ventrikels in Beziehung bringen zu wollen, erscheint verfrüht. Bedeutsamer ist, daß es CAMUS[5]) und ROUSSY gelang, durch Verletzungen des Zwischenhirns beim Hund Polyurien von monate-, ja jahrelanger Dauer zu erzielen. So wurde von einem 6 kg schweren Hund die enorme Menge

---

[1]) FINKELNBURG: Dtsch. Arch. f. klin. Med. Bd. 91, S. 345. 1907. S. dort ältere exp. Literatur.

[2]) MEYER, ERICH und JUNGMANN: Abhängigkeit der Nierenfunktion vom Nervensystem. Arch. f. exp. Pathol. u. Pharmakol. Bd. 73, S. 49. 1913.

[3]) BRUGSCH, DRESEL und LEWY: Stoffwechsel und Medulla oblongata. Zeitschr. f. exp. Pathol. u. Therapie Bd. 31, S. 358. 1920; Zeitschr. f. d. ges. exp. Med. Bd. 25, S. 262. 1921.

[4]) Vgl. ASCNHER: Zur Physiologie des Zwischenhirns. Wiener klin. Wochenschr. 1912, Nr. 27, S. 1042.

[5]) CAMUS und ROUSSY: Cpt. rend. des séances de la soc. de biol. Bd. 75, S. 483, 628; Bd. 76, S. 877. 1913; Journ. de physiol. et pathol. gén. Bd. 20, Nr. 4, S. 509. 1922.

von 3 l Harn in einem Tage entleert. Camus und Gournay[1]) zeigten ferner, daß diese Polyurie auch nach Entnervung der Nieren zustande kommen kann. Sie nahmen deswegen eine Übertragung der Wirkung nicht auf dem Wege der peripheren Nervenbahnen, sondern auf humoralem Wege an.

Da die Durchsicht der klinischen Literatur ebenso wie die der experimentellen auf ähnliche Beziehungen zwischen den genannten sympathischen Bahnen und hormonalen Drüsen hinweist, ergibt sich für die weitere Forschung die Frage, ob beim Diabetes insipidus das Zusammenspiel hormonaler und nervöser Funktion gestört ist, indem etwa, wie Biedl annimmt, die Hypophysenwirkung indirekt durch Einwirkung ihres Sekretes auf das Zwischenhirn zustande kommt[2]). Für das Verständnis des Diabetes insipidus ist es von Bedeutung, daß auch Reizungen des *peripheren* Sympathicus, des Splanchnicus beim Kaninchen wenigstens zu einer ähnlichen, hyperchlorurischen Polyurie führen können [Grek, Erich Meyer und Jungmann[3])]. Es sind danach Einwirkungen der verschiedensten Art und von verschiedenen Stellen aus denkbar, die, sei es direkt, sei es auf dem Wege über die Nieren, die Wasser- und Salzregulation stören[4]).

Wenn die Klinik auch mit einer überzeugenden Kasuistik auf zentrale Störungen hinweist[5]), die dem Krankheitsbilde des Diabetes insipidus zugrunde liegen mögen, so ist sie doch keineswegs vorläufig imstande, hypophysär und nervös bedingte Wirkungen auseinanderzuhalten. Nur eines hat sich mit Bestimmtheit ergeben, *daß die von der Hypophyse ausgehende Störung ihren Angriffspunkt nicht in der Niere, sondern im Gewebe findet.* Da nun die meisten Fälle von Diabetes insipidus eine Kombination von Gewebs- und Nierenstörung zeigen, ist es begreiflich, daß bei ihnen sich das Hypophysin als besonders wirksam erweist. Daß es eine Form von Diabetes insipidus gibt, der eine rein renale Funktionsstörung zugrunde liegt, glauben wir erwiesen zu haben. Ob es Fälle ohne renale, mit isolierter Gewebsstörung gibt, läßt sich heute noch nicht entscheiden. Beschrieben sind bisher nur Gewebsstörungen bei Hypophysenläsionen und Störungen der zentralnervösen Bahnen ohne Polyurie und ohne Durst [Jungmann[6])], bei denen also gerade die Hauptsymptome des Diabetes insipidus fehlen. Erwiesen ist dagegen, *daß bei initialen oder abklingenden Fällen eine Gewebsstörung nicht zu bestehen braucht, und daß das für die Kombinationsform charakteristische Symptom der Hyperchlorämie im Laufe der Behandlung verschwinden kann* (Erich Meyer und R. Meyer-Bisch). Diese Tatsache legt die Frage nahe, ob sich aus der einfachen renalen Form des Diabetes insipidus unter Umständen die schwerere, mit Gewebsstörung einhergehende (Kombinationsform) entwickeln kann und welche Rolle hierbei der Hypophyse zuzuschreiben ist. Da die initiale Form nicht hypophysär bedingt sein kann, wird man den sowohl der Niere wie den Geweben übergeordneten nervösen Zentren auch für die Pathologie der hier beschriebenen Störung des Wasserhaushaltes eine besondere Bedeutung zuschreiben müssen.

---

[1]) Camus und Gournay: Cpt. rend. des seances de la so de biol. Bd. 88, S. 694. (Sitzung vom 17. März 1923.)

[2]) In der Lumbalflüssigkeit sind bisher hypophysinartig wirkende Substanzen nachgewiesen, jedoch noch keine auf die Niere wirkenden. Vgl. hierzu die Angaben von Oehme: Dtsch. Arch. f. klin. Med. Bd. 127, S. 261, sowie Trendelenburg: Klin. Wochenschr. 1924, S. 777.

[3]) Meyer, Erich und Jungmann: Abhängigkeit der Nierenfunktion vom Nervensystem. Arch. f. exp. Pathol. u. Pharmakol. Bd. 73, S. 49. 1913.

[4]) Zu den erwähnten Stellen kommt wohl auch noch die Einwirkung höher gelegener „Zentren". Bechterew: Großhirnrinde. Vgl. dazu Uko: Journ. f. d. ges. exp. Med. Bd. 36. S. 211. 1923.

[5]) Leschke, E.: Beiträge zur klin. Pathologie des Zwischenhirns. I. Diabetes insipidus. Zeitschr. f. klin. Med. Bd. 87, Heft 3 u. 4. Ausgiebige Kasuistik und Literatur.

[6]) Jungmann: Über eine isolierte Störung des Salzstoffwechsels. Klin. Wochenschr. Jg. 1, S. 1546. 1922.

Die physiologischen Wirkungen physikalischer Umweltsfaktoren.

Die physiologischen Wirkungen des Lichtes.

Von

A. JODLBAUER

München.

Zusammenfassende Darstellungen.

BUSCK, GUNNI: Lichtbiologie. Eine Darstellung der Wirkung des Lichtes auf lebende Organismen. Mitt. aus Finsens med. Lysinst. Heft 8. 1904. — JESIONEK, ALBERT: Lichtbiologie und Lichtpathologie. Wiesbaden 1912. (Sonderdruck aus Prakt. Ergebn. a. d. Geb. d. Haut- u. Geschlechtskrankh., 2. Jg.) — PINCUSSEN, LUDWIG: Biologische Lichtwirkungen. Ihre physikalischen und chemischen Grundlagen. 1920. (Sonderdruck aus Ergebn. d. Physiol., herausgeg. v. L. ASHER u. K. SPIRO, 19. Jg.) — HAUSMANN, WALTHER: Grundzüge der Lichtbiologie und Lichtpathologie. 1923. (VIII. Sonderband zu Strahlentherapie.) — NEUBERG, C. u. L. PINKUSSEN: Physiologie der Sonnenstrahlung. Handb. d. Balneol. v. DIETRICH u. KAMINER, Bd. III. Leipzig 1924.

Ohne Licht kein Leben — trotzdem ist das Licht für die tierischen Organismen keine unmittelbare Lebensnotwendigkeit.

Das Licht kann aber deren Lebensvorgänge günstig wie ungünstig beeinflussen. Vielfach bestehen Übergänge von Nutzen und Schaden, und eine scharfe Trennung von Lichtphysiologie und Lichtpathologie ist kaum durchführbar.

Die im folgenden zur Darstellung kommenden Lichtwirkungen umfassen die Wirkungen der ultravioletten Strahlen (Strahlen der Wellenlängen 90 bis $400\,\mu\mu$) der sichtbaren ($400-740\,\mu\mu$) und der ultraroten ($> 740\,\mu\mu$). Sie sind eingeteilt in:

1. Wirkungen auf Einzellige und isolierte Organe.
2. Wirkungen auf den Gesamtorganismus.
3. Erhöhte Lichtempfindlichkeit unter dem Einflusse von Sensibilisatoren.

Es erscheint aber, um Wiederholungen zu vermeiden, zweckmäßig, den Wirkungen des Lichtes die *wesentlichsten Faktoren, von denen das Zustandekommen und die Stärke einer Lichtwirkung abhängen,* vorauszustellen. Von seiten des Lichtes kommen vor allem die Strahlenqualität, Strahlenintensität und Belichtungsdauer in Betracht, von seiten der Belichtungsobjekte — außer ihrer Entfernung von der Lichtquelle und dem Einfallswinkel der Lichtstrahlen — ihre Absorptionsfähigkeit und die Temperatur.

Qualität und Intensität werden durch die Lichtquelle und den zwischen ihr und dem Belichtungsobjekt liegenden Medien bestimmt. Die biologisch wichtigste Lichtquelle, die Sonne, liefert, wie alle glühenden festen Körper — ausgenommen die Oxyde der seltenen Erden —, ein kontinuierliches Spektrum, dessen Intensität und Ausdehnung von der Erdatmosphäre infolge der *selektiven Absorption* und der *Extinktion* beeinflußt wird (DORNO). Die *selektive Absorption* führt zu einem Verlust der Strahlenenergie unter Übergang in andere Energieformen: thermische und chemische. Sie führt vor allem zur Abschwächung im Ultrarot und in geringem Maße im Ultraviolett. Die *Extinktion* beruht auf der Ablenkung der Strahlen aus der geraden Richtung durch Beugung, Brechung, spiegelnde und diffuse Reflexion. Sie ist verursacht durch die Gasmoleküle als solche und durch die in der Luft schwebenden Staub- und Rauchpartikelchen. Für diese Extinktion gilt das *Rayleighsche Gesetz*: Treffen Strahlen auf Teilchen, welche gegenüber ihrer Wellenlänge klein sind, so werden sie von denselben umgekehrt proportional der vierten Potenz ihrer Wellenlänge zerstreut. Die Extinktion betrifft somit vor allem die ultravioletten Strahlen.

Der Durchgang der Sonnenstrahlen durch die Erdatmosphäre führt also zu einer Abschwächung ihrer Gesamtenergie — auf höchster Bergeshöhe beträgt die Abschwächung ungefähr 20%, in der Ebene ungefähr 50% —, besonders aber zu einer Abschwächung der ultravioletten Strahlen. Hierdurch wird auch die Ausdehnung des ultravioletten Spektrums wesentlich eingeschränkt. Als äußerste ultraviolette Strahlen wurden bisher solche der Wellenlänge von 289,6 $\mu\mu$ gemessen. Während im extraterrestrischen Sonnenspektrum von der Gesamtenergie ungefähr 43% auf Ultrarot, 52% auf den sichtbaren Teil des Spektrums, 5% auf Ultraviolett treffen, ist die Energieverteilung im terrestrischen Spektrum bei mittlerer Sonnenhöhe 60 : 40 : 1.

Durch diese Umstände erklärt sich *der Einfluß der Tageszeiten* auf Intensität und spektrale Verteilung des Sonnenlichtes. Die höchste Intensität wäre in der Mittagszeit zu erwarten, weil hier die Wegstrecke der Strahlen durch die Atmosphäre am kürzesten ist. Hier wirkt aber der bei kräftiger Bestrahlung des Erdbodens sich entwickelnde Auftrieb entgegen, so daß zwei Intensitätsmaxima vorhanden sind: vor und nach der Mittagszeit.

Auch die *Jahreszeit* hat einen Einfluß auf die spektrale Zusammensetzung der Sonnenstrahlen. Nach den Untersuchungen K. Dornos in Davos ist die Intensität der ultravioletten Strahlen gegenüber derjenigen der Wärmestrahlen im Winter gering, steigt dann im Frühjahr an, erreicht im Sommer den höchsten Grad und fällt im Herbst wieder ab. Die Herbstsonne ist aber an ultravioletten Strahlen noch fast doppelt so reich wie die Frühjahrssonne.

Die Wirkung der Sonnenbestrahlung wird noch unterstützt von der *Himmelsstrahlung* und von den *vom Erdboden reflektierten Strahlen.*

Die *Himmelsstrahlung*, die durch die Sonnenstrahlen bewirkte Eigenstrahlung der Atmosphäre, ist relativ reicher an Ultraviolett als die Sonnenstrahlung.

Die Größe der *vom Erdboden reflektierten Strahlen* ist abhängig von dessen Beschaffenheit. Kiesboden reflektiert die ultravioletten Strahlen zweimal, Schnee zehnmal so stark als Wiesenboden.

Von den *künstlichen Lichtquellen* steht das Spektrum des *offenen Kohlenbogenlichtes* dem der Sonne am nächsten. Da seine Strahlen größtenteils (85%) vom Krater der positiven Elektrode ausgehen, wäre es richtiger, das Kohlenbogenlicht als Glühlicht zu bezeichnen. Sein Spektrum reicht bis zur Wellenlänge von 280 $\mu\mu$, somit weiter als das terrestrale Spektrum der Sonne. Andere Temperaturstrahler mit kontinuierlichem Spektrum sind das *Gasglühlicht* und die *elektrischen Glühlampen.* Von letzteren sind die Kohlenfadenlampen sehr reich an ultraroten Strahlen, die neueren gasgefüllten Lampen, wie die Nitralampe, haben ihr Intensitätsmaximum im Gelbgrün. Besteht ihr Mantel aus Glas, so sind die ultravioletten Strahlen dadurch fast gänzlich ausgeschaltet.

Diskontinuierliche Spektren liefern die glühenden Gase. Die häufigste Anwendung findet die *Quecksilberdampflampe*, deren Spektrum aus einer großen Zahl von Banden bzw. Linien besteht, deren intensivste im Hellgrün (546 $\mu\mu$) und im Ultraviolett (366 $\mu\mu$) liegen. Das Ultraviolett reicht bis 250 $\mu\mu$. Die Energieverteilung ist derart, daß etwa 50% der Gesamtenergie auf Ultraviolett treffen, gegenüber 1% im terrestralen Sonnenspektrum. Darin liegt ein wesentlicher Unterschied zwischen diesen beiden Lichtquellen, und die Bezeichnung der Quecksilberdampflampe als Höhensonne kann irreführen.

Scharf abgegrenzte Banden- und Linienspektren liefern die zwischen Metallelektroden überspringenden hochgespannten *Induktionsfunken.* Ihre Spektren entsprechen den Dampfspektren der als Elektroden benutzten Metalle. Das Eisenspektrum ist durch die Zahl und Intensität von Linien im Ultraviolett ausgezeichnet, die bis 220 $\mu\mu$ reichen. Zu einem vergleichenden Studium der Wirkung bestimmter Wellenlängen eignet sich der Induktionsfunke zwischen Eisenelektroden wenig, da die Linien sehr nahe aneinanderliegen. Wesentlich geeigneter hierzu sind die Induktionsfunken zwischen Magnesium- oder Cadmium- oder Zinkelektroden.

Durch Verwendung von Prismen können Strahlen bestimmter Wellenlänge isoliert werden (s. Versuchsanordnung von E. Hertel: Zeitschr. f. allg. Physiol. Bd. 4, S. 5. 1904).

Will man nur bestimmte Strahlenbezirke ausschalten, kommt die Anwendung von Strahlenfiltern in Betracht. Die Ausschaltung der Wärmestrahlen geschieht durch Vorlage einer 7proz. angesäuerten Lösung von Eisenvitriol in 5,4 cm Schichtdicke, die der sichtbaren durch Jod in Schwefelkohlenstoff, die der ultravioletten durch Glas. Isolierung bestimmter Bezirke der sichtbaren Strahlen kann durch gefärbte Gläser oder Farbstofflösungen erfolgen. So gewährt z. B. Rubinglas nur den roten, das Schottsche Violett-U.V.-Glas nur den blauen, violetten und größtenteils ultravioletten Strahlen den Durchgang. Fuchsinlösung läßt nur

Strahlen von 760—656 $\mu\mu$, bichromsaures Kali die von 760—540 $\mu\mu$, ammoniakalisches Kupferhydroxyd die von 500—400 $\mu\mu$ durchtreten.

Belichtungsdauer. Die *Bunsen-Roscoesche Reziprozitätsregel,* laut welcher der Lichteffekt innerhalb gewisser Grenzen dem Produkte von Lichtintensität (i) und Expositionszeit (t) gleich ist und somit i und t reziproke Werte für denselben Effekt darstellen, hat ebenso wie in der Photographie auch in der Lichtbiologie Gültigkeit. Bei sehr starker Belichtung erweist sich an der Brom- oder Chlorsilbergelatineplatte die Formel:

$$\text{Effekt} = i \cdot t$$

als nicht mehr zutreffend, und man erhäl tdurch Steigerung der Lichtintensität unverhältnismäßig größere Effekte. Diese Tatsache wird durch die Formel:

$$\text{Effekt} = i^q \cdot t$$

ausgedrückt, wobei q der sog. Schwarzschildsche Exponent ist, der für photographische Platten einen Wert von 1,1—1,8 hat.

Das gleiche gilt auch für die Verhältnisse an der lebenden Zelle. Auch hier wird z. B. die dreifach größere Lichtintensität nicht durch eine dreifach verkürzte Belichtungszeit ausgeglichen. Der Wert des Schwarzschildschen Exponenten für die menschliche Haut ist nach den Messungen FREUNDS mit dem Eder-Hechtschen Graukeil-Photometer annähernd 2,0.

Es sind hier noch die Fragen der *Latenzzeit,* der Nachwirkung und der Summation intermittierender Bestrahlungen zu streifen.

In der Photochemie wird die Zeit, die vom Beginn der Bestrahlung bis zum Einsetzen der Wirkung verstreicht, als photochemische Induktion bezeichnet. Entsprechend dieser hat ENGELMANN die Latenzzeit bei der Belichtung lebender Objekte *photokinetische Induktion* genannt. Während man aber an chemischen Systemen den Beginn des Wirkungseintrittes genau feststellen kann, ist dies bei der lebenden Materie unmöglich. Denn es kann längst eine Beeinflussung der Zelle vorhanden sein, bevor sie sich uns in irgendeiner Form zu erkennen gibt. Die photokinetische Induktion — in der Botanik auch als heliotropische Präsentationszeit bezeichnet — ist um so kürzer, je stärker die Strahlenintensität ist.

Nachwirkungen des Lichtes sind in der Photochemie zahlreich beobachtet. Meist handelt es sich hier um die Bildung eines Zwischenproduktes, von dessen Anwesenheit die zur Beobachtung kommende Veränderung abhängt und das dann — einmal gebildet — im Dunkeln weiter wirkt. Bei der Belichtung biologischer Objekte beruht die Nachwirkung in ähnlicher Weise auf den durch das Licht gesetzten Veränderungen im Protoplasma, die einmal eingeleitet sich weiter ausbilden. Es ist dies z. B. an gewaschenen, in 0,9% NaCl-Lösung suspendierten roten Blutkörperchen zu beobachten. Werden dieselben nur so lange belichtet, daß noch keine Spur von Hämolyse zu beobachten ist, und dann ins Dunkle gebracht, so hämolysieren sie viel rascher als die nicht vorbelichteten Körperchen. FINSEN stellte an Kaulquappen fest, daß die volle inzitierende Wirkung der chemischen Strahlen sich erst nach Verlauf von einiger Zeit entfaltet und daß sie bei sehr kurzen Bestrahlungen ihr Maximum erst nach Aufhören der Belichtung erreichen kann.

Der Effekt *intermittierender Bestrahlung* kann je nach der Lichtintensität, der Dauer der Bestrahlung, der Bestrahlungsintervalle und der Reaktionsfähigkeit der Zelle von dem einer ununterbrochenen Bestrahlung abweichen. Hier kommt vor allem in Betracht, ob die Zelle oder das Gewebe Schutzmaßnahmen gegen die Strahlenwirkung treffen kann. Deshalb lassen sich hier auch keine allgemeingültigen Gesetze aufstellen. Bei Versuchen an Bakterien fand WIESNER bei intermittierender Bestrahlung den gleichen Effekt wie bei einer gleichlang dauernden kontinuierlichen Bestrahlung. Anders scheint sich die menschliche Haut zu verhalten. Für sie scheint derselbe Satz zu gelten wie für die Bromsilbergelatineplatte: Der Lichteffekt bleibt um so mehr zurück, je länger die Pause im Verhältnis zu den Einzelbelichtungen ist, je kürzer die Einzelbelichtungen dauern und je geringer die Lichtintensität ist.

Die Strahlenabsorption in der lebenden Zelle. Nach dem *Grotthus-Draperschen Gesetz* können nur diejenigen Strahlen Wirkungen entfalten, die von dem betreffenden Medium absorbiert werden.

Von den Zellen und Geweben werden die Strahlen um so stärker absorbiert, je kleiner ihre Wellenlänge ist.

Daraus ergibt sich, daß die ultravioletten Strahlen weniger tief in das Gewebe eindringen als die sichtbaren, dafür aber die oberflächlichen Schichten um so stärker beeinflussen. Bei Versuchen über die Absorptionsfähigkeit der ausgeschnittenen Kaninchenhornhaut fand HERTEL bei Verwendung von Strahlen verschiedener Wellenlängen, aber gleicher Intensität, daß die Strahlen der Wellenlängen von 232 $\mu\mu$ und 280 $\mu\mu$ nicht in solcher Menge die Hornhaut passieren konnten, daß Bakterien, die in kleinen Quarzkammern eingeschlossen in die vordere Augenkammer, somit hinter die Hornhaut eingeführt waren, abgetötet wurden. Die Hornhaut hatte also diese Strahlen in hohem Maße absorbiert, was sich durch Auftreten starker Fluorescenz und durch die mikroskopisch nachweisbaren Veränderungen zu erkennen gab.

Strahlen der Wellenlänge von 383 $\mu\mu$ passierten die Hornhaut in einer Stärke, die nach 16 Min. die Bakterien tötete. Die Fluorescenz der Cornea war bei Verwendung dieser Strahlen wesentlich schwächer.

Strahlen der Wellenlänge von 448 $\mu\mu$ töteten die Bakterien in noch wesentlich kürzerer Zeit, immerhin aber nicht so rasch als ohne Vorlage der Cornea. Die Fluorescenz der Cornea war hier nur durch besondere Maßnahmen erkennbar.

Die Absorptionsgröße der Haut für Strahlen verschiedener Wellenlängen wird in Abschnitt II: Körperoberfläche besprochen.

Temperatur. Die Beziehungen des Lichteffektes zu der im Belichtungsfelde herrschenden Temperatur hat bereits Sartori 1889 bei Versuchen mit Bakterien erkannt. Genaue Messungen liegen für die ultravioletten Strahlen von Bang vor. Gleichalte Kulturen von Bac. prodigiosus werden bei 15° nach 75 Sek., bei 30° nach 45 Sek., bei 45° nach 30 Sek. getötet. Ähnliches stellte Bovie für den Einfluß kurzwelliger Strahlen auf Paramaecium fest. Die Versuche von Thiele und Wolf mit sichtbaren Strahlen ergaben: Nach 2 Stunden Belichtung fiel die Zahl der Keime von Bac. coli commune bei 30° von 43 000 auf 3400, bei 40° C von 43 600 auf 350. Durch die Temperaturerhöhung wird nicht nur die bactericide Wirkung der Strahlen gesteigert, sondern auch das bactericid wirkende Spektralgebiet nach dem roten Teile des Spektrums zu erweitert (Wiesner). Diese Tatsachen haben ein gewisses praktisches Interesse für die bactericide Wirkung der Sonnenstrahlen. Frei in der Luft schwebende Bakterien werden infolge der Abkühlungsmöglichkeit weniger leicht durch Licht beeinflußt werden, als die dem durchwärmten Erdboden aufliegenden.

Entfernung der Lichtquelle vom Objekte und Richtung der Lichtstrahlen. Für die Beziehung dieser beiden Faktoren zur Beleuchtungsstärke gilt das *Lambertsche Gesetz:* Die Beleuchtungsstärke einer von einer punktförmigen Lichtquelle beleuchteten Fläche ist umgekehrt proportional dem Quadrate der Entfernung und proportional dem Cosinus des Einfallswinkels der Strahlen.

Die in folgendem gegebene Darstellung der Lichtwirkungen läßt Wachstum und Entwicklung möglichst unberücksichtigt, ebenso Farbwechsel und Pigmentierung, Phototropismus und Phototaxis.

A. Lichtwirkung auf Einzellige und isolierte Gewebe und Organe.

Beeinflussung von Bakterien. Der praktischen Bedeutung entsprechend dienten Bakterien sehr häufig als Objekte für Lichtstudien. Die ersten grundlegenden Arbeiten stammen von Downes und Blunt, die bewiesen, daß die frühere Anschauung, die bakterientötende Wirkung des Lichtes beruhe nur auf den Wärmestrahlen, unrichtig war. Nicht nur die Sonne, auch *das zerstreute Tageslicht* vermag Bakterien zu beeinflussen. Vor allem wiesen sie auch die starke Überlegenheit der ultravioletten Strahlen gegenüber den sichtbaren nach. Marshall Ward experimentierte mit Anthraxbacillen auf Gelatinenährböden unter Verwendung von Lichtfiltern. Die bactericide Wirkung der Strahlen nahm ab mit der Zunahme ihrer Wellenlänge und die gelben, orangefarbenen und roten erwiesen sich bereits als wirkungslos. Bang[1]) verglich die Wirkung der äußeren ultravioletten Strahlen (250 $\mu\mu$) mit der der inneren ultravioletten (360—370 $\mu\mu$) und der blauen auf Bakterien und kam zu der Verhältniszahl 3500 : 250 : 1. Diese Arbeiten ließen aber die Intensität der einzelnen Strahlbezirke unberücksichtigt. Hertel bestimmte diese Intensität mittels der thermoelektrischen Methode und stellte durch Versuche mit Bact. coli commune fest, daß die bactericide Wirkung der Strahlen durchaus nicht an bestimmte Spektralgebiete gebunden ist. Es sind aber zur Erreichung des gleichen Effektes mit Zunahme der Wellenlängen der Strahlen immer höhere Intensitäten nötig. Das gleiche stellte Hertel durch Versuche mit Paramäcien und Rotatorien für die Bewegungsreize durch Lichtstrahlen fest. Auch hier erwiesen sich alle Strahlen bis zur Wellenlänge < 800 $\mu\mu$ wirksam, wenn ihre Intensität genügend hoch

---

1) Bang: Finsens Mitt. 1905, H. 9, S. 164.

war. Nur mit den Strahlen von 800—1200 $\mu\mu$ waren keine Wirkungen zu erzielen, während die $> 1200\,\mu\mu$ wiederum als Bewegungsreize wirkten. Es ist somit die strahlende Energie als solche das wirksame Prinzip.

Die Schnelligkeit, mit der Bakterien durch ultraviolettes Licht getötet werden, ist bei hoher Intensität desselben außerordentlich groß. FINSEN zeigte, daß Kohlenbogenlicht — durch eine Quarzlinse gesammelt — Kulturen von Bac. prodigiosus in 2—3 Sekunden tötet. Wird das Kohlenbogenlicht in gleicher Weise durch eine Glaslinse gesammelt, die dem größten Teile der ultravioletten Strahlen den Durchgang verwehrt, beträgt die Tötungszeit 35 Minuten.

Der zeitliche Ablauf der Abtötung von Bakterien hängt bei Verwendung gleicher Strahlenbezirke und gleicher Intensität neben der schon im allgemeinen Teil besprochenen Temperatur von der Bakterienart, ihrer Entwicklungsform (Sporen oder vegetative Form), ihrem Alter, ihrem Ernährungszustand, vielleicht auch ihrer eventuellen Lichtgewöhnung ab.

Die ersten vergleichenden Untersuchungen über die *Beeinflussung verschiedener Bakterienarten* stammen von A. L. LARSEN[1]). Aus seinen Versuchen geht hervor, daß selbst zwischen ganz nahestehenden Arten bedeutende Unterschiede der Empfindlichkeit bestehen können und daß die Zeit, die nötig ist, Bakterien zu schwächen, in keinem konstanten Verhältnis steht zu der, die tötend wirkt.

	Schwächung in Sekunden	Tötung in Minuten
B. cyanogenus	10	25
B. pyocyaneus	10	25
Staphyl. pyog. aureus .	10	35
Staphyl. pyog. albus . .	30	35
B. prodigiosus	15	35
B. typhi	10	45
B. coli commune . . .	30	45
B. typhi muris	10	60

Die Lichtempfindlichkeit der Tuberkelbacillen entspricht annähernd der des Staphyl. pyogenes aureus [S. BANG[2])]. Pockenvaccine ist widerstandsfähiger als Bac. prodigiosus [FINSEN und DREYER[3])]. Als sehr widerstandsfähiger erwiesen sich nach v. BEUST die Tetanussporen. Die *Unterschiede von Sporen und vegetativen Formen* in ihrer Widerstandsfähigkeit gegen Lichtstrahlen wurden von H. JANSEN[4]) untersucht. Bei Anthraxbacillen sind die Sporen 3—4mal, bei Bac. subtilis 7mal resistenter als die dementsprechenden vegetativen Formen. Der Feuchtigkeitsgrad ist für die Resistenz der Sporen ziemlich belanglos, lange Zeit dauernde Eintrocknung dagegen vermindert sie. JANSENS Versuche wurden von POTTHOFF bestätigt, während LAGERBERG[5]) bei Bac. mesentericus und Bac. megatherium keine Unterschiede in der Resistenz von Sporen gegenüber den vegetativen Formen fand. L. OEHLSCHLÄGEL[6]) kam zu gleichen Ergebnissen. Besonders bemerkenswert sind seine Versuche mit den Kartoffelbacillensporen. Ultraviolette Strahlen töten innerhalb drei Minuten sowohl die Sporen wie die entsprechenden vegetativen Formen. Dabei waren die Kartoffelbacillensporen außerordentlich widerstandsfähig gegen Hitze. Im strömenden Dampf hielten sie sich über eine Stunde lebensfähig, ebenso im Trockensterilisator bei 130°

[1]) LARSEN, A. L.: Finsens Mitt. 1900, H. 1. S. 89.
[2]) BANG, S.: Finsens Mitt. 1904, H. 7, S. 14.
[3]) FINSEN u. DREYER: Finsens Mitt. 1903, H. 3, S. 72.
[4]) JANSEN, H.: Finsens Mitt. 1903, H. 4, S. 127.
[5]) LAGERBERG, J.: Zeitschr. f. Immunitätsforsch., Orig. Bd. 28, S. 186. 1919.
[6]) OEHLSCHLÄGEL, L.: Arch. f. Hyg. 1922, Bd. 91, S. 177.

während einer Stunde. Diese außerordentlich geringe Widerstandsfähigkeit dieser Sporen gegenüber Strahlen ist im Vergleich mit ihrer außerordentlich großen Widerstandsfähigkeit gegenüber Hitze sehr auffallend.

Den *Einfluß des Alters der Bakterien* auf ihre Lichtempfindlichkeit hat Bang[1]) an einer Prodigiosuskultur nachgewiesen. Eine 10 Stunden alte Kultur kann 5—6mal mehr Licht ertragen als eine 3 Stunden alte. Die Ursache dieser Erscheinung liegt nicht in der Zunahme der Bakterienzahl in der Volumeinheit, nicht in der Klumpenbildung, nicht in der vermehrten Pigmentbildung, auch nicht in der herabgesetzten Durchstrahlbarkeit des Nährmediums. Es dürfte sich dieser Unterschied wohl dadurch erklären, daß jugendliche Zellen im allgemeinen gegen verschiedenste Schädigungen widerstandsloser sind als ältere.

Die *Bedeutung des Ernährungszustandes* der Bakterien für den zeitlichen Eintritt des Lichttodes hat J. Wiesner[2]) in der Weise festzustellen versucht, daß er Staphyl. pyogenes aureus teils auf Nähragar-, teils auf Wasseragarwürfel auftrug und zur Belichtung brachte. Auf dem Nähragar sank die Keimzahl nach einer Stunde Sonnenbelichtung von 800 000 auf 147 000, auf dem Wasseragar von 800 000 auf 90. Mangel an Nährstoffen und dadurch verminderte Möglichkeit zur Assimilation erhöht somit die Strahlenwirkung.

Die Frage der *Gewöhnung der Bakterien an Licht* ist nicht entschieden. S. Bie[3]) glaubte beobachtet zu haben, daß Kulturen des Vibrio Metschnikoff, die lange Zeit dunkel gehalten wurden, sich gegen das konzentrierte Licht einer Kohlenbogenlampe weniger widerstandsfähig zeigten als Kulturen, die vorher längere Zeit im diffusen Tageslicht standen. Bei dieser Frage müßte besonders berücksichtigt werden, ob es sich um Bakterien handelt, die im Lichte Pigment bilden oder solche, bei denen im Lichte Pigmentschwund eintritt.

Daß die Wirkung intermittierender Bestrahlung der einer ununterbrochenen gleichkommt, spricht gegen die Gewöhnung der Bakterien an das Licht. Für diese aber spricht, daß die im tierischen Organismus vorkommenden Parasiten durch Licht stärker beeinflußbar sind als die im Lichte freilebenden derselben Art. Der bactericiden Wirkung des Lichtes wurde früher eine große Bedeutung in der Phototherapie beigemessen, im Laufe der letzteren Jahre ist hierin eine wesentliche Meinungsänderung eingetreten.

Beeinflussung der Bakterien durch nicht tödliche Lichtmengen. Das Licht kann sowohl die *Gestalt der Bakterien* wie auch die evtl. ihnen eigentümlichen Farbstoffe verändern. M. und Mme. Henry[4]) beobachteten, daß Anthraxbacillen bei ultravioletter Bestrahlung kokkenähnliche Form annehmen und sich auch in dieser Form in zuckerhaltigen Nährböden weiterzüchten lassen. Dem Tierorganismus einverleibt nehmen sie aber wieder ihre ursprüngliche Form an. *Der Einfluß auf die Bakterienfarbstoffe* kann sich in positivem oder negativem Sinne äußern. Micrococcus ochroleucus bildet nach Prove im Lichte schwefelgelbes Pigment. Meist wirkt das Licht aber schwächend oder verhindernd auf die Farbstoffbildung wie dies u. a. Dieudonné[5]) beispielsweise bei Bac. prodigiosus und Bac. fluorescens putidus festgestellt hat. Selbst in zerstreutem Tageslicht wird eine im Dunkeln gezüchtete intensiv rot gefärbte Oberflächenkultur von Bac. prodigiosus entfärbt. Erfolgen kurzdauernde ultraviolette Bestrahlungen in einer Reihe aufeinanderfolgender Generationen, so verliert der Bacillus

---

[1]) Bang: Finsens Mitt. 1901, H. 2, S. 1.
[2]) Wiesner, J.: Arch. f. Hyg. Bd. 61, S. 1. 1907.
[3]) Bie, S.: Finsens Mitt. 1904, H. 7, S. 78.
[4]) Henry, M. u. Mme.: Cpt. rend. hebdom. des séances de l'acad. des sciences Bd. 159, S. 340, 413. 1914.
[5]) Dieudonné: Arb. a. d. Reichs-Gesundheitsamte Bd. 9. 1894.

für lange Zeit ($1^1/_2$ Jahre) seine Fähigkeit, Farbstoffe zu bilden [BIE[1])].
Es können also diese durch Licht verursachten Veränderungen „erblich" sein.
Falls das Pigment Beziehungen zum Stoffwechsel hat, muß auch dieser beeinflußt werden. Bei den Purpurbakterien, deren Farbstoff, ähnlich dem Chlorophyll der Pflanzen, die Kohlensäureassimilation ermöglicht, wird durch die
Ausschaltung des Lichtes die Sauerstoffentwicklung gehemmt und aufgehoben
[ENGELMANN[2])]. Die Fähigkeit der Purpurbakterien, Kohlensäure unter Sauer-
stoffausscheidung zu assimilieren, ist allerdings später von MOLISCH bestritten
worden.

Die Frage über die Beeinflussung der Virulenz und der für die einzelnen
Bakterien charakteristischen chemischen Leistungen durch kurzdauernde nicht
tödliche Belichtungen ist dadurch schwierig zu beantworten, daß eine Abnahme
der Leistungen nur auf einer Keimzahlverminderung beruhen kann. Während
man annehmen möchte, daß die erste Schädigung sich in Hemmung der Zell-
funktionen äußert, kam WIESNER[3]) unter Kontrolle der Zahl der vorhandenen
Keime zu dem Ergebnis, daß weder die Gelatineverflüssigung durch Staphylo-
kokken, noch die Zuckervergärung durch Colibacillen, noch die Trimethylamin-
bildung durch Bac. prodigiosus im Lichte eine Verminderung erfährt. Er nimmt
an, daß die chemischen Leistungen der verschiedenen Bakterienarten sich erst
mit der vollständigen Zerstörung ändern. Die Abnahme der Leistungen ist also
nicht durch eine Schädigung der einzelnen Bakterien, sondern nur durch die
Verminderung der Zahl der lebenden Keime zu erklären. BURGER fand entsprechend dieser Annahme, daß aus den durch Licht abgetöteten und zerriebenen
Bakterien ebenso stark wirkende proteolytische Fermente extrahierbar sind
als aus nicht vorbelichteten.

Ist die bactericide Wirkung eine direkte oder indirekte Lichtwirkung? ROUX
fand, daß die Nährböden allein durch Sonnenbelichtung derart verändert werden,
daß nachträglich zugefügte Bakterien darin auch ohne weitere Belichtung zugrunde gehen. Er hielt somit die bactericide Wirkung des Lichtes für eine indirekte. DIEUDONNÉ wies die Bildung von Wasserstoffsuperoxyd in ultraviolett
belichteter Gelatine und Agar nach. Wenn auch Wasserstoffsuperoxyd oder
andere Peroxyde sich an der bactericiden Wirkung beteiligen können, so beruht
dieselbe doch im wesentlichen auf direkter Beeinflussung der Bakterien, da sie
auch in destilliertem Wasser, in dem solche Stoffe sich kaum bilden werden, der
Strahlenwirkung erliegen. Die Bedingungen für eine direkte Wirkung sind bei
jeder Zelle vorhanden; denn jede Zelle wird schon infolge des kolloiden Charakters
ihres Protoplasmas Strahlen und besonders die ultravioletten Strahlen absorbieren.
Der Wirkungsmechanismus wird später erörtert werden. Es sei hier nur die
Bedeutung des Sauerstoffs für die Lichtwirkung erwähnt; sie wird von vielen
negiert (LEDOUX-LEBARD, BUCHNER), von vielen bejaht (DOWNES und PLUNT,
ROUX, DIEUDONNÉ u. a.). In Analogie der Lichtwirkung auf andere biologische
Objekte dürfte BIES[4]) Anschauung richtig sein, daß die bactericide Wirkung um
so mehr von der Sauerstoffanwesenheit abhängig ist, je weniger ultraviolette
Strahlen vorhanden sind. Nur letztere können auch bei Sauerstoffabwesenheit
(z. B. in H-Atmosphäre oder im Vakuum) bactericid wirken.

Beeinflussung der Hefe- und Schimmelpilze. Dieselben sind gegen Licht
wesentlich widerstandsfähiger als die Bakterien. Die Zeiten, in denen Abtötung
erfolgt, sind — die Zeit der Abtötung von Bac. prodigiosus $= 1$ gesetzt — bei

---

[1]) BIE: Finsens Mitt. 1904, H. 8, S. 75.
[2]) ENGELMANN: Pflügers Arch. f. d. ges. Physiol. Bd. 29, S. 387. 1882.
[3]) WIESNER: Arch. f. Hyg. Bd. 61, S. 23. 1907.
[4]) BIE: Finsens Mitt. 1905, H. 9, S. 5.

Saccharomyces apiculatus 5, Torula 25, Aspergillus niger 75. Die Unterschiede
bei den verschiedenen Pilzen hängen wesentlich mit ihrem Gehalt an Pigment
zusammen, das hier somit als Schutzeinrichtung dienen dürfte. Saccharomyces
apiculatus ist pigmentlos, Torula und Aspergillus niger dagegen pigmentiert
[Bie[1])].

Beeinflussung von Protozoen. Versuche mit Amöben [G. Dreyer[2])], Paramäcien [E. Hertel[3]) u. a.] zeigen im Anfange der Belichtung Erregungserscheinungen,
die sich in stärkeren Bewegungen der Tiere äußern; die Tiere suchen sich durch
Flucht dem Lichte zu entziehen. Später werden die Bewegungen abgeschwächt,
die Tiere beginnen um ihre Längsachse zu rotieren, Flimmerbewegungen und
Vakuolenkontraktion erlöschen, der Leib zieht sich kugelförmig zusammen,
bald erfolgt dann Austritt von Protoplasma und endlich der Zerfall desselben
in eine feine Körnchenmasse. Diese Erscheinungen sind nicht spezifisch für die
Lichtwirkung und treten ebenso durch andere Schädigungen, wie Wärme oder
Gifte, ein. Eine Erholung der Tiere erfolgt, wenn einmal Gestaltsveränderungen
eingetreten sind, bei Unterbrechung der Belichtung nicht mehr.

Paramäcium bursaria, das durch die mit ihm in Symbiose lebenden Zoochlo-
rellen chlorophyllhaltig ist, ist gegen die Lichtwirkungen widerstandsfähiger als
Paramäcium caudatum. Während letzteres bei Anwendung ultravioletter Strahlen
aus dem Bestrahlungsfelde zu entfliehen sucht, schwimmt Paramaecium bursaria
in dasselbe hinein (Hertel). Hertel vermutet, daß der bei der Kohlensäureassimilation sich abspaltende Sauerstoff die Schädigung der ultravioletten Strahlen zu hemmen vermag. Somit würde nach seiner Meinung Sauerstoffentwicklung
die Wirkung der kurzwelligen Strahlen verzögern. Jodlbauer dagegen fand in
noch nicht veröffentlichten Versuchen, daß Paramaecium caudatum in Wasser-
stoffatmosphäre bei Belichtung mit ultravioletten Strahlen ebenso rasch zugrunde
geht wie in Sauerstoffatmosphäre.

Beeinflussung der Zellteilung. Während zerstreutes Tageslicht die Zellteilung nicht beeinflußt [H. Driesch[4])], wirken die ultravioletten, wie auch intensive sichtbare Strahlen hemmend wie Hertel[5]) an befruchteten Eiern von Echinus
microtuberculatus nachwies. Neben der Verzögerung war auch eine Verkrümmung
der zu erwartenden Furchung zu beobachten. In Zusammenhang hiermit steht
die Beobachtung Stevens, daß die ultraviolette Bestrahlung der Eier von Ascaris
megalocephala zu mißgebildeten Embryonen führt.

Ebenso wird bei Paramaecium caudatum durch schwache ultraviolette
Bestrahlung, die noch zu keiner sichtbaren Schädigung führt, die Zellteilung
gehemmt [W. Th. Bovie und D. M. Hughes[6])]. Der Hemmung folgt später eine
Beschleunigung. Im Gegensatz zu den ultravioletten Strahlen wirken die ultraroten Strahlen der Wellenlängen 1500 bis 2000 $\mu\mu$ fördernd auf die Zellteilung,
wenn sie nicht durch zu hohe Intensität die Zellen schädigen. Die an der Hornhaut von Kaninchen und Menschen nach Bestrahlungen auftretende Vermehrung
der Kernteilungsfiguren und die Wucherungserscheinungen in den Hornhaut-
körperchen der Grundsubstanz dürften wohl als Wirkung der Wärmestrahlen aufzufassen sein, wenn sich nicht indirekte Momente, wie Hertel annimmt, an
dieser Wirkung beteiligen. Das gleiche dürfte für die raschere Epithelialisierung
von Wunden im Sonnenlichte gelten. Daraus würde sich auch die Überlegenheit

---

[1]) Bie: Finsens Mitt. 1900, H. 1, S. 78.
[2]) Dreyer, G.: Finsens Mitt. 1904, H. 7, S. 98.
[3]) Hertel, E.: Zeitschr. f. allg. Physiol. Bd. 4, S. 1. 1904.
[4]) Driesch, H.: Zeitschr. f. wiss. Zool. Bd. 53, S. 160. 1892.
[5]) Hertel: Zeitschr. f. allg. Physiol. Bd. 5, S. 535. 1905.
[6]) Bovie, W. Th. u. D. M. Hughes: Journ. of med. research. Bd. 39, S. 223. 1918.

des Gesamtlichtes gegenüber ultravioletten Strahlen bei der Wundheilung erklären. Die Bedeutung des Gesamtlichtes für gewisse therapeutische Zwecke hat besonders BERNHARD hervorgehoben.

Beeinflussung isolierter Bestandteile des Blutes. SCHMIDT-NIELSEN[1] beobachtete an isolierten *roten Blutkörperchen,* daß dieselben unter dem Einflusse ultravioletter Strahlen von $310\,\mu\mu$ lysieren. Längerwellige Strahlen wirken schwächer [HASSELBALCH[2]]. Bei hoher Intensität können aber auch die sichtbaren Strahlen dies bewirken [HAUSMANN[3]]. Der zeitliche Ablauf der Hämolyse erfolgt nach der Art monomolekularer Reaktionen.

Mit der Hämolyse ist der Prozeß der Lichtwirkung noch nicht abgeschlossen. Es kommt zu Veränderungen des Hämoglobins (teilweise schon in den noch nicht lysierten Körperchen). Schon HERTEL sah bei der Belichtung mit ultravioletten Strahlen die beiden Hämoglobinstreifen schwinden. HASSELBALCH stellte die Umwandlung in Methämoglobin fest, ein Prozeß, der im Dunkeln reversibel ist. Weiterhin wird das Methämoglobin zersetzt, unter anderem in Hämatin und dieses zu Hämochromogen reduziert. Ohne Sauerstoff treten diese Veränderungen nicht ein. Das reduzierte Hämoglobin ist also lichtbeständig.

Es sei hier noch ein weiterer Befund HASSELBALCHS angefügt: Das Kohlenoxydhämoglobin wird durch Bestrahlung zum Teil in reduziertes Hämoglobin verwandelt, ein Vorgang, der ebenfalls im Dunkeln reversibel ist. Ferner sei die Beobachtung BARCROFTS und HILLS erwähnt: Die Gleichgewichtskonstante bei Sättigung des Hämoglobins mit Sauerstoff einerseits, Kohlenoxyd andererseits wird bei Belichtung um das Mehrfache verkleinert. Das Kohlenoxyd wird ausgetrieben und der Sauerstoff tritt an seine Stelle. Im Dunkeln kehrt das frühere Gleichgewicht wieder zurück.

Bezüglich des Einflusses des Lichtes auf die *Blutgerinnung* stellten G. DREYER und O. HANSSEN[4] fest, daß vorbelichtete Fibrinogenlösungen bei Erwärmen ihre Gerinnbarkeit rascher verlieren als unbelichtete.

W. HAUSMANN und E. MAYERHOFER[5] stellten ähnliches am Plasma, das durch Zusatz konzentrierter NaCl-Lösung oder von Calciumoxalat ungerinnbar gemacht wurde, fest. Während das nichtbelichtete NaCl-Plasma nach Wasserzusatz und das Oxalatplasma nach CaCl-Zusatz gerinnt, ist in den vorbelichteten Proben die Gerinnung stark verzögert.

Eine Übertragung dieser Befunde auf das zirkulierende Blut ist aber nicht angängig. Nur wenn die Zirkulation durch stärkere Schädigung der Gefäßwände sistiert, wie im Versuche G. DREYERS und JANSENS[6] bei Belichtung der Froschzunge, färben sich die anfänglich roten Thromben allmählich braunschwarz.

An isolierten Gänseblutkörperchen fand F. R. BERING[7] nach Belichtung mit sichtbaren und ultravioletten Strahlen eine Förderung der Zellatmung, wobei das Gelb- und Grünlicht wirksamer war als das Blaulicht und letzteres wirksamer als das Weißlicht.

Beeinflussung glattmuskeliger Organe. ARNOLD sowie BROWN-SÉQUARD sahen an der isolierten *Iris* von Frosch- und Amphibienaugen bei Belichtung mit sichtbaren Strahlen Kontraktionen auftreten, jedoch nur im zentralen, der Pupille zu gelegenen Teil, der sich gegenüber dem peripheren durch Pigment-

---

[1] SCHMIDT-NIELSEN: Finsens Mitt. 1906, H. 10, S. 123.
[2] HASSELBALCH: Biochem. Zeitschr. Bd. 9, S. 46. 1919.
[3] HAUSMANN: Strahlentherapie Bd. 9, S. 46. 1919.
[4] DREYER, G. u. O. HANSSEN: Cpt. rend. hebdom. des séances de l'acad. des sciences Bd. 145. 1907.
[5] HAUSMANN, W. u. E. MAYERHOFER: Biochem. Zeitschr. Bd. 72, S. 379. 1916.
[6] DREYER, G. u. H. JANSEN: Finsens Mitt. 1905, H. 9, S. 180.
[7] BERING, F. R.: Strahlentherapie Bd. 3, S. 636. 1913.

reichtum auszeichnet. Hier spielt also das Pigment eine aktive Rolle und ermöglicht erst die Wirkung der sichtbaren Strahlen [E. Steinach[1])].

L. Adler[2]) ließ sichtbare und ultraviolette Strahlen auf den isolierten *Froschmagen*, die *Froschblase* sowie den *Uterus von Kaninchen* und Meerschweinchen
einwirken. Die sichtbaren Strahlen waren wirkungslos, die von einer Quarz-
quecksilberlampe gelieferten ultravioletten bewirkten in 25 cm Entfernung
nach ca. 10 Minuten eine Erregung, die sich in Zunahme des Muskeltonus äußerte.
Nach Ausschaltung dieser Strahlen trat wiederum Erschlaffung ein. Die Wirkung
ist somit reversibel. Eine gewisse Schädigung dieser Organe ist aber vorhanden,
denn bei Wiederholung der Bestrahlung tritt die Tonussteigerung immer weniger
in Erscheinung. Es greifen also Erregung und Schädigung ineinander über.
Am *Darm von Kaninchen* und Meerschweinchen, ebenso an den isolierten *Gefäßen* sieht man nur eine Tonusverminderung mit starker Abnahme der rhyth-
mischen Bewegungen des Darms. Pilocarpinzusatz steigert den Tonus, nicht
aber den Rhythmus, Atropinzusatz ist wirkungslos. Adler vermutet, daß am
Darme in erster Linie der Auerbachsche Plexus, in geringerem Grade auch die
parasympathischen Nervenendigungen durch die ultravioletten Strahlen beeinflußt werden.

B. Wirkung auf den Gesamtorganismus.

Während bei den einzelligen Organismen die ganze Zelle der Einwirkung
der Strahlen zugängig ist, werden bei den mehrzelligen in erster Linie nur die
der Lichtquelle zugekehrten Zellen beeinflußt. Ein vorhandenes Ektoderm
schützt die darunterliegenden Zellen vor der direkten Wirkung der Strahlen,
und zwar um so mehr, je vielschichtiger dasselbe ist. Mit niederen Metazoen hat
Hertel[3]) Versuche angestellt. Von den Cölenteraten untersuchte er Hydra
grisea, H. fusca und H. viridis, von den Würmern einzelne Rotatorien und
Nematoden, von den Mollusken die Embryonen einer Lymnaeusart. Die erste
Reaktion auf Bestrahlung (Wellenlänge von $280\,\mu\mu$) gab sich in der Beeinflussung
der den Organismen eigentümlichen Bewegungen kund, sei es, daß die Lokomotion
beeinflußt wurde, sei es, daß die mit contractilen Elementen versehenen Gebilde
ihren Kontraktionszustand änderten. Bei den Hydren, die in ihrem Ektoderm —
besonders reichlich in der Mundscheibe und den Tentakeln — Ganglienzellen
besitzen, führt die Bestrahlung der Tentakelregion viel rascher zu den charakteristischen Kontraktionserscheinungen des Körpers als die Bestrahlung des
Körpers selbst, woraus Hertel auf eine direkte Beeinflußbarkeit der nervösen
Gebilde durch Licht schließt.

Bei den Wirbeltieren sind die direkten Lichtwirkungen auf die Körperoberfläche beschränkt.

Beeinflussung der Körperoberfläche. Home hat 1820 wohl als erster darauf
hingewiesen, daß ebenso wie durch die Wärmestrahlen auch durch die „Lichtstrahlen" (ultraviolette Strahlen) die Haut hyperämisiert wird. Die Hyperämie
durch letztere Strahlen ist aber im Gegensatz zu der durch Wärmestrahlen
stets auf den bestrahlten Bezirk beschränkt und scharf abgegrenzt, setzt erst
nach einer gewissen Latenzzeit ein und bleibt nach Unterbrechung der Bestrahlung
längere Zeit bestehen. Experimentelle Untersuchungen über die Beeinflussung
der Haut stellten Finsen am Schwanze der Kaulquappen, Dreyer und Jansen

---

[1]) Steinach, E.: Pflügers Arch. f. d. ges. Physiol. Bd. 52, S. 495. 1892 u. Bd. 87, S. 1.
1901.
[2]) Adler, L.: Arch. f. exp. Pathol. u. Pharmakol. Bd. 85, S. 152. 1920.
[3]) Hertel: Zeitschr. f. allg. Physiol. Bd. 4, S. 1. 1904.

an der Froschzunge, Möller und Jansen am Kaninchenohr, Finsen, L. Freund, Jüngling, Hackradt u. a. an der menschlichen Haut an.

Der Erweiterung der Hautgefäße (dem Lichterythem) folgt Verlangsamung der Zirkulation, seröse Durchtränkung des Gewebes, Leukocytenauswanderung, Quellung, später Lockerung des Epithels und schließlich Blasenbildung. Es sei hier auf die erschöpfende Darstellung Aschhoffs in Krehl-Marchands Handbuch der allg. Path. Bd. I hingewiesen.

Dem Lichterythem schließt sich die Pigmentierung an.

Die Abheilung erfolgt bei den stärkeren Wirkungsgraden mit Abschuppung bzw. Schälung.

Das unter dem Einfluß der Strahlen gebildete Pigment bleibt viele Monate lang bestehen und noch länger die erhöhte Empfindlichkeit der Haut gegenüber mechanischen und thermischen Reizen. Finsen fand, daß selbst nach einem Zeitraum von 6 Monaten die bestrahlten Hautbezirke bei Abreibungen stärker hyperämisiert wurden als die nicht bestrahlten. Diese lang anhaltende „Tonusveränderung der Hautgefäße" hielt Finsen[1] und Hasselbalch[2] als bedeutungsvoll für die Lichttherapie. Diese Nachwirkung ist aber nicht etwas für das Licht Spezifisches. Sie zeigt sich auch nach der Behandlung der Haut mit dem galvanischen Strom und ähnlichem [E. Freund und A. Simo[3]]. Keller[4] sah in neueren Untersuchungen über die Gewebsveränderungen durch ultraviolette Strahlen besonders in den Stachelzellen starke Wirkungen, während die Veränderungen in der Horn- und Körnerschicht gering waren. Er nimmt als Ursache der Veränderungen die Bildung toxischer Stoffe an. Dafür sprechen auch Versuche von Nathan und Sack[5], die aus der Haut bestrahlter Meerschweinchen Extrakte gewannen mit entzündungserregender Wirkung. Nach Jesionek[6] ist das Stratum corneum der Hauptangriffspunkt der Strahlen. Der Strahlenreiz steigert dessen germinative, keratoplastische, pigmentophore und sekretorische Leistung.

Messungen der Absorption der Strahlen in der Haut wurden zuerst von Busck[7] am Kaninchenohr angestellt.

Als Lichtquelle diente eine Kohlenbogenlampe von 70 Amp. und 50 Volt unter Anwendung eines Finsenschen Konzentrationsapparates von 8 cm Durchmesser. Schaltete er vor den Spalt des Vierordt-Krüßschen Spektroskops 1 Kaninchenohr mit erhaltener Blutzufuhr, so blieben alle Farben des Spektrums sichtbar, bei Vorschaltung von 2 Ohren die blauen, bei Vorschaltung von 3 Ohren die grünen und bei Vorschaltung von 4 Ohren war nur mehr der rote Teil des Spektrums zu sehen. Nach seiner Berechnung ist die Penetrationsfähigkeit der rot-gelben Strahlen 22 mal größer als die der blau-violetten. An der Absorption der Strahlen war bei dieser Versuchsanordnung sehr wesentlich das Blut mitbeteiligt. Finsen zeigte, daß hinter einem ischämischen Kaninchenohr bereits nach 20 Sek. langer Belichtung photographisches Papier (Aristonpapier) sich schwärzte, während hinter durchbluteten Ohren selbst nach 5 Min. noch keine Schwärzung zu sehen war.

Die menschliche Haut ist viel weniger penetrationsfähig als die der Kaninchen; schon die Hornschicht der Epidermis absorbiert einen großen Teil der ultravioletten Strahlen. Messungen der Strahlenabsorption in der menschlichen Haut führte Hasselbalch[8] an frischen Hautschnitten von Leichen Erwachsener und Kinder aus, nachdem Vorversuche ergeben hatten, daß zwischen blutleerer lebender und toter Haut kein Unterschied in dieser Richtung besteht.

---

[1] Finsen: Finsens Mitt. 1900, H. 1, S. 8.
[2] Hasselbalch: Berlin. klin. Wochenschr. Jg. 44, S. 1247. 1907.
[3] Freund, E. u. A. Simo: Zeitschr. f. physikal. u. diätet. Therapie Bd. 25, S. 308. 1921.
[4] Keller: Strahlentherapie Bd. 16, S. 537. 1923/24.
[5] Nathan u. Sack: Arch. f. Dermatol. u. Syphilis Bd. 138. 1922.
[6] Jesionek: Strahlentherapie Bd. 16, S. 24. 1923/24.
[7] Busck: Finsens Mitt. 1903, H. 4, S. 108.
[8] Hasselbalch: Skandinav. Arch. f. Physiol. Bd. 25, S. 55. 1911.

Als Lichtquelle benutzte er das spektral zerlegte ultraviolette Licht einer Kromayerschen Quecksilberlampe. Als Maß der Absorption diente die Zeit, in der das ungeschwächte und das durch Zwischenschaltung der Hautschicht geschwächte Licht der gleichen Spektrallinie Chlorsilberpapier gleich stark schwärzten. Obwohl die einzelnen Häute gleicher Dicke, aber verschiedener Herkunft in ihrer Absorptionsfähigkeit bedeutende — bis 100% betragende — Schwankungen zeigten, gaben die Mittelwerte doch ein klares Bild. In folgender Tabelle sind die Mengen verschiedenwelliger Strahlen, die die Hautschichten von 0,1, 0,5 und 1,0 mm Dicke passieren, in Prozenten angegeben.

Dicke der Hautschicht in mm	436 $\mu\mu$	405 $\mu\mu$	366 $\mu\mu$	334 $\mu\mu$	313 $\mu\mu$	302 $\mu\mu$	297 $\mu\mu$	289 $\mu\mu$
0,1	59%	55%	49%	42%	30%	8%	2%	0,01%
0,5	7%	5%	3%	1,3%	0,3%	—	—	—
1,0	0,5%	0,3%	0,08%	0,02%	0,006%	—	—	—

Diese Versuche wurden von K. Glitscher[1]) auf das *Gebiet der sichtbaren Strahlen* ausgedehnt; an Stelle der Haut verwendete er getrocknete Schweinsblasen von 0,2 mm Dicke in weitgehend trockenem Zustande. In Wasser können dieselben bis 0,5 mm aufquellen, ohne daß dadurch ihr Absorptionsvermögen nennenswert geändert wird. Glitscher grenzte die Spektralbezirke mittels Filter ab, so daß hier nicht die Absorption der Strahlen einer bestimmten Wellenlänge, sondern nur die abgegrenzter Spektralbezirke ermittelt ist.

In folgender Tabelle sind die Absorptionskoeffizienten und die Halbwertschicht, d. i. die Schichtdicke, welche die Strahlen auf die Hälfte der ursprünglichen Intensität abschwächt, angegeben.

Strahlenbezirk	Mit Intensitätsmaximum bei Wellenlänge von	Absorptionskoeffizient in mm	Halbwertschicht in mm
Blau	450 $\mu\mu$	10,8	0,0644
Grün	520 „	10,1	0,0685
Orange	620 „	9,5	0,0729
Rot	650 „	9,0	0,0771

Die *Penetrationsfähigkeit* vermindert sich also mit abnehmender Wellenlänge. Von den Strahlen $< 334 \mu\mu$ ab tritt diese Verminderung sehr stark in Erscheinung: von den Strahlen $334 \mu\mu$ passieren noch 42% eine Hautschicht von 0,1 mm, von den Strahlen $297 \mu\mu$ nur mehr 2%. Letzteren Strahlen kommen auch die stärksten biologischen Wirkungen zu.

Die *entzündungserregende Wirkung* der Strahlen beginnt nach L. Freund[2]) bei Wellenlänge $330 \mu\mu$, nach K. W. Hausser und W. Vahle[3]) erst bei $320 \mu\mu$. Von hier ab steigt die entzündungserregende Wirkung mit Abnahme der Wellenlänge außerordentlich steil an und erreicht ihr Maximum bei $297 \mu\mu$. Dem steilen Anstieg der Wirkungskurve entspricht ein ebenso steiler Abfall den noch kurzwelligeren Strahlen zu, wenigstens bis zur Wellenlänge $289 \mu\mu$. Der weitere Abfall der Wirkungskurve erfolgt weniger steil.

Die Effekte der verschiedenen Wellenlängen kommen durch folgende Zahlen zum Ausdruck (der Effekt der wirksamsten Wellenlänge $297 \mu\mu = 100$ gesetzt): Wellenlänge $313 \mu\mu = 4,5$, $302 \mu\mu = 58$, $297 \mu\mu = 100$, $289 \mu\mu = 30$, $280 \mu\mu = 28$, $265 \mu\mu = 19$, $253 \mu\mu = 16$.

Dies scheint in Widerspruch mit dem Grothusschen Gesetze zu stehen. Es erklärt sich wohl daraus, daß mit der immer weiter abnehmenden Penetrationsfähigkeit eine zu dünne Schicht der Haut in Mitleidenschaft gezogen wird oder daß die oberflächlichste Hautschicht spezifisch weniger empfindlich ist.

Erstere Annahme erscheint als die wahrscheinlichere. Sie wird durch die Hasselbalchsche Bestimmung der Absorption der Strahlen gestützt. Gerade

[1]) Glitscher, K.: Strahlentherapie Bd. 9, S. 255. 1919.
[2]) Freund, L.: Wien. klin. Wochenschr. Jg. 25, S. 191. 1912.
[3]) Hausser, K. W. u. W. Vahle: Strahlentherapie Bd. 13, S. 41. 1921.

die Strahlen, die die Haut maximal beeinflussen (297 $\mu\mu$), können noch bis zu 2%
die Tiefe von 0,1 mm erreichen, während die Strahlen noch kürzerer Wellenlängen
dies nicht mehr vermögen.

Die *Pigmentbildung* ist auf denselben Spektralbezirk wie das Lichterythem
beschränkt. Auch sie wird wesentlich nur durch die Strahlen der Wellenlängen
von 302—297 $\mu\mu$ hervorgerufen.

Es ist von Interesse darauf hinzuweisen, daß die Strahlen, die die Pigmentbildung am stärksten anregen (297 $\mu\mu$), diejenigen sind, die im Sonnenspektrum
eben noch enthalten sind (296,9 $\mu\mu$ in der Julisonne zwischen 12—1). Von der
Zweckmäßigkeit der Pigmentbildung als Lichtschutz ausgehend, könnte man
geneigt sein anzunehmen, daß der Körper nur gelernt hat, sich gegen Strahlen zu
schützen, die ihn unter natürlichen Bedingungen noch treffen können. Gegen
Strahlen noch kürzerer Wellenlängen, wie sie nur künstliche Lichtquellen liefern,
hat er sich nicht zu schützen gelernt (C. DORNO). Der wirkliche Grund ist aber
wohl der, daß die Strahlen unter 297 $\mu\mu$ nicht mehr an den Ort der Pigmentbildung gelangen können. Es darf somit als sicher gelten, daß das Lichterythem
und die Pigmentbildung zusammengehören. Wenn bei wiederholter schwacher Belichtung Pigmentbildung auch ohne vorhergehendes Auftreten von Lichterythem
erfolgt, wie ROLLIER es oftmals beobachten konnte, so hängt das damit zusammen,
daß das Erythem unter der Grenze der möglichen Beobachtung blieb und wegen
seines raschen Abklingens auch bei der Wiederholung der Belichtung nicht
zu einer wahrnehmbaren Größe anstieg, während das unverhältnismäßig langsamer sich zurückbildende Pigment sich zu einer wahrnehmbaren Größe summiert.

Daß Lichtgewöhnung ohne Pigmentvermehrung möglich ist, wurde von KELLER
bejaht. Somit wäre auch eine Lichtwirkung ohne Pigmentbildung möglich.

Hemmend auf den Lichteffekt wirkt die Lichtgewöhnung, das Hautpigment,
sowie die Bestreichung der Haut mit ultraviolett absorbierenden Stoffen, wie
z. B. Chinin (HAMMER), Curcuma (UNNA), die Dimethylaminverbindung des
Aesculins = Ultrazeozon (MANNICH), naphtholsulphosaures Natrium = Antilux
(FREUND). Der von P. S. MEYER und S. AMSLER[1]) gefundene Lichtschutz durch
Tannin beruht wohl auf Strukturveränderungen der Haut.

Gefördert wird der Lichteffekt durch eine vorhergehende Entwöhnung der
Haut mittels monatelang liegender Verbände [JESIONEK[2])], ferner durch *aktive
Hyperämie*, mag sie durch Wärme, Galvanisierung oder Hautreizmittel hervorgerufen sein [SOBOTKA[3])]. Diese Förderung tritt auch dann noch in Erscheinung,
wenn die Bestrahlung erst nach dem Abklingen der sichtbaren Hyperämie vorgenommen wird, was sich aus der die Hyperämie überdauernden Empfindlichkeitssteigerung der Hautgefäße gegenüber der verschiedensten Reize erklären läßt.

Hier seien auch die Versuche DREYERS und JANSENS[4]) mit *Nervendurchschneidung* erwähnt. Am Ohre weißer Kaninchen traten nach Durchschneidung
des N. sympathicus die Folgen der Belichtung — Hyperämie und Infiltration —
früher und in viel stärkerem Maße in Erscheinung als am Kontrollohre. Ebenso
verlief aber auch die Rückbildung der Erscheinungen am nervendurchschnittenen
Ohre rascher.

Die gleiche Wirkung trat ein, wenn die Durchschneidung des N. sympathicus
erst nach der Belichtung erfolgte. Gleichzeitige Durchschneidung des N. sympathicus und des N. vagus änderte die Lichtreaktion nicht.

---

[1]) MEYER, P. S. u. S. AMSLER: Klin. Wochenschr. 1925, Nr. 19, S. 921. Hier auch
Zitate der vorher erwähnten Arbeiten.
[2]) JESIONEK: Zeitschr. f. Tuberkul. Bd. 24, S. 401. 1915.
[3]) SOBOTKA: Arch. f. Dermatol. u. Syphilis Bd. 121, S. 45. 1916.
[4]) DREYER u. JANSEN: Finsens Mitt. 1905, H. 9, S. 180.

Beeinflussung des Auges. Sehr starke Bestrahlung des Auges kann zu Funktionsstörungen und Veränderung an allen Teilen des Auges führen. Für die Schädigung der Netzhaut — vorübergehende bis bleibende Erblindung mit Auftreten weißer, mit Pigment umsäumter Herde [Czerny[1])] — kommen wohl nur die sichtbaren und ultraroten Strahlen in Betracht. Denn die ultravioletten Strahlen werden von den verschiedenen Augenmedien weitgehendst zurückgehalten.

Die Absorption dieser Strahlen durch die Tränenflüssigkeit wurde von C. Lindahl, die der Cornea von Hertel, Schanz und Stockhausen, die des Kammerwassers von Soret, die der Linse von Hallauer und von Schanz, die der Glaskörper von Birch-Hirschfeld bestimmt.

Die Absorption der Cornea beginnt bei Strahlen $< 383\,\mu\mu$, die der Linse bereits bei denen $< 400\,\mu\mu$.

Der starken Absorption der ultravioletten Strahlen entspricht die starke Wirkung auf die vorderen Teile des Auges: Entzündung der Bindehaut, Trübungen und Ulcerationen an der Cornea (Widmark), Iritis, fibrinöse Exsudation in die Kammern (Birch-Hirschfeld), Degeneration des Kapselepithels (C. Hess), Trübungen der Linse (Schanz, Chalupetzky). Schanz[2]) nimmt an, daß durch die ultravioletten Strahlen die wasserlöslichen Eiweißstoffe der Linse in wasserunlösliche Albuminoide verwandelt werden. Er vertritt ferner die Ansicht, daß der Altersstar und der Star der Diabetiker auf eine Schädigung durch die ultravioletten Strahlen beruhen. Dieser Ansicht wurde von vielen widersprochen [u. a. von Chalupetzky[3])] und gegen sie besonders geltend gemacht, daß in lichtstarken, ultraviolettreichen Höhen der Star durchaus nicht häufiger vorkommt als in der licht- und ultraviolettärmeren Ebene. Aber auch die sichtbaren und besonders die ultraroten Strahlen führen in übergroßer Menge zur Schädigung der Augenmedien [A.Vogt[4])]. Bei der Schneeblindheit (Conjunctivitis, Trübung und Ulcerationen an der Cornea, Entzündung der Iris) sowie beim Glasbläserstar sind sie sicher neben den ultravioletten Strahlen mitbeteiligt.

Beeinflussung der Temperatur. Die Belichtung hat eine Temperatursteigerung im Belichtungsfelde zur Folge, die als warm, belästigend und schließlich unerträglich empfunden wird.

M. Rubner[5]) hat bei kurzdauernder Belichtung des Gesichtes mit dem Auer-Gasglühlicht 0,13 cal pro qcm und Minute als eben wahrnehmbar, 0,28 als sehr warm, 0,58 als heiß empfunden. Nach Cramer ist die noch ertragbare Calorienmenge bei Sonnenbestrahlung in den Mittagsstunden des September 1,0 cal pro qcm und Minute. Die letztere Angabe bezieht sich auf die Einwirkung des vollen Sonnenlichtes.

Schon Rubner fand, daß die Toleranzgröße der Haut bei einer geringeren Calorienmenge liegt, wenn nur die ultraroten Strahlen zur Wirkung kommen. K. Sonne[6]) bestimmte daher die thermische Toleranz der menschlichen Haut für abgegrenzte Bezirke des Sonnenspektrums, und zwar des sichtbaren, des inneren (an Rot angrenzend) und des äußeren ultraroten Teiles. Die Toleranz an der Beugeseite des Unterarmes betrug für die sichtbaren Strahlen 3,11 cal, für die inneren ultraroten 1,33 cal, für die äußeren ultraroten 1,79 cal pro qcm und Minute. Diese Zahlen sind aber korrekturbedürftig, da von den sichtbaren Strahlen ein weit größerer Anteil (35%) reflektiert wird als von den ultraroten. Eine den Verlust durch Reflexion berücksichtigende Umrechnung ergab als Toleranzwert bei den sichtbaren Strahlen 2,02 cal, bei den inneren ultraroten 1,16 cal, bei den äußeren ultraroten 1,33 cal pro qcm und Minute.

Eine noch ertragbare Bestrahlung mit sichtbaren Strahlen ergab eine *Temperaturerhöhung der Hautoberfläche* auf 43,8°, mit ultraroten Strahlen auf

[1]) Czerny: Akad. d. Wiss., Wien 1867.
[2]) Schanz: Pflügers Arch. f. d. ges. Physiol. Bd. 169, S. 82. 1917.
[3]) Chalupetzky: Strahlentherapie Bd. 8, S. 41. 1918.
[4]) Vogt, A.: v. Graefes Arch. f. Ophth. Bd. 32, S. 99. 1912.
[5]) Rubner, M.: Arch. f. Hyg. Bd. 23, S. 87. 1895.
[6]) Somne, K.: Acta med. scandinav. Bd. 54, S. 335. 1921.

45,8°, obwohl eine weit größere Calorienmenge durch die sichtbaren Strahlen zugeführt war. Die ultraroten Strahlen werden in der Hautoberfläche stärker absorbiert als die sichtbaren. Das Gesetz, daß die Strahlen um so stärker absorbiert werden, je kleiner ihre Wellenlänge ist, gilt also nur für den ultravioletten und den sichtbaren Teil des Spektrums. Für das äußere Ultrarot scheint das Umgekehrte zu gelten.

Mit der stärkeren Absorption der ultraroten Strahlen in der Hautoberfläche hängt auch die Auslösung stärkerer Schmerzempfindung zusammen.

Entsprechend diesem Verhalten steigt bei der Bestrahlung mit sichtbaren Strahlen die Temperatur im Bestrahlungsfelde von der Oberfläche gegen eine gewisse Tiefe zu an: Bei Verwendung der sichtbaren Strahlen war die Temperatur an der Oberfläche 43,8°, in 0,5 cm Tiefe 45,8, bei Verwendung der ultraroten Strahlen an der Oberfläche 45,0°, in der Tiefe von 0,5 cm 43,2°.

Es seien hier noch die Angaben HERTELS[1]) über die Absorption der ultraroten Strahlen in Wasser gleicher Schichtendicke angeführt: Von Strahlen der Wellenlänge 1200 $\mu\mu$ werden 10%, 1400 $\mu\mu$ 40%, 2200 $\mu\mu$ 100% absorbiert.

Dadurch wird auch verständlich, daß — während die roten und die an Rot angrenzenden ultraroten Strahlen auf Amöben, Paramäcien u. a. wirkungslos sind — die Strahlen > 1200 wiederum sich als wirksam erweisen (HERTEL).

Selbst bei Verwendung von Kühlvorrichtungen — wie z. B. bei der Anwendung des Finsenapparats — steigt die Temperatur in der Haut bei Belichtung beträchtlich an. Die Messungen HAXTHAUSENS[2]) mit der Thermalnadel in annähernd gleichen Tiefen der Haut ergaben im Mittel: Temperatur vor dem Versuche: 35,5°, bei Kühlung ohne Belichtung: 25,2°, bei Kühlung mit Belichtung: 46,8°. Die höchste beobachtete Temperatur betrug sogar 54,1°. Daß solche Temperatursteigerungen die Vorgänge in der Zelle bestimmend beeinflussen, ist ohne weiteres klar. Es sei hier noch angefügt, daß HAXTHAUSEN die Temperaturen in belichtetem Lupusgewebe höher fand als in der normalen Haut, und er nimmt an, daß entgegengesetzt den früheren Anschauungen (z. B. von JANSEN) die Temperaturerhöhung an der Beeinflussung des Lupusgewebes wesentlich mitbeteiligt ist.

Zu diesen Versuchen wäre noch zu bemerken, daß die Messungen mit der Thermonadel den thermischen Effekt vielleicht in weit geringerem Grade zum Ausdruck bringen, als er wirklich vorhanden ist. Denn mit ihr wird nur die in größeren Zellbezirken herrschende Temperatur bestimmt, während zu vermuten ist, daß selbst in derselben Zelle einzelne Punkte höher temperiert werden als die Zelle im ganzen. Denn die einzelnen Teile der Zelle (z. B. der Kern gegenüber dem Protoplasma) werden die Strahlen verschieden stark absorbieren.

F. DESSAUER hat den Gedanken „Punktwärme" in einem etwas anderen Zusammenhange als erster ausgesprochen (s. S. 328). Wenn solche Punktwärmen auftreten, wird durch dieselben das Geschehen in der ganzen Zelle beeinflußt, und DESSAUER sieht in ihnen die Ursache dafür, daß eine winzige Energiemenge eine ungeheuer hohe biologische Wirkung entfalten kann.

Die starke Erwärmung im Bestrahlungsfelde hat eine *Steigerung der Temperatur des Blutes* zur Folge, zumal auch die von der Haut noch nicht absorbierten sichtbaren und ultraroten Strahlen vom Blute aufgenommen werden. Bei der Belichtung mit sichtbaren Strahlen in eben noch ertragbarer Menge fand SONNE die Blutwärme bis zu 45° gesteigert. Daraus geht hervor, daß die Wirkung auf den Gesamtorganismus sicherlich wenigstens zum Teil als eine rein kalorische anzusehen ist [TH. HANSEN[3])].

---

[1]) HERTEL: Zeitschr. f. Augenheilk. Bd. 26, S. 393. 1911.
[2]) HAXTHAUSEN: Strahlentherapie 1922, Bd. 13, S. 654.
[3]) HANSEN, TH.: Acta med. scandinav. Bd. 56, S. 629. 1922; ferner Ref. Klin. Wochenschr. Jg. 1, S. 1469. 1922.

Trotz der Temperaturerhöhung im Blute ist die *allgemeine Körpertemperatur* — wenigstens beim Menschen — nicht wesentlich erhöht. Die Wärmeregulierungseinrichtungen vermögen, solange sie nicht gestört sind, einen vollständigen Ausgleich zu schaffen [Lenkei[1]), Königsfeld[2]) u. a.].

Beeinflussung innerer Organe im allgemeinen. Die bisher besprochenen Wirkungen des Lichtes auf die Körperoberfläche können als direkte Lichtwirkungen aufgefaßt werden, obwohl auch hier schon indirekte Einflüsse mit im Spiele sein werden (siehe S. 330).

Die Beeinflussung innerer Organe und somit die Allgemeinwirkungen werden infolge der geringen Tiefenwirkung (nach Kellers Untersuchungen höchstens 0,63 mm bei ultravioletter Bestrahlung) nur auf indirektem Wege erfolgen können. Diese indirekten Wirkungen können entweder reflektorisch durch Vermittlung von Nerven zustande kommen oder durch Stoffe, die sich im Belichtungsfelde bilden und die nach ihrer Resorption die Allgemeinwirkungen entfalten. Es wurde früher auch in Betracht gezogen, ob nicht das Blut die Strahlenenergie als solche aufnehmen und zu den inneren Organen leiten könne. Gestützt wurde diese Annahme durch Schläpfers[3]) Entdeckung der Photoaktivität des Blutes von Kaninchen nach längerer Belichtung. Das Blut albinotischer Kaninchen zeigt diese Erscheinung in höherem Grade als das pigmentierter Tiere. Die Schläpfersche Beobachtung ist — wie er selbst später erkannte — nur eine Teilerscheinung chemischer Veränderungen im Blute (Bildung von Peroxyden). Für die Möglichkeit einer direkten Wirkung des Lichtes auf innere Organe scheinen ferner Versuche von Levy[4]) und von Gassul[5]) zu sprechen. Bestrahlungen weißer Mäuse mit der Quecksilberdampflampe erzeugten trotz verhältnismäßig geringer Veränderungen an der Haut außerordentlich starke Wirkungen an den inneren Organen: hochgradige Hyperämie der Milz mit enormer Vermehrung der Plasmazellen, Hyperämie der Leber mit Zellinfiltrationen an der Peripherie der Gefäße und zerstreuten Nekroseherden, Hyperämie der Nieren. Auf die Verhältnisse beim Menschen dürfen diese Ergebnisse sicher nicht übertragen werden. Das von Eckstein und v. Möllendorff[6]) beobachtete gehäufte Auftreten von Kernteilungsfiguren und die vermehrte Farbstoffspeicherung in der Niere vitalgefärbter Tiere im Lichte wird als indirekte Wirkung erklärt. Sie steht mit gesteigerter Diurese in Zusammenhang.

Beeinflussung des Blutes und seiner Bestandteile. Eine *Vermehrung der Erythrocyten und ihres Hämoglobingehalts* wurde früher fast allgemein angenommen (A. Marti, Bering, A. Haussen, Oerum u. a.). Traugott[7]), Königsfeld[8]), Berner[9]) u. a. fanden sie in neueren Untersuchungen nicht. Diese negativen Befunde decken sich mit der Beobachtung, daß Organismen, die lange Zeit im Dunklen leben, keine Abnahme der Zahl ihrer Erythrocyten zeigen [Fr. Cropp[10]), Grober und Sempell[11])]. Damit würde auch die Annahme entfallen, daß die im Höhenklima auftretende Vermehrung der Erythrocytenzahl und ihres Hämoglobingehalts auf der hier herrschenden stärkeren Strahlung beruht. Diesen

---

[1]) Lenkei: Zeitschr. f. physikal. u. diätet. Therapie Bd. 11, S. 654. 1907/08.
[2]) Königsfeld: Zeitschr. f. klin. Med. Bd. 91, S. 183. 1921.
[3]) Schläpfer: Pflügers Arch. f. d. ges. Physiol. Bd. 108, S. 537. 1905.
[4]) Levy: Strahlentherapie Bd. 7, S. 602. 1916; ferner Bd. 9, S. 618. 1919.
[5]) Gassul: Strahlentherapie Bd. 9, S. 233. 1919.
[6]) Eckstein, A. und W. v. Möllendorf: Arch. f. Kinderheilk. Bd. 72, S. 205. 1923.
[7]) Traugott: Münch. med. Wochenschr. 1920, Nr. 12, S. 344.
[8]) Königsfeld: Zeitschr. f. klin. Med. Bd. 91, S. 159. 1921.
[9]) Berner: Strahlentherapie Bd. 5, S. 342. 1914.
[10]) Cropp, Fr.: Arch. f. Hyg. Bd. 90, S. 279. 1922.
[11]) Grober u. Sempell: Dtsch. Arch. f. klin. Med. Bd. 129, S. 305. 1919.

ablehnenden Standpunkt vertritt auch C. F. Meyer[1]). Die von Basel nach Davos gebrachten Kaninchen zeigten auch dann Vermehrung der roten Blutkörperchen, wenn sie dem Einfluß der Bestrahlung entzogen waren. O. Kestner[2]) bringt die Wirkung doch mit der Sonne in Zusammenhang, allerdings nicht mit einem direkten Einfluß des Lichtes, sondern mit bestimmten chemischen Stoffen, die sich in der Atmosphäre durch die Wirkung der Strahlen bilden und zur Einatmung kommen. Bei Besprechung des Blutdrucks wird auf diese besondere indirekte Wirkung näher eingegangen werden.

Die *Befunde am weißen Blutbilde* stimmen in bezug auf Vermehrung der Lymphocyten und der Eosinophilen überein. Traugott sah eine Vermehrung der Gesamtleukocyten, Burchardi[3]) nur eine relative Vermehrung der Mononucleären durch Verminderung der Polynucleären. Die Unterschiede der Angaben beruhen teils auf dem Unterschied der Zeit zwischen Belichtung und Blutentnahme, teils auf dem der benutzten Lichtquellen. Bei Bestrahlung mit der künstlichen Höhensonne findet sich bereits nach einer halben Stunde Belichtung eine Erhöhung der Gesamtzahl der Leukocyten [A. Laquer[4]) und H. Rohn], wobei die Zahl der polynucleären Leukocyten relativ vermindert, die der einkernigen Leukocyten, insbesondere der Lymphocyten, vermehrt ist. Gleichzeitig sind auch die Eosinophilen vermehrt. Die relative Vermehrung der Lymphocyten auf Kosten der Polynucleären darf als konstanter Befund gelten (Aschenheim, H. D. Taylor, Königsfeld, I. H. Clark u. a.).

Die *Blutplättchen* im zirkulierenden Blute erfahren durch ultraviolette Bestrahlung eine Vermehrung (K. Traugott). Ebenso werden die *Blutfermente* vermehrt. Dies hängt im wesentlichen mit dem Zellzerfall im Belichtungsfelde zusammen, wodurch die Zellfermente frei werden und ins Blut gelangen. Der *antitryptische Index* ist, solange die Leukocyten vermehrt sind, erniedrigt; mit Absinken der Leukocytenzahl steigt der Antitrypsingehalt. Die Schwankungen im Antitrypsingehalt sind also nur sekundäre Folgen der Veränderungen in der Zahl der polymorphkernigen Leukocyten [H. Königsfeld[5])].

Die *Schutzkörperbildung* wird nach Versuchen von Fiorini und Cironi nicht beeinflußt. Th. Hansen[6]) dagegen beobachtete beim Menschen, daß der Agglutiningehalt des Serums nach Typhusvaccine unter Allgemeinbestrahlung mit einer Kohlenbogenlampe rascher anstieg als in Versuchen ohne Bestrahlung. Königsfeld[7]) fand ebenso eine Vermehrung der Immunkörper und somit eine unspezifische Resistenzsteigerung des Organismus.

Nach P. Potthoff und G. Heuer[8]) übt die künstliche Höhensonne nur einen geringen Einfluß auf die Agglutininbildung aus.

Für die Förderung der Bildung von Antikörpern kommt jedenfalls auch die Erhöhung der Bluttemperatur in Betracht (Cr. Richet jun.). Über den Lichteinfluß auf isolierte Fermente usw. siehe S. 329.

Beeinflussung des Blutdrucks. Es herrscht Übereinstimmung darüber, daß ultraviolette Strahlen anfänglich ein Ansteigen des allgemeinen Blutdrucks, dann ein Absinken desselben hervorrufen (Hasselbalch, Bach, Lampe und Strassner, Rollier, Steven, Königsfeld, Kestner, Kimmerle). Nach

---

[1]) Meyer, C. F.: Inaug.-Dissert. Basel 1900.
[2]) Kestner, O.: Zeitschr. f. Biol. Bd. 73, S. 1 u. 7. 1921.
[3]) Burchardi: Strahlentherapie Bd. 12, S. 808. 1921.
[4]) Laquer, A.: Dtsch. Arch. f. klin. Med. Bd. 110, S. 189. 1913.
[5]) Königsfeld, H.: Klin. Wochenschr. Jg. 1, S. 58. 1922.
[6]) Hansen, Th.: Acta med. scandinav. Bd. 56, S. 629. 1922.
[7]) Königsfeld, H.: Zeitschr. f. d. ges. exp. Med. Bd. 38. 1923.
[8]) Potthoff, P. und G. Heuer: Zentralbl. f. Bakteriol., Parasitenk. u. Infektionskrankh., Abt. I, Orig. Bd. 88, S. 299. 1922.

Hasselbalch tritt kurz nach der Bestrahlung mit dem Kohlenbogenlicht eine Druckerhöhung um 5 bis 10 mm ein, der sich dann sehr bald eine Senkung anschließt, die an mittelgroßen Arterien ungefähr 10% des Ausgangswertes beträgt. Lindhard bestimmte mittels der Bornsteinschen Methode das Minutenvolumen im rechten Herzen und fand im akuten Stadium des allseitigen Lichterythems eine Erhöhung von 10%. Die Ansichten über das Zustandekommen dieser Wirkung gehen aber weit auseinander. Während Hasselbalch die Ansicht vertritt, daß die Blutdrucksenkung mit dem Lichterythem, also mit der Erweiterung der feinsten Hautgefäße zusammenhängt, will Königsfeld sie auf Änderung der Nebennierentätigkeit beziehen. Kestner[1]) und Kimmerle[2]) erklären die Blutdrucksenkung als Wirkung eingeatmeter Gase, die sich in der Atmosphäre beim Strahlendurchgang bilden. Sie konnten nachweisen, daß Tiere (Kestner) und Menschen (Kimmerle), welche während der Bestrahlung von außen zugeleitete und der Einwirkung der Strahlen entzogene Luft einatmeten, keine Blutdrucksenkung zeigten, während umgekehrt Personen, die vor Licht geschützt waren, aber die bestrahlte Luft einatmeten, mit Blutdrucksenkung reagierten. Kestner nimmt an, daß es sich hierbei um die Wirkung von Nitroxylverbindungen handelt, und es gelang ihm auch Stickoxydul in der bestrahlten Luft nachzuweisen. Peemüller[3]) suchte die Beweiskette zu schließen, indem er nachwies, daß reines Stickoxydul, der Luft zugemengt, ebenfalls Blutdrucksenkung von 20—50 mm Hg bewirkt. St. Rothman[4]) bestätigt diese Angaben, hält aber die Einatmung dieser Gase nicht für die alleinige Ursache der Blutdrucksenkung, zumal dieselbe nach beendetem Lichtbade noch lange Zeit bestehen bleibt. Nach Rothman sind die Blutdrucksenkung wie auch das Erythem Teilerscheinungen einer allgemeinen Sympathicushypotonie, auf die später (s. S. 327) näher eingegangen wird.

  Beeinflussung der Atmung. Hasselbalch[5]) sah bei einstündiger Bestrahlung mit einer Kohlenbogenlampe Abnahme der Atemfrequenz mit gleichzeitiger Zunahme der Tiefe der einzelnen Atemzüge. Die Tiefenzunahme ist so bedeutend, daß dadurch trotz der Frequenzabnahme der Ventilationseffekt erhöht wird. Gleiches beobachteten Hasselbalch und Lindhard[6]) bei Sonnenbelichtung im Hochgebirge. Die ultraviolette Strahlung muß aber zur Erreichung dieses Effektes so stark sein, daß sich ein Erythem ausbildet; jedoch genügt die alleinige Bestrahlung des Gesichtes und der Hände. Die CO_2-Spannung der Alveolarluft ist herabgesetzt, die Erregbarkeit des Atemzentrums gesteigert. Dieser Effekt kann länger bestehen bleiben als das Erythem. Auch Durig, v. Schröder und Zuntz[7]) sahen bei ihren Belichtungsversuchen in Teneriffa während und nach intensiver Belichtung eine gesteigerte Ventilation der Lungen und Herabsetzung der alveolaren Kohlensäurespannung. Ausnahmen kamen vor, und eine Begründung dieser konnte nicht gegeben werden; Altersunterschiede sind nicht maßgebend. In einzelnen Fällen fand sich sogar eine Erhöhung der alveolaren Kohlensäurespannung. Dieses wechselnde Bild suchte St. Ederer[8]) durch Selbstversuche

---

  [1]) Kestner: Zeitschr. f. Biol. Bd. 73, S. 7. 1921.

  [2]) Kimmerle: Strahlentherapie Bd. 13, S. 290. 1921; Klin. Wochenschr. Jg. 2, S. 2018. 1923.

  [3]) Peemüller: Klin. Wochenschr. Jg. 2, S. 973. 1923.

  [4]) Rothman, St.: Zeitschr. f. d. ges. exp. Med. Bd. 36, S. 398. 1923; Klin. Wochenschr. Jg. 2, S. 881. 1923.

  [5]) Hasselbalch: Skandinav. Arch. f. Physiol. Bd. 17, S. 431. 1905.

  [6]) Hasselbalch u. Lindhard: Skandinav. Arch. f. Physiol. Bd. 25, S. 361. 1911; ferner Lindhard: Ebenda Bd. 26, S. 221. 1912.

  [7]) Durig, v. Schröder u. Zuntz: Biochem. Zeitschr. Bd. 39, S. 469. 1912.

  [8]) Ederer, St.: Biochem. Zeitschr. Bd. 132, S. 103. 1922.

in künstlicher Höhensonne klarzulegen. Er schloß aus ihnen, daß mittelstarke Lichtreize die Kohlensäurespannung erhöhen und nur starke Reize dieselbe erniedrigen. Die Berechtigung zu einem solchen Schlusse geht aus seinen Versuchen nicht hervor.

Für die Erregbarkeitssteigerung des Atemzentrums macht CH. KROETZ[1]) die experimentell gemessene Verschiebung des Kationen- und Phosphorsäureanionen-Äquivalentgleichgewichts im Blutserum verantwortlich.

Beeinflussung des Stoffwechsels. Während für den *Stoffwechsel in der Pflanze* das Licht von entscheidender Bedeutung ist, scheint es im tierischen Stoffwechsel eine untergeordnetere Rolle zu spielen.

Die Pflanze vermag unter dem Einfluß des Lichtes — und zwar der biologisch sonst sehr schwach wirkenden sichtbaren Strahlen, besonders der zwischen den Linien B und C und der der Linie F — die Kohlensäure zu assimilieren.

Die Assimilation findet in den Chromatophoren statt, die neben gelben Farbstoffen das als Katalysator wirkende Chlorophyll enthalten, an dessen Molekül durch Nebenvalenzen ein Magnesiumatom verankert ist; diesem organisch gebundenen Magnesium wird eine wichtige Rolle bei der Synthese zukommen.

In den Chromatophoren wird die strahlende Energie in chemische Energie umgewandelt, ein streng spezifischer, auf die Reduktion der Kohlensäure beschränkter Vorgang.

Da eine Chlorophyllösung im Reagensglase die CO_2-Assimilation nicht bewerkstelligen kann, sind der anatomische Bau der Chromatophoren und das kolloide Milieu Vorbedingungen für die Energieumwandlung.

Für die Größe der Assimilation sind vor allem die Intensität der Strahlen, die Menge des Chlorophylls, der Fermentgehalt, die Menge der CO_2 und des zur Verfügung stehenden Wassers sowie die Temperatur bestimmend. Nach Versuchen von O. WARBURG und E. NEGELEIN[2]) mit Strahlen 570—645 $\mu\mu$ an der einzelligen Alge, Chlorella vulgaris, können 70% der absorbierten Strahlenenergie in chemische umgewandelt werden, wenn die Algen bei geringer Lichtstärke gezüchtet waren. Hellgezüchtete Algen sind prozentual ärmer an Chlorophyll, und bei ihnen sinkt der Nutzeffekt bis auf 20%. Die Zelle kann sich somit äußeren Einflüssen anpassen.

Nach WILLSTÄTTER und STOLL spielt sich der Assimilationsvorgang in folgender Weise ab: Lockere Bindung der CO_2 in der Grenzschicht der Chromatophoren (WARBURG) und auf diese Weise Anhäufung derselben, Kuppelung der CO_2 an das Chlorophyll, Umlagerung zu einem Peroxyd, Abspaltung von Sauerstoff durch Fermentwirkung und von Formaldehyd. Formaldehyd würde also — wie schon v. BAEYER vermutete — das erste Assimilationsprodukt der Kohlensäure darstellen, und aus ihm bauen sich durch Polymerisation die höheren Kohlenhydrate auf.

Für den *tierischen Organismus* nahm man lange Zeit an, daß das Licht die Oxydationsvorgänge steigere. Diese Annahme stützte sich auf Versuche an isolierten Organen — es sei auf die Steigerung der Oxydationen in Eiterzellen (QUINCKE), auf die gesteigerte Kohlensäureproduktion im überlebenden Muskelgewebe (MOLESCHOTT), die vermehrte Atmung isolierter Gänseblutkörperchen (BERING) bei ultravioletter Bestrahlung hingewiesen. Bei Schmetterlingspuppen sah LOEB keine Abhängigkeit der Oxydationsvorgänge vom Lichte. Bei den Moleschottschen Versuchen spielten, wie I. LOEB zeigte, die Zersetzungserscheinungen eine wesentliche Rolle. An intakten Tieren (Fröschen) sah MOLESCHOTT ebenfalls eine gesteigerte Kohlensäureproduktion im Licht. Hier handelt es sich aber um indirekte Wirkungen, die auf sehr verschiedene Weise zustande kommen können, wie durch die Wärmewirkung (RUBNER), durch die infolge des Lichtreizes reflektorisch ausgelösten Muskelbewegungen (LOEB), durch die Erregung der Netzhaut (SPECK). Die *Bedeutung der Wärme* geht aus Stoffwechselversuchen RUBNERS und CRAMERS[3]) hervor.

---

[1]) KROETS, CH.: Biochem. Zeitschr. Bd. 151, S. 146. 1924.
[2]) WARBURG, O. und E. NEGELEIN: Zeitschr. f. physikal. Chem. Bd. 102, S. 235. 1922.
[3]) RUBENS u. CRAMER: Arch. f. Hyg. Bd. 20, S. 360. 1894.

Nicht hungernde Hunde wurden in Glaskästen untergebracht, deren Wände zur Erzielung einer konstanten Temperatur mit Wasser berieselt wurden. Bei erhöhter Lufttemperatur nahm die Gesamtwärmeproduktion zu, und es trat eine starke Vermehrung der Wasserdampfabgabe ein. Das gleiche erfolgte bei Sonnenbestrahlung (das Strahlenthermometer zeigte 44,5°) unter Abkühlung des Luftraumes auf 26,5°.

Lufttemperatur	Besonnung	Wärmeproduktion pro 1 kg in Cal.	Wärmeabgabe pro 1 kg in Calorien durch	
			Leitung und Strahlung	Wasserverdampfung
25°	ohne	58,19	44,0	14,2
30°	„	61,79	41,8	19,9
35°	„	68,72	22,4	46,2
26,5°	mit (44,5°)	64,67	21,7	43,5

Die Wärmeregulation wird also unter dem Einfluß der Besonnung nach Maßgabe des halben Temperaturüberschusses der Sonnen- gegenüber der Schattentemperatur beeinflußt: Das bestrahlte Tier zeigte bei der Temperatur von 25° im Schatten und 43° in der Sonne die gleiche Stoffzersetzung wie das nichtbelichtete Tier bei 34° Lufttemperatur.

Beim Menschen liegen nach den Versuchen Wolperts[1]) die Verhältnisse insofern anders, da der Mensch schon von etwa 27° ab auf Erhöhung der Lufttemperatur mit Einschränkung der Stoffzersetzung reagiert. Es ist somit bei ihm eine verminderte Wärmeproduktion als Wirkung der Besonnung zu erwarten. Der Versuch ergab dies auch. Die Verminderung der Kohlensäurebildung in absolut unbewegter Luft erfolgte auch hier wiederum nach Maßgabe der Hälfte des Temperaturüberschusses der Sonnen- über die Schattentemperatur. Infolge der Gleichheit dieser Verhältnisse nimmt Wolpert an, daß die Veränderungen im Stoffwechsel nur auf Temperatureinfluß zu beziehen sind, wenigstens bei Belichtungen, die nicht von pathologischen Folgeerscheinungen (z. B. Gletscherbrand) begleitet sind.

Um den *Einfluß reflektorischer Muskelbewegungen* auszuschalten, wiederholte Ewald den Moleschottschen Versuch mit curarisierten Fröschen und fand bei dieser Versuchsanordnung keine Vermehrung der Kohlensäureproduktion mehr.

Der von der Belichtung der Netzhaut ausgehende Einfluß auf den Stoffwechsel geht aus Versuchen Platens[2]) hervor: Starke Belichtung der Augen erhöhte den Sauerstoffverbrauch. F. G. Alexander und G. Révész[3]) belichteten die Augen curarisierter und tracheotomierter Hunde mit je 3 Wolframlampen. Der Sauerstoffverbrauch nahm um 7,2% zu, während die Kohlensäureabgabe nur um 2% gesteigert wurde. Der respiratorische Quotient sank von 0,81 auf 0,76. Da sich nach Durchschneidung des Rückenmarks zwischen Atlas und Occiput die gleichen Verhältnisse ergaben, nahmen sie das Gehirn als den Ort der Umsatzsteigerung an.

Aus alldem ersieht man die Schwierigkeit, die Oxydationssteigerungen auf direkte Strahlenwirkungen zu beziehen.

Die Steigerung des Sauserstoffverbrauches und die Erhöhung des Ventilationseffektes beim Menschen (siehe auch den Abschnitt: Beeinflussung der Atmung) wurde von Kestner, Peemöller und Plaut bei Bestrahlung mit künstlichen Lichtwellen, wie bei der Bestrahlung am Meere[4]) und in der Höhe [Jungfrauenjoch[5])] sichergestellt. Die Wirkung kommt den ultravioletten Strahlen zu. Sie erlischt, wenn das Lichterythem in Erscheinung tritt. Es ist somit noch nicht ersichtlich, ob und wie diese Gaswechselsteigerung mit der

---

[1]) Wolperts: Arch. f. Hyg. Bd. 44, S. 322. 1902.
[2]) Platen: Pflügers Arch. f. d. ges. Physiol. Bd. 11, S. 272. 1875.
[3]) Alexander, F. G. u. G. Revesz: Biochem. Zeitschr. Bd. 44, S. 95. 1912.
[4]) Kestner, Peemöller u. Plaut: Klin. Wochenschr. Jg. 2, Nr. 44, S. 2018. 1923.
[5]) Kestner, Peemöller u. Plaut: Klin. Wochenschr. Jg. 4, Nr. 19, S. 910. 1925.

Einwirkung auf die Haut zusammenhängt. Kestner hält die Wirkung für therapeutisch wichtig.

An einigen marinen Krebsen hat Bauer[1]) gezeigt, daß die Wanderung des *Fettes* aus der subcutanen Chromatophorenschicht in das Fettdepot zwischen den Hautzellen durch Licht beschleunigt wird. Da dieser Vorgang auch im Dunkeln, jedoch viel langsamer, sich abspielt, handelt es sich um eine katalytische Wirkung des Lichtes.

Besonders scheint auch die *Stickstoffbilanz* Änderungen zu erfahren. Schon Durig stellte im Höhenklima unter Lichteinfluß erhöhten Stickstoffansatz fest.

Nach Versuchen H. Königsfelds[2]) am Menschen ist nach $1^1/_2$ stündiger Belichtung mit der Quarzlampe die N-, P- und S-Ausscheidung anfänglich vermehrt, bereits am folgenden Tage aber vermindert, und Königsfeld vergleicht die Strahlenwirkung mit der Wirkung angestrengter Muskelarbeit. Die Erhöhung der N-Retention sah R. Degkwitz bei Vergleich von Licht- und Dunkelhunden des gleichen Wurfs selbst im zerstreuten Tageslicht während einer Versuchsperiode von 2 Monaten.

Zu ähnlichen Ergebnissen kam Liebesny[3]) bei Hunden, die lange Zeit mit ultravioletten Strahlen belichtet wurden (im ersten Versuche 33 Stunden, im zweiten Versuche 23 Stunden während 6 Tage). Die Ausscheidung des Gesamtstickstoffs nahm um 25%, die des Neutralschwefels um 43%, die des Kreatinins um 35% ab. Die Harnmenge sank um 25%. Es wurde also bei den fast ausschließlich mit Eiweiß ernährten Hunden Stickstoff zurückgehalten, somit Eiweiß angesetzt. L. Pincussen[4]) beobachtete an Kaninchen (Albino), die im Davoser Hochgebirgsinstitut besonnt wurden, eine geringe Zunahme in der Ausscheidung des Gesamtstickstoffs, an der sich Ammoniak und Harnstoff in gleicher Weise beteiligten, während die Aminosäuren wenigstens am Tage der Belichtung selbst etwas abnahmen.

Die Beeinflussung des *Kohlenhydratstoffwechsels* äußert sich nach den Versuchen Pincussens[5]) darin, daß bei normalen wie an Diabetes leidenden Organismen eine Herabsetzung des Blutzuckerspiegels und erhöhte Toleranz für Zucker eintritt. Da die Hypoglykämie nicht ausnahmslos in Erscheinung tritt, nimmt Pincussen an, daß zwei Wirkungen ineinander übergreifen: eine erhöhte Zuckermobilisierung durch Erregung des Sympathicus einerseits und ein erhöhter Zuckerabbau durch Steigerung der Tätigkeit des glykolytischen Ferments im Blute andererseits. Für letzteres sprach, daß im Reagensglas der dem Blute zugesetzte Traubenzucker im Lichte rascher abgebaut wird als im Dunkeln. Die Pincussenschen Angaben wurden von St. Rothman[6]) voll bestätigt. Hypoglykämie und Blutdrucksenkung nach ultravioletter Belichtung treten nach seinen Beobachtungen gleichzeitig in Erscheinung, wie sie auch gleichzeitig sich wiederum zurückbilden. Ein Verhältnis zwischen Stärke des Hauterythems und der Hypoglykämie wie auch der Blutdrucksenkung besteht jedoch nicht. Selbst bei Fehlen des Erythems kann Hypoglykämie und Blutdrucksenkung auftreten. Rothman und A. Jesionek nehmen an, daß Blutdrucksenkung und Hypoglykämie als Erscheinungen der Sympathicushypotonie zu deuten sind.

Auch der *Tyrosingehalt* des Blutes erfährt nach Rothman eine Änderung: geringe Vermehrung zu Beginn der Belichtung, starke Verminderung bei Aus-

---

[1]) Bauer: Zeitschr. f. allg. Physiol. Bd. 13, S. 389. 1912.
[2]) Königsfeld, H.: Zeitschr. f. klin. Med. Bd. 91, S. 159. 1921.
[3]) Liebesny: Zeitschr. f. physikal. u. diätet. Therapie Bd. 24, S. 182. 1920.
[4]) Pincussen, L.: Biochem. Zeitschr. Bd. 150, S. 36. 1924.
[5]) Pincussen, L.: Zeitschr. f. d. ges. exp. Med. Bd. 26, S. 127. 1922.
[6]) Rothman, St.: Zeitschr. f. d. ges. exp. Med. Bd. 36, S. 398. 1923.

bildung der Pigmentierung. Den Anstieg des Tyrosinspiegels im Blute bringt Rothman mit proteolytischen Vorgängen in der Haut in Beziehung, wodurch Tyrosin frei würde, das Fallen mit der Verankerung des Tyrosins im Bestrahlungsfelde unter Umwandlung desselben in Pigment.

Der Einfluß des Lichtes auf den *Mineralstoffwechsel* wurde von Degkwitz[1] studiert. Von wachsenden Hunden des gleichen Wurfs zeigten die Dunkeltiere ausnahmslos eine Verminderung der Aschenmenge in den verschiedenen Organen, die von Ca, Mg, Na und P bestritten wird, während K im Gegensatz hierzu absolut oder mindestens relativ vermehrt war. Die Verminderung der Salze fand sich auch im Knochen und besonders stark bei den Hunden, die mit minderwertigem Fett ernährt waren, gleichgültig, ob Eiweiß oder Kohlenhydrate als Nahrungszusatz dienten. Rachitische Erscheinungen waren aber an den Knochen der Dunkeltiere nicht zu beobachten. Degkwitz vermutet aber, daß durch die Verarmung an Ca und P infolge des Lichtentzuges eine Krankheitsbereitschaft für rachitische Prozesse hervorgerufen werden kann.

Die Vermehrung des K meint Degkwitz als Anpassung der Tiere an den Lichtentzug im Sinne Zwaardenmakers (Radioaktivität des K) ansprechen zu dürfen.

Der *Kalkspiegel* des Blutes wird nach Versuchen St. Rothmans und Callenbergs[2] durch ultraviolette Bestrahlung erhöht. H. Picard fand gleiches bei intensiver ultravioletter Bestrahlung besonders im Frühjahr, wo der Körper lichtungewohnt ist. Inhalation der durch Bestrahlung ionisierten Luft wirkt in derselben Weise. Bestätigt wurden die Angaben von W. Kneschka[3] und H. Picard[4]. Es sei noch auf die von Hess und Unger[5] sowie von Pincussen[6] vertretene Ansicht hingewiesen, daß die Lichtstrahlen die Wirkung der Vitamine ergänzen bzw. ersetzen können. Da die Vitamine — ähnlich wie die Fermente — Energieüberträger seien, würde nach ihrer Meinung auch die Zuführung von Energie in anderer Form, z. B. Lichtstrahlen, die Lebensvorgänge im Sinne der Vitamine beeinflussen. Eckstein[7] sowie Thomas[8] beobachteten dagegen, daß auf vitaminfrei ernährte Tiere die Quarzlichtbestrahlung ungünstiger wirkt als die Dunkelheit. Gleiches ergaben die Versuche von Takahashi[9].

Dagegen steht fest, daß die ultraviolette Bestrahlung gewisser Stoffe deren Gehalt an fettlöslichen Vitaminen erhöht. Für Olivenöl hat dies Poulsson[10] nachgewiesen.

Beeinflussung des Nervensystems. Finsen[11] spricht von *„einer inzitierenden Einwirkung des Lichtes auf das Nervensystem"*. Er stützt seine Ansicht vor allem auf Beobachtungen an niederen Tieren, bei denen die Belichtung mit violetten und ultravioletten Strahlen Bewegungen auslöst. Betreffs der Wirkung des Lichtes als Bewegungsreiz sei auf Phototropismus und Phototaxis verwiesen.

Daß die *Nerven* auch ohne Vermittlung von Nervenendigungen durch das Licht direkt gereizt werden können, geht aus Versuchen Hertels[12] hervor.

---

[1] Degkwitz: Zeitschr. f. Kinderheilk. Bd. 37, S. 27. 1924 u. Monatsschr. f. Kinderheilk. Bd. 24, S. 579. 1922/23.
[2] Rothman, St. und Callenberg: Klin. Wochenschr. Jg. 2, S. 1751. 1923.
[3] Kneschka, W.: Klin. Wochenschr. Jg. 2, S. 2018. 1923.
[4] Picard, H.: Klin. Wochenschr. Jg. 2, S. 2066. 1923.
[5] Hess und Unger: Journ. of the Americ. med. assoc. Bd. 78, S. 1596. 1922.
[6] Pincussen: Zeitschr. f. d. ges. exp. Med. Bd. 26, S. 127. 1922.
[7] Eckstein: Arch. f. Kinderheilk. Bd. 73, S. 1. 1923.
[8] Thomas: Monatsschr. f. Kinderheilk. Bd. 24. 1923.
[9] Takahashi: Strahlentherapie Bd. 19. 1925.
[10] Vortrag in 5. Tagung der Deutsch. pharmak. Ges. Rostock Aug. 1925.
[11] Finsen: Über die Bedeutung der chemischen Strahlen des Lichtes für Medizin und Biologie. Leipzig 1899.
[12] Hertel: Zeitschr. f. allg. Physiol. Bd. 6, S. 44. 1906.

Belichtete er den freigelegten Bauchstrang des Regenwurms mit ultravioletten Strahlen (280 $\mu\mu$), so erfolgte eine Kontraktion des nächstgelegenen Segments und später eine Krümmung des ganzen Tieres. Nach vorangegangener Atropinisierung blieb die Bestrahlung wirkungslos.

Der freigelegte Bauchstrang des Sipunculus nudus reagierte — zum Unterschiede von dem des Regenwurms — auch auf die blauen und die gelben Strahlen. HERTEL nimmt an, daß dieser Unterschied mit der Anwesenheit von Pigment im Bauchstrang des Sipunculus nudus zusammenhängt, während der des Regenwurms pigmentfrei ist.

Frühere Beobachter (MARMÉ, MOLESCHOTT sowie GOLOWNIN) sahen an intakten Fröschen unter dem Einfluß von Licht und Wärme eine erhöhte Reizbarkeit der Nerven und gesteigerte Reflexerregbarkeit. Bei diesen Versuchen bildete wohl die Wärme den entscheidenden Faktor.

Interessant sind die Einflüsse des Lichtes auf die *Psyche*, die HASSELBALCH[1]) an sich selbst sowie an zahlreichen Versuchspersonen feststellen konnte. Dem einige Stunden nach dem Lichtbade anhaltenden Gefühl von Schläfrigkeit folgt ein Zustand des Frohsinns und der Heiterkeit, und HASSELBALCH bezeichnet diesen Zustand vom psychiatrischen Gesichtspunkte aus als „leichte Manie" und als eine Art „Immunität gegen deprimierende Eindrücke".

Eine Erklärung dieser Wirkung ist schwer zu geben. HASSELBALCH neigt dazu, sie als eine Folge des Lichterythems und der damit in Zusammenhang stehenden Veränderung der Blutverteilung aufzufassen. Wahrscheinlicher aber ist, daß es sich hierbei um die resorptive Wirkung gewisser im Belichtungsfelde gebildeter Stoffe handelt, die vielleicht durch Beseitigung von Hemmungen Euphorie bewirken.

Die von O. BERNHARD[2]) und ROLLIER beobachtete *analgetische Wirkung* der Lichtstrahlen ist vielleicht in gleicher Weise erklärbar.

Es sei hier noch auf die Beeinflussung der Schmerzempfindlichkeit der Haut bei Bestrahlung mit der Quarzlampe hingewiesen. Der anfänglich auftretenden, jedoch höchstens 1 Stunde dauernden Hypalgesie der bestrahlten Haut schließt sich die Hyperalgesie an, die auf der Höhe der Erythembildung ihr Maximum erreicht [FR. v. GRÖER und W. v. JASINSKI[3])].

JESIONEK[4]) und ST. ROTHMAN vertreten die Ansicht, daß die durch Licht hervorgerufene Blutdrucksenkung und die Erniedrigung des Blutzuckerspiegels die Äußerungen einer allgemeinen Sympathicushypotonie sind. Sie suchten diese Annahme durch Bestimmung des Adrenalingehaltes im Nebennierenvenenblut zu stützen. Die gefundenen Unterschiede bei einem Licht- und Dunkeltier sind aber zu gering, um als Beweis gelten zu können. Es sei hier auf die bereits erwähnten Nebennierenveränderungen nach Bestrahlungen und auf die Beobachtung GOLDZIEHERS hingewiesen, daß bei bestrahlten Tieren — im Gegensatz zu Dunkeltieren — auf Nicotininjektion keine vermehrte Adrenalinsekretion auftritt.

Die Anschauungen über das Wirkungsprinzip des Lichtes.

Die allgemeine Wirkung der Strahlen ist eine Wärmewirkung. Denn alle Strahlen (von 100 $\mu\mu$ bis 60 000 $\mu\mu$) können bei ihrer Absorption in Wärme umgewandelt werden. Es besteht aber die begründete Annahme, daß den sichtbaren und ultravioletten Strahlen noch besondere Wirkungen zukommen. Die Erklärungsversuche über den Wirkungsmechanismus bewegen sich mehr in physikalischer, mehr in chemischer Richtung.

[1]) HASSELBALCH: Skandinav. Arch. f. Physiol. Bd. 17, S. 431. 1905.
[2]) BERNHARD, O.: Sonnenbestrahlung in der Chirurgie. S. 46. Stuttgart 1917.
[3]) GRÖER, FR. v. und W. v. JASINSKI: Klin. Wochenschr. Jg. 1. S. 683. 1922.
[4]) JESIONEK: Strahlentherapie Bd. 16, S. 45. 1924.

Die *physikalischen Anschauungen* fußen auf den in der Physik häufig beobachteten Änderungen des elektrischen Zustandes fester Körper, Gase und salzhaltiger Lösungen bei Absorption strahlender Energie.

Es sei hier nur auf den Hallwachs-Effekt: Emission von Elektronen von der Oberfläche belichteter fester Körper in den sie umgebenden Gasraum, die die Ionisierung der Gase veranlaßt, und den Becquerell-Effekt hingewiesen: Tauchen zwei unter sich mit einem Galvanometer verbundene Leiter erster Ordnung in einen Leiter zweiter Ordnung ein, so entsteht bei der Belichtung der einen Elektrode ein elektrischer Strom. Über die Ursache der Änderung des Elektrodenpotentials sind die Meinungen geteilt. Die einen (H. Scholl, A. Goldmann, A. Samsonow und J. Brodsky[1]) nehmen an, daß aus den lichtempfindlichen Molekülen Elektronen frei werden, die von der Elektrode aufgefangen werden. Es wäre somit der Becquerell-Effekt dem Hallwachs-Effekt wesensgleich. Die anderen (E. Baur, T. Swensson, E. Staechelin[2]) vermuten, daß „der primäre Vorgang in einer photochemischen Modifikationsveränderung des lichtempfindlichen Stoffes bestehe und daß die stofflichen Neubildungen ihr besonders Oxydations- und Reduktionspotential der Elektrode mitteilen".

„Das Molekül eines chemisch-lichtempfindlichen Stoffes würde also durch Absorption von Licht gewissermaßen in einen Zustand elektrischer Polarisation übergehen, durch den eine nach außen wirkende Voltasche Potentialdifferenz entsteht" [E. Baur[3])].

Solche Änderungen des elektrischen Zustandes können auch in der lebenden Zelle als möglich angenommen werden. Die weitere Frage ist, wie die freiwerdenden Elektronen sich weiter auswirken.

Eine Ionisierungsänderung wurde von E. Aschkinass und W. Caspari bereits 1901 als Grundlage der Strahlenwirkungen angenommen. In Lösungen läßt sie sich aber mittels Leitfähigkeitsbestimmungen nicht mit Sicherheit nachweisen, vermutlich deshalb, weil die Ionen sich in der Lösung — im Gegensatz zu ihrem Verhalten im Gasraum — nicht weit genug voneinander entfernen können, um nicht außerordentlich rasch durch die rückanziehende Kraft sich wieder zu vereinigen (Dessauer, Wolfers).

Die Elektronen führen die Atome aus dem stabilen Zustand in einen energiereichen, den sog. angeregten Zustand über. Stoßen diese angeregten Atome mit den Nachbaratomen zusammen, so bildet sich Wärme, und in ihr sieht Dessauer[4]) die Ursache jeglicher Strahlenwirkung. Diese Temperaturerhöhung findet — entsprechend den Zusammenstößen — an außerordentlich kleinen Punkten statt, und Dessauer gibt ihr daher den Namen „Punktwärme".

Diese Punktwärme kann nach einer Berechnung Dessauers so hoch sein, daß Eiweißmoleküle zur Koagulation gebracht werden. Somit wird an einer kleinsten Stelle der Zelle eine schwere Veränderung gesetzt, von der weiterhin das Geschehen in der ganzen Zelle abhängt.

Die physikalischen Vorstellungen können noch an eine andere — primär wohl ebenfalls auf Elektronenbildung beruhende — Lichtwirkung anknüpfen: die Änderung des Kolloidzustandes durch Verminderung des Dispersitätsgrades bis zur Ausflockung.

Carey-Lea hat zuerst auf die Farbveränderungen kolloiden Silbers bei ultravioletter Bestrahlung hingewiesen. H. Nordenson sah, daß das Licht kolloidale Lösungen von Metallen zur Koagulation bringt. Diese koagulierende Wirkung ist von dem Ladungssinn der Teilchen unabhängig. Als Ursache nimmt Nordenson eine Störung des Adsorptionsgleichgewichtes am Kolloid (Veränderung der Dissoziation der adsorbierten Elektrolyte oder Adsorption der bei der Spaltung des Wassers intermediär gebildeten H und OH' oder ähnliches) an.

Es darf angenommen werden, daß die von W. T. Bovie beobachtete Gerinnung des Eialbumins bei ultravioletter Bestrahlung hierher zu rechnen ist, ebenso die Beobachtung von Schanz, daß Ammoniumsulfat in einer vorbelichteten Eiweißlösung eine stärkere Fällung macht als in einer dunkel gehaltenen. Es seien hier auch die Ergebnisse R. Monds[5]) angefügt, daß bei Ultraviolettbestrahlung in Albumin- und Globulinlösungen Verschiebungen der H-Konzentration nach der sauren Seite erfolgt. Das Auftreten saurer Eiweißumbauprodukte im Blute erfolgt nach Chr. Kroetz[6]) auch in vivo. Die Acidose, verbunden mit

---

[1]) Scholl, H., A. Goldmann, A. Samsonow, und J. Brodsky: Annal. d. Physiol. Bd. 44, S. 49. 1914.
[2]) Swensson, T. und E. Staechelin: Zeitschr. f. physik. Chem. Bd. 24, S. 542. 1920.
[3]) Baur, E.: Zeitschr. f. Elektrochem. Bd. 25, S. 102. 1919.
[4]) Dessauer: Strahlentherapie Bd. 16, S. 208. 1924.
[5]) Mond, R.: Pflügers Arch. f. d. ges. Physiol. Bd. 196, S. 540. 1922.
[6]) Kroetz, Chr.: Biochem. Zeitschr. Bd. 151, S. 146 u. 449. 1924.

Hypokapnie und Zunahme des Anionendefizits im Serum ist aber nur eine flüchtige Erscheinung. Nach 1—2 Stunden schlägt die Acidose in Alkalose mit Hyperkapnie um. FERNAU und PAULI[1]) nehmen an, daß die Aciditätszunahme nicht auf Abbau der Eiweißmoleküle, sondern auf intramolekularer Umlagerung beruht, da weder Zunahme des formoltitrierbaren N noch des Rest-N nachzuweisen ist.

Die *chemischen Erklärungsversuche* stützen sich auf die Veränderungen, die die isolierten Zellstoffe im Lichte erfahren. Auch die photochemischen Reaktionen sind aber nur die Folge der physikalischen Lichtwirkung: Überführung des Moleküls in den erregten Zustand durch die Elektronen. Es wird somit Energie aufgenommen, und daher müssen die im Lichte gebildeten Stoffe energiereicher sein als die Ausgangsstoffe. Wenn die schließlich sich ergebenden Endprodukte energieärmer sind, so hängt dies mit sekundären, auch im Dunkeln eintretenden Reaktionen zusammen, die somit in keinem Zusammenhang mehr mit der Lichtwirkung stehen.

Die zahlreich beobachteten photochemischen Reaktionen finden sich bei PINCUSSEN: „Biologische Lichtwirkungen", übersichtlich zusammengestellt.

Im folgenden seien nur kurz die photochemischen Veränderungen der Grundstoffe der Zelle sowie die der Fermente und Toxine besprochen.

Die *Proteine und Peptone* werden — wenigstens bei Gegenwart metallischer Lichtkatalysatoren, wie z. B. der in der Natur überall vorkommenden Eisensalze — hydrolysiert und die Aminosäuren unter Abspaltung von Ammoniak in Aldehyde verwandelt; so entstehen aus Glykokoll: Formaldehyd und Glyoxylsäure, aus d-, l-Alanin: Acetaldehyd und Ammoniak, aus Leucin: Valeraldehyd und Ammoniak, aus Tryptophan: vermutlich Indylacetaldehyd. Mehrbasische Aminosäuren werden unter Abtrennung von Ammoniak wahrscheinlich in Aldehyd- und Ketosäuren verwandelt: Die belichtete l-Asparaginsäure wie die d-Glutaminsäure reduzieren sehr stark die Fehlingsche Lösung.

Die *Polyosen* erfahren unter dem Einflusse der ultravioletten Strahlen hydrolytische Spaltung. Aus Stärke bildet sich vor allem Maltose (MASSOL), Dextrin und weitere Abbaustoffe (BIELICKI und WURMSER, NEUBERG u. a.).

Glykogen wird nach NEUBERG ebenfalls in osazonbildende Kohlenhydrate gespalten.

Die *Biosen* sind gegen die sichtbaren Strahlen sehr beständig, und in einer 10proz. Rohrzuckerlösung ist selbst nach einer $^1/_2$jährigen Sonnenbelichtung keine Zersetzung nachzuweisen (BERTHELOT und GAUDECHON). Bei intensiverer ultravioletter Bestrahlung werden sie in neutraler Lösung langsam, in schwach alkalischer Lösung ziemlich rasch invertiert. Eine Säurebildung findet hierbei zunächst nicht statt (BIERRY und RANC).

Die *Monosen* werden durch ultraviolette Strahlen sehr weitgehend verändert. Neben Formaldehyd und Methylalkohol treten Kohlenoxyd und Kohlendioxyd auf (BIERRY und RANC). Daneben bildet sich auch Wasserstoff, als Zeichen dafür, daß die Aufspaltung außerordentlich weit geht (EULER und LINDBERG).

Die *Fette* werden durch ultraviolette Strahlen verseift (NEUBERG).

An den *isolierten Fermenten* können im allgemeinen nur Schädigungen beobachtet werden. Auch hier sind die ultravioletten Strahlen den sichtbaren an Wirksamkeit weit überlegen. An Saccharase und Invertase wurde nachgewiesen, daß die sichtbaren Strahlen nur bei Anwesenheit von Sauerstoff wirksam sind, während die ultravioletten Strahlen desselben zu ihrer Wirkung nicht bedürfen. Es ist dies aber noch kein Beweis dafür, daß prinzipielle Unterschiede im Wirkungsmechanismus dieser beiden Strahlenarten bestehen.

Die Abhängigkeit des Lichteinflusses von der Konzentration der Fermentlösung, ihrer Reaktion und den ihr beigemengten Begleitstoffen (Salze usw.) hat PINKUSSEN[2]) in einer Reihe von Arbeiten festgestellt. Von besonderem Interesse ist die Beeinflussung bei Gegenwart von Jodiden. Hier scheinen sich zwei Vorgänge zu überkreuzen; der Lichtschutz durch das Salz als solches und die Lichtschädigung durch das sich abspaltende Jod. Bei der Malzdiastase[3]) überwiegt die Schädigung durch das Jod, bei anderen Diastasen der Salzschutz. Letzteres gilt auch für die Pankreastryptase[4]).

Eine der Schädigung vorangehende Förderung der Fermentwirkung kam nur bei der Amylase (R. GREEN) und bei der Peroxydase (G. LOCKEMANN, W. OSTWALD, FR. BERING und H. MEYER) zur Beobachtung. Inwieweit diese positive Lichtwirkung auf Wärmeeinfluß

---

[1]) FERNAU u. PAULI: Kolloid-Zeitschr. Bd. 30, S. 6. 1922.
[2]) PINKUSSEN: Biochem. Zeitschr. Bd. 134, S. 459 u. 470. 1923; Bd. 142, S. 228. 1923; Bd. 144, S. 366 u. 372. 1924.
[3]) PINKUSSEN: Biochem. Zeitschr. Bd. 152, S. 406. 1924.
[4]) PINKUSSEN: Biochem. Zeitschr. Bd. 152, S. 416. 1924.

beruht, ist nicht zu entscheiden. Es besteht auch die Möglichkeit, daß es sich bei dieser Wirkung nur um die Aktivierung der entsprechenden Zymogene handelt, wie dies Green bei der Amylase bereits annahm.

W. Ostwald fand, daß auch in den lebenden Räupchen von Porthesia chrysorrhoea bei der Belichtung eine Vermehrung der Peroxydase stattfindet. Auch diese Vermehrung kann vielleicht nur eine scheinbare sein, indem antagonistisch wirkende Fermente stärker geschädigt werden als die Peroxydase und dadurch die Wirkung der letzteren überwiegt. Im Blute ist bei starken Bestrahlungen die Menge der Fermente vermehrt (H. Pfeiffer, L. Pincussen). Dies beruht auf dem Freiwerden der Fermente beim Untergang der Zellen im Belichtungsfelde.

Auch die *Toxine* werden durch das Licht geschädigt. Hartoch, Schürmann und Stiner, Scott u. a. stellten dies für Diphtherietoxin, Massol für Kobragift fest.

Das Diphtherietoxin kann selbst innerhalb des Meerschweinchenorganismus durch Bestrahlung mit einer Kohlenbogenlampe unschädlich gemacht werden. Hierbei handelt es sich nach C. Sonne[1] nicht um eine photochemische Wirkung, sondern um Wärmewirkung.

Solche an chemisch reinen oder wenigstens isolierten Stoffen in vitro beobachtete photochemische Veränderungen sind auch in der Zelle denkbar. Für die Erklärung der Wirkungen auf den Gesamtorganismus kommen sie wohl nicht in Betracht. Hier ist an die Wirkung von Stoffen zu denken, die sich als Reaktion auf die durch die Strahlen bewirkte Zelläsion im Belichtungsfelde bilden und zur Resorption kommen. Sie können als „Reizstoffe", „Wundhormone" (Haberlandt), „Zellzerfallshormone" (H. Freund) bezeichnet werden. Auf ihre Bedeutung für die Lichtwirkungen hat besonders Caspari[2] hingewiesen.

Von ihrer Menge wird es abhängen, ob der Lichteinfluß ein günstiger oder ungünstiger ist. Auf ihnen beruhen wohl die Erfolge der Heliotherapie bei Rachitis, Tuberkulose u. a. Aber auch bei der Heilung mancher Hauterkrankungen spielen sie eine Rolle. Auf diese Weise ist erklärlich, daß tuberkulöse Prozesse an der Haut auch dann noch günstig beeinflußt werden, wenn bei Abdeckung der erkrankten Stellung nur die nichterkrankte Haut bestrahlt wird.

Damit hängt auch die Bedeutung der Gesamtbestrahlung, auf die Rollier, Jesionek u. a. stets hinweisen, zusammen.

Es sei hier noch kurz die Rotlichtbehandlung der Variola, einiger Dermatitiden und des Erysipels besprochen. Eine aktive Wirkung des Rotlichtes konnte bisher nicht festgestellt werden. Die Erfolge der Rotlichttherapie können daher nur mit Wärmewirkung unter Fernhaltung der kürzerwelligen sichtbaren und der ultravioletten Strahlen erklärt werden.

C. Erhöhte Lichtempfindlichkeit (Sensibilisierung).

1. Die photodynamisch wirkenden Stoffe.

O. Raab[3] fand gelegentlich einer Untersuchung über die Wirkung des Acridins auf Paramäcien, daß das Licht bei der Wirkung dieses Stoffes eine wesentliche Rolle spielt. Eine Acridinlösung 1 : 20000 war im Dunkeln fast ohne Einfluß, im Lichte tötete sie nach kurzer Zeit. Eine Veränderung des Acridins zu stärker giftigen Stoffen kommt nicht in Betracht, da die vorbelichteten und dann im Dunkeln mit den Paramäcien versetzten Lösungen in dieser Konzentration ohne Wirkung waren. Die Eigenschaft dieser Lösung, zu fluorescieren, veranlaßte O. Raab, auch andere fluorescierende Stoffe nach dieser Richtung zu untersuchen. Eine Eosinlösung 1 : 1000 zeigte das gleiche Verhalten. H. v. Tappeiner und Jodlbauer[4] kamen durch systematische Untersuchungen zahlreicher orga-

---

[1] Sonne, C.: Strahlentherapie Bd. 16, S. 104. 1923.
[2] Caspari: Dtsch. med. Wochenschr. Jg. 49, S. 269. 1923.
[3] Raab, O.: Zeitschr. f. Biol. Bd. 39, S. 537. 1900.
[4] v. Tappeiner, H. u. Jodlbauer: Die sensibilisierende Wirkung fluorescierender Substanzen. Leipzig 1907.

nischer Stoffe zu dem Ergebnis, daß alle in wässeriger Lösung fluorescierenden
Stoffe in gleicher Weise wirken, während die nichtfluorescierenden Stoffe, auch
wenn sie den ersteren in ihrer Konstitution nahestehen und ein ähnliches Absorptionsvermögen besitzen, wirkungslos sind. Somit kann es sich bei der Wirkung
der fluorescierenden Stoffe um *keinen einfachen Absorptionsvorgang* handeln.
Zum Zustandekommen dieser Lichtwirkung sind nur die Strahlen nötig, die von
dem betreffenden Stoff absorbiert werden. Es verschiebt sich somit die Empfindlichkeit biologischer Objekte gegenüber Licht bei Anwesenheit fluorescierender
Stoffe aus dem ultravioletten Teil des Spektrums in den sichtbaren, und zwar
in das Absorptionsgebiet der fluorescierenden Stoffe.

Eine weitere Bedingung für das Zustandekommen dieser Lichtwirkung ist
die *Anwesenheit von Sauerstoff*, was STRAUB[1]) und unabhängig von ihm von TAP
PEINER und JODLBAUER[2]) an einfachen chemischen Systemen (Jodabspaltung
aus 6% Jodkaliumlösung) nachwiesen. Die beiden letzteren zeigten dies später
auch an lebenden Objekten (Paramäcien). In einer H-Atmosphäre oder im Vakuum blieb die Wirkung der fluorescierenden Stoffe im Lichte aus, wenn nicht
das Licht allein Sauerstoff aus den zur Belichtung kommenden Objekten abspaltet
[HASSELBALCH[3])]. Schon eine früher gemachte Beobachtung LEDOUX-LEBARDS[4])
sprach für die Notwendigkeit der Sauerstoffgegenwart. Paramäcien werden in
einer mit Eosin vollgefüllten und verschlossenen Röhre viel weniger durch das
Licht beeinflußt, als wenn die Belichtung in einer offenen Schale erfolgt.

JODLBAUER und v. TAPPEINER[5]) wandten sich der weiteren Frage zu, ob die
Empfindlichkeit biologischer Objekte für die sichtbaren Strahlen durch die
fluorescierenden Stoffe erst hervorgerufen oder nur gesteigert werde.

Fermentlösungen (Invertase) erwiesen sich auch ohne fluorescierende Stoffe
als empfindlich gegenüber den sichtbaren Strahlen — allerdings nur dann, wenn
Sauerstoff zugegen war. In Wasserstoff- oder Stickstoffatmosphäre sind die
sichtbaren Strahlen wirkungslos. Der Umstand, daß auch die fluorescierenden
Stoffe nur bei O_2-Anwesenheit wirken, spricht für die Wesensgleichheit beider
Wirkungen, also für eine *Empfindlichkeitssteigerung (Sensibilisierung) biologischer
Objekte gegenüber den sichtbaren Strahlen durch die fluorescierenden Stoffe*. Ein
weiterer Beweis hierfür liegt in dem von HANNES und JODLBAUER geführten
Nachweis, daß die Temperatur die einfache Lichtwirkung wie die Wirkung von
Licht und fluorescierenden Stoffen in gleichem Grade beeinflußt. An Invertase
gemessen, betrug die Wirkungssteigerung für ein Temperaturintervall von 20°
in beiden Fällen das 1,125fache.

Es lag natürlich nahe, diese biologische Sensibilisierung in Vergleich zu
setzen mit der von H. W. VOGEL 1874 entdeckten und von ihm, EDER und ihren
Schülern studierten *optischen Sensibilisation photographischer Platten durch
Farbstoffe*, wie ja auch ENGELMANN die Bedeutung des Chlorophylls für die
CO_2-Assimilation mit dieser photographischen Sensibilisierung verglichen hat.

Die in beiden Fällen auftretende Verschiebung des Wirkungsmaximums in das
Gebiet des Absorptionsmaximums der zugefügten Stoffe spricht für die prinzipielle
Übereinstimmung der biologischen Sensibilisation mit der photographischen.

DREYER[6]) hatte bereits 1903 diesen Standpunkt eingenommen, ohne daß
damals das Beweismaterial für die Berechtigung dieser Annahme vorlag. Denn

---

[1]) STRAUB: Arch. f. exp. Pathol. u. Pharmakol. Bd. 51, S. 383. 1904.
[2]) v. TAPPEINER u. JODLBAUER: Dtsch. Arch. f. klin. Med. Bd. 82, S. 250. 1905.
[3]) HASSELBALCH: Biochem. Zeitschr. Bd. 19, S. 435. 1909.
[4]) LEDOUX-LEBARD: Ann. de l'inst. Pasteur Bd. 16, S. 587. 1902.
[5]) JODLBAUER u. v. TAPPEINER: Dtsch. Arch. f. klin. Med. Bd. 85, S. 386. 1905.
[6]) DREYER: Dermatol. Zeitschr. 1903, H. 10; ferner Finsens Mitt. 1904, H. 7, S. 132.

manche Beobachtung stellte sich dieser Annahme entgegen; einmal sind von den photographischen Sensibilisatoren nur die fluorescierenden biologisch wirksam, ferner scheint die Sauerstoffgegenwart keine Bedingung für die optische Sensibilisation photographischer Platten zu sein. Es war daher bis zur Klärung dieser Verschiedenheiten zweckmäßig, die Wirkung der fluorescierenden Stoffe mit einem besonderen Namen zu belegen, und v. Tappeiner nannte sie: *die photodynamische Erscheinung.* Es ist noch die Frage über den Zusammenhang von Fluorescenz und photodynamischer Erscheinung zu erörtern. Schon O. Raab stellte fest, daß das ausgesandte Fluorescenzlicht an der Wirkung unbeteiligt ist. Ebenso ist die Wirkung unabhängig von der Fluorescenzhelligkeit. Bei Stoffen der gleichen chemischen Gruppe wie z. B. den Fluoresceinen nimmt die Wirkungsstärke mit der Abnahme der Fluorescenzhelligkeit sehr stark zu. Es scheint also die Eigenschaft der photodynamischen Stoffe, zu fluorescieren, mit der Wirkung selbst nicht in Zusammenhang zu stehen. Der Zusammenhang besteht also nur insofern, als photodynamisch wirkende Stoffe stets fluorescieren. Passow und Rimpan[1]) wollen in Gentianaviolett, Dijod- und Hexajoddehydroindigonatriumbisulfit nicht fluorescierende, aber photodynamisch wirkende Farbstoffe gefunden haben. Eine Stellungnahme zu diesen Angaben konnte noch nicht erfolgen.

In den nun folgenden Versuchen wurden, soweit nicht spektral zerlegtes Licht zur Anwendung kam, die ultraroten und ultravioletten Strahlen durch Filter (Glaswannen mit 7% Eisenoxydullösung in 5,4 cm hoher Schicht) aus der Gesamtstrahlung abgetrennt.

Beeinflussung von Protozoen. Paramaecium caudatum ist gegenüber photodynamischen Schädigungen sehr empfindlich und wurde deshalb vielfach als Belichtungsobjekt benutzt. Das Verhalten der sensibilisierten Tiere ist dasselbe wie das bei einfacher Belichtung (S. 312). Um ein Bild der Wirkung zu geben, sei folgender Versuch mit Tetrachlortetrajodfluoresceinnatrium angeführt (v. Tappeiner und Jodlbauer).

Konzentration in Gewichtsprozent	Sonnenbelichtung mit Eisensulfatvorlage zur Ausschaltung der Wärmestrahlen	Dunkel
0,0001	tot nach 1 Min.; zerfließend nach 3 Min.	ohne sichtbare
0,00001	„ „ 10 „ „ „ 14 „	Veränderung nach
0,000005	„ „ 45 „ „ „ 50 „	48 Stunden
ohne Sensibilisator	ohne sichtbare Veränderung nach 48 Stunden	

Als stark photodynamisch wirksam bei geringer Giftigkeit im Dunkeln seien erwähnt: die halogensubstituierten Fluoresceine und das dichloranthracendisulfonsaure Na. Ferner zeigen starke photodynamische Wirkung bei etwas größerer Giftigkeit im Dunkeln: die Acridine, das Hydrastinin und das Methylenblau. Bei den Fluoresceinen steigt die photodynamische Wirkung mit der Anhäufung von Halogenatomen im Molekül außerordentlich stark an, weiterhin steigt sie von den Chlor- zu den Brom- zu den Jodverbindungen.

Auch die von tierischen und pflanzlichen Zellen produzierten fluorescierenden Stoffe erwiesen sich als photodynamisch wirksam, so der Farbstoff des Bact. pyocyaneum [v. Tappeiner und Jodlbauer[2])], das Chlorophyll [W. Hausmann[3]), Hausmann und W. Kolmer[4])], das Hämatoporphyrin [Hausmann[5])].

---

[1]) Passow und Rimpan: Münch. med. Wochenschr. Jg. 71, S. 733. 1924.
[2]) v. Tappeiner u. Jodlbauer: Münch. med. Wochenschr. 1904, Nr. 25.
[3]) Hausmann, W.: Biochem. Zeitschr. Bd. 12, S. 331. 1908.
[4]) Hausmann, W. u. W. Kolmer: Biochem. Zeitschr. Bd. 15, S. 12. 1908.
[5]) Hausmann, W.: Biochem. Zeitschr. Bd. 14, S. 275. 1908.

Als weitere Versuchsobjekte dienten die *Spirillen,* von denen Spirillum volutans die phototaktischen Bewegungen am Beginne der Belichtung sehr gut zeigt (METZNER), Nassulaarten (G. DREYER) und Trypanosoma Brucei (G. BUSCK).

Nach Abschluß dieser Zusammenstellung erschien eine Arbeit von E. MERKER[1]), der an einer großen Zahl feuchthäutiger Tiere die photodynamische Wirkung vital färbender Stoffe (Alizarin und Neutralrot) studierte und besonders aus der Gleichheit der Lichtwirkung und der photodynamischen Wirkung (starke Erregung, eventl. verbunden mit starken Muskelkontraktionen, und darauffolgender Lähmung) auf die Wesensgleichheit beider Vorgänge schließt.

Beeinflussung von pflanzlichen Lebewesen (Bakterien, Schimmel- und Hefepilze, Algen). Die zahlreichen Versuche mit verschiedenen Bakterien und Pilzen (DREYER, JODLBAUER und v. TAPPEINER, HERTEL, JACOBSOHN, H. HUBER, M. METTLER, A. REITZ, METZNER) zeigten, daß diese sich viel resistenter gegen die photodynamischen Schädigungen verhielten als die Protozoen. Während 0,1 proz. Eosin die letzteren im zerstreuten Tageslichte in einer Stunde tötete, erfolgte der Tod des Bac. prodigiosus erst nach 5—7 Tagen. Steigerung der Lichtintensität kürzt die Tötungszeit natürlich ab. Unter Verwendung von Magnesiumlicht der Wellenlänge 518 $\mu\mu$ starben in den Versuchen HERTELS mit 0,08 proz. Eosin sensibilisierte Bakterien in 70—90 Sekunden, während die nichtsensibilisierten selbst nach einer halben Stunde noch unverändert waren. Die geringere Empfindlichkeit der Bakterien gegenüber Paramäcien hängt wohl mit der derberen Beschaffenheit der Zellmembran dieser pflanzlichen Gebilde zusammen. Sehr schwach wirkende photodynamische Stoffe können daher bei Verwendung von Bakterien als Versuchsobjekte als unwirksam erscheinen.

Bei Algen und anderen Pflanzenzellen sah GICKLHORN[2]) als erstes Zeichen der photodynamischen Wirkung eine Beschleunigung der Protoplasmaströmung, später Sistierung derselben.

Beeinflussung isolierter Zellen und Organe höherer Tiere. Als sehr brauchbar zum Studium der photodynamischen Wirkung erwiesen sich die isolierten *roten Blutkörperchen.* Dieselben werden, wenn auch außerordentlich langsam, schon durch die sichtbaren Strahlen allein *hämolysiert* (HAUSMANN). Zusatz fluorescierender Stoffe beschleunigt in hohem Maße den Hämolyseeintritt, ohne daß diese Stoffe im Dunkeln eine nennenswerte Wirkung auf die Lyse erkennen lassen [SACHAROFF und SACHS[3]) sowie PFEIFFER[4])]. Ebenso beschleunigen sie die *Umwandlung des Hämoglobins in Methämoglobin* und schließlich in *Hämatin* im Lichte [HASSELBALCH[5])]. Die Lyse sowie die Umwandlung des Farbstoffes erfolgt nicht in allen Zellen in gleich rascher Weise, selbst wenn durch fortgesetztes Schütteln die Möglichkeit geschaffen ist, daß alle Zellen in gleicher Weise dem Lichteinflusse ausgesetzt sind (HASSELBALCH, A. JODLBAUER u. a.). Lyse und die Methämoglobinbildung erfolgen, was die Belichtungsdauer betrifft, gemäß der Formel für monomolekulare Reaktionen (HASSELBALCH). Die Sauerstoffanwesenheit ist auch hier eine notwendige Voraussetzung für die Wirkung; reduziertes Hämoglobin läßt sich somit im Vakuum nicht sensibilisieren. Das Methämoglobin dagegen ist auch im Vakuum sensibilisierbar, da hier das Licht die Überführung in reduziertes Hämoglobin bewerkstelligt und somit der zur Sensibilisierung notwendige Sauerstoff zur Verfügung steht. Auch Chlorophyll, Hämatoporphyrin und Gallenfarbstoffe wirken auf Blutkörperchen sensibilisierend.

[1]) MERKER, D.: Zool. Jahrb. Bd. 42, S. 1. 1925.
[2]) GICKLHORN: Sitzungsber. d. Akad. d. Wiss., Wien 1914, 1. Abt., S. 123.
[3]) SACHAROFF u. SACHS: Münch. med. Wochenschr. 1905, Nr. 7.
[4]) PFEIFFER: Wien. klin. Wochenschr. 1905, Nr. 9 u. 13.
[5]) HASSELBALCH: Biochem. Zeitschr. Bd. 19, S. 535. 1909.

Die *Leukocyten von Kaltblütern* stellen in Eosinlösungen bei Sonnenbelichtung nach 1—3 Stunden ihre amöboiden Bewegungen ein, worauf ein allmähliches Zerfließen erfolgt [Salvendi[1])].

Die *Zellteilung* befruchteter Seeigeleier wird im Meerwasser durch 0,08% Eosinzusatz verzögert [Hertel[2])]. Das ausgeschnittene *Flimmerepithel der Rachenschleimhaut* des Frosches stellt in Eosinlösung selbst im zerstreuten Tageslicht in 2—3 Stunden die Flimmerbewegungen ein (Jacobson).

An isolierten *Esculentenherzen*, gespeist mit Ringerlösung unter Zusatz von 0,001% Eosin oder 0,01% Hämatoporphyrin tritt bald nach der Belichtung Störung der Reizleitung ein. Der Ventrikelautomatie schließt sich die Abnahme der Muskelcontractilität und der Reizerzeugung an. Die anfänglich in Erscheinung tretenden Wirkungen sind im Dunkel reversibel, die späteren irreversibel [C. Amsler und E. P. Pick[3])].

Untersuchungen an isolierten glattmuskeligen Organen. L. Adler[4]) untersuchte den *Froschmagen*, die *Froschblase*, den *Uterus* von Kaninchen und Meerschweinchen, nachdem die Tiere 1 Stunde vor der Organentnahme intravenös mit fluorescierenden Stoffen (Fluoresceinderivaten oder Hämatoporphyrin) injiziert waren. Stets traten Erregungen in Erscheinung, die sich in Zunahme des Muskeltonus äußerten. Da diese Tonussteigerung auch am plexusfreien Katzendarm auftritt, hält Adler sie für die Folge einer direkten Erregung der glatten Muskulatur. Kolm und Pick[5]) sahen ebenfalls die starke Tonussteigerung am sensibilisierten Froschmagen und bezogen die Wirkung auf Erregung der vagalen Endapparate. Am sensibilisierten *Warmblüterdarm* konnten sie nur eine lähmende Wirkung beobachten, die im Dunkeln sich nicht rückbildete und somit als Schädigung aufzufassen ist. Die Schädigung traf in erster Linie die automatischen Zentren, während die Vagusendigung und die Muskulatur ihre Erregbarkeit noch beibehielten. Es werden auch bei der photodynamischen Wirkung auf die glattmuskeligen Organe, ebenso wie bei der Wirkung der ultravioletten Strahlen, Erregung und Schädigung so ineinandergreifen, daß, je mehr die Schädigung überwiegt, die Erregung verdeckt wird. Bei den glattmuskeligen Organen des Frosches überwiegt im Anfange der Belichtung stets die Erregung, beim Warmblüterdarm tritt sehr rasch die Schädigung ein. Daß die Erregung als direkte Wirkung auf die Muskulatur aufgefaßt werden darf, geht auch aus Versuchen Hertels[6]) hervor: der Schlundretractor des mit Eosin sensibilisierten Sipunkulus wird auch nach Atropinisierung durch die Strahlen von 518 $\mu\mu$ zur Kontraktion gebracht.

Beeinflussung der Haut bei äußerlicher Anwendung. Bei *Fischen* — in schmalen Gläsern in Lösungen von Eosin oder dichloranthracendisulfonsaurem Natr. dem zerstreuten Tageslichte ausgesetzt — tritt Nekrose der oberflächlichen Epithelschicht ein, die lamellenartig von den Tieren herabhängt; nach 1—2 Tagen gehen die Tiere wahrscheinlich durch Kiemenveränderung zugrunde (Jodlbauer).

Die *Haut von Warmblütern* wird durch bloßes Aufpinseln von Eosin u. a. im Lichte kaum beeinflußt. Etwas stärkere Wirkung erfolgt bei iontophoretischer Einführung.

Intracutane Injektion führt im Lichte zu Ödembildung und zu Nekrose. Eventuelle therapeutische Injektionen können nur mit sehr schwach konzentrier-

[1]) Salvendi: Dtsch. Arch. f. klin. Med. Bd. 87, S. 356. 1906.
[2]) Hertel: Zeitschr. f. allg. Physiol. Bd. 5, S. 535. 1905.
[3]) Amsler, C. u. E. P. Pick: Arch. f. exp. Pathol. u. Pharmakol. Bd. 82, S. 86. 1917.
[4]) Adler, L.: Arch. f. exp. Pathol. u. Pharmakol. Bd. 85, S. 152. 1920.
[5]) Kolm u. Pick: Arch. f. exp. Pathol. u. Pharmakol. Bd. 86, S. 1. 1920.
[6]) Hertel: Zeitschr. f. allg. Physiol. Bd. 6, S. 59. 1906.

ten Lösungen (0,1% Eosin) angestellt werden, wie sie Jesionek[1]) früher bei tuberkulösen, carcinomatösen und anderen Hauterkrankungen versuchsweise verwendete.

Beeinflussung des Gesamtorganismus bei parenteraler und enteraler Einverleibung. Wenn die fluorescierenden Stoffe vom Blute aufgenommen werden und sich so über den ganzen Körper verteilen, kann der *Organismus im ganzen* lichtüberempfindlich gemacht werden. Dies zeigten Versuche von R. Dreyer[2]), der Frösche mit 0,0075 g Erythrosin in den Rückenlymphsack injizierte und einige Stunden danach ihre Zunge mit konzentriertem Bogenlichte unter Wärmeausschaltung bestrahlte: Schon nach 8 Minuten zeigten die belichteten Partien Gefäßerweiterung, Ödem und Thrombosierung der Capillaren. Der nichtbelichtete Teil der Zunge zeigte keine Veränderung.

An Warmblütern haben O. Raab[3]), A. Jodlbauer und G. Busck[4]) die Möglichkeit der Totalsensibilisierung bei subcutaner oder intravenöser Injektion nachgewiesen. Die notwendigen Dosen für weiße Mäuse betragen 0,1—0,4 g Eosin resp. 0,1—0,2 g Erythrosin pro kg subcutan. Nach 2 tägiger Sonnenbelichtung bei Ausschaltung der ultravioletten Strahlen schwellen die Augenlider an und verkleben durch Sekret. Die Ohren werden ödematös, und nach einiger Zeit entwickelt sich eine scharf abgegrenzte, trockene Nekrose, die mit dem Abfallen der Ohren endet. In der Umgebung der Augen, am Kopfe und am Rücken tritt stellenweise Haarausfall ein. Lange dauernde Belichtung führt zum Tode.

W. Hausmann[5]) beobachtete ähnliche Erscheinungen nach Injektion von *Hämotoporphyrin*. Sein großes Verdienst ist es, hierdurch bewiesen zu haben, daß Stoffe, die der Organismus selbst bildet, als Sensibilisatoren wirken können, und er gab solchen Stoffen den Namen: *endogene Sensibilisatoren*.

Hausmann zeigte ferner, daß in sehr akut verlaufenden Vergiftungsfällen neben den Erscheinungen an der Körperoberfläche schwere *zentrale Störungen* auftreten: Erregungszustände, die nach einiger Zeit in Koma, unterbrochen vom Auftreten tetanischer Krämpfe, übergehen. Diese sehr akute Form der Vergiftung bezeichnet er als „Lichtschlag".

Ähnlich stark sensibilisierend wie das Hämatoporphyrin wirkt das Urinporphyrin, während Kotporphyrin wesentlich schwächer wirkt [H. Fischer[6])]. Diese Befunde haben den Kreis und die Bedeutung der endogenen Sensibilisatoren noch wesentlich erweitert. Für die schweren Veränderungen, die der Organismus bei der Totalsensibilisierung erleidet, spricht auch das Verhalten der *Körpertemperatur*. Während des Erregungsstadiums ist dieselbe etwas erhöht, fällt aber dann stark ab. Bei Tieren, die sich von der Vergiftung nicht mehr erholen konnten, sank die im After gemessene Temperatur von 35,2 auf 20°; bei Tieren, die sich wieder erholten, wurden Temperaturen von 27,5° ermittelt. Bei der Erholung steigt die Temperatur meist über die Norm an. H. Pfeiffer[7]), der diese Temperaturbeeinflussung als erster beobachtete, bezeichnet sie als feines Erkennungszeichen der photodynamischen Wirkungen am lebenden Warmblüter. Die photodynamische Wirkung vergleicht er mit der durch Verbrühung. H. Pfeiffer beobachtete auch an den sensibilisierten, belichteten Tieren starke *Ver-*

---

[1]) Jesionek: Dtsch. Arch. f. klin. Med. Bd. 82, S. 223. 1905.
[2]) Dreyer, R.: Finsens Mitt. 1904, H. 7, S. 147.
[3]) Raab, O.: Zeitschr. f. Biol. Bd. 44, S. 16. 1902.
[4]) Jodlbauer, A. u. G. Busck: Arch. internat. de pharmaco-dyn. et de thérapie Bd. 15, S. 269. 1905.
[5]) Hausmann, W.: Biochem. Zeitschr. Bd. 30, S. 305. 1911.
[6]) Fischer, H.: Hoppe-Seylers Zeitschr. f. physiol. Chem. Bd. 66, S. 148. 1915.
[7]) Pfeiffer, H.: Abderhaldens Handb. d. biochem. Arbeitsmeth. 1901.

änderungen an den Nebennieren, die er auf toxische, mit dem Eiweißzerfall zusammenhängende Stoffe bezieht, zumal in Parabioseversuchen bei Belichtung nur eines Tieres nicht nur das belichtete Tier, sondern auch das unbelichtete die Nebennierenveränderungen zeigt. ADLER hat die Veränderungen an der Nebenniere näher studiert: in Mark und Rinde kleine Blutungen und Herde mit Zeichen regressiver Metamorphose; dazwischen rundzellenartige Herde.

Wie im tierischen Organismus bewirkt auch im menschlichen die Injektion von Hämatoporphyrin eine sehr hohe Lichtüberempfindlichkeit, wie dies der im Felde gefallene MEYER-PETZ[1]) an sich selbst bewies.

Enterale Einverleibung von Eosin und dergleichen Stoffen führt ebenfalls zu Totalsensibilisierung jedoch erst in viel höheren Dosen. Junge Mäuse, die im Trinkwasser Eosin, Methylenblau u. a. zugeführt erhielten und 30 Tage dem Sonnenlichte ausgesetzt waren, zeigten nach dieser Zeit nur die Hälfte der Gewichtszunahme, welche die ohne Farbstoffaufnahme belichteten und die mit Farbstoffaufnahme dunkel gehaltenen Tiere aufwiesen (PINCUSSEN). Bei Fütterung mit Eosingerste (0,0025% Eosinzusatz zu Gerste zwecks Denaturierung nach dem Gesetze vom 1. 9. 09.) konnte JODLBAUER trotz 2 monatiger Sonnenbestrahlung in frei hängenden, weitmaschigen Käfigen aus dünnstem Draht keine Gewichtsabnahme oder sonstige Störungen gegenüber den Dunkeltieren feststellen — im Gegensatz zu Versuchen von FR. SCHANZ. Bei der Denaturierung der Gerste mit Eosin werden im wesentlichen nur die Frucht- und Samenschalen gefärbt, die weitgehend unverdaut und stark gefärbt im Stuhle erscheinen. Somit kommt das an sie fixierte Eosin nur zum kleinsten Teile zur Resorption.

Beim Menschen wurden bei 9 Wochen lang dauernder Verfütterung großer Eosinmengen (in der letzten Woche täglich 3,5 g) von PRIME toxische Erscheinungen im Gesichte und an den Händen beobachtet: Ödeme, Ulcerationen und Abfallen der Nägel.

Hemmung der Sensibilisierung bei Gegenwart von Eiweißstoffen und Kohlenhydraten. Der Einfluß der photodynamischen Stoffe auf Paramäcien u. a. wird stark abgeschwächt, wenn den Lösungen kleine Mengen Serum zugesetzt werden [G. BUSCK[2])]. Der Grund liegt in der Adsorption der photodynamischen Stoffe an die Eiweißkörper, was sich auch in der Verschiebung des Absorptionsspektrums zu erkennen gibt (z. B. bei den Fluoresceinen Verschiebung gegen Rot zu). Damit erklärt sich auch, daß das Maximum der biologischen Wirkung des Eosins etwas mehr gegen Rot zu liegt als das Absorptionsmaximum dieses Farbstoffes in wässeriger Lösung. Auch der Zusatz von Zucker und anderen Kohlenhydraten hemmt die photodynamische Wirkung [JODLBAUER[3]), HASSELBALCH[4])].

Mit der hemmenden Wirkung der Eiweißstoffe hängt zusammen, daß die bei enteraler und parenteraler Einverleibung zur Sensibilisierung nötige Konzentration wesentlich höher liegt als sich aus der Berechnung der Wirkung wässeriger Lösungen auf Einzellige ergibt.

Die Beeinflussung des Stoffwechsels. Die Totalsensibilisierung äußert sich auch in Veränderung des Stoffwechsels. PINCUSSEN[5]) verdanken wir wertvolle Ergebnisse in dieser Richtung.

Der Eiweißstoffwechsel kann je nach dem Grade der Lichtwirkung günstig oder ungünstig beeinflußt werden.

---

[1]) MEYER-PETZ: Dtsch. Arch. f. klin. Med. Bd. 112, S. 476. 1913.
[2]) BUSCK, G.: Biochem. Zeitschr. Bd. 1, S. 425. 1906.
[3]) JODLBAUER: Biochem. Zeitschr. Bd. 3, S. 488. 1907.
[4]) HASSELBALCH: Biochem. Zeitschr. Bd. 19, S. 489. 1909.
[5]) PINCUSSEN: Biochem. Zeitschr. Bd. 126, S. 82. 1921 u. PINCUSSEN u. MOMFERRATOS-FLOROS: Ebenda Bd. 126, S. 86. 1921.

Bei *mäßig starker Belichtung* der mit Rose bengale (0,3 g pro Tag) oder Methylenblau (0,2 g pro Tag) sensibilisierten Menschen wird die *Ausscheidung des Gesamtstickstoffes* im Harne etwas vermindert und besonders beteiligt sich an dieser Verminderung der Aminostickstoff, während die Kreatinausscheidung unbeeinflußt bleibt. Die Abnahme des Aminostickstoffs ist vielleicht in der Richtung zu deuten, daß eine gesteigerte Wiederverwertung der aus dem normalen Zellzerfall herrührenden Aminosäuren erfolgt. Es kann somit eine nicht zu weitgehende photodynamische Beeinflussung die synthetische Fähigkeit des Organismus fördern. Zum Beweis hierfür kann auch die bei sensibilisierten Kaninchen beobachtete *Abnahme des Reststickstoffes* herangezogen werden. Diese Abnahme betrug in einem Versuche, in dem mit dichloranthracendisolfosaurem Natr. (0,002 g pro Tag) sensibilisiert wurde, nach 6 tägiger Einwirkung von Tageslicht 44%.

Bei *sehr intensiver Belichtung* wird bei sensibilisierten Tieren die Ausscheidung des Gesamtstickstoffs im Harne gesteigert. Dabei ist die Menge der Harnsäure bzw. des Allantoins vermindert, die der Oxalsäure erhöht.

PINCUSSEN schließt daraus, daß — während die Harnsäure bzw. das Allantoin unter gewöhnlichen Verhältnissen als Endprodukt des Purinstoffwechsels anzusehen ist — sie unter dem Lichteinfluß weiter bis zur Oxalsäure abgebaut wird. Dafür spricht, daß sensibilisierte Tiere bei Einverleibung von Purinen unter Bestrahlung wesentlich mehr Oxalsäure ausscheiden als im Dunkeln.

Der Abbau der Purine zu Oxalsäure wird sogar in größerem Maße erfolgen, als sich aus der Oxalsäurebestimmung ergibt, wenn Ergebnisse im Reagensglase auf das Leben übertragbar sind: denn in vitro wird die Oxalsäure im Lichte weiter gespalten: zu Kohlensäure und Wasser.

Die *Beeinflussung des Kohlenhydratstoffwechsels* besteht — wie bei der Wirkung der ultravioletten Strahlen — in Senkung des Blutzuckerspiegels, der in einzelnen Fällen eine Erhöhung folgen kann. Auf die sich gegenseitig beeinflussenden Momente — Steigerung der Zuckermobilisierung einerseits, gesteigerte Verbrennung andererseits — ist auf S. 325 hingewiesen. Mit sensibilisierenden Stoffen behandelte *Diabetiker* reagieren auf die Belichtung stets mit Abnahme des Blutzuckers und der Zuckerausscheidung im Harne. Gleichzeitig wird die Ausscheidung von Aceton und Acetessigsäure herabgesetzt. Bei Sensibilisierung mit Rose bengale sinkt die Ausscheidungskurve der letzteren stärker ab als die des Zuckers [PINCUSSEN[1])].

Beeinflussung von Fermenten, Toxinen, Antitoxinen u. a. Die photodynamische Beeinflußbarkeit der Fermente wurde von TAPPEINER, JODLBAUER und deren Schülern an zahlreichen Fermenten nachgewiesen. Die mit Eosin sensibilisierte Invertase ist gegen die langwelligen Strahlen 400 fach empfindlicher als die nicht sensibilisierte. Als sehr wenig sensibilisierbar erwies sich die Peroxydase (JODLBAUER und K. JAMADA) sowie die Katalase (M. ZELLER und JODLBAUER). Die Zahl der fluorescierenden Stoffe, die sich bei den Fermenten als Sensibilisatoren erweisen, ist beschränkt. Hämatoporphyrin und Galle sind wirksam [BERING und H. MEYER[2])]. Die in der Zelle eingeschlossenen Fermente sind schwerer beeinflußbar als die aus ihr isolierten, wie TAPPEINER und JODLBAUER[3]) an Hefezellen, Acetondauerhefe und Hefepreßsaft zeigten.

An Fermenten konnten im allgemeinen nur Wirkungsabschwächungen festgestellt werden; nur die Peroxydasewirkung wird nach F. BERING und H. MEYER[2]) im Lichte gesteigert.

Die Steigerung der Fermentmenge im zirkulierenden Blute ist nur eine indirekte Wirkung und beruht auf der Resorption der bei der Mauserung der Zellen im Belichtungsfelde in Freiheit gesetzten Fermente.

---

[1]) PINCUSSEN: Zeitschr. f. d. ges. exp. Med. Bd. 26, S. 127. 1922.
[2]) BERING u. H. MEYER: Strahlentherapie Bd. 1, S. 411. 1912.
[3]) TAPPEINER u. JODLBAUER: Biochem. Zeitschr. Bd. 8, S. 47. 1908.

Toxine und *Antitoxine* sind ebenfalls beeinflußbar [JODLBAUER und v. TAPPEINER[1])]. Eine mit Eosin oder ähnlichem versetzte Diphtherietoxinwirkung ist nach 3 tägiger Exposition in zerstreutem Tageslicht so geschädigt, daß eine 120 fach letale Dosis ohne Schaden injiziert werden kann. Ähnliches gilt für Tetanustoxin. Das durch die Belichtung in seiner Giftwirkung stark geschwächte Toxin besitzt aber noch die Fähigkeit, Antitoxin zu binden und ebenso die Antitoxinbildung im Organismus anzuregen [E. LÖWENSTEIN[2])]. Auch die Galle wirkt auf Toxine und Antitoxine als Sensibilisator [W. HAUSMANN und E. PRIBRAM[3])]. Wesentlich schwieriger als im Reagensglas ist die Beeinflussung der Toxine im Organismus. Selbst einfache letale Dosen von Ricin konnten nur dann unwirksam gemacht werden, wenn das Ricin an die Stelle injiziert wurde, an der eine Stunde vorher die Eosininjektion erfolgte (JODLBAUER). Ähnliches ergaben die von S. FLEXNER und H. NOGUCHI[4]) angestellten Versuche mit Tetanustoxin.

Beeinflußbar erwiesen sich auch die *Komplemente des Serums* [L. LICHTWITZ[5])] sowie die spezifisch präcipitierenden Substanzen präcipitierender Sera.

Wirkungsprinzip der photodynamischen Stoffe. Auch die photo-dynamische Wirkung wird chemisch oder physikalisch zu erklären versucht.

Nach W. STRAUB[6]) bilden die photodynamischen Stoffe im Lichte Peroxyde und geben dann ihren Peroxydsauerstoff an die Zelle ab. NEUBERG[7]) nimmt — da allen photodynamischen Stoffen die Strukturform des Chinons zukommt — eine Sauerstoffübertragung nach dem Schema Chinon $\rightleftarrows$ Hydrochinon an. Für die Vorstellung der Übertragung des molekularen Sauerstoffs in Peroxydform trat besonders K. NOACK[8]) ein, indem er zeigte, daß die Atmungschromogene der Pflanzen durch die photodynamischen Stoffe im Lichte in derselben Weise zu Farbstoff oxydiert werden wie durch H_2O_2, und daß in beiden Fällen der Natriumsulfitzusatz hemmend, der Mangansulfatzusatz beschleunigend wirkt.

Nach beiden Vorstellungen würden die photodynamischen Stoffe Sauerstoffüberträger im Lichte sein.

Die physikalische Erklärung geht von der Beobachtung aus, daß der Becquerelleffekt bei Zusatz gewisser Farbstoffe zur Elektrolytflüssigkeit wesentlich gesteigert wird. Danach würde die photodynamische Wirkung auf einer gesteigerten Elektronenemission beruhen.

Wäre diese Erklärung zutreffend, so müßte die Größe der elektrischen Zerstreuung mit der photodynamischen Wirkung parallel gehen. Dies ist aber durchaus nicht der Fall.

Die photodynamische Wirkung ist noch an eine bisher nicht besprochene Be-Bedingung geknüpft: die Reaktionsfähigkeit der photodynamischen Stoffe mit den Zellstoffen. Sie wurde von JODLBAUER und TAPPEINER, NEUBERG, HASSELBALCH und VIALE in Erwägung gezogen, von JODLBAUER und F. HAFFNER[9]) bewiesen. Alle photodynamisch wirkenden Stoffe zeigen bereits im Dunkel eine Reaktionsfähigkeit mit Zellen bzw. mit Zellkolloiden, was sich in Förderung der Lyse roter Blutkörperchen und der Flockung der Blutkörperchenkolloide zu erkennen gibt. Einige photodynamische Stoffe wirken im Dunkeln bereits bei Zimmertemperatur lysierend, andere fördern nur die Wärmehämolyse. In der Fluoresceinreihe geht die Dunkelwirkung parallel der photodynamischen Wirkung. Auch sonst läßt sich sehr weitgehend eine Parallelität zwischen photodynamischer Wirkung und Dunkelwirkung nachweisen.

---

[1]) JODLBAUER u. v. TAPPEINER: Dtsch. Arch. f. klin. Med. Bd. 85, S. 399. 1905.
[2]) LÖWENSTEIN, E.: Zeitschr. f. Hyg. u. Infektionskrankh. Bd. 62, S. 491. 1909.
[3]) HAUSMANN, W. u. E. PRIBRAM: Biochem. Zeitschr. Bd. 17, S. 13. 1909.
[4]) FLEXNER, S. u. H. NOGUCHI: Journ. of exp. med. Bd. 8, S. 1. 1906.
[5]) LICHTWITZ, L.: Münch. med. Wochenschr. 1904, Nr. 36.
[6]) STRAUB, W.: Arch. f. exp. Pathol. u. Pharmakol. Bd. 51, S. 383. 1904.
[7]) NEUBERG: Biochem. Zeitschr. Bd. 61, S. 315. 1914.
[8]) NOACK, K.: Zeitschr. f. Botanik Bd. 12, S. 273. 1920.
[9]) JODLBAUER u. F. HAFFNER: Biochem. Zeitschr. Bd. 118, S. 150. 1921.

Es ist aber irreführend, von der Färbbarkeit der Zelle als Bedingung für die photodynamische Wirkung zu sprechen. Denn die Erkennung der Färbbarkeit ist beschränkt. Mit Eosin z. B. ist keine Färbung der Zelle zu sehen, trotzdem nimmt dieselbe sogar aus sehr verdünnten Eosinlösungen Farbstoff auf, wie dies JODLBAUER und F. HAFFNER[1]) an roten Blutkörperchen nachwiesen.

Die Aufnahme der Fluoresceine durch die Zellen nimmt mit der Zahl der in das Fluoresceinmolekül eingeführten Halogene zu, ebenso auch ihre Dunkelwirkung und ihre photodynamische Wirkung.

Diese Farbstoffanlagerung scheint auch bei der photographischen Sensibilisierung bedeutungsvoll zu sein. HÜBL[2]) hat nachgewiesen, daß eine Färbung des Bromsilbers die Voraussetzung für die Sensibilisation ist; wird die Bromsilbergelatine mit überschüssigem Silbernitrat dargestellt, so läßt sie sich durch Eosin färben, wie auch sensibilisieren, wird sie mit überschüssigem Bromid dargestellt, läßt sie sich weder färben noch sensibilisieren.

Wenn auch die im Dunkeln zum Ausdruck kommende Reaktionsfähigkeit der photodynamisch wirksamen Stoffe mit den Zellkolloiden eine Bedingung für die Lichtwirkung darstellt, so erklärt sie noch nicht den photodynamischen Vorgang. Denn eine Reihe ähnlich gebauter, aber nicht fluorescierender Stoffe zeigt ebenfalls diese Dunkelwirkung ohne aber photodynamisch wirksam zu sein. Photodynamisch wirksam sind nur die Stoffe, die nach ihrer Bindung an die Zellkolloide noch die Eigenschaft besitzen Sauerstoff zu aktivieren und auf die Zellkolloide zu übertragen. Somit wird die Zelloberfläche in erster Linie der Angriffspunkt der photodynamisch wirkenden Stoffe sein (Außenwirkung). Inwieweit auch eine Innenwirkung vorhanden ist, hängt von dem Eindringungsvermögen der Farbstoffe ab, ferner davon, ob die Bindung des Farbstoffes in der Zelle derartig ist, daß die Fähigkeit der Sauerstoffaktivierung noch erhalten ist. Bei Methylenblau scheint letzteres nur mehr in sehr geringem Maße der Fall zu sein. METZNERS[3]) Versuche sprechen dagegen mehr für eine intracelluläre Wirkung der photodynamischen Stoffe.

Die Sensibilisationskrankheiten. v. TAPPEINER hat schon in seiner ersten Publikation über Photodynamie darauf hingewiesen, daß gewisse Lichtkrankheiten mit der Anwesenheit von Sensibilisatoren im Organismus in Zusammenhang stehen können wie z. B. die Buchweizenerkrankung. Die von W. HAUSMANN und J. FISCHER gemachte Entdeckung der photodynamischen Wirkung der Porphyrine hat das Gebiet dieser Sensibilisationskrankheiten wesentlich erweitert und HAUSMANN hat sich große Verdienste durch die Bearbeitung dieses Gebietes erworben. Die Fülle des in dieser Richtung vorliegenden Materials kann hier nicht erschöpfend wiedergegeben werden.

Die optischen Sensibilisationskrankheiten werden von HAUSMANN in zwei Gruppen eingeteilt: *Exogene* und *endogene Sensibilisationskrankheiten*.

Zu den *exogenen*, bei denen die Aufnahme des Sensibilisators mit der Nahrung erfolgt, gehört vor allem die erwähnte *Buchweizenerkrankung (Fagopyrismus)*. Nach Aufnahme der verschiedenen Bestandteile des Buchweizens, besonders deren Samen, erkranken die Tiere an starkem Juckreiz, großer Unruhe, wohl infolge desselben, und erysipelatösen Hautentzündungen. Nur die nichtpigmentierten weißen Tiere erkranken. HAUSMANN konnte zeigen, daß mit Buchweizen gefütterte und mit Finsenlicht bestrahlte weiße Kaninchen viel heftigere Lichtreaktionen zeigen als die normal gefütterten. OEHMKE isolierte durch Alkoholextraktion aus den Samen einen Farbstoff, der die Eigenschaft hatte, zu fluores-

---

[1]) JODLBAUER u. F. HAFFNER: Pflügers Arch. f. d. ges. Physiol. Bd. 189, S. 243. 1921.
[2]) EDER u. VALENTA: Beiträge zur Photochemie. Wien 1904.
[3]) METZNER: Biochem. Zeitschr. Bd. 148, S. 498. 1924.

cieren und machte dadurch die Beziehung dieser Erkrankung mit den experimentell durch photodynamische Stoffe hervorgerufenen wahrscheinlich. In ähnlicher Weise erkranken die pigmentlosen Schafe nach dem Fressen von *Hypericum crispum*, das nach D. A. Rosental ebenfalls einen gelben Farbstoff in größerer Menge enthält.

Es erscheint auffällig, daß das Chlorophyll, das doch im Grünfutter reichlich aufgenommen wird, nicht ebenfalls die Lichtempfindlichkeit des Organismus steigert, da doch die durch Alkoholextraktion gewonnenen Chlorophyllextrakte photodynamisch wirken. W. Hausmann weist mit Recht darauf hin, daß im Verdauungstraktus das Chlorophyll weitgehende Veränderung erleidet (Marchlewsky), und daß es in der Pflanze selbst in einer anderen Form vorhanden ist als in solchen Extrakten.

Experimentell werden exogene Sensibilisationskrankheiten hervorgerufen durch Einverleibung der photodynamischen Stoffe. Bei den *endogenen Sensibilisationskrankheiten* bildet sich der Sensibilisator im Organismus selbst. Als ein endogener Sensibilisator darf, wie erwähnt, das Hämatoporphyrin gelten und Hausmann weist mit Recht darauf hin, daß in allen Fällen von Lichtüberempfindlichkeit mit gleichzeitiger Anwesenheit von Porphyrinen im Harn oder Kot an Sensibilisationskrankheit zu denken ist. Dies ist bei der Hydroaerkrankung der Fall. Es können allerdings Einwendungen gegen die Bedeutung des Porphyrins als Ursache der Lichtüberempfindlichkeit erhoben werden, nämlich: daß bei Ausscheidung von Harn- oder Kotporphyrin nicht stets Lichtüberempfindlichkeit besteht, daß die Krankheitserscheinungen bei Hydroa doch wesentlich andere sind als die bei der experimentell durch Hämatoporphyrininjektion erzeugten, endlich daß Erkrankungen vorkommen ohne Ausscheidung von Porphyrinen. Den letzten Punkt betreffend verweist Hausmann darauf, daß das Porphyrin nach H. Fischers Forschungen aus einer farblosen Vorstufe, dem Porphyrinogen hervorgeht, sich vielleicht nur am Orte der Belichtung bildet und sich somit dem Nachweis in den Ausscheidungen entziehen kann. Wahrscheinlich ist ferner, daß die Porphyrine im Organismus in verschiedenen Formen auftreten, von denen nur bestimmte sensibilisierend wirken werden. Damit könnte das Fehlen der Lichtempfindlichkeit bei der chronischen Bleivergiftung und Sulphonalvergiftung erklärt werden trotz reichlicher Ausscheidung von Harnporphyrinen bei diesen Vergiftungen.

Pigment und Licht. Eine farblose Zelle vermag sichtbaren Strahlen kaum zu absorbieren und ist somit durch diese nicht beeinflußbar. Ihre Photosensibilität beschränkt sich somit auf die ultravioletten Strahlen, die sie besonders durch ihr kolloides Milieu zu absorbieren vermag. Enthält die Zelle aber Pigment, so ist die Möglichkeit gegeben, daß sich auch die von diesem absorbierten sichtbaren Strahlen an der Lichtwirkung beteiligen. Das Pigment wird dann eine Rolle spielen, wie die einer Zelle einverleibten photodynamischen Stoffe.

Die aktive Rolle des Pigments ist für das Chlorophyll bewiesen. Seinem Absorptionsmaximum entspricht das Assimilationsmaximum. Den Begleitfarbstoffen des Chlorophylls (Xanthophyll, Carotin u. a.) kommt dagegen nach Willstätter eine aktive Rolle — wenigstens bei der Kohlensäureassimilation — nicht zu. Ob die bei den Algen neben Chlorophyll vorhandenen Farbstoffe (braune Farbe der Phaeophyceen, Peridineen und Diatomeen — rote Farbe der Florideen, blaugrüne Farbe der Cyanophyceen) dazu dienen, die Lichtenergie besser auszunutzen, ist fraglich. Der Engelmannschen Anschauung der komplementären chromatischen Adaption traten Dangeard, Schindler u. a. entgegen. Ebenso ist eine aktive Rolle der Bakterienfarbstoffe, wie des grünen Bakteriochlorins und des roten Bakterioerythrins der Purpurbakterien, nicht sicher erwiesen; nach den Beobachtungen BUDERS scheint ihnen eine solche für den Stoffwechsel, wie für den Phototropismus zuzukommen.

Ebenso kann den tierischen Pigmenten eine aktive Rolle zukommen: es sei hier nur an die Beeinflußbarkeit des pigmentierten Bauchstranges von Sipunculus nudus durch gelbe und blaue Strahlen gegenüber der Unbeeinflußbarkeit des unpigmentierten Bauchstranges des Regenwurms durch diese Strahlen hingewiesen, ferner auf die Kontraktionsfähigkeit der pigmentierten inneren Zone der Froschiris gegenüber der unpigmentierten äußeren (STEINACH).

Jedenfalls überwiegt aber beim tierischen Organismus die Bedeutung des Pigmentes als Schutzeinrichtung gegen intensive Bestrahlung.

Die passive Rolle des Pigmentes ist vor allem beim Hautpigment ersichtlich. FINSEN zeigte, daß die Pigmentierung die Strahlenwirkung hemmt. Die Photoaktivität des Blutes tritt bei albinotischen Kaninchen in viel höherem Grade in Erscheinung als bei pigmentierten (V. SCHLÄPFER). Die Beeinflussung des Blutbildes durch Bestrahlung hört mit der Ausbildung des Pigmentes auf (K. BURCHARDI). Die exogenen wie die endogenen Sensibilisationskrankheiten äußern sich bei pigmentarmen Organismen in viel höherem Maße als bei pigmentreichen. Bestimmten, zu den exogenen Sensibilisationskrankheiten gehörenden Futtererkrankungen fallen nur weiße oder weißgefleckte Tiere zum Opfer. Es sei nur an die Erkrankung nach dem Fressen von Buchweizen, von Hypericum crispum, von Lachnanthes tinctoria erinnert. In einem Tale von Virginien, in dem letztere Wurzel sehr reichlich wächst, werden daher nur schwarze Schafe gezüchtet.

Bei ausschließlicher Maisfütterung erkranken nach HORBACZWESKI nur die belichteten weißen Mäuse, die belichteten gefärbten, wie auch die im Dunkeln gehaltenen weißen Mäuse bleiben verschont. Die Krankheitserscheinungen sind Abmagerung, taumelnde Bewegungen und Lähmungserscheinungen. Diese Versuche wurden zur Erforschung der Pathogenese der Pellagra unternommen, bei der neben dem Vitaminmangel die Belichtung eine Rolle zu spielen scheint.

Ob aber diese Befunde an Mäusen auf die Verhältnisse beim Menschen zu übertragen sind, erscheint mehr als zweifelhaft. Pellagra kommt auch bei den Negern vor und die Mortalität ist nach R. GRIMM bei farbigen Frauen größer als bei den Weißen.

Schließlich sei noch die Beobachtung HAUSMANNS erwähnt, daß diejenige Menge von Hämatoporphyrin, die weiße Mäuse im Lichte akut tötet, bei grauen Tieren erst nach einigen Tagen zum Tode führt, während die schwarzen Tiere die Vergiftung überstehen.

2. Die mineralischen Lichtkatalysatoren.

Sehr viele lichtempfindliche chemische Körper, besonders organische, werden, je reiner sie dargestellt werden, um so lichtunempfindlicher. Es muß somit die Lichtempfindlichkeit mit der spurenweisen Beimengung von Begleitstoffen zusammenhängen, deren Entfernung die Lichtempfindlichkeit herabsetzt bzw. aufhebt. Als solche die Photosensibilität steigernde Stoffe erkannte NEUBERG[1] die *Eisen-, Uran-, Mangan-* und *Cerverbindungen.* Auch die organischen Bestandteile des pflanzlichen und tierischen Organismus erfahren durch die Beimengen dieser Stoffe eine Steigerung ihrer Lichtempfindlichkeit.

Da die Eisensalze überall in der belebten Natur vorhanden sind, werden sie bei der biologischen Lichtwirkung eine Rolle spielen.

---

[1] NEUBERG: Biochem. Zeitschr. Bd. 13, S. 305; Bd. 17, S. 270; Bd. 27, S. 271; Bd. 29, S. 279; Bd. 39. S. 158. Ferner Beziehungen des Lebens zum Licht. Monogr. Berlin 1913. Ferner Berlin. klin. Wochenschr. 1917, Nr. 4.

Da diese anorganischen Salze im Dunkeln in den zur Verwendung kommenden Mengen wirkungslos sind, beeinflussen sie nur die Vorgänge im Lichte und ihre Wirkung ist eine katalytische, da die Quantität der Umwandlungsprodukte in keinem stöchiometrischen Verhältnis zu der Menge des zugeführten Metallsalzes steht.

Diese anorganischen Lichtkatalysatoren haben gemeinsam, daß sie in verschiedenen Oxydstufen auftreten können. Da ihre Wirkung von der Anwesenheit von Luftsauerstoff abhängt, den sie aufnehmen, um ihn dann weiter auf das Substrat zu übertragen, kann ihr Wirkungsmechanismus durch das Schema Oxydul $\rightleftarrows$ Oxyd zum Ausdrucke gebracht werden.

Die Lichtreaktionen, die unter dem Einflusse dieser mineralischen Lichtkatalysatoren eintreten, sind außerordentlich zahlreich und die wichtigsten sind von NEUBERG dahin zusammengefaßt worden:

„Alkohole gehen in Aldehyde über, mehrwertige Alkohole werden zu Oxyaldehyden und Oxyketonen, Säuren werden zu Aldehyden oder Ketonen abgebaut, einfache Zucker liefern Osone und Säuren, Di- und Polysaccharide werden invertiert und dann oxydiert, Glykoside werden hydrolysiert, Fette gespalten, Phosphorsäure und Schwefelsäureester werden zerlegt. Aminosäuren erleiden Aldehydspaltung unter gleichzeitiger Ammoniakentwicklung. Eiweißkörper werden zum Teil hydrolysiert und nach dem Schema der Aminosäuren weiter umgewandelt, der Benzolkern kann hydroxyliert werden, neutrale Alkalisalze organischer Säuren werden zu kohlensaurem Alkali oxydiert."

Da sowohl für die Wirkung der anorganischen Lichtkatalysatoren wie für die der organischen (fluorescierenden) photodynamischen Stoffe die Anwesenheit von Sauerstoff eine Bedingung ist, liegt es nahe, beide Erscheinungen auf eine einheitliche Grundlage zu bringen.

Wenn dies theoretisch auch möglich erscheint, praktisch ist es nicht durchführbar.

A. JODLBAUER und H. V. TAPPEINER[1]) sowie NEUBERG[2]) zeigten, daß organische Körper, die durch die anorganischen Lichtkatalysatoren in hohem Grade photosensibel gemacht werden können (z. B. die d-Weinsäure, das Glycerin, das Glykokoll, das Seidenfibrinpepton) durch die photodynamischen Stoffe nicht beeinflußbar sind. Eine Ausnahme bei den letzteren bilden nur die fluorescierenden Anthracenabkömmlinge, die somit sowohl der Gruppe der NEUBERGschen Katalysatoren wie der der photodynamischen Stoffe zugehören.

Umgekehrt sind komplizierter gebaute biologische Objekte, die durch den Zusatz fluorescierender Stoffe stark photosensibel gemacht werden können, durch die anorganischen Lichtkatalysatoren nicht beeinflußbar. Dies hat K. NOACK an den Atmungschromogenen von Pflanzen (Vicia Faba, Aloe soccotrina) gezeigt. Durch die photodynamischen Stoffe werden diese Atmungschromogene im Lichte rasch zu Farbstoff oxydiert, und zwar genügt hierzu bei Eosin die Konzentration von 1 : 25 000 000. Die anorganischen Lichtkatalysatoren erweisen sich als so gut wie nicht wirksam. Das gleiche gilt für die Beeinflußbarkeit von Paramäcien (JODLBAUER). Der Grund des verschiedenen Verhaltens dieser beiden Gruppen von Sensibilisatoren auf biologische Objekte ist bisher unbekannt. Für die NEUBERGsche Vermutung, daß zum Zustandekommen der Sensibilisierung biologischer Objekte eine Verankerung des Sensibilisators an das biologische Objekt notwendig sei, die den anorganischen Lichtkatalysatoren vielleicht nicht zukommt, sprechen die auf S. 338 erwähnten Versuche A. JODLBAUERS u. F. HAFFNERS, welche ergaben, daß alle photodynamisch wirksamen Stoffe bereits im Dunkeln an die Zelle gebunden (adsorbiert) werden, und daß diese Bindung als Vorbedingung für die Lichtwirkung gelten kann.

¹) JODLBAUER, A. u. H. v. TAPPEINER: Strahlentherapie Bd. 2, S. 84. 1913.
²) NEUBERG: Biochem. Zeitschr. Bd. 61, S. 315. 1914.

Physiologie der Röntgen- und Radiumstrahlen.

Von

W. Caspari
Frankfurt a. M.

Zusammenfassende Darstellungen.

Wetterer, J.: Handbuch der Röntgen- und Radiumtherapie. 4. Aufl. München und Leipzig: Keim & Nemnich 1922. — Meyer, Hans: Lehrbuch der Strahlentherapie. Berlin und Wien: Urban & Schwarzenberg 1925. — Dessauer, Happel, v. Wieser und Wiesner: Lehrbuch des Röntgenverfahrens. Frankfurt a. M.: Keim & Nemnich. (In Vorbereitung 1925.) — Lazarus, Paul: Handbuch der gesamten Strahlenbiologie und -therapie. München: J. F. Bergmann. (In Vorbereitung 1925.)

Einleitung.

Die Verwendung der Röntgen- und Radiumstrahlen ist ein wesentlicher Bestandteil der Heilkunst geworden. Wenn auch dieser Zweig der Therapie vielleicht nicht in *jeder* Beziehung bisher allen Erwartungen entsprochen hat, die an ihn geknüpft wurden, so geht seine hohe Wichtigkeit doch schon daraus ganz eindeutig hervor, daß es wohl in der ganzen zivilisierten Welt kein größeres Krankenhaus gibt, das nicht über eine oder mehrere kostspielige Einrichtungen zur Strahlentherapie verfügte.

Demgegenüber muß zugegeben werden, daß unsere Kenntnis über die *Physiologie* der Strahlenwirkung keineswegs imponierend ist, trotz der fast unübersehbaren Fülle von Experimenten, Beobachtungen, Publikationen und Spekulationen. Ja selbst die grundlegenden Tatsachen stehen vielfach noch im Stadium der Diskussion, und nur wenige Ecksteine der Erkenntnis können als fest fundiert angesehen werden. Auf diese Tatsache aber ist es meines Erachtens zurückzuführen, daß schließlich auch die Empirie der klinischen Anwendung der Strahlen uns nicht weiter führen kann. Der tote Punkt, auf dem, wie es scheint, die Strahlentherapie derzeit angelangt ist, kann nur dann überwunden werden, *wenn es uns gelingt, zu klareren Vorstellungen über den physiologischen Wirkungsmechanismus der Strahlen zu kommen.*

Wenn ich im folgenden den Versuch unternehme, unsere bisherigen Kenntnisse über die Wirkung der Röntgen- und Radiumstrahlen auf Zellen, Gewebe und Organismen in groben Umrissen, aber von einheitlichen Gesichtspunkten aus, zur Darstellung zu bringen, so liegt es nach dem, was eingangs ausgeführt wurde, in der Natur der Sache, daß ein solcher Überblick, der im einzelnen auf Vollständigkeit keinen Anspruch erheben kann, nicht frei sein kann von einer gewissen persönlichen Note. Je nach der persönlichen Einstellung wird der eine dieser festgestellten experimentellen Tatsache, der andere jener eine besondere Bedeutung für die Erkenntnis der Wirkungsweise dieser Strahlen beimessen. Schließlich sind zur Zeit alle diese Verhältnisse so im Fluß, daß eine Anschauung, die heut mehr oder weniger Wahrscheinlichkeit für sich hat, morgen bereits überholt, widerlegt oder auch gesichert sein kann.

Die Ursache dieser Sachlage ist wohl in erster Linie, daß die Wirkungsweise der Strahlen auf Lebewesen und Organismus ihr charakteristisches Merkmal darin hat, daß es sich hier um *atomistische Vorgänge* handelt. In diese näher einzudringen, ist aber erst seit kurzem möglich, seit uns die Untersuchungen von NIELS BOHR und von SOMMERFELD über den Bau der Atome näher unterrichtet haben, und die Versuche von LENARD, RUTHERFORD, GEIGER, BOTHE, FRANCK u. a. unseren Vorstellungen von dem Geschehen zwischen Atom und Strahl und demjenigen zwischen Atom und Elektron eine Basis gegeben haben. Erst von dem Boden dieser Erkenntnis aus wird man zu einer Vorstellung gelangen können über die Art und Weise der biologischen Wirkung der genannten Strahlen.

Physikalische Natur der Röntgen- und Radiumstrahlen.

Die physikalische Natur der Röntgen- und Radiumstrahlen muß bei derartig gedrängter Darstellung als bekannt vorausgesetzt werden. Nur kurz sei daran erinnert, daß wir es hier mit physikalisch sehr verschiedenen Vorgängen zu tun haben.

Die *Röntgenstrahlen* sind elektromagnetische Schwingungen, also Vorgänge von Lichtnatur. Und zwar handelt es sich hier um Schwingungen von kleiner Wellenlänge. Das Spektrum der Röntgenstrahlen ist sehr groß, d. h. es sind Strahlen von sehr verschiedener Wellenlänge, die in der Röntgenröhre erzeugt werden. Das Bereich des Röntgenspektrums ist wesentlich größer als das des Lichtspektrums, an das es sich nach neueren Untersuchungen unmittelbar anschließt. Je nach der Wellenlänge schwankt auch die Durchdringungsfähigkeit der Strahlen, und zwar sind die Strahlen um so durchdringungsfähiger (*härter*), je kleiner ihre Wellenlänge ist.

Die γ-Strahlung der radioaktiven Substanzen kann man als sehr kurzwelliges Röntgenlicht auffassen. Eine gute Übersicht über die Wellenlängen der verschiedenen Strahlenarten gibt die nebenstehende Tabelle, die einer Monographie DESSAUERS[1]) entnommen ist.

Ein Blick auf die Tabelle lehrt, daß die Röntgenstrahlen ein ungeheuer weites Gebiet verschiedener Strahlungen umfassen. Die Wellenlängen variieren etwa zwischen $7 \cdot 10^{-6}$ bis $5 \cdot 10^{-10}$ cm bei der härtesten Bremsstrahlung.

Die Emissionen der *radioaktiven Substanzen* sind von verschiedener Art; wir unterscheiden α-, β- und γ-Strahlen. Von diesem sind die β-Strahlen analog der in der Röntgenröhre entstehenden Kathodenstrahlung *Elektronen*, d. h. Elementarteilchen negativer Elektrizität. Die γ-Strahlen sind wiederum elektromagnetische Wellen. Sie entsprechen also den Röntgenstrahlen, und zwar sind sie, wie aus der Tabelle 1 ersichtlich, besonders „hart", also Lichtstrahlen von kleinster Wellenlänge, sehr großer Schwingungszahl und großer Penetrationsfähigkeit. Die α-Strahlung schließlich ist der Ausdruck des Zerfalls des Atomkerns der radioaktiven Substanzen. Es sind *Heliumatome*, die von dem Zellkern abgeschleudert werden, wobei dann neue Elemente entstehen, deren Atomgewicht sich durch die Abnahme des Gewichtes eines Heliumatoms von dem ursprünglichen radioaktiven Element unterscheidet. Durch die Abschleuderung von α- oder β-Strahlen und den Übergang eines radioaktiven Elementes in ein anderes entsteht eine *Zerfallsreihe*. Wir unterscheiden drei derartige Zerfallsreihen, von denen die erste vom *Uran* ausgeht, die zweite vom *Thorium* und

---

[1]) DESSAUER, FR.: Dosierung und Wesen der Röntgenstrahlenwirkung in der Tiefentherapie vom physikalischen Standpunkt. Dresden: Steinkopff 1923.

Tabelle 1. Übersicht über das Gesamtspektrum.

(Aus DESSAUER: Dosierung und Wesen der Röntgenstrahlenwirkung.)

Wellenlängen λ in cm [1]	Wellenlängen λ in A.-E. [1]	
$10^4 - 10^6$ cm [100 m — 10 km] und darüber bis $1 \cdot 10^{-1}$ cm [= 1 mm] $3 \cdot 10^{-2}$		elektrische Wellen, verwendet in der drahtlosen Telegraphie und der Diathermie
$7,7 \cdot 1^{-5}$	7700	*(ultraviolett, Licht, Wärme)* äußerstes sichtbares Rot — Beispiele von Licht-Emissionslinien [2]
bis		sichtbares Licht — $4,86 \cdot 10^{-5}$ } Wasserstoff-
$3,9 \cdot 10^{-5}$	3900	äußerstes sichtbares Violett — $4,34 \cdot 10^{-5}$ } linien; $5,89 \cdot 10^{-5}$ { gelbe Natriumlinie
$7,25 \cdot 10^{-6}$	725	längste bekannte Röntgenwelle (DEMBER 1913)
$4,2 \cdot 10^{-6}$	420	kürzeste beobachtete Ultraviolettstrahlung (RICHARDSON und BAZZONI 1917)
$8,4 \cdot 10^{-8}$	8,4	charakteristische Strahlung (K-Linie) des Aluminiums
$1,4 \cdot 10^{-8}$ $\downarrow$ $8 \cdot 10^{-9}$	1,4 } 0,8	weiche γ-Strahlung (L-Strahlung) des Ra.-B.
		} Beginn der „diagnostischen" X-Strahlung } weiche Strahlung
$5,6 \cdot 10^{-9}$	0,56	charakt. K-Strahlung des Silbers, auf der die Empfindlichkeit der photogr. Platten gegen X-Strahlen zum Teil beruht.
$4,5 \cdot 10^{-9}$	0,45	mittlere Strahlung.
$2,3 \cdot 10^{-9}$	0,23	harte Strahlung des Ra.-B.
$1,72 \cdot 10^{-9}$ $\downarrow$ $1,42 \cdot 10^{-9}$	0,172 0,142	*(γ- und harte Röntgenstrahlung)* charakteristische K-Linien des Pt., härteste K-Strahlung des Ra.-B.
$1,35 \cdot 10^{-9}$	0,135	
$1 \cdot 10^{-9}$	0,1	harte γ-Strahlung der Ra.-C.
$5,8 \cdot 10^{-10}$	0,058	härteste bisher beobachtete Bremsstrahlung (DESSAUER und BACK 1919)

die dritte vom *Aktinium*. Die letztere wird vielfach als eine Abzweigung der Uran-Radiumreihe angesehen. Der Zerfall der einzelnen Zersetzungsprodukte ist ein außerordentlich ungleichmäßiger. Die Lebensdauer der einzelnen Repräsentanten einer Reihe schwankt zwischen Tausenden von Jahren und Bruchteilen einer Sekunde. Gewöhnlich gibt man die Halbierungskonstante an, d. h. die Zeit, in der der betreffende Körper die Hälfte seiner Aktivität verloren hat. Eine Übersicht über die Reihen der radioaktiven Elemente geben die folgenden Tabellen, die aus der Abhandlung von MARCKWALD [3] im Handbuch der Balneologie entnommen sind.

---

[1] Alle Längen in der Physik werden normalerweise in cm angegeben. $1 \cdot 10^{-1}$ cm $= 1$ mm. $1 \cdot 10^{-4}$ cm $= \dfrac{1}{10^4}$ cm $= \dfrac{1}{10\,000}$ cm $= \dfrac{1}{1000}$ mm $= 1\,\mu$. $1 \cdot 10^{-7}$ cm $= 1\,\mu\mu = \dfrac{1}{1\,000\,000}$ mm. $1 \cdot 10^{-8}$ cm heißt Ångström-Einheit (Å.-E.).

[2] Die Lichtemissionslinien finden ihre Analogie in der sog. „charakteristischen", d. i. Linienstrahlung des Röntgenspektrums und der radioaktiven Stoffe.

[3] MARCKWALD: Radium und radioaktive Substanzen. In Handb. d. Balneol. Bd. I, S. 534. Leipzig: Georg Thieme 1916.

Tabelle 2. (Aus Marckwald: Radium und radioaktive Substanzen. Handb. d. Balneologie Bd. I, S. 542.)

Name	Halbierungskonstante	Strahlenart
Uran I ↓	$5,4 \cdot 10^9$ Jahre	α
Uran X_1 ↓	24,6 Tage	β
Uran X_2 ↓	1,5 Min.	β, γ
Uran II ↓	10^6 Jahre?	α
Ionium ↓	10^5 Jahre?	α
Radium ↓	1760 Jahre	α
Niton (Emanation) ↓	3,85 Tage	α
Radium-A ↓	3 Min.	α
Radium-B ↓	26,7 Min.	β
Radium-C_1	19,5 Min.	α, β, γ
↘ Radium-C_2?	1,4 Min.	β
Radium-C′ ↓	10^{-6} Sek.	α
Radium-D ↓	16 Jahre	β
Radium-E ↓	5 Tage	β
Radium-F ↓	140 Tage	α
Blei?	—	—

Tabelle 3. (Aus Marckwald: Radium und radioaktive Substanzen. Handb. d. Balneol. Bd. I, S. 544.)

Name	Halbierungskonstante	Strahlenart
Thorium ↓	$3 \cdot 10^{10}$ Jahre	α
Mesothorium I ↓	5,5 Jahre	—
Mesothorium II ↓	6,2 Stdn.	β, γ
Radiothorium ↓	2 Jahre	α
Thorium-X ↓	3,6 Tage	α
Thoriumemanation ↓	56 Sek.	α
Thorium-A ↓	0,14 Sek.	α
Thorium-B ↓	10,6 Stdn.	β
Thorium-C,	60 Min.	α, β
↘ Thorium-C_2 → ?	10^{-12} Sek.	α
Thorium-D → ?	3,1 Min.	β, γ

Tabelle 4. (Aus MARCKWALD: Radium und radioaktive
Substanzen. Handb. d. Balneol. Bd. I, S. 544.)

Name	Halbierungskonstante	Strahlenart
Aktinium ↓	30 (?) Jahre	?
Radioaktinium ↓	19,5 Tage	α, β
Aktinium-X ↓	11,6 Tage	α
Aktiniumemanation ↓	3,9 Sek.	α
Aktinium-A ↓	$2 \cdot 10^{-3}$ Sek.	α
Aktinium-B ↓	36 Min.	β
Aktinium-C ↓	2,15 Min.	α
Aktinium-D	4,7 Min.	β, γ

Die α-Strahlung repräsentiert im Gegensatze zu den Elektronen ihrer Natur
entsprechend eine ziemlich erhebliche Masse, etwa 7000—8000 mal so groß wie
ein Elektron. Sie wird schon von dünnen Metallfolien und in Luftschichten
von wenigen Zentimetern vollkommen absorbiert, so daß ihre Einwirkung auf
biologische Objekte nur selten in Betracht kommt. Dort aber, wo ihre biologischen Wirkungen studiert werden konnten, haben sich gerade die α-Strahlen
als besonders wirksam erwiesen [ASCHKINASS und CASPARI[1]) u. a.].

Gemeinsames Wirkungsprinzip der Röntgen- und Radiumstrahlung.

Bei der Verschiedenheit der Natur der Strahlungen und bei der außerordentlichen Breite des Spektrums der Röntgenstrahlen ist die Tatsache im
ersten Augenblicke erstaunlich, daß *die biologischen Effekte sich qualitativ in so
hohem Maße gleichen.* Quantitative Unterschiede sind naturgemäß vorhanden
je nach der Absorbierbarkeit der betreffenden Strahlung. Denn im allgemeinen
dürfte es doch zu Recht bestehen, daß *eine biologische Wirkung nur insofern
erzielt wird, als eine Absorption der Strahlungsenergie in dem betreffenden Lebewesen, in den Geweben, Organen oder Zellen erfolgt.* Die Annahme, daß die Wirkung *lediglich* durch *Auslösung anderer Energieformen* erfolgt, also etwa kata-
lytischer Natur ist, hat, wie wir sehen werden, wenig Wahrscheinlichkeit für
sich, obgleich die *Möglichkeit* nicht geleugnet werden soll, daß gelegentlich auch
solche Prozesse im Organismus stattfinden.

Die Übereinstimmung in der Wirkung der verschiedenartigen Strahlungen
haben schon vor vielen Jahren ASCHKINASS und *mich*, soweit ich sehen kann,
als erste, zu der Anschauung geführt, daß der Effekt all dieser Strahlungen auf
ein *gemeinsames Wirkungsprinzip* zurückzuführen sei. Es darf dies heute als
die allgemein angenommene Anschauung gelten, wenn auch die Auffassung über
die Natur dieses Vorganges zum Teil noch kontrovers ist. Hierüber wird später
noch einiges zu sagen sein.

Man darf aber, wie ich glaube, doch dieser Übereinstimmung in der Wirkungsweise der verschiedenartigen Strahlungen auf biologische Objekte keine *über-
triebene* Bedeutung beimessen. Man muß sich immer vor Augen halten, daß die
Anspruchsfähigkeit eines biologischen Systems innerhalb enger Grenzen liegt.

---

[1]) ASCHKINASS und CASPARI: Über die Wirkung dissoziierender Strahlen auf organisierte Substanzen. Pflügers Arch. f. d. ges. Physiol. Bd. 86, S. 603. 1901.

Ein Nervmuskelpräparat z. B. beantwortet alle möglichen Reize, elektrische, thermische, mechanische mit der gleichen Zuckung. Vollends, wenn wir Zellen abtöten oder schwer schädigen, führen die allerverschiedensten Vorgänge zu den gleichen Endeffekten.

Viel diskutiert worden ist die Frage, ob die harte und weiche Röntgenstrahlung, die sich natürlich *quantitativ* infolge ihrer verschiedenen Absorbierbarkeit voneinander unterscheiden, auch *qualitativ* verschiedene Medikamente darstellen. Besonders hat Dessauer ausgeführt, es sei nicht erlaubt, anzunehmen, daß hier dieselben Medikamente vorlägen, bevor man es bewiesen habe. Bis dahin müsse mit dem wahrscheinlichen Gegenteil gerechnet werden. Dies Problem ist experimentell von verschiedenen Seiten geprüft worden. Friedrich und Krönig[1]) haben diesbezüglich sehr umfangreiche Versuche angestellt unter genauer Messung mittels des Friedrichschen Iontoquantimeters sowohl an menschlicher Haut wie an Kaulquappen, und sind zu dem Schlusse gelangt, daß bei gleicher absorbierter Strahlenmenge die biologische Wirkung der verschiedenen Teile des Spektrums der Röntgenstrahlen quantitativ die gleiche ist. Dem· hat Holthusen[2]) widersprochen. Holthusen benutzte Askariseier und kam zu dem Ergebnis, daß die Zellschädigung mit zunehmender Strahlenhärte geringer wird. Zu dem gleichen Schlusse kamen Wood[3]) und Martius[4]). Auch Friedrich und Glasser[5]) erkennen gewisse Einwendungen, die Holthusen gegen die Versuchsmethodik von Friedrich und Krönig erhoben hatte, als berechtigt an. In neuester Zeit ist Holthusen[6]) zu der Anschauung gelangt, daß sich die Röntgenstrahlen verschiedener Wellenlänge nur durch die Geschwindigkeit der Primärelektronen unterscheiden, und damit nur durch die *Zahl*, nicht durch die *Art* der abgegebenen Energiebeträge.

Aus alledem folgt, daß diese Frage wohl noch nicht völlig spruchreif ist, daß aber, wenn qualitative Unterschiede in der biologischen Wirksamkeit zwischen weicher und harter Röntgenstrahlung vorhanden sind, diese sicher wohl nicht sehr bedeutend und augenfällig sein können.

Die Ähnlichkeit in der Wirkungsweise der verschiedenen Strahlungen auf biologische Objekte schließt es meines Erachtens durchaus nicht aus, daß unter gewissen Umständen, besonders bei sehr starken Verdünnungen der zugeführten Energien, eine *gegensätzliche* Wirkung verschiedener·Strahlungen zum Ausdruck kommt. So haben Stoklasa[7]) und Zwaardemaker[8]) unabhängig voneinander und unter ganz verschiedenen Versuchsbedingungen gefunden, daß α- und β-Strahlung zwar einzeln ganz analoge biologische Wirkungen auslöste, aber zusammen verwandt als Antagonisten wirkte. Wir kommen auf diese Versuche noch ausführlicher zurück.

---

[1]) Friedrich und Krönig: Physikalische und biologische Grundlagen der Strahlentherapie. Berlin und Wien: Urban & Schwarzenberg 1918.

[2]) Holthusen: Über die biologische Wirksamkeit von Röntgenstrahlen verschiedener Wellenlänge. Fortschr. a. d. Geb. d. Röntgenstr. Bd. 27, S. 213. 1919/21.

[3]) Wood: Exp. stud. in radiotherap. Transact. of the assoc. of Americ. physic. 1920.

[4]) Martius: Die biologische Wirkung der Röntgenstrahlen verschiedener Wellenlänge. Strahlentherapie Bd. 14, S. 558. 1922.

[5]) Friedrich und Glasser: Über die Dosenverhältnisse bei inkorporaler Radium- und Mesothoriumtherapie. Strahlentherapie Bd. 11, S. 20. 1920.

[6]) Holthusen: Über die Beziehungen zwischen physikalischer und biologischer Dosierung. Fortschr. a. d. Geb. d. Röntgenstr. Bd. 32, S. 73. 1924.

[7]) Stoklasa: Der Mechanismus der physiologischen Wirkung der Radiumemanation usw. Biochem. Zeitschr. Bd. 108, S. 140. 1920.

[8]) Zwaardemaker u. Mitarbeiter: Zahlreiche Publikationen, vorwiegend in den Verhandl. d. Niederländ. Akad. d. Wiss. Deutsche Zusammenfassung von Zwaardemaker: Die Bedeutung des Kaliums im Organismus. Pflügers Arch. f. d. ges. Physiol. Bd. 173, S. 38. 1919.

Physikalischer Vorgang. Punktwärmenhypothese.

Den allen Strahlenwirkungen gemeinsamen auslösenden biologischen Vorgang sahen ASCHKINASS und *ich* darin, daß die Strahlungen *Ionisationsvorgänge* in den getroffenen biologischen Objekten bewirken.

Es ist bekanntlich eine der charakteristischsten Wirkungen aller Strahlungen, daß sie in Gasen Ionisierung hervorrufen, d. h. das elektrisch neutrale Gas in positiv und negativ geladene Teile, Ionen, zerlegen. Diese Ionisierung von Gasen darf ja auch heute noch als das zuverlässigste Mittel zur quantitativen Messung von Strahlen angesehen werden. Wir nahmen an, daß es auch in den Geweben zu derartigen Ionisierungen kommen müsse, und daß die gemeinsame biologische Wirkung der Strahlen auf hierdurch bedingte Elektrizitätsverschiebungen in den Geweben und Zellen zurückzuführen sei.

Die Ionisation in Gasen ist nicht der primäre Vorgang, der durch die Strahlen ausgelöst wird. Dies ist vielmehr das *Freiwerden von Elektronen*, die bei ihrer Wanderung durch den von Strahlen getroffenen Gasraum die Zerlegung in Ionen bewirken. Dem Elektron wird bei der Ionisation Energie entzogen, wodurch es an Geschwindigkeit einbüßt und schließlich zum Stillstand kommt. Diese Elektronenbildung wird nun seit BARKLA[1]) von den meisten Autoren auch als der primäre Vorgang bei der biologischen Strahlenwirkung angesehen. Mancherlei experimentell festgestellte Beobachtungen sprechen durchaus in diesem Sinne. Die β-Strahlen und Kathodenstrahlen sind schnelle Elektronen und es hat sich herausgestellt, daß diese Strahlenarten biologisch besonders starke Wirkungen entfalten. Schon in den Versuchen von ASCHKINASS und *mir*[2]) erweist sich neben der α-Strahlung bei der von uns verwandten radioaktiven Konzentration nur die weiche β-Strahlung als bactericides Mittel, und neuerdings haben PAULI und GROBER[3]) die außerordentlich starken abtötenden Wirkungen der Kathodenstrahlen auf Bacterium coli und Axolotllarven nachgewiesen. Nach diesen Autoren ist die Wirkung der Kathodenstrahlen $4 \cdot 10^6$ mal so groß wie die der Röntgenstrahlen.

Besonders lehrreich aber sind in dieser Beziehung die Versuche von GHILARDUCCI[4]) und von HALBERSTÄDTER und MEYER[5]) mit Röntgenstrahlen. Bei der Einwirkung auf Bakterienkulturen haben sich Röntgenstrahlen stets als verhältnismäßig unwirksam erwiesen. RIEDER[6]), dem wir die umfangreichsten Versuche auf diesem Gebiete verdanken, mußte sehr hohe Dosen anwenden, bevor er einen deutlichen Effekt auf das Wachstum von Bakterien nachweisen konnte. GHILARDUCCI sowohl wie HALBERSTÄDTER und MEYER haben diesen Befund bestätigt, zugleich aber gezeigt, daß sich das Verhalten erheblich ändert, wenn die Wellen durch eine in ihre Bahn eingeschaltete Metallscheibe Elektronen frei machen, und diese ihre Einwirkung auf die Bakterienkultur entfalten können.

In gleichem Sinne sprechen auch die Versuche von ZWAARDEMAKER[7]), sowohl über die Anregung der Automatie des Herzens, als auch seine Kontrollversuche an Leucht-

---

[1]) BARKLA: Philosoph. transact. Bd. 204, S. 467. 1905.

[2]) ASCHKINASS und CASPARI: Über die Wirkung dissoziierender Strahlen auf organisierte Substanzen. Pflügers Arch. f. d. ges. Physiol. Bd. 86, S. 603. 1901 und 74. Versamml. dtsch. Naturforsch. u. Ärzte, Breslau 1904.

[3]) PAULI und GROBER: Über den Einfluß normaler Kathodenstrahlen auf das lebende Gewebe. Physikal. Zeitschr. Bd. 21, S. 148. 1920.

[4]) GHILARDUCCI: La radiologia medica, Sept. 1921.

[5]) HALBERSTÄDTER und MEYER: Über die Wirkung von primären und sekundären Röntgenstrahlen auf die Bakterien. Fortschr. a. d. Geb. d. Röntgenstr. Bd. 29, S. 489. 1922.

[6]) RIEDER: Wirkung der Röntgenstrahlen auf Bakterien. Münch. med. Wochenschr. 1898, S. 101 u. 773.

[7]) ZWAARDEMAKER und Mitarbeiter: Zahlreiche Publikationen; vgl. besonders Die Alpha-Automatien des Herzens. Skandinav. Arch. f. Physiol. Bd. 43, S. 287. 1923.

bakterien. Auch hier erwies sich nur ganz weiche Strahlung als wirksam, während durch den Röntgenstrahlen entsprechende γ-Strahlung keine Effekte zu erzielen waren.

Die Annahme aber, daß es über die Elektronenbildung, wie in Gasen, auch im Organismus zu Ionisation mit ihren Folgen auf die Elektrizitätsverteilung komme, hat sich inzwischen als mindestens höchst unwahrscheinlich erwiesen. Im Laboratorium von Dessauer hat Janitzky[1]) unter Mitwirkung von R. E. Liesegang Versuche angestellt über die Wirkung der Bestrahlung auf starke und schwache Elektrolyte mit und ohne Kolloidzusatz. Es ergab sich, daß bei Ausschaltung aller Fehlerquellen *keine Änderung der elektrischen Leitfähigkeit*, also keine meßbare Ionisierung eintritt. Dessauer hat daraus geschlossen, daß infolge der Dichte der Medien die entstehenden Ionen sehr bald der Rekombination anheimfallen. Unter diesen Umständen war es nötig, sich eine andere Vorstellung zu machen, wie die in den Geweben frei werdenden Elektronen ohne Ionisation und Änderung der elektrischen Leitfähigkeit einen biologischen Vorgang zu bewirken imstande sind.

Bei den folgenden Ausführungen werde ich mich im wesentlichen an die Darstellung Dessauers anschließen, die dieser in einer Reihe von Publikationen[2]) zur Begründung seiner „*Punktwärmenhypothese*" gegeben hat. Denn trotz der Einwände, die gegen diese Hypothese erhoben worden sind, und die, soweit mir ein Urteil zusteht, von Dessauer begründet zurückgewiesen worden sind, scheint mir diese Vorstellung diejenige zu sein, die den bisher bekannten biologischen Feststellungen am besten gerecht wird.

Wie bereits angedeutet, nimmt auch Dessauer als erste Wirkung der Röntgenstrahlen die Elektronenbildung an. Überschlagsrechnungen, die Dessauer angestellt hat, führten ferner zu dem Ergebnis, daß die gesamte Energiemenge, die durch eine langdauernde und zu schweren Schädigungen führende Einwirkung von Röntgenstrahlen dem Organismus einverleibt wird, nur wenige Grammcalorien ausmacht. Da nun letzten Endes die absorbierte Strahlenenergie, wenn sie nicht zu einer Änderung der elektrischen Leitfähigkeitsverhältnisse führt, in Wärme umgesetzt werden muß, und diese Wärmemenge viel zu gering ist, um den großen biologischen Effekt zu erklären, so schließt Dessauer, daß *die Wirkung in einem Momente der Energietransformation geschehen muß, wo die Energie noch hoch konzentriert und nicht über ein weites Gebiet fortgeleitet ist*. Diese *Punkte*, in denen die hochkonzentrierte Energie ihre Wirksamkeit vielleicht nur zu einem minimalen vorübergehenden Zeitpunkte entfalten kann, sieht Dessauer als die Orte der Umsetzung des physikalischen Vorganges in biologisches Geschehen an.

Den Vorgang des Überganges der durch alle Strahlenarten ausgelösten Elektronenbewegung in Wärme kann man sich auf Grund der in den letzten Jahren gewonnenen Erfahrungen auf dem Gebiete der Atomvorgänge folgendermaßen vorstellen: Wenn die Elektronen auf ein Atom aufstoßen, so können sie entweder ohne Geschwindigkeitsverlust durch das Atom hindurchgehen, ohne dabei Änderungen im Atom hervorzurufen, oder aber sie können Geschwindigkeitsverluste erleiden, wobei sie aus ihrer Bahn abgelenkt werden. Hierbei

---

[1]) Janitzky: Über einige Wirkungen der Strahlen. III. Mitt. Zeitschr. f. Physik Bd. 20, S. 280. 1923.

[2]) Dessauer, Fr.: Dosierung und Wesen der Röntgenstrahlenwirkung in der Tiefentherapie vom physikalischen Standpunkt. Dresden: Steinkopff 1923. — Dessauer, Fr.: Über einige Wirkungen von Strahlen. I. Zeitschr. f. Physik Bd. 12, S. 315. 1923. — Dessauer, Fr.: Über einige Wirkungen von Strahlen. IV. Ebenda Bd. 20, S. 288. 1923. — Dessauer, Fr.: Zur Erklärung der biologischen Strahlenwirkungen. Strahlentherapie Bd. 16, S. 208. 1924. — Dessauer, Fr.: Über das Wesen der Strahleneinwirkung im Körper. Med. Klinik 1924, Nr. 15.

wird die dem Elektron verlorene Energie dem getroffenen Atom mitgeteilt, das auf diese Weise entweder ein Elektron abgibt, d. i. ionisiert wird oder in den Zustand der „*Erregung*" versetzt wird. Dies bedeutet, daß ein Elektron des Atoms zwar nicht aus dem Gefüge des atomistischen Planetensystems herausgeschleudert, aber doch in eine höhere Bahn, die weiter von dem Atomkern wegführt, gehoben wird. Im Zustand der Erregung ist der Energiegehalt des betreffenden Atoms gesteigert, und es kann chemische Reaktionen eingehen, welche das unerregte Atom nicht eingehen kann. Solche Vorgänge spielen in der Photochemie eine Rolle. Es kann sich aber ein derartiger chemischer Prozeß durch ein erregtes Atom nur dann ereignen, wenn in der unmittelbaren Umgebung andere Atome vorhanden sind, mit denen das erregte Atom in geeigneter Weise reagieren kann. Da der Vorgang der Erregung eines Atoms nur einen verschwindenden Bruchteil einer Sekunde (etwa 10^{-8} Sek.) währt — dann fällt das Elektron in seine alte Bahn wieder zurück — *so ist die Möglichkeit solcher photochemischer Vorgänge durch Elektronenwirkung im Organismus zwar theoretisch gegeben, aber die Wahrscheinlichkeit ihres Eintretens ist relativ gering.* Ungleich häufiger wird ein anderer Vorgang sein, über den uns in erster Linie die Arbeiten von FRANCK und seinen Mitarbeitern[1]) unterrichtet haben. Dieser Weg besteht darin, daß ein solches erregtes Atom bei seinem Zusammenstoß mit einem anderen Atom oder Molekül seine Erregung verliert und diese in einen Antrieb der Teilchen, in „*Translationsenergie*", übergeht. Die Bewegungsenergie (Translationsenergie) der kleinsten Teilchen ist aber das Substrat der Wärme.

Hiernach scheint mir die Dessauersche Punktwärmenhypothese, d. h. der Übergang der Elektronenbewegung in Wärme, wie er ja auch beim Aufprallen der Kathodenstrahlen auf die Antikathode, die dabei zur Glut gebracht wird, uns ständig ad oculos demonstriert wird, fest begründet zu sein. Den Übergang der kinetischen Energie der Elektronen in Wärme bezeichnet auch RUTHERFORD[2]) als eine feststehende Tatsache.

Nach dem gegenwärtigen Stand unserer Kenntnisse ist es sicher, daß die Abgabe der Elektronenenergie an die Atome in *Quanten*, d. h. in einzelnen Portionen, erfolgt, daß also nicht etwa alle vorhandenen Atome gleichzeitig erregt sind, wenn ein Körper durchstrahlt wird, sondern stets nur einige wenige. Somit geht jeweils die absorbierte Röntgenenergie über die Elektronen und die erregten Atome immer nur in die beschleunigte Translation *einiger weniger* Atome und Moleküle unter Millionen über und verbreitet sich von da aus weiter. Hypothetisch ist bei dieser ganzen Vorstellung DESSAUERS, soweit ich sehen kann, überhaupt nur eines, nämlich, daß wenigstens vorübergehend diese Energie der Wärme auf einen sehr kleinen Ort beschränkt bleibt, ehe sie sich auf die Umgebung verteilt. Denn während die Wärmemenge, die an einem solchen kleinen Orte, d. h. durch Beschleunigung weniger Teilchen, entstehen kann, nach der Überschlagsrechnung von DESSAUER Temperaturen von $100—1000°$ leicht erreichen kann, wenn das erste Ausbreitungsgebiet Massen von $5000—20\,000$ Wasserstoffgewichten betrifft, wird sie bei einer Verteilung auf die Umgebung schnell außerordentlich verdünnt, unmerkbar und effektlos. Vielleicht wird gerade durch die *Größe des Eiweißmoleküls* eine vorübergehende Konzentration der Wärmewirkung ermöglicht. Die Verhältnisse werden gut verdeutlicht durch die von DESSAUER zitierte Analogie, die Prof. CERMAK-Gießen gegeben

---

[1]) CARIO und FRANCK: Über Zerlegung von Wasserstoffmolekülen durch angeregte Quecksilberatome. Zeitschr. f. Physik Bd. 11, S. 161. 1922; und seitdem zahlreiche weitere Veröffentlichungen von FRANCK und Mitarbeitern in dieser Zeitschrift.

[2]) RUTHERFORD: Die elektrische Struktur der Materie. Strahlentherapie Bd. 16, S. 883. 1924.

hat: Wenn ein Meteorstein in einen See fällt, so wird weder die Temperatur dieses Sees noch das Niveau desselben in irgendwelcher Weise merklich verändert. In dem Augenblicke des Aufschlags jedoch kann auf dem begrenzten Punkte des Aufpralls das Wasser meterhoch in die Höhe geschleudert werden.

Auch Wolfers[1]) lehnt die Ionisation durch Elektronenwirkung für den Vorgang im Organismus als unwahrscheinlich ab und nimmt gleichfalls eine schnelle Rekombination der Ionen an. Bei dieser Rekombination soll dann eine neue weichere Strahlung emittiert werden. Mit Recht bemerkt Dessauer dagegen, daß dies ja nur eine Verschiebung der Frage bedeuten würde, da nun erst das biologische Geschehen auf die *sekundär* entstehende Strahlung zurückgeführt werden müßte.

Zahlreich sind die Hypothesen, die eine *katalytische Wirkung* der Bestrahlung annehmen oder behaupten, daß *fermentative Prozesse* ausgelöst oder überhaupt bestehende Fermente in ihrer Funktion *direkt* durch die Strahlenwirkung gesteigert oder geschädigt werden. Gegen diese hypothetischen Vorstellungen wendet Dessauer mit vollem Recht ein, daß unter solchen Umständen die Abhängigkeit des biologischen Geschehens von der *Quantität* der wirksamen Strahlung nicht zu verstehen wäre.

Biologisches Geschehen. Nekrohormonhypothese.

Der erwähnte Einwand Dessauers bezieht sich aber, wie auch Dessauer ausdrücklich betont, lediglich auf den *primären* Übergang des physikalischen Agens in biologisches Geschehen, von dem in der Punktwärmehypothese ausschließlich die Rede ist. Daß als *Sekundärwirkung* gesteigerte fermentative Prozesse, insbesondere autolytische Vorgänge unter der Wirkung der Strahlen vor sich gehen, ist besonders durch die Versuche von Neuberg[2]) bewiesen.

Auch auf *katalytische* Prozesse üben Bestrahlungsvorgänge eine Wirkung aus. R. Schwarz und Friedrich[3]) sahen bei Bestrahlung von Platinsol und von Leberpreßsaft im wesentlichen eine Hemmung der Zerlegung des Wasserstoffsuperoxyds, die allmählich zurückging, ja bisweilen einer sekundären Verstärkung Platz machte. Sehr eingehend hat dann Wels[4]) diese Frage behandelt. Er fand bei Bestrahlung von Leberpreßsaft eine ausgesprochene Hemmung der Katalase, dagegen blieb dieser Effekt bei manchen anderen Katalysatoren tierischer und pflanzlicher Herkunft aus. Die Empfindlichkeit dieser Fermente hängt nach Wels von ihrer Reinheit ab, eine Folgerung, zu der ihn hauptsächlich die Unterschiede in der Beeinflußbarkeit des katalytischen Vermögens von Rinderblutlösung gegenüber demjenigen der gereinigten Hämase veranlaßten.

Von den weiteren Befunden sei hervorgehoben, daß Toluolzusatz die Strahlenempfindlichkeit der Katalase aufhob. Auch die Ionen von Salzen änderten diese Empfindlichkeit.

Diese Tatsachen führten Wels zu der Anschauung, daß sich die Schwächungen der Katalasewirkung auf eine Aggregatbildung in der kolloidalen Lösung zurück-

---

[1]) Wolfers: L'action biologique des rayons X. Rev. gen. des sciences 15. III. 1922.

[2]) Neuberg, C.: Chemisches zur Carcinomfrage. Zeitschr. f. Krebsforsch. Bd. 2, S. 171. 1904.

[3]) Schwarz, R. und W. Friedrich: Über die Beeinflussung der Platinkatalyse des Hydroperoxyds durch Röntgenstrahlen. Ber. d. Dtsch. chem. Ges. Bd. 55, S. 1040. 1922.

[4]) Wels, P.: Die Wirkung der Röntgenstrahlen auf die Katalase. Pflügers Arch. f. d. ges. Physiol. Bd. 201, S. 459. 1923. — Wels, P.: Beiträge zur Kenntnis der Strahlenwirkung. Strahlentherapie Bd. 16, S. 617. 1924. — Wels, P.: Die bisherigen kolloidchemischen Untersuchungen über die Wirkung der Röntgenstrahlen. Verhandl. d. dtsch. Röntgenges. Bd. 15, S. 112. 1924.

führen lasse. Diese Auffassung von WELS ist wohl in guter Übereinstimmung mit den Vorstellungen der Punktwärmenhypothese.

Schwieriger aber dürfte es sein, die Versuche von ELLINGER und LANDS-BERGER[1]) über die Beeinflussung der Katalasewirkung durch Röntgenstrahlen zu erklären. Diese Autoren beobachteten nämlich nicht nur Hemmungen der Wirkung anorganischer Katalysatoren unter Röntgenbestrahlung, sondern auch sehr beträchtliche Förderungen (bis zu 270%). Es handelt sich hier um Veränderungen, die in dem Katalysator selbst vor sich gehen, und es sind dies Elemente, die wie Eisen, Kobalt, Nickel, Paladium, Platin sich infolge ihrer atomaren Struktur durch Labilität ihrer Elektronen auszeichnen. Man wird hier wohl daran denken können, daß solche Atome durch die Strahlung leicht erregt werden können, und da sie bei der Anordnung des Versuches in unmittelbarem Kontakt mit Molekülen sind, mit denen sie chemisch reagieren können, so kommt es hier zu einer *photochemischen Reaktion* im Sinne einer Veränderung des katalytischen Prozesses.

Auch die sensibilisierende Wirkung des H_2O_2 auf Strahleneffekte, die PETRY[2]) in Versuchen an Keimlingen verschiedener Gramineenarten beschrieben hat, werden von dem Verfasser auf einen photochemischen Effekt zurückgeführt.

Nachdrücklich sprechen auch im Sinne einer direkten photochemischen Wirkung gewisse Versuchsergebnisse an Pflanzen, die STOKLASA[3]) mitgeteilt hat. Von diesen Versuchen wird später (S. 390) noch ausführlicher die Rede sein.

Die Möglichkeit, daß auch unmittelbar primär photochemische Wirkungen durch die Strahlen im Organismus ausgelöst werden könnten, war bereits bei der Besprechung der Punktwärmenhypothese erwähnt.

Abgesehen von diesem faktisch wohl recht seltenen direkten photochemischen Prozeß haben wir als *erstes biologisches Geschehen* unter der Einwirkung der Strahlen an eine *Veränderung der Zellkolloide* zu denken, und zwar im wesentlichen im Sinne einer *Verminderung der Dispersität*. FERNAU und PAULI[4]) konnten durch Bestrahlung mit Radium natives Eiweiß denaturieren und ausflocken, und Albuminate derartig verändern, daß eine Reaktionsverschiebung nach der sauren Seite hin auftrat. Diese Wirkungen ähneln denen bei der Erhitzung. Diese Analogie zeigt sich auch bei Versuchen mit Glutin. Hier wurde die Viscosität *vermindert*, und die Substanz schließlich in Lösung gebracht. Allerdings bedurften die Autoren zum Hervorrufen dieser Effekte sehr großer Strahlenquantitäten im Verhältnis zu den biologisch wirksamen und biologisch verwendbaren Dosen: Wochenlange Einwirkung von ca. 80 mg Radiumelement und mehr. WELS[5]) konnte durch mehrstündige Röntgenbestrahlung eine Viscositätserhöhung von Serum, Albuminsol und Globulinsol nachweisen, die sich allerdings meist in mäßigen Grenzen hielt. Bei Globulinsol beobachtete er auch starke Trübungen,

---

[1]) ELLINGER, PH. und M. LANDSBERGER: Über den Mechanismus der katalytischen Komponente der Zellatmung und ihre Beeinflussung durch Röntgenstrahlen usw. Klin. Wochenschr. 1923, S. 966.

[2]) PETRY: Zur Kenntnis der Bedingungen der biologischen Wirkung der Röntgenstrahlen. III. Mitt. Wirkung von Oxydationsmitteln auf die Empfindlichkeit. Biochem. Zeitschr. Bd. 135, S. 563. 1923.

[3]) STOKLASA: Die Bedeutung der Radioaktivität des Kaliums bei der Photosynthese. Biochem. Zeitschr. Bd. 108, S. 173. 1920.

[4]) FERNAU und PAULI: Biochem. Zeitschr. Bd. 70, S. 426. 1915. — FERNAU und PAULI: Über die Einwirkung der durchdringenden Radiumstrahlen auf anorganische und Biokolloide. Kolloidzeitschr. Bd. 30, S. 6. 1922. — FERNAU: Über Wirkung der Bestrahlung auf Rohrzucker und Agar. Biochem. Zeitschr. Bd. 102, S. 246. 1920; Kolloid-Zeitschr. Bd. 20, S. 20. 1917.

[5]) WELS, P.: Der Einfluß der Röntgenstrahlen auf Eiweißkörper. Pflügers Arch. f. d. ges. Physiol. Bd. 199, S. 226. 1923.

sogar bis zum Auftreten gröberer suspendierter Partikel. Allerdings waren dies seltenere Befunde, und der Autor konnte sie nicht reproduzieren. Wels machte die Hilfsannahme, daß entweder die Kolloide der lebenden Körperzelle durch bedeutend geringere Strahlendosen verändert werden können, oder daß bereits sehr viel geringere Veränderungen als die in vitro beobachteten zu Störung der Zellfunktion führen. Wir werden bald eine Erklärungsmöglichkeit für die große Dosendifferenz bei den Versuchen in vitro gegenüber den beim lebenden Organismus wirksamen Dosen dahin finden, daß in der lebenden Zelle der einmal eingeleitete Prozeß einer Gelbildung oder Koagulation sich automatisch durch sekundäre Vorgänge im Sinne der einmal eingeleiteten Reaktion fortsetzen kann.

Auch die Vorgänge, die wir an der lebenden Zelle beobachten, sprechen im Sinne einer *Koagulationswirkung.* So sieht man als ersten Effekt der Röntgenbestrahlung Zusammenballungen und Klumpenbildungen am Zellkern und Auftreten von Körnelungen im Protoplasma. Derartiges ist bereits vor Jahren von Lopriori[1]) an Pflanzenzellen beobachtet worden. In neuerer Zeit bilden die Gewebskulturen in vitro ein sehr günstiges Objekt zum Studium dieser Frage. Es sei hier auf die interessanten Untersuchungen von Strangeways und Oakley[2]) verwiesen.

Es scheint mir, daß die Punktwärmenhypothese Dessauers in besonders einfacher Weise den Vorgang erklären würde. Die ungefähren Temperaturen, die Dessauer für seine Punktwärmen in einer Überschlagsrechnung errechnet, würden, wie wir sahen, reichlich genügen, um in kleinsten Bezirken eine Koagulation des Eiweißes zu bewirken.

Es ist aber ganz klar, daß ein *einmaliger* derartiger Insult von solch minimaler Ausdehnung gegenüber einem im Verhältnis so ungeheuer großen Gebilde, wie es eine tierische oder pflanzliche Zelle ist, vollkommen belanglos ist. Man muß annehmen, daß während der Bestrahlung die Zellen gleichsam unter einem Maschinengewehrfeuer der Elektronen liegen, und eine Zelle erleidet erst dann wesentliche Veränderungen, wenn sie vielmals von Punktwärmen getroffen worden ist. Aber auch selbst dann, wenn der Insult schon so stark ist, daß er bereits mikroskopisch wahrnehmbare Veränderungen an dem besonders empfindlichen Teile der Zelle, den Chromosomen, gesetzt hat, kann nach Aufhören der Bestrahlung die Zelle sich wiederum erholen.

Bedeutungsvoller aber ist es wohl noch, daß auch das Umgekehrte eintreten kann. In diesem Sinne spricht folgender Versuch: Lewis[3]) hat an Kulturen von embryonalem Bindegewebe die Wirkung von schwacher Säuerung und Alkalisierung studiert. Dabei stellte sich heraus, daß der erstere Vorgang zu Gerinnungserscheinungen, der andere zu Lösungserscheinungen des Zelleiweißes führt. Der erstere Vorgang, die Erhöhung der Wasserstoffionenkonzentration, würde also den gleichen oder ähnlichen Effekt bewirken wie die Bestrahlung. Auch sonst bestehen hier Analogien, worauf sogleich einzugehen sein wird. Ganz im Sinne einer Säurewirkung zeigte sich aber auch *der Effekt von abgestorbenem Gewebe,* das 24 Stunden lang in Locke-Lewisscher Lösung aufbewahrt war, bei dem also wohl ein Prozeß der Autolyse eingeleitet war. Wir können nun annehmen, daß die an verschiedenen Punkten gesetzte verringerte Dispersität der Kolloide

---

[1]) Lopriori: Extr. dal nuova rassegna. Catania 1897. Zit. nach Schaudinn: Pflügers Arch. f. d. ges. Physiol. Bd. 77, S. 29. 1899.

[2]) Strangeways und Oakley: The immediate changes observed in tissue cells after exposure to soft X-rays while growing in vitro. Proc. of the roy. soc. of London (B.) Bd. 95, S. 373. 1923.

[3]) Lewis, Margaret Reed: Reversible gelation in living cells. John Hopkins hosp. bull. 1923, S. 373.

(die Annahme, daß es überall von vornherein sofort zu völliger Koagulation kommen muß, ist bei dieser Betrachtung gar nicht notwendig) zu beschränkten Nekrosen und Einleitung von autolytischen Vorgängen führt. Denn wenn ein Eiweißkörper durch Alkohol, durch Wärme oder ein anderes Mittel, welches chemisch gar nicht tief eingreift, denaturiert wird, so bedeutet dies im kolloidchemischen Sinne Abtötung [LIESEGANG[1])]. Dann ist es nach dieser Festellung von LEWIS ohne weiteres klar, daß der einmal in Gang gekommene Prozeß automatisch weiter ablaufen kann, eine Vorstellung, die besonders dann plausibel ist, wenn wir uns der geistvollen Biorheusenhypothese EHRENBERGS[2]) erinnern. *Hierdurch erklärt es sich, daß in den lebenden (und durchbluteten) Geweben und bis zu einem gewissen Grade auch in Gewebskulturen, schon mit geringen Dosen Effekte erzielt werden können, die wir in vitro nur durch massive Dosen erreichen können.*

Ob die Erholung der Zelle nach Fortfall des Insultes oder der weitere Ablauf des eingeleiteten Prozesses lediglich von der Quantität der Einwirkung abhängt, oder ob andere Momente, besonders, wie man vermuten darf, Dauer der Einwirkung oder Wiederholung in bestimmten Intervallen, hierfür ausschlaggebend sind, entzieht sich zur Zeit noch unserer Kenntnis.

Die hier festgestellte Einwirkung des toten Gewebes leitet über zu der hypothetischen Anschauung, durch die ich versucht habe, die weitere Wirkung der Strahlen nach Einsetzen des ersten Effektes zu erklären: der *Nekrohormonhypothese.*

Zur Darlegung dieser theoretischen Vorstellungen müssen wir auf ein Gebiet eingehen, das auch therapeutisch heute im Vordergrunde des Interesses steht; nämlich *die Allgemeinwirkung der Strahlen auf den lebenden Organismus.* Denn die Anschauung der Nekrohormonwirkung als Ausgang des biologischen Strahleneffektes entwickelte sich mir auf Grund mehrjähriger Versuche über die Immunitätsverhältnisse beim Carcinom. Ich kam zu dem Ergebnisse, daß überall dort allgemeine Immunitätsvorgänge ausgelöst werden, wo entweder Körperzellen im Organismus durch einen Eingriff zugrunde gehen, oder Zellen in den Organismus eingeführt werden, die dort dem Untergange anheimfallen oder aber Zellabbauprodukte, wie Autolysate oder Nekrosen, dem Organismus einverleibt werden[3]). Wie man sieht, sind dies die Eingriffe, die der unspezifischen Therapie zugrunde liegen, und die nach der Anschauung von WEICHARDT zu einer „Protoplasmaaktivierung" und „allgemeinen Leistungssteigerung" führen.

Zu diesen Maßnahmen, die durch Zellzerfall einen Effekt auf den Gesamtorganismus auslösen, der richtig geleitet eine Hebung des allgemeinen Immunitätsspiegels herbeiführt, aber auch mancherlei andere Reaktionen im Organismus auszulösen imstande ist [NÜRNBERGER[4]), KAZNELSON und LORANT[5]), H. FREUND[6])]

---

[1]) LIESEGANG, R. E.: Die Auswertung gefärbter Präparate. Dermatol. Wochenschr. Jg. 78, S. 340. 1924.

[2]) EHRENBERG, R.: Theoretische Biologie vom Standpunkt der Irreversibilität der Lebensvorgänge. Berlin: Julius Springer 1923.

[3]) CASPARI: Betrachtungen über das Krebsproblem, besonders vom Standpunkte der Immunität. Zeitschr. f. Krebsforsch. Bd. 19, S. 74. 1922.

[4]) NÜRNBERGER: Klinische Blutuntersuchungen bei der gynäkologischen Tiefentherapie. Dtsch. med. Wochenschr. 1915, S. 700 u. 730.

[5]) KAZNELSON und LORANT: Allgemeine Leistungssteigerung als Fernwirkung therapeutischer Röntgenbestrahlungen. Münch. med. Wochenschr. 1921, S. 132.

[6]) FREUND, H.: Über die Entstehung von Giften im Blute. Med. Klinik 1920, S. 437. — FREUND, H.: Studien zur unspezifischen Reiztherapie. I. Über das Vorkommen und den Nachweis physiologisch wirksamer Zellzerfallsprodukte im strömenden Blute. Arch. f. exp. Pathol. u. Pharmakol. Bd. 91, S. 272. 1921. — FREUND und GOTTLIEB: Über die Bedeutung von Zellzerfallsprodukten für den Ablauf pharmakologischer Reaktionen. Münch. med. Wochenschr. 1921, S. 383. — DRESEL und FREUND: Studien zur unspezifischen Reiztherapie. II. Über die experimentelle Steigerung der Anthrakozidie im Blute. Arch. f. exp. Pathol. u. Pharmakol. Bd. 91, S. 317. 1921.

gehört neben der Überhitzung [Murphy und Sturm[1])] und der Dyspnoewirkung, die von E. Schwarz[2]) bei mir untersucht worden ist, auch die Wirkung der Röntgenstrahlen und radioaktiven Substanzen. Daß Röntgenbestrahlungen derartige immunisierende Effekte hervorrufen und also auf den gesamten Organismus von bedeutsamer Einwirkung sind, haben schon vor mir Murphy und Morton[3]) sowie Russ, Chambers, Scott und Mottram[4]) nachgewiesen. Das gleiche wurde für die Wirkung der radioaktiven Emanation von Piccaluga[5]) bei mir gezeigt. H. Lippmann[6]) hat immunisierende Effekte gegen bakterielle Infektionen nach intravenöser Einspritzung von Thorium X nachgewiesen, Yamauchi[7]) in bei mir ausgeführten Versuchen gegen das Carcinom. Schon lange vor all diesen Untersuchungen hat Quadrone[8]) unter der Einwirkung von Röntgenstrahlen bei Kaninchen, Meerschweinchen und Mäusen vermehrte Resistenz gegenüber Infektionen beobachtet und sie auf das Zugrundegehen von Gewebs- und Blutzellen zurückgeführt. In etwas anderem Sinne haben Helber und Linser[9]) zu beweisen gesucht, daß neben der lokalen Wirkung bei Bestrahlungen Allgemeinreaktionen ausgelöst werden, die sie mit der Zerstörung der Leukocyten in Verbindung brachten. Aber ihre diesbezüglichen Versuche sind nicht ohne Widerspruch geblieben.

Wir sehen also, daß zahlreiche, von den verschiedensten Autoren bei sehr variierter Versuchsanordnung festgestellte Befunde dartun, daß bei jeder Bestrahlung neben dem lokalen Effekt eine *Allgemeinwirkung* statthat, die wir berechtigt sind, auf den Zerfall von Zellen im Organismus zurückzuführen.

H. Freund war der erste, der den Begriff der „*Zellzerfallshormone*" als Ursache dieser Vorgänge eingeführt hat. Er sowohl wie die anderen Autoren vor mir haben aber, wie aus obiger Darlegung hervorgeht, nur die Auslösung der Allgemeinreaktionen des Gesamtorganismus als Folge der Bestrahlung ins Auge gefaßt. Aber erst, wenn man die *celluläre Bedeutung* dieses Vorganges erkannt hat, gelangt man zu einer einheitlichen Vorstellung von dem biologischen Effekt, der durch die Bestrahlungen ausgelöst wird. Dann aber ist natürlich der Begriff der Zellzerfallshormone unzureichend, weil wir uns diese Substanzen auch endocellulär wirksam und auch ohne Zellzerfall in die Umgebung diffundierend vorzustellen haben. Hierauf beruht die von mir vertretene *Nekrohormonhypothese* als kurze Bezeichnung eines Vorganges, der, soweit ich sehen kann, zwanglos die

---

[1]) Murphy und Sturm: Effect of dry heat on the blood count in animals. Journ. of exp. med. Bd. 29, H. 1. 1919.

[2]) Schwarz, E.: Immunität gegen Tumoren durch Dyspnoe. Zeitschr. f. Krebsforsch. Bd. 21, S. 472. 1924.

[3]) Murphy und Morton: The lymphocyte as a factor in natural and induced resist. The effect of X-rays on the resistance to cancer in mice. Science Bd. 42, S. 842. 1915.

[4]) Russ, Chambers, Scott und Mottram: Exper. studies with small doses of X-rays. Lancet 1919, S. 692.

[5]) Piccaluga, vgl. Caspari: Betrachtungen über das Krebsproblem, besonders vom Standpunkte der Immunität. Zeitschr. f. Krebsforsch. Bd. 19, S. 74. 1921. — Piccaluga: Sull importanza di emanzioni radio attive sullo sviluppo dei tumori nei topi. Ann. ital. di chirurg. Bd. 1. 1922.

[6]) Lippmann, H.: Studien über die Steigerung der Resistenz und des Antikörpergehalts durch Knochenmarksreizmittel: Thorium X, Arsenikalien usw. Zeitschr. f. exp. Pathol. u. Therapie Bd. 16. 1914. — Lippmann, H.: Studien an aleukocytären Tieren. Zeitschr. f. Immunitätsforsch. Bd. 24, S. 107. 1914.

[7]) Yamauchi: Studien über Geschwulstimmunität. V. Immunisierungsversuche mit Thorium-X. Zeitschr. f. Krebsforsch. Bd. 21, S. 230. 1924.

[8]) Quadrone: Klinische und experimentelle Untersuchungen über die Wirkungen der Röntgenstrahlen. Zentralbl. f. inn. Med. 1905, Nr. 21 u. 25.

[9]) Helber und Linser: Experimentelle Untersuchungen über die Einwirkung der Röntgenstrahlen auf das Blut usw. Dtsch. Arch. f. klin. Med. Bd. 83, S. 479. 1905.

zahlreichen biologischen Vorgänge erklärt, die in einer unabsehbaren wissenschaft-lichen Literatur heute schon über die Wirkung der Strahlen auf Zellen, Gewebe und Organismus niedergelegt sind.

Die celluläre Vorstellung solcher hormonalen Wirkungen fand ich bereits vor in Versuchen von HABERLANDT[1]) an Pflanzen, die sich allerdings nicht auf Bestrahlungsvorgänge, sondern auf allgemeine Lebensvorgänge wie Verletzungen (Wundhormone), Zellteilungen (Zellteilungshormone), Absterbevorgänge (Nekro-hormone) bezogen. *Ich*[2]) habe vorgeschlagen, die Nekrohormone als übergeord-neten Begriff einzuführen, weil in der Tat auch die anderen hormonalen Pro-zesse, die HABERLANDT erwähnt, und ebenfalls die Zellzerfallshormone von FREUND, der dabei in erster Linie den Zerfall der Blutplättchen im Auge hat, ihre Entstehung primären Nekrosen oder Absterbevorgängen verdanken.

Eine Übertragung der Anschauungen HABERLANDTS auf die Vorgänge bei der Bestrahlung hat gleichzeitig und unabhängig von mir auch FR. WEBER[3]) unternommen, auf dessen Arbeit später noch ausführlicher eingegangen werden wird.

Für die Wahl der Benennung als „Nekrohormone" war für mich nicht nur die Übereinstimmung dieser Bezeichnung mit den experimentell und empirisch festgestellten Tatsachen, die Prägnanz und Kürze des Ausdrucks maßgebend, sondern vor allem auch seine Anspruchslosigkeit. Es ist in dieser Bezeichnung nur enthalten, was in der Tat bewiesen ist, soweit sich in der Biologie überhaupt unanfechtbare Beweise geben lassen: nämlich daß bei der Nekrose von tierischem und pflanzlichem Gewebe Substanzen entstehen, die Reizwirkungen auslösen können. Es ist nichts gesagt über den feineren Vorgang der Auslösung dieser Reizwirkung. Es ist auch nichts gesagt über den Effekt, der aus dem Reiz resultiert. Die von WEICHARDT gewählte Nomenklatur der „Protoplasma-aktivierung" und „allgemeinen Leistungssteigerung" scheint mir schon deswegen nicht glücklich, weil diese Effekte von *quantitativen* Verhältnissen, also von der Menge der wirksamen Hormone abhängen. Aber selbst innerhalb der in diesem Sinne wirksamen Dosierung ist ein solcher Effekt meist nur einer bestimmten *Phase* des Vorganges eigentümlich; es kann der Reizung eine Lähmung voran-gehen und umgekehrt.

Auch über die chemische Natur der Nekrohormone wird nichts durch die Bezeichnung festgelegt. Mancherlei Gründe allerdings sprechen in dem Sinne, daß *es sich im wesentlichen um lösliche Eiweißabbauprodukte handelt, wahrschein-lich um den Ablauf eines autolytischen Vorganges.*

Die Nekrohormone scheinen ferner Substanzen von saurem Charakter zu sein. Dafür spricht die Übereinstimmung zwischen Säurewirkung und der Wirkung von nekrotischem Gewebe auf Zellkulturen [LEWIS[4])] und die Acidose, die KRÖTZ[5]) als unmittelbare Folge der Bestrahlung im Blutserum gefunden hat. Diese besagt, daß „im Serum organische Valenzen mit Säurecharakter neu auf-getreten sind". Daß die Produkte des durch die Bestrahlung bedingten Zell-zerfalls in das Blut übertreten und dort charakteristische Veränderungen des Serums hervorrufen, wird übereinstimmend durch die Versuche über die Ver-

---

[1]) HABERLANDT: Über Zellteilungshormone und ihre Beziehung zur Wundheilung, Be-fruchtung, Parthenogenesis und Adventivembryonie. Biol. Zentralbl. Bd. 42, S. 145. 1922.

[2]) CASPARI: Theoretisches zur Strahlenwirkung. Dtsch. med. Wochenschr. 1923, Nr. 9.

[3]) WEBER, FR.: Frühtreiben ruhender Pflanzen durch Röntgenstrahlen. Biochem. Zeitschr. Bd. 128, S. 495. 1922.

[4]) LEWIS, MARGARET REED: Reversible gelation in living cells. John Hopkins hosp. bull. 1923, S. 373.

[5]) KRÖTZ, CHR.: Zur Biochemie der Strahlenwirkung. I. Biochem. Zeitschr. Bd. 151, S. 146. 1924. II. Ebenda S. 449.

schiebungen der Eiweißfraktion im Blutserum dargetan, die von Herzfeld und Schinz[1]) und von Knipping und Kowitz[2]) ausgeführt worden sind. Auch die von Wolmershäuser[3]) beschriebenen Veränderungen des Blutdrucks, die, wie unveröffentlichte Versuche meiner Mitarbeiter Wehmer und Nell zeigen, sich über Wochen nach einer Bestrahlung erstrecken, können in dem Übertritt derartiger Produkte in den Kreislauf wohl ihren Ursprung haben.

Betrachten wir nunmehr, wie sich auf Grund der Nekrohormonhypothese die Wirkung einer Bestrahlung auf die einzelne Zelle und dann fortschreitend auf Gewebe und den Gesamtorganismus darstellt.

Nehmen wir an, eine Zelle ist von einem Bombardement von Elektronen getroffen, und es sind Zentren kleinster Koagulation entstanden, so dürfte die Folge ein Absterben kleinster Zellbestandteile sein, von denen dann die Nekrohormonwirkung ausgeht. Wir haben ferner bereits gesehen, daß ein solcher Prozeß der Nekrotisierung, wie aus den Versuchen von Lewis[4]) hervorgeht, sich automatisch fortsetzen kann, so daß wir in diesem Falle in der Zelle eine weiterschreitende Gerinnung mit Nekrohormonbildung vorfinden.

Treten die Nekrohormone nur spärlich im Innern einer Zelle auf, so kann der Effekt eine *celluläre Reizwirkung* sein. Haberlandt vertritt die Anschauung, daß bei der Zellteilung durch Befruchtung derartige hormonale Wirkungen einen Reiz zur Kernteilung ausüben. Diese sollen ausgehen von dem in der Eizelle zerfallenden Spermatozoenschwanz und der Verletzung der Eizelle durch das eingedrungene Spermatozoon, dessen Bahn im Innern der Eizelle sich häufig markiert. Für die Strahlenwirkung haben wir das eindeutigste Beispiel dieses Vorganges in der parthenogenetischen Zellteilung, die Bohn[5]) bei Tritoneneiern durch Radiumbestrahlung auslösen konnte.

Die Nekrohormone sind, wie Haberlandt für die pflanzlichen Wundhormone experimentell bewiesen hat, diffusible chemische Substanzen. Sie können daher aus einer Zelle austreten und in benachbarte Zellen diffundieren, wo sie je nach dem Zustande dieser Zellen entweder reizend wirken können oder auch bei einer bereits reichlich von dem Elektronenbombardement getroffenen Zelle die eingeleiteten Zerstörungsvorgänge steigern können.

Für diese Diffusion der Nekrohormone ist es von Wichtigkeit, daß Bestrahlungen auch eine Veränderung in der Durchlässigkeit der Zellmenbranen zu bewirken scheinen. Doch ist es unzutreffend, wenn dieser Vorgang, wie es geschehen ist, in Gegensatz gesetzt wird zu den hier dargelegten Anschauungen. Im Gegenteil will es mir scheinen, daß endocelluläre Viscositätsänderungen, wie wir sie als Konsequenz der gesetzten Punktwärmen angenommen haben, auch Änderungen des osmotischen Druckes in der Zelle bewirken müssen. Hierdurch aber wird das Donnangleichgewicht in der Membranschicht der Zellen gestört werden, und die Konsequenz dieses Vorganges muß auch eine Permeabilitätsänderung in der Zelle sein. Damit in Einklang steht, daß derartige Effekte, soweit sie beobachtet worden sind, Spätwirkungen sind, die meist erst nach

---

[1]) Herzfeld und Schinz: Blutserumuntersuchungen unmittelbar vor und nach der Röntgenbestrahlung. Strahlentherapie Bd. 15, S. 84. 1923.

[2]) Knipping und Kowitz: Über die Einwirkung der Röntgenstrahlen auf die Eiweißkörper des Plasmas. Fortschr. a. d. Geb. d. Röntgenstr. Bd. 31, S. 660. 1924.

[3]) Wolmershäuser: Das Verhalten von Blutdruck und Leukocyten während der Röntgenbestrahlung und deren Beziehungen zum vegetativen Nervensystem. Strahlentherapie Bd. 16, S. 235. 1924.

[4]) Lewis, Margaret Reed: Reversible gelation in living cells. John Hopkins hosp. bull. 1923, S. 373.

[5]) Bohn: Influence des rayons du radium sur les oeufs vierges et fécondés etc. Cpt. rend. hebdom. des séances de l'acad. des sciences Bd. 136, S. 1085. 1903.

sehr erheblichen Strahlendosen in Erscheinung treten. Dies gilt z. B. für die
Hämolyse der roten Blutkörperchen, die für Radium zuerst von SALOMONSON
und DREYER[1]), für Röntgenstrahlen von HOLTHUSEN[2]) erwiesen worden ist.
Verändernngen in der Membrandurchlässigkeit sahen REDFIELD und BRIGHT[3])
durch Bestrahlung an Nereiseiern auftreten. Doch machten sich diese erst nach
der Befruchtung bemerkbar. PACKARD[4]) behauptet allerdings eine direkte Abhängigkeit der Strahlensensibilität der Zellen von ihrer Membrandurchlässigkeit.

Eine geschädigte Zelle braucht nicht sofort zugrunde zu gehen. Die Vorgänge sind, wie wir bereits gesehen haben, bei geringer Schädigung der Zelle
zuweilen reversibel, die Zelle kann sich erholen und ihre Lebenstätigkeit wieder
aufnehmen.

Die Zelle kann aber auch trotz eingetretener tiefgreifender Störung weiter-
leben, *ohne* daß eine Reparation der gesetzten Schädigung eintritt. In diesem
Falle sehen wir häufig, daß die Zellfunktionen wohl erhalten sind, während die
Fortpflanzungsfähigkeit der Zelle geschädigt oder zerstört ist. Oder wie v. WASSER-
MANN[5]) es im Anschluß an eine ältere Darstellungsweise EHRLICHS[6]) ausgedrückt
hat, „die Genozeptoren sind zerstört, die Nutrizeptoren erhalten".

Strahlenempfindlichkeit.

Es zeigt sich also, daß nicht alle Teile der Zelle gegenüber den durch die
Strahlung gesetzten Insulten gleich empfindlich sind, und auch derselbe Zell-
teil in verschiedenem Funktionszustand wechselnde Empfindlichkeit besitzt. Wir
werden sehen, daß dies verschiedene Ausmaß der *Radiosensibilität* wie für einzelne Zellbestandteile auch gilt für verschiedene Zellarten und Organe und auch
hier bei derselben Zellart und denselben Organen wesentliche Differenzen bestehen können in Abhängigkeit von dem physiologischen Zustande des betreffenden Objektes.

Der strahlenempfindlichste Teil der Zelle ist ihr *Kern*. Im Sinne einer höheren
Radiosensibilität des Zellkerns gegenüber dem Protoplasma spricht bereits das
mikroskopische Bild strahlengeschädigter Zellen, wie es von einer großen Zahl
verschiedener Untersucher beschrieben worden ist. Dies ist natürlich dort am
deutlichsten, wo die Zellgebilde relativ groß und Einzelheiten daher deutlicher
zu erkennen sind wie bei Protozoen, worüber Angaben von SCHAUDINN[7]), M. ZUEL-
ZER[8]) u. a. vorliegen. SCHAUDINN fiel es auch auf, daß mehrkernige Protozoen
sich empfindlicher erwiesen als einkernige.

Besonders beweisend für die hohe Strahlenempfindlichkeit des Kerns ist
aber das biologische Experiment. Hier sind in erster Linie zu nennen die Versuche

---

[1]) SALOMONSON und DREYER: Recherches sur les effects physiologiques du radium.
Cpt. rend. hebdom. des séances de l'acad. des sciences Bd. 138, S. 1543. 1904.

[2]) HOLTHUSEN: Blutveränderung durch Röntgenstrahlen und deren Sensibilisierung.
Strahlentherapie Bd. 14, S. 561. 1923.

[3]) REDFIELD und BRIGHT: The physiological changes produced by radium rays and
ultra-violet light in the egg of nereis. The journ. of physiol. Bd. 55, S. 61. 1921.

[4]) PACKARD: The suscectibility of cells to radium. Proc. of the soc. of experim.
biol. and med. Bd. 20, S. 226. 1923.

[5]) v. WASSERMANN: Analyse der Wirkung radioaktiver Substanzen auf Mäusekrebs.
Dtsch. med. Wochenschr. 1914, S. 524.

[6]) EHRLICH: Über die neuesten Ergebnisse auf dem Gebiete der Trypanosomenforschung.
Arch. f. Schiffs- u. Tropenhyg. Bd. 13, S. 91. 1909.

[7]) SCHAUDINN: Über den Einfluß der Röntgenstrahlen auf Protozoen. Pflügers Arch.
f. d. ges. Physiol. Bd. 77, S. 29. 1899.

[8]) ZUELZER, M.: Über die Einwirkung der Radiumstrahlen auf Protozoen. Arch. f.
Protistenkunde Bd. 5, S. 358. 1905.

von Oskar Hertwig und seinen Kindern Paula und Günther Hertwig[1]), die sich eingehend mit der Wirkung der Bestrahlung von unbefruchteten und befruchteten Eiern und von Spermatozoen auf die Zellteilungsvorgänge be-schäftigt haben. An dieser Stelle sei nur eines Ergebnisses gedacht: Wurde ein Seeigelspermatozoon vor der Befruchtung stark bestrahlt, so vermochte es trotz-dem in die Eizelle einzudringen, sein Bewegungsapparat war also intakt geblieben. Der dem Kern entsprechende Spermatozoenkopf dagegen konnte so stark ge-schädigt sein, daß er an den Kernteilungsvorgängen nicht mehr teilnahm, sondern als abgestorbener kompakter Körper in der Eizelle liegenblieb. Der Eihalbkern wanderte jedoch wie bei der normalen Befruchtung auf den Spermahalbkern zu und teilte sich dann ganz regelrecht unter Ausbildung normaler Chromosomen. Es handelt sich hier also um ein Versuchsergebnis analog dem oben zitierten Ver-such von Bohn[2]). In beiden Fällen wird unter der Nekrohormonwirkung, die bei Bohn durch direkte Bestrahlung der Eizelle, bei Hertwig durch das Ab-sterben des radiumkranken in das Ei eingedrungenen Spermatozoons hervor-gerufen wird, eine parthenogenetische Zellteilung angeregt.

Der Versuch beweist jedenfalls, daß, während der dem Zellprotoplasma ent-sprechende Bewegungsapparat des Spermatozoons funktionstüchtig geblieben war, der dem Kern entsprechende Spermatozoenkopf schwerste Schädigungen erlitten hatte. In gleichem Sinne sprechen die Versuche von Wassermann[3]) mit Bestrahlung der Zellen eines Impfcarcinoms der Maus. Wassermann fand, daß die Zellen am Leben waren, aber ihre Proliferationsfähigkeit verloren hatten, so daß sie bei der Überimpfung nicht mehr angingen. Obgleich sich gegen die Versuchsanordnung und die Schlüsse aus diesen Versuchen berechtigte Einwände erheben lassen, sind sie doch im Prinzip unzweifelhaft richtig, wie durch Zell-kulturversuche von Wood und Prime[4]) bewiesen ist.

Zu analogen Resultaten gelangte auch Halberstädter[5]). Dieser erbrachte den Nachweis, daß radioaktive Substanzen und Röntgenstrahlen in der Weise auf Trypanosomen wirkten, daß diese zwar noch gut beweglich waren, aber ihre Fortpflanzungsfähigkeit verloren hatten. Sie konnten dann noch anscheinend unverändert im Blute der Tiere kreisen, waren aber nicht mehr infektiös. Auch hier also Schädigung der Kernfunktion bei anscheinend intakten sonstigen Zell-funktionen.

An Pflanzenzellen hat schon vor vielen Jahren Lopriori[6]) analoge Ergebnisse beschrieben. Röntgenstrahlen wirkten hemmend auf das Auskeimen von Pollen-körnern, während die Protoplasmaströmungen nicht gehemmt, sondern sogar oft beschleunigt waren.

Für diese höhere Radiosensibilität des Zellkerns oder gewisser Kernbestand-

---

[1]) Zahlreiche Abhandlungen von O. Hertwig, Paula Hertwig und G. Hertwig im Arch. f. mikroskop. Anat. und Verhandl. d. Berlin. Akad. d. Wiss. Zusammenfassende Dar-stellungen von O. Hertwig in Lazarus' Handb. d. Radiumbiol. u. -therapie und von G. Hertwig: Strahlentherapie Bd. 11, S. 821. 1920.

[2]) Bohn: Influence des rayons du radium sur les œufs vierges et fécondés etc. Cpt. rend. hebdom. des séances de l'acad. des sciences Bd. 136, S. 1085. 1903.

[3]) v. Wassermann: Analyse der Wirkung radioaktiver Substanzen auf Mäusekrebs. Dtsch. med. Wochenschr. 1914, S. 524.

[4]) Wood und Prime: Die tödliche Röntgenstrahlendosis für Krebszellen. Strahlen-therapie Bd. 13, S. 628. 1922. — Prime: Observ. upon the effects of radium on tissue growth in vitro. Journ. of cancer research Bd. 2, S. 107. 1917.

[5]) Halberstädter: Experimentelle Untersuchungen an Trypanosomen usw. Berlin. klin. Wochenschr. 1914, S. 252.

[6]) Lopriori: Extr. dal nuova rassegna. Catania 1897. Zit. nach Schaudinn: Pflügers Arch. f. d. ges. Physiol. Bd. 77, S. 29. 1899.

teile, vorwiegend wohl des *Chromatins* bzw. der Chromosomen [PERTHES[1]) u. a.], habe ich[2]), ausgehend von der oben entwickelten Annahme der Entstehung kleinster Gerinnungsherde des Zelleiweißes als erstem biologischen Effekt der Strahlenwirkung, folgende Erklärung zu geben versucht:

Eiweißkörper werden bekanntlich durch um so geringere Einwirkungen zur Ausflockung gebracht, je näher ihre Reaktion dem isoelektrischen Punkte liegt. Nun befinden sich die Eiweißkörper der lebenden Zellen und Organismen fast durchweg in einem Zustande, daß sie durch einen schwachen Säurezusatz dem isoelektrischen Punkte zugeführt werden. Es liegt nun die Annahme nahe, daß die Wasserstoffionenkonzentration in der Kernsubstanz eine höhere ist als im Zellprotoplasma, ihre Ausflockung daher durch entsprechende Einwirkungen leichter zu erreichen ist. In diesem Sinne spricht zunächst die Affinität der Kernsubstanzen zu basischen Anilinfarben. Schon EHRLICH[3]) hat darauf hingewiesen, daß der Zellkern basophil, die übrigen Zellbestandteile acidophil sind, und nach STEUDEL[4]) ist es die Nucleinsäure des Zellkerns, die seinen Säurecharakter bewirkt. STEUDEL und TAKAHATA[5]) haben ferner nachgewiesen, daß wenigstens im Kern der Hefezelle die Nucleinsäure nicht nur an Eiweiß gebunden vorhanden ist, sondern auch im freien Zustande vorkommt. Schließlich wird die Anschauung von der höheren Wasserstoffionenkonzentration im Zellkern durch die zitierten Versuche von LEWIS stark gestützt, in denen ein Säurezusatz, der das Protoplasma noch intakt ließ, im Kern bereits deutliche Gerinnungserscheinungen hervorrief. Es wird ja auch die größere Gerinnungsfähigkeit des Zellkerns in gewissen Säuren, z. B. Essigsäure oder Chromsäure, schon seit langem zur histologischen Differenzierung der Kernsubstanzen benutzt. Nach alledem hat es wohl sehr viel Wahrscheinlichkeit, daß die höhere Radiosensibilität des Kerns gegenüber dem Protoplasma mit den dargelegten Anschauungen über den Wirkungsmechanismus der Strahlen in guter Übereinstimmung ist.

Die Radiosensibilität des Zellkerns ist ferner auch ihrerseits bei verschiedenen Lebenszuständen der Zelle verschieden groß. Und zwar ergibt sich eine besonders *starke Empfindlichkeit des Zellkerns gegenüber den Strahlen im Zustande der Mitose.* Dieser Befund ist so häufig und so übereinstimmend erhoben worden, daß darauf verzichtet werden kann, die Literatur im einzelnen zu besprechen. Hinweisen möchte ich nur auf die Arbeit von HOLTHUSEN[6]), der diese Vorgänge wohl am exaktesten studiert hat und zu der Feststellung kam, daß auch *in den einzelnen Abschnitten des mitotischen Vorganges die Empfindlichkeit des Kerns eine wechselnde ist.* Ob auch für diese Vorgänge der Wasserstoffionenkonzentration eine ausschlaggebende Bedeutung zukommt, steht nicht mit Sicherheit fest. Doch darf an die Behauptung von LILIENFELD[7]) erinnert werden, wonach die Chromosomen in der Mitose freie oder sehr eiweißarme Nucleinsäure enthalten sollen. Auch Verschiebungen im Gehalt an „Basichromatin" und „Oxychromatin" während der einzelnen Phasen der Zellteilung sind wohl histologisch sichergestellt.

---

[1]) PERTHES: Versuche über den Einfluß der Röntgenstrahlen und Radiumstrahlen auf die Zellteilung. Dtsch. med. Wochenschr. 1904, S. 632.

[2]) CASPARI: Theoretisches zur Strahlenwirkung. Dtsch. med. Wochenschr. 1923, Nr. 9.

[3]) EHRLICH: Farbenanalytische Untersuchungen zur Histologie der Klinik des Blutes. Berlin 1891.

[4]) STEUDEL: Biochemische Untersuchungen über Zellkernfragen. Klin. Wochenschr. 1923, S. 1789.

[5]) STEUDEL und TAKAHATA: Über die Bindungsverhältnisse der Nucleinsäuren in den Zellkernen. Hoppe-Seylers Zeitschr. f. physiol. Chem. Bd. 133, S. 165. 1924.

[6]) HOLTHUSEN: Beiträge zur Biologie der Strahlenwirkung usw. Pflügers Arch. f. d. ges. Physiol. Bd. 187, S. 1. 1921.

[7]) LILIENFELD: Zur Chemie der Leukocyten. Du Bois-Reymonds Arch., phys. Abt., Suppl.-Bd. S. 153. 1893.

Besser unterrichtet sind wir über die Ursachen der von zahlreichen Autoren, zuerst wohl von Körnicke[1]), festgestellten Tatsache, daß Pflanzenkeimlinge um ein Vielfaches radiosensibler sind als lufttrockener ruhender Samen derselben Pflanze. Petry[2]) hat nachgewiesen, daß für die höhere Empfindlichkeit des Keimlings der *Quellungszustand* von erheblicher, wenn auch nicht ausschließlicher Bedeutung ist. Auch diese Feststellung spricht durchaus im Sinne der entwickelten theoretischen Vorstellungen, denn auch die Quellung ist von der Wasserstoffionenkonzentration abhängig und bei Säurebildung gesteigert, und Petry selbst weist darauf hin, daß nach älteren Versuchen von Lewith[3]) auch die Hitzekoagulation von Eiweißkörpern eine Funktion ihres Wassergehaltes ist.

Wie die einzelnen Bestandteile der Zellen verschiedene Radiosensibilität zeigen, so findet man auch erhebliche Unterschiede in der Strahlenempfindlichkeit verschiedener *Zellarten* und infolgedessen auch *zwischen einzelnen Geweben, Organen und Organismen.* Die Verschiedenheit der Radiosensibilität kann auch bei verschiedenen Zellarten in *demselben* Organ zutage treten, derart, daß z. B. bei der Haut die empfindlichen Zellen des Rete Malpighii und der Haarfollikel zerstört sein können, während das Chorium und vor allem die Hornschicht der Epidermis gar nicht oder nur wenig geschädigt sind. Man kann, wie es z. B. Wetterer[4]) getan hat, auf diese Weise eine Skala der Strahlenempfindlichkeit der normalen und pathologischen Gewebe aufstellen, und in neuester Zeit sind wir durch die umfangreichen Versuche, die Lazarus-Barlow und seine Mitarbeiter[5]) mit der γ-Strahlung von 5g reinem Radiumbromid anstellen konnten, über mannigfaltige Einzelheiten dieser Verhältnisse genauer unterrichtet.

Die strahlenempfindlichsten Gebilde des Organismus sind die *farblosen Zellen des hämatopoetischen Apparates* [Heinecke[6])] *und des Blutes* [Linser und Helber[7]), Benjamin, v. Reuss, Sluka und Schwarz[8]), Krause und Ziegler[9]) u. a.]. Während man sonst bei der Strahleneinwirkung meist eine mehr oder weniger lange *Latenzzeit* beobachtet, bis der Zellzerfall manifest wird, treten bei diesen empfindlichen Zellen die Zerfallserscheinungen in kürzester Zeit, wie Heinecke sagt, „explosionsartig" hervor. Heinecke[10]) sah schon eine

---

[1]) Körnicke: Über die Wirkung von Röntgenstrahlen auf die Keimung und das Wachstum. Ber. d. dtsch. botan. Ges. Bd. 22, S. 148. 1904. — Körnicke: Die Wirkung der Radiumstrahlen auf das Wachstum. Ebenda S. 155. — Körnicke: Weitere Untersuchungen usw. Ebenda Bd. 23, S. 324. 1905. — Körnicke: Über die Wirkung der Röntgen- und Radiumstrahlen auf pflanzliches Gewebe und Zellen. Ebenda S. 404.

[2]) Petry: Zur Kenntnis der Bedingungen der biologischen Wirkung der Röntgenstrahlen. II. Mitt. Biochem. Zeitschr. Bd. 128, S. 326. 1922.

[3]) Lewith: Zentralbl. f. Physiol. Bd. 11, S. 382. 1890. Zit. nach Petry: Biochem. Zeitschr. Bd. 128, S. 326. 1922.

[4]) Wetterer, J.: Handb. d. Röntgen- u. Radiumtherapie. 4. Aufl. München und Leipzig: Keim & Nemnich 1922.

[5]) Lazarus-Barlow: Medical uses of radium. Med. research council 1922.

[6]) Heinecke: Zur Kenntnis der Wirkung der Röntgenstrahlen auf tierische Gewebe. Münch. med. Wochenschr. 1904, S. 1342. — Heinecke: Über die Einwirkung der Röntgenstrahlen auf innere Organe. Mitt. a. d. Grenzgeb. d. Med. u. Chirurg. Bd. 14, S. 21. 1905. — Heinecke: Experimentelle Untersuchungen über die Einwirkung der Röntgenstrahlen auf das Knochenmark usw. Dtsch. Zeitschr. f. Chirurg. Bd. 78, S. 196. 1905.

[7]) Linser und Helber: Experimentelle Untersuchungen über die Einwirkung der Röntgenstrahlen auf das Blut usw. Dtsch. Arch. f. klin. Med. Bd. 83, S. 479. 1905.

[8]) Benjamin, v. Reuss, Sluka und Schwarz: Beiträge zur Frage der Einwirkung der Röntgenstrahlen auf das Blut. Wien. klin. Wochenschr. 1906, S. 788.

[9]) Krause und Ziegler: Experimentelle Untersuchungen über die Einwirkung der Röntgenstrahlen auf tierisches Gewebe. Fortschr. a. d. Geb. d. Röntgenstr. Bd. 10, S. 126. 1906/07.

[10]) Heinecke: Biologische Wirkungen der Röntgenstrahlen. Münch. med. Wochenschr. 1914, S. 807.

Stunde nach Bestrahlung der Milz im Zentrum der Follikel den Zellzerfall eintreten, nach 4—6 Stunden war bereits die Höhe der Kernzerstörung erreicht.

*Diese enorme Sensibilität der weißen Formelemente im Blute und besonders in
ihren Bildungsstätten ist für die Erklärung der Strahlenwirkung auf den Organismus
unter den oben ausgeführten Gesichtspunkten von höchster Bedeutung. In dem
Untergang dieser Zellen ist die Hauptquelle zu suchen für die Nekrohormone, die
nach Bestrahlung des Gesamtorganismus, der Milz oder des Knochenmarkes im
Körper kreisen. Auch bei jeder lokalen Bestrahlung muß neben dem Zerfall des
bestrahlten Gebildes ein Untergang von weißen Blutzellen stattfinden.* Selbst nach
kleinsten Bestrahlungsdosen finden wir bereits einen Zerfall dieser Elemente,
wie uns besonders die Versuche von RUSS, CHAMBERS, SCOTT und MOTTRAM[1])
und von RUSS, CHAMBERS und SCOTT[2]) für Röntgenstrahlen und die von MOTT-
RAM und RUSS[3]) auch für Radiumstrahlen lehren.

Doch glaube ich, daß es sich bei diesem Untergange der weißen Blutzellen
vielleicht nicht um eine spezifische Radiosensibilität handelt. Diese Zellen sind
vielmehr überhaupt *allen Einflüssen gegenüber* von enormer Empfindlichkeit, und
sie erfüllen in ihrem Untergang eine ihrer wesentlichsten Funktionen. Dies gilt
also nicht nur für die Strahlenwirkung, sondern auch für all die anderen mannigfaltigen Eingriffe, nach denen man eine unspezifische Immunität eintreten sieht.

Allerdings ist das Absterben der weißen Blutkörperchen im Blute von
normalen Individuen nicht immer leicht festzustellen, da sehr bald durch Aus-
wanderung aus den Bildungsstätten das Defizit kompensiert wird. Doch haben
bereits KRAUSE und ZIEGLER[4]) diesen Vorgang bei Totalbestrahlungen mit
ungefilterten Röntgenstrahlen an Mäusen, Ratten, Kaninchen und Hunden beobachtet, und auch beim Menschen ist es WAGNER[5]) gelungen, den primären Leukocytensturz nach Bestrahlung mit Röntgenstrahlen festzustellen, wenn das Blutbild von Patientinnen $2^1/_2$ Stunden nach Verabreichung der Ovarialdosis mit
dem Blutbild derselben Person vor der Bestrahlung verglichen wurde. Auch nach
subcutaner Einspritzung von Thorium X ist der primäre Leukocytensturz beim
Menschen beschrieben worden [FALTA nach Versuchen von ZEHNER[6])].

Auf diesen Leukocytensturz folgt dann eine Leukocytose, die meist, da der
erste Effekt schnell vorübergehend ist, als erster Effekt der Strahlenwirkung
angegeben wird. Diese bald eintretende Leukocytose ist aber meist nicht von
langer Dauer. Es handelt sich hier wohl lediglich um eine Verteilungsleuko-
cytose, bedingt durch Übertritt von weißen Blutkörperchen aus den Bildungsstätten in die Blutbahn. Bei größeren Dosen folgt auf diese primäre Leukocytose
eine mehr oder weniger starke Leukopenie. Auf diese Leukopenie kann dann
eine erneute allmählich ansteigende wahre Leukocytose einsetzen, die bedingt
ist durch eine Überkompensation für die durch die Bestrahlung zugrunde gegangenen Blutzellen. Daß hier wiederum die durch Zellzerfall hervorgerufenen
Nekrohormone auf die Blutzellen im Sinne einer Vermehrungsanregung wirken,

---

[1]) RUSS, CHAMBERS, SCOTT und MOTTRAM: Exper. studies with small doses of X-rays.
Lancet 1919, S. 692.

[2]) RUSS, CHAMBERS und SCOTT: Further observ. of the effects of X-rays upon lympho-
cytes. Journ. of pathol. a. bacteriol. Bd. 23, S. 477. 1920.

[3]) MOTTRAM und RUSS: Lymphopenia follow. expos. of rats to „soft" X-rays and the
β-rays of radium. Journ. of exp. med. Bd. 34, S. 271. 1921.

[4]) KRAUSE und ZIEGLER: Experimentelle Untersuchungen über die Einwirkung der
Röntgenstrahlen auf tierisches Gewebe. Fortschr. a. d. Geb. d. Röntgenstr. Bd. 10, S. 126.
1906/07.

[5]) WAGNER, ADA: Beobachtungen über das Verhalten des weißen Blutbildes usw.
Strahlentherapie Bd. 11, S. 140. 1920.

[6]) FALTA: Die Behandlung innerer Krankheiten mit radioaktiven Substanzen. Berlin:
Julius Springer 1918.

wird bewiesen durch Versuche von Murphy und seinen Mitarbeitern[1]). Diese fanden, daß Lymphzellen von Ratten, die im Serum von mit Röntgenstrahlen behandelten Ratten suspendiert und für 2 Stunden in den Brutschrank gebracht wurden, eine Vermehrung ihrer Zahl um 13—15% erfuhren, wobei zahlreiche Mitosen festzustellen waren.

Die wahre Leukocytose tritt aber keineswegs stets ein, sondern nur dann, wenn die Reaktionsfähigkeit des Organismus zu der angewandten Strahlendosis in geeignetem Verhältnis steht. Wo, wie bei kachektischen Kranken, die Reaktionsfähigkeit vollkommen darniederliegt, fehlt die sekundäre Leukocytose.

Die Literatur über die Einwirkung der Strahlen auf die Zusammensetzung des Blutes ist eine außerordentlich große, entsprechend der Bedeutung, die viele Autoren diesen Verhältnissen für den therapeutischen Effekt der Bestrahlungen beimessen. Es kann aber im Rahmen dieser Abhandlung nicht näher darauf eingegangen werden, und es sei daher nur auf die umfangreiche experimentelle Arbeit von Siegel[2]) verwiesen. Bemerken aber möchte ich, daß ich die Anschauung, die viele Autoren, besonders Murphy, von der Bedeutung der Blutzusammensetzung für den Effekt der Bestrahlung haben, nicht teile. *Die Leukocytose, die nach geeigneter Strahlendosis eintritt, ist es nicht, die den Allgemeineffekt der Strahlenwirkung hervorruft. Sie ist nur eine begleitende Kompensationserscheinung* und als solche allerdings bis zu einem gewissen Grade ein Maßstab der Reaktionsbereitschaft des Organismus, aber kein direkter Ausdruck der erzielten Immunität. Das Bild der Leukocytose geht z. B. den Immunitätsverhältnissen beim Carcinom keineswegs parallel. So hat Yamauchi[3]) Immunität gegen Impftumoren bei Mäusen konstatiert, bei denen durch Thorium-X-Injektionen das Blut frei geworden war von neutrophilen Leukocyten und nur noch spärliche Lymphocyten im Blute kreisten.

Von ähnlicher Radiosensibilität wie die farblosen Blutkörperchen sind auch die Blutplättchen [H. Freund und Mitarbeiter[4]), Cramer, Drew und Mottram[5])], die wir ja auch sonst als äußerst labile Gebilde kennen. Der Zerfall der Blutplättchen spielt wohl neben dem der Leukocyten und Lymphocyten die wesentliche Rolle bei der Steigerung der *Gerinnungsfähigkeit des Blutes* durch Strahlenwirkung, die von zahlreichen Autoren beobachtet worden ist, zuerst wohl von van den Velden[6]) beim Menschen nach Aufenthalt im Emanatorium oder nach Trinken von radioaktivem Wasser. Stephan[7]) sah sie besonders deutlich nach Milzbestrahlung, was nach dem von uns Dargelegten nicht erstaunlich ist. Die Annahme Stephans, daß es sich hier um eine *direkte funktionelle Reizwirkung* handle, die auf die Milz ausgeübt wird, ist sicher nicht zutreffend. Zahlreiche Autoren konnten den gleichen Effekt nach Bestrahlung verschiedenster Körperteile er-

---

[1]) Murphy, Heng Liu und Sturm: Studies on X-ray effects. IX. The action of serum from X-rayed animals on lymphoid cells in vitro. Journ. of exp. med. Bd. 35, S. 373. 1922.

[2]) Siegel, P. W.: Die Veränderungen des Blutbildes nach gynäkologischen Röntgen-, Radium- und Mesothoriumtiefenbestrahlungen usw. Strahlentherapie Bd. 11, S. 64. 1920.

[3]) Yamauchi: Studien über Geschwulstimmunität. V. Immunisierungsversuche mit Thorium X. Zeitschr. f. Krebsforsch. Bd. 21, S. 230. 1924.

[4]) Freund, H. und Mitarbeiter: vgl. S. 355, Anm. 6.

[5]) Cramer, Drew und Mottram: On bloodplatelets etc. Proc. of the roy. soc. of London (B.) Bd. 93, S. 449. 1922.

[6]) van den Velden: Die Wirkung der Radiumemanation auf das Blut. Dtsch. Arch. f. klin. Med. Bd. 108, S. 377. 1912.

[7]) Stephan: Über die Steigerung der Zellfunktion durch Röntgenenergie. Strahlentherapie Bd. 11, S. 577. 1920.

zielen, und NEUFFER[1]) sowohl wie FEISSLY[2]) führen denn auch mit Recht die Wirkung der Milzbestrahlung bei Hämophilie auf Zerfall von Lymphocyten, Leukocyten oder Blutplättchen und Freiwerden der Thrombokinase zurück.

Die *Erythrocyten* sind wesentlich resistenter als die übrigen Formelemente des Blutes.

Sehr nahe stehen den weißen Blutkörperchen in ihrer Empfindlichkeit gegenüber der Strahlenwirkung die *Keimzellen*, und zwar sowohl die *weiblichen* als auch die *männlichen*. Über die Einwirkung der Röntgenstrahlen auf Ovarien verdanken wir die ersten Untersuchungen HALBERSTÄDTER[3]) und BERGONNIÉ, TRIBONDEAU und RÉCAMIER[4]). Von den zahlreichen späteren Publikationen seien besonders diejenigen von REIFFERSCHEID[5]) hervorgehoben, der umfangreiche Untersuchungen über die Strahlenwirkung auf die Ovarien von Mäusen, Hunden, Affen und Menschen angestellt hat. Als allgemeines Ergebnis sehen wir große Unterschiede in der Radiosensibilität der verschiedenen Zellgruppen dieses Organs. Die höchste Empfindlichkeit zeigen der Kern der Eizelle und die Follikelzellen, während z. B. die Zellen des interstitiellen Gewebes wesentlich unempfindlicher sind.

Man kann durch geeignete Dosen auf die Ovarien Kastration herbeiführen. Diese kann je nach der Dosis eine dauernde oder eine vorübergehende sein, dadurch daß ungeschädigte oder ungenügend geschädigte Follikel sich wieder entwickeln können. Die Schädigung der strahlenempfindlichen Zellen der Ovarien tritt ebenfalls nach kurzer Latenzzeit in Erscheinung, nach REIFFERSCHEID schon nach 3 Stunden. Das Manifestwerden der Schädigung des ganzen Organs erfordert dagegen eine längere Zeit. Es spricht dies ganz im Sinne unserer Vorstellung, daß der Schädigungsgrad nach einer gesetzten Strahlendosis auch bei verschiedenen Zellen *gleicher* Strahlenempfindlichkeit ein verschiedener sein kann. DESSAUER hat besonders hervorgehoben, daß nach der Punktwärmehypothese die Anzahl der Treffer, die eine bestimmte Zelle bei jedem Elektronenbombardement erleidet, eine zufallsmäßige ist.

Einen interessanten Befund von über Generationen sich erstreckenden Folgen einer durch Bestrahlung hervorgerufenen Schädigung teilt M. FRÄNKEL[6]) mit. Er bestrahlte ein Kaninchen 4 Tage nach der Geburt am Bauch. Das Tier blieb im Wachstum zurück. Die unbestrahlten Jungen dieses Tieres blieben im Wachstum noch weiter zurück und warfen noch kleiner bleibende Junge. Die letzteren waren steril infolge cystischer Degeneration der Ovarien. Allerdings glaube ich nicht, daß man diesen Befund, wie es M. FRÄNKEL tut, als einen Beweis für die Vererbung erworbener Eigenschaften ansehen darf. Bei der starken Radiosensibilität der Keimdrüsen dürfte es sich hier wohl zweifellos um eine durch Bestrahlung hervorgerufene Keimschädigung handeln, durch die eine Veränderung der Erbmasse bedingt wird. Diese sog. parallele Induktion ist aber wohl kaum Gegenstand der Diskussion. Die strittige Frage bei der Vererbung erworbener

[1]) NEUFFER: Über Milzbestrahlungen bei Hämophilie. Münch. med. Wochenschr. 1921, S. 40.

[2]) FEISSLY: Beiträge zur Blutgerinnungsbeschleunigung mittels Röntgenstrahlen. Münch. med. Wochenschr. 1921, S. 1418.

[3]) HALBERSTÄDTER: Die Einwirkung der Röntgenstrahlen auf Ovarien. Berlin. klin Wochenschr. 1905, S. 64.

[4]) BERGONNIÉ, TRIBONDEAU und RÉCAMIER: Act. des rayons X sur l'ovaire de la lapine. Cpt. rend. des séances de la soc. de biol. Bd. 58, S. 284. 1905.

[5]) REIFFERSCHEID: Histologische Untersuchungen über die Beeinflussung menschlicher und tierischer Ovarien durch Röntgenstrahlen. Zeitschr. f. Röntgenkunde Bd. 12, S. 233. 1910; Strahlentherapie Bd. 5, S. 407. 1914; X. Kongr. d. dtsch. Röntgenges. zu Berlin 1914.

[6]) FRÄNKEL, M.: Röntgenstrahlenversuche an tierischen Ovarien. Zeitschr. f. Röntgenkunde Bd. 13. 1911; Arch. f. mikroskop. Anat. Bd. 84, S. 111. 1914.

Eigenschaften ist die sog. somatische Induktion, bei der über Veränderungen des Körpers eine vererbbare Veränderung der Keimdrüsen angenommen werden müßte. Veränderungen der Erbmasse durch Bestrahlung mit Röntgenstrahlen haben kürzlich auch Mavor und Svenson[1]) beim Weibchen von Drosophila melanogaster beschrieben.

Auch die *männlichen Keimdrüsen* sind äußerst strahlenempfindlich, so daß zeitweise oder dauernde Sterilität durch Strahlenwirkung zu erzielen ist [Albers-Schönberg[2]), Bergonnié und Tribondeau[3]) u. v. a.]. Auch hier zeigen sich deutliche Unterschiede in der Empfindlichkeit der verschiedenen Hodenzellen. Am empfindlichsten sind die in Teilung befindlichen Zellen, und zwar nach den Untersuchungen von Mohr[4]) am Hoden von Locustiden die jüngsten Spermatocyten. Die fertigen Spermatozoen sind unter den Zellen des Entwicklungsganges der Samenzellen am unempfindlichsten. Die Zwischenzellen, die nicht Keimzellcharakter haben, sind wesentlich resistenter als die Samenzellen jeder Art. Es scheinen übrigens auch die männlichen Keimzellen bei jugendlichen Tieren empfindlicher zu sein als bei ausgewachsenen [Regaud[5])].

Auch bei der *Haut* finden wir, wie bereits erwähnt, ähnliche Verhältnisse; starke Sensibilität bei manchen Zellarten dieses Organes, größere Resistenz bei anderen.

Zu den strahlenempfindlichen Zellarten gehören ferner die *Bindegewebszellen* und *Gefäßendothelien* [Rost[6])].

Die Strahlenempfindlichkeit dieser beiden Gewebsarten ist aus mehreren Gründen bemerkenswert. Aus der Tatsache, daß das Bindegewebe selbst, die kollagene Faser, sehr resistent gegen Strahlenwirkungen ist, war vielfach geschlossen worden, daß auch die Bindegewebszelle von hoher Widerstandsfähigkeit gegen die Strahlenwirkung sei. Diese Anschauung ist irrtümlich und damit die Folgen hinfällig, die aus dieser Ansicht für die Dosierung bei der Bestrahlung bösartiger Geschwülste gezogen wurden.

Die Empfindlichkeit der Gefäßendothelien andererseits führt häufig zu Blutaustritten und größeren Blutungen. So wurde denn auch die Ansicht vertreten [Bärmann und Linser[7])], daß die Blutgefäßschädigungen das primäre Moment bei der Strahlenwirkung seien. Diese Vorstellung kann nicht aufrechterhalten werden. Dies geht schon daraus hervor, daß nach Rost die Schädigungen der Gefäßendothelien in der Haut erst am 5. Tage nach der Bestrahlung in Erscheinung traten. Ebenso lehnt Thies[8]) auf Grund seiner Versuche die in-

---

[1]) Mavor und H. K. Svenson: Crossing over in the second chromosome of drosophila melanogaster in the F_1 generation of X-rayed feamales. Americ. naturalist Bd. 58, S. 311. 1924. — Mavor und H. K. Svenson: An effect of X-rays of the linkage of mendelian characters in the second chromosome of drosophila melanogaster. Genetics Bd. 9, S. 70. 1924.

[2]) Albers-Schönberg: Über eine bisher unbekannte Wirkung der Röntgenstrahlen auf den Organismus der Tiere. Münch. med. Wochenschr. 1903, S. 1859.

[3]) Bergonnié und Tribondeau: Action des rayons X sur le testicule du rat blanc. Cpt. rend. des séances de la soc. de biol. Bd. 57, S. 592. 1904 und zahlreiche weitere Arbeiten.

[4]) Mohr: Über den Einfluß der Röntgenstrahlen und der Kältewirkung auf die Cromosomenreifung und das Heterochromcsom bei Pecticus renucivorus. Arch. f. mikrosk. Anat. Bd. 92, Abt 1, S. 300. 1918

[5]) Regaud: Particularité d'action des rayons de Roentgen sur l'épithelium séminal du chat. Cpt. rend. des séances de la soc. de biol. Bd. 68, S. 541. 1910.

[6]) Rost: Experimentelle Untersuchungen über die biologische Wirkung von Röntgenstrahlen verschiedener Qualität auf die Haut von Mensch und Tier. Strahlentherapie Bd. 6, S. 269. 1915.

[7]) Bärmann und Linser: Über lokale und allgemeine Wirkungen der Röntgenstrahlen. Münch. med. Wochenschr. 1904, S. 996.

[8]) Thies: Wirkung der Radiumstrahlen auf verschiedene Gewebe und Organe. Mitt. a. d. Grenzgeb. d. Med. u. Chirurg. Bd. 14, S. 694. 1905.

direkte Schädigung durch primäre Alteration der Gefäßwand ab. THALER[1]) stellte fest, daß bei der durch Bestrahlung hervorgerufenen Degeneration der Hoden von Ratten weder Blutung noch Diapedese auftrat. Vielmehr waren die Blutgefäße zwischen völlig zerstörten Hodenkanälchen durchaus intakt.

Von einem anderen Standpunkte aus haben eine Reihe von Autoren die Annahme verfochten, daß die primäre Wirkung der Strahlen auf Veränderungen im Gefäßsystem zurückzuführen sei. Hier sind in erster Linie zu nennen RICKER und seine Mitarbeiter[2]) sowie DAVID[3]) und GABRIEL[4]), welch letztere sich bei ihren Untersuchungen der capillarmikroskopischen Methodik bedienten. Mit der gleichen Methode arbeitete SCHUGT[5]), der in der Deutung seiner Befunde eine vorsichtige Stellung einnimmt. Nach Ansicht von RICKER ist der primäre Angriffspunkt der Strahlen im *Gefäßnervensystem* zu suchen, und die zerstörenden Wirkungen im Gewebe sind erst eine Folge dieses Vorgangs. ODERMATT[6]) hat dagegen durch Zählungen der Tropfenzahl der aus der Hauptvene des über- lebenden Kaninchenohres austretenden Durchspülungsflüssigkeit *während* der Röntgenbestrahlung festgestellt, daß die Primärwirkung auf diesen Vorgang eine so geringe ist, daß die biologischen Veränderungen im Gewebe nach Be- strahlung nicht als Folge einer primären Beeinflussung der Gefäßnerven gedeutet werden könne. Die sekundären Gefäßreaktionen erklärt er mit SCHOLTZ[7]) als eine entzündliche Reaktionserscheinung auf den primären, durch die Strahlen bewirkten zelligen Degenerationsprozeß. In unserem Gedankengange würde dies als Nekrohormonwirkung zu bezeichnen sein.

Es ist bei dem für diese Abhandlung zur Verfügung stehenden Raume un- möglich, die verschiedene Radiosensibilität der einzelnen Organe und Gewebe in ausführlicher Weise zu besprechen. Nur einige Einzelheiten seien noch hervor- gehoben.

Als sehr resistent gegen Bestrahlungen haben sich sowohl die Ganglienzellen des Zentralnervensystems [BOHN[8]), OBERSTEINER[9]), MOROWOKA und MOTT[10]) u. a.] als auch die peripheren Nerven [SCHOLTZ[11]), OKADA[12]) u. a.] erwiesen. Es ist nun von Bedeutung, daß das *embryonale* Hirn sich ganz anders verhält, und zwar in Abhängigkeit von dem jeweiligen Entwicklungsstadium. In manchen Phasen des embryonalen Lebens ist das Zentralnervensystem das empfindlichste

---

[1]) THALER: Über die feineren Veränderungen im Hodengewebe der Ratte nach Ein- wirkung der Radiumstrahlen. Dtsch. Zeitschr. f. Chirurg. Bd. 79, S. 576. 1905.

[2]) RICKER und FOELSCHE: Eine Theorie der Mesothoriumwirkung auf Grund von Ver- suchen an der Kaninchenniere. Zeitschr. f. d. ges. exp. Med. Bd. 3, S. 71. 1914. — RICKER: Strahlentherapie Bd. 5, S. 679. 1914.

[3]) DAVID: Die Capillarmikroskopie des Röntgenerythems. Zentralbl. f. inn. Med. 1921, S. 697; Fortschr. a. d. Geb. d. Röntgenstr. Bd. 30, S. 143. 1922.

[4]) GABRIEL: Fortschr. a. d. Geb. d. Röntgenstr. Bd. 30, S. 89. 1923.

[5]) SCHUGT: Capillarmikroskopie des Röntgenerythems an der Bauchhaut. Münch. med. Wochenschr. 1922, S. 1178.

[6]) ODERMATT: Experimentelle Untersuchungen über die primäre Wirkung der Röntgen- strahlen auf die Gefäße. Fortschr. a. d. Geb. d. Röntgenstr. Bd. 31, S. 717. 1924.

[7]) SCHOLTZ: Über den Einfluß der Röntgenstrahlen auf die Haut im gesunden und kranken Zustande. Arch. f. Dermatol. u. Syphilis Bd. 59, S. 87, 241, 421. 1902.

[8]) BOHN: Action des rayons du radium sur les téguments. Cpt. rend. des séances de la soc. de biol. Bd. 136, S. 1442. 1903.

[9]) OBERSTEINER: Die Wirkung der Radiumstrahlen auf das Nervensystem. Wien. klin. Wochenschr. 1904, S. 1049.

[10]) MOROWOKA und MOTT: Hist. examination of the brains of animals exposed to the γ-rays of radium. Bei LAZARUS-BARLOW: Med. research council 1922.

[11]) SCHOLTZ: Über die physiologische Wirkung der Radiumstrahlen und ihre thera- peutische Verwendung. Dtsch. med. Wochenschr. 1904, S. 94.

[12]) OKADA: Über den Einfluß der Radiumstrahlen auf Muskel und periphere Nerven. Arb. a. d. neurol. Inst. Wien Bd. 12. 1905.

Organ überhaupt (O. Hertwig). O. Levy[1]) untersuchte hinterlassene Präparate A. Schapers über den Einfluß der Röntgenstrahlen auf Froschlarven und stellte fest, daß bei Frühstadien die Zerstörung des Zentralnervensystems in allererster Linie steht, während in späteren Stadien die Nervenzellen bereits erheblich resistenter werden. Auch bei höheren Tieren zeigt sich im embryonalen Leben das Zentralnervensystem außerordentlich empfindlich. Bagg[2]) bestrahlte trächtige Ratten. Ein Teil der Tiere des Wurfes ging bald nach der Geburt zugrunde, andere zeigten starke Störungen und Degenerationen des Auges und Zentralnervensystems. Diese Befunde sind auch praktisch wichtig für die heiß umstrittene Frage, ob durch Bestrahlung gravider Frauen die Frucht Schädigungen erleiden kann.

Es lassen sich noch mehr Beispiele dieser Art anführen. Hier genügt das Gesagte, um zu beweisen, daß die Radiosensibilität nicht nur abhängig ist von der Art der Zellen und der cellulären Zusammensetzung eines Gewebes *allein,* sondern auch von dem Entwicklungsstadium des betreffenden Gewebes.

Zu den stark radiosensiblen Zellen gehören auch die der *bösartigen Geschwülste.* Diese Tatsache ist nicht nur praktisch wichtig, weil sie die Grundlage der Strahlentherapie dieser Krankheiten bildet, sondern auch theoretisch-biologisch. Denn es erweist sich, daß im allgemeinen Geschwülste um so besser auf Bestrahlung reagieren, je bösartiger sie sind, je schneller sie wachsen und je größer die Anzahl der Mitosen in einem gegebenen Augenblicke ist. Ausführlicher habe ich diese Frage an anderer Stelle behandelt[3]).

Ziemlich stark radiosensibel sind ferner die *Epithelien des Magen-Darmkanals,* ein Umstand, der sich bei der Tiefentherapie häufig unliebsam bemerkbar macht. Weniger empfindlich sind Leber, Niere, Herzmuskulatur, gestreifte und glatte Muskulatur sowie die Stützsubstanzen. Natürlich können auch die weniger radiosensiblen Gewebe durch entsprechend gesteigerte Dosen angegriffen werden. Die resistentesten Organe sind nach Lazarus-Barlow und seinen Mitarbeitern[4]) das *Pankreas,* die *Speicheldrüsen, Thyreoidea* und *Parathyreoidea.*

Als Gesamtresultat dieser Darlegungen können wir zusammenfassend sagen, daß eine deutlich verschiedene Radiosensibilität einzelner Organe besteht, ferner verschiedene Radiosensibilität verschiedener Zellgruppen in denselben Organen und schließlich wechselnde Radiosensibilität desselben Organs in verschiedenen Entwicklungsstufen. Diese verschiedene Radiosensibilität haben Bergonnié und Tribondeau[5]) in eine Formel zusammengefaßt, die später das Epitheton ornans eines „Gesetzes" bekommen hat. Nach diesem Gesetz sollen die Zellen am radiosensibelsten sein, deren reproduktive Tätigkeit am größten, deren karyokinetischer Werdegang am längsten ist und deren Funktion am wenigsten definitiv festgelegt ist. Dies Gesetz wird sehr oft zitiert und in neuerer Zeit vielfach kritisiert. Doch ist es im allgemeinen wohl eine recht gute Zusammenfassung der Erfahrung, wobei meines Erachtens der zweite Punkt, der anscheinend die hohe Radiosensibilität der männlichen Sexualzellen noch besonders unter-

---

[1]) Levy, O.: Mikroskopische Untersuchung zu Experimenten über den Einfluß der Röntgenstrahlen auf embryonale und regenerative Entwicklung. Arch. f. Entwicklungsmech. d. Organismen Bd. 21, S. 100. 1906.

[2]) Bagg: Disturbances in mammalian development produced by rad. emanation. Americ. journ. of anat. Bd. 30, S. 133. 1922.

[3]) Caspari: Biologische Grundlagen der Strahlentherapie der bösartigen Geschwülste. Dresden: Steinkopff 1922.

[4]) Lazarus-Barlow: Medical uses of radium. Med. research council 1922.

[5]) Bergonnié und Tribondeau: Interprétation de quelques résultats de la radiothérapie et essay de fixation d'une technique rationelle. Cpt. rend. hebdom. des séances de l'acad. des sciences Bd. 143, S. 983. 1906.

streichen soll, ohne Schaden in Fortfall kommen kann, weil diese Tatsache in dem ersten Teil des Gesetzes bereits genügend enthalten ist. Die Autoren hatten ja ganz besonders die Strahlenempfindlichkeit der Keimdrüsen studiert, und es war ihnen wohl noch nicht bekannt, daß die Sensibilität der farblosen Elemente des Blutes und des hämatopoetischen Apparates noch größer ist als die der von ihnen maximal empfindlich gefundenen Zellarten.

Aber ein anderer Punkt verdient nachdrücklichen Hinweis:

Das, was wir als verschiedene Radiosensibilität bezeichnen, hat lediglich Bezug auf die *schädigende, zerstörende Wirkung* der Strahlen. *Es scheint aber auch eine verschiedene Radiosensibilität gegenüber Reizwirkungen zu geben,* die sich mit der gegen Schädigungen nicht immer deckt. Hierfür haben wir bereits gewisse Anhaltspunkte: Wie wir sahen, gehört das Pankreas der schädigenden Wirkung gegenüber zu den strahlenresistentesten Organen. Vom Standpunkte des Ansprechens auf Reizwirkungen, gemessen an der Steigerung des oxydoreduktiven Vermögens der Zellen, erwies sich jedoch in Versuchen von Picca-luga[1]) das Pankreas als eines der empfindlichsten Organe, etwa in gleicher Größenordnung wie die auch gegen Reize besonders empfindliche Milz. Auch die zweifellos bestehende Reizempfindlichkeit der Gefäßnerven spricht in gleichem Sinne. Wir werden in einem speziellen Falle sehen, daß dieser Gesichtspunkt, der, soviel ich weiß, bisher gar nicht Beachtung gefunden hat, nicht ohne Bedeutung sein mag.

Erklärungsversuche der verschiedenen Radiosensibilität.

Das Gesetz von Bergonnié und Tribondeau gibt nur eine kurze Zusammenfassung der Tatsachen. Es bedeutet aber keineswegs eine Erklärung, wodurch denn die verschiedene Sensibilität gegen Strahlenschädigung letzten Endes bedingt sei.

Den Versuch einer solchen machte zuerst G. Schwarz[2]). Doch darf seine Hypothese, daß die Radiosensibilität von dem Lecithingehalt der Zelle abhängt und also die Strahlenwirkung auf einer Zersetzung des Lecithins beruht, als widerlegt angesehen werden. Abgesehen davon, daß, worauf Neuberg[3]) mit Recht hinweist, Lecithin ein so stark autoxydabler Körper ist, daß man aus seiner Zersetzung keine weitgehenden Schlüsse ziehen darf, ist die Hypothese von Schwarz chemisch widerlegt dadurch, daß sich das Lecithin gegen Bestrahlung besonders resistent erwiesen hat [Wohlgemuth[4]), Fernau und Pauli[5])]. Biologisch trifft die Hypothese schon um deswillen nicht zu, weil, wie wir sahen, die stark lecithinhaltigen Nervenzellen besonders schwach radiosensibel sind. Experimentell wurde sie widerlegt durch die oben zitierten Versuche von O. Hertwig und seinen Mitarbeitern[6]). In diesen Versuchen erwies es sich für

---

[1]) Piccaluga: Die Wirkung der Röntgenstrahlen auf das Reduktionsvermögen von normalem Gewebe und von Neubildungen. Strahlentherapie Bd. 16, S. 245. 1924.

[2]) Schwarz, G.: Über die Wirkung der Radiumstrahlen. Pflügers Arch. f. d. ges. Physiol. Bd. 100, S. 983. 1906.

[3]) Neuberg, C.: Chemische Wirkung radioaktiver Substanzen usw. In Lazarus' Handb. d. Radiumbiol. u. -therapie. Wiesbaden: J. F. Bergmann 1913.

[4]) Wohlgemuth: Zur Kenntnis der physiologischen Wirkungen des Radiums. Berlin. klin. Wochenschr. 1904, S. 704.

[5]) Fernau und Pauli: Biochem. Zeitschr. Bd. 70, S. 426. 1915. — Fernau und Pauli: Über die Einwirkung der durchdringenden Radiumstrahlen auf anorganische und Biokolloide. Kolloid-Zeitschr. Bd. 30, S. 6. 1922. — Fernau: Über Wirkung der Bestrahlungen auf Rohrzucker und Agar. Biochem. Zeitschr. Bd. 102, S. 246. 1920; Kolloid-Zeitschr. Bd. 20, S. 20. 1917.

[6]) Vgl. besonders O. Hertwig: Versuche an Tritoneiern über die Einwirkung bestrahlter Samenfäden auf die tierische Entwicklung. Arch. f. mikroskop. Anat. Bd. 82, II. Abt., S. 1. 1913.

die Vorgänge bei der Befruchtung eines Eies gleichgültig, ob die Eizelle *oder* der Samenfaden vor der Befruchtung mit der gleichen Dosis bestrahlt worden war. Das Spermatozoon enthält aber gegenüber der Eizelle nur geradezu winzige Mengen Lecithin, und die Schädigungen müßten daher bei gesonderter Bestrahlung der Eizelle inkommensurabel größere sein als bei gesonderter Bestrahlung des Spermatozoons, wenn der Lecithinzersetzung eine irgendwie ausschlaggebende Rolle bei der Strahlenwirkung zukäme. G. Schwarz[1]) selbst hebt ausdrücklich hervor, daß er seine Theorie für widerlegt halte. Dennoch aber begegnet man diesen und ähnlichen Vorstellungen in der Literatur immer wieder.

Vielfach findet sich ferner die Behauptung, daß die Radiosensibilität einer Zelle oder eines Organs von der Höhe des Stoffwechsels abhänge. Diese Anschauung beruht allerdings häufig auf einer falschen Vorstellung des Begriffes des Stoffwechsels. Doch hat sie in neuerer Zeit eine gewisse experimentelle Stütze gefunden. Gans[2]) hat in Versuchen über die Atmung von Gewebsstücken einen Parallelismus zwischen der Höhe der Gewebsatmung und der Strahlenempfindlichkeit gefunden. Trotzdem kann ich mich dieser Anschauung keineswegs anschließen. Es widerspricht ihr die Tatsache, daß gerade diejenigen Organe, die wie Leber, Niere und vor allem die Herzmuskulatur einen sehr regen Stoffwechsel haben, nicht zu den stark radiosensiblen Organen gehören, wobei die Radiosensibilität immer im Sinne der Empfindlichkeit gegen Schädigung zu verstehen ist. Sehr deutlich spricht gegen eine Abhängigkeit der Strahlenempfindlichkeit von der Höhe des Stoffwechsels der folgende Befund von Markovits[3]) über die Einwirkung des Mesothoriums auf Paramäcien. Diese Tiere machen eine rhythmische Entwicklung durch. Es zeigt sich nun, daß zur Zeit der größten Vitalität, also beim Hochstande des Rhythmus, die tödliche Wirkung eine 8—10 Stunden dauernde Bestrahlung mit dem Mesothoriumpräparat erforderte. Bei An- und Abstieg der Vitalität trat der Tod nach kürzerer Bestrahlungszeit ein, oft schon nach 30—60 Minuten.

Auch Holthusen[4]) hat in seinen sorgfältigen Versuchen keinen Anhaltspunkt für eine derartige Abhängigkeit finden können. Nach ihm erweist sich vielmehr die Radiosensibilität als eine ausgesprochene *Temperaturfunktion*. Auf diese Weise erklärt sich nach Holthusen auch die Abhängigkeit der Empfindlichkeit gegen Strahlenschädigung von der Durchblutung [G. Schwarz[5]), Jolly[6])].

Nach den Feststellungen von Jolly ist z. B. die Strahlenwirkung auf die Knielymphdrüse eines Kaninchens, wenn die Gefäße unterbunden sind, sehr gering, während die gleichzeitig bestrahlte Drüse der anderen Seite bei intakter Gefäßversorgung schwere Veränderungen zeigte. Ähnliches hat er dann für die

---

[1]) Schwarz, G.: Über einige strahlenbiologische Phänomene in ihrer Beziehung zur therapeutischen Methodik. Wien. klin. Wochenschr. 1924, Nr. 4.

[2]) Gans, O.: Über die Gewebsatmung in der gesunden und kranken Haut. Dtsch. med. Wochenschr. 1923, S. 16.

[3]) Markovits, E.: Über die Einwirkung des Mesothoriums auf Einzellige. Fortschr. a. d. Geb. d. Röntgenstr. Bd. 28, S. 22. 1921.

[4]) Holthusen: Beiträge zur Biologie der Strahlenwirkung usw. Pflügers Arch. f. d. ges. Physiol. Bd. 187, S. 1. 1921.

[5]) Schwarz, G.: Über Verminderung und Vermehrung der Strahlenempfindlichkeit usw. Münch. med. Wochenschr. 1921, S. 766.

[6]) Jolly: Mode d'action des rayons X sur les cellules. Irradiation d'organes isolés. Cpt. rend. des séances de la soc. de biol. Bd. 91, S. 79. 1924. — Jolly: Modification de la radiosensibilité par ligature des connections vasculaires. Cpt. rend. des séances de la soc. de biol. Bd. 91, S. 351. 1924. — Jolly: Diminution de la réaction d'un organe sensible par la ligature des artères afférentes. Cpt. rend. des séances de la soc. de biol. Bd. 91, S. 532. 1924.

Strahlenbeeinflussung der Milz und der Thymusdrüse gezeigt. HOLTHUSEN[1]) hat dann bewiesen, daß die durch die Strahlen gesetzten Veränderungen der Milz bestehen und nur latent bleiben. Denn der biologische Ablauf tritt sofort ein, wenn die Blutzufuhr nur temporär abgesperrt und später wieder in Gang gebracht wird. Nach diesen Feststellungen scheint HOLTHUSEN wohl mit Recht seine frühere Erklärung nicht mehr für ausreichend zu halten. Er denkt an eine Abhängigkeit der Strahlenwirkung von der Sauerstoffversorgung und eine dadurch bedingte Unterbrechung der Stoffwechselreaktionen.

Unbeschadet dieser Ansicht HOLTHUSENS wird man mit ziemlicher Sicherheit annehmen können, daß der Grund für die verschiedene Radiosensibilität letzten Endes in cellulären Zuständen und Vorgängen zu suchen ist, etwa in dem Zustande des Chromatins.

Noch eine Erklärungsmöglichkeit für die Ursache der verschiedenen Radiosensibilität, die übrigens auf die eben genannte Ursache wohl zurückgehen kann, sei hier angedeutet. Wie erwähnt, spricht mancherlei dafür, daß die Nekrohormone im wesentlichen lösliche Eiweißabbauprodukte sind, und daß sie ihre Entstehung einem durch kleinste Nekrosen eingeleiteten autolytischen Vorgange verdanken. Nun hat NEUBERG[2]) nachgewiesen, daß die autolytischen Vorgänge, die durch Bestrahlung hervorgerufen werden, in bösartigen Tumoren besonders intensiv sind. NEUBERG versenkte täglich 5—6 mal während 10—15 Minuten ein starkes Radiumpräparat in einen Brei aus menschlichem Lebercarcinom, der bei 38 bis 39° im Brutschrank digeriert wurde. Er fand eine erhebliche Vermehrung des in Lösung gegangenen inkoagulablen Stickstoffs gegenüber den Kontrollversuchen. Leider sind diese Versuche NEUBERGS nicht in genügendem Umfange fortgesetzt worden. Aber die Versuche von WOHLGEMUTH[3]) an tuberkulösem Lungengewebe und diejenigen von LÖWENTHAL und EDELSTEIN[4]) an pneumonischer Lunge sprechen in der Tat stark im Sinne der Bedeutung nekrotisierender und autolytischer Vorgänge für die Stärke der Einwirkung strahlender Energie. Es soll allerdings nicht verschwiegen werden, daß Versuche von BICKEL und MINAMI[5]) mit Mesothoriumbestrahlung bei Carcinom und Sarkom der Leber ein negatives Resultat ergaben.

Schon vor NEUBERG hatte PETRY[6]) nachgewiesen, daß in bösartigen Neubildungen die autolytischen Prozesse gesteigert sind. In den Versuchen NEUBERGS sehen wir die Auswirkung dieser Tatsache auf die Strahlenwirkung. Handelt es sich bei der Nekrohormonbildung um Produkte autolytischer Vorgänge, so liegt die Annahme nahe, daß auch die Stärke der Radiosensibilität gegen Schädigungen bei verschiedenen Zellarten auf die verschiedene Stärke der autolytischen Prozesse und Nekrohormonbildung unter gleichem Strahleneffekt zurückgeht. Dies ist, wie gesagt, Hypothese aber der experimentellen Prüfung wohl zugänglich.

---

[1]) HOLTHUSEN: Über die Voraussetzungen für das Eintreten der Zellschädigungen durch Röntgenstrahlen. Klin. Wochenschr. 1925. S. 392.

[2]) NEUBERG, C.: Chemisches zur Carcinomfrage. Zeitschr. f. Krebsforsch. Bd. 2, S. 171. 1904.

[3]) WOHLGEMUTH: Verhandl. d. dtsch. pathol. Ges. 1904, S. 158.

[4]) LÒWENTHAL und EDELSTEIN: Beeinflussung der Autolyse durch Radiumemanation. Biochem. Zeitschr. Bd. 14, S. 484. 1908.

[5]) BICKEL und MINAMI: Über die biologische Wirkung des Mesothoriums. Berlin. klin. Wochenschr. 1911, S. 1413.

[6]) PETRY: Hoppe-Seylers Zeitschr. f. physiol. Chem. Bd. 27, S. 398. 1899; Beitr. z. chem. Physiol. u. Pathol. Bd. 2, S. 94. 1902.

Latenzzeit.

Wiederholt haben wir bereits die Frage der *Latenzzeit* gestreift. Daß zwischen der gesetzten Strahlenschädigung und dem Manifestwerden des Effektes, sei es bei Bestrahlung eines normalen Gewebes oder von bösartigen Geschwülsten, eine Latenzzeit besteht, deren Größe zwischen einigen Tagen und mehreren Wochen schwankt, gehört zu den ältesten Erfahrungen der biologischen Strahlenforschung. Zuerst wurde diese Latenzzeit wohl beobachtet bei absichtlichen und unabsichtlichen Einwirkungen der Strahlung auf die Haut, an der die gefürchteten Radium- und Röntgenulcera nach wochenlanger Latenzzeit plötzlich in Erscheinung traten. Diese zunächst so rätselhaft erscheinende Tatsache hat wohl inzwischen ihre Erklärung gefunden. HEINECKE[1]) hat auf Grund der Versuche von HALBERSTÄDTER[2]) und v. WASSERMANN[3]) darauf hingewiesen, daß in diesen Versuchen auch die Lösung des Rätsels der Latenzzeit enthalten ist. Die in ihrer Fortpflanzung geschädigten Trypanosomen und Tumorzellen können keine neue Generation mehr erzeugen, und mit dem Absterben der lebenden Generation wird die Strahlenwirkung manifest. Diese Deutung läßt sich ohne Schwierigkeiten z. B. auch auf die Verhältnisse bei der Haut übertragen. Hinzu kommt, daß der biologische Ablauf, der die Tötung der Zelle herbeiführt, sich erst allmählich auswirken kann.

Wir werden daher je nach der Radiosensibilität und der Strahlendosis uns die Auswirkung der Bestrahlung auf Zellen und Gewebe folgendermaßen vorzustellen haben:

Die radiosensibelsten Zellen, also etwa die Lymphocyten bei Milzbestrahlung, werden in kürzester Zeit weitgehend zerstört, derart, daß schon nach 4—6 Stunden der Höhepunkt der Zellzerstörung erreicht ist. Bei den etwas weniger sensiblen Zellen, etwa den Keimzellen, oder den Zellen besonders bösartiger Geschwülste, wird zwar auch der erste Kernzerfall bereits nach wenigen Stunden manifest, bei dem größten Teil der Zellen jedoch geht die Zellschädigung nur so weit, daß die Fortpflanzungsfähigkeit — oder in der Nomenklatur von EHRLICH-WASSERMANN, der Genozeptorenapparat — stark geschädigt ist und bei diesen Gewebsarten tritt dann die Latenzzeit aufs deutlichste hervor. Bei den Geweben, die aus noch weniger sensiblen Zellen zusammengesetzt sind, nimmt dann sowohl der primäre Zellzerfall, als auch der sekundäre Gewebsschwund, bedingt durch Zerstörung der Genozeptoren, immer mehr ab, und zwar darf man wohl annehmen, daß der erstere Vorgang in noch stärkerem Maße zurücktritt als der letztere, so daß, wenn man so große Dosen gibt, daß es auch bei wenig radiosensiblem Gewebe zu Schädigungen kommt, die Latenzzeit immer mehr in den Vordergrund tritt. Der Vorgang wird im Organismus allerdings vielfach kompliziert durch die Radiosensibilität der Gefäßendothelien und die damit verbundenen Blutungen und Ernährungsstörungen in weiteren Zellgebieten. Sind es doch derartige Blutungen gewesen, die zuerst den Anschein erweckten, daß das Zentralnervensystem stark strahlenempfindlich sei.

Reizungen und Lähmungen durch Strahlenwirkung und ihre wechselseitigen Beziehungen.

Wiederholt wurde im vorgehenden von *Reizwirkungen* durch Strahlen gesprochen. Es wurde dargelegt, daß die Wirkung von Katalasen durch Strahlen

---

[1]) HEINECKE: Biologische Wirkungen der Röntgenstrahlen. Münch. med. Wochenschr. 1914, S. 807.

[2]) HALBERSTÄDTER: Experimentelle Untersuchungen an Trypanosomen usw. Berlin. klin. Wochenschr. 1914, S. 252.

[3]) v. WASSERMANN: Analyse der Wirkung radioaktiver Substanzen auf Mäusekrebs. Dtsch. med. Wochenschr. 1914, S. 524.

nicht nur gehemmt wird, sondern auch gesteigert werden kann, auch wurde bereits darauf hingewiesen, daß die Empfänglichkeit verschiedener Zellen und Organe gegenüber schädigenden Wirkungen (Radiosensibilität) nicht unbedingt übereinzustimmen scheint mit der gegenüber Reizwirkungen. Hier ist es nun unsere Aufgabe, die Wechselbeziehungen zwischen fördernden und hemmenden Bestrahlungsdosen eingehender zu betrachten.

Man hat sich in dieser Hinsicht bis vor kurzem damit begnügt, das bekannte sog. Arndt-Schulzsche Grundgesetz, dessen Allgemeingültigkeit in neuerer Zeit besonders von BIER[1]) lebhaft vertreten worden ist, in allerdings zuweilen recht unkritischer Weise auf die Vorgänge bei der Bestrahlung zu übertragen. In der Tat können wir zuweilen bei sehr einfachen Verhältnissen, etwa bei Bestrahlung einzelliger Lebewesen, die Wirkung der Strahlen in einer Weise sich entwickeln sehen, die durchaus dem sog. Arndt-Schulzschen Grundgesetz entspricht. So sah z. B. M. ZUELZER[2]) bei Bestrahlung von Pelomyxa mit Radiumbromid, wie zunächst die Bewegung dieser Protozoen und die Protoplasmaströmung im Innern ihrer Zelleiber mehr und mehr gesteigert wurde, also ein Stadium der Reizung. Diesem folgte ein Stadium der Lähmung, während dessen die Protoplasmaströmung allmählich abnahm, schließlich aufhörte, die Bewegung der Protozoen gleichfalls allmählich nachließ, bis sie sich abkugelten und als runde regungslose Protoplasmaklümpchen liegen blieben. Wurde die Bestrahlung weiter fortgesetzt, so trat schließlich unter Platzen der Protoplasmakugeln der Tod ein. Eine gleiche Folge von Reizung, Lähmung und Abtötung haben HALBERSTÄDTER[3]) in Versuchen an Paramäcien mit Mesothoriumbestrahlung, GUTZEIT, BRINKMANN und KÖTSCHAU[4]) in Versuchen mit Röntgenstrahlen an Bakterien beobachtet.

Bei zusammengesetzteren Geweben und Organismen ist jedoch der Vorgang viel komplizierter. *Nur bei ganz kleinen Dosen strahlender Energie finden wir reine Reizwirkungen.* Diese treten hauptsächlich hervor bei Versuchen mit radioaktiver Emanation, die wie keine andere Form der Strahlenapplikation die Verwendung stärkster Verdünnungen dieses Medikamentes gestattet. Hier sind in erster Linie die Versuche von STOKLASA[5]) zu nennen, an Bakterien sowohl als auch an Pflanzensamen. Diese Versuche sind auch deswegen bemerkenswert und besonders beweisend, weil sie sich durch überaus sorgfältige Berücksichtigung der quantitativen Verhältnisse auszeichnen.

STOKLASA arbeitete mit verschiedenen Formen von Bakterien, nämlich 1. solchen, die den Stickstoff der Luft assimilieren und in organische Form überführen wie Azotobacter chroococcum, 2. solchen, die N-haltige organische Substanzen zersetzen und als Endprodukt NH_3 bilden wie Proteus vulgaris usw., 3. solchen, die salpetrige Säure zu elementarem Stickstoff abbauen. Es ergab sich u. a., daß geringe Emanationsdosen von 9—20 M.E. pro Liter Luft ungemein

[1]) BIER: Münch. med. Wochenschr. 1921, S. 163, 1473, 1521.
[2]) ZUELZER, M.: Über die Einwirkung der Radiumstrahlen auf Protozoen. Arch. f. Protistenkunde Bd. 5, S. 358. 1905.
[3]) HALBERSTÄDTER: Biologische Fragen bei der Strahlentherapie maligner Tumoren. Dtsch. med. Wochenschr. 1921, S. 1154.
[4]) GUTZEIT, BRINKMANN und KÖTSCHAU: Zur Frage der Reizwirkung von Röntgenstrahlen mit experimentellen Untersuchungen an Mikroorganismen. Münch. med. Wochenschrift 1924, S. 162.
[5]) STOKLASA: Der Mechanismus der physiologischen Wirkung der Radiumemanation usw. Biochem. Zeitschr. Bd. 108, S. 140. 1920. — STOKLASA: Bedeutung der Radioaktivität in der Physiologie. Zentralbl. f. Bakteriol., Parasitenk. u. Infektionskrankh., Abt. II, Bd. 40, S. 266. 1914; Strahlentherapie Bd. 4, S. 1. 1914. — STOKLASA: Über die Radioaktivität des Kaliums und ihre Bedeutung in der chlorophyllosen und chlorophyllhaltigen Pflanze. Biochem. Zeitschr. Bd. 108, S. 109. 1920.

günstig wirkten auf die Stickstoffanreicherung des Bodens, und 80—150 M.E. pro Liter die N-Assimilation seitens der Bakterien erheblich steigerte.

Bei den denitrifizierenden Bakterien fand sich interessanterweise, daß *verschiedene Funktionen der gleichen Emanationsdosis* (150 M.E. pro Liter) *gegenüber sich verschieden verhielten*, derart, daß die Atmung erhöht wurde, die Entwicklung der Bakterien eine reichere war, aber die Reduktion der Nitrate zu Nitriten und elementarem Stickstoff verzögert wurde.

Nach Stoklasa wirkt nur die α-Strahlung in dieser Weise; β- und γ-Strahlen übten bei den angewandten Konzentrationen nur hemmenden Einfluß aus.

Auch bei Pflanzen hat Stoklasa bei schwachen Dosierungen von Emanation günstigen Einfluß auf die Samenkeimung beobachtet. Wasser mit 15—30 M.E. pro 100 Samen Trockensubstanz beschleunigte meist das Erwachen des Embryos sowie das Wachstum der Keimlinge. Aber 50 M.E. konnten bei manchen Pflanzen schon hemmende Wirkungen hervorrufen, wie denn überhaupt die Unterschiede bei den verschiedenen Pflanzenarten sehr erhebliche waren.

Auch in Emanatorien von 7—30 M.E. pro Liter Luft war eine günstige Wirkung auf gewisse Samen zu verzeichnen. Bei mehr als 40 M.E. pro Liter konnte man aber bereits Hemmungen beobachten.

Wurden Kulturpflanzen wie Mohn, Lupine, Zuckerrübe, Pferdebohne mit Wasser von 50—100 M.E. pro Liter begossen, so ließ sich der Ertrag des Samens um 64—117% erhöhen. Bei mit radioaktivem Wasser begossenen Pflanzen fand auch ein schnellerer Blütenansatz und eine raschere Befruchtung statt.

Auch auf den *Stoffwechsel* der Pflanzen hat Emanationsgehalt der Luft einen deutlichen Einfluß. Hébert und Kling[1]) hatten gefunden, daß die Atmung von Pflanzenzellen, die mit einem Radiumbromidpräparat bestrahlt wurden, absinkt, ohne daß eine Änderung des respiratorischen Quotienten eintritt. Stoklasa wies nun nach, daß die Atmung der Pflanzenzellen unter dem Einfluß einer Luft von 150—160 M.E. pro Liter merklich erhöht war. Ein schädlicher Einfluß auf diese Funktion zeigte sich erst bei 50000—60000 M.E. pro Liter.

Auch Versuche mit Röntgenstrahlen über Keimungsbeschleunigung von Samen liegen vor, aus denen auf eine fördernde Wirkung geschlossen wurde. Auf Einzelheiten kann hier nicht eingegangen werden, und es sei auf die kritische Zusammenstellung verwiesen, die Czepa[2]) kürzlich hat erscheinen lassen.

Der keimungsfördernden Wirkung der Röntgenstrahlen widersprechen nun G. Schwarz, Czepa und Schindler[3]) auf Grund einer Arbeit, die an verschiedensten Pflanzensamen unter Verwendung eines großen experimentellen Materials ausgeführt wurde. Auf Grund von Tausenden von Einzelmessungen kamen sie zu dem Ergebnis, daß bei Dosen bis herunter zu $^1/_{24}$ H. nur hemmende, niemals fördernde Wirkungen zu erkennen seien. Anders lautende Ansichten und Beobachtungen seien zurückzuführen auf Nichtbeachtung der fluktuierenden Variabilität, die beim Pflanzenwachstum eine sehr große Rolle spiele, so daß Längendifferenzen um das Doppelte immer noch im Bereiche des Normalen lägen. Der wesentliche Grund dieser Unregelmäßigkeiten ist darin zu suchen, daß das pflanzliche Längenwachstum auf zwei ganz verschiedenen Vorgängen beruhen kann: einmal auf Streckung durch Wasseraufnahme, ein andermal auf wirklichen Wachstumsvorgängen durch Zellvermehrung.

[1]) Hébert und Kling: De l'influence des radiations du radium sur les fonctions chlorophylliennes et respiratoires chez les végétaux. Cpt. rend. hebdom. des séances de l'acad. des sciences Bd. 149, S. 230. 1909.

[2]) Czepa: Wachstumsfördernde und funktionssteigernde Röntgen- und Radiumwirkung. Strahlentherapie Bd. 16, S. 913. 1924.

[3]) Schwarz, G., Czepa und Schindler: Zum Problem der wachstumsfördernden Reizwirkung der Röntgenstrahlen. Fortschr. a. d. Geb. d. Röntgenstr. Bd. 31, S. 665. 1924.

Ich[1]) habe demgegenüber darauf hingewiesen, daß unter diesen Umständen einfache Messungen an Pflanzenkeimlingen auch bei noch so großem Versuchsmaterial kein eindeutiges Ergebnis zeitigen können, während der von STOKLASA eingeschlagene Weg der Trockensubstanzbestimmung bei viel geringerem Versuchsmaterial zu eindeutigen Schlüssen führen muß. Diese aber sprechen durchaus im Sinne einer *Reizwirkung durch kleinste Strahlendosen.*

Sehr bemerkenswert und ganz im Sinne der hier vertretenen Anschauungen ist eine Arbeit von FR. WEBER[2]). Dieser experimentierte an Knospen des Flieders in der Absicht, Versuche fortzusetzen, welche MOLISCH[3]) über das Frühtreiben der Knospen unter Einwirkung von Radium, sowohl als Emanation, als auch bei Bestrahlung angestellt hat. MOLISCH hatte nicht feststellen können, welchem Anteil der Strahlung der Effekt der Aufhebung der Ruheperiode der Winterknospen, die er bei manchen Pflanzenarten, z. B. Syringa vulgaris und Lyriodendron tulipifera, hatte beobachten können, zuzuschreiben sei. WEBER nahm daher die Versuche an den ruhenden Knospen des Flieders wieder auf. Er bediente sich der Bestrahlung mit Röntgenstrahlen und konnte gleichfalls ein Frühtreiben der Knospen beobachten. Der Vorsprung in der Entwicklung der geröntgten Exemplare gegenüber den nicht geröntgten Kontrollen betrug mindestens 3 Wochen. Ungefähr 20 Tage nach erfolgter Bestrahlung stellte sich jedoch eine Beschädigung der jungen Triebe ein, und beim Abbrechen der austreibenden Knospe vom Stamme wurde an der Bruchstelle im zentralen Teil der Knospe ein *mißfarbiger nekrotischer Herd* bemerkbar. Die Nekrose lag in dem sog. Oxalatnest des Knospenmarks.

Der Verfasser sieht denn auch den Grund für das durch die Bestrahlung bewirkte Frühtreiben in einer Entstehung von *Wundhormonen* oder *Nekrohormonen* im Sinne HABERLANDTS und meint, daß möglicherweise jeder Reiz frühtreibend wirkt, der stark genug ist, um die Bildung von Wundhormonen zu veranlassen. Daneben zieht er allerdings noch andere Möglichkeiten in Betracht, nämlich Aktivierung bzw. Stimulierung von Enzymen, Änderung der Permeabilität der Plasmahaut und Steigerung der Atmungsintensität. *Mir scheint dieser Versuch in ganz besonders klarer Weise die Wirkung der Nekrohormone zu beweisen, die als einheitliches Prinzip einem überwiegenden Teil der biologischen Strahlenwirkungen zugrunde liegt.*

Noch ein weiterer Punkt ist in der Arbeit von WEBER besonders bemerkenswert. *Nicht kleine Dosen rufen die Reizwirkung hervor, sondern gerade excessiv große.* Das läßt sich natürlich mit dem Arndt-Schulzschen Grundgesetz in direkter Übertragung auf die Strahlenwirkung gar nicht vereinigen. Wohl aber wird es sofort geklärt, wenn wir die Nekrohormontheorie akzeptieren, bei der auch nach großen Strahlendosen die wirksame Substanz zunächst in starker Verdünnung diffundieren kann, bis eine Ausbreitung des Vorganges dann zu schweren Schädigungen führt.

In der Tat ist denn auch die Reizwirkung, die nach größeren Dosen eintritt, vielfach eine vorübergehende und später von einer Lähmung gefolgt. Bei Pflanzensamen hat dies bereits KÖRNICKE[4]) nachgewiesen. Dieser fand, daß bei Bestrahlung von ruhendem Samen der Vicia faba die stärker bestrahlten Samen durch-

---

[1]) CASPARI: Weiteres zur Theorie der Strahlenwirkung. Strahlentherapie Bd. 18, S. 17. 1924.

[2]) WEBER, FR.: Frühtreiben ruhender Pflanzen durch Röntgenstrahlen. Biochem. Zeitschr. Bd. 128, S. 495. 1922.

[3]) MOLISCH: Über den Einfluß der Radiumemanation auf die höheren Pflanzen. Sitzungsber. d. Akad. Wien, Mathem.-naturw. Kl. I, S. 121. 1912.

[4]) KÖRNICKE: Über die Wirkung verschieden starker Röntgenstrahlen auf Keimung und Wachstum bei den höheren Pflanzen. Jahrb. f. wiss. Botanik Bd. 56. S. 416. 1915.

weg früher keimten als die schwächer oder gar nicht bestrahlten, und die aus ihnen hervorgehenden Pflanzen *vorübergehend* allen anderen in der Entwicklung voraus waren.

Ähnliches finden wir bei der Einwirkung der Strahlen auf *Bakterien*. Daß die strahlende Energie des Radiums, und zwar in erster Linie α-Strahlen und weiche β-Strahlen, wachstumshemmend auf Bakterien wirken können, wurde zuerst von Aschkinass und *mir*[1]) in exakten Experimenten bewiesen. Zahlreiche spätere Untersucher [Pfeiffer und Friedberger[2]), Jansen[3]) u. a.] haben diese Versuche bestätigt und weiter fortgeführt. Aber nicht nur das Wachstum der Bakterien kann geschädigt werden, sondern auch die übrigen Lebensfunktionen können durch Bestrahlung beeinträchtigt sein. So sahen Aschkinass und *ich* und Bouchard und Balthazard[4]) Abnahme der Farbbildung bei Prodigiosus und anderen chromogenen Bakterien, Körnicke[5]) sowie Omeliansky und London[6]) Abnahme des Leuchtvermögens bei Leuchtbakterien, Kuznitzky[7]) Herabsetzung der Säurebildung bei Gonokokken unter Thorium-X-Wirkung.

Von besonderer Bedeutung für die Erkennung des Mechanismus dieser Vorgänge und die Bedeutung der Nekrohormonbildung bei diesen sind die Versuche von Omeliansky und London an Leuchtbakterien. Die der Radiumwirkung unterworfenen Bezirke der Kulturen fielen durch ihre dunklere Farbe und ihr Sterilbleiben auf. In der Umgebung dieses stark geschädigten Bezirks jedoch fand sich eine Zone von intensiv leuchtenden Kolonien, die allmählich dann peripherwärts in die gewöhnlichen Kolonien überging. *Auch hier sehen wir also die Reizwirkung der diffundierenden Nekrohormone.*

Gutzeit, Brinkmann und Kötschau[8]) beobachteten dann auch unter der Einwirkung der Röntgenstrahlen bei Kolibacillen und Friedländerschen Pneumoniebacillen eine *Zunahme* der Säurebildung. Auch hier wurde das Resultat bei *starken* Dosen erreicht, die *Reizung aber war von einer Lähmung gefolgt.*

Ähnliches sehen wir auch bei *Protozoen*. Neben schädigenden Wirkungen [Zuelzer[9]), Willcock[10]) bei Radium, Schaudinn[11]) bei Röntgenstrahlen] wird auch von Reizwirkungen berichtet. Der diesbezüglichen Versuche und Beobachtungen von Zuelzer und von Halberstädter wurde bereits gedacht.

Bei Bestrahlungen von *Eiern* werden wir gleichfalls neben der schon sehr früh erkannten schädigenden Wirkung der Röntgen- und Radiumstrahlen,

---

[1]) Aschkinass und Caspari: Über die Wirkung dissoziierender Strahlen auf organisierte Substanzen. Pflügers Arch. f. d. ges. Physiol. Bd. 86, S. 603. 1901 und 74. Versamml. dtsch. Naturforsch. u. Ärzte. Breslau 1904.

[2]) Pfeiffer und Friedberger: Über die bakterientötende Wirkung der Radiumstrahlen. Berlin. klin. Wochenschr. 1903, S. 641.

[3]) Jansen: Untersuchungen über die bactericide Wirkung der Radiumemanation. Zeitschr. f. Hyg. Bd. 67, S. 135. 1910.

[4]) Bouchard et Balthazard: Action de l'émanation du radium sur les bactéries chromogènes. Cpt. rend. hebdom. des séances de l'acad. des sciences Bd. 142, S. 819. 1906.

[5]) Körnicke: Die Wirkung der Radiumstrahlen auf das Wachstum. Ber. d. dtsch. bot. Ges. Bd. 22, S. 155. 1904.

[6]) London: Das Radium in der Biologie und Medizin. Leipzig: Akad. Verlagsges. 1911.

[7]) Kuznitzki: Über biologische Strahlenwirkung usw. Zeitschr. f. Hyg. Bd. 88, S. 261. 1919.

[8]) Gutzeit, Brinkmann und Kötschau: Zur Frage der Reizwirkung von Röntgenstrahlen mit experimentellen Untersuchungen an Mikroorganismen. Münch. med. Wochenschrift 1924, S. 162.

[9]) Zuelzer, M.: Über die Einwirkung der Radiumstrahlen auf Protozoen. Arch. f. Protistenkunde Bd. 5, S. 358. 1905.

[10]) Willcock: The action of the rays from radium upon some simple forms of animal life. Journ. of physiol. Bd. 30, S. 440. 1904.

[11]) Schaudinn: Über den Einfluß der Röntgenstrahlen auf Protozoen. Pflügers Arch. f. d. ges. Physiol. Bd. 77, S. 29. 1899.

deren Auswirkung auf Askarideneier kürzlich von HOLTHUSEN[1]) als biologische
Dosierungsmethode empfohlen worden ist, Reizerscheinungen erwarten dürfen.
Das eklatanteste Beispiel haben wir bereits in den Versuchen von BOHN[2]) kennengelernt. Versuche von LAZARUS-BARLOW und BEKTON[3]) an Askariseiern im
Einzellstadium ergaben ferner eine Vermehrung der Teilungsvorgänge unter Bestrahlung mit einer Radiumdosis, enthaltend die α-, β- und γ-Strahlen von
$5 \cdot 10^{-7}$ mg Radiumelement bei einer Temperatur von $0°$. Auch hier also wieder
eine äußerst niedrige Dosis.

HAECKER und LEBEDINSKY[4]) berichten über schnellere Entwicklung von
Axolotleiern nach Bestrahlung mit 5 mg Mesothorium sowohl wie nach Röntgenbestrahlung, HASTINGS, BEKTON und WEDD[5]) über schnellere Beendigung des
Verpuppungsstadiums von Seidenraupen und über Beschleunigung des Aus-
kriechens nach Bestrahlung der Eier von Seidenraupen. .HOFFMANN[6]) sah
Entwicklungsbeschleunigung an Eiern von Rana fusca nach einmaliger Röntgenbestrahlung mit 20 % bis höchstens 40 % einer H.E.D.

Bei Bestrahlung von *Geweben* und *Organen höherer Tiere in vitro* sehen wir
gleichfalls Reizwirkungen zum Teil dauernder Art, zum Teil auch vorübergehend
als Prodromalstadium der Schädigung. Solche Wirkungen wurden gefunden bei
Untersuchung des oxydoreduktiven Vermögens der Zelle von PICCALUGA[7])
mittels der Methylenblaumethode an normalem und an Tumorgewebe und von
WEHMER[8]) mittels der Methode der Reduktion des m-Dinitrobenzols nach
LIPSCHITZ an Froschmuskulatur. Auch bei Prüfung des Verhaltens der Organe
in vivo mittels der Vitalfärbung sind HALBERSTÄDTER und WOLFSBERG[9]) im
Anschluß an Versuche von H. E. SCHMIDT[10]) zu übereinstimmenden Ergebnissen gelangt. Das Charakteristische der bisher vorliegenden Versuche ist, daß
den *funktionellen Schädigungen durch Röntgenstrahlen eine Reizwirkung vorangeht,*
die sich mit der Schädigung, wie die Versuche von HALBERSTÄDTER und WOLFS-
BERG zeigen, vielfach überlagert. WELS[11]) allerdings konnte an Gewebsschnitten
nach der Methode von O. WARBURG eine Wirkung der Röntgenstrahlen auf die
Gewebsatmung nicht feststellen.

Ganz Ähnliches sehen wir auch beim *Wachstumsreiz.* Befunde einer vorübergehenden Zellwucherung mit nachfolgender Schädigung durch Bestrahlung

---

[1]) HOLTHUSEN: Über die Beziehungen zwischen physikalischer und biologischer Dosi-
metrie. Strahlentherapie Bd. 17, S. 49. 1924.

[2]) BOHN: Influence des rayons du radium sur les oeufs vierges et fécondés etc. Cpt.
rend. hebdom. des séances de l'acad. des sciences Bd. 136, S. 1085. 1903.

[3]) LAZARUS-BARLOW und BEKTON: zit. nach LAZARUS-BARLOW: Die Wirkung radioaktiver Substanzen auf normales und pathologisches Gewebe. Strahlentherapie Bd. 3,
S. 365. 1913.

[4]) HAECKER und LEBEDINSKY: Über die beschleunigende Wirkung geringer Strahlen-
dosierungen auf tierische Eier. Arch. f. mikroskop. Anat. Bd. 85, S. 555. 1914.

[5]) HASTINGS, BEKTON und WEDD, zit. nach LAZARUS-BARLOW: Die Wirkung radioaktiver Substanzen auf normales und pathologisches Gewebe. Strahlentherapie Bd. 3,
S. 365. 1913.

[6]) HOFFMANN, V.: Über Erregung und Lähmung tierischer Zellen durch Röntgenstrahlen. Strahlentherapie Bd. 13, S. 285. 1922.

[7]) PICCALUGA: Die Wirkung der Röntgenstrahlen auf das Reduktionsvermögen von
normalem Gewebe und von Neubildungen. Strahlentherapie Bd. 16, S. 245. 1924.

[8]) WEHMER: Verhandl. d. Röntgen-Kongr. in Berlin 1924.

[9]) HALBERSTÄDTER und WOLFSBERG: Funktionssteigerung und -schädigung von röntgen-
bestrahlten tierischen Geweben im Licht der Vitalfärbung. Zeitschr. f. d. ges. exp. Med.
Bd. 32. 1923.

[10]) SCHMIDT, H. E.: Einfluß der Röntgenstrahlen auf die vitale Färbung der Gewebe.
Strahlentherapie Bd. 12, S. 517. 1921.

[11]) WELS: Zur Wirkung der Röntgenstrahlen auf die Gewebsatmung. Pflügers Arch.
f. d. ges. Physiol. Bd. 206, S. 268. 1924.

wurden erhoben von Guyot[1]) an der Haut der Maus, von Grasnick[2]) an der
Epidermis der Larven von Rana fusca. Thies[3]) sah nach Hautbestrahlung
Wucherungen der *unmittelbar in der Umgebung der bestrahlten Zone* gelegenen
Epidermis. Am wachsenden Knochen von Kaninchen und Katzen beobachtete
Hoffmann[4]) nach Bestrahlung mit 10—20% H.E.D. geringe Längenvermehrung
zugunsten der bestrahlten Seite. Eindrucksvoller als der makroskopische Befund
war das histologische Bild.

Gleiches gilt für die Strahlenwirkung auf *bösartige Tumoren.* In der klinischen
Literatur ist vorübergehende und dauernde Reizwirkung auf Geschwülste durch
kleine Strahlendosen vielfach behauptet und ebenso häufig und leidenschaftlich
bestritten worden. Die theoretische Möglichkeit eines solchen Vorganges wird
nach dem oben ausgeführten kaum von der Hand zu weisen sein. Praktisch
aber, in der Therapie, wird die *reine* Reizwirkung kaum je eine Rolle spielen.
Auch bei Unterdosierungen bei klinischer Behandlung mit Röntgen- oder Radiumstrahlen werden die Dosen doch noch meist zu groß sein, um eine wesentliche
dauernde Reizung zu setzen. *Vorübergehende* Reizungen als Prodromalstadium
der Schädigung dürften um so häufiger sein, doch entziehen sie sich meist der
klinischen Beobachtung.

In Versuchen an Impfgeschwülsten der Maus haben weder Kok und Vorländer[5]) noch *ich*[6]) mit kleinen Dosen eindeutige Reizwirkungen feststellen
können. Dagegen beobachtete ich zweifellose wachstumsfördernde Strahlenwirkung auf diese Geschwülste *nach großen Dosen und ganz besonders auch nach
maximalen Dosen gerade bei weitgehender Zerstörung anderer Geschwulstpartien.*
Wie oben schon an mancherlei Beispielen gezeigt worden ist, ist dies Ergebnis
keineswegs überraschend oder alleinstehend.

Man könnte hier noch weit mehr ins einzelne gehen, aber das Gesagte genügt wohl, um sich eine klare Vorstellung von diesen komplizierten Verhältnissen
zu machen. *Wir sehen Reizwirkungen bei kleinsten Dosen, sehen sie bei größeren
Dosen als Prodromalstadium der Schädigung und sehen sie auch nach ganz großen
Dosen neben sehr starker Schädigung.* Diese Feststellungen sind aber lehrreich
und erläutern die biologische Wirkung der Strahlen meines Erachtens in so eindeutiger Weise, daß mir ihre eingehendere Besprechung auch an dieser Stelle
gerechtfertigt erschien. Denn sie beweisen, daß es sich bei all diesen biologischen
Auswirkungen der Bestrahlungen *nicht um den primären Vorgang handeln kann,*
sondern um *sekundäre* Vorgänge, wie ich sie aus der Nekrohormonwirkung abgeleitet habe. Primäre Wirkung der Strahlen auf biologische Objekte sind eben
nur Koagulationserscheinungen bzw. Gelbildungen bei Eiweißsubstanzen, lytische
Vorgänge bei Gelatine und wohl auch bei Eiweißabbauprodukten sowie unter
besonderen Bedingungen Vorgänge photochemischer Art. *Alles andere ist sekundärer Natur.*

---

[1]) Guyot: Die Wirkung des Radiums auf das Gewebe. Zentralbl. f. allg. Pathol.
Bd. 20, S. 243. 1909.

[2]) Grasnick: Die Wirkung der Radiumstrahlen auf tierisches Gewebe. Arch. f. mikroskop. Anat. Bd. 90, S. 1. 1918.

[3]) Thies: Wirkung der Radiumstrahlen auf verschiedene Gewebe und Organe. Mitt.
a. d. Grenzgeb. d. Med. u. Chirurg. Bd. 14, S. 694. 1905.

[4]) Hoffmann, V.: Über Erregung und Lähmung tierischer Zellen durch Röntgenstrahlen. Strahlentherapie Bd. 14, S. 516. 1923.

[5]) Kok und Vorländer: Biologische Versuche über die Wirkung der Bestrahlung
auf das Carcinom. Strahlentherapie Bd. 14, S. 497. 1922; Bd. 15, S. 561. 1923. — Kok:
Ebenda Bd. 17, S. 134. 1924.

[6]) Caspari: Weiteres zur Theorie der Strahlenwirkung. Strahlentherapie Bd. 18,
S. 17. 1924.

Ich habe schon früher eine Deutung der Reizvorgänge im Sinne der Nekrohormontheorie gegeben[1]). Danach haben wir uns den Vorgang folgendermaßen zu denken: Die Nekrohormone sind bei starker Verdünnung Reizsubstanzen, die sowohl funktionsanregend wie wachstumsfördernd wirken können. Diese Reizwirkung entfaltet sich also überall dort, wo die Nekrohormone in starker Verdünnung auftreten, sowohl endocellulär wie extracellulär, etwa durch Diffusion in die Umgebung einer bestrahlten Zone. Wächst die Nekrohormonbildung im Innern einer Zelle, so geht diese zugrunde, denn die Nekrohormone sind in starker Konzentration ein schweres Gift. Das ist ohne weiteres plausibel, wenn man meiner Annahme folgt, daß es sich hier im wesentlichen um Eiweißabbauprodukte handelt, deren Giftwirkung in konzentrierter Form ja unzweifelhaft feststeht. Ist eine größere Anzahl von Zellen im Organismus zerfallen, so treten nunmehr Nekrohormone als Zellzerfallshormone in die Blutbahn und können hier Reizwirkungen hervorrufen, die sich unter anderem, wie wir gesehen haben, in einer erhöhten Resistenz des Individuums aussprechen. Wir haben also hier eine *Reizdosis für den Gesamtorganismus, aber diese Reizdosis ist die Folge einer lokal bereits tödlichen Nekrohormonkonzentration.* Treten Nekrohormone im Übermaß in die Blutbahn, so führen sie zu Lähmungen derselben Funktionen, auf die sie in geringerer Dosis erregend wirken. Diese Lähmung kann eine vorübergehende sein, und durch eine Gegenreaktion des Organismus überkompensiert werden (negative Phase), sie kann aber auch eine dauernde sein und im Endstadium auch den Tod des Gesamtorganismus herbeiführen.

Wir sehen also, daß durch die Annahme einer derartigen Hypothese die anscheinende Wirrnis der experimentell und empirisch gefundenen Tatsachen sich eindeutig und einfach löst, und daß bei dieser Form der Betrachtung *es kaum einen Vorgang in der Pharmakodynamik gibt, der die Gültigkeit des Arndt-Schulzschen Gesetzes so gut demonstriert wie die Strahlenwirkung.*

Funktionssteigerung von Organen und endokrinen Drüsen.

In dem oben Gesagten ist bereits meine Stellungnahme enthalten zu der Lehre von den „*Reizdosen*", wie sie von M. FRÄNKEL[2]), STEPHAN[3] u. a. aufgestellt worden sind. CZEPA[4]) hat alle diese Arbeiten kritisch besprochen, und für die Mehrzahl der Fälle wird man ihm unbedingt recht geben müssen, daß es sich gar nicht um Reizdosen handelt. Es sind vielmehr zerstörende Dosen mit allgemeiner oder lokaler Nekrohormonwirkung. Man wird sich aber andererseits darüber klar sein müssen, daß die Verhältnisse auch bezüglich dieser Frage komplizierte sind. Genau wie bei obigen Auseinandersetzungen werden auch bei Bestrahlungen endokriner Drüsen lokale und allgemeine hormonale Wirkungen vielfach ineinander greifen und im Einzelfalle schwer voneinander zu trennen sein.

Um diese Vorgänge sich klar zu machen, muß eine weitere Eigenschaft der Nekrohormone hervorgehoben werden, auf die ich[5]) im Anschluß an meine

---

[1]) CASPARI: Theoretisches zur Strahlenwirkung. Dtsch. med. Wochenschr. 1923, Nr. 9.

[2]) FRÄNKEL, M.: Zahlreiche Arbeiten, z. B. Die Bedeutung der Röntgenreizstrahlen in der Medizin usw. Strahlentherapie Bd. 12, S. 603. 1921; Die Bedeutung des Bindegewebes bei der Ca-Bekämpfung und seine Stellung im endokrinen System. Dtsch. Arch. f. klin. Med. Bd. 136, S. 192. 1921; Streustrahlung oder endokrine Drüsenwirkung. Dtsch. med. Wochenschr. 1921, S. 242; usw. usw.

[3]) STEPHAN: Über die Steigerung der Zellfunktion durch Röntgenenergie. Strahlentherapie Bd. 11, S. 577. 1920.

[4]) CZEPA: Wachstumsfördernde und funktionssteigernde Röntgen- und Radiumwirkung. Strahlentherapie Bd. 16, S. 913. 1924.

[5]) CASPARI: Beiträge zur Geschwulstimmunität. II. Kann man mit abgeschwächtem Tumormaterial gegen Nachimpfung immunisieren? Zeitschr. f. Krebsforsch. Bd. 21, S. 131. 1924.

und meiner Mitarbeiter Versuche über die Krebsimmunität hingewiesen habe. Der unspezifische Vorgang der Nekrohormonwirkung zeigt eine „*spezifische Komponente*", abhängig von der Art der Zellen, die zu Zerfall gehen. Es ist z. B. für die Auslösung einer Geschwulstimmunität nicht gleichbedeutend, ob etwa nur Nekrohormone der Lymphocyten oder auch von Tumorzellen wirksam sind. In letzterem Falle ist die Immunität gegen Geschwulstwachstum eine größere. Diese spezifische Komponente der Nekrohormonwirkung ist neuerdings auch auf dem Gebiete der experimentellen Physiologie durch Miyagawa[1]) erwiesen worden. Miyagawa und seine Mitarbeiter untersuchten die Wirkung von toten Zellen, und zwar von Erythrocyten, Nierenepithelien, Leberepithelien usw. auf ihre homologen lebenden Zellen. Sie fanden, daß kleine Dosen funktionsfördernd wirken, große und größte Degeneration und Nekrose der entsprechenden Organzellen hervorriefen. Wurde z. B. einem Gallenfistelhund ein Extrakt von Leberzellen eingespritzt, so wurde bei kleinen Dosen die Sekretion der Galle und aller ihrer Bestandteile vermehrt, bei großen Dosen traten Abnahme der Sekretion und schwere Nekrosen der Leber ein. *Es kann also eine nicht zu umfassende Zerstörung von Organzellen zu einer Steigerung der Funktion der restierenden Zellen führen,* ein Vorgang, den Miyagawa als *Autoregulation* bezeichnet.

Durch solche Autoregulationen ließen sich sehr wohl steigernde Effekte sowohl einzelner Organe, als auch bestrahlter endokriner Drüsen erklären. Am deutlichsten ist dies vielleicht bei dem von Stephan erhobenen Befunde, nach dem bei Patienten schwerste Zustände von Anurie durch „Reizbestrahlung" aufgehoben werden konnten. Denn Miyagawa und seine Mitarbeiter haben nachgewiesen, daß Einspritzung von Nierenzellenextrakten in nicht zu großen Dosen starke diuretische Wirkungen hervorruft.

Es ergibt sich übrigens ohne weiteres daraus, daß man nicht, wie es M. Fränkel tut, jedes Organ, von dem eine derartige Wirkung ausgelöst werden kann, als endokrine Drüse reklamieren darf.

Was nun zunächst die Bestrahlungen der Milz mit Reizdosen anbetrifft, so hatten wir ja schon hinsichtlich der Ergebnisse Stephans bei der Blutgerinnung erörtert, daß es sich dabei um allgemeine Nekrohormonwirkung handelt. Daß hier nicht eine einfache lokale Reizwirkung vorliegt, dafür spricht außer den bereits genannten Gründen die Feststellung, daß der Beschleunigung der Blutgerinnung nach Milzbestrahlung eine Verzögerung vorausgeht [Szenes[2])]. Das spricht ganz eindeutig im Sinne einer zerstörenden Wirkung mit sekundärem Nekrohormonreiz.

In gleicher Weise sind auch die mannigfaltigen Wirkungen zu deuten, die M. Fränkel nach Milzbestrahlungen beobachtet hat. Es kann nicht wundernehmen, daß die Bestrahlung eines Organes, das zum überwiegenden Teil aus den radiosensibelsten Zellen besteht, schon nach verhältnismäßig geringfügigen Bestrahlungen starke Allgemeinwirkungen liefert.

Bei den Strahlenwirkungen auf endokrine Drüsen greifen nun lokale Effekte im Sinne der Autoregulation und allgemeine Nekrohormonwirkungen in kaum zu trennender Weise ineinander. Es gibt vielleicht kein Gebiet der Strahlenwirkung, das nicht nur für den Sinn der Nekrohormonhypothese, sondern auch für die Zweckmäßigkeit der Namengebung so überzeugend spricht wie dieses.

---

[1]) Miyagawa: On the biological function of the constituents of the dead cells. A new theory on the process of the physiological function of living organisms and of man. Japan. med. world Bd. 4, S. 117. 1924.

[2]) Szenes: Drüsenbestrahlung und Blutgerinnung. Münch. med. Wochenschr. 1920, S. 786.

So sehen wir z. B. in zahlreichen Fällen praktische Erfolge von Ovarial-bestrahlungen bei Oligo- und Amenorrhoe. Aber andererseits hat wiederum M. Fränkel[1]) günstige Beeinflussung der ovariellen Tätigkeit als unbeabsichtigtes Nebenergebnis bei Bestrahlungen der Extremitäten beschrieben.

Hierher möchte ich z. B. auch die Versuche von Steinach und Holzknecht[2]) rechnen. Diese sahen 3—4 Wochen nach der Bestrahlung der Ovarien von Meerschweinchen eine starke Reaktion auf die Zitzen der Tiere eintreten, derart, daß es schließlich zu einer längeren Milchsekretion kam.

Der Befund von Stettner[3]) über die Bedeutung von Hypophysenbestrahlung z. B. läßt sich wohl am besten im Sinne der Autoregulation, wie sie die genannten japanischen Autoren annehmen, erklären. Stettner sah bei Kindern durch Röntgenbestrahlung des Kopfes einen Wachstumsimpuls einsetzen von einer Stärke, daß ein Rückstand von Jahren innerhalb weniger Wochen ausgeglichen wurde, und deutete dies Ergebnis als endokrine Reizwirkung auf die Hypophyse. Wesentlich zweifelhafter in ihrer Deutung sind die Versuche von L. Fränkel und Geller[4]), die nach Hypophysenbestrahlung junger weiblicher Kaninchen eine Unterentwicklung des Genitales feststellten. Poos[5]) konnte nämlich den gleichen Befund erheben auch nach Thorax- und Oberschenkel-bestrahlungen und schloß daraus, daß diese Vorgänge aufgefaßt werden müßten als Ausfluß einer allgemeinen indirekten Strahlenwirkung.

Am reinsten sehen wir reine Reizwirkungen bei *kleinsten* Dosen, d. h. dann, wenn es nicht zu ausgedehnterem Zellzerfall in dem endokrinen Organ und Übertritt der Zerfallshormone in die Blutbahn kommt. Hierfür liegen die Verhältnisse am günstigsten, wie wir schon sahen, bei Versuchen mit radioaktiver Emanation, die den ganzen Körper trifft, derart, daß in den endokrinen Drüsen nur minimale Mengen zur Auswirkung gelangen. Daß solche Versuchsanordnungen Effekte von seiten der radiosensibelsten endokrinen Drüsen, der Geschlechtsdrüsen, aufweisen, ist leicht zu verstehen.

Hierher gehört wohl der interessante biologische Strahleneffekt, den Halban[6]) über die Einwirkung radioaktiver Emanation auf die sekundären Sexualcharaktere von Tritonen beschrieben hat. Beim männlichen Tritonen entsteht zur Brunstzeit ein Kamm. Wurden die Tiere in Wasser von verschiedener radioaktiver Konzentration gehalten, so entwickelte sich bei einer bestimmten Konzentrationsstärke der Kamm mit einer außerordentlichen Plötzlichkeit, „förmlich über Nacht“. Auch außerhalb der Brunstzeit konnte Halban auf diese Weise die Kammentwicklung der Tritonenmännchen hervorrufen, aber nur vorübergehend.

Als Reizung im Sinne einer Autoregulation innersekretorischer Drüsen möchte ich auch den Versuch von Fellner und Neumann[7]) deuten. Diese ver-abfolgten an weibliche Kaninchen während mehrerer Monate täglich radium-emanationshaltiges Wasser mit 1200—1500 M.E. teils als Getränk, teils mittels

---

[1]) Fränkel, M.: Zentralbl. f. Gynäkol. 1907, S. 953 u. 1908, S. 142.

[2]) Steinach u. Holzknecht: Erhöhte Wirkung der inneren Sekretion bei Hyper-trophie der Pubertätsdrüsen. Arch. f. Entwicklungsmech. d. Organismen Bd. 42, S. 490. 1916.

[3]) Stettner: Anregung rückständigen Wachstums durch Röntgenstrahlen. Dtsch. med. Wochenschr. 1919, S. 1314.

[4]) Fränkel, L. und Geller: Hypophysenbestrahlung und Eierstocktätigkeit. Berlin. klin. Wochenschr. 1921, S. 565.

[5]) Poos: Über die indirekte Strahlenschädigung des Organismus bei isolierter Organ-bestrahlung. Klin. Wochenschr. 1922, S. 836.

[6]) Halban: Protektive Wirkung der Radiumemanation auf die sekundären Sexual-charaktere der Tritonen. Zentralbl. f. Gynäkol. 1914, S. 466.

[7]) Fellner und Neumann: Einfluß der Radiumemanation auf die Genitalorgane von Kaninchen. Zeitschr. f. Röntgenkunde Bd. 14, S. 345. 1912.

intravenöser Injektionen. Sie konstatierten an Ovarien und Uterus einiger Tiere Veränderungen, die sie als Zeichen von Frühreife auffaßten.

Schließlich sei auch darauf hingewiesen, daß die Anregung der Sexualsphäre durch radioaktive Emanation bei der Gasteiner Kur eine tausendfältig erwiesene Erfahrungstatsache ist. Auch einen experimentellen Beleg in diesem Sinne vermag ich beizubringen. Vor vielen Jahren haben Aschkinass und *ich* Respirationsversuche angestellt, um den Einfluß radioaktiver Luft auf den Grundumsatz zu prüfen. Bei diesen Untersuchungen stellte sich auch mein verstorbener Lehrer N. Zuntz, der damals 55 Jahre alt war, als Versuchsperson zur Verfügung. Bei diesen Respirationsversuchen lag die Versuchsperson auf einem elektrisch isolierten Sofa und wurde negativ aufgeladen, während sie eine Luft einatmete, die über ein offenes Radiumbromidpräparat strich. Nach derartigen Versuchen bemerkte Zuntz, der ja ein äußerst kritischer Beobachter gewesen ist, an sich selbst eine sehr auffallende Anregung seiner sexuellen Funktionen, während Aschkinass und *ich*, die wir damals noch junge Leute waren, einen derartigen Effekt an uns nicht beobachten konnten. Dieser Befund ist auch deswegen lehrreich, weil er uns zeigt, daß kleine Reizungen häufig nur dort manifest werden, wo ein gewisser Ausfall der Funktion vorhanden ist.

Als Folgen einer direkten lokalen Reizwirkung sind möglicherweise auch die Bestrahlungseffekte auf den Adrenalingehalt der Nebenniere anzusehen, wie sie von David und Hirsch[1]) nach Röntgenbestrahlung, von Salle und v. Domarus[2]) nach Thorium-X-Injektionen beobachtet worden sind.

Strahlenwirkungen auf Fermente.

Recht zweifelhaft erscheinen die Wirkungen auf die *Fermente*. Da vielfach die Ansicht herrschte, daß die Strahlenwirkung über die Aktivierung von Fermenten führe, so liegt auf diesem Gebiete eine ungeheuer große Literatur vor, besonders über die Wirkung der radioaktiven Substanzen. Die positive Ausbeute all dieser Versuche, auf die im einzelnen hier nicht näher eingegangen werden kann, ist außerordentlich gering und widerspruchsvoll. Selbst die Anschauung von Gudzent[3]), der aus dem zweifellos günstigen Einfluß, den radioaktive Emanation auch in sehr geringer Konzentration auf die Gicht ausübt, auf eine Aktivierung des urikolytischen Fermentes geschlossen hatte, hat sich nicht bestätigt [A. Schulz[4]), Starkenstein[5])], und wir werden mit dem letzteren Autor annehmen müssen, daß die Steigerung der Purinausscheidung, die in vivo beobachtet wurde, lediglich eine Folge des durch die Strahlenwirkung bedingten Zellkernzerfalls ist.

Doch ist für die Absonderung des Magensaftes die steigernde Wirkung *großer* Dosen Röntgenstrahlen mit nachfolgender Funktionsverminderung beobachtet [Szegö und Rother[6])]. Allerdings kann es sich auch hier um autoregulatorische Vorgänge handeln.

---

[1]) David und Hirsch: Experimentelle Untersuchungen über den Adrenalingehalt der Nebennieren nach Röntgenbestrahlungen. Klin. Wochenschr. 1923, S. 790.

[2]) Salle und v. Domarus: Zur biologischen Wirkung des Thorium X. Strahlentherapie Bd. 3, S. 89. 1913.

[3]) Gudzent: Einiges über die biologischen Eigenschaften der Radiumemanation und ihre Anwendung bei Krankheiten. Radium i. Biol. u. Heilk. Bd. 1, S. 14. 1911.

[4]) Schulz, A.: Zur Kenntnis der Fermente der Purinreihe. Biochem. Zeitschr. Bd. 48, S. 86. 1913.

[5]) Starkenstein: Beiträge zur Physiologie und Pharmakologie des Purinhaushaltes usw. Biochem. Zeitschr. Bd. 106, S. 139. 1920.

[6]) Szegö und Rother: Über den Einfluß der Röntgenstrahlen auf die Magensaftsekretion. Zeitschr. f. d. ges. exp. Med. Bd. 24, S. 270. 1921.

Daß dagegen *autolytische Vorgänge* im Vordergrunde der Strahlenwirkung stehen, wurde bereits wiederholt erwähnt. Allerdings scheint es mir zweifelhaft, ob wir diese Feststellungen im Sinne einer Fermentaktivierung auffassen dürfen.

Die Strahlenwirkung auf katalytische Vorgänge wurde schon besprochen und bei dieser Gelegenheit die Möglichkeit erörtert, daß hier auch eine direkte photochemische Wirkung der Strahlen in Betracht kommen kann.

Im großen und ganzen werden wir schließen können, *daß auch die Vorgänge, die vielfach als Fermentaktivierung aufgefaßt wurden, dem Zellzerfall und dem Übertritt der Zerfallssubstanzen ins Blut zuzuschreiben sind.*

Strahlenwirkung auf den Stoffwechsel.

Auch die Veränderungen im *Stoffwechsel* werden wir zwanglos zurückführen können auf Nekrohormonwirkung, und es wird uns nicht verwundern, daß derartige Effekte nicht immer deutlich zutage treten. Über die Einwirkung der Röntgenstrahlen liegen aus neuerer Zeit vornehmlich die Versuche von MAHNERT und ZACHERL[1]) vor. Diese Versuche sind ausschließlich an pathologischen Fällen angestellt und gehören daher strenggenommen nicht in den Rahmen dieser Abhandlung. Da sie aber einige bemerkenswerte Feststellungen enthalten, sei kurz darauf eingegangen.

Hinsichtlich des Stickstoffumsatzes ist das entgegengesetzte Verhalten auffallend, das die an Carcinom erkrankten Versuchspersonen gegenüber den anderen zum Versuch verwandten Patientinnen zeigten. Bei letzteren war die N-Ausscheidung im Harn nach der Bestrahlung durchweg herabgesetzt, bei ersteren gesteigert.

Da die Harnsäureausscheidung bei den Krebskranken mit der Erhöhung der gesamten Stickstoffausscheidung nicht gleichen Schritt hielt, schließen die Verfasser, daß bei dieser Kategorie von Patienten eine Erhöhung des Eiweißstoffwechsels vorliegt. Mir scheint dieser Schluß nicht zwingend. Es zerfallen ja nicht nur bei einer derartigen Bestrahlung die Zellkerne, sondern bei ausgiebiger Bestrahlung eines Carcinoms ist auch schon nach relativ kurzer Zeit mit einem Zellzerfall zu rechnen. Übrigens möchte ich auf die Werte der Stickstoffausscheidung in diesen Versuchen keinen allzu großen Wert legen, da die Abhängigkeit der Stickstoffausscheidung von der vorhergehenden Ernährung sich über längere Zeit erstreckt als die von den Verfassern gewählte Karenzzeit.

Hinsichtlich des Grundumsatzes ergaben sich in diesen Versuchen keine wesentlichen Veränderungen als Folgen der Bestrahlung.

Eine Steigerung des Stickstoffwechsels nach Röntgenbestrahlung, die mehrere Tage anhielt, beobachteten BÄRMANN und LINSER[2]), und LOMMEL[3]) sah nach maximaler Röntgenbestrahlung bei jungen Hunden ein Anwachsen der N-Ausscheidung im Harn um 20—50% während 5—6 Tagen, das von einer 3 bis 6 tägigen N-Retention gefolgt war. Letztere ist um so auffallender, als die verabfolgte Strahlendosis schließlich zum Tode der betreffenden Tiere führte.

FRIEDRICH MÜLLER[4]) bestrahlte die Milz von Leukämikern, die in ihrer Diät auf das Eiweißminimum gesetzt waren. Er fand eine sehr starke Vermehrung

---

1) MAHNERT und ZACHERL: Der Einfluß der Röntgenstrahlen auf die Körpersäfte und den Stoffwechsel des menschlichen Organismus. Strahlentherapie Bd. 16, S. 163. 1924.

2) BÄRMANN und LINSER: Über lokale und allgemeine Wirkungen der Röntgenstrahlen. Münch. med. Wochenschr. 1904, S. 996.

3) LOMMEL, F.: Stoffwechseluntersuchungen an Tieren bei tödlichen Röntgenbestrahlungen. Med. Klinik 1907, Nr. 26.

4) MÜLLER, FR.: Stoffwechselprobleme. Dtsch. med. Wochenschr. 1922, S. 513.

der Harnsäure als Zeichen des Zellzerfalls. Es fand aber kein erhöhter N-Umsatz statt, obgleich die Milz sich unter den Augen des Beobachters erheblich verkleinerte. Müller schloß daraus, daß zwar die aus den Zellkernen stammenden Nucleine zur Ausscheidung gelangen, daß aber das Eiweiß der untergegangenen Zellen dem Organismus in irgendeiner Form erhalten geblieben sei. Ähnliches berichten Thannhauser und Curtius[1]) nach Hypophysenbestrahlung bei einem Akromegalen.

Es scheint mir jedoch fraglich, ob man die Ergebnisse von F. Müller und von Thannhauser und Curtius verallgemeinern darf. Die Versuche sind unternommen worden bei Patienten, die bei einer Diät gehalten waren mit minimaler Eiweißzufuhr und reichlicher Deckung des Energiebedarfs mit N-freien Nahrungsmitteln. Es handelt sich also um Personen, die sich im partiellen Eiweißhunger befanden. Daß hierbei besondere und auch absonderliche Sparvorrichtungen Platz greifen, ist ja auch sonst vielfach bekannt, und es ist nicht durch diese Versuche bewiesen, daß bei normaler Ernährung ebenfalls eine derartige Verwendung der bei der Bestrahlung entstehenden Eiweißabbauprodukte stattfindet.

Größeres Material liegt vor über die Wirkung der radioaktiven Substanzen auf den N-Stoffwechsel, und hier sprechen die Ergebnisse nicht im Sinne der Verallgemeinerung der Resultate der Versuche der Müllerschen Schule. Doch wollen wir diese Versuche hier nur insoweit berücksichtigen, als sie nicht ausschließlich an Krankenmaterial gewonnen worden sind. So hat Kikkoji[2]) neben Versuchen an Patienten auch in einem Versuche am Hunde nach Trinken von emanationshaltigem Wasser eine Steigerung der Stickstoffausfuhr im Harn beschrieben, die aber im Gegensatz zu den Befunden von Mahnert und Zacherl auch mit Erhöhung des Grundumsatzes verbunden war.

Gleichfalls an Hunden beobachteten Theis und Bagg[3]) nach intravenösen Injektionen von Radiumemanation in isotonischer Kochsalzlösung eine Vermehrung der N-Ausscheidung, die am zweiten Tage ihren Höhepunkt erreichte.

Hinsichtlich des Grundumsatzes sind die Ergebnisse über den Effekt der Aufnahme von radioaktivem Wasser per os und die Wirkung des Aufenthaltes im Emanatorium wechselnd [Bernstein[4]), v. Benczúr und Fuchs[5])]. Es handelt sich hier meist um Versuche an mit verschiedenen Krankheiten behafteten Patienten.

Sehr zahlreich sind die Versuche über den *Purinstoffwechsel*, der ja die Kliniker im Hinblick auf die Strahlenwirkung bei der Gicht und bei der Leukämie besonders interessierte. Aber auch beim normalen Menschen und bei Versuchstieren sind Harnsäure- und Phosphorsäureausscheidung sowohl nach Bestrahlungen mit Röntgenstrahlen, als auch nach Einwirkung verschiedener Form der Radioaktivität von zahlreichen Autoren gesteigert gefunden worden, was ja anstandslos auf den mit der Bestrahlung verbundenen Kern- und Zellzerfall

---

[1]) Thannhauser und Curtius: Über den Eiweißumsatz im N-Minimum eines Akromegalen und über seine Beeinflussung durch Röntgen-Tiefenbestrahlungen des Kopfes. Dtsch. Arch. f. klin. Med. Bd. 143, S. 287. 1924.

[2]) Kikkoji: Über den Einfluß der Radiumemanation auf den Gesamtstoffwechsel im Organismus. Radium i. Biol. u. Heilk. Bd. 1, S. 46. 1911.

[3]) Theis und Bagg: The effect of intraven. inject. of active deposit of rad. on metabol. in the dog. Journ. of biol. chem. Bd. 41, S. 525. 1920.

[4]) Bernstein: Über den Einfluß der Radiumemanation auf den respiratorischen Gaswechsel. Strahlentherapie Bd. 1, S. 402. 1905.

[5]) v. Benczúr und Fuchs: Über die Wirkung der Radiumemanation auf den respiratorischen Stoffwechsel. Zeitschr. f. exp. Pathol. u. Therapie Bd. 12, S. 564. 1913.

zurückgeführt werden kann [BLOCH[1]), BENJAMIN, v. REUSS, SLUKA und SCHWARZ[2]), LINSER und SICK[3]), FR. MÜLLER[4])].

Radioaktivität als Klimafaktor.

Einige Worte wären noch zu sagen über die Bedeutung der *Radioaktivität als Klimafaktor.* Dies Gebiet wurde bereits gestreift bei der Erwähnung des Einflusses der Gasteiner Kur. Die Radioaktivität der Luft kommt ferner vielleicht in Betracht als einer der Faktoren, die die mannigfaltigen Einwirkungen des *Hochgebirgsaufenthaltes* bedingen.

Die Luft im Hochgebirge ist stark ionisiert und zeichnet sich außerdem besonders an den Bergspitzen durch ein Überwiegen der positiven Ladung gegenüber der negativen aus, die sog. *unipolare Leitfähigkeit.* Die starke Ionisation der Luft im Hochgebirge ist mindestens zum Teil auf das Vorhandensein von radioaktiver Materie in der Atmosphäre zurückzuführen, was dadurch bewiesen wurde, daß man dieselbe auf einem negativ geladenen Draht zum Niederschlag brachte. Es handelt sich im wesentlichen um Radium, in geringerer Menge um Thorium [ELSTER und GEITEL[5]), ALLAN[6]), BUMSTEAD[7]) u. a.].

Auf die eventuelle physiologische Bedeutung dieses klimatischen Faktors haben zuerst ASCHKINASS und *ich*[8]) hingewiesen. Kurze Zeit später hat CZER-MAK[9]) gezeigt, daß auch bei *Föhnwetter,* das ja besonders bei sensiblen Personen zu ähnlichen körperlichen Störungen führen kann wie der Aufenthalt in großen Bergeshöhen, erhöhte Luftionisation und sehr starke unipolare Leitfähigkeit bestehen. Die Frage, ob und inwieweit diese atmosphärische Radioaktivität bei der Entstehung der *Bergkrankheit* eine Rolle spielt, ist an anderer Stelle eingehend diskutiert[10]). Hier kann nur kurz darauf verwiesen werden.

ASCHKINASS und *ich* hatten in den oben bereits erwähnten Respirations-versuchen auch begonnen, diese Frage experimentell zu untersuchen. Der Effekt auf den Grundumsatz war sowohl bei ASCHKINASS und *mir* wie bei 2 Versuchshunden kein deutlicher, nur N. ZUNTZ zeigte in mehreren Versuchen einen Anstieg des Sauerstoffverbrauchs um etwa 10%. Während des Versuches traten bei ihm ziemlich erhebliche Kopfschmerzen auf, als Nachwirkung jedoch stellte ZUNTZ an sich eine ungewöhnliche körperliche und geistige Frische fest, die über mehrere Tage anhielt. Dabei traten die oben erwähnten Erscheinungen seitens der Sexualsphäre in Erscheinung. Das Versuchsergebnis erinnert an den „Verjüngungseffekt" nach der *Steinach*-Operation.

---

[1]) BLOCH: Beiträge zur Kenntnis des Purinstoffwechsels beim Menschen. Dtsch. Arch. f. klin. Med. Bd. 83, S. 498. 1905.

[2]) BENJAMIN, v. REUSS, SLUKA und SCHWARZ: Beiträge zur Frage der Einwirkung der Röntgenstrahlen auf das Blut. Wien. klin. Wochenschr. 1906, S. 788.

[3]) LINSER und SICK: Über das Verhalten der Harnsäure und Purinbasen im Urin und Blut bei Röntgenbestrahlung. Dtsch. Arch. f. klin. Med. Bd. 89, S. 413. 1907.

[4]) MÜLLER, FR.: Stoffwechselprobleme. Dtsch. med. Wochenschr. 1922, S. 513.

[5]) ELSTER und GEITEL: Zahlreiche Publikationen in der Physikal. Zeitschr. Bd. 1—5. 1901—1904.

[6]) ALLAN: Philosoph. mag. Bd. 7, S. 140. 1904.

[7]) BUMSTEAD: Atmosphärische Radioaktivität. Physikal. Zeitschr. Bd. 5. 1904.

[8]) ASCHKINASS und CASPARI: Über die Wirkung dissoziierender Strahlen auf organisierte Substanzen. Pflügers Arch. f. d. ges. Physiol. Bd. 86, S. 603. 1901. — CASPARI. Beobachtungen über Elektrizitätszerstreuung in verschiedenen Bergeshöhen. Physikal. Zeitschr. Bd. 3. 1902.

[9]) CZERMAK: Über Elektrizitätszerstreuung bei Föhn. Physikal. Zeitschr. Bd. 3. 1902.

[10]) ZUNTZ, LOEWY, MÜLLER, CASPARI: Höhenklima und Bergwanderungen usw. Bong & Co. 1906.

Grabley[1]) bewirkte bei sensiblen Personen in ähnlicher Versuchsanordnung gewisse nervöse Symptome und bringt daher die atmosphärische Radioaktivität in Verbindung mit dem bekannten Einflusse des Wetters und mancher Wetterveränderungen auf Rheumatische und Nervöse.

Das Kalium als radioaktiver Körperbestandteil.

An mehreren Stellen dieser Abhandlung sind bereits die Versuche von Zwaardemaker und seiner Schule kurz gestreift worden. Bei der hohen Bedeutung, die diesen Untersuchungen gerade auch vom Standpunkte der Physiologie aus zukommt, ist es nötig, ausführlicher auf sie einzugehen. Diese Versuche knüpfen an an die Entdeckung, daß im Organismus eine Substanz in reichlicher Menge vorhanden ist, *die selbst radioaktiv ist.* Dies ist das *Kalium.* Die Radioaktivität des Kaliums wurde von Campbell und Wood[2]) entdeckt. Es handelt sich um eine β-Strahlung, deren Ionisationsvermögen $1:1000$ der β-Aktivität des Urans im Gleichgewicht mit Uran-X beträgt. Da die Radioaktivität des Urans etwa nur gleich dem millionsten Teil der β-Aktivität des Radiums im Gleichgewicht mit seinen Abbauprodukten ist, so folgt daraus, wie gering die Radioaktivität des Kaliums ist. Noch geringer ist, wie hier gleich bemerkt werden soll, die Aktivität des Rubidiums. Campbell gebrauchte zum photochemischen Nachweis der Radioaktivität des Kaliums eine Expositionszeit von 56 Tagen, Büchner[3]) zu der des Rubidiums eine solche von 90 Tagen. Die Radioaktivität des Kaliums beruht vornehmlich auf β-Strahlung. Hierzu gesellt sich eine ganz schwache γ-Strahlung. Andererseits ist die β-Strahlung des Kaliums um das Sechsfache durchdringender als die β-Strahlung des Radiums.

Die Versuche von Zwaardemaker und seinen Mitarbeitern[4]) beschäftigten sich zunächst mit der Bedeutung des Kaliums auf die Automatie des Herzens. Zu den Untersuchungen wurden verwandt die Herzen vom Frosch, von Petromyzon, Aal, Kröte, Schildkröte und unter den Warmblütern vom Kaninchen. Es erwiesen sich die isolierten Herzen in ihrer Funktion abhängig von der Gegenwart des Kaliums. Werden die überlebenden Herzen mit kaliumfreier Ringerlösung durchspült, so tritt Herzstillstand ein. Wird das Kalium dagegen durch andere radioaktive Elemente, Rubidium, Uran, Thorium, Radium oder radioaktive Emanation ersetzt, so schlägt das Herz stundenlang weiter. Zu diesen Elementen kommt das Caesium, für das allerdings eine Radioaktivität bisher nicht nachgewiesen werden konnte. Besteht bereits nach Durchleitung kaliumfreier Ringerlösung Herzstillstand, so fängt nach Zufügung einer der radioaktiven Substanzen zur Ringerlösung die Pulsation meist plötzlich, manchmal erst allmählich wieder an. Es vertreten sich dabei die Substanzen annähernd nach *äquoradioaktiven Dosen. Es beruht demnach diese Kaliumwirkung nicht auf den chemischen oder physikalischen Eigenschaften der Kaliumsalze, sondern auf ihrer Radioaktivität.* Zwaardemaker kommt zu dem Schluß, daß die Anwesenheit einer kleinen Menge eines Radiumelementes in der Zirkulationsflüssigkeit als eine Bedingung aufzufassen sei, die neben den osmotischen Druck, die fast neutrale, schwach alkalische Reaktion, die Balancierung der Ionen usw. zu setzen

---

[1]) Grabley: Über den wechselnden Gehalt der Atmosphäre an Radiumemanation. Zeitschr. f. klin. Med. Bd. 71, S. 338. 1910.

[2]) Campbell und Wood: Proc. of the Cambridge philos. soc. Bd. 15, S. 5. 1906.

[3]) Büchner: Sitzungsber. d. Niederl. Akad. d. Wiss., Amsterdam, Bd. 18, S. 91. 1909; Bd. 20, S. 1338. 1912.

[4]) Zwaardemaker und Mitarbeiter: Zahlreiche Publikationen, vorwiegend in den Verhandl. d. Niederl. Akad. d. Wiss. Deutsche Zusammenfassung von Zwaardemaker: Die Bedeutung des Kaliums im Organismus. Pflügers Arch. f. d. ges. Physiol. Bd. 173, S. 38. 1919.

sei. Ist die Bedingung der Anwesenheit des Kaliums oder eines ersetzenden Radiumelementes nicht erfüllt, so sei eine dauernde Automatie des Herzens unmöglich.

An Stelle der Durchleitung radioaktiver Ringerlösung kann auch Bestrahlung treten. Verwandt wurden Präparate von 3 mg Radium bzw. 5 und 6 mg Mesothorium. Die Bestrahlung erfolgte aus unmittelbarer Nähe. Nach einer Bestrahlung von 1—60 Minuten mit Mesothorium, von 1—82 Minuten mit dem Radiumpräparat begann der vorher vollständig stillstehende Ventrikel wieder zu pulsieren.

Auch bei calciumfrei durchströmten Herzen trat Stillstand ein. Hier aber blieb Bestrahlung wirkungslos.

Eine sehr merkwürdige Tatsache ist ferner, daß beim Kaltblüterherzen die wirksame Dosierung im Sommer wesentlich niedriger ist als im Winter, wobei aber die Proportionen für die verschiedenen radioaktiven Elemente die gleichen bleiben.

Es ergaben sich folgende empirische Dosen für die Vertretung der verschiedenen radioaktiven Substanzen zur Aufrechterhaltung der Automatie des isolierten Kaltblüterherzens:

Im Winter	In Milligramm pro Liter	Im Sommer
100	Kaliumchlorid	20
150	Rubidiumchlorid	30
25	Uranylnitrat	0,5—5
50	Thoriumnitrat	2—10
1	Ionium	0,5
$54—360 \cdot 10^{-10}$ Curie	Emanation	
3 Mikromilligramm	Radium	0,5 Mikromilligramm

Für Warmblüter wurde die Dosierung des Kaliumchlorids zwischen 100 und 450 mg pro Liter der Durchströmungsflüssigkeit benutzt. Die Dosierung des Uranylnitrats war zwischen 15 und 60 mg pro Liter[1]).

In diesen Versuchen zeigten sich nun ferner einige Besonderheiten, auf die mit einigen Worten eingegangen werden muß. Bei Winterherzen von Kaltblütern war häufig ein Zustand festzustellen, den ZWAARDEMAKER als *radiophysiologisches Paradoxon* bezeichnet. Dieser tritt auf, wenn man von der Durchspülung mit einem α-Strahler übergeht zu einer solchen mit einem β-Strahler oder umgekehrt. Dann tritt plötzlich ein Stillstand des Organs ein, und erst nach Sekunden oder Minuten (im Mittel 6 Minuten) erwacht die Automatie von neuem. Den Umstand, daß im Sommer bei Kaltblütern das radiophysiologische Paradoxon eintritt, im Winter nicht, erklärt ZWAARDEMAKER[2]) durch die Gegenwart sensibilisierender Substanzen und sieht hierin auch den Grund für die geringere Menge radioaktiver Substanz, die, wie oben angegeben, im Sommer notwendig ist, um die Automatie des Herzens bei Kaltblütern zu erhalten.

Ein weiterer wesentlicher Punkt ist der folgende: Reine α-Strahlung, wie sie z. B. vom Polonium ausgeht, wirkt allein angewandt durchaus ebenso wie die β-Strahlung des Kaliums und der anderen β-Strahler. Diese gleichsinnige Wirkung der α- und β-Strahlung zeigt sich aber nur dann, wenn nur *eine* dieser beiden Aktivitäten zur Wirkung gelangt. Bei *gleichzeitiger* Anwendung von α- und

---

[1]) ZWAARDEMAKER: Die Alpha-Automatien des Herzens. Skandinav. Arch. f. Physiol. Bd. 43, S. 287. 1923.
[2]) ZWAARDEMAKER: On physiological radioactivity. Journ. of physiol. Bd. 55, S. 33. 1921.

β-Strahlen wirken diese *antagonistisch*. Zwaardemaker gibt dafür folgende Zusammenstellung:

Physiologischer Radioantagonismus.

β-Strahler (negative Ladung)		α-Strahler (positive Ladung)
Kalium	$\longrightarrow$	Uranium
Rubidium	$\longleftarrow$	Thorium
Mesothorium		Ionium
Radium (unter Glimmer)		Emanation
		Radium
		Polonium.

Dieselben Gesetzmäßigkeiten gelten nun, wie Zwaardemaker und seine Mitarbeiter feststellten, außer bei der Automatie des Herzens auch bei der Automatie des Darms, des Uterus, und des Oesophagus des Frosches. Ferner bei der Regulation der Permeabilität des Capillarendothels und der Zuckerausscheidung in den Glomerulis. Auch zeigen sie sich wirksam bei der vasomotorischen Erregbarkeit [Halbertsma[1])].

Von anderen Autoren konnten für *andere* biologische Vorgänge die für die erwähnten Funktionen von Zwaardemaker beschriebenen Versuchsergebnisse nicht bestätigt werden. R. F. Loeb[2]) fand, daß Rubidium und das nicht radioaktive Caesium das Kalium in Lösungen, in denen sich Arbaziaeier zur Blastula entwickelten, nahezu quantitativ ersetzen konnten. Wurde aber das Kalium durch Thoriumchlorid oder Uranylacetat ersetzt, so starben die befruchteten Eier ab. Ähnliches fand Jacques Loeb[3]) für Funduluseier und schloß, daß die physiologische Wirkung des Kaliums nicht mit der schwachen Radioaktivität dieses Elementes zusammenhängt.

Peters[4]) konnte in Kulturen von Colpidium Kalium nicht durch Uran ersetzen. Clark[5]) hat auch beim Froschherzen die Vertretung des Kaliums durch Uran nicht feststellen können, ein Befund, den Zwaardemaker[6]) auf falsche Dosierung zurückführt.

Gleichfalls in Versuchen am isolierten Froschherzen konnte Zondek[7]) die Versuche Zwaardemakers nicht reproduzieren, Zwaardemaker[8]) verweist demgegenüber auf die zahlreichen Fehlermöglichkeiten bei diesen radiophysiologischen Untersuchungen.

Ph. Ellinger[9]) wies nach, daß die Theorie Zwaardemakers der biologischen Wirksamkeit des Kaliums und seiner Ersetzbarkeit durch andere radioaktive Substanzen für die Beeinflussung der Oxydationsgeschwindigkeit der roten Blutkörperchen der Gans keine Gültigkeit hat.

---

[1]) Halbertsma: Über den Einfluß einzelner radioaktiver Elemente und Hormone auf die vasomotorische Erregbarkeit. Pflügers Arch. f. d. ges. Physiol. Bd. 197, S. 611. 1923.

[2]) Loeb, R. F.: Radioactivity and physiol. action of potassium. Journ. of gen. physiol. Bd. 3, S. 229. 1920.

[3]) Loeb, Jacques: Chemical character and physiological action of the potassium ion. Journ. of gen. physiol. Bd. 3, S. 237. 1920.

[4]) Peters: The effect of substituting uranium for potassium in growth media. Journ. of physiol. Bd. 54, S. LI. 1921.

[5]) Clark: The action of potassium and uranium on the frog's heart. Journ. of physiol. Bd. 54, S. XV. 1921.

[6]) Zwaardemaker: On physiological radioactivity. Journ. of physiol. Bd. 55, S. 33. 1921.

[7]) Zondek: Kalium und Radioaktivität. Biochem. Zeitschr. Bd. 121, S. 76. 1921.

[8]) Zwaardemaker: Über Fehlermöglichkeiten beim Vornehmen radiophysiologischer Untersuchungen. Pflügers Arch. f. d. ges. Physiol. Bd. 193, S. 317. 1922.

[9]) Ellinger, Ph.: Die Beeinflussung der Oxydationsgeschwindigkeit von roten Blutkörperchen durch Kalium und Radioaktivität. Hoppe-Seylers Zeitschr. f. physiol. Chem. Bd. 116, S. 266. 1921.

Ich habe versucht, die Ergebnisse und Theorien, wie sie von ZWAARDEMAKER und seinen Mitarbeitern dargestellt werden, in möglichster Kürze zu geben. Zweifellos ist hier manches noch ungeklärt. Es ist z. B. nach den bisher üblichen Anschauungen schwer vorstellbar, wie es kommt, daß bei den von ZWAARDEMAKER untersuchten Funktionen das Kalium als radioaktive Substanz wirkt, in den von JACQUES LOEB und R. F. LOEB untersuchten lediglich als Ion.

Eine Erklärung ließe sich vielleicht von dem Gesichtspunkte aus geben, der oben diskutiert und aus der Literatur belegt wurde, daß die Radiosensibilität gegen *Schädigungen* sich keineswegs deckt mit der gegenüber Strahlen*reizen*. Gegenüber Schädigungen sind sicher die Versuchsobjekte von JACQUES LOEB und R. F. LOEB wesentlich radiosensibler als diejenigen von ZWAARDEMAKER. Es kann aber ein Gewebe, das gegenüber Schädigungen durch Strahlen eine erhebliche Resistenz zeigt, gegen Reizwirkungen sehr empfindlich sein. Die Dosen strahlender Energie, die in den Versuchen von ZWAARDEMAKER zur Auswirkung gelangen, sind sehr gering, und es ist vielleicht nicht von der Hand zu weisen, daß die Organe, die sich in den Versuchen von ZWAARDEMAKER als funktionell abhängig von diesen geringen Radioaktivitäten erwiesen haben, auf *Reiz* empfindlicher sind als die gegen schädigende Wirkung so überaus empfindlichen befruchteten Eier, die JACQUES und R. F. LOEB in ihren Versuchen benutzten.

Wie man sich den Vorgang der Einwirkung der Radioaktivität des Kaliums bzw. der vertretenden radioaktiven Elemente im einzelnen vorzustellen hat, darüber möchte ich eine abschließende Meinung nicht äußern. Sicher aber scheint mir, daß man auch hier nicht an eine *direkte* Wirkung der strahlenden Energie zu denken hat, sondern an einen *indirekten Vorgang*. Ob dies derselbe ist, der bei den bisher betrachteten biologischen Wirkungen der Strahlen sich als Grundlage der Erklärung bewährt hat, bleibe vorläufig dahingestellt. Eine Tatsache scheint mir in diesem Sinne zu sprechen: Aus dem Antagonismus der α- und β-Strahlen ergibt sich, daß man durch Ausgleich der α- und β-Strahlung zu Gleichgewichtsgemischen kommt, bei denen ein Herzstillstand stattfindet oder die vasomotorische Erregbarkeit verschwunden ist. Zerstörung des Gleichgewichts hat Rückkehr der Automatie oder der Reizbarkeit zur Folge. Dies kann erreicht werden durch Zufügung geeigneter Mengen radioaktiven Salzes, ebensogut aber durch Substanzen hormonalen Charakters wie Adrenalin, Cholin oder Histamin [ZWAARDEMAKER[1]), HALBERTSMA[2])].

Die Bedeutung der Radioaktivität des Kaliums zeigt sich außer in den Versuchen ZWAARDEMAKERS auch in denen von STOKLASA[3]) über den Einfluß der Radiumemanation bei pflanzlichen Organismen. In ähnlicher Weise wie andere schwache Aktivitäten wirkte dort auch das Kalium. STOKLASA und seine Mitarbeiter stellten fest, daß der Keimungsprozeß der Samen von Hordeum distichum, Triticum vulgare, Secale cereale, Avena sativa, Phaseolus vulgaris und Vicia faba bei Gegenwart von Kaliumsalzen beschleunigt wurde im Gegensatze zu der Wirkung der Natriumsalze. Die Aktivität der Luft in den Emanatorien von 20 Liter Inhalt, in denen diese Versuche vorgenommen wurden, stellten die Autoren in einem Falle zu 0,08 M.E. pro Liter Luft fest, in einem anderen zu 0,009 M.E. pro Liter. Es sei auch hier wiederum auf die außerordentliche Geringfügigkeit der Dosen hingewiesen, mit denen reine Reizwirkungen erzielt werden.

---

[1]) ZWAARDEMAKER: Verhandl. d. K. Akad. d. Wiss., Amsterdam, Bd. 29, S. 390. 1920.
[2]) HALBERTSMA: Über den Einfluß einzelner radioaktiver Elemente und Hormone auf die vasomotorische Erregbarkeit. Pflügers Arch. f. d. ges. Physiol. Bd. 197, S. 611. 1923.
[3]) STOKLASA: Der Mechanismus der physiologischen Wirkung der Radiumemanation usw. Biochem. Zeitschr. Bd. 108, S. 140. 1920.

Stoklasa hat ferner, wie schon ausführlich besprochen wurde, gefunden, daß die Radioaktivität in geringen Dosen auf die Wachstumsprozesse und den Stoffwechsel pflanzlicher Gewebe günstig einwirkte, in größeren dagegen hemmend. Dabei waren allerdings recht erhebliche Unterschiede bei den einzelnen Pflanzenarten zutage getreten in der Größe der fördernden oder hemmenden Dosen. Anders verhielten sich nun die Dinge bei den stark kaliumhaltigen Pflanzen, besonders der Zuckerrübe. Züchtete man diese z. B. auf radioaktiven Böden, die 0,3011—3,011 mg Uran in Form von Uranylnitrat oder 1,97—7,9 mg Thorium in Form von Thoriumnitrat oder Thoriumchlorid pro Kilogramm Boden enthielten, so traten *nur* hemmende Wirkungen hervor. Ebenso hemmten schon geringfügige Mengen Emanation das Wachstum von Zuckerrüben. Ähnlich den Zuckerrüben verhielten sich auch andere kalireiche Pflanzen, wie Kartoffel, Weinrebe und Tabak. Den Grund für diese Schädigungen sieht auch Stoklasa in einem biologischen Antagonismus zwischen den α-Strahlen der Radiumemanation und der β-Strahlung des Kaliums.

Die Bedeutung des Kaliums der Pflanzen in Verbindung mit ihrem Chlorophyllgehalt tritt ferner in den photosynthetischen Prozessen hervor. Hierbei kann bei geeigneter Versuchsanordnung die Radiumemanation die ultravioletten Strahlen des Lichtes ersetzen. Stoklasa[1]) und seinen Mitarbeitern gelang es, nach 56stündiger Einwirkung von Radiumemanation auf chlorophyllhaltige Pflanzen bei Gegenwart von Kaliumhydroxyd aus Kohlensäureanhydrid und Ferrihydroxyd oder Wasserstoff in statu nascendi Zucker, und zwar eine Hexose, zu gewinnen. Wir haben hier wohl ein Beispiel für die Auslösung eines direkten photochemischen Prozesses durch Strahlenwirkung.

Schluß.

Hiermit haben wir, freilich nur in einem ganz groben Umrisse, einen Überblick gewonnen über die physiologischen Wirkungen der Röntgen- und Radiumstrahlen. Die Darstellung ist eine lückenhafte. Zahlreiche, an sich bedeutsame Einzelbefunde, wie die Wirkung der Strahlungen auf den Blutdruck, den Zuckerspiegel des Blutes, auf das Blutserum und seine einzelnen Fraktionen, die Untersuchungen über die Organaffinität, Speicherung und Aussscheidungsverhältnisse radioaktiver Substanzen, konnten nicht besprochen oder nur gestreift werden. Auch dort, wo eine eingehendere Darstellung geboten war, war es unmöglich, jede Einzelheit zu erwähnen oder gar die Literatur vollständig zu berücksichtigen.

Dagegen war es das Ziel dieser Darstellung, das Problem der physiologischen Wirkung der Strahlung von einheitlichen Gesichtspunkten aus zu erörtern. Insofern stellt diese Abhandlung, soviel ich weiß, *einen ersten Versuch dar.* Kurz zusammengefaßt stellt sich danach die Wirkung der Röntgen- und Radiumstrahlen auf den Organismus in folgender Weise dar: *Elektronenbildung und Erregung von Atomen, hier Gabelung des Vorganges; entweder direkte photochemische Wirkung durch die erregten Atome* (dieser Vorgang dürfte im Organismus nur eine untergeordnete Rolle spielen, scheint aber experimentell mehrfach verwirklicht zu sein) *oder Übergang in Punktwärmen. Als deren Folgen Koagulation und Nekrohormonbildung mit der mannigfaltigen indirekten Auswirkung der verschiedenen Strahlendosen.*

Ich glaube gezeigt zu haben, daß sich die wesentlichsten Erfahrungen über die biologische Wirkung der Strahlen zwanglos unter dies Schema unterordnen lassen, und daß manche viel umstrittene Frage sich zur Zufriedenheit unter Annahme dieser Form des Vorganges klärt. Inwieweit die fortschreitende Forschung diese Vorstellungen unterstützen oder modifizieren wird, wird die Zukunft lehren.

---

[1]) Stoklasa: Die Bedeutung der Radioaktivität des Kaliums bei der Photosynthese. Biochem. Zeitschr. Bd. 108, S. 173. 1920.

Das Kapitel

Sekundäre Wirkungen zugeführter Elektrizität

erscheint in Band VIII, 2. Hälfte.

Die sekundären Wirkungen zugeführter Elektrizität haben so viele Berührungspunkte mit den dort zu behandelnden elektrischen Organen, daß es zweckmäßig erschien, dieses Kapitel, das nach dem ursprünglichen Plan hier eingefügt werden sollte, an der genannten anderen Stelle unterzubringen.

Die Herausgeber.

Wärme.

Von

H. Schade
Kiel.

Mit 9 Abbildungen.

A. Allgemeines über die Wirkungen der Umweltwärme und -kälte auf den tierischen, insbesondere menschlichen Organismus.

Zusammenfassende Darstellungen.

KANITZ, A.: Temperatur und Lebensvorgänge. Bd. I der Biochemie in Einzeldarstellungen. Berlin 1915. — KOLLE-WASSERMANN: Handbuch der pathogenen Mikroorganismen. 2. Aufl. Bd. I (unter „Allgemeine Morphologie und Biologie der pathogenen Mikroorganismen") und Bd. III (unter „Desinfektionslehre"). — LOEWY, A.: Die Gase des Körpers und der Gaswechsel, in C. Oppenheimers Handb. d. Biochem. d. Menschen u. d. Tiere Bd. IV, I, S. 199 ff. (Einfluß der Temperatur). — RUBNER, M.: Die Gesetze des Energieverbrauches. Wien-Leipzig 1902. — RUBNER, M.: Klimatologisches und Physiologisches, in Goldscheider und Jacobs Handb. d. physikal. Therap. Bd. I, I. Leipzig 1901. — TIGERSTEDT, R.: Die Produktion von Wärme und der Wärmehaushalt, in Wintersteins Handb. d. vergl. Physiol. Bd. III, II. Jena 1914. — Meteorologisches s. HANN: Handb. d. Klimatologie. Stuttgart.

Lebensvorgänge und Umweltwärme stehen allgemeinhin in engster Beziehung. Bei den *wechselwarmen Tieren*, d. h. allen niederen Lebewesen bis herauf zu den Amphibien und Reptilien, wird die Körpertemperatur völlig von den Wärmeverhältnissen der Umgebung beherrscht. Alle diese Tiere sind im Maß ihrer Lebensfunktionen weitgehend von den Temperaturschwankungen der Umwelt abhängig: jede Zunahme der Umweltwärme bis zu gewisser Grenze pflegt die Intensität der Lebensvorgänge zu steigern, jede Abnahme der Wärme setzt das Maß derselben herab. Für diese zwangsläufige Abhängigkeit der Lebensvorgänge von der Temperatur sind vor allem zwei Ursachen kenntlich: erstens die physiko-chemische Abhängigkeit aller chemischen und fermentativen Reaktionen von der Temperatur gemäß der R.-G.-T.-Regel (Reaktionsgeschwindigkeits-Temperatur-Regel nach VAN T'HOFF), der zufolge die Reaktionsgeschwindigkeit mit je 10° Temperaturdifferenz um etwa ein 2—3faches steigt resp. fällt, und zweitens eine Änderung des kolloiden Zustands des Zellprotoplasmas derart, daß mit der Abkühlung eine Veränderung in der Richtung des gelatinösen Starrwerdens, mit der Mehrerwärmung dagegen (bis zu jener Grenze, wo die Hitzeausfällung sich bemerkbar zu machen beginnt) eine zunehmende Förderung des Solzustandes einhergeht. Die Änderungen der Kolloidbeschaffenheit des Protoplasmas bei verschiedenen Temperaturen im Tierkörper sind bislang im einzelnen noch wenig genau untersucht. Um so größer aber ist das Material, welches über die Gültigkeit der R.-G.-T.-Regel im Körper der wechselwarmen Tiere unterrichtet. Für zahlreiche Einzelerscheinungen, so insbesondere für die rhythmisch verlaufenden Prozesse (Herzfrequenz, Rhythmik glatter Muskeln, Atmungsrhythmus), aber auch für die Größe des Gaswechsels, für die Furchungsgeschwindigkeit von Eizellen und für die Wirkungsgeschwindigkeit mancher Gifte ist ein sehr weitgehendes Sicheinfügen unter jene van t'Hoffsche Temperaturregel gefunden. Bei manchen anderen Prozessen hat man Abweichungen beobachtet; so ist z. B. die Kurve der Entwicklungsgeschwindigkeit bei den Fischen innerhalb jener Temperaturbreite, in der sich die Beobachtung durchführen läßt, eine einfache Gerade, d. h. die Umweltwärme wirkt hier nicht, auf 10° Differenz bezogen, mit dem Faktor 2—3, sondern direkt proportional steigernd ein. Das sog. „Gesetz der Wärmesumme", welches früher namentlich für die Pflanzenentwicklung als gültig aufgestellt war, hat sich diesen exakteren Untersuchungen gegenüber als nicht mehr haltbar erwiesen. In der Monographie von A. KANITZ, Temperatur und Lebensvorgänge (s. Literaturzusammenstellung oben), ist eine umfassende Bearbeitung des hier vorliegenden Materials gegeben.

Ein durchgreifender entwicklungsgeschichtlicher Fortschritt war die Entstehung der *Thermokonstanz des warmblütigen Tierkörpers*. Beim Menschen ist die Höchststufe des Regulierungsvermögens gegeben und die Breite der noch bestehenden Abhängigkeit der Körpereigentemperatur von den Wärmeschwankungen der Umwelt am kleinsten. Die Bedeutung eines steten Gleichstands der Körperinnentemperatur liegt klar zutage. Die Thermokonstanz schafft den Warmblütern, besonders dem Menschen, die Freiheit der willkürlichen Betätigung, indem sie die zur jeweilig gewollten Leistung erforderlichen chemischen Umsetzungen aus der Abhängigkeit von der Außentemperatur heraushebt. Gleichzeitig resultiert aus der Thermokonstanz für die Gesamtkörpermasse die Möglichkeit des Verbleibens in einem stets gleichen Kolloidzustand, in jenem Zustand der Eukolloidität, welcher die Grundlage der vitalen Höchstleistung der Zellen bedeutet. Auf die nähere Art der physikalischen und chemischen Wärmeregulierung sowie auf ihr Unterstelltsein unter das Nervensystem ist hier nicht einzugehen; diese Gebiete sind an anderer Stelle dieses Handbuches ausführlich behandelt. Hier aber bedarf es einer besonderen Betonung, daß die regulatorische Aufrechterhaltung einer konstanten Eigenwärme nicht einem Entrücktsein des Warmblüterkörpers aus den Einwirkungen der Umweltwärme gleichgesetzt werden darf. Jedes Wärmegefälle an der Grenzfläche vom lebenden Körper zur Umwelt kommt physikalisch betrachtet beim isothermen Körper ebensosehr zu einer Geltung wie beim wechselwarmen Tier; der Unterschied liegt im wesentlichen darin, daß der Warmblüter aktiv regulierend Maßnahmen inszeniert, durch welche der thermische Umweltangriff sofort an der Körperoberfläche, d. h. noch bevor er in eine größere Tiefe vorzudringen vermag, kalorisch unschädlich gemacht wird, während das wechselwarme Tier — ohne die Befähigung besonderer Abwehr — die Gesamtmasse seines Leibes dem kalorischen Ausgleich darbietet.

Die ungefähren *Grenzen der dem Menschen erträglichen Außenlufttemperaturen* sind aus den folgenden Daten ersichtlich. In der Trockenluftkammer vermag der Mensch Lufttemperaturen von 60—70° und höher auf Stunden, solche von 100° und darüber wenigstens auf Minuten auszuhalten. Ist aber die Luft mit Wasser gesättigt, wie z. B. im russischen Dampfbad, so wird schon eine Temperatur von 45° in kurzer Zeit sehr beschwerlich und eine solche von 50° nur noch minutenlang ohne Gefahr bestanden. In den Tropen wirken oft Durchschnittstemperaturen bis 30° auf den Menschen ein und Anstiege bis 50° im Schatten und mehr werden vorübergehend ertragen. Zur Kennzeichnung der Kälte, die der Mensch auszuhalten vermag, sei aufgeführt, daß die Stadt Jakutsk (Ostsibirien) eine mittlere Januarkälte von —40,8° aufweist; in Werschojansk, einem noch nördlicheren Orte, kann die Wintertemperatur bis 64,5° sinken [Sticker[1])]. Mit ungefähr zutreffendem Maß läßt sich sagen, daß der Mensch innerhalb einer Temperaturbreite von +50 bis —50° bei sonst günstigen Bedingungen sein Leben zu erhalten vermag.

Der weitaus *wirksamste Faktor der Hitzeabwehr* für den menschlichen Körper ist die *Schweißsekretion* mit der ihr folgenden *Wasserverdunstung* an der Haut. Während gewöhnlich bei nicht schweißfeuchter Haut etwa 20% der Gesamtentwärmung durch Wasserverdunstung bestritten wird, steigt bei starkem Schwitzen in heißer Luft der Anteil, welchen das verdunstende Wasser von der gebildeten Körperwärme entführt, bis auf 60—70—80% [Nehring[2])]. Die Wärmeleitung und Wärmestrahlung, welche zusammen normal etwa 75% der Wärmeausfuhr beim Menschen bewirken, gehen mit zunehmender Luftwärme schnell zurück; in unbewegter Luft kommen sie bei 35—40° zum Versagen. Leitung und Strahlung sind dann praktisch aufgehoben, die ganze Wärmeregulation muß sodann vermittelst der Wasserverdunstung besorgt werden. Rubner[3]) berechnet, daß das vom Körper verdampfte Wasser in einer Luft von 15—20° 16,7%, in einer Luft von 25—30° 30,6%, in einer Luft von 35—40° dagegen 112% der vom Körper gebildeten Wärme zu entführen vermag. Die große Bedeutung, welche Schweißbildung und Wasserverdampfung für die Wärmeabfuhrregulierung und damit für die Thermokonstanz beim Menschen besitzen, geht besonders aus Beobachtungen an Individuen hervor, bei denen diese Art der Thermoregulierung beschränkt ist resp. fehlt. Bei Patienten mit Ichthyosis, welche zur Schweißbildung unfähig sind, genügt der Aufenthalt in einem auf 30—38° erwärmtem Zimmer, um ihre Temperatur tagelang im Sinne einer Kontinua zu der Höhenlage 38—39° zu verschieben [Linser und Schmidt[4])]. Noch schwerer zeigte sich die Störung bei einem Manne mit angeborenem Mangel aller Schweißdrüsen: längeres Sitzen in der Sommersonne oder mäßige körperliche Arbeit ließ seine Temperatur in kurzem auf 40—41° ansteigen [Tendlau[5])]. Quilford[6]) berichtet von einer ähnlichen Person, welcher ein Arbeiten in der Sommerhitze nur dann möglich war, wenn durch periodische Berieselung des Körpers und der Kleidung die natürliche Schweißverdunstung an der Haut künstlich ersetzt wurde. Am normalen Menschen paßt sich die Schweißproduktion bei mittleren Graden der Außenluftwärme dem Bedürfnis der Entwärmung derart an, daß nicht wesentlich mehr Wasser auf die Haut ergossen wird, als in der gleichen Zeit verdampfen soll. Bei sehr heißer Luft, zumal bei gleichzeitiger Arbeit, wird aber die Schweißbildung schnell stärker, so daß es zum Auftreten tropfbarer Flüssigkeit, zur Benetzung der Haut und zur Durchnässung der Kleider kommt. Bei solchem Grade der Schweißsekretion schießt der Regulationsmechanismus über sein Ziel hinaus, nur ein Teil des gebildeten Schweißes vermag dabei noch im Sinne der

---

[1]) Sticker, G.: Erkältungskrankheiten und Kälteschäden, ihre Verhütung und Heilung. (Aus Enzyklopädie d. klin. Med.). S. 6ff. Berlin: Julius Springer 1916.

[2]) Nehring, O.: Über die Wärmeregulierung bei der Muskelarbeit. Inaug.-Dissert. Berlin 1896 (unter Rubner).

[3]) Rubner, M.: Über die Anpassungsfähigkeit des Menschen usw. Arch. f. Hyg. Bd. 38, S. 120. 1900.

[4]) Linser und Schmidt: Über den Stoffwechsel bei Hyperthermie. Arch. f. klin. Med. Bd. 79, S. 514. 1904.

[5]) Tendlau: Über Atrophia cutis idiopathica. Virchows Arch. f. pathol. Anat. u. Physiol. Bd. 167, S. 465. 1902.

[6]) Quilford: Wien. med. Wochenschr. 1883, Nr. 7.

Verdunstungsabkühlung zu wirken [SCHATTENFROH[1])]. Die Einzelverhältnisse bei derartig übermäßiger Schweißbildung in der Hitze sind von N. ZUNTZ[2]) eingehend analysiert. Eine starke Fettpolsterung der Haut setzt zufolge ihrer schlechten Wärmeleitung die Größe des physikalischen Entwärmungeffektes sehr herab; fette Individuen sind daher auf eine gesteigerte Schweißbildung bei der Entwärmung angewiesen[1]).

Manche warmblütigen Tiere schwitzen wenig oder gar nicht. Bei ihnen tritt zur Hitzeabwehr anstatt der Schweißsekretion eine sehr starke Atmungsbeschleunigung, eine *Wärmepolypnöe*, auf, bei welcher von dem Munde und den Respirationswegen sehr große Mengen Wasser abgegeben und zur Verdunstung gebracht werden. Sobald diese Polypnöe durch besondere Eingriffe (Curarevergiftung, tiefe Chloralnarkose u. a.) verhindert oder durch Tracheotomie oder Zubinden des Maules in ihrer wasserverdunstenden Wirkung beschränkt wird, zeigt das Tier starke Anstiege der Körpertemperatur unter Bedingungen, die von dem normalen Tier ohne jeden Anstieg der Körpertemperatur ertragen werden (RICHET, ZUNTZ u. a.).

Mit der Atmungsfrequenz nimmt zugleich die Größe des Luftwechsels in hohem Grade zu; der Gehalt der exspirierten Luft an Kohlensäure wird infolgedessen erheblich geringer (LANGLOIS und GARRELON). Über diese Fragen sowie über das sonstige Verhalten der Tiere bezüglich der Wärmeregulation ist in R. TIGERSTEDT: Die Produktion von Wärme und der Wärmehaushalt (l. c.) ausführliche Literatur gegeben. Beim Menschen setzt bei großer Außenluftwärme zugleich mit der Schweißbildung und der allgemeinen Hautgefäßerweiterung ebenfalls eine Polypnöe ein; doch ist die dabei stattfindende Mehrabgabe von Wasser nach allgemeiner Auffassung [vgl. v. NOORDEN[3])] nur gering. G. GALEOTTI[4]) macht indes darauf aufmerksam, daß auch für die Wasserausscheidung durch die Lungen beim Menschen eine merkliche Abhängigkeit von der Außenluftwärme besteht: die Wasserausscheidung steigt, wenn in der Haut Wärmegefühl auftritt; sie fällt, wenn Kältegefühl sich einstellt. Nach A. AZZI[5]) ist gleichfalls die Temperatur der Exspirationsluft von den thermischen Hautreizen abhängig. Über das Verhalten der Exspirationsluft, auch des Blutes und des Harns (Aceton, viel Bicarbonat) beim Menschen im heißen Bade ist von BAZETT und HALDANE[6]) eine Untersuchung geliefert.

Der *nachhaltigst wirksame Faktor der Kälteabwehr* ist die regulatorisch sich anpassende *Steigerung der Wärmeproduktion*. Die gesteigerte Verbrennung, meßbar im Respirationsversuch am gesteigerten Sauerstoffverbrauch und an der gesteigerten CO_2-Ausscheidung, geschieht vorwiegend in der Muskulatur, teils unter sichtbarer Bewegung (Zittern u. a.), teils aber auch unsichtbar lediglich bei vermehrter Spannung der Muskeln. Diese Steigerung der Wärmeproduktion bleibt aus, wenn man die Muskulatur von der Funktion ausschaltet. So zeigt der Gaswechsel beim Menschen unter der Wirkung kalter Luft keinen Anstieg, wenn es der Versuchsperson gelingt, unter Aufbietung eines festen Willens jede

---

[1]) SCHATTENFROH: Respirationsversuche an einer fetten Versuchsperson. Arch. f. Hyg. Bd. 38, S. 93. 1900.

[2]) ZUNTZ, N.: Über die Wärmeregulierung bei der Muskelarbeit. Dtsch. med. Wochenschrift 1903, Nr. 25. — ZUNTZ und SCHUMBERG: Physiologie des Marsches. S. 309. Berlin 1901.

[3]) v. NOORDEN: Handb. d. Pathol. d. Stoffwechsels. 2. Aufl. Bd. I, S. 426—427. 1906.

[4]) GALEOTTI, G.: Über die Ausscheidung des Wassers bei der Atmung. Biochem. Zeitschr. Bd. 46, S. 173. 1912.

[5]) AZZI, A.: Sperimentale Bd. 75, S. 49. 1921.

[6]) BAZETT, H. C. und J. B. S. HALDANE: Journ. of physiol. Bd. 55, S. 4. 1921.

Art der Bewegung oder Anspannung der Muskulatur zu unterdrücken[1]). Weit sicherer und vollständiger läßt sich die Ausschaltung der Muskulatur im Tierversuch durch Curare erreichen. Wie E. Pflüger[2]) fand, bleibt bei derart vorbehandelten Tieren unter der Wirkung der Abkühlung ein Stoffwechselanstieg aus, die Körpertemperatur sinkt schnell ab. Wird aber die Muskelwirkung nicht ausgeschaltet, so zeigt sich auch am Tier, sofern es sich um einen Warmblüter mit Thermokonstanz handelt, bei Abkühlung sofort die Gegenmaßnahme der Wärmeproduktionssteigerung. Nach R. Plaut[3]) hebt Curare die chemische Wärmeregulation gegenüber der Außenluft nicht ganz auf, es verbleibt noch eine geringe Regulation seitens der Leber; erst wenn eine Durchschneidung des Plexus hepaticus hinzukommt, tritt beim Hund völlige Poikilothermie ein. Bei der Kälteabwehr ist das Fettpolster der Haut als schlechter Wärmeleiter im Sinne der Wärmesparung sehr wirksam. Warmblütige Polartiere sind allgemein durch ein starkes Fettlager ausgezeichnet. Bei der Verbrennung hat Fett den höchsten Calorienwert. Es ist daher ebenfalls als eine Erscheinung der Regulierung im Haushalt der tierischen Wärme gegenüber der Umwelt zu betrachten, daß — auf noch völlig unbekannten Wegen — die Kälte eine Steigerung des Appetits nach Fett sowie eine Steigerung der intestinalen Bekömmlichkeit des Fettes hervorbringt.

Die beiden wirksamsten Faktoren der Thermoregulierung, die als Schweiß sichtbar werdende Sekretion der Knäueldrüsen der Haut und die gesteigerte Wärmeproduktion seitens des Stoffwechsels in der Muskulatur, stellen bereits erhebliche Eingriffe in den Haushalt des Körperganzen dar; sie sind für die Zeiten starker thermoregulatorischer Beanspruchung des Körpers vorbehalten. Diesen eingreifenden Regulationsprozessen vorgelagert, kommt für die geringeren Aufgaben der Thermoregulierung beim Wechsel der Außenwärme praktisch ganz vorwiegend nur die *„physikalische Wärmeregulierung"* vermittelst Anpassung der Durchblutungsgröße der Haut in Betracht. Diese Regulierung hat zum Ziel, durch mehr oder weniger starke Öffnung oder Schließung der Schleusen der Wärmeausfuhr mit dem Quantum an Wärme, welches der nach anderen Zielen arbeitende Stoffwechsel jeweils gerade zufällig darbietet, bei der Aufrechterhaltung der Thermokonstanz auszukommen. Nach E. Atzler und F. Richter[4]) ist die Wärmekapazität (= spezifische Wärme) des Blutes gleich 0,917; zwischen arteriellem und venösem Blut ist kein Unterschied vorhanden. Die Regulierung des Wärmeabstroms in der Haut wird zur Hauptsache durch Änderungen der Blutstromgeschwindigkeit (Pulszahl) und der Blutgefäßweite bewirkt. Erhöhte Außenwärme führt durch Gefäßerweiterung und Pulsbeschleunigung zur Hyperämisierung der Haut. Die intensivere Durchblutung bringt größere Wärmemengen dichter an die Oberfläche des Körpers heran und beschleunigt durch das so entstehende steilere und größere Gefälle die Wärmeabgabe zur Umwelt. Die kalte Luft bringt dagegen als Erstwirkung eine Anämisierung der Haut mit sich; alle Änderungen sind gegenteilig gerichtet: die Blutmenge und damit auch die Wärmemenge der Haut ist sehr reduziert, nur mehr wenig Wärme vermag bei dem jetzt schwachen Gefälle abzuströmen; die Haut wird saftärmer und

---

[1]) Rubner, M.: Die Gesetze des Energieverbrauches bei der Ernährung. Leipzig u. Wien 1902. — Weitere Literatur s. L. Sjoström: Über den Einfluß der Temperatur der umgebenden Luft auf die Kohlensäureabgabe beim Menschen. Ein Beitrag zur Lehre von der Wärmeregulation. Leipzig: Veit & Co. 1913.

[2]) Pflüger, E.: Pflügers Arch. f. d. ges. Physiol. Bd. 18, S. 247. 1878.

[3]) Plaut, R.: Über den Stoffwechsel bei der Wärmeregulation. Zeitschr. f. Biol. Bd. 76, S. 183. 1922.

[4]) Atzler, E. und F. Richter: Über die Wärmekapazität des arteriellen und venösen Blutes. Biochem. Zeitschr. Bd. 112, S. 310. 1920.

trocken, Wärmeleitungsvermögen und Wasserverdunstung sind entsprechend verringert. Für den bekleideten ruhenden Menschen ist diese physikalische Wärmeregulierung innerhalb der Temperaturen von 15—26° zumeist allein ausreichend. Nach RUBNER[1]), dessen ausgedehnten Untersuchungen wir die Klärung dieser Verhältnisse verdanken, kommt das Genügen dieser alleinigen physikalischen Wärmeregulierung dem Menschen auch subjektiv in dem Gefühl der „Behaglichkeit" zur Wahrnehmung. „Solange sich der Mensch innerhalb der ‚Behaglichkeitsgrenze' befindet, reguliert er ausschließlich physikalisch." Beim arbeitenden Menschen rückt entsprechend dem Verfüglichsein einer größeren Calorienmenge zur Körpererwärmung die Behaglichkeitsgrenze zu tieferen Außenlufttemperaturen herunter. Doch wird man nicht übersehen dürfen, daß in der Art des subjektiven Empfindens erhebliche individuelle Unterschiede bestehen. Auch in der Hitze unter starkem Schweiß arbeitende Menschen können sehr wohl ein Gefühl von thermischer Behaglichkeit empfinden. Die obige Rubnersche Regel ist nur für den Zustand voller Ruhe gegeben und scheint sich in dieser Beschränkung auch ziemlich allgemein zu bewähren. Es ist vielfach üblich, auch die sekretorische Schweißbildung noch der „physikalischen Regulierung" zuzurechnen; doch ist dem Verfasser die hier gegebene Scheidung der Vorgänge angemessener erschienen. Die Übergänge von der rein „physikalischen" zur komplizierteren Thermoregulierung sind sehr fließend; die ersten Anfänge des Hinzutretens der sekretorischen resp. der chemischen Hilfsprozesse der Regulierung lassen sich experimentell kaum sicher feststellen.

Jeder thermische Effekt der Außenluft auf den Organismus beruht auf dem Zustandekommen von Erwärmung resp. Abkühlung. Der Begriff der Temperatur allein genügt nicht, um die hier stattfindenden physikalischen Vorgänge zu erfassen. *Erwärmung und Abkühlung sind nicht so sehr thermometrische als vielmehr ihrem Wesen nach calorimetrische Änderungen.* Der Temperaturgrad charakterisiert einen Wärmezustand. Ein Maß für das Wärmezufuhr- resp. Wärmeabfuhrvermögen der Luft, d. h. für jenen Faktor, der im eigentlichen die Art und Größe der thermischen Wirkung auf den Organismus bestimmt, ist nur calorimetrisch zu gewinnen; immer, selbst beim Experiment in ruhender Luft, kommt neben der Wärme zumindest noch die Luftfeuchtigkeit in Betracht. Bei der Luft im Freien ist für die Größe des physikalischen Effektes außer der Temperaturdifferenz gegenüber dem Körper stets auch der Grad der Luftbewegung, der Luftfeuchtigkeit, der Sonnenbestrahlung und der Besonnungszeit maßgebend. Die Wirkung dieser hinzukommenden Faktoren ist häufig so groß, daß der Erwärmungs- resp. Abkühlungseffekt seine Beziehung zum Temperaturgrad völlig verloren zu haben scheint. Nach den Messungen, welche E. PETERS[2]) mit einem von FRANKENHÄUSER konstruierten Calorimeter[3]) anstellte, vermag z. B. die Sonnenstrahlung den Abkühlungseffekt um die Hälfte und mehr zu reduzieren, während Wind andererseits ihn bis auf das Vierfache erhöht. Von noch größerem Einfluß erweist sich die Nässe bei gleichzeitigem Wind: ein mit durchnäßtem Stoff überzogenes Calorimeter („Homöotherm") wird bei 20° und Wind annähernd ebenso schnell abgekühlt wie bei 2° und ruhender Luft (FRANKENHÄUSER). Diese Verhältnisse machen es verständlich, daß die Bemühungen, die Temperaturregistrierungen des Wetters für die Zwecke der Physiologie und Pathologie zu verwerten, nicht zu befriedigenden Ergebnissen haben führen können. Will man

---

[1]) RUBNER, M.: Zitiert auf S. 396.
[2]) PETERS, E.: Das Hochgebirgsklima im Lichte calorimetrischer Messungen mittels des Frankenhäuserschen Homöotherms. Schweiz. med. Wochenschr. 1920, Nr. 45.
[3]) FRANKENHÄUSER, FR.: Zur Beurteilung des Klimas durch Calorimetrie. Zeitschr. f. Balneol. Bd. 4, S. 439. 1911.

ein *Maß für die Höhe der beim Menschen physikalisch zur Geltung kommenden Erwärmungs- oder Abkühlungswirkung des Wetters* gewinnen, so ist es unerläßlich, die Calorimetrie, bezogen auf eine Grundtemperatur von 37°, in die Wetteruntersuchung einzuführen. Besonders wertvoll wäre dem Arzt die Kenntnis des *summarischen Abkühlungsvermögens*, wie es jeweils für die atmosphärische Luft eines Ortes aus dem Zusammenwirken der sämtlichen Wettereinzelfaktoren resultiert. Die hier beigefügte Abb. 17 zeigt das Prinzip eines zu solcher Messung geeigneten Apparates, den man als „Wetterfrigorimeter" bezeichnen könnte[1]): Ein großes, allseitig gegen die Außenluft abgeschlossenes Wasserquantum wird durch elektrische Heizung mit thermostatischer Regulierung bei 37° erhalten; eine Stromuhr zeigt die jeweils zur Wärmekonstanterhaltung verbrauchte Strommenge; diese letztere wird um so größer sein, je größer die abkühlende Wirkung der den Apparat umspülenden Außenluft ist; die jeweils in solchem Thermostaten zur Heizung benötigte Strommenge gibt daher direkt ein Maß der summarischen abkühlenden Wirkung der Außenluft. Es ist leicht, einem Apparat dieses Prinzips die erforderliche automatische Registrierungsvorrichtung einzufügen. Mit solcher Apparatur, deren Wassergefäß frei in der Außenluft anzubringen ist, wird sich ein zuverlässiges Maß der jeweils im Wetter gegebenen Abkühlungsgröße für Körper von 37° gewinnen lassen. Nur wenn es gelingt, eine derartige Methode in ausreichender Verbreitung in die Wettermessung einzuführen, kann die Physiologie und Pathologie der Wärme- und Kältewirkungen des Wetters zu einer sicheren Grundlage der von ihr benötigten physikalischen Wetterdaten kommen. Denn der Weg, die hier gesuchte Größe auf rechnerische Weise aus den beteiligten Einzelfaktoren nur einigermaßen sicher zu ermitteln, ist, auch nach dem Urteil der Meteorologen, völlig ausgeschlossen[2]).

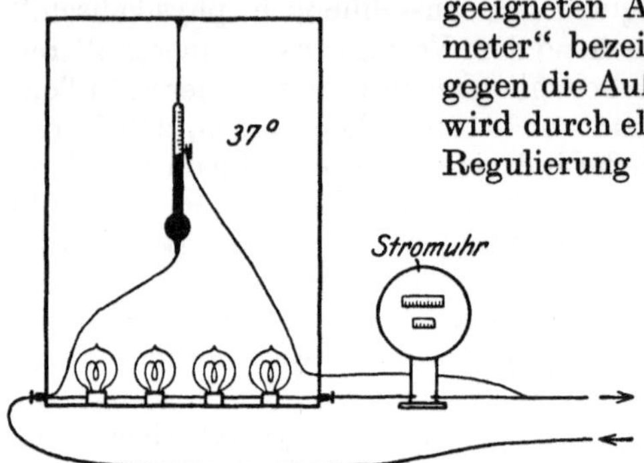

Abb. 17. Prinzip eines Apparates zur fortlaufenden calorimetrischen Messung der auf 37° bezogenen abkühlenden Wirkung des Wetters (nach H. Schade).

Die *Grunderscheinungen der Wärmeregulierung* gegenüber der Umwelt sind bei allen Menschen, auch solchen der verschiedenen Rassen, *dieselben.* Für die Europäer und Neger ist dies durch die mannigfach variierten Versuche Rubners[3]), für die Malaien und Chinesen durch Knipping[4]) bewiesen. Gleichwohl bestehen — parallel zu einer Verschiedenheit der Konstitution der Haut und des Nervensystems — recht bemerkenswerte *individuelle Verschiedenheiten in der Art der Thermoregulierung*, welche für das Verhalten zur Umwelt von Bedeutung sind.

Von H. Schade[5]) werden folgende Unterscheidungen durchgeführt:

---

[1]) Vorgetragen und demonstriert von H. Schade auf dem Ärzte-Fortbildungskursus in Aachen am 30. April 1922.

[2]) Über die Unzulänglichkeit der Berechnung der Abkühlungswirkungen s. H. Schade: Beiträge zur Umgrenzung und Klärung einer Lehre von der Erkältung. Zeitschr. f. d. ges. exp. Med. Bd. 7, S. 288ff. 1919.

[3]) Rubner: Vergleichende Untersuchung der Hauttätigkeit des Europäers und Negers usw. Arch. f. Hyg. Bd. 38, S. 148. 1900.

[4]) Knipping: Über die Wärmebilanz des Tropenbewohners. Arch. f. Schiffs- u. Tropenhyg. Bd. 27, S. 169. 1923.

[5]) Schade, H.: Beiträge zur Umgrenzung und Klärung einer Lehre von der Erkältung. Zeitschr. f. d. ges. exp. Med. Bd. 7, S. 363. 1919.

1. *Eurytherme und stenotherme Individuen.* Diese Begriffe, der Tier- und Pflanzenklimatologie entnommen, beziehen sich auf die Akkommodationsbreite der Thermoregulierung. Eurytherm sind Individuen, bei denen die thermische Anpassungsfähigkeit an die Umwelt eine breite ist, stenotherm solche, bei denen sie schmal ist.

2. *Pleotherme und penotherme Individuen.* Diese Worte kennzeichnen Unterschiede im Maß der peripheren Hautwärme; diese letztere aber steht zur Größe des individuell vorhandenen Calorienumsatzes in enger Beziehung. Da unter den gewöhnlichen Verhältnissen des täglichen Lebens die Wärmeregulierung im wesentlichen (s. oben) auf physikalischem Wege durch die Haut geschieht, so wird in gewisser Art die Haut zum Spiegel der jeweils vorhandenen Wärmebilanz des Gesamtkörpers. Der gesunde muskelkräftige Mensch hat durchweg eine gut durchblutete, bis zur Oberfläche warme Haut. Der anämische oder gar myxödematöse Kranke besitzt dagegen ein schlecht durchblutetes, kalt sich anfühlendes Hautgewebe mit zumeist verringerter Wärmeabgabe, er ist penotherm, im Wärmeverkehr mit der Umwelt vermittelst physikalischer Regulation auf Sparbetrieb eingestellt. Pleothermien extremer Form sind gleichfalls bei Krankheit nicht selten, so z. B. bei den Zuständen des Hyperthyreodismus und vorübergehend bei manchen Formen des Fiebers; entsprechend der gesteigerten Körperheizung wird hier die Haut zumeist durch Hyperämie pleotherm gehalten, um so durch Schaffung eines größeren Temperaturgefälles zur Luft — zugleich als besserer Wärmeleiter [v. BÄRENSPRUNG[1]) und als Körper von drei- bis vierfach verstärktem Strahlungsvermögen [EICHHORST u. MASJE[2])] — den Organismus vom Übermaß seiner Wärme zu befreien.

3. *Thermostabile und thermolabile Individuen.* Hier gibt die Festigkeit der inneren Wärmekonstanz das Maß der Unterscheidung. Robuste Personen sind meist sehr fest mit ihrer Temperatur eingestellt; latent tuberkulöse sowie neuropathische Individuen stellen das Hauptkontingent der thermolabilen.

4. *Thermoerethische und thermotorpide Individuen.* Diese Unterscheidung bezieht sich auf das Maß der Erregbarkeit der thermischen Reflexe. Eine nahe Beziehung zur vorstehenden Gruppe ist fraglos vorhanden, aber doch ist klinisch die Abtrennung geboten, da die überwiegende Mehrzahl der Störungen der Thermoreflexe bei Individuen beobachtet wird, bei denen die Thermokonstanz des Gesamtkörpers sich normal zeigt. Bei den thermoerethischen Menschen sind die Effekte von Wärme- und besonders von Kältewirkungen der Außenluft oft bis ins Groteske gesteigert, indem schon auf kleinste Einwirkungen hin schwerste Gefäßkrämpfe mit gefahrbringender Ischämie (z. B. bei Raynaudscher Krankheit) einsetzen können.

5. *Thermoäquale und thermoinäquale Individuen.* Bis vor kurzem galt die Auffassung, daß die Wärmeverteilung im Körper — abgesehen von den bekannten kleinen Differenzen zwischen Leberblut und Herzblut usw. — im praktischen Sinne eine völlig gleichmäßige sei. Klinisch gesicherte Beobachtungen, daß z. B. bei latenten Tuberkulösen nicht selten rein lokale Temperaturanstiege (nach einem Spaziergang nur im Rectum, nicht im Munde, nach einer seelischen Aufregung im Munde, aber nicht im Rectum meßbar) auftreten, fanden wenig Beachtung. Durch die mit einwandfreier Methodik durchgeführten systematischen Messungen von B. ZONDEK[3]) ist hier eine neue Grundlage geschaffen: das Gewebe wird vom Körperinnern nach der Oberfläche schrittweise kälter, im

---

[1]) v. BÄRENSPRUNG: Arch. f. Anat. u. Physiol. u. wiss. Med. 1851, S. 159; 1852, S. 217.
[2]) EICHHORST und MASJE: Virchows Arch. f. pathol. Anat. u. Physiol. Bd. 107, S. 296.
[3]) ZONDEK, B.: Tiefenthermometrie. Münch. med. Wochenschr. 1919, S. 315, 1379; 1920, S. 255, 810, 1041; 1921, S. 300; 1922, Nr. 16.

tieferen Unterhautgewebe mit jedem Zentimeter, den man der Haut näher kommt,
um durchschnittlich 0,25°. Die einzelnen Körperorte haben recht verschiedene
Temperaturen, so fand sich z. B. rectal 37,55°, am Bauch $1/_2$ cm tief 36,9° und
am Unterarm desselben Menschen, ebenfalls $1/_2$ cm tief, 34,8°. Nach gleichartigem
Einwirken einer Luft von 21,2° wurde am Bauch 36,5°, am Unterarm 30,5°
Gewebstemperatur gemessen. Großer Fettgehalt macht die Unterschiede geringer.
In diesen Arbeiten Zondeks ist auch die ältere Literatur zitiert und kritisch
gewürdigt.

Ferner ist die *vom Alter bedingte Verschiedenheit* im Verhalten zur Umweltwärme wichtig. Bei den *Neugeborenen*, ganz besonders aber bei den *Frühgeborenen*
ist in der ersten Zeit die Wärmeregulation noch wenig ausgebildet. Solche
Individuen zeigen noch fast ganz das Verhalten der Wechselwarmen: die Körpertemperatur sinkt und steigt mit jeder calorischen Änderung der Außenluft,
bei ausgetragenen Neugeborenen in den ersten Tagen innerhalb einer Breite von
etwa 2—3°; bei Frühgeborenen sind Tagesschwankungen bis zu 6,3° [Reiche[1])]
beobachtet. Bei solchen Kindern ist die Lebenserhaltung aufs allereinschneidendste
vom kalorischen Verhalten der Außenluft abhängig. Die Aufziehung der Frühgeborenen kann nur in künstlich bei konstanter Wärme erhaltener Luft geschehen. Vielfach sind sog. „Couveusen“, d. h. thermostatische Luftkästen,
gebräuchlich, deren Innentemperatur 23—26° zu betragen pflegt, doch im einzelnen so abgepaßt werden muß, daß sich der noch wechselwarme Kindeskörper
gerade auf die normale Temperatur von 36,5—37,5 einstellt. Eine Überschreitung
der optimalen Lufttemperatur nach oben mit der Folge der Überhitzung des
Körpers ist dabei fast noch gefährlicher als zu kühle Lufttemperatur. Der Früh-
geborene pflegt die Fähigkeit der Eigenregulierung seiner Wärme zu einer Zeit
zu erlangen, in der das Körpergewicht etwa 2200—2400 g erreicht. Wenn ein
frühgeborenes Kind nach Entwöhnung aus der Couveuse aus irgendwelchen
Gründen (z. B. zu stark abkühlende Wirkungen der Außenluft) noch wieder in
seiner Wärmeregulierung insuffizient wird, so macht sich dies außer im Auftreten von Untertemperaturen besonders durch Stillstand oder Abnahme des
Körpergewichts bemerkbar; erneute Wärmezufuhr verhilft dann wieder zum
Gedeihen [H. Finkelstein u. L. F. Meyer[2])]. Noch während der ganzen Wachs-
tumszeit behält das *Kindesalter* seine Besonderheiten im Reagieren auf die Wärme
und Kälte der Außenluft. Vor allem hat dies seine Ursache in dem zufolge des
Wachstums höher eingestellten Gesamtstoffwechsel. In bezug auf die Einheit
des Körpergewichts ist das Kind dem Erwachsenen gegenüber stark pleotherm,
wie die folgenden Zahlen, welche den Ausführungen R. Tigerstedts[3]) entnommen sind, zeigen:

		Wärmeproduktion pro 1 kg Körpergewicht in 1 Stunde
Beim Erwachsenen	a) bei vollständig ruhendem, nüchternem Menschen in Zimmertemperatur	1 Cal.
	b) bei völlig genügender Nahrungszufuhr und bei gestatteter Bewegung	1,4 Cal.
Beim Kind zur Zeit des Eintritts ins Leben		3,75 Cal.

---

[1]) Reiche, A.: Der initiale Wärmeverlust (Erstarrung) bei frühzeitig geborenen und
„lebenschwachen“ Kindern. Dtsch. med. Wochenschr. 1918, Nr. 18; vgl. ferner Reiner
Müller: Unterwärme des Körpers. Münch. med. Wochenschr. 1917, Nr. 32 u. 33.

[2]) Finkelstein, H. und L. F. Meyer: Die Erkrankungen des Neugeborenen, in E. Feers
Lehrb. d. Kinderheilk. 6. Aufl. S. 105ff. 1920.

„Ein Kind, welches pro Kilogramm Körpergewicht und 24 Stunden mit 90 Cal. als Wärmeproduktion ins Leben tritt, würde in die Haut eines Erwachsenen, die ja nur für weit kleinere Wärmemengen normale Verhältnisse der Wärmeabfuhr zeigt, nicht hineinpassen" [R. TIGERSTEDT[1])]. Ein zweiter für den Wärmeausgleich zur Umwelt sehr wichtiger Unterschied zwischen Kind und Erwachsenen besteht in der verschiedenen Oberflächengröße des Körpers. Unter sonst gleichen Verhältnissen ist die Abkühlung eines Körpers der Größe seiner Oberfläche proportional. Nach den Untersuchungen RUBNERS[2]), bestätigt an den umfassenden Messungen von RICHET[3]), gilt sehr allgemein die Regel, daß die Größe der Körperoberfläche das Maß der im Körper zu bildenden Wärme bestimmt, indem die Wärmebildung bei Ruhe für verschieden große Tiere, auf die Einheit der Körperoberfläche bezogen, gleich groß ist. Mit zunehmender Körpergröße wächst die Oberfläche in einer quadratischen, die Masse dagegen in einer kubischen Proportion. Beim kindlichen Körper kommt daher eine verhältnismäßig weit größere Oberfläche auf die Einheit der Masse als beim Erwachsenen. Aber auch unter Einrechnung dieser Verhältnisse verbleibt beim Kind, verglichen mit dem Erwachsenen, eine Wärmemehrproduktion[4]) und eine deutliche Pleothermie seiner Haut. Dieser vermehrten Wärmeabgabeleistung entspricht eine viel saftreichere, histologisch und funktionell besonders geartete Beschaffenheit der kindlichen Haut, speziell des Unterhautzellgewebes[5]). Das *Greisenalter* zeigt demgegenüber die entgegengesetzte Abartung, einen Rückgang des Calorienumsatzes bis auf 80 %[6]), eine große Trockenheit und Atrophie der Haut sowie ein besonderes Bedürfnis nach Wärme der Umwelt.

Die *Geschwindigkeit des Einsetzens der regulierenden Prozesse* ist groß. Bei nicht zu kleinem thermischen Hautreiz beginnt die physikalische Regulierung in Form der reaktiven Hyperämie resp. Anämie fast momentan und stellt sich innerhalb weniger Minuten auf den Ausgleichsstand ein. Ebenfalls setzt die chemische Regulierung, wofern die Grenze des Physikalisch-Regulierbaren überschritten ist, bei der Kälteeinwirkung überaus prompt ein, so tritt z. B. im kühlen Bad das Muskelzittern auf, ehe die allgemeine Körpertemperatur, gemessen im Rectum, irgendwie sinkt. Dies Muskelzittern, der sichtbare Ausdruck für den Beginn der chemischen Wärmemehrproduktion, ist als reflektorischer Prozeß gleich dem Auftreten von „Gänsehaut" direkt an die Hautempfindung gebunden, nicht erst eine Folge etwa verringerter Bluttemperatur. Denn ein künstlich überhitzter Normaler empfindet das „Frösteln" in der Haut, wenn seine Bluttemperatur im Verlauf der Wiederabkühlung noch etwa 0,5° *über* der Normaltemperatur liegt, und gleichzeitig beginnt bei ihm schon das Zittern [A. STRASSER[7]). Versuche von PREMBREY[8]) an kleinen Tieren (Mäusen) zeigen, wie außerordent-

---

[1]) TIGERSTEDT, R.: Die Produktion von Wärme und der Wärmehaushalt, in Wintersteins Handb. d. vergl. Physiol. Bd. III, II, S. 31 u. 40. 1910—1914 (ebendort ausführliche Literatur).

[2]) RUBNER, M.: Biologische Gesetze. Marburg 1887.

[3]) RICHET, CH.: Recherches de calorimétrie. Arch. de physiol. 1885, II, S. 237—291, 450—497.

[4]) Ausführliche Literatur s. R. TIGERSTEDT: Die Produktion von Wärme und der Wärmehaushalt, in Wintersteins Handb. d. vergl. Physiol. Bd. III, II, S. 41. 1910—1914.

[5]) Betreffs der Unterhautzellgewebsfunktionen s. H. SCHADE: Die physikalische Chemie in der inneren Medizin. 3. Aufl. S. 394. 1923; ferner ders.: Jahreskurse f. ärztl. Fortbild. 1923, III, S. 70.

[6]) Näheres s. C. v. NOORDEN: Handb. d. Pathol. d. Stoffwechsels. 2. Aufl. Bd. I, S. 470. 1906.

[7]) STRASSER, A.: Die Wärmeregulation und ihre Bewertung. Wien. Arch. f. klin. Med. Bd. 6, S. 215. 1923.

[8]) PREMBREY: Journ. of physiol. Bd. 15, S. 401. 1893; Bd. 17, S. 331. 1894; Bd. 18, S. 363. 1895.

lich schnell die thermische Gegenregulierung im Gaswechsel des Körpers zum Ausdruck kommt: schon 2 Minuten nach einer Erniedrigung der Außentemperatur von 30 auf 18° war bei der Maus die CO_2-Ausscheidung um 74% gestiegen; bei der Erhöhung der Außentemperatur von 18 auf 34,5° war der Unterschied geringer, in 2 Minuten war die CO_2-Ausscheidung um 18% gesunken. Bei der Wärmeabwehr durch Schweißbildung ist es schwer, den Zeitpunkt des Beginnes dieser Regulierung genau festzulegen; doch scheint es, als ob diese Art der Regulierung etwas langsamer in Funktion tritt. Der profuse Schweiß geht nach A. Strasser[1]) in der Regel mit einer Steigerung der Rectaltemperatur um einige Zehntelgrad zusammen.

Über die *Wirkung der Umweltwärme und -kälte auf den Stoffwechsel* der Tiere und des Menschen liegen sehr zahlreiche, oft widerspruchsvolle Untersuchungsergebnisse vor. Die Literatur ist ausführlich von A. Loewy[2]) und von R. Tigerstedt[3]) zusammengestellt. Es scheint dem Verfasser, daß sich, wenn auch im einzelnen noch mancherlei an Unklarheiten verbleibt, die Grundzüge der hier gültigen Beziehungen am besten in der folgenden allgemeinen Art zusammenfassen lassen:

Bei den wechselwarmen Tieren bringt die Umweltwärme eine Stoffwechselsteigerung, die Umweltkälte eine Stoffwechselverminderung mit sich; oft kommt dabei (s. oben S. 392) die van t' Hoffsche R.-G.-T.-Regel sehr deutlich zur Geltung.

Beim homöothermen Tier und beim Menschen liegen die Verhältnisse komplizierter. Der Verfasser glaubt, hier die in den Versuchsergebnissen bestehenden Widersprüche klären zu können, indem er die folgenden drei Zonen des Verhaltens unterscheidet:

a) Eine *Zone des Freiseins des Stoffwechsels* von der thermischen Umweltbeeinflussung; diese Zone entspricht dem Bereich des alleinigen Genügens der physikalischen Wärmeregulierung seitens der Haut, sie liegt nach den Messungen Rubners (vgl. S. 397) für den bekleideten ruhenden Menschen zwischen den Temperaturen von etwa 15—26°.

b) Eine *Zone der chemoregulatorischen Wärme- und Kälteabwehr*, welche an den beiden Grenzen der erstgenannten Zone sich anschließt. In diesem Bereich wird die Umweltkälte mit Stoffwechselsteigerung, die Umweltwärme mit Stoffwechseleinschränkung beantwortet. Die Vermittlung dieser Gegenwehr geschieht auf dem Nervenwege, indem das Hautkältegefühl den Muskel (Rubner u. a.) und die Leber [Plaut[4])] zu vermehrter Leistung veranlaßt und im anderen Fall das Hautwärmegefühl resp. das Allgemeingefühl der Wärmeunlust die Organbetätigung hintenanhält.

c) Eine *Zone des zwangsweisen Unterworfenseins des Stoffwechsels* unter die Wärme und Kälte der Umwelt. Diese Zone setzt wiederum die vorige Zone an ihren beiden Außengrenzen fort, sie beginnt mit dem Zeitpunkt, an dem die regulatorische Abwehr versagt. In dieser Zone zeigt der tierische und menschliche Warmblüterkörper das Verhalten des wechselwarmen Tieres: die Umweltkälte setzt die Körpertemperatur und die Stoffwechselgröße herab, die Umweltwärme läßt beides steigen. Nach O. Frank und S. Voit[5]) entspricht

---

[1]) Strasser, A.: Zitiert auf S. 401.

[2]) Loewy, A.: Die Gase des Körpers und der Gaswechsel, in Oppenheimers Handb. d. Biochem. Bd. IV, I, S. 199. 1911 (zur Zeit Neuauflage im Erscheinen).

[3]) Tigerstedt, R.: Die Produktion von Wärme und der Wärmehaushalt, in Winternitz' Handb. d. vergl. Physiol. Bd. III, II, S. 1. 1914.

[4]) Plaut: Zitiert auf S. 396.

[5]) Frank, O. und S. Voit: Der Ablauf der Zersetzungen im tierischen Organismus usw. Zeitschr. f. Biol. Bd. 42, S. 351. 1901. — Frank, O. und V. v. Gebhard: ebendort Bd. 43, S. 117. 1902.

jedem Grad Körpertemperaturdifferenz eine Stoffwechseländerung von 7% CO_2. Wie Abegg[1]) an älteren ähnlichen Messungen Pflügers[2]) berechnete, tritt auch hier ein Sicheinfügen unter die van t'Hoffsche Temperaturregel zutage.

Eng zusammengehörig hiermit ist die *Wirkung der Umweltwärme und -kälte auf die Größe der Arbeitsfähigkeit* des Menschen. Die Arbeitsfähigkeit des homöothermen Körpers ist am größten in der Zone des Freiseins des Stoffwechsels. Stärkere Wärme wirkt hemmend [Rubner[3]), Plaut[4])], ebenso aber auch stärkere Kälte durch den regulatorisch geforderten Mehrverbrauch von Calorien. Nur im gemäßigten Klima ist der Mensch zur Höchstleistung befähigt.

Besonders wichtig sind die *Beziehungen zwischen Umweltwärme resp. -kälte und Krankheitsentstehung resp. Krankheitsverlauf.* Die Mehrzahl aller Krankheiten hat eine von den Jahreszeiten beeinflußte Kurve der Häufigkeit ihres Auftretens[5]). In jeder der vier Jahreszeiten sind Gipfelpunkte solcher Kurven vorhanden. Indem man nun für jede der Jahreszeiten das Charakteristicum ihrer Temperaturverhältnisse in den Vordergrund stellt, ist es leicht, zu folgern, daß die Sommerkrankheiten durch Hitze, die Winterkrankheiten durch Kälte und die Herbst- und Frühjahrskrankheiten durch die in diesen Übergangszeiten bevorzugt auftretenden starken Temperaturschwankungen begünstigt werden. Folgerungen solcher allgemeinen Art sind indes nichts weniger als beweiskräftig, da es völlig unzulänglich ist, aus der großen Summe der Besonderheiten einer Jahreszeit willkürlich die Temperatur als einziges Kennzeichen herauszugreifen. Ferner ist aber selbst in den Fällen, in denen diese Folgerung das Richtige trifft, nur erst wenig gewonnen; denn der Begriff der Abhängigkeit einer Krankheit von der Wettertemperatur ist derart komplex und daher derart verschwommen, daß ihm für die Krankheitsbeurteilung kein präziser Wert zukommt. Um zu einem Verständnis der Beziehungen zwischen Krankheit und Wetterwärme zu gelangen, ist es erforderlich, daß die Analyse bis in die Einzelerscheinungen vordringt. Was hier an Aufgaben für die Forschung vorliegt, läßt sich an diesem Ort nur nach allgemeinen Richtungen hin andeuten. Drei weite Gebiete der Forschung sind es, welche zunächst in ziemlicher Unabhängigkeit voneinander ihren Ausbau verlangen: die Meteorologie der Wetterwärme und Wetterkälte, die Bakteriologie in ihren Beziehungen zur Wärme und Kälte des Wetters und zu dritt die Lehre von der Krankheitsbeeinflussung im menschlichen Körper durch die Wärme- und Kältewirkungen des Wetters.

Ad 1. *Die Meteorologie der Wetterwärme und Wetterkälte.* In notwendiger Ergänzung zu der Wärmecharakteristik, wie sie sich aus den bisherigen meteorologischen Beobachtungen des Wetters[6]) entnehmen läßt, ist besonders erforderlich, Kenntnisse zu erhalten über:

a) das Maß der summarischen Abkühlungs- resp. Erwärmungsgröße, welche (siehe oben) der Außenluft beim Zusammenwirken der sämtlichen Einzelfaktoren (Temperatur, Feuchtigkeitsgrad, Luftbewegung, Besonnungsstärke und Besonnungsdauer usw.) jeweils eigen ist;

b) die Größe und die Geschwindigkeit der Änderungen dieser summarischen Abkühlungs- resp. Erwärmungswirkung; von besonderer Bedeutung dürfte es sein, diese Größe auch vergleichend in verschiedenen Entfernungen über der

---

[1]) Abegg: Zeitschr. f. Elektrochem. 1905, Nr. 46.

[2]) Pflüger: Über Wärme und Oxydation der lebenden Materie. Pflügers Arch. f. d. ges. Physiol. Bd. 18. 1878.

[3]) Rubner, M.: Arbeit und Wärme. Festschr. d. Kaiser Wilhelm-Ges. z. Förd. d. Wiss. 1921, S. 185.

[4]) Plaut: Zitiert auf S. 396.

[5]) Vgl. besonders Hirsch: Handb. d. histor.-geograph. Pathol. 2. Aufl. 1886.

[6]) Hann: Handb. d. Klimatologie. Stuttgart.

Erdhöhe zu messen, da, wie mir durch private Mitteilung des Samenzüchters Herrn Dr. Strube, Schlanstedt b. Halberstadt, bekannt wurde, bei schnell eintretender Erwärmung resp. Abkühlung in den Luftschichten an der Erde (0—1,50 m) dicht übereinander Temperaturdifferenzen bis zu etwa 10° zu messen sind[1]).

c) die Höhenlage der Schwankungen der summarischen Abkühlungs- resp. Erwärmungswirkung, da es von dieser Höhenlage abhängt, wie sehr eine Schwankung von bestimmter Größe in die Wärmeregulierung des menschlichen Körpers eingreift; vorerst können hier nur thermometrische Zahlen als Anhalt dienen: ein Temperaturabfall um 10° bei ruhender Luft, welcher von 26° zu 16° führt, liegt für den bekleideten Menschen (s. oben) noch völlig im Bereich der ausschließlich physikalischen Hautregulierung; ein gleich starker Temperaturabfall, der von 16° zu 6° geht, ist hingegen, da er seiner Höhenlage nach außer der physikalischen Wärmeregulierung auch noch eine erhebliche Wärmeproduktionssteigerung beansprucht, ein wesentlich schwererer Eingriff in den Wärmehaushalt des Körpers;

d) die Tageszeit des Eintritts der Wärmeschwankung in der Außenluft, da bei der üblichen Lebensweise z. B. die nächtlichen Wärmeschwankungen weit weniger Menschen berühren als die über Tag erfolgenden.

Ad 2. *Die Bakteriologie in ihren Beziehungen zur Wärme und Kälte des Wetters.* Ein Eingehen auf Einzeldaten der Temperaturbeeinflussung der Krankheitserreger ist hier völlig unmöglich; es sei auf das Handbuch der pathogenen Mikroorganismen von Kolle-Wassermann[2]) verwiesen. Allgemeinhin läßt sich sagen, daß sporenfreie Bacillen und Mikrokokken, sofern sie sich in Flüssigkeiten (Wasser oder ähnl.) befinden, durchweg bereits durch eine Temperatur von 50 bis 60° bei einer Einwirkungsdauer von 10—60 Minuten abgetötet werden; solche Temperatur ist im Sommer nicht selten an der besonnten Bodenoberfläche zu finden, so daß auch die Wärme als Sterilisator neben den anderen praktisch stärker zur Geltung kommenden Wetterfaktoren, namentlich Licht und Austrocknung, nicht ganz zu vernachlässigen sein wird. Selbst die hitzeresistenteren Sporen können dabei einer Abtötung durch die genannte Wettererwärmung des Bodens verfallen, wenn diese Erwärmung auf 50—60° sich stundenweise an mehreren aufeinanderfolgenden Tagen wiederholt [vgl. die Methode der Sporensterilisierung im Blutserum durch intermittierendes (12—24 Stunden Abstand) mäßiges Erwärmen]. Die Kälte wirkt durchweg in geringerem Grade auf die Bakterien schädigend. Relativ wenige Bakterienarten gehen durch Gefrieren zugrunde; die Mehrzahl der sporenfreien und so gut wie sämtliche sporenhaltige Bakterien bleiben im Eis lebensfähig erhalten. Neben der direkten Wärme-

---

[1]) Folgende Teilstücke, welche aus den sehr sorgfältigen laufenden Jahresbeobachtungen des Herrn Dr. Strube (nicht veröffentlicht) ein Beispiel herausgreifen, seien zur Orientierung hier beigefügt:

Datum	Tageszeit	Windstärke 1—12	Sonnenschein ja oder nein	Temperaturen					Größte Gesamtdifferenz	Differenz im Raum zwischen 10 cm und 150 cm Höhe
				an Erdoberfläche: Quecksilber		über der Erde				
				ganz in der Erde	halb in der Erde	10 cm	50 cm	150 cm		
1. 7. 1918	11 Uhr	4	ja	26,4°	25,2°	22,3°	25,0°	20,8°	5,6°	4,2°
	12 „	4	ja	29,6°	27,8°	25,3°	23,0°	21,7°	7,9°	3,6°
	vormittags									
2. 7. 1918	5 Uhr	0	nein	10,9°	11,0°	9,0°	10,0°	9,3°	2,0°	1,0°
	8 „	4	ja	15,8°	14,5°	20,0°	19,8°	16,5°	5,5°	3,5°
	9¹/₂ „	4	ja	21,8°	20,1°	25,0°	24,0°	18,7°	6,3°	6,3°

[2]) Vgl. Näheres unter „Zusammenfassende Darstellungen" oben S. 392.

und Kältewirkung auf die Krankheitserreger sind aber stets auch die mehr oder minder versteckt gelegenen (sicher erst zu einem geringen Teile bekannten) Möglichkeiten der indirekten Wärme- und Kältebeeinflussung wichtig. Die Malaria diene hier als Beispiel. Die Malariaplasmodien sind bei ihrem Leben außerhalb des menschlichen Körpers ausschließlich auf die Anophelesmücke als Zwischenwirt angewiesen. Das Heranreifen zu infektionsfähiger Form im Leib der Anophelesmücke findet nun nur bei einer Lufttemperatur statt, die mindestens 17° betragen muß[1]); wird diese Temperatur nicht erreicht, so kann die Mücke beim Stich ihre Malaria nicht auf den Menschen übertragen. In den Tropen ist daher stets, in unseren Breiten nur während der warmen Sommermonate eine Infektion mit Malaria durch den Stich dieser Mücke möglich; jenseits des 60. Grades nördlicher und des 40. Grades südlicher Breite fehlt die Malaria völlig[1]).

Ad 3. *Die Lehre von der Krankheitsbeeinflussung im menschlichen Körper durch die Wärme und Kälte der Umwelt.* Vier verschiedene Möglichkeiten der Beziehungen sind gegeben. Die Wärme und Kälte der Umwelt kann sich erweisen:

a) als Hauptursache einer Erkrankung. Beispiel: Hitzschlag;

b) als Nebenursache einer Erkrankung. Beispiel: paroxysmale Kältehämoglobinurie;

c) als krankheitsverschlimmerndes Moment; z. B. schmerzsteigernd wie bei der Pulpitis der Zähne oder provokatorisch wie bei latenter Malaria (Auspressung der Malariaplasmodien aus der Milz in die Blutbahnen bei reflektorischer Milzkontraktion zufolge Kältereiz);

d) als indifferentes Moment.

Die hier angeführten Beispiele sind sämtlich solche, bei denen die Umweltwärme resp. -kälte ihre Schädigung durch *direkte Einwirkung auf den menschlichen Körper* ausübt. Ebensogut aber vermag ein schädigender Einfluß durch *indirekte Wirkungen* zustande zu kommen. Die Hitze des Sommers begünstigt die bakterielle und chemische Zersetzung der Nahrungsmittel; der Anstieg der Magendarmkatarrhe in den heißen Monaten steht hiermit im Zusammenhang. Die Winterkälte bringt die Menschen zu dichterem Zusammenrücken in den Wohnungen, bei mangelnder Hygiene steigt die Unreinlichkeit und die Verlausung; in Polen und Rußland sind steile Anstiege der Kurven für die Fleckfieberhäufigkeit die Folge[2]). Die *große Kompliziertheit*, welche allgemeinhin in den Beziehungen zwischen der Wetterwärme resp. Wetterkälte und den Krankheitsbeeinflussungen gegeben ist, kommt am besten in einer (wenn auch nur zwangsweise durchführbaren) schematischen Zusammenstellung zum Ausdruck. Es sind stets folgende Einzelfaktoren bei der Beurteilung des Effekts, den ein thermischer Wetterzustand im krankmachenden resp. krankheitsverschlimmernden Sinne am Menschen hervorbringt, in ihrem Zusammenwirken zu berücksichtigen:

I. Die *physikalische Schädigungsgröße*, welche sich kennzeichnen läßt:

a) durch das *Maß der abkühlenden, resp. erwärmenden Wirkung*, welche das Wetter auf einen thermostatischen Körper von 37° mit der Summe seiner thermisch in Betracht kommenden Einzelkomponenten (s. S. 398 u. 403) ausübt;

b) durch die *Höhenlage, Breite und die Geschwindigkeit der* in dem vorgenannten Maß eintretenden *Schwankungen.*

---

¹) Näheres s. u. a. in CL. SCHILLING: Protozoenkrankheiten, in Mohr-Staehelins Handb. d. inn. Med. Bd. I, S. 925 ff. 1911 oder in RUGE: Malariakrankheiten. 1906.
²) Vgl. z. B. die Fleckfieberkurve in KISSKALT: Seuchenverbreitung und Seuchenbekämpfung, in KRAUS-BRUGSCH: Spezielle Pathol. u. Therapie. 2. Aufl. Bd. II, 3.

II. Die *Expositionsgröße*, mit welcher die Wetterwirkung im Einzelfall bei den Menschen zur Geltung kommt; sie kann variieren:

a) in der *Intensität* je nach den Verhältnissen des Aufenthaltsortes, des Arbeitsgrades, der Arbeitsart, der Wohnung[1]), der Bekleidung (wenig, viel; trocken, naß usw.) usw.;

b) in der *Dauer*.

III. Die *Resistenzgröße* des menschlichen Körpers, bei welcher sehr erhebliche Unterschiede nicht nur im individuell eigentümlichen Verhalten (s. oben S. 399), sondern darüber hinaus noch in Abhängigkeit vom Alter (s. S. 400) von der Gewöhnung und auch vom jeweils augenblicklichen Körperzustand (Ruhe oder Arbeit, Ermüdungsgrad, gerade verfügliche Wasserreserve zur Schweißbildung bei Hitze usw.) gegeben sind.

IV. Die *Komplikationsgröße*, d. h. das Maß der mit dem thermischen Angriff kausal verbundenen oder zufällig gleichzeitig einwirkenden sonstigen Schädigungen; man kann unterscheiden:

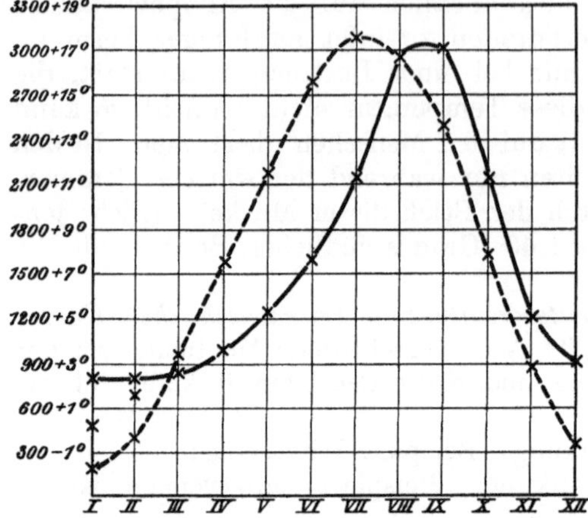

Abb. 18. Todesfälle der Säuglinge an Magendarmerkrankungen in München während 1895 bis 1904 (nach Fürst). ————— = Todesfälle; — — — = mittlere Lufttemperatur.

a) *Komplikationen durch Infektion.* Die Infektion kann schon gegeben sein, so daß der thermische Angriff einen bereits kranken Menschen trifft; die Infektionswahrscheinlichkeit kann zufällig gleichzeitig steigen [so z. B. im Frühjahr für die Kinder durch den Schulanfang[2])]; sie kann aber auch im kausalen Zusammenhang mit der Wetterwärme und Wetterkälte Änderungen, speziell Steigerungen erfahren, und zwar sowohl durch Zunahme der Menge oder Virulenz der Krankheitserreger als auch durch Verstärkung der Bedingungen, welche Mensch und Krankheitserreger miteinander in Berührung bringen, als schließlich auch vermittelst einer durch die Kälte oder Wärme bedingten Herabsetzung der Immunität gegenüber der Infektion (vgl. S. 416 u. 428).

b) *Komplikationen nichtinfektiöser Art.* Die Gesamtheit der Beeinflussungen, welche in direktem oder indirektem Zusammenhang mit der Wetterwärme und -kälte durch geänderte Arbeits-, Ernährungs-, Kleidungs- oder Wohnungsverhältnisse oder sonstwie in dem menschlichen Körper hervorgerufen werden, ist hier zu berücksichtigen. Klare Erkenntnisse auf diesem Gebiet sind noch wenig gewonnen (vgl. S. 412, 415 u. 426ff.). Die Rachitis (selbst als Krankheit bevorzugt an den Winter gebunden) mit ihrer starken Neigung zu Erkältungskatarrhen möge als Beispiel zeigen, daß auch in den nichtinfektiös bedingten Änderungen des Körpers wichtige Momente für den Grad der Abhängigkeit vom thermischen Einfluß des Wetters liegen. In ihren höchsten Maßen tritt die endogen bedingte Abnahme der thermischen Wetterfestigkeit bei Zuständen wie der Thomsenschen Krankheit und der paroxysmalen Kältehämoglobinurie zutage.

---

[1]) Vgl. besonders Meinert: Säuglingssterblichkeit und Wohnungsfrage. Arch. f. Kinderheilk. Bd. 44, S. 130; ferner H. Rietschel: Die Sommersterblichkeit der Säuglinge, in Ergebn. d. inn. Med. u. Kinderheilk. Bd. 6, S. 419—442. 1910.

[2]) Betrifft besonders die Verbreitung von Masern und Scharlach.

Die *Wichtigkeit der thermischen Wetterverhältnisse für die Gesamtmorbidität und Mortalität* der Menschen geht am besten aus der Statistik der „Sommersterblichkeit der Säuglinge"[1]) hervor. Mit W. PRAUSSNITZ[1]) sei hier die deutsche Statistik des Jahres 1900 zugrunde gelegt. Auf 1000 Lebendgeborene kamen 225 Todesfälle im ersten Lebensjahr, unter denen mehr als ein Drittel — 84 von 225 — an Magendarmkrankheiten erfolgt waren. Diese Todesfälle an „Magendarmerkrankungen der Säuglinge" — gleich etwa ein Zwölftel der Totalsumme aller Gestorbenen — zeigen in der Kurve ihrer jahreszeitlichen Verteilung regelmäßig einen sehr ausgeprägten „Sommergipfel" (Abb. 18)[2]). Zuweilen ist dabei die Abhängigkeit von der Wärme derart gegeben, daß schon zu den einfach thermometrischen Wetterdaten sich der Parallelismus der Erkrankungen resp. Todesfälle aufs deutlichste heraushebt (Abb. 19)[2]).

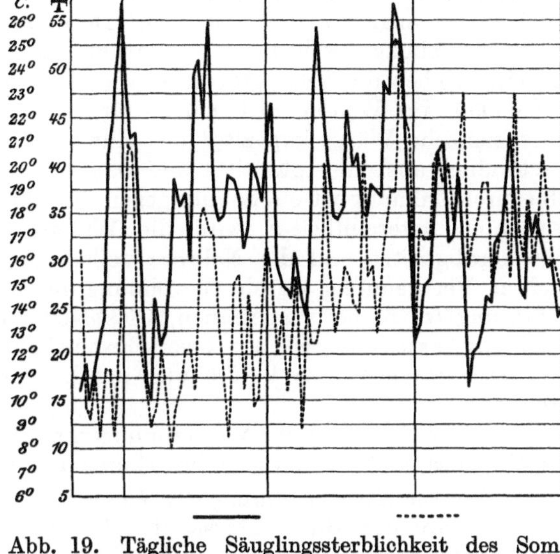

Abb. 19. Tägliche Säuglingssterblichkeit des Sommers 1908 für Berlin (nach FINKELSTEIN).
········ = Todesfälle; ———— = mittlere Lufttemperatur.

Über die Art der hier vorliegenden Zusammenhänge zwischen Wetterwärme und Erkrankung siehe unten S. 416. „Wenn wir eine Zahl angeben sollten, wieviel in Deutschland durchschnittlich an den Folgen der Hitze in den Sommermonaten zugrunde gehen, so können wir ca. 80000 bis 100 000 Säuglinge annehmen" [H. RIETSCHEL[2])]. Auch die Zahl der Gesundheitschädigungen durch die Kälte ist keine geringe (vgl. S. 430).

B. Körperschädigungen durch die Umweltwärme: lokale Verbrennung, Hitzschlag, Überwärmungsstörungen.

I. Die lokale Verbrennung.

Zusammenfassende Darstellungen.

FLÖRCKEN, H.: Die Hitzeschädigungen (Verbrennungen) im Kriege. Ergebn. d. Chirurg. u. Orthop. Bd. 12, S. 131. 1920. — SONNENBURG und TSCHMARKE: Die Verbrennungen und die Erfrierungen, in Neue dtsch. Chirurg. Bd. 17. 1915. — PFEIFFER: Das Problem des Verbrühungstodes. Wien: Hölzel 1913. — MARCHAND: Die thermischen Krankheitsursachen, in Krehl-Marchands Handb. d. allg. Pathol. Bd. I. 1908.

Allgemein werden gemäß der Einteilung BOYERS[3]) (1885) *drei Grade der Verbrennung* unterschieden: 1. *Rötung,* 2. *Blasenbildung,* 3. *Verschorfung.* Diese

---

[1]) Vgl. z. B. W. PRAUSSNITZ: Mortalität und Morbidität im Kindesalter, in Pfaundler-Schloßmanns Handb. d. Kinderheilk. Bd. I, S. 105ff. 1910; ferner G. TUGENDREICH: Mutter und Säuglingsfürsorge. Stuttgart 1910. (Abschnitt: „Säuglingsstatistik".)

[2]) RIETSCHEL, H.: Die Sommersterblichkeit der Säuglinge, in Ergebn. d. inn. Med. u. Kinderheilk. Bd. 6, S. 395. 1910.

[3]) BOYER und GUINARD: Étude et récherches expérimentales sur les brûlures. Paris 1885.

Einteilung entspricht ungefähr den Prozessen Hyperämie, Entzündung und Nekrose. Nach Ziegler[1]) ist es zweckmäßig, als vierten Grad noch die *Verkohlung* anzureihen.

Für das Zustandekommen und die Schwere einer Verbrennung ist keineswegs die Temperatur allein entscheidend. Für heiße Luft bei lokaler Einwirkung auf ein Körperglied wird von Bier[2]) eine Temperatur von ca. 114° als Grenze des Erträglichen angegeben; Wasser bewirkt bis zu Temperaturen von 52,5° herab blasige Abhebung der Epidermis [Samuel[3]) u. a.] und partielle Nekrosen [Cohnheim[4])]. Neben der Temperatur ist vor allem die Wärmeleitfähigkeit (für Luft = 0,00006, für Wasser = 0,00012, für Eisen = 0,15 g Cal. pro Sekunde) und die spezifische Wärmekapazität des einwirkenden Umweltkörpers sowie selbstverständlich auch die Intensität und Dauer der Berührung wichtig. Die schnelle Blutdurchströmung ist ein Schutz gegen die Gewebsverbrennung. Durch voraufgegangene Arterienligatur wird die Widerstandsfähigkeit gegen Verbrühung sehr herabgesetzt und die Nekrose vollständiger[3]). Daß die Haut gegenüber leichter Verbrennung durch Gewöhnung resistenter wird, ist eine allgemeine Erfahrung (z. B. bei Hausfrauen, Glasbläsern u. a.); Fuerst[5]) hat diese Erscheinung experimentell am Meerschweinchenohr bestätigt gefunden und als eine der Ursachen eine Verdickung der Epidermis bis zum Sechsfachen festgestellt.

Im Krankheitsbild der Verbrennungen hat man die örtliche Hitzeschädigung des Gewebes und die Allgemeinwirkungen auf den Körper zu unterscheiden.

a) *Örtliche Hitzeschädigung des Gewebes.* Am eingehendsten ist die Wirkung der Hitze auf das Blut untersucht. Bei etwa 50° tritt an den menschlichen *Leukocyten* die Wärmestarre ein [M. Schultze[6])]: das Protoplasma wird starr unter Beibehaltung der Zellform, die gerade zufällig bestand; nachher treten hellere Hohlräume („Vakuolen") im Protoplasma auf, die eine Trennung des Eiweißes vom Wasser [nach M. Schultze[6]) sowie F. Marchand[7]) allerdings „beginnende Zersetzung durch Wasseraufnahme"] anzeigen. An den *roten Blutkörperchen* sind drei recht verschiedenartige Umbildungsformen unter der Hitzewirkung zu beobachten: 1. Gestaltsveränderungen mit fortschreitender Abtrennung von Teilchen, 2. Auflösung mit Hinterlassung eines „Blutschattens" (Hämolyse) und 3. die Koagulation. Daß die Unterschiede hierbei im wesentlichen nur durch graduelle und zeitliche Differenzen der Hitzeeinwirkung bedingt sind, zeigt der Umstand, daß man alle drei Formen nebeneinander erhält, wenn man bei einem frisch hergestellten Blutpräparat das Deckglas an einer Stelle mit einem erhitzten Platindraht berührt [F. Marchand[7])]. Das Zentrum der Erhitzung gibt sodann den Bereich der „Koagulation", in dem die Blutkörperchen teils homogen rundliche Klümpchen, teils eckige Schollen, teils aber auch schlackig miteinander verschmolzene Massen bilden. Nach außen von diesem Bereich folgt eine breitere Zone, in der die Körperchen gequollen, blaß und kugelig sind und sich bald vollkommen lösen (Zone der Wärmehämolyse). Daran schließt sich eine Zone von körnig oder unter Abschnürung zerfallenden roten Blutkörper-

---

[1]) Ziegler: Lehrbuch der pathologischen Anatomie. Jena 1889.

[2]) Bier, A.: Hyperämie als Heilmittel. 6. Aufl. S. 49. 1907.

[3]) Samuel: Virchows Arch. f. pathol. Anat. u. Physiol. Bd. 40, S. 213. 1867; Bd. 51, S. 98. 1871.

[4]) Cohnheim, J.: Neue Untersuchungen über Entzündung. S. 52. Berlin 1873.

[5]) Fuerst, E.: Zieglers Beitr. z. pathol. Anat. u. z. allg. Pathol. Bd. 24, S. 415. 1898.

[6]) Schultze, M.: Arch. f. mikroskop. Anat. Bd. 1. 1865.

[7]) Marchand, F.: Die thermischen Krankheitsursachen, in Krehl-Marchands Handb. d. allg. Pathol. Bd. 1, S. 54. 1908.

chen an, die peripherisch allmählich mehr und mehr zu normalen Blutkörperchen übergehen. Eine befriedigende Analyse der Ursachen dieses unterschiedlichen Verhaltens ist trotz zahlreicher Arbeiten [vgl. F. MARCHAND[1])] noch nicht zu geben. Es ist sehr wahrscheinlich, daß die verschiedene Temperaturabhängigkeit des Eiweißes und der Lipoide hier von entscheidender Rolle ist [vgl. besonders H. BECHHOLD[2])]; schon KOEPPE[3]) und ALBRECHT[4]) haben die Schmelzung einer fettartigen Substanz zur Erklärung dieser Hitzeabartungen herangezogen. Der Einfluß verdünnter Säuren und Alkalien in vitro sowie besonders eine voraufgegangene längere Äthernarkose in vivo macht die zur Wärmehämolyse erforderliche Temperatur erheblich geringer [KOEPPE[3])]. Die hier genannten Veränderungen der roten Blutkörperchen sind auch an menschlichen Leichen [PONFICK[5]) u. a.] sowie im Blut lebender Menschen [DOHRN[6])] bei Verbrennung gefunden. In den Geweben hat eine bis zu ca. 50° gesteigerte Erwärmung für alle *Gewebszellen* das Absterben, die Erstarrung resp. Vakuolisierung, eine noch stärkere Erhitzung Schrumpfung und Zellzerfall zur Folge. In der reinsten Form läßt sich dies an den gefäßlosen Geweben, wie Hornhaut und hyalinem Knorpel, beobachten.

Wo im Gewebe reichlich *Blutgefäße* vorhanden sind, übernehmen diese mit ihrem jeweiligen Sonderverhalten meist mehr oder minder die Führung bei der Entwicklung der Verbrennungserscheinungen. Warmes Wasser von 50—56° bringt am Kaninchenohr nach SAMUEL[7]) bei einer Applikation bis zu 5 Minuten nur starke, anfangs reflektorisch bedingte Hyperämie ohne manifeste Nekrose hervor (erster Grad der Verbrennung); diese Gefäßerweiterung wird durch Ausschaltung der Vasomotoren, z. B. Durchschneidung des N. sympathicus bei Verbrennung des Ohres, gesteigert. Bei längerer Einwirkung reinen Wassers von 52,5—56° tritt starke Rötung und blasige Abhebung der Epidermis auf (zweiter Grad der Verbrennung); nach UNNAS Untersuchungen[8]) an der menschlichen Haut ist eine Abtötung und Verbrennungsgerinnung in den Zellen das Primäre, die Entzündung mit ihrem Exsudat und der Blasenbildung tritt erst als Folge der Zellabtötung und der Gefäßwandschädigung bei Erhaltenbleiben der gesteigerten Blutzirkulation sekundär hinzu. Bei Wasser von 62,5—75° war Gerinnung des Blutes in den stark erweiterten Gefäßen, später Schrumpfung und Abstoßung die Regel; nach einer 5 Minuten dauernden Einwirkung von Wasser mit 87° wurden die Gefäße eng und blutleer, das Gesamtgewebe pergamentartig trocken und geschrumpft (dritter Grad der Verbrennung). Erst stärkste Grade von Hitze, wie direkte Flammenwirkungen, bringen bei langer Einwirkung eine Gewebsverkohlung hervor (vierter Grad der Verbrennung); wenn sie eintritt, ist von Blutzirkulation nichts mehr vorhanden.

b) *Allgemeinwirkungen bei lokaler Verbrennung.* Eine erste Gruppe dieser Wirkungen steht zu dem vegetativen Nervensystem in engster Beziehung. Die ausführlichsten Untersuchungen sind hier von STOCKIS[9]) geliefert. Im Moment der Verbrühung oder kurz danach steigt der Blutdruck steil an, sinkt aber dann

---

[1]) MARCHAND, F.: Zitiert auf S. 408.

[2]) BECHHOLD, H.: Münch. med. Wochenschr. Jg. 68, S. 127. 1921.

[3]) KOEPPE, A.: Pflügers Arch. f. d. ges. Physiol. Bd. 99, S. 33. 1903; ferner Verhandl. des 21. Kongr. f. inn. Med. 1904, S. 344.

[4]) ALBRECHT, E.: Verhandl. d. dtsch. pathol. Ges., 7. Tagung 1903, S. 95; 8. Tagung 1904, S. 10.

[5]) PONFICK: Berlin. klin. Wochenschr. 1876, Nr. 17; 1877, Nr. 46; 1883, Nr. 26.

[6]) DOHRN: Dtsch. Zeitschr. f. Chirurg. Bd. 50, H. 1 u. 2. 1901.

[7]) SAMUEL: Zitiert auf S. 408.

[8]) UNNA: Histopathologie der Hautkrankheiten. — ORTH: Lehrb. d. pathol. Anat., Lief. 8, S. 81. 1894.

[9]) STOCKIS: Récherches epxérimentales sur la pathogenie de la mort par brûlures. Arch. internat. de pharmaco-dyn. et de thérapie Bd. 11, Lief. 3 u. 4. 1903.

zu subnormalem Wert herab, um erst im Verlauf einiger Stunden (wenn die
Tiere inzwischen nicht sterben) zur Norm zurückzukehren. In dieser Zeit des
gesteigerten Blutdrucks wird der Herzschlag voller und schneller, mit seinem
Sinken wird die Pulszahl geringer. Hand in Hand damit geht eine enorme Beschleunigung der Atmung. Das Gesamtbild bei diesen Tieren erinnert sehr an
die Wärmepolypnöe bei Reizung der Nerven durch erhöhte Bluttemperatur;
doch ließ sich eine Erhöhung der Temperatur des Blutes in besonders darauf
gerichteten Versuchen als Ursache der genannten Erscheinungen ausschließen.
Am Menschen hat Wilms[1]) das Steigen des Blutdrucks nicht bestätigt, statt
dessen regelmäßig ein Sinken bis zum Tode gefunden. Bei dem außerordentlich
starken Schmerz, den die Verbrennung verursacht, ist es sehr schwer, über den
rein thermischen Anteil bei der Einwirkung auf das Nervensystem ins klare zu
kommen. Stockis konnte zeigen, daß tiefe Chloroformnarkose bei seinen Tieren
die Puls- und Atemfrequenzsteigerung nicht verhinderte. Daß es sich überhaupt
um Nervenwirkungen handelt, hatte schon früher Sonnenburg[2]) bewiesen:
der Blutdruckanstieg nach Verbrühung bleibt bei Tieren mit Rückenmarks-
durchschneidung aus. Auch andere nervöse Reizsymptome, wie Erbrechen,
Gähnen und Singultus, sind klinisch bei schweren, ungünstig verlaufenden Fällen
öfters in unmittelbarem Anschluß an die Verbrennung zu beobachten. Keineswegs selten macht sich der „Verbrennungsschock" auch an der Körpertemperatur
selber bemerkbar. Die Körpertemperatur kann nach Verbrennungen zunächst
stark sinken. Wie Sonnenburg[2]) zeigte, tritt dieser Temperaturabfall auch
dann ein, wenn die Kranken durch Einwickeln in Watte und wollene Decken
vor Abkühlung von außen geschützt sind; von verschiedenen Autoren sind sehr
niedrige Temperaturen [35,4° Sonnenburg; 33° in der Achselhöhle, Billroth;
34,6° Redard[3])] beobachtet. Ebenso verdient der gleichfalls von verschiedenen
Autoren niedergelegte Befund Beachtung, daß die Verteilung der Temperatur
im Körper nach Verbrennungen stark inäqual (s. oben S. 399) wird: so z. B.
36,7° in der Achselhöhle und 40° in der Vagina [Sonnenburg[2])]; 35,4° in der
Achselhöhle und 39,4° im Rectum [Wilms[1])]; v. Lesser[4]) hat sogar bei niedriger
Achseltemperatur im Rectum bis über 43°, in einem Fall (Verbrühung der unteren
Körperhälfte) bis 44,9° gemessen.

An sonstigen Folgeerscheinungen der lokalen Verbrennungen für den Gesamtkörper ist zu erwähnen: eine oft erhebliche Bluteindickung durch Verlust
von Wasser resp. eiweißhaltiger Flüssigkeit [Tappeiner[5]) u. a.], eine entsprechende
Vermehrung der roten Blutkörperchen [bei tödlichen Fällen um 2—4 Millionen;
Locke[6])] und der Leukocyten [Dohrn[7]), Pfeiffer[8]) u. a.], eine starke Abnahme
der Blutgerinnungsfähigkeit nach anfänglicher Zunahme [Stockis[9])], ein Absinken
der titrimetrischen Alkalescenz [Hellstedt[10])] und des Kohlensäurebindungs-
vermögens z. B. von 43,2 auf 29,6 [Stockis[9])]; ferner im Harn eine meist kurz-

---

[1]) Wilms: Studien zur Pathologie der Verbrennungen. Mitt. a. d. Grenzgeb. d. Med.
u. Chirurg. Bd. 8. 1901.

[2]) Sonnenburg: Dtsch. Zeitschr. f. Chirurg. Bd. 9. 1879.

[3]) Zitiert nach Sonnenburg u. Tschmarke: Die Verbrennungen und die Erfrierungen.
Neue dtsch. Chirurg. Bd. 17, S. 26—27. 1915.

[4]) v. Lesser: Virchows Arch. f. pathol. Anat. u. Physiol. Bd. 79 u. 81.

[5]) Tappeiner: Zentralbl. f. d. med. Wiss. 1881, Nr. 21 u. 22.

[6]) Locke: Boston med. a. surg. journ. 1902, XI.

[7]) Dohrn: Dtsch. Zeitschr. f. Chirurg. Bd. 50, H. 1 u. 2. 1901.

[8]) Pfeiffer: Das Problem des Verbrühungstodes. Wien 1913.

[9]) Stockis: Récherches expérimentales sur la pathogenie de la mort par brûlures.
Arch. internat. de pharmaco-dyn. et de thérapie Bd. 11, Lief. 3 u. 4. 1903.

[10]) Hellstedt: Arch. f. klin. Chirurg. Bd. 74, S. 2. 1906.

dauernde geringe Hämoglobinurie [WILMS[1]), HELLSTEDT[2]) u. a.], selten Eiweiß, aber immer Albumosen [WILMS[1])] und bei schweren Verbrennungen als sofortig eintretende, aber vorübergehende Folge eine mehr oder minder vollständige Anurie [MARCHAND[3])]. Schließlich sind noch Thrombosen im Gehirn und Magendarmkanal sowie Blutungen und Geschwürsbildungen an den Darmschleimhäuten zu erwähnen [Literatur s. MARCHAND[4])].

Die meisten Todesfälle an Verbrennung fallen in die ersten 24 Stunden, so bei WILMS[1]) 25 von 33 Todesfällen. Neben der Schwere der Verbrennung ist auch die Größe der verbrannten Fläche für die Zeit des Todes von Bedeutung: so tritt nach WEIDENFELD[5]) bei Verbrennung dritten Grades von mehr als der Hälfte der Körperoberfläche der Tod in 6—16 Stunden ein, bei mehr als einem Drittel der Körperoberfläche in 20—36 Stunden. Die Ursachen des „Frühtodes" bei der Verbrennung sind zur Zeit nicht befriedigend geklärt. Die einen Autoren sehen in einer rein nervösen Schockwirkung mit Herabsetzung des Gefäßtonus (SONNENBURG u. a.), andere in einem anaphylaktischen Schock (VOGT und HEYDE) oder in einer Überproduktionsurämie (PFEIFFER), andere auch noch in sonstigen Störungen (Blutschädigung durch Verbrennung; Thrombose und Embolie von den Verbrennungsherden aus) die Haupttodesursache der schweren Verbrennungen. Sowohl von SONNENBURG und TSCHMARKE[6]) als auch von PFEIFFER[7]) ist eine ausführliche Darlegung dieser Ansichten und ihrer experimentellen Unterlagen gegeben.

II. Der Hitzschlag.

Zusammenfassende Darstellungen.

HILLER: Der Hitzschlag auf Märschen. Bibliothek v. Coler Bd. 14. 1902. — MARCHAND, F.: Die thermischen Krankheitsursachen, in Krehl-Marchands Handb. d. allg. Pathol. Bd. I. 1908. — MOHR, L.: Die kalorischen Erkrankungen, in Mohr-Staehelins Handb. d. inn. Med. Bd. IV, S. 743. 1912. — STEINHAUSEN: Insolation und Nervensystem. Bibliothek von Coler Bd. 30. 1910.

Auch der Hitzschlag ist eine direkte Folge der Einwirkung einer zu großen Umweltwärme. Excessiv hohe Lufttemperaturen führen unabhängig von der Beschaffenheit der sonst vorhandenen Nebenbedingungen zum Hitzschlag. Im allgemeinen aber pflegen Hitzschläge erst dann zustande zu kommen, wenn neben hoher Temperatur zugleich hohe Luftfeuchtigkeit und ein Fehlen von Luftbewegung vorhanden ist. Eine der größten „Hitzschlagepidemien", über welche von A. LAMBERT[8]) eine sehr eingehende Bearbeitung vorliegt, kam im August 1896 in Neuyork vor. Die Woche vom 8. bis 15. August brachte allein in der Stadt Neuyork 648 Todesfälle an Hitzschlag, zu denen in der folgenden Woche noch 60 hinzukamen. Die Temperatur betrug tags im Schatten 22—36,6° (Mittel 30,5°), in der Sonne 34,5—58,0° (Mittel 48,5°); jeder Wind fehlte, und die Luftfeuchtig-

---

[1]) WILMS: Studien zur Pathologie der Verbrennungen. Mitt. a. d. Grenzgeb. d. Med. u. Chirurg. Bd. 8. 1901.

[2]) HELLSTEDT: Zitiert auf S. 410.

[3]) MARCHAND, F.: Die thermischen Krankheitsursachen, in Krehl-Marchands Handb. d. allg. Pathol. Bd. I, S. 72. 1908.

[4]) MARCHAND, F.: Die thermischen Krankheitsursachen, in Krehl-Marchands Handb. d. allg. Pathol. Bd. I, S. 80. 1908.

[5]) WEIDENFELD: Arch. f. Dermatol. u. Syphilis Bd. 61, S. 33 u. 301. 1902.

[6]) SONNENBURG und TSCHMARKE: Die Verbrennungen und die Erfrierungen. Neue dtsch. Chirurg. Bd. 17, S. 26—27. 1915.

[7]) PFEIFFER: Zitiert auf S. 410.

[8]) LAMBERT, A.: Report of 805 cases of sunstroke in New York. New York med. news Bd. 71, S. 97. 1897.

keit hatte den ungewöhnlich hohen Betrag von durchschnittlich 70% Sättigung. Wenn die Luftwärme dieses Maß nicht erreicht, tritt der Hitzschlag nur in beschränktem Umfang auf und ist dann zumeist an Individuen gebunden, welche zufolge gleichzeitig geleisteter körperlicher Arbeit eine sehr hoch gestellte Wärmeproduktion besitzen. Die Hitzschläge beim militärischen Marsch — die Wärmeproduktion ist bei marschierenden Soldaten in Feldausrüstung bis zum 4- und 5fachen der Norm gesteigert — geben hier das beste Beispiel[1]). Beim Hitzschlag spielen Unterschiede der individuellen Resistenzgröße eine erhebliche Rolle. Fette Individuen sind mehr disponiert als normale. Alkohol verringert die Resistenz[2]). Durch vorherige Krankheit Geschwächte[3]) erkranken ebenfalls auffallend viel leichter. Wichtig ist auch ein ausreichender Vorrat des Körpers an Wasser. Nach Richet[4]), welcher diese Fragen experimentell an Tieren untersuchte, setzt besonders Fasten und ebenso schon ein geringer Aderlaß[5]) die Resistenz gegenüber dem Hitzschlag stark herab.

Die markanteste Form dieser Erkrankungen stellt der *hyperpyretische Hitzschlag* dar. Der Beginn ist oftmals scheinbar akut. Das Individuum stürzt meist plötzlich bewußtlos hin und liegt zunächst mit völlig erschlafften Gliedern da. Die Atmung ist oberflächlich, beschleunigt, sistiert manchmal ganz, gelegentlich wird Cheyne-Stokes-Atmen beobachtet. Der Puls ist höchst beschleunigt, kaum fühlbar. Die Haut ist entweder heiß und trocken oder mit klebrigem Schweiß bedeckt. Häufig ist Erbrechen, Brechneigung und Diarrhöe vorhanden. Die Harnsekretion ist spärlich, meist erlischt sie völlig. Nach einiger Zeit treten Zuckungen in der Muskulatur von Gliedern und Gesicht auf, die sich allmählich bis zu ausgedehnten Krämpfen steigern. Die Temperatur ist im Anfange hoch ($39-41°$) und kann bis zu den extremen Werten von $45°$ und sogar darüber [$47,6°$; Lambert[2])] steigen. Schafft man Abkühlung, so geht die Temperatur meist bald erheblich herunter. Doch ist damit die Gefahr in vielen Fällen nicht beseitigt; der Tod tritt häufig bei nicht mehr hoher Temperatur ein. Das Thermoverhalten dieses Kranken ist, abgesehen von der abnormen Höhe der Temperatur, meist noch durch eine außerordentliche Sprunghaftigkeit und Beeinflußbarkeit charakterisiert. Als Beispiel möge der folgende Fall Lamberts[2]) dienen:

Der Kranke wurde mit einer Temperatur von $39,5°$, 116 Pulsen, 22 Respirationen bei vollem Bewußtsein aufgenommen. Vier Stunden später wurde er bewußtlos und delirierte bei $39,4°$ Temperatur, 132 Pulsen und 32 Respirationen; nach einem Bade fiel die Temperatur auf $37,7°$, der Puls auf 100, die Respiration auf 22. Nach 4 Stunden traten wieder heftige Delirien ein; die Temperatur war $40,8°$, die Pulsfrequenz 120, die Respiration 30. Nach einem zweiten Bade fiel die Temperatur auf $35,8°$; trotz Exzitation trat der Tod ein[6]).

Der Tod erfolgt zumeist durch mehr oder minder gleichzeitiges Versagen der Atem- und Herzzentren. Zuweilen aber bedingte auch plötzliche Starre der Atemmuskeln, welche so intensiv war, daß sie künstliche Atmung unmöglich machte, den Tod. Diese Erscheinungen entsprechen weitgehend dem, was bei

---

[1]) Hiller: Der Hitzschlag auf Märschen. Bibliothek von Coler Bd. 14. 1902.

[2]) Lambert, A.: Zitiert auf S. 411.

[3]) So hat z. B. Verf. bei einer kriegs- und marschgewohnten Infanteriedivision 1915 im September bei gar nicht sehr großer Hitze bei einem zweistündigen Marsch, welcher die erste Anstrengung nach Überstehen einer Ruhrinfektion der Truppe war, 38 Fälle ausgesprochenen, aber leicht verlaufenden Hitzschlages gesehen.

[4]) Richet fils, Charles: Récherches expérimentales sur le coup de chaleur et l'insolation. Journ. de physiol. et de pathol. gén. Bd. 20, S. 59. 1922.

[5]) Entspricht durchaus der Erfahrung an Verwundeten im Kriege (Verf.).

[6]) Lambert, A.: Zitiert auf S. 411.

experimenteller Erzeugung von Hyperthermie an Tieren beobachtet ist [Zusammenstellung der Literatur s. F. Marchand[1])].

Neben dem hyperpyretischen Hitzschlag lassen sich als weniger typische Erkrankungen die *Hitzeerschöpfung* (Marschohnmacht) und die *asphyktische Hitzeschädigung* unterscheiden. Anstatt und neben einer Hyperthermie werden hier häufig subnormale Temperaturen gefunden. Beide Erkrankungsformen haben ein sehr mannigfach wechselndes Bild, sie stellen im ganzen genommen gegenüber der hyperpyretischen Form die leichteren Störungen dar. Die Einzelheiten sind besonders von Obernier[2]), Jakubasch[3]) und am umfassendsten von Hiller[4]) beschrieben. An neueren experimentellen Arbeiten über das Temperaturverhalten im Muskel und in Organen bei Anwendung von äußerer Wärme seien diejenigen von Macleod und Taylor[5]) und von Hill und Campbell[6]) erwähnt: besonders für das Gehirn ist eine starke Beeinflußbarkeit durch die Temperatur gefunden.

Der „*Sonnenstich*" ist häufig vom Hitzschlag als dem Wesen nach verschieden abgetrennt worden. Wie aber die Untersuchungen von M. Möller[7]) und von P. Schmidt[8]) bewiesen haben, sind es ganz vorwiegend die nichthellen Strahlen (Wärmestrahlen), welche die Tiefenwirkung im Gehirn hervorbringen: schaltet man bei der Bestrahlung die Wärmestrahlen durch eine Kühlvorrichtung aus, so ist keine zentrale Störung zu beobachten. Lokale Erwärmung des Schädels durch Auflegen von Gummiblasen, die mit Wasser von 45—65° gefüllt waren, erzeugt den gleichen klinischen Symptomenkomplex bei Tieren, wie er beim Hitzschlag sich findet [Vallin[9])]. Auch Zuleitung von künstlich überwärmtem Blut zum Gehirn ruft beim Tier typische Bilder von Hitzschlag hervor [Goldstein[10]), Mertschinsky[11])].

An *pathologisch-anatomischen Veränderungen* wird beim Hitzschlag gefunden: 1. *Histologische Schädigungen des Gehirns:* ausgedehnte Veränderungen der chromophilen Körper der Ganglienzellen, Verminderung an Zahl, teilweiser Zerfall in feine Stäubchen, dunkle Färbung des Kernes [van Gieson[12]), vgl. auch Goldscheider u. Flatau[13])]. In keineswegs seltenen Fällen sind beim Hitzschlag durch Sonnenbestrahlung auch ausgesprochen entzündliche Veränderungen, Meningitis und Encephalitis (nicht eitrig, oft hämorrhagisch) mit klinisch entsprechenden Herdsymptomen, sichergestellt [vgl. Steinhausen[14]), Nonne[15]) u. a.].

---

[1]) Marchand, F.: Die thermischen Krankheitsursachen, in Krehl-Marchands Handb. d. allg. Pathol. Bd. I, S. 82—90. 1908.

[2]) Obernier: Der Hitzschlag. Bonn 1867.

[3]) Jakubasch: Sonnenstich und Hitzschlag. Berlin 1879.

[4]) Hiller, A.: Der Hitzschlag auf Märschen. Bibliothek von Coler Bd. 14. Berlin 1902.

[5]) Macleod und Taylor: Lancet Bd. 201, S. 70. 1921. (Die Wirkung der Anwendung von Wärme und Kälte, appliziert auf die Körperoberfläche, auf die Temperatur von Muskeln, Leber, Nieren und Gehirn.)

[6]) Hill, L. und Campbell: Lancet Bd. 204, S. 746. 1923. (Erwärmung der Körpergewebe durch Licht- und Wärmestrahlen.)

[7]) Möller, M.: Einfluß des Lichtes auf die Haut. Bibliotheca medica 1900, Heft 8.

[8]) Schmidt, P.: Arch. f. Hyg. Bd. 47, S. 262. 1903.

[9]) Vallin: Arch. gén. de méd. Bd. 1, S. 129.

[10]) Goldstein: Über Wärmedyspnöe. Dissert. Würzburg 1871.

[11]) Mertschinsky: Verhandl. d. med.-physikal. Ges. Würzburg Bd. 16, S. 115. 1881.

[12]) Gieson, J. van: The state hosp. bull. Bd. 1, Nr. 4. 1896 (Abbildung bei Lambert: l. c. S. 72); ferner J. Ewing: Arch. of neurol. a. psychopathol. Bd. 1, S. 412. 1898.

[13]) Goldscheider und Flatau: Normale und pathologische Anatomie der Nervenzellen. Berlin 1898.

[14]) Steinhausen: Insolation und Nervensystem. Bibliothek von Coler Bd. 30. 1910.

[15]) Nonne: Dtsch. Zeitschr. f. Nervenheilk. Bd. 28, S. 28; ferner: Arch. f. Psychiatrie u. Nervenkrankh. Bd. 39, S. 12.

Offenbar ist hier mit Verschonung der deckenden Gewebsschichten eine Tiefenverbrennung zweiten Grades in den wärmeempfindlichen Geweben des Gehirns gegeben.

2. *Schädigungen des Blutes.* Allgemein wird von starker „Eindickung des Blutes" gesprochen; nach Senftleben[1]) soll sie etwa einer Vermehrung der Trockensubstanz um 12—15% entsprechen. Exakte Untersuchungen fehlen. Lambert[2]) fand ferner ausgesprochene Leukocytose und geringe Deformierung der Erythrocyten. Fast stets bleibt das Blut, wie auch beim Tod an lokaler Verbrennung und wie allgemein beim Erstickungstod, in der Leiche flüssig.

3. Die Angaben über „trübe Schwellung" der parenchymatösen Organe (des Gehirns, der Leber usw.) von Arndt[3]) u. a. sind nach Marchand[4]) nicht berechtigt, vielmehr durch postmortale Zersetzung (von der bestehenden Hitze begünstigt) bedingt.

Die *Ursache des Todes* im akuten Hitzschlaganfall ist, wie mit Wahrscheinlichkeit angenommen werden muß, zumeist ein Versagen der lebenswichtigen Zentren der Thermoregulierung (einschließlich der Zentren für Atmung und Blutzirkulation). Ob und wieweit Antointoxikationsprozesse dabei eine Bedeutung haben, ist zur Zeit nicht entschieden[5]).

Als *nachbleibende Schäden* des Hitzschlages sind häufig Anämie [Lambert[2])], in selteneren Fällen nervöse und psychische Störungen beobachtet.

III. Überwärmungskrankheiten.

Zusammenfassende Darstellungen.

Rietschel, H.: Die Sommersterblichkeit der Säuglinge, in Ergebn. d. inn. Med. u. Kinderheilk. Bd. 6, S. 369—490. 1910.

Es entspricht einer allgemeinen Regel des Naturgeschehens („Natura non saltat"), daß zwischen dem Gebiet der leicht kenntlichen Schädigungen, wie sie vorstehend beim Hitzschlag genannt sind, und dem Bereich jeglichen Fehlens von Wärmeschädigungen ein Zwischengebiet mit Wärmeschädigungen der verschiedenartigsten Abstufung vermittelt. Zu einem wichtigsten Teil beruht die Wärmeschädigung auf Veränderungen des kolloiden Zustands vom Protoplasma der Zellen. Diese Schädigungsart macht keineswegs an der Grenze, welche dem Mikroskop für das Erkennen von Störungen gezogen ist, halt. Einer der neueren Versuche aus der allgemeinen Biologie möge dies mit einem sehr instruktiven Beispiel belegen[6]): Hält man Algen 2 Minuten in Wasser bei 35—45°, so läßt sich mikroskopisch noch nicht die geringste Schädigung wahrnehmen; trotzdem aber ist, wenn die Algen in normal temperiertes Wasser zurückgebracht werden, die Schädigung sehr deutlich durch die Mengenabnahme des am Licht durch die Algen ausgeschiedenen Sauerstoffs, abgestuft nach dem Maß der vorher einwirkenden Temperatur, zu erkennen. Noch ein Zweites aber ist für die Auffindung und Bewertung der Schädigungen dieses Zwischengebietes wichtig: mit dem

---

[1]) Senftleben, H.: Berlin. klin. Wochenschr. 1907, Nr. 25 u. 26.

[2]) Lambert, A.: Report of 805 cases of sunstroke in New York. New York med. news Bd. 71, S. 97. 1897.

[3]) Arndt, R.: Virchows Arch. f. pathol. Anat. u. Physiol. Bd. 44. 1875.

[4]) Marchand, F.: Die thermischen Krankheitsursachen, in Krehl-Marchands Handb. d. allg. Pathol. Bd. I, S. 54. 1908.

[5]) Vgl. F. Marchand: Die thermischen Krankheitsursachen, in Krehl-Marchands Handb. d. allg. Pathol. Bd. I, S. 104. 1908.

[6]) Wurmser und Jacquot: Über die Beziehungen zwischen dem kolloidalen Zustand und den physiologischen Funktionen des Protoplasmas. Cpt. rend. hebdom. des séances de l'acad. des sciences Bd. 175, S. 782. 1922.

Kleinerwerden der physikalischen Größe des jeweils sich Geltung verschaffenden thermischen Insults muß notwendig die Bedeutung der akzessorischen Faktoren (physikalische Begleitfaktoren der Luftbeschaffenheit, Unterschiede der Expositions-, Resistenz- und Komplikationsgröße (s. oben S. 406) steigen. Bei der Verbrennung im eigentlichen Sinne ist ihr Einfluß praktisch gleich Null; beim Hitzschlag in der Breite des gemäßigten Klimas war als akzessorischer Faktor die endogene Wärmeproduktionssteigerung durch Arbeit bereits von großer Bedeutung; bei den hier — mehr vorläufig — als Überwärmungsstörungen zusammengefaßten Störungen aus noch geringgradigeren thermischen Insulten wird eine ungleich weitergehende Mitwirkung für alle nur möglichen akzessorischen Faktoren zu erwarten sein. Eine große Kompliziertheit des Ineinandergreifens der einzelnen ätiologisch wirksamen Faktoren für die Krankheitserscheinungen dieses letztgenannten Zwischengebiets ist daher nicht nur erklärlich, sondern geradezu ein notwendiges Charakteristicum.

Die Erscheinungen dieses Gebiets sind im ganzen noch wenig verfolgt. Nur eine Gruppe von Erkrankungen, die „Sommersterblichkeit der Säuglinge", macht hier eine Ausnahme. Die weitgehende Abhängigkeit dieses Sterbens von der Lufttemperatur ist schon längst bekannt und durch exakte Kurven (vgl. Abb. 18 u. 19, S. 406 u. 407) sichergestellt. H. RIETSCHEL[1]) hat ähnlich wie schon MEINERT[2]) und ILLOWAY[3]) den hierbei zu beobachtenden Krankheitsformen folgende Einteilung gegeben:

1. die rein hyperthermisch konvulsivische Form (echter Hitzschlag gesunder und kranker Kinder),

2. die hyperthermisch diarrhoische konvulsivische Form (akute Intoxikation — Cholera infantum — gesunder und kranker Kinder),

3. die diarrhoische Form ohne eigentliche Hyperthermie verlaufend (Bild der subakuten oder chronischen Intoxikation, eigentliche Sommerdiarrhöe, summer complaint der Amerikaner), betrifft ausschließlich alimentär gestörte Kinder.

Fälle der erstgenannten Krankheitsform sind besonders durch FINKELSTEIN[4]) sichergestellt, doch ist die Zahl derart typischer reiner Hitzschläge im Verhältnis zur Gesamtziffer der „Sommersterblichkeit" nicht groß. Auch bei den Erkrankungen der zweiten Form, welche sich klinisch durch eine besondere Häufigkeit hoher Temperaturen (40, 41, 42—43,6°) und ein enorm gesteigertes Durstgefühl gegenüber den gewöhnlichen alimentären Intoxikationen abheben [RIETSCHEL[5])], ist zu hohe Umweltwärme als Krankheitsursache im Sinne einer direkten Einwirkung auf den Körper einigermaßen wahrscheinlich. In der Einzelart ihrer Symptome steht diese Erkrankungsform der kleinen Kinder den sog. „Heizerkrämpfen" am nächsten, wie sie unter den Kesselheizern auf Schiffen häufiger aufzutreten pflegen [P. SCHMIDT[6]), MADSEN[7])]: auch für diese „Heizer-

---

[1]) RIETSCHEL, H.: Die Sommersterblichkeit der Säuglinge, in Ergebn. d. inn. Med. u. Kinderheilk. Bd. 6, S. 473. 1910.

[2]) MEINERT: Verhandl. d. Ges. f. Kinderheilk., Wiesbaden 1887, S. 145; ferner: Über Cholera infantum aestiva. Therapeut. Monatshefte 1891, H. 10—12.

[3]) ILLOWAY: Die Ätiologie, Pathologie und Therapie der Sommerdiarrhöe der Kinder. Berlin 1905.

[4]) FINKELSTEIN: Über Morbidität und Mortalität in Säuglingsspitälern und deren Ursachen. Zeitschr. f. Hyg. u. Infektionskrankh. Bd. 28, S. 125; ferner: Über den Sommergipfel der Säuglingssterblichkeit. Dtsch. med. Wochenschr. 1909, Nr. 32.

[5]) RIETSCHEL, H.: Die Sommersterblichkeit der Säuglinge, in Ergebn. d. inn. Med. u. Kinderheilk. Bd. 6, S. 478. 1910.

[6]) SCHMIDT, P.: Über Hitzschlag an Bord von Dampfern der Handelsflotte. Arch. f. Schiffs- u. Tropenhyg. Bd. 5. 1901.

[7]) MADSEN: „Heizerkrämpfe." Med. revue Bd. 37, S. 354. 1920 (norwegisch, zitiert nach Kongreß-Zentralbl. Bd. 26, S. 513. 1921).

krankheit" ist Erbrechen, Diarrhöe, Kopfschmerz, große Schlaffheit, erhöhte Reflexe, wiederholte tonisch-klonische Krämpfe selten mit, meist ohne Bewußtseinsverlust sowie Harnverhaltung charakteristisch.

Weitaus die Hauptmasse der Fälle von „Sommersterblichkeit der Säuglinge" gehört der dritten Gruppe der obigen Krankheitseinteilung an. Dabei ist sehr wichtig, daß die Übergänge der Krankheitserscheinungen von Form 2 zur Form 3 durchaus fließende sind. Es ist ferner kein Zweifel, daß auch für die Krankheiten der Form 3 die in den Kurven auf S. 406 u. 407 gezeigte Abhängigkeit von den Wettertemperaturen streng gültig ist. Nur sind für die große Gruppe dieser Erkrankungen die Beziehungen zwischen der Umweltwärme und der Krankheitsentstehung resp. Krankheitsbeeinflussung nicht mehr von einfacher Art, sondern hier greifen — das geht zum mindesten aus dem außerordentlich umfangreichen Beobachtungsmaterial hervor — eine große Summe verschiedenster Wirkungen in komplizierter Weise ineinander. Mit Hilfe des von uns oben S. 405 gegebenen Schemas sei versucht, in knappester Form eine Übersicht der wichtigsten, hier mit Sicherheit als beteiligt erkannten Momente zu geben:

1. Betreffs der physikalischen Schädigungsgröße: Die Außenlufttemperatur (zusammen mit Besonnungsgröße, Feuchtigkeitsgehalt und Windstärke) beherrscht das zeitliche Auftreten der Erkrankung; die Verschiedenheit der Wohnungstemperaturen aber bedingt die Unterschiede der örtlichen Verteilung der Krankheitsfälle. Einzelne Häuserkomplexe, Straßenzüge und Stadtteile, die enge, schlecht durchlüftete und daher besonders heiß werdende Wohnungen enthalten, zeigen eine oft starke, meist jährlich wiederkehrende Häufung der Fälle. In Kellerwohnungen ist der Prozentsatz der an sommerlichen „Magen-Darmkrankheiten" gestorbenen Kinder nur etwa halb so groß, als der Zahl der im Keller wohnenden Kinder entspricht; in Dachwohnungen ist die Zahl der tödlichen Erkrankungen am größten [Meinert, Liefmann, Willim, Rietschel[1]) u. a.].

2. Betreffs der Expositionsgröße: Die Säuglinge sind besonders deshalb am stärksten exponiert, weil sie sowohl zwangsweise in dem überhitzten Raum verbleiben müssen als auch sich im Maß der Bedeckung (mit Kissen u. dgl.) oft nicht zu verändern vermögen. Die Bedeckung bringt besonders auch dadurch Gefahr, daß der geringe Luftraum unter der Decke sehr bald mit Wasser gesättigt ist und dann durch Verhinderung der Schweißverdunstung nicht mehr die nötige Abkühlung zustande kommen läßt.

3. Betreffs der Resistenzgröße: Bei Flaschenkindern scheint, zumal bei bereits eingetretener leichter alimentärer Störung, eine geringere thermische Resistenz zu bestehen als bei Brustkindern [vgl. besonders Rietschel[2])].

4. Betreffs der Komplikationsgröße: Wärme, zumal in engen und schmutzigen Wohnungen, steigert das Wachstum von Bakterien. Bakteriell zersetzte und gesäuerte Milch ist früher — stark einseitig — als die alleinige Ursache für die Sommersterblichkeit der Säuglinge angesehen worden; heute ist die Bewertung dieses indirekten Faktors der Wärmeschädigung wesentlich geringer, doch gehen in dieser Frage die Ansichten der Autoren noch auseinander [Literatur s. H. Rietschel[2])]. Die bei der Hitze gesteigerte Bakterienvermehrung kann aber auch auf anderen Wegen, so z. B. von der Haut aus, wo wiederum bei der Hitze durch den Schweiß die Erosionsbildung begünstigt ist, den Organismus gefährden. Als ein besonderer Faktor kommt weiter hinzu, daß die Hitze beim Säug-

---

¹) Ausführliche Literatur s. H. Rietschel: Die Sommersterblichkeit der Säuglinge, in Ergebn. d. inn. Med. u. Kinderheilk. Bd. 6, S. 419—442. 1910.

²) Rietschel, H.: Die Sommersterblichkeit der Säuglinge, in Ergebn. d. inn. Med. u. Kinderheilk. Bd. 6, S. 473. 1910.

ling eine abnorme „Tropholabilität" mit sich bringt, derzufolge alimentäre Schädigungen leichter eintreten und ferner auch zu ungünstigerem, oft wieder durch Sekundärinfektionen beeinflußtem Verlauf neigen [H. Finkelstein u. L. F. Meyer[1])].

Dieses Beispiel der „Sommersterblichkeit der Säuglinge" zeigt, wie schwierig es ist, bei komplexen Krankheitserscheinungen, selbst wenn sie völlig eindeutig mit ihrem Auftreten der Wetterwärme folgen, über die Art der Beziehungen zur Umweltwärme ins klare zu kommen. — Neben großer Empfindlichkeit gegenüber der Hyperthermie wird in anderen Fällen auch eine erhebliche Unempfindlichkeit gefunden. So hat Hirschfeld[2]) an Erwachsenen (Kohlenarbeitern)

bei einer Temperatur des Heizraumes von 45° als Körpertemperatur 39,4°, 38,9°, 39,4°
„ „ „ „ „ „ 50° „ „ 39,6°, 39,1°, 39,2°
„ „ „ „ „ „ 52° „ „ 39,4°, 39,8°, 39,7°

beobachtet; die Leute befanden sich dabei vollkommen wohl. Ähnlich hat auch Meinert[3]) zur Zeit der Sommerhitze bei Kindern, die in heißen Wohnungen schliefen, ohne daß sie sonst krankhafte Erscheinungen erkennen ließen, Temperaturen von 38—39°, einige Male bis über 40° gemessen.

C. Körperschädigungen durch die Umweltkälte: lokale Erfrierung, Kältetod, Erkältungskrankheiten.

I. Die lokale Erfrierung.

Zusammenfassende Darstellungen.

Flörcken, H.: Die Kälteschädigungen (Erfrierungen) im Kriege, in Ergebn. d. Chirurg. u. Orthop. Bd. 12, S. 131. 1920. — Marchand, F.: Die thermischen Krankheitsursachen, in Krehl-Marchands Handb. d. allg. Pathol. Bd. J. 1908. — Nägelsbach, E.: Die Entstehung der Kältegangrän. Dtsch. Zeitschr. f. Chirurg. Bd. 160, S. 205—244. 1920. — Sonnenburg und Tschmarke: Die Verbrennungen und die Erfrierungen, in Neue dtsch. Chirurg. Bd. 17. 1915.

Ebenso wie bei der Verbrennung werden auch bei der lokalen Erfrierung *drei Grade* unterschieden: 1. Rötung, 2. Blasenbildung, 3. Gangrän. Doch ist es bei der Erfrierung fast nie möglich, solche Unterscheidung scharf durchzuführen; meist sind nebeneinander Erfrierungen verschiedener Grade gegeben, und sehr oft auch stellt sich eine anfänglich nur leicht erscheinende Form nachträglich als schwerer heraus.

Während die Verbrennungen zumeist durch kurzdauernde Hitzeeinwirkung entstehen, ist bei den Erfrierungen die Dauer der ursächlichen Schädigung durchgehends viel länger. Selbst Luft, welche bis auf —105° abgekühlt ist, wird bei der Einwirkung auf den entblößten Arm 10 Minuten ohne nachbleibenden Schaden ertragen [Pictet[4])]. Nur selten wirkt Kälte mit solchem Übermaß ein, daß momentan eine Erfrierung zustande kommt: außer Kohlensäureschnee [Hochhaus[5])] und flüssiger Luft sind besonders metallische Gegenstände zufolge ihres starken Wärmeleitvermögens zum Hervorbringen von Erfrierungen durch kurzdauernde Berührung befähigt; bei den Polarexpeditionen (Fr. Nansen) werden

---

[1]) Finkelstein, H. und L. F. Meyer: Die Krankheiten der Verdauungsorgane, in Feers Lehrb. d. Kinderheilk. 6. Aufl. S. 231. 1920.
[2]) Hirschfeld: Über Hitzschlag. Dtsch. med. Wochenschr. 1893, Nr. 28—30.
[3]) Meinert: Säuglingssterblichkeit und Wohnungsfrage. Arch. f. Kinderheilk. Bd. 44, S. 130; vgl. ferner Meinert: Zitiert auf S. 415.
[4]) Pictet, R.: Arch. des sciences phys. et nat. (3) Bd. 30, S. 293. 1893.
[5]) Hochhaus: Virchows Arch. f. pathol. Anat. u. Physiol. Bd. 154. 1898.

alle metallenen Teile an den Geräten durch sorgfältiges Umwickeln bedeckt
gehalten; ein Stahlhelm von etwa —20° vermag bei Berührung mit dem Ohr
fast momentan eine Erfrierung zu setzen[1]). „Das Erfrieren ist ein wärmekinetischer
Vorgang, die Erfrierung selber ist das Folgeergebnis eines starken lokalen Über-
wiegens des Wärmeabstroms über den Wärmezustrom. Nicht Thermometrie,
sondern Calorimetrie ist hier am Platze" [Schade[2])]. Zum Entstehen von Erfrierungen ist keineswegs eine Temperatur von 0° oder darunter erforderlich:
ein Arbeiter, der bei einer Temperatur von 6—7° mehrere Tage kalte und nasse
Steine trug, zog sich eine Erfrierung der Fingerspitzen zu [Selig[3])]; insbesondere
aber gilt dies für die Kälte- resp. „Nässe"gangrän der Füße [Köhler[4]), Dreyer[5]),
Borchard[6]) u. a.]. Eine Penothermie der Haut (s. S. 399) wie bei Chlorose und
Anämie ist dem Zustandekommen von Erfrierungen sehr günstig. Hunger,
Blutverluste und das Überstehen von schweren Krankheiten ist in gleichem
Sinne wirksam. Es ist bezeichnend, daß Welcker[7]) sich veranlaßt sehen konnte,
die im Balkankrieg bei Typhus- und Choleraepidemien stark gehäuft auftretenden
Zehen- und Fingererfrierungen irrtümlich[8]) als reine Typhus- und Choleraschäden
anzusprechen. Die Gewebsschädigung bei der Erfrierung befällt die Gewebe
keineswegs in der Reihenfolge, wie sie von außen nach innen im Körper gelagert
sind, vielmehr tritt sehr oft ein ausgesprochen elektives Verhalten zutage, indem
tiefere Teile, Muskeln und selbst Knochen, unter Verschontbleiben der Haut
der Kältegangrän verfallen[9]). Abgesehen von den Ohren treten weitaus am häufigsten an den Füßen (ständige Berührung mit dem zumal bei Nässe gut wärme-
ableitenden Boden, häufige Durchnässung der Stiefel sowie Blutzirkulations-
hemmung durch beengendes Schuhzeug wirken hier begünstigend zusammen)
Erfrierungen auf: so fand Wittek[10]) während des letzten Krieges unter seinen
434 Fällen 424 mal Erfrierungen an den Füßen. Je nach dem Verhalten der Blutgefäße sind zwei verschiedene Gefahrzonen der Erfrierung zu unterscheiden
[Schade[11])]. Die *erste Gefahrzone der Kältewirkung liegt im Gebiet der primären
reflektorischen Anämie*, sei es nun, daß der Organismus in diesem Stadium durch
die Plötzlichkeit und Stärke des Kälteangriffs überrumpelt wird (seltene Fälle,
z. B. bei Berührung mit kalten Metallen) oder daß die Kälte durch „Einschleichen"
(vielleicht zum Teil noch begünstigt durch vorzeitige Schädigung der die Kälte-
abwehrreflexe vermittelnden sensiblen Nerven) die Möglichkeit findet, ohne
die Abwehr der Hyperämie auf das Gewebe einzuwirken (häufigste Fälle der
Fußerfrierungen). Während der Hochflut der reaktiven Hyperämie ist der
Körper maximal gegen Erfrierung geschützt. Die *zweite Gefahrzone beim Aufhören dieser arteriellen Hochflut* beginnt, wenn die reaktive Hyperämie aus lokalen
Gründen (Vasomotorenschwäche, Narben usw.) versagt oder wenn die Wärme
des zuströmenden Blutes zufolge kalorischer Erschöpfung des Gesamtkörpers
(bei drohendem allgemeinen Erfrierungstod) nachläßt. Für ein Urteil über die

---

[1]) Bei der strengen Kälte des Kriegswinters 1917 (Februar) hat Verf. wiederholt Erfrierungen des Ohres, welche in wenigen Minuten durch Berührung mit dem kalten Stahlhelm (etwa —20°) entstanden waren, beobachtet.

[2]) Schade, H.: Zeitschr. f. d. ges. exp. Med. Bd. 7, S. 296. 1919.

[3]) Selig: Monatsschr. f. Unfallheilk. 1911, Nr. 8.

[4]) Köhler: Über Frostschäden ohne Frostwetter. Zentralbl. f. Chirurg. 1913, Nr. 35.

[5]) Dreyer: Zentralbl. f. Chirurg. 1913, Nr. 42.

[6]) Borchard: Dtsch. militärärztl. Zeitschr. 1915, H. 1.

[7]) Welcker: Cholera- und Typhusgangrän. Die symmetrische Gangrän im Balkankrieg kein Frostschaden. Zentralbl. f. Chirurg. 1913, S. 1625 u. 1769.

[8]) Vgl. Wieting: Zentralbl. f. Chirurg. 1913, S. 593 u. 1985.

[9]) Beispiele s. H. Schade: Zeitschr. f. d. ges. exp. Med. Bd. 7, S. 300—302. 1919.

[10]) Wittek: Münch. med. Wochenschr. 1915, Nr. 12 (Feldärztliche Beilage).

[11]) Schade, H.: Zeitschr. f. d. ges. exp. Med. Bd. 7, S. 299. 1919.

Geschwindigkeit des Absinkens der Tiefentemperatur sind die Messungen von B. ZONDEK[1]) am Menschen (z. B. 2stündiges Auflegen eines Eisbeutels auf die Bauchhaut setzte die Hauttemperatur von 35,4 bis 6°, die Tiefentemperatur am Peritoneum von 37,7 bis 33,2° herab!) und von MACLEOD, SELF und TAYLOR[2]) am Tier sehr wichtig. *Kältegewöhnung* pflegt die Resistenz sehr merklich zu steigern. Die kältegewohnten Feldsoldaten erlitten viel weniger Erfrierungen als die frisch aus der Heimat hinzukommenden Rekruten; ganz allgemein wird Kälte und Nässe im Spätwinter weit besser vertragen als im Herbst [P. L. FRIEDRICH[3])]. Experimentell ist diese Gewöhnung von FUERST[4]) am Meerschweinchenohr, von WERNER[5]) am Menschen nachgewiesen; WERNER fand, daß die Haut, wenn sie an das Gefrieren mit Chloräthyl gewöhnt war, 3—5mal so lange zum Gefrieren brauchte als zu Anfang; FUERST und ebenso auch WERNER stellten histologisch eine Verdickung der Epidermis bis zum Achtfachen fest.

Die *örtlichen Kälteschädigungen* bei der Erfrierung bestehen in folgendem: Alle Gewebe, Epidermis, Cutis, Muskel, Knorpel, Knochen, Blut, Gefäße und Nerven leiden unter dem Einfluß starker Abkühlung, und zwar um so mehr, je länger die Abkühlung dauert und je tiefer die Abkühlung ist. An das Auftreten von Vakuolen im Protoplasma schließt sich Schrumpfung der Kerne, schließlich Nekrose und Zellzerfall an. Während die weniger geschädigten Zellen sich wieder erholen und dabei oft (namentlich Epidermiszellen) unter amitotischer Zellteilung starke Wucherung mit Riesenzellenbildung zeigen, gehen die stärker geschädigten Zellen zugrunde [Näheres s. namentlich RISCHPLER[6])]. Bei Einwirkung von Kältemischungen bis —6° fand COHNHEIM[7]) am Tierohr nach dem Wiederauftauen nur starke Rötung, die ohne weitere Folge vorüberging; bei Temperaturen von —7 bis —8° trat zur Rötung für 1—2 Tage teigige Schwellung; nach Temperaturen von —10 bis —14° war die Schwellung stärker und die Rückbildung, oft unter Epidermisabschuppung, langsamer; erst bei —15 bis —20° folgte regelmäßig stärkere Schwellung, Eiterung, Epidermisabstoßung und Mumifikation. Läßt man menschliches Blut in dünner Schicht auf dem Objektträger durch Kältemischung gefrieren, so tritt beim Auftauen sofort vollständige Lösung ein [MARCHAND[8])]. Die Leukocyten sind in der Flüssigkeit erhalten, aber abgestorben, das Protoplasma durchsichtig, die Kerne deutlich. Entnimmt man einem erfrorenen Glied Blut, so findet man die roten Blutkörperchen zackig, angenagt, im Zerfall begriffen, eine Reihe von Körnchen und Detritus dabei; gleichwohl kann das betreffende Glied sich wieder vollständig erholen. AD. SCHMIDT[9]) hat in solchem Blut Parahämoglobinkrystalle gefunden. Bei wiederholtem Gefrierenlassen der hinteren Extremität von Meerschweinchen treten der Arteriosklerose ähnliche Gefäßveränderungen auf [ZÖGE VON MANTEUFFEL[10])]; auch RITSCHPLER[11]) und RUDNITZKI[12]) erzeugten eine Entarteriitis mit stark

---

[1]) ZONDEK: Über Tiefenthermometrie. Münch. med. Wochenschr. 1920, S. 810.

[2]) MACLEOD, SELF und TAYLOR: Wirkung von Hitze- und Kälteapplikation auf die Haut- und Tiefentemperatur. Lancet Bd. 199, S. 645. 1920.

[3]) FRIEDRICH, P. L.: Münch. med. Wochenschr. 1915, S. 129.

[4]) FUERST: Beitr. z. pathol. Anat. u. z. allg. Pathol. Bd. 24. 1898.

[5]) WERNER: Bruns' Beitr. z. klin. Chirurg. Bd. 34, S. 1. 1902.

[6]) RISCHPLER: Über die histologischen Veränderungen nach der Erfrierung. Beitr. z. pathol. Anat. u. z. allg. Pathol. Bd. 28. 1900.

[7]) COHNHEIM: Neue Untersuchungen über Entzündung. Berlin 1873.

[8]) MARCHAND: in Krehl-Marchands Handb. d. allg. Pathol. Bd. I, S. 113. 1908.

[9]) SCHMIDT, AD.: Dtsch. med. Wochenschr. 1893, S. 34.

[10]) ZÖGE VON MANTEUFFEL: Zentralbl. f. Chirurg. 1902, Nr. 3.

[11]) RISCHPLER: Über die histologischen Veränderungen nach der Erfrierung. Beitr. z. pathol. Anat. u. z. allg. Pathol. Bd. 28. 1900.

[12]) RUDNITZKI: Zentralbl. f. Chirurg. 1900, Nr. 9.

gewucherter Intima und zahlreichen neugebildeten elastischen Fasern. Selbst bei geringen Erfrierungen können gelegentlich die Knochen starke Veränderungen mit verschiedengradiger Entkalkung erfahren, die im Röntgenbild noch nachweisbar bleiben, wenn die Schädigungen der Weichteile schon zurückgebildet sind [Weidenfeld und Pulay[1]]. Im Muskel tritt Verlust der Querstreifung und Zerfall der Fasern auf [Rischpler[2] u. a.]; an den Nerven werden schwere Veränderungen des Myelins und aufsteigende Neuritiden beobachtet [Rémy und Thérèse[3]]. Ganz allgemein pflegt sich der Erfrierung, sofern sie über den Grad der einfachen Rötung hinausgeht, die Entzündung anzuschließen. Selten bringt die Erfrierung direkte Thrombosierungen hervor [Uschinsky[4]), Rischpler[2]) u. a.]; nur nach Kriege[5]) sollen häufig hyaline Thromben entstehen.

Beim Absterben des Gewebes zufolge Erfrierung wirken sehr verschiedenartige Ursachen zusammen:

1. Eine osmotische Schädigung, welche dadurch entsteht, daß beim Wiederauftauen des zu Eis gefrorenen Gewebes die Zellen der Einwirkung reinen (d. h. völlig salzfreien) Wassers ausgesetzt sind und durch diese Einwirkung cytolysiert werden (vgl. die Hämolyse der Blutkörperchen nach Gefrieren S. 419). Diese Schädigung trifft nur bei einer relativ geringen Zahl der Erfrierungen am Menschen zu, da ein wirkliches Gefrieren zu Eis (mit Brüchigsein bei Berührung: Beobachtung am Ohr) selten vorkommt.

2. Eine ischämische Schädigung des Gewebes mit Absperrung resp. Sistierung des Blutes durch Kältekrampf der Gefäßmuskulatur. Nach v. Recklinghausen[6]) und Marchand[7]) ist diese Art der Schädigung praktisch die wichtigste; „sie tötet das Gewebe weit sicherer als das Gefrieren selbst". Wieting[8]) hat demgegenüber für das protrahierte Stadium der Kältewirkung eine Gefäßlähmung mit schließlicher Stase und Thrombose als das Wesentliche angenommen und den Begriff der „gefäßparalytischen Kältegangrän" aufgestellt; nach Nägelsbach[9]) ist solche Auffassung nicht berechtigt. Für die Spätformen der Kältegangrän sind besonders Thrombosen und Gefäßverschlüsse durch sekundäre Intimawucherungsprozesse wichtig.

3. Eine kolloidchemische Schädigung des Gewebes im Sinne einer Gelose [Schade[10]], d. h. einer Annäherung der Kolloide an den Zustand der Gelbildung, wie sich durch die subjektive Empfindung der Gewebsversteifung, durch die Palpation und am exaktesten durch die Elastometrie [Schade[10]) und Thiele[11]] nachweisen läßt. Bei kurzer Dauer ihres Bestehens ist diese Gelose reversibel, bei zu langer Dauer und zu schwerem Grade aber wird sie partiell irreversibel. Diese Gelose ist als die allgemeinste Ursache des Kältetodes der Zellen anzusehen [Schade[10]), Nägelsbach[9])]. Hierdurch tritt die Erfrierung am Menschen in volle Parallele zu dem sonst an Pflanzen und Tieren beobachteten Modus der

---

[1]) Weidenfeld und Pulay: Wien. med. Wochenschr. 1915, Nr. 7.
[2]) Rischpler: Zitiert auf S. 419.
[3]) Rémy und Thérèse: Travaux de neurol. chirurg. 1899, Nr. 2 u. 3.
[4]) Uschinsky: Beitr. z. pathol. Anat. u. z. allg. Pathol. Bd. 12. 1893.
[5]) Kriege: Virchows Arch. f. pathol. Anat. u. Physiol. Bd. 116, S. 64. 1884.
[6]) v. Recklinghausen: Handb. d. allg. Pathol. d. Kreislaufs u. d. Ernährung (Dtsch. Chirurg., Lief. 2/3) 1883, S. 340.
[7]) Marchand: in Krehl-Marchands Handb. d. allg. Pathol. Bd. I, S. 114. 1908.
[8]) Vgl. Wieting: Zentralbl. f. Chirurg. 1913, S. 593 u. 1985.
[9]) Nägelsbach, E.: Die Entstehung der Kältegangrän. Dtsch. Zeitschr. f. Chirurg. Bd. 160, S. 205. 1920.
[10]) Schade: Beiträge zur Umgrenzung und Klärung einer Lehre von der Erkältung. Zeitschr. f. d. ges. exp. Med. Bd. 7, S. 292. 1919.
[11]) Thiele, A. (unter Schade): Über Abkühlungsversuche an der Haut und am Muskel. Inaug.-Diss. Kiel. 1924.

Kälteschädigung, wie er besonders von H. W. FISCHER[1]) eingehend untersucht ist. Insbesondere werden nach diesem Autor durch die Kältegelbildung auch die Adsorptionsverhältnisse geändert: Läßt man z. B. eine Kartoffelstärkelösung gefrieren und taut sie wieder auf, so geht bei Wiederholung solchen Versuches der gesamte Elektrolytgehalt in Lösung, wobei die Stärke unlöslich wird. Bei erfrorenen Blättern oder Früchten hat dies darin seine Analogie, daß der Farbstoff nicht mehr festgehalten wird. Ein gleiches kann vielleicht auch bei der Kältehämolyse der Blutkörperchen (s. oben S. 419) mit in Betracht kommen.

Durch die Zurückführung der Kälteschädigung auf eine Kolloidbeeinflussung im Sinne der Gelose tritt die Kältewirkung beim Gewebe in eine sehr merkliche *Annäherung zur Wirkung der elektromagnetischen Strahlen überhaupt.* Diese Zusammengehörigkeit zeigt sich — trotz aller spezifischen Sonderart im einzelnen — nach SCHADE[2]) hauptsächlich auch darin, daß folgende allgemeine Eigentümlichkeiten der biologischen Strahlenwirkungen bei der Kältewirkung (ebenso gleichfalls bei der lokalen Hitzewirkung) wiederkehren:

1. elektive Tiefenwirkung,
2. Bestehen einer Inkubationszeit der manifesten Wirkung,
3. Abhängigkeit der Latenzdauer vom Stärkegrad der Wirkung,
4. Kumulation der Wirkungen,
5. Verlaufsart der Schädigung über die Stufen: rein kolloide Schädigung, mikroskopische Zelldegeneration mit bevorzugter Neigung der Epithelzellen zur Vakuolisierung; ferner Stadium erythematosum → Stadium bullosum → Stadium ulcerosum.

Vielleicht ist auch eine *größere Empfindlichkeit jugendlicher Zellen* gegenüber der Kälte gegeben. Versuche, welche diese Frage für die tierischen Zellen entscheiden, sind mir nicht bekannt. Bei den Pflanzen ist kein Zweifel darüber, daß jugendliche Zellen und Gewebe viel leichter erfrieren als ältere.

Klinisch wird eine trockene und eine feuchte Kältegangrän unterschieden. Beide beruhen primär auf der gleichen Schädigung und den gleichen anatomischen Veränderungen; erst die hinzutretende Infektion macht aus der trockenen die feuchte Gangrän [SONNENBURG und TSCHMARKE[3])].

Die Wirkungen der lokalen Erfrierung auf den Allgemeinkörper sind im Vergleich zu denen bei der lokalen Verbrennung auffallend gering. Durch Resorption zerfallenen Eiweißes kann Fieber auftreten, oft aber fehlt es völlig, zuweilen wurden subnormale Temperaturen beobachtet. Nur in vereinzelten Fällen ist Eiweiß im Harn gefunden. Die Frage, ob lokale Erfrierungen eine erhöhte Disposition zur Sekundärinfektion zeigen, ist nicht eindeutig entschieden.

II. Der Kältetod.

Zusammenfassende Darstellungen.

MARCHAND, F.: Die thermischen Krankheitsursachen, in Krehl-Marchands Handb. d. allg. Pathol. Bd. I. 1908. — SONNENBURG und TSCHMARKE: Die Verbrennungen und Erfrierungen. Neue dtsch. Chirurg. Bd. 17. 1915.

Auch ohne die Begleiterscheinung einer lokalen Erfrierung vermag allzu große Kälte zu allgemeiner Erfrierung des Körpers (Kältetod) zu führen, und zwar dann, wenn die Bedingungen so liegen, daß große Flächen des Körpers

---

[1]) FISCHER, H. W.: Beiträge zur Biologie der Pflanzen, S. 133. 1910; ferner: H. W. FISCHER und BOBERTAG: Biochem. Zeitschr. Bd. 18, S. 58. 1909.
[2]) SCHADE: Beiträge zur Umgrenzung und Klärung einer Lehre von der Erkältung. Zeitschr. f. d. ges. exp. Med. Bd. 7, S. 308. 1919.
[3]) SONNENBURG und TSCHMARKE: Die Verbrennungen und die Erfrierungen. Neue dtsch. Chirurg. Bd. 17, S. 101. 1915.

mehr oder minder gleichmäßig von sehr starker Abkühlung betroffen werden. Wiederum ist neben der Tiefe der Umwelttemperatur der Grad der Luftbewegung und vor allem die Nässe[1]) für die physikalische Schädigungsgröße entscheidend. Von ganz außerordentlich hohem Einfluß beim Zustandekommen des Kältetodes ist das Verhalten der Muskulatur: erzwungene Muskelruhe, z. B. durch einfache Fesselung (wobei gleichzeitig die Spreizung der Körperteile noch die Abkühlung begünstigt), kann bei Tieren (Meerschweinchen, Kaninchen und Katzen) selbst im mäßig warmen Zimmer zu tödlichen Abkühlungen führen [R. BÖHM und A. HOFFMANN[2])]; die Ursache solchen „Kältetodes" ohne das Beteiligtsein einer stärkeren Umweltkälte liegt in der durch Ausschaltung der Muskelbewegungen bedingten Behinderung einer ausgleichenden chemischen Wärmemehrproduktion. Die Ausschaltung der Muskelbewegungen durch Curare nimmt dem homöothermen Tier völlig [PFLÜGER[3]) u. a.] resp. praktisch fast ganz [PLAUT[4])] die Möglichkeit einer thermischen Gegenregulierung gegenüber der Kälte; das Tier wird seinem Verhalten nach poikilotherm, die Körpertemperatur muß zwangsläufig der Umweltkälte folgen. Auch die Wirkung der Allgemeinnarkotica[5]) bringt durch Stillegung der Muskeln einen starken Rückgang der Wärmeproduktion (Absinken des Gaswechsels bis zu 60% der zuvor gefundenen Werte) mit sich; diese Befunde sind für den Erfrierungstod des Menschen sehr wichtig, da es fast stets schlafende Individuen (teils freiwillig schlafend, teils durch die Kälteermüdung zum Schlaf gezwungen) sind, die vom Kältetod befallen werden. Hunger und Überstehen von erschöpfenden Krankheiten, d. h. Knappheit der zur Kälteabwehr verfüglichen Calorienmenge setzt gleichfalls die Resistenzgröße gegenüber der Kälte sehr herab. Die Bedingungen einer extrem starken Exponierung sind bei großen Wunden des Körpers, besonders auch bei Laparotomien mit breiter Schnittführung gegeben: WAGNER[6]) hat bei Kaninchen und Hunden in gewöhnlicher Zimmerluft nach Eröffnung und Bloßlegung der Peritonealhöhle (Fehlen des Hautschutzes, große Oberfläche und Nässe) einen Temperaturabfall bis 23,4° beobachtet. Auch das Firnissen der Haut bringt solche Änderungen mit sich, daß der oft beobachtete Tod nach dieser Maßnahme zur Hauptsache auf der fortschreitenden Abkühlung — und zwar auch hier wieder ohne das Vorhandensein einer besonderen Umweltkälte! — beruht [WINTERNITZ[7])]. Alkohol beschleunigt zufolge der Erweiterung der Hautgefäße den Calorienverlust und setzt daher die Resistenz bei langdauernder schwerer Kälteeinwirkung sehr merklich herab. Über die Größe des thermischen Schutzes, den das Fettpolster bei verschiedenem Grad der Ausbildung gegen das Eindringen der Kälte (Eisbeutel) gewährt, hat B. ZONDEK[8]) erste quantitative Messungen angestellt. Ebenfalls das Alter ändert sehr stark die Resistenz gegenüber dem Kältetod: alte Leute sind viel mehr gefährdet als solche im mittleren Alter; auch Kinder erfrieren leichter, ganz besonders aber sind Säuglinge in den ersten Lebens-

---

[1]) BERNARD, CL.: Leçons sur la physiologie expérimentale Bd. I, S. 183. (Unterschied der zum Erfrieren erforderlichen Zeit bei kleinen Tieren mit und ohne Durchnässung des Felles.)

[2]) BÖHM, R. und A. HOFFMANN: Arch. f. exp. Pathol. u. Pharmakol. Bd. 8, S. 375. 1878.

[3]) PFLÜGER, E.: Pflügers Arch. f. d. ges. Physiol. Bd. 18, S. 247. 1878.

[4]) PLAUT, R.: Über den Stoffwechsel bei der Wärmeregulation. Zeitschr. f. Biol. Bd. 76, S. 183. 1922.

[5]) Literatur s. A. LOEWY: Die Gase des Körpers und des Gaswechsels, in C. Oppenheimers Handb. d. Biochem. d. Menschen u. d. Tiere Bd. IV, I, S. 236. 1911 (zur Zeit Neuauflage im Erscheinen).

[6]) WAGNER: Arch. f. klin. Chirurg. 1876.

[7]) WINTERNITZ: Arch. f. exp. Pathol. u. Pharmakol. Bd. 33, S. 94. 1893.

[8]) ZONDEK, B.: Münch. med. Wochenschr. 1920, S. 810.

monaten bedroht, nach A. REICHE[1]) ist ein großer Teil der frühzeitig geborenen Kinder, bei denen sog. „Lebensschwäche" als Todesursache angenommen wird, einen Kältetod bei der gewöhnlichen Zimmertemperatur gestorben. Durch Gewöhnung wird die Temperaturfestigkeit des Körpers gegenüber der Kälte erheblich gesteigert; NASAROFF[2]) sowie DURIG und LODE[3]) haben an Hunden, deren Körpertemperatur in kalten Bädern zunächst erheblich absank, bei Wiederholung der Bäder schließlich ein Konstantbleiben der Temperatur (und auch der CO_2-Produktion) gefunden.

Die *Körperveränderungen, welche den Kältetod einleiten,* sind folgende: WINTERNITZ[4]) unterscheidet (Versuche an Kaninchen) bei der fortschreitenden Kälteeinwirkung eine Periode der Erregung und eine zweite der zunehmenden Paralyse. Die erstere reicht bis zu 34° Körpertemperatur und ist charakterisiert durch gesteigerte Lokomotion und Zittern, durch Steigerung einiger Reflexe, des Blutdrucks, zuweilen auch Beschleunigung des Pulses, Vertiefung der Atmung und das Bestreben nach reichlicher Nahrungsaufnahme. In der zweiten Periode, bei Abkühlung auf 34—31°, beginnt die Schädigung der wärmeregulierenden Zentren, die Zitterbewegung tritt nicht mehr regelmäßig ein, die Atemfrequenz sinkt. Bei 31—29° zeigt sich Neigung zum Einschlafen; die Reflexe werden schwächer, der Pupillarreflex ist kaum vorhanden. Bei 29—26° treten Störungen der Koordination auf; bei 26—22° Sopor, Sinken des Blutdrucks, auf Hautreize erfolgt keine Reaktion mehr. Bei 22—19° schließt sich dann die terminale Lähmung der lebenswichtigen Zentren an[5]). Beim Menschen ist der Verlauf im ganzen ein ähnlicher, doch ist man über die Einzelheiten noch wenig genau unterrichtet. Die Respiration kann bis auf 8, der Puls bis auf 40 und darunter sinken. Solange die Respiration und der Herzschlag noch feststellbar ist, besteht bei rasch eingeleiteter Behandlung (vor allem vorsichtige allmähliche Erwärmung, künstliche Atmung, Excitantien) die Möglichkeit der Wiederherstellung [SONNENBURG und TSCHMARKE[6])]. Körpertemperaturen von 34° bis herab zu 30° werden bei allgemeiner Erfrierung nicht selten gefunden. Genesungen sind noch nach Temperaturen des Körperinnern (meist rectal gemessen) bis zu 26,8, 26,7, 24,7 und 24,6° beobachtet [Literatur bei SONNENBURG und TSCHMARKE[7])]. Eine bestimmte Temperatur als untere Lebensgrenze für den Menschen ist nicht angebbar. Nicht selten tritt der Tod bei höheren Temperaturen schon ein. Bei längerer Abkühlung des menschlichen Körpers ist eine deutliche Abnahme der roten Blutkörperchen zu finden [durchschnittlich um 6,6%; FRIEDLÄNDER[8])], die mit einem vermehrten Untergang und dem Auftreten von gelöstem Hämoglobin im Blutserum [FR. MÜLLER[9])] im Zusammenhang steht. Als Erstreaktion der Kälte wird dagegen eine Vermehrung der roten Blutkörperchen in den peripheren Gefäßen gefunden [FRIEDLÄNDER[8])]. Der Kohlensäuregehalt im Blut Erfrorener scheint unterhalb

---

[1]) REICHE, A.: Der initiale Wärmeverlust (Erstarrung) bei frühzeitig geborenen und „lebensschwachen" Kindern. Dtsch. med. Wochenschr. 1918, Nr. 18.

[2]) NASAROFF: Virchows Arch. f. pathol. Anat. u. Physiol. Bd. 90. 1882.

[3]) DURIG und LODE: Arch. f. Hyg. Bd. 39. 1901.

[4]) WINTERNITZ: Arch. f. exp. Pathol. u. Pharmakol. Bd. 33, S. 94. 1893.

[5]) Weitere Literatur s. MARCHAND in Krehl-Marchands Handb. d. allg. Pathol. Bd. I, S. 120ff. 1908. Vgl. ferner BRITTON: Quart. journ. of exp. physiol. Bd. 13, S. 55. 1922.

[6]) SONNENBURG und TSCHMARKE: Die Verbrennungen und die Erfrierungen. Neue dtsch. Chirurg. Bd. 17, S. 106. 1915.

[7]) SONNENBURG und TSCHMARKE: Die Verbrennungen und die Erfrierungen. Neue dtsch. Chirurg. Bd. 17, S. 102—103. 1915.

[8]) FRIEDLÄNDER: Verhandl. d. dtsch. Kongr. f. inn. Med. 1897, S. 383. Vgl. hierzu die Beobachtungen an Tieren namentlich von REINEBOTH und KOHLHARDT: Dtsch. Arch. f. klin. Med. Bd. 65, S. 192. 1904.

[9]) MÜLLER, FR.: Münch. med. Wochenschr. 1897, Nr. 49.

der Norm zu liegen[1]). Auch für den Menschen gilt die allgemeine Regel: Wenn ein homöothermer Organismus einer so starken Abkühlung ausgesetzt wird, daß er nicht mehr seine Körpertemperatur auf etwa der normalen Höhe zu erhalten vermag, so steigt und sinkt seine Wärmebildung ganz wie bei den poikilothermen Tieren mit der umgebenden Temperatur. Nach den Versuchen von Pflüger[2]) liegt der Übergang zum poikilothermen Verhalten für das Kaninchen bei etwa 28—26° Körpertemperatur (rectal); beim Hund ist diese Grenze ebenfalls bei 26° gefunden [Quinquand[3])]. Beim Affen und bei der Katze ist die Wiederbelebung noch bei Körpertemperaturen von 16—14° möglich, auch hier ist aber künstliche Erwärmung der Tiere nötig; erst bei einer Rectaltemperatur, die höher ist als 24°, beginnt bei diesen Tieren die Tätigkeit der wärmeregulierenden Zentren und damit die Voraussetzung zur spontanen Wiedererlangung der Normaltemperatur [Simpson[4]) und Herring[5])]. Bei der Kälteeinwirkung werden in erster Linie N-freie Substanzen verbrannt. Schon Cl. Bernard[6]) hatte gefunden, daß bei langanhaltender Abkühlung von Kaninchen und Meerschweinchen die Menge des Leberglykogens abnimmt und nach etwa 2 Stunden (Körpertemperatur der Tiere 25°, 20°, selbst 18°) völlig verschwindet. R. Böhm und A. Hoffmann[7]) haben dieses Verhalten des Glykogens eingehend untersucht, insbesondere auch konstatiert, daß nach Durchschneidung des Cervicalmarks ein völliges Verschwinden des Glykogens bei der Kälteeinwirkung nicht mehr zustande kommt, vielmehr fast stets noch erhebliche Vorräte in den Organen erhalten bleiben. Anatomisch-pathologische Veränderungen können beim Erfrierungstod völlig fehlen. Der Kältetod ist die Folge der Schädigung der zur Lebenserhaltung erforderlichen nervösen Zentralorgane. Oft tritt der Tod noch ein, wenn die Körpertemperatur durch die künstlichen Maßnahmen bereits wieder der Norm genähert ist. Nicht selten sind bleibende Folgen in Form von Störungen des Zentralnervensystems vorhanden.

III. Die Erkältungsstörungen und Erkältungskrankheiten.

Zusammenfassende Darstellungen.

Ruhemann, J.: Ist Erkältung eine Krankheitsursache und inwiefern? Leipzig 1898. — Schade, H.: Beiträge zur Umgrenzung und Klärung einer Lehre von der Erkältung. Zeitschr. f. d. ges. exp. Med. Bd. 7, S. 275—374. 1919. — Sticker, G.: Erkältungskrankheiten und Kälteschäden, in Enzyklopädie der klin. Medizin. Berlin 1916. (Hier keine Angaben über Literatur.)

Unter dieser Gruppenbezeichnung sei die Gesamtheit aller jener Kältebeeinflussungen des Organismus zusammengefaßt, bei denen die Folgeerscheinungen sich unterhalb des Grenzwertes einer Erfrierung halten, andererseits aber doch aus dem Rahmen des durch den Gesundheitsbegriff Gekennzeichneten deutlich heraustreten. Wenn die Schädigung durch die Kälte bis zum Hervorbringen eines eigentlichen Krankheitsbildes geht, hat man *Erkältungskrankheiten* vor sich; sind nur Einzelzeichen eines Kälteschadens kenntlich, wird man von *Erkältungsstörungen* sprechen. Da den Erkältungen als den relativ kleinsten

---

[1]) Vgl. W. Velten: Pflügers Arch. f. d. ges. Physiol. Bd. 21, S. 361. 1880; ferner Anzieux: Bull. de l'acad. roy. des sciences de Belg. Bd. 17, S. 555. 1899.

[2]) Pflüger, E.: Pflügers Arch. f. d. ges. Physiol. Bd. 18, S. 247. 1878.

[3]) Quinquand: Journ. de l'anat. et de la physiol. Bd. 32. 1887.

[4]) Simpson: Journ. of physiol. Bd. 28, S. 37. 1902.

[5]) Simpson und Herring: Journ. of physiol. Bd. 32, S. 305. 1905.

[6]) Bernard, Cl.: Leçons sur la physiologie expérimentale Bd. I, S. 183. (Unterschied der zum Erfrieren erforderlichen Zeit bei kleinen Tieren mit und ohne Durchnässung des Felles.)

[7]) Böhm, R. und A. Hoffmann: Arch. f. exp. Pathol. u. Pharmakol. Bd. 8, S. 375. 1878.

Kälteschädigungen zumeist auch nur geringgradigere Kälteinsulte zugrunde liegen, so ist es verständlich, daß — ähnlich wie bei den Überwärmungsstörungen (vgl. S. 415) — auch hier wieder die akzessorischen Faktoren eine gesteigerte Bedeutung haben. Aus der hierdurch resultierenden Kompliziertheit der Verhältnisse erklärt es sich, daß die Auffassung vom Wesen und von der Bedeutung der Erkältungen in der Geschichte der Medizin je nach den vorherrschenden Richtungen stark variierte. Von J. RUHEMANN[1]) ist die ältere Literatur dieses Gebietes (bis 1898) vorzüglich zusammengestellt. In der Zeit der alten Humoralpathologie galt namentlich die Retentionstheorie (Zurückhaltung entzündungserregender Stoffe zufolge Unterdrückung der Hautsekretion) als Erklärung. Doch machten sich daneben schon früh [z. B. EISENMANN 1841[2])] Auffassungen geltend, in denen eine Fortleitung der thermischen Hautwirkung auf den Nervenbahnen (vermittels einer Art Schock oder ähnlich) zu den Innenorganen des Körpers angenommen wurde (Reflextheorie); die einen Autoren [HEINEKE[3]) u. a.] machten eine Reflexübertragung von der Haut auf das Gefäßsystem, also von den sensiblen auf die vasomotorischen Nerven, die anderen Autoren [HEIMANN[4])] dagegen eine Reflexübertragung von den sensiblen auf die trophischen Nerven verantwortlich. J. ROSENTHAL[5]) u. a. sahen dagegen die Abkühlung des Blutes in der Haut als die Hauptursache der Erkältungskrankheiten an: das abgekühlte Blut sollte rückströmend die inneren Organe krankhaft affizieren. Ganz allgemein hat in der Medizin bis zum Einsetzen der bakteriellen Ära die Erkältung als Krankheitsursache eine sehr große Rolle gespielt [vgl. z. B. NIEMEYER-SEITZ[6]) und als extremen Vertreter dieser Richtung A. MAGELSSEN[7])]. Mit dem Vorherrschendwerden der bakteriellen Auffassung in der Krankheitslehre ist dann die Bewertung der Erkältung als Krankheitsursache stark gesunken: in den Lehrbüchern der Medizin am Anfang unseres Jahrhunderts war nur mehr wenig von der „Erkältung" zu finden. Die Erkältung als selbständig existierendes Krankheitsbild war so gut wie aufgegeben. Zwar war durch eine Reihe von Arbeiten [PASTEUR[8]) für Milzbrand, bestätigt durch WAGNER[9]) und SAWTSCHENKO[10]); ERNST[11]) für den Bacillus der Frühjahrsseuche an Fröschen; FILEHNE[12]) für die Erysipelinfizierung bei Kaninchen; LIPARI[13]) für den Pneumokokkus; A. LODE[14]) für Bacill. pneumoniae; FRIEDLÄNDER, Staphylococcus pyogenes und Tuberkelbacillen; R. TROMMSDORF[15]) für Bact. coli, typhi und Staphylo-

---

[1]) RUHEMANN, J.: Ist Erkältung eine Krankheitsursache und inwiefern? Leipzig 1898.

[2]) EISENMANN: Die Krankheitsfamilie Rheuma. Bd. I, S. 189. Erlangen 1841; ferner Die Pathologie und Therapie der Rheumatosen in genere. Würzburg 1860.

[3]) Zit. nach J. RUHEMANN: Ist Erkältung eine Krankheitsursache und inwiefern? S. 8 u. 9. Leipzig 1898.

[4]) HEIMANN: Berlin. klin. Wochenschr. 1874, S. 447.

[5]) ROSENTHAL, J.: Über Entstehung von Erkältungskrankheiten. Arch. f. Anat. u. Physiol. 1874, S. 159.

[6]) NIEMEYER-SEITZ: Lehrb. der speziellen Pathologie und Therapie. 10. Aufl. 1879.

[7]) MAGELSSEN, A.: Über die Abhängigkeit der Krankheiten von der Witterung. Leipzig 1890. Übersetzt von W. BERGER.

[8]) PASTEUR: Bull. de l'acad. de méd. Bd. 78.

[9]) WAGNER: ref. Zentralbl. f. Bakteriol., Parasitenk. u. Infektionskrankh., Abt. II Bd. 9, S. 322. 1891.

[10]) SAWTSCHENKO: ref. Zentralbl. f. Bakteriol., Parasitenk. u. Infektionskrankh., Abt. II Bd. 9, S. 473. 1891.

[11]) ERNST: Beitr. z. pathol. Anat. u. z. allg. Pathol. Bd. 8.

[12]) FILEHNE: Proc. of the physiol. soc. 1894, Nr. 4; Journ. of physiol. Bd. 17. 1894/95.

[13]) Zit. nach BAUMGARTEN: Jahresber. Bd. V, S. 54. 1898 (nach LODE indes nicht beweisend).

[14]) LODE, A.: Arch. f. Hyg. Bd. 28, H. 4. 1897.

[15]) TROMMSDORF, R.: Arch. f. Hyg. Bd. 58.

kokken [fand Abnahme der Bewegung und Phagocytose der Leukocyten, Verringerung der Alexin- und sonstigen Schutzstoffbildung] eine Begünstigung der Infektionserkrankung zufolge künstlicher Abkühlungsmaßnahmen bei Tieren bewiesen. Doch wurde von Marchand[1] u. a. die Beweiskraft dieser Versuche bei Übertragung auf den Menschen bestritten: „die menschliche Haut ist ein so sensibles und eigenartiges Organ, daß sie keinen Vergleich mit dem Tierfell zuläßt". Auch ist zutreffend, daß die bei diesen Versuchen an den Tieren erzielten Abkühlungen meistens nicht den Verhältnissen bei der Erkältung des Menschen entsprachen. J. Ruhemann[2]), welcher in sehr eingehender Weise das Erkältungsproblem an dem Krankenmaterial der Berliner Krankenhäuser von 1889—1896 in Beziehung zu den meteorologischen Daten bearbeitet hat, kommt zu dem Ergebnis, daß die Erkältung zwar „eine Krankheitsursache ist, aber nur eine solche, welche an sich nicht wirkt, sondern erst, wenn sie auf einen disponierten Körper trifft, und diese Disposition beruht in dem Vorhandensein der pathogenen Bakterien"[3]). Unter den Vertretern des Standpunktes, daß die Erkältung als Krankheitsursache völlig abzulehnen sei, ist besonders der Prager Pathologe Chodounski[4]) mit seinen geradezu heroischen Selbstversuchen zu nennen: nach diesem Autor sind alle sog. Erkältungserscheinungen einzig und allein auf Infektion zurückzuführen. Mit der Überwindung der einseitig bakteriell eingestellten Krankheitsauffassung ist in der jüngsten Zeit die Untersuchung des Erkältungsproblems wieder in freiere Bahnen gekommen. Auch der Krieg hat als äußere Veranlassung mitgewirkt, die Erkältungsfrage erneut dem Interesse zuzuführen.

Der gegenwärtige Stand der Erkältungslehre, wie er namentlich durch die Untersuchungen von Schade[5]) gewonnen wurde, sei in dem folgenden charakterisiert.

Schon oben S. 398 wurde hervorgehoben, daß es unmöglich ist, aus den bislang von den metereologischen Stationen dargebotenen Wettereinzeldaten (Lufttemperatur, Tagesschwankung derselben, Luftfeuchtigkeit, Niederschlagsmenge, Windstärke, Besonnungsintensität und Besonnungsdauer usw.) die für einen Körper von 37° zur Geltung kommende physikalische Abkühlungsgröße auch nur einigermaßen exakt zu ermitteln. Es ist daher verständlich, daß die Versuche, einen Parallelismus der Erkältungskrankheiten zum Verhalten dieser meteorologischen Daten zu finden — ich nenne insbesondere die ausführlichen Arbeiten von Knövenagel[6]) und von Ruhemann[7]) — nicht von Erfolg haben sein können. Anders aber steht es, wenn man den krankmachenden Erfolg eines und desselben Wetters bei variierter Expositionsgröße an verschiedenen Gruppen eines gleichartigen Menschenmaterials zur Beobachtung erhalten kann. Der Krieg hat mit der Verteilung der Truppen (teils in Bereitschaftsquartieren, teils in der Schützengrabenstellung) solche Massenexperimente geliefert: wie H. Schade[8]) in genauer

---

[1]) Marchand, F.: in Krehl-Marchands Handb. d. allg. Pathol. Bd. I, S. 137. 1908.

[2]) Ruhemann, J.: Ist Erkältung eine Krankheitsursache und inwiefern? S. 82. Leipzig 1898.

[3]) Zitiert nach S. 82.   [4]) Chodounski: Erkältung als Krankheitsursache. 1907.

[5]) Schade, H.: Beiträge zur Umgrenzung und Klärung einer Lehre von der Erkältung. Zeitschr. f. d. ges. exp. Med. Bd. 7, S. 275. 1919; ferner: Münch. med. Wochenschr. 1919, S. 1021; 1920, S. 449; 1921, S. 95 und Beiträge zur Klinik der Tuberkulose Bd, 59, S. 328. 1924.

[6]) Knövenagel: Vierteljahrsschr. f. gerichtl. Med. Bd. 43, S. 1. 1885; Bd. 49, S. 325 u. Bd. 50, S. 156.

[7]) Ruhemann, J.: Ist Erkältung eine Krankheitsursache und inwiefern? S. 43ff. Leipzig 1898.

[8]) Schade, H.: Beiträge zur Umgrenzung und Klärung einer Lehre von der Erkältung. Zeitschr. f. d. ges. exp. Med. Bd. 7, S. 275. 1919; ferner Münch. med. Wochenschr. 1919, S. 1021; 1920, S. 449; 1921, S. 95.

Einzelstatistik nachwies, war sowohl bei extrem gesteigerter Kälte-Nässe-Exponierung, als auch Kälte-Wind-Exponierung in den Massenversuchen eine Zunahme der Erkältungskrankheiten bis etwa zum Vierfachen bei den exponierten Truppen im Vergleich zu den weniger exponierten Truppen vorhanden.

Ein zweiter Weg, hier zur Klarheit zu kommen, besteht darin, daß man die Abkühlungsgröße des Wetters, anstatt in den unzureichenden meteorologischen Daten, in einem vom Körperverhalten selbst gelieferten Maß, in der Zahl der auftretenden Fälle von Erfrierungsschädigungen, faßt. Selbstverständlich ist dieser Weg nur zeitlich sehr begrenzt gangbar. Gleichwohl ist auf diesem Wege der Parallelismus im Auftreten der Erfrierungen und der Erkältungskrankheiten aufs klarste zum Nachweis zu bringen[1]), wie hier mit einer Einzeltagkurve [betrifft 8000 Infanteristen, während des Stellungskampfes 1916/17] und mit den Jahreskurven unseres Friedensheeres von 1906—1912 nach H. Schade[2]) belegt sei (Abb. 20 u. Abb. 21).

Bei der *krankmachenden Wirkung der Abkühlung*, d. h. in der Ätiologie der klinisch sich zeigenden Erkältungserscheinungen lassen sich drei Arten der Beeinflussung des Körpers durch die Kälte unterscheiden:

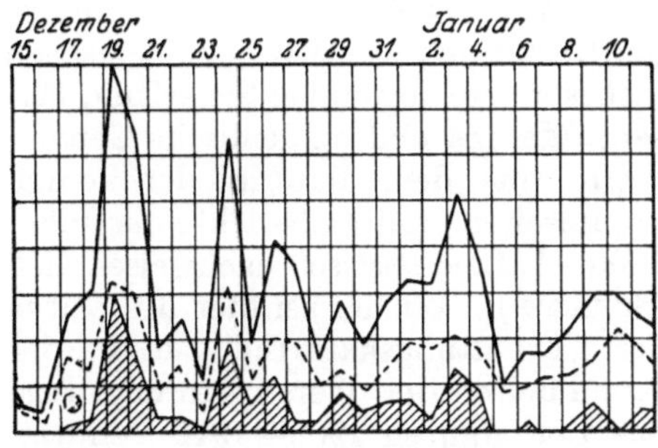

Abb. 20. Tagesstatistik des Parallelismus zwischen den Erkältungskatarrhen der oberen Luftwege (————), den Muskelrheumatismen (— — —) und den Erfrierungsschäden (schraffiert gezeichnet) nach H. Schade.

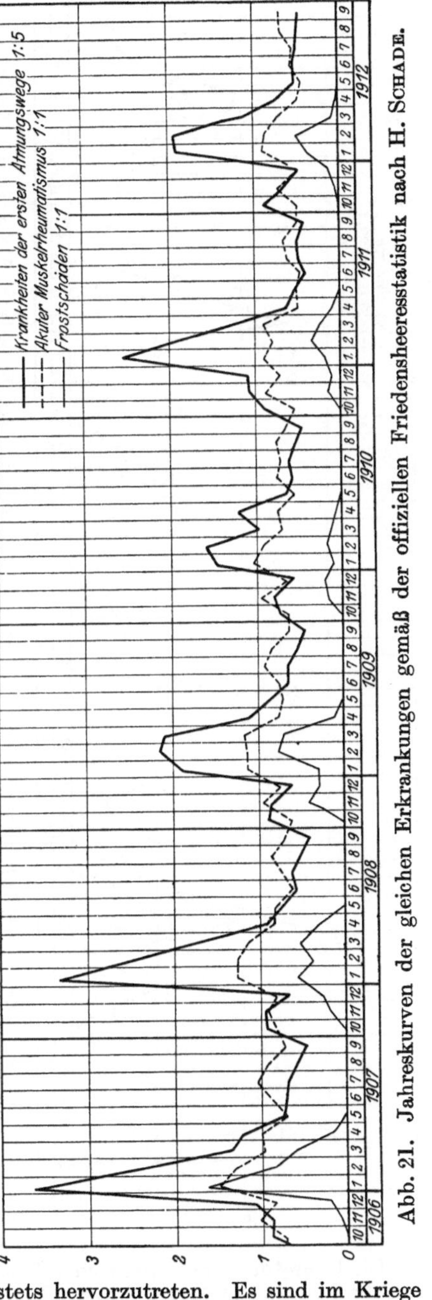

Abb. 21. Jahreskurven der gleichen Erkrankungen gemäß der offiziellen Friedensheeresstatistik nach H. Schade.

---

[1]) Dieser Parallelismus braucht keineswegs stets hervorzutreten. Es sind im Kriege und sonst sehr wohl Bedingungen möglich, welche (wie z. B. Stehen im kalten Wasser) stark einseitig das Auftreten von Fußerfrierungen begünstigen, ohne in gleichem Maße die Atmungsorgane zu schädigen.

[2]) Schade, H.: Zitiert auf S. 426.

1. *Die direkt am Ort der Kälteeinwirkung auftretende Gewebsschädigung,* welche nach H. SCHADE[1]) vor allem auf einer Veränderung der Zell- und Gewebskolloide im Sinne einer „*Gelose*" [=Annäherung an den Ausfällungszustand (Gel)] beruht. Diese Gelose ist je nach dem Einzelfall palpatorisch, instrumentell elastometrisch, optisch, und in ihren Folgen auch funktionell (z. B. Rissigwerden der Epithelschicht der Haut oder Beweglichkeitsbeschränkung der Bändermassen und des Muskels oder Abstumpfung der Sensibilität bei Nerven usw.) und nicht selten (z. B. an dem Epithel der Haut) auch morphologisch (Vakuolisierung der Zellen usw.) nachweisbar.

2. *Fernwirkungen der Kälte im Körper, ganz vorwiegend vermittelt durch das sympathische Nervensystem.* Über die Mannigfaltigkeit der Wege zu Fernwirkungen kann in der Kürze am besten eine tabellarische Übersicht (s. Tabelle S. 429) unterrichten, bei der die Kältewirkung zugleich zum Erfolg der Sympathicusreizung in Parallele gestellt ist. Die auf dem Wege des vegetativen Nervensystems im Körper gesetzten Fernschädigungen lassen sich den Erkältungsgelosen gegenüber als *Erkältungsneurosen* zusammenfassen.

3. *Herabsetzung der immunisatorischen Abwehrkräfte des Körpers* zufolge der Erkältung, wie sich beim Menschen insbesondere gegenüber Scharlach, Masern, Mumps und epidemische Genickstarre aus dem Material der königl. preußischen Sanitätsberichte der Jahr‚ 1900—1912 statistisch nachweisen ließ [SCHADE[1])]. Wieder sei hier die Kurve der „Erkältungskatarrhe", d. h. der Krankheiten der oberen Atmungswege aus den Jahren 1906—1912 benutzt, um das regelmäßige Sichanschließen der Anstiege der genannten Infektionskrankheiten beim Gesamtmannschaftsbestand des deutschen Friedensheeres zu zeigen (s. Abb. 22).

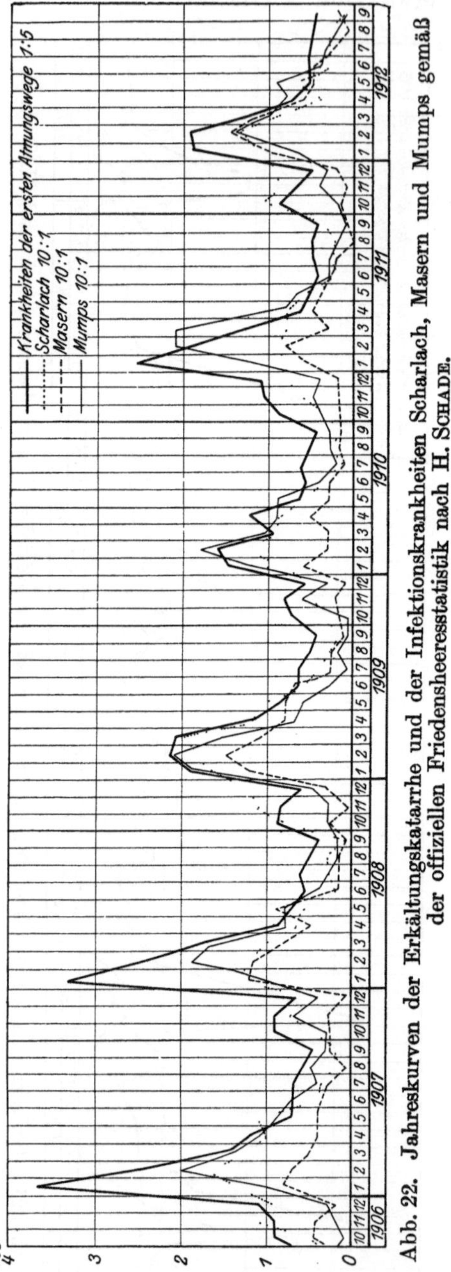

Abb. 22. Jahreskurven der Erkältungskatarrhe und der Infektionskrankheiten Scharlach, Masern und Mumps gemäß der offiziellen Friedensheeresstatistik nach H. SCHADE.

Die Literatur zu nebenstehender Tabelle ist in der ausführlichen Arbeit des Verfassers (Zeitschr. f. d. ges. exp. Med. Bd. 7, S. 355. 1919) gegeben. Vgl. hierzu weiter E. TOENNIESSEN: Die Bedeutung des vegetativen Nervensystems für die Wärmeregulation und den Stoffwechsel in Ergebn. d. inn. Med. u. Kinderheilk. Bd. 23, S. 141. 1923, sowie H. FREUND: Über Wärmeregulation und Fieber, ebendort Bd. 22, S. 77. 1922.

---

[1]) SCHADE, H.: Zitiert auf S. 426.

Vergleich der Kältefernwirkungen mit denen der Sympathicusreizung durch Adrenalin nach H. SCHADE.

Organ	Primäre Kältewirkung	Sympathicusreizung durch Adrenalinwirkung	
Blutgefäße:			
a) peripher . .	Kontraktion	Kontraktion	=
b) in der Lunge	Starke Füllung	Geringe direkte Erweiterung, starke Füllung durch Hineindrängung des Blutes	=
c) im Herzen .	Verstärkung der Herzkraft	Dilatation der Coronargefäße	=?
Herz	Beschleunigung der Kontraktionen, Verstärkung der Systolen	Beschleunigung der Kontraktionen, Verstärkung der Systolen	=
	Fast regelmäßig (bei erhaltenen N. vagi) bald teilweise Umkehrung des Erfolges in: Verlangsamung der Kontraktionen, Verstärkung der Systolen	Bei starker Blutdrucksteigerung infolge Vagusreizung oft teilweise Umkehrung des Erfolges: Verlangsamung der Kontraktionen, Verstärkung der Systolen	=
Lunge	Vergrößerung der Atemexkursionen	Vergrößerung der Atemexkursionen	=
Magen und Darm	Erschlaffung der Muskulatur (Winternitz)	Erschlaffung der Muskulatur (außer Sphincteren)	=
Milz	Kontraktionen	Kontraktionen	=
Niere	Nach primärer Anämie Hyperämie	Nach primärer Volumverminderung starke Vasodilatation	=
Harnblase . . .	Vermehrung und Steigerung des Harndrangs	Detrusorerschlaffung, Sphincterkontraktion (beim Menschen?)	umgekehrt?
Geschlechtsorgane	Herabsetzung der (vasodilatatorischen) Erektion des Penis durch Kontraktion der Gefäße	Kontraktion der Gefäße	=
	Kontraktion der Tunica dartos	Erschlaffung der Tunica dartos (Lieben)?	umgekehrt
	Uterus: Ausreichende Beobachtungen liegen nicht vor	Uterus: differente Beeinflussung je nach virginellem oder gravidem Zustand	?
Quergestreifte Muskulatur . .	Gesteigerte Nervenerregbarkeit	Gesteigerte Nervenerregbarkeit	=
	Geringere Ermüdbarkeit und gesteigerte Muskelkraft	Geringere Ermüdbarkeit und gesteigerte Muskelkraft	=
Auge	Pupillenverengerung nach Applikation von Eis auf die Nackenhaut, zurückgeführt auf Sympathicuslähmung	Pupillenerweiterung	?
Schleim- und Speicheldrüsen	Erhöhte Sekretion der Bronchial- und Nasenschleimhäute	Erhöhte Sekretion	=
Schweißdrüsen .	Keine Sekretionssteigerung	Keine Sekretionssteigerung	=
Haarmuskeln . .	Aufrichten der Haare	Aufrichten der Haare	=
Blut	Vermehrung der roten Blutkörperchen	Vermehrung der roten Blutkörperchen	=
	Hyperleukocytose, anscheinend namentlich neutrophiler, jedenfalls nicht eosinophiler Art	Nach anfänglicher Lymphocytose neutrophile Hyperleukocytose	=
Stoffwechsel . .	Steigerung des Grundumsatzes, Ansteigen des respiratorischen Quotienten	Steigerung des Grundumsatzes, Ansteigen des respiratorischen Quotienten	=
	Starke Glykogenausschüttung aus der Leber mit Hyperglykämie, wahrscheinlich (s. unten) auch Glykosurie	Glykogenausschüttung aus der Leber mit Hyperglykämie und Glykosurie	=
Körpertemperatur	Schüttelfrost mit begleitendem Temperaturanstieg, sowohl infolge verminderter Wärmeabgabe als auch infolge vermehrter Wärmebildung	Temperaturerhöhung unter gleichzeitigem Schüttelfrost, namentlich infolge verminderter Wärmeabgabe	=

Am prägnantesten findet die hier vorhandene zeitliche Abhängigkeit ihren Ausdruck in der folgenden, aus den Erkrankungen von 12 Jahren gewonnenen Durchschnittskurve der Erkältungskatarrhe (428 714 Fälle) und der genannten Infektionskrankheiten (19 831 Fälle) beim Friedensheere (Abb. 23).

Die *Resistenzgröße* gegenüber den abkühlenden Wirkungen des Wetters ist bei den einzelnen Menschen außerordentlich verschieden. Der Nordpolfahrer Nansen[1]) und seine Begleiter sowie Chodounski[2]) geben mit den Erfahrungen an ihrem Körper Beispiele höchstgradiger „Erkältungsimmunität"; als ein Beispiel entgegengesetzter Art zitiert G. Sticker[3]) die Selbstversuche des rheumatisch veranlagten Arztes F. Runge[4]). Von großer Bedeutung ist der Grad der individuellen Verkümmerung, welche das menschliche Hautorgan unter dem Einfluß der „Domestikation" erfahren hat. Die Haut kann beim Menschen (ähnlich auch bei Haustieren) durch Kälteentwöhnung ihre thermische Abwehrkraft weitgehend verlieren; sie kann aber auch durch systematische Wiedergewöhnung an die Kälte, d. h. durch „Abhärtung", in erheblichem Maß ihre Schutzkraft gegen Erkältungen, sogar noch beim Erwachsenen (vgl. den schnellen Erfolg des Freiluftlebens der Soldaten während des Krieges im Schützengraben) zurückgewinnen. Chelmonski[5]) suchte im Maß der sog. „Hautreaktion" einen Gradmesser für die Erkältungsempfindlichkeit; doch ist dies Kriterium nicht ausreichend. Im einzelnen setzt sich die Resistenz gegenüber Erkältungen sehr kompliziert zusammen: vor allem ist hier zu unterscheiden: 1. die individuelle und die augenblickliche Resistenz gegenüber der örtlichen Kälte-

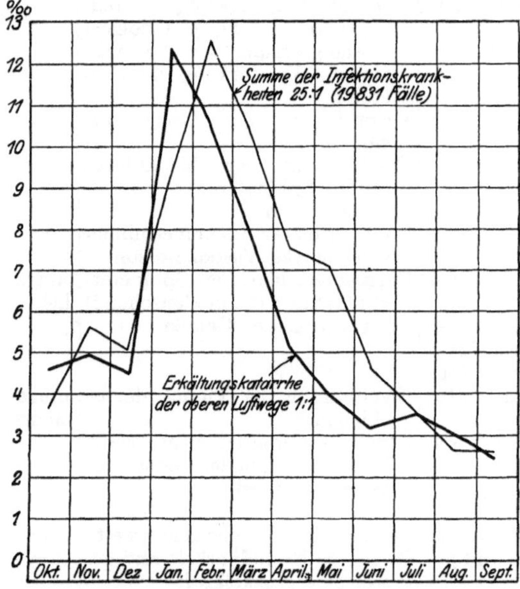

Abb. 23. Aus 12 Jahren Friedensheeresstatistik gewonnene (durchschnittliche) *Jahreskurve der Erkältungskatarrhe mit anschließendem Anstieg der Infektionskrankheiten* (Scharlach, Masern, Mumps, epidemische Genickstarre und Diphtherie). Nach H. Schade.

gelose des Gewebes und 2. die individuelle und die augenblickliche Resistenz gegenüber den Fernschädigungen des Gewebes durch die Erkältungsneurosen. Details nach beiderlei Richtungen hin sind ausführlicher von H. Schade[6]) gegeben. Als Beispiele extremer Verminderung der Kälteresistenz seien besonders die paroxysmale Kältehämoglobinurie, die Raynaudsche Krankheit und die Thomsensche Krankheit genannt.

---

[1]) Vgl. J. Ruhemann: Ist Erkältung eine Krankheitsursache und inwieweit? S. 36. Leipzig 1898.

[2]) Chodounski: Erkältung als Krankheitsursache. 1907.

[3]) Sticker, G.: Erkältungskrankheiten und Kälteschäden, in der Enzyklopädie der klinischen Medizin. S. 104. Berlin: Julius Springer 1916.

[4]) Runge, F.: Der Rheumatismus der Muskeln und Gelenke. 1868.

[5]) Chelmonski: Dtsch. Arch. f. klin. Med. Bd. 59, S. 140. 1897.

[6]) Schade, H.: Münch. med. Wochenschr. 1920, S. 449—454; ferner Zeitschr. f. d. ges. exp. Med. Bd. 7, S. 309—323 u. 352ff. 1919.

Unter den Momenten der „*Komplikationsgröße*" ist hauptsächlich die Verschlimmerung des Erkältungsschadens durch eine bereits vorher bestehende oder nachträglich sich einstellende Infektion hervorzuheben. Die Bedeutung dieses Moments ist dadurch, daß die Erkältung selber die immunisatorischen Abwehrkräfte des Körpers vermindert (s. oben), noch weiter gesteigert.

Der Erkältungsschaden vermag unter dem Zusammenwirken von örtlich tieferdringenden Gelosen und von sprunghaft zur Fernbeeinflussung führenden Neurosen eine große Zahl von Einzelorganen zu befallen. Oft nimmt dabei die Störung den Verlauf eines einfachen Erkältungsschadens, oft aber findet die Erkältung noch durch eine Infektion ihre Komplizierung. Die außerordentliche Mannigfaltigkeit der Erscheinungen, zugleich jedoch die Schwierigkeit, im Einzelfall die Grenzlinie zwischen Erkältungsschädigung und sonstwie bedingter Krankheit zu ziehen, wird hierdurch verständlich.

Als wichtigste *Arten der Erkältungsschädigungen* seien die folgenden genannt:

1. *Erkältungskatarrhe der Luftwege.* Abkühlungsschädigungen aller drei genannten Arten wirken hier zusammen: der einfache Schnupfen ist nach O. KOHNSTAMM[1]) eine reflektorisch bedingte Sekretionsanomalie; am Trachealkatarrh ist nach den Versuchen von ROSSBACH[2]) und N. LODE[3]) eine vom Kältereiz der Haut bedingte reflektorische Blutüberfüllung und vermehrte Schleimabsonderung beteiligt; ROSENTHAL[4]) legt auf das Zuströmen des in der Haut abnorm gekühlten Blutes zur Lunge ein besonderes Gewicht, AUFRECHT[5]) sieht dabei in dem Entstehen von Fibringerinnseln bei der Abkühlung des Blutes in der Haut für die Lungen ein wesentliches krankmachendes Moment; von H. SCHADE[6]) ist für die oberen Luftwege und — bei pathologischer Minderwertigkeit der kälteabwehrenden Schutzorgane in Nase und Hals resp. bei Atmung mit offenem Mund — auch für die tieferen Teile des Atemtraktus die direkte Abkühlungswirkung mit der Folge der Gewebsgelose als wichtig erwiesen (an der für die Kältewirkung exponiertesten Stelle der Nase, dem Locus Kieselbachii, sind sogar Erfrierungen dritten Grades [Ulcerationen mit Knorpelnekrose] sehr häufig!); in den Tonsillen tritt schließlich die Komplizierung der Erkältungswirkung mit bereits bestehender (latenter) oder sich sekundär anschließender Infektion besonders häufig und deutlich zutage. Man vermag an den Organen des Atemtraktus reine Erkältungskatarrhe (mit praktisch aninfektiöser Verlaufsart), Erkältungskatarrhe mit sekundärer Infektion und reininfektiöse Katarrhe in ihren ausgeprägtesten Formen zu unterscheiden [SCHADE[7])]. Die Beziehungen der Erkältung zur Tuberkulose sind kürzlich gleichfalls von SCHADE näher präzisiert[8]). Über die Abhängigkeit der Pleuritis und croupösen Pneumonie von der Wetterkälte ist kein sicheres Urteil gewonnen; mit den allgemeinen Erkältungserkrankungen geht das Auftreten dieser Prozesse zumeist nicht parallel

---

[1]) KOHNSTAMM, O.: Dtsch. med. Wochenschr. 1903, S. 279; ferner Mohr-Staehelins Handb. d. inn. Med. Bd. V, S. 1024. 1912.

[2]) ROSSBACH: Berlin. klin. Wochenschr. 1882.

[3]) LODE, A.: Arch. f. Hyg. Bd. 28, H. 4. 1897.

[4]) ROSENTHAL, J.: Über Entstehung von Erkältungskrankheiten. Arch. f. Anat. u. Physiol. 1874, S. 159.

[5]) AUFRECHT, E.: Dtsch. Arch. f. klin. Med. Bd. 117, S. 602.

[6]) SCHADE, H.: Münch. med. Wochenschr. 1920, S. 449—454; ferner Zeitschr. f. d. ges. exp. Med. Bd. 7, S. 309—323 u. 352 ff. 1919.

[7]) SCHADE, H.: Münch. med. Wochenschr. 1920, S. 449—454; ferner Zeitschr. f. d. ges. exp. Med. Bd. 7, S. 309—333 u. 352 ff. 1919.

[8]) SCHADE, H.: Beiträge zur Klinik der Tuberkulose. Bd. 59, S. 328. 1924.

[Schade[1]), Fr. Lenz[2])]. Über ältere Untersuchungen in dieser Frage siehe G. Sticker[3]).

2. *Erkältungsschäden der Haut und des Unterhautzellgewebes:* „spröde Haut", Gefäßektasien und Frostbeulen (Perniones). Für die Entstehung dieser Schädigungen kommt nach Schade[4]) hauptsächlich die direkte gelotische Kältewirkung in Betracht. Dem „Sommerfrost" der Ohren ist kürzlich von M. Bürger und E. Müller[5]) eine interessante Untersuchung gewidmet.

3. *Erkältungsschäden der Muskulatur.* Hier ist eines der zur Zeit noch am wenigsten einheitlich aufgefaßten Gebiete der praktischen Medizin gegeben. Einigkeit scheint nur darüber zu bestehen, daß Muskelrheumatismen im Zusammenhang mit Kältewirkungen entstehen können; von Schade[6]) ist dieser Zusammenhang statistisch an großem Material bewiesen. Schon von Froriep ist 1840 für die beim Muskelrheumatismus in der Muskelsubstanz gefühlten Härten der Begriff der „Muskelschwielen" gebildet. Eine histologisch nachweisbare Veränderung des Muskelgewebes liegt ihnen nicht zugrunde [Auerbach[7]), Ad. Schmidt[8]), Schade[6])]. Trotzdem ist — entgegen der Auffassung von Ad. Schmidt[8]) u. a. — an dem häufigen Vorhandensein von Härten in rheumatischer Muskulatur nicht zu zweifeln [Hoffa[9]), Quincke[10]), Schade[6]) und besonders A. Müller[11])]. Von Ad. Schmidt[8]) und ähnlich auch von Goldscheider[12]) wird die Ursache des Schmerzes beim Muskelrheumatismus in einer Neuralgie resp. Hyperalgesie der sensiblen Muskelnerven — ohne daß die Substanz des Muskels selber beteiligt wäre — gesehen und die Erkrankung demnach als „Myalgie" bezeichnet. Quincke[10]) hat als Ursache der rheumatischen Muskelhärte eine flüchtige seröse Durchtränkung (nach Art des Quinckeschen Ödems) vermutet. A. Müller[11]) legt eine krankhaft gesteigerte Muskelspannung, einen Hypertonus, den gefühlten Härten zugrunde. Schade[6]) wies nach, daß die rheumatischen Muskelhärten auch nach dem Tode fortbestehen, und hat die Härte auf eine Veränderung der Kolloide im Muskel („Myogelose") zurückgeführt. Lange und Eversbusch[13]) haben diese Befunde bestätigt. Durch die Untersuchungen von Thiele[14]) sind weitere Belege für das Statthaben von kolloidchemischen Veränderungen im Muskel bei äußerer Kälteeinwirkung gegeben. Über das Verhalten exstirpierter Muskeln bei der Beeinflussung durch Kälte haben kürzlich Foster und Moyle[15]) Untersuchungen geliefert. Bittorf[16])

---

1) Schade: Zitiert auf S. 426.
2) Lenz, Fr.: Zur Ätiologie der Pneumokokkenpneumonie. Münch. med. Wochenschr. 1917, S. 195.
3) Sticker, G.: Erkältungskrankheiten und Kälteschäden, in der Enzyklopädie der klinischen Medizin. S. 104. Berlin: Julius Springer 1916. Vgl. auch R. Staehelin in Mohr-Staehelins Handb. d. inn. Med. Bd. II, S. 386. 1914.
4) Schade, H.: Münch. med. Wochenschr. 1920, S. 449.
5) Bürger, M. und E. Müller: Zeitschr. f. d. ges. exp. Med. Bd. 25, S. 345. 1921.
6) Schade, H.: Münch. med. Wochenschr. 1921, S. 95.
7) Auerbach: Der Knötchen- und Schwielenkopfschmerz usw. Samml. klin. Vorträge. N. F. Nr. 361. 1903.
8) Schmidt, Ad.: Der Muskelrheumatismus (Myalgie). S. 46 u. 47. Bonn 1918.
9) Hoffa, A.: Lehrb. d. orthopäd. Therap. 3. Aufl. S. 33. 1898.
10) Quincke, H.: Dtsch. med. Wochenschr. 1917, Nr. 33.
11) Müller, A.: Zeitschr. f. klin. Med. Bd. 74, S. 34. 1911; ferner Zeitschr. f. orthop. Chirurg. Bd. 40, S. 316.
12) Goldscheider: Zeitschr. f. phxsikal. u. diätet. Therap. Bd. 26, S. 65.
13) Lange und Eversbusch: Münch. med. Wochenschr. 1921, S. 418.
14) Thiele (unter Schade): Über Abkühlungsversuche an der Haut und am Muskel. Inaug.-Diss. Kiel. 1924.
15) Foster und Moyle: Biochem. Journ. Bd. 15, S. 334. 1921.
16) Bittorf: Dtsch. med. Wochenschr. 1919, Nr. 13.

und in Bestätigung auch SYNWOLDT[1]) und STAECKERT[2]) haben eine erhebliche Vermehrung der eosinophilen Blutzellen als Begleiterscheinung des Muskelrheumatismus gefunden. Eine ausführliche Literaturzusammenstellung ist von W. ALEXANDER[3]) gegeben.

4. *Erkältungsschäden der peripheren Nerven.* Es ist zweifellos, daß durch Abkühlungswirkungen, welche unterhalb des zur Erfrierung nötigen Maßes liegen, auch an den peripheren Nerven Schädigungen (Lähmungen, Neuralgien und aufsteigende Neuritiden) hervorgerufen werden können. Meist ist die Abkühlung als Krankheitsursache schwer von den sonst in Betracht kommenden Ursachen abzugrenzen. Als Beispiel einer eindeutig durch Abkühlung hervorgerufenen Nervenschädigung sei auf einen von SCHADE[4]) beobachteten Fall verwiesen, dem sicher aus der Erfahrung anderer Ärzte sich zahlreiche ähnliche zur Seite stellen ließen. Im einzelnen ist aber auf diesem Gebiet noch keine Klarheit gewonnen.

5. *Erkältungsschäden des Auges.* In sehr seltenen Fällen [z. B. G. TH. FREYTAG: Über einen Fall von vorübergehender Hornhauttrübung in der Kälte[5])] wird die Kältegelose der Hornhaut direkt am Lebenden optisch nachweisbar vgl. hierzu auch weiter unten E. HERTEL[6]) und v. MICHELS[7])].

6. *Erkältungsschäden des Blutes.* Nicht ganz selten findet sich die von der lokalen Erfrierung her bekannte Hämolyse [FR. MÜLLER[8])] schon bei Kälteeinwirkungen so geringfügiger Art (z. B. kurzdauerndes Eintauchen der Hand in kaltes Wasser), daß in solchen Fällen die Hämolyse zu den Erkältungsschäden zu zählen ist. Individuen mit derart herabgesetzter Kälteresistenz der roten Blutkörperchen sind klinisch durch das Auftreten von „paroxysmaler" Kältehämoglobinämie resp. -urie ausgezeichnet. Nach den Untersuchungen von DONATH und LANDSTEINER ist in der Mehrzahl solcher Fälle ein abnormes Hämolysin im Blut vorhanden: die Abkühlung hat dabei die Rolle, daß sie eine Amboceptorbindung an die Blutkörperchen zustande bringt, durch welche erst die Einwirkung des Hämolysins auf die Blutkörperchen ermöglicht wird[9]). Auch die Befunde von E. AUFRECHT[10]) über das häufige Vorkommen kleiner Gerinnungen der Fibrinsubstanz bei den Erkältungen sind hier zu nennen.

7. *Erkältungsschäden der Gelenke und Bänder.* Gelotische Veränderungen der Hand- und Fußgelenke und selbst noch der Knie als vorübergehende Versteifungen beim morgendlichen Erwachen nach kaltem nächtlichen Biwak bemerkbar, waren im Kriege sehr häufig zu beobachten. Es erscheint möglich, daß derartige Erkältungsschäden zu manchen chronischen Arthritiden Beziehung haben [M. BÜRGER und M. HAGEMANN[11])]; Beweise stehen indes noch aus. Für den akuten Gelenkrheumatismus ist keine Beziehung zur Erkältung gefunden [vgl.

---

[1]) SYNWOLDT: Münch. med. Wochenschr. 1920, Nr. 4.
[2]) STAECKERT: Dtsch. med. Wochenschr. 1920, Nr. 7.
[3]) Ausführliche Literatur s. besonders W. ALEXANDER: Myalgie, in Kraus-Brugsch, Spezielle Pathol. u. Therap. inn. Krankh. Bd. 10, I, S. 497. 1923.
[4]) SCHADE, H.: Zeitschr. f. d. ges. exp. Med. Bd. 7, S. 302 u. 303; vgl. dazu auch ebendort S. 341—343.
[5]) FREYTAG, G. TH.: Klin. Monatsbl. f. Augenheilk. Bd. 59, S. 67. 1917.
[6]) HERTEL, E.: Arch. f. Ophthalmol. Bd. 49, S. 125. 1899.
[7]) v. MICHEL: Über natürliche und künstliche Linsentrübung. Festschrift zur 3. Säkularfeier der Aula Julia Maximiliana. Bd. I, S. 53. Würzburg 1882.
[8]) MÜLLER, FR.: Münch. med. Wochenschr. 1897, Nr. 49.
[9]) Nähere Literatur s. ERICH MEYER: Die paroxysmale Hämoglobinurie, in KRAUS-BRUGSCH, Spezielle Pathol. u. Therap. inn. Krankh. Bd. VIII. 1922.
[10]) AUFRECHT, E.: Dtsch. Arch. f. klin. Med. Bd. 117, S. 602.
[11]) BÜRGER, M. und M. HAGEMANN: Zeitschr. f. d. ges. exp. Med. Bd. 25, S. 345. 1921.

Schade[1])]. Physiologisch bringen die Arteriae circumflexae den thermischen Schutz für die Gelenke; es ist bemerkenswert, daß nach Kothe[2]) (unter A. Bier) über den chronisch-rheumatischen Gelenken — im Gegensatz zu den sonstigen chronischen Gelenkerkrankungen, z. B. Tuberkulose — durchweg eine um $1-2°$ erniedrigte Hauttemperatur (verglichen mit der gesunden Seite) besteht; auch wird häufig in den chronisch-rheumatischen Gelenken subjektiv Kälte empfunden [A. Bier[3])].

8. *Erkältungsschäden der Nieren.* Durch die Arbeiten von Wertheimer[4]), Delezenne[5]) und Lambert[6]) ist eine enge reflektorische Verknüpfung der Blutversorgung von Haut und Niere wahrscheinlich gemacht derart, daß bei Kälteanämie der Haut auch eine Gefäßverengerung in der Niere auftritt. Mit solcher Ischämie wird es begründet, daß man klinisch nach Kälteeinwirkungen auf die Haut, z. B. nach kalten Bädern, häufig kurzdauernde Albuminurie auftreten sieht. Lassar[7]) und Araki[8]) haben an Tieren bei starker Abkühlung die Albuminurie regelmäßig erzeugt. M. Bürger[9]) hat am Menschen bei kaltem Bad der (gestauten) Unterschenkel eine Konzentrierung des Harns und in $^1/_5$ der Fälle auch eine nachträgliche Eiweißausscheidung festgestellt. E. Wagner[10]) hat als erster ausführlich von einer „Erkältungsnephritis" berichtet mit besonderer Hervorhebung der Symptome Hämaturie, Neigung zu hochgradigem Ödem und relativ günstigem Verlauf. Ganz ähnliche Formen der Nierenentzündung sind in erheblicher Häufung im letzten Kriege beobachtet [Literatur siehe Hirsch: Nierenentzündungen im Felde[11])] und gleichfalls als in enger Beziehung zur Erkältung stehend aufgefaßt, jedoch in berechtigter Würdigung der Kompliziertheit der Nephritisgenese in dem Sinne, daß die Erkältung hierbei nur im Verein mit anderen Einflüssen (Infektionen der verschiedensten Art und Ernährungsschäden) wirksam sei. Auch nach Volhard[12]) ist die Erkältung allein keine ausreichende Ursache zur Nephritis. Einer solchen Auffassung entspricht es, daß die Zeiten stärkster Anstiege der Erkältungskrankheiten (Katarrhe der Atmungswege usw.) frei von Vermehrung der Nierenentzündungen sein können [vgl. Statistik von Schade[1])].

9. *Erkältungsschäden der Harnblase.* In der Form der „Erkältungsneurose der Blase" sind solche Schädigungen allgemeinhin (besonders aber während der Kriegszeit unter den Soldaten) recht häufig [vgl. Schade[1])].

10. *Erkältungsschäden des Magendarmkanals.* Auch am Magendarmkanal sind nach den Kriegserfahrungen spastische Störungen zufolge Abkühlung häufig, [Schade[1])]. Wenn keine Komplikationen, insbesondere Infektionen hinzutreten, führen die Erkältungsfernwirkungen im Intestinaltraktus ebensowenig wie sonstwo von sich allein aus zu entzündlichen Erscheinungen. H. Dold und

---

[1]) Schade, H.: Zeitschr. f. d. ges. exp. Med. Bd. 7, S. 340.
[2]) Kothe: Münch. med. Wochenschr. 1904, Nr. 31.
[3]) Bier, A.: Hyperämie als Heilmittel. 6. Aufl. S. 149. Leipzig 1907.
[4]) Wertheimer: Arch. de physiol. 1894, S. 308.
[5]) Delezenne: Arch. de physiol. 1894, S. 445.
[6]) Lambert: Arch. de physiol. 1897, S. 129.
[7]) Lassar: Virchows Arch. f. pathol. Anat. u. Physiol. Bd. 79, S. 168. 1880.
[8]) Araki: Hoppe-Seylers Zeitschr. f. physiol. Chem. Bd. 16, S. 453.
[9]) Bürger, M: Klin. Wochenschr. 1924, S. 283. Vgl. G. Schloruka: Über die Beziehungen thermischer Hautreize zur Nierenfunktion. Inaug.-Diss. Kiel 1925.
[10]) Wagner, E.: Morbus Brightii, in v. Ziemssens Handb. d. spez. Pathol. u. Therapie.
[11]) Hirsch: Nierenentzündungen im Felde. Verhandl. d. Warschauer Tagung des dtsch. Kongr. f. inn. Med. 1916. (Referatvortrag mit Literatur und beschließender Diskussion.) Vgl. hierzu ferner O. Wiese: Ärztl. Rundschau 1925, Nr. 2.
[12]) Volhard, F.: Die doppelseitigen hämatogenen Nierenerkrankungen (Brightsche Krankheit), in Mohr-Staehelins Handb. d. inn. Med. Bd. III, II, S. 1530—1532. Berlin 1912.

Huang[1]) konnten in Tierversuchen zeigen, daß die Abkühlungsfolgen erheblichere waren, d. h. Diarrhöe erzeugten, wofern die Darmtätigkeit vorher durch geringfügige Änderungen der Darmflora in einen labileren Zustand versetzt war.

11. *Erkältungsschäden des Stoffwechsels.* Nach Böhm[2]) und Araki[3]) tritt in Tierversuchen nach Abkühlung Zucker und auch Milchsäure im Harn auf. Am Menschen ist ähnliches beobachtet. Es liegt nahe, auch die „Vagantenglykosurie" von F. Hoppe-Seyler[4]) diesen Erscheinungen zuzuzählen.

Als Gesamtergebnis aus dem Vorstehenden resultiert, daß die Erkältung sich mit ihren Einzelwirkungen auf eine große Zahl von Organen zu erstrecken vermag. Dies gilt schon, wenn die Erkältungsschädigung als alleinige Noxe zur Wirkung kommt. Zieht man aber ferner in Rücksicht, daß oft gerade bevorzugt Individuen mit bereits manifest oder latent bestehenden Erkrankungen der Erkältung verfallen, so wird die Rolle der Erkältung in der Krankheitsätiologie, da die Erkältung dann auch mit ihren Einzelwirkungen in diese Leiden komplizierend und verschlimmernd einzugreifen vermag, noch um ein Erhebliches höher zu bemessen sein. Ganz besonders ist hierbei die Schwächung der immunisatorischen Kräfte des Körpers, welche (s. oben S. 428) sich als Folge der Erkältung einstellt, von Wichtigkeit. H. Schade[5]) wies nach, daß die Erkrankungsanstiege zufolge Erkältungswetter sich auf eine große Zahl von Einzelorganen verteilen, während der Erkrankungsanstieg zufolge Auftretens einer Infektionskrankheit ungleich mehr auf ein Einzelsystem von Organen beschränkt ist. Die beigefügte Abbildung möge dies Verhalten illustrieren.

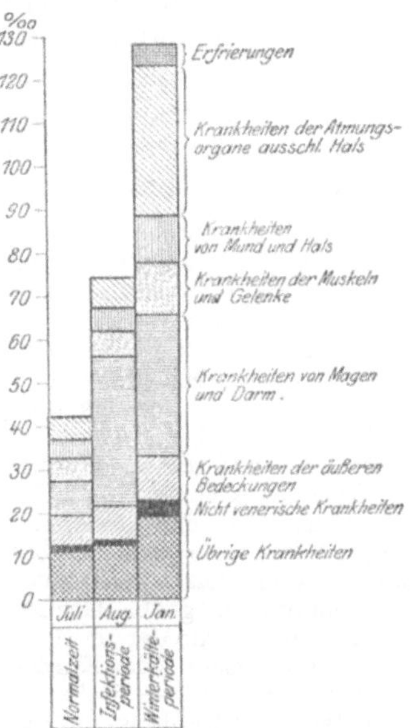

Abb. 24. Unterschied der Krankheitsverteilung einer Winterkälteperiode und einer Inflektionsperiode nach H. Schade.

D. Wärme- und Kälteanwendungen in der Therapie einschließlich der Diathermiebehandlung.

Zusammenfassende Darstellungen.

Über Thermobehandlung im Bereich der Temperaturen von etwa 10—45° s. J. Strasburger: diesen Band S. 444. — Über Heißluftbehandlung s. Bier A.: Hyperämie als Heilmittel. Leipzig: F. C. W. Vogel. — Über Diathermie s. G. Bucky: Anleitung zur Diathermiebehandlung. Urban & Schwarzenberg 1921. — Kowarschik, J.: Die Diathermie. 3. Aufl. Berlin: Julius Springer 1921. — Nagelschmidt, Fr.: Lehrbuch der Diathermie. 2. Aufl. Berlin: Julius Springer 1921. — Schnell, A.: Kompendium der Hochfrequenz in ihren verschiedenen Anwendungen einschließlich der Diathermie. Leipzig 1920.

In der Thermotherapie gibt die Lage des sog. „Indifferenzpunktes" die Grenze zwischen „warm" und „kalt". Wasser von etwa 32—34° bringt im allgemeinen an der Haut des gesunden Menschen keine Erregung der thermo-

---

[1]) Dold und Huang: Arch. f. Hyg. Bd. 89, S. 168. 1920.
[2]) Böhm: Arch. f. exp. Pathol. u. Pharmakol. Bd. 8, S. 302.
[3]) Araki: Hoppe-Seylers Zeitschr. f. physiol. Chem. Bd. 16, S. 453.
[4]) Hoppe-Seyler: Münch. med. Wochenschr. 1900, Nr. 16.
[5]) Schade, H.: Zeitschr. f. d. ges. exp. Med. Bd. 7, S. 340.

sensiblen Nerven hervor; solches Wasser wird als „thermisch indifferent" bezeichnet. Wasser von höherer Temperatur wird als warm resp. heiß, Wasser von niedrigerer Temperatur als kühl resp. kalt empfunden. Für andere Medien als Wasser aber liegt der Indifferenzpunkt völlig anders, z. B. für Luft bei 18°. Kalte Metalle sind für das Gefühl kälter, warme Metalle wärmer als ein im Temperaturgrad gleicher Körper aus Holz. Nicht die Temperatur des einwirkenden Außenkörpers, sondern die Richtung und Größe der Wärmeänderung, welche in gegebener Zeit am menschlichen Körper resp. an dessen Hautschicht hervorgebracht wird, entscheidet über den thermischen Effekt.

Die physikalische Wärmelehre unterscheidet nicht nach den physiologischen Begriffen warm und kalt; sie kennt nur graduelle Unterschiede der einen Energie, der Wärme. Wärme ist die Bewegungsenergie der Moleküle, resp. (in den Lösungen) auch der Ionen. Ob die Elektronen bei der Wärmebewegung eine in Betracht kommende Rolle spielen, ist noch unentschieden. Die als Wärme in die Erscheinung tretende Molekularbewegung pflanzt sich vom Ort der jeweils größeren Wärme auf die Stoffe der Nachbarschaft fort: *Wärmeleitung* in festen Stoffen, Flüssigkeiten und Gasen. Diese Wärmeleitung erfolgt proportional der Größe des jeweiligen Temperaturgefälles, sie ist entsprechend der spezifischen Wärmeleitfähigkeit und der spezifischen Wärmekapazität für die einzelnen Stoffe sehr verschieden, für Gase im allgemeinen, z. B. auch für Luft, außerordentlich gering, wie die folgenden Vergleichszahlen der „inneren Wärmeleitfähigkeit" erkennen lassen: Silber = 1,01; Eisen = 0,15; Wasser = 0,0012; Luft = 0,00006 gcal. pro Sek. Die Wärmeleitung geschieht kontinuierlich von Masseteilchen zu Masseteilchen; durch ein Vakuum hindurch ist keine Wärmeleitung möglich. Grundverschieden hiervon ist die *Wärmestrahlung*; sie hat in der kinetischen Energie der im Atom kreisenden Elektronen ihre Ursache. Jeder warme Körper (d. h. physikalisch: jeder Körper, der nicht auf dem absoluten Temperaturnullpunkt $-273°$ ist) sendet ständig kalorische Strahlung aus. Diese Strahlen gehören dem Gebiet der elektromagnetischen Strahlung an, sie durchdringen das Vakuum und pflanzen sich als Wellen von Lichtgeschwindigkeit fort. Man mißt diese Strahlung, indem man sie von einem geschwärzten Thermometer absorbieren läßt. Die Wärmestrahlen werden auch vom Wasser bei einiger Schichtdicke praktisch vollkommen absorbiert; durch Luft gehen sie hindurch, ohne die Luft merklich zu erwärmen: ein angeheizter schwarzer Ofen bringt durch Strahlung, auch wenn das Zimmer unter 0° gehalten bleibt, die Eisblumen am Fenster zum Schmelzen. Die Stärke der kalorischen Strahlung eines Körpers ist bei sonst gleichen Verhältnissen der vierten Potenz der absoluten Temperatur (von $-273°$ als Nullpunkt an gerechnet) proportional. Bei der meist nur geringen Überlegenheit der absoluten Temperatur des menschlichen Körpers über die absolute Temperatur der Umgebung wird die vom menschlichen Körper ausgehende kalorische Strahlung auch nur geringe Beträge aufweisen können. Als dritter — und für die Wärmeabgabe des menschlichen Körpers neben der Wasserverdunstung praktisch wichtigster — Faktor kommt das, was in der Sprache des Physikers als „*Wärmekonvektion*" bezeichnet wird, in Betracht. Unter Wärmekonvektion wird jede Art der Bewegung von Masse im Bereich des Wärmegefälles verstanden, bei Luft z. B. die Auswechselung der dem Körper angrenzenden Luftschichten durch den Wind, ganz besonders aber auch die stets vor sich gehenden Massenverschiebungen, welche bei sonst völliger Ruhe der Luft in der Grenzschicht am Körper in Form von Wirbelbewegungen zufolge des verschiedenen spezifischen Gewichtes der ungleich erwärmten Massen auftreten. Diese stete mechanische Feinbewegung der Masseteilchen in der Grenzschicht zur Umwelt ist ein außerordentlich wirksames Mittel, das Wärmegefälle an der Oberfläche des Körpers steil zu erhalten; sie bewirkt, daß bei Flüssigkeiten und noch um vieles mehr bei Gasen auch dann noch, wenn das Außenmedium (wie z. B. Luft) ein überaus schlechter Wärmeleiter ist, unter der Vereinigung von Wärmekonvektion und Wärmeleitung eine erhebliche Wärmeabgabe zustande kommt. Der Wärmeschutz unserer Kleidung beruht fast allein auf der starken Beschränkung der Wärmekonvektion: die Substanz der Kleider (Haare, Fasern usw.) ist an sich weit besser leitfähig als die Luft; nur dadurch, daß in dem Netzwerk dieser Haare und Fasern die Luft als eine relativ unbewegliche Masse fixiert erhalten wird, ist die Kleidung zu wärmesparender Wirkung für den Körper befähigt. Die Wärmestrahlung wird dagegen durch Konvektion nicht beeinflußt.

Von der Sonne gelangt Energie nur in Form von elektromagnetischer Strahlung zur Erde. Die Wellenlänge der elektromagnetischen Strahlen kann an sich von fast Null bis zu fast Unendlich variieren. Die „*kalorische Strahlung*", wie wir sie von der Sonne her erhalten, umfaßt, soweit bisher nachgewiesen, den Bereich der Wellenlängen von ungefähr $^1/_{100\,000}$ cm bis zu $^3/_{100}$ cm; nur ein sehr schmaler Ausschnitt dieses Bereiches, das Gebiet von $^4/_{100\,000}$ bis $^8/_{100\,000}$ cm Wellenlänge, ist zugleich als „*optische Strahlung*" dem Auge sichtbar.

Mit steigender Temperatur des strahlenden Körpers rückt das Maximum der kalorischen Strahlung mehr und mehr ins Gebiet der kurzwelligen Strahlung, d. h. der Lichtstrahlung. Bei der Sonne ist von der Gesamtmenge der uns zugeführten Wärmeenergie etwa 70% zugleich als Lichtstrahlung sichtbar. Bei strahlenden Körpern von weniger hoher Temperatur, z. B. bei weißglühenden Metallen, ist die kalorische Strahlung mehr als 10fach größer als der sichtbare Lichtwellenanteil; bei der Rotglut der Metalle (500—600°) ist praktisch fast nur noch unsichtbare kalorische Strahlung vorhanden. Die Sonnenstrahlung vermag (vgl. oben das Beispiel vom Ofen im kalten Zimmer) auch bei kalter Luft am Menschen thermisch sehr wirksam zu werden: bei einer Lufttemperatur im Schatten von —1° fühlt der Mensch sich bei starker Sonnenstrahlung (Davos) mit Sommerkleidern im Freien sitzend behaglich; das Vakuumthermometer, welches die Strahlung mißt, zeigt dabei 43° Wärme [Frankland[1])].

Über das *Eindringen von Wärme und Kälte in die Tiefe des Körpergewebes* liegen die folgenden Beobachtungen vor:

1. *Eindringen der Kälte.* Die stärksten Abkühlungen (27,5° in einer cariösen Höhle des unteren Endes der Tibia) hat Esmarch[2]) bei Behandlung der Extremitäten mit Eis, resp. mit Dauerberieselung des Verbandes durch Wasser von 8° (bis zu 9 Stunden) gemessen; dabei sank die Temperatur zuerst langsam, in den späteren Stunden jedoch sehr rasch. Schlikoff und Winternitz[3]) maßen unter der Applikationsstelle eines Eisbeutels bei Empyem im Pleuraraum nach $^1/_2$ Stunde einen Temperaturabfall von 1,5° und nach 1 Stunde einen solchen von 3°. Silva[4]) fand unter ähnlichen Verhältnissen an der Vorderfläche des Herzens Temperaturerniedrigungen um 3,5°. Weitere ältere Literatur siehe Winternitz[5]) und Matthes[6]). B. Zondek[7]) hat kürzlich diese Untersuchungen mit verbesserter Technik wieder aufgenommen und einwandfrei bestätigen können: unter dem Eisbeutel sank innerhalb 2 Stunden lokal die Tiefentemperatur am Peritoneum von 37,7° auf 33,2°, während die Hauttemperatur der gleichen Stelle von 35,4° bis zu 6° herunterging. Am Auge hat namentlich E. Hertel[8]) die Durchkühlung untersucht; ganz besonders verdient mit Rücksicht auf die gelotische Wirkung der Kälte (s. oben S. 428) eine Arbeit V. Michels[9]) Erwähnung, derzufolge sich durch Abkühlung künstliche Katarakte erzeugen lassen, die bei Wegnahme des aufgelegten Eisbeutels wieder verschwinden.

2. *Eindringen der Wärme.* Salomon[10]) fand in Fisteln des Rumpfes bei durchschnittlich einstündiger Erwärmung für 1—2 cm Tiefe 1,2°, für 3—4 cm Tiefe 0,4° Temperatursteigerung. Quincke[11]) fand, daß sich besonders leicht die Pars pendula penis durchwärmen läßt, so daß bei äußerer Kataplasmaanwendung in der Urethra Temperaturen bis zu 45° zu messen sind. Winternitz[12]) und Wendriner[13]) konnten im Bauchinnern leichte Wärmetiefenwirkungen thermometrisch konstatieren. Auch hier hat B. Zondek[14]) kürzlich sehr exakte Messungen

---

[1]) Zit. nach Rubner und Cramer: Über den Einfluß der Sonnenstrahlung auf Stoffzersetzung, Wärmebildung und Wasserdampfabgabe bei Tieren. Arch. f. Hyg. Bd. 20, H. 4. 1894.

[2]) Esmarch: Verbandplatz und Feldlazarett.

[3]) Schlikoff: Dtsch. Arch. f. klin. Med. Bd. 18, S. 576. 1876.

[4]) Silva: Rif. med. di Torino 1886.

[5]) Winternitz: Hydrotherapie auf physiologischer und klinischer Grundlage. 2. Aufl. S. 148. 1890.

[6]) Matthes, M.: Lehrb. d. klin. Hydrotherapie. S. 67. 1900.

[7]) Zondek, B.: Münch. med. Wochenschr. 1920, S. 810 (hier ebenfalls Literatur).

[8]) Hertel, E.: Arch. f. Ophthalmol. Bd. 49, S. 125. 1899.

[9]) v. Michel: Über natürliche und künstliche Linsentrübung. Festschrift zur 3. Säkularfeier der Aula Julia Maximiliana. Würzburg 1882, I, S. 53.

[10]) Salomon: Berlin. klin. Wochenschr. Jg. 56, S. 1093. 1898.

[11]) Quincke: Berlin. klin. Wochenschr. Jg. 56, Nr. 49 u. 50. 1898.

[12]) Winternitz: Temperaturmessungen im menschlichen Magen. Zentralbl. f. klin. Med. 1871.

[13]) Wendriner: Blätter f. klin. Hydrotherap. 1895, Nr. 1.

[14]) Zondek, B.: Münch. med. Wochenschr. 1922, S. 579; 1921, S. 300.

geliefert: So stieg in einer Stunde nach Beginn der Heißluftbehandlung (Lufttemperatur von etwa 40° bis 52° ansteigend) die Hauttemperatur der Bauchwand
von 32,2° auf 39° und die Gewebstemperatur an der vorderen Rektusscheide von
36,4° auf 38,9°; in einem anderen ähnlichen Versuch (Lufttemperatur bis 61°)
wurde in der Subcutis ein Ansteigen von 35,4° bis 40,1°, am Peritoneum von 37,0°
bis 37,9° und im Rectum von 37,3° bis 37,6° gemessen. Aber auch unter weniger
energischen therapeutischen Maßnahmen, schon unter dem Prießnitzschen Umschlag, ist in der Subcutis in der zweiten Stunde ein Anstieg um 0,7° vorhanden;
bei dreistündiger Umschlagsdauer ist auch tiefer im Gewebe, noch an der hinteren
Rectusscheide der Bauchwand, der Temperaturanstieg (+ 0,6°) bemerkbar.
Abdecken des Prießnitzschen Umschlags mit Billrothbattist macht den Temperaturanstieg im Gewebe größer [B. Zondek[1])].

Auch bei dem therapeutisch angestrebten Hineinbringen von Wärme und
Kälte ins Gewebe wird ein individuell sehr verschiedenes Verhalten beobachtet.
Eine starke Fettschicht der Unterhaut hält, wie auch B. Zondek[2]) in seinen
Messungen bestätigt fand, das Eindringen der Kälte sehr zurück, sie ist aber
auch der Mehrerwärmung beim Prießnitzschen Umschlag ungünstig. Weitaus
die wichtigste Rolle kommt jedoch, wie schon Winternitz[3]) erkannte und wie
später A. Bier[4]) in seinen umfassenden Untersuchungen über die Hyperämie
in neuartiger Weise weiter ausbaute, dem Blut bei der Abwehr von Wärme und
Kälte zu. Das zirkulierende Blut ist bei Außenkälte als Erwärmungsstrom, bei
Außenhitze als Kühlstrom in der Haut von der größten Bedeutung. Ein Ergebnis der Bierschen Selbstversuche möge die außerordentliche Abhängigkeit
der Hitzeresistenz des Gewebes von dem Grad der Durchblutung illustrieren[5]):
Der normal durchströmte Arm verträgt im Heißluftkasten längere Zeit ohne
Beschwerden eine Temperatur von 114—115°, bei sehr mäßiger Stauungshyper-
ämie (durch eine leicht angezogene Gummibinde) nur 98°, bei starker Stauungs-
hyperämie nur noch 78°; bei abnorm gesteigerter Blutdurchströmung (starke
reaktive Hyperämie des Armes nach 16 Minuten dauernder blutleerer Abschnürung) wird dagegen eine Temperatur von 145° anstandslos ertragen, nach
Abklingen dieser Hyperämie muß dagegen der Arm wegen unerträglichen Brennens
schon nach wenigen Sekunden aus der Luft von 145° herausgenommen werden.
In den kleinen oberflächlichen Hautvenen ist der Blutstrom relativ am lang-
samsten; an diesen Stellen setzt auch zuerst die Verbrennung bei Hitzeapplikation
(Heißluftkasten, heißer nasser Umschlag u. a.) ein, wie sich sehr deutlich noch
für Wochen und Monate an der diesem venösen Geäder entsprechenden Pigment-
marmorierung solcher leichten Verbrennungen erkennen läßt[6]). Durch diese
Untersuchungen Biers über die Bedeutung schon kleinster Änderungen der
Durchblutungsgröße und der Durchblutungsgeschwindigkeit beim Zustandekommen von Verbrennungen werden auch die Beobachtungen verständlich,
nach denen geringe Einschnürungen (z. B. durch enge Stiefel oder enge Gamaschen)
für die Erfrierungen an den Füßen und Beinen von so ausschlaggebender Bedeutung sind. Auch wird demzufolge die Tiefenwirkung der Eiskühlung bei
der Entzündung durch die gleichzeitige Herbeiführung einer relativen Anämie
durch „Hochlagerung" (Esmarch) sicher erheblich verstärkt. Gleichfalls ist

<hr>

[1]) Zondek, B.: Münch. med. Wochenschr. 1922, S. 579; 1921, S. 300.
[2]) Zondek, B.: Münch. med. Wochenschr. 1920, S. 810 (hier ebenfalls Literatur);
1922, S. 579; 1921, S. 300.
[3]) Winternitz: Hydrotherapie auf physiologischer und klinischer Grundlage. 2. Aufl.
S. 148. 1890.
[4]) Bier, A.: Hyperämie als Heilmittel. 6. Aufl. 1907.
[5]) Bier, A.: Hyperämie als Heilmittel. 6. Aufl. S. 25—26. 1907.
[6]) Bier, A.: Hyperämie als Heilmittel. 6. Aufl. S. 27 u. 52. 1907.

ersichtlich, daß bei Vermeidung eines brüsken primären thermischen Reizes (wegen Ausbleibens der reaktiven Hyperämie) das Eindringen von Wärme und Kälte in die Tiefe des Gewebes begünstigt wird. Auch hier wieder hat B. Zondek[1]) am Beispiel der Chloräthylvereisung des Gewebes die Verhältnisse durch Messung bestätigend geklärt: Die Chloräthylvereisung mit ihrem extrem starken und akuten Kältereiz hinterläßt als Folge noch nach $2^1/_2$ Stunden eine Temperatursteigerung in der Subcutis von 1,4°; bei der üblichen Kühlung durch den Eisbeutel mit zwischengelegter Wollschicht fehlt eine ähnlich starke nachträgliche lokale Hyperämie.

Therapeutisch sind *Temperaturen der allerverschiedensten Grade* in Anwendung gebracht. Die Extreme sind mit etwa —80° und etwa + 1000° gekennzeichnet. Der Temperatur nach geordnet läßt sich etwa folgende Skala therapeutischer Maßnahmen aufstellen: Vereisung mit Kohlensäureschnee (—80°) — Chloräthylspray (—35°) — Eis (0°) — Kaltes Wasserbad (10—20°) — Indifferentes Wasserbad (32—34°) — Warmes bis heißes Wasserbad (35—38—42°) — Heißluftbehandlung (60—70°) — Vaporisation (110—115°) — Kaustik (500° und darüber).

Je weiter die Entfernung der Temperatur von dem Indifferenzpunkt des menschlichen Körpers, um so stärker ist im allgemeinen die Wirkung nicht nur im Lokal-, sondern auch im Fernerfolg auf den Organismus. Gleichwohl tritt in der Therapie bei der Anwendung der extremen Temperaturen praktisch nur der Lokalerfolg in die Erscheinung; dies hat neben anderem hauptsächlich darin seinen Grund, daß therapeutisch stets nur kleinste Flächen mit den extremen Temperaturen

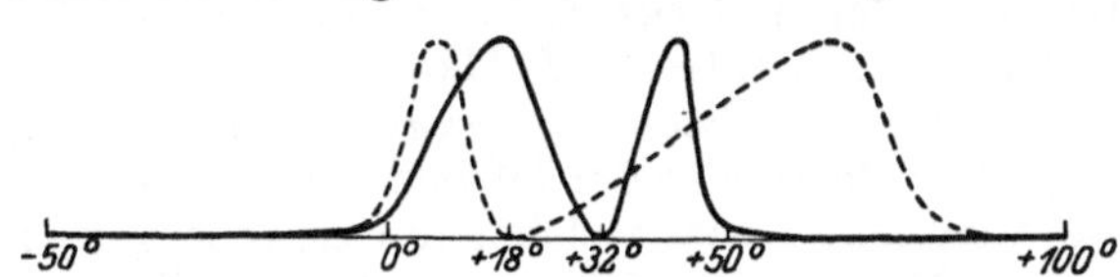

Abb. 25. Kurve der thermischen Beeinflußbarkeit des Allgemeinkörpers durch die für die Therapie in Betracht kommenden Temperaturgrade (Schade). ———— bezogen auf Wasser als thermisches Aggrediens. — — — bezogen auf Luft als thermisches Aggrediens.

behandelt werden können. Erst wenn die Temperaturen sich mehr dem Indifferenzpunkt nähern, ist es möglich, sie an größeren Flächen zur Einwirkung zu bringen. Mit der Größe des dem thermischen Einfluß unterworfenen Körperoberflächenbezirks aber steigt das Maß der Allgemeinbeeinflussung und der Fernwirkungen im menschlichen Körper. Beim Indifferenzpunkt der Temperatur wird jedoch wegen Fehlens jeden thermischen Reizes auch die Reizwirkung auf den Allgemeinkörper gleich Null. Insgesamt ergibt sich somit für die Thermotherapie eine Beeinflußbarkeit des Allgemeinkörpers, welche mit steigenden Temperaturgraden qualitativ etwa einen Kurvencharakter zeigt, wie ihn die Abb. 25 angibt.

Im Gebiet der Temperaturen von 10—45° wird in der Thermotherapie ganz bevorzugt das Wasser als Träger von Wärme und Kälte benutzt. Die Thermotherapie dieses Temperaturbereiches ist dadurch zu einem Teilgebiet der Lehre von den Bädern (Hydrotherapie) geworden. So innig auch die Beziehungen zu den hier behandelten Problemen, insbesondere zu dem der Erkältung und der Abhärtung, sind, und so wichtig auch gerade in diesem Zusammenhang die mit dem Wasser als Kälte- und Wärmeträger erreichbaren therapeutischen Beeinflussungen einschließlich der reflektorischen und sonstigen Fernwirkungen im menschlichen Körper erscheinen mögen, so ist doch im Rahmen der diesem Handbuch gegebenen Stoffeinteilung hier nicht der Ort, auf diese

---

[1]) Zondek, B.: Münch. med. Wochenschr. 1920, S. 810 u. 1041.

Wirkungen einzugehen; die zusammenfassende Behandlung der Fragen dieses Gebietes ist dem nächsten Abschnitt (J. Strasburger) vorbehalten.

Unter den nicht im Bereich der Hydrotherapie gelegenen Wärme- und Kälteanwendungen seien die folgenden besonders herausgestellt:

Kohlensäureschneeapplikation zu Zwecken der Nekrotisierung. Diese Methode stammt von Pusey[1]). Man preßt aus Kohlensäureschnee kleine Stäbchen, welche unter sanftem Druck auf die Haut an der zu verödenden Partie für kurze, meist nach Sekunden zu bemessende Zeit aufgesetzt werden. Feste Kohlensäure verdampft bei -79 bis $-80°$; solcher Kältegrad ist somit als das Temperaturminimum für die feste Kohlensäure charakteristisch. An der menschlichen Haut aber kommt diese Kälte nur mit einem Teilbetrag zur Geltung, da bei der festen Kohlensäure — ähnlich wie beim Leidenfrostschen Phänomen — stets eine Schicht von Kohlensäuredampf die direkte Berührung mit der Haut verhindert. Die Methode hat sich zur Entfernung kleiner Wucherungen (Warzen, Pigmentnaevi und Angiome) gut bewährt; dabei ist wichtig, daß solche Kältewirkung [vgl. z. B. Rischpler[2])] noch über den eigentlichen nekrotischen Bezirk hinaus starke Wucherungsprozesse speziell der Gefäßwandintima hervorbringt und so noch nachwirkend weitere Gefäße verödet. Cranston Low[3]) hat eine monographische Bearbeitung dieses Gebietes gegeben. In deutschen Zeitschriften siehe die Arbeiten von A. Strauss[4]), H. Freund[5]), P. Haslund[6]), H. Hecht[7]) sowie (seit 1921) im Zentralbl. f. Haut- u. Geschlechtskrankh.

Äther- resp. Chloräthylsprayvereisung des Gewebes zu Zwecken der Anästhesierung. Der Begründer der lokalen Anästhesierung durch Äther ist Richardson[8]). Die Temperatur, bei welcher die Gewebe gefrieren, liegt nach Marchand[9]) bei etwa $-7°$; nach Richardson aber häufig (wegen Neigung, im unterkühlten Zustand zu verharren) auch tiefer, bei -9 bis $-13°$. Mit dem Ätherspray wird eine Temperatur von etwa $-16°$ erreicht [Rischpler[2])]; mit Chloräthyl ist das Gefrieren leichter, da die Temperatur im Chloräthylspray niedriger liegt [bis $-35°$ nach Lecher[10])]. Kurzdauerndes Gefrieren mit den genannten Mitteln wird selbst bei Wiederholung vom peripheren Gewebe praktisch ohne Nachbleiben einer störenden Schädigung vertragen. Während der Zeit des Gefrorenseins besteht völlige Gefühllosigkeit; sowohl beim Gefrieren als auch beim nachherigen Auftauen wird im peripheren Gewebe ein recht erheblicher, stark prickelnder Schmerz empfunden (daher die Bezeichnung: Anaesthesia dolorosa). An den Nervenstämmen und am Zentralnervensystem ist dagegen nach Richardson[8]), Weir Mitschell[11]) und W. Trendelenburg[12]) ein Gefrieren ohne vorausgehende Erregung möglich: bei Tieren ist in dieser Art die Ausschaltung des Großhirns mit der Möglichkeit einer Wiedererholung zu erreichen. W. Trendelenburg[13]) hat eine Methode angegeben, welche durch Vereisung der Nervenstämme eine

[1]) Pusey: Berlin. klin. Wochenschr. 1908, Nr. 24.
[2]) Rischpler: Über die histologischen Veränderungen nach der Erfrierung. Arch. f. pathol. Anat. u. z. allg. Pathol. Bd. 28. 1900.
[3]) Low, Cranston: Carbonic acid snow as a therapeutic agent in the treatment of diseases of the skin. London-Edinburgh 1911.
[4]) Strauss, A.: Münch. med. Wochenschr. 1911, S. 27.
[5]) Freund, H.: Münch. med. Wochenschr. 1911, S. 29.
[6]) Haslund, P.: Arch. f. Dermatol. u. Syphilis Bd. 118, S. 336. 1913.
[7]) Hecht, H.: Dermatol. Zeitschr. Bd. 37, S. 312. 1923.
[8]) Richardson, B. W.: Med. times a. gaz. 1867, S. 489, 517, 545.
[9]) Marchand, F.: in Krehl-Marchands Handb. d. allg. Pathol. Bd. I, S. 117. 1908.
[10]) Lecher, E.: Lehrb. d. Physik f. Mediziner u. Biologen, S. 170. 1912.
[11]) Mitschell, Weir: Americ. journ. of med. science, Jan. 1867; Arch. de physiol. 1868.
[12]) Trendelenburg, W.: Zeitschr. f. d. ges. exp. Med. Bd. 5, S. 371. 1917.
[13]) Trendelenburg, W.: Münch. med. Wochenschr. 1918, S. 1367.

langdauernde Schmerzausschaltung (zunächst anschließend Degeneration, aber nach Monaten wieder eine Erholung des Nerven: motorisch völlig, sensibel nicht so vollkommen) herbeiführt; die Methode ist von H. PERTHES[1]) mit Erfolg am Menschen angewandt.

Eisapplikation zur Behandlung der Entzündung. Sie ist in Kombinierung mit Ruhe und Hochlagerung namentlich von FR. V. ESMARCH[2]) klinisch ausgeübt und empfohlen; heute ist sie weniger im Gebrauch. J. SCHÄFFER[3]) hat die Beeinflussung der eitrigen Entzündung durch die Kälte histologisch untersucht: solange die Kälte einwirkt, ist der Ablauf des Entzündungsprozesses stark verzögert, vor allem wandern weniger Leukocyten in das erkrankte Gewebe ein, und die Eiterung wird beschränkt; wird die Eisblase entfernt, so ist „nach wenigen Stunden alles Versäumte nachgeholt", „die Kälteapplikation wirkt also nicht eigentlich heilend, sondern der Prozeß wird nur hinausgeschoben" [zitiert nach J. STRASBURGER[4])]. Nach H. SCHADE[5]) ist diese Verlangsamung des Entzündungsprozesses durch Eis vor allem reaktionskinetisch (gemäß der R.-G.-T.-Regel [s. S. 392]) bedingt und bei zu stürmischer Entzündung sehr wohl geeignet, die Heilung zu begünstigen.

Körperisotherme Behandlung. Sie hat dort ihre Indikation, wo durch Abkühlung, sei es lokal oder für den Gesamtkörper, eine Schädigung droht. Schon GUYOT[6]) hat verwundete Glieder in Brutbehälter von etwa 36° gebracht; die „feuchtwarme Kammer" unter luftdicht abschließenden Verbänden hat den gleichen Erfolg; für den Gesamtkörper ist bei chronischen Krankheiten (Tuberkulose u. a.) das „Wärmebett" empfohlen [STRECKER[7])]. PENZO[8]) hat sehr instruktive vergleichende Versuche über das Verhalten bei 38° und bei 10° angestellt: er konstruierte einen Apparat, der es ermöglichte, bei jungen Kaninchen das eine Ohr bei 38°, das andere Ohr bei 10° zu erhalten, und fand, daß das warmgehaltene Ohr rascher wuchs als das kaltgehaltene, so daß die Tiere regelmäßig zwei recht verschieden lange Ohren bekamen. Auch Wunden und Knochenbrüche zeigten regelmäßig an dem erwärmten Glied schnellere Heilung als an dem kühlgehaltenen; am deutlichsten war der Unterschied bei Schnitten durch das Knorpelgewebe: am kaltgehaltenen Ohr kam es zu Nekrosenbildung des Knorpels, am warmgehaltenen zu glatter Vernarbung. Auch hier dürfte die Begünstigung der chemischen Reaktionen durch die höhere Temperatur (R.-G.-T.-Regel) und nicht allein die stärkere Hyperämie auf der warmgehaltenen Seite ursächlich wichtig sein.

Heißluftbehandlung zur Erzeugung von arterieller Hyperämie. Von den verschiedenen Mitteln, welche eine aktive, arterielle Hyperämie hervorzurufen imstande sind, ist nach A. BIER[9]) die Wärme das praktisch brauchbarste. Die Bierschen Heißluftapparate, welche dem Quinckeschen Schwitzbett nachgebildet sind, sind heute in allgemeinster Verbreitung. Bei allen wichtigen Lebenserscheinungen ist Hyperämie vorhanden; die künstliche Steigerung dieser Hyper-

[1]) PERTHES, H.: Münch. med. Wochenschr. 1918, S. 1367.
[2]) v. ESMARCH: Die Anwendung der Kälte in der Chirurgie. Arch. f. klin. Chirurg. Bd. 1, S. 275. 1861.
[3]) SCHÄFFER, J.: Der Einfluß unserer therapeutischen Maßnahmen auf die Entzündung. Stuttgart 1907.
[4]) STRASBURGER, J.: Hydrotherapie und Thermotherapie, in Krause-Garrés Lehrb. d. Therap. inn. Krankh. Bd. I, S. 168. 1911.
[5]) SCHADE, H.: Arch. f. klin. Chirurg. Bd. 123, S. 784. 1923.
[6]) GUYOT: De l'emploi de la chaleur. Paris 1842. Zit. nach BARDELEBEN: Lehrb. d. Chirurgie. 5. Aufl. Bd. I, S. 113. 1866.
[7]) STRECKER: Zeitschr. f. physikal. u. diätet. Therap. Bd. 24, S. 290. 1920.
[8]) PENZO, R.: Über den Einfluß der Temperatur auf die Regeneration der Zellen usw. Moloschotts Untersuch. zur Naturlehre 1894, H. 2, S. 107.
[9]) BIER, A.: Hyperämie als Heilmittel. Leipzig: F. C. W. Vogel.

ämie ist nach Bier das wirksamste und häufigst anwendbare Mittel zur Bekämpfung krankhafter Zustände. Schmerzstillende, auflösende, resorbierende, ernährende und bakterientötende resp. -abschwächende Wirkungen sind in diesem Mittel vereint. A. Bier hat diese Therapie begründet und ausgebaut; in seinem Buche „Hyperämie als Heilmittel" ist die Zusammenstellung aller einschlägigen experimentellen und klinischen Erfahrungen gegeben. — Nach Bier[1]) beruht auch die Wirkung des Ferrum candens (Glüheisen; etwa 500°) nicht, wie früher die Lehre von den „Derivantien" annahm, auf einer ableitenden Entlastung von Blut, sondern gerade im Gegenteil auf der starken Hyperämisierung, welche durch die teils stichartig in die Tiefe gehenden, teils bandartig an der Oberfläche gesetzten Verbrennungen im Gewebe, noch mit in die Nachbarschaft übergreifend, hervorgebracht wird. Für die Wirkungen der Hyperämie (schon derjenigen unter dem Prießnitzschen Umschlag) auf die physikochemischen Besonderheiten der Entzündung ist durch die Arbeiten von Schade[2]) einige Einsicht gewonnen.

Hitzeanwendung zur Blutstillung und zur Nekrotisierung. Bei der Blutstillung vermittelst Thermokauter und ähnlichem ist die Hitzegerinnung des Eiweißes der wichtigste Vorgang. Das Wesen der Kaustik (resp. kaustischen Entfernung von Gewebsteilen) liegt in der Kombinierung solcher thermischen Blutstillung mit einer Gewebsdurchtrennung, bei welcher glühendes Metall anstatt des Messers zur Schnittführung dient. Auch überhitzter Wasserdampf (105—115°) ist in Hohlorganen (Uterus) zur Erzeugung von Nekrotisierung benutzt, doch wegen der Unsicherheit in der Abmessung der Tiefenwirkung und wegen sonstiger Gefahren heute meist wieder verlassen [Vaporisierung[3])].

Eine Sonderstellung in der Thermotherapie gebührt der *Diathermie.* Die Diathermie ist ein Heilverfahren, bei dem elektrische Wechselströme hoher Frequenz durch den menschlichen Körper hindurchgeschickt werden, um im Innern des Körpers zufolge des dem Stromdurchtritt sich entgegenstellenden Widerstandes Wärme zu bilden. Jeder elektrische Strom erwärmt den Leiter, welchen er passiert; proportional dem Widerstand findet eine Umwandlung von elektrischer Energie in kalorische Energie statt. Nur bei großen Stromstärken sind im menschlichen Körper thermometrisch nachweisbare Erwärmungen zu erreichen. Bei dem faradischen und galvanischen Strom kommen therapeutisch nur Stromstärken bis zu 1 Milliampere resp. wenigen Milliamperen in Betracht; die hier entstehende Widerstandswärme ist so gering, daß sie praktisch ohne jede Bedeutung bleibt. Die Reizwirkung des elektrischen Stroms auf das Nervensystem und auf die Zellfunktion nimmt ab proportional der Quadratwurzel aus der Wechselzahl [Nernstsches Gesetz[4])]. Wählt man die Wechselzahl außerordentlich hoch, so ist es möglich, größte Stromstärken ohne jede bemerkbare physiologische Reizung durch den menschlichen Körper hindurchzuschicken. Solche Hochfrequenzströme bestimmter Wellenlänge sind es, die in den Diathermieapparaten erzeugt und durch den menschlichen Körper zum Zweck der Innenerwärmung hindurchgeschickt werden. Durch v. Zeynek[5]) und seine Mitarbeiter ist die

---

[1]) Bier, A.: Hyperämie als Heilmittel. 6. Aufl. S. 122—124. Leipzig: F. C. W. Vogel 1907.

[2]) Schade: Zur Wirkung des Prießnitzschen Umschlages bei der Entzündung. Münch. med. Wochenschr. 1907, Nr. 18; ferner ders.: Die physikalische Chemie in der inneren Medizin. 3. Aufl. S. 466. Dresden 1923.

[3]) Vgl. Döderlein-Krönig: Operative Gynäkologie. 4. Aufl. S. 348. 1921.

[4]) Nernst, W.: Zur Theorie des elektrischen Reizes. Berlin: Julius Springer; ferner ders. in Boruttau-Manns Handb. d. ges. med. Anwend. d. Elektrizität Bd. I, S. 225.

[5]) v. Zeynek, v. Bernd und v. Preiss: Vorläufige Mitteilung über Thermopenetration. Münch. med. Wochenschr. 1908, S. 432; dies.: Über Thermopenetration. Wien. klin. Wochenschr. 1908, Nr. 15.

Methodik dieser elektrischen Tiefendurchwärmung in die Therapie eingeführt.
Die zur Diathermie verwendeten Stromstärken sind über tausendfach größer
($^1/_{10}$—10 Ampere) als bei jeder anderen Methode der Elektrotherapie; die Wechsel-
stromfrequenz beträgt 200 000—300 000 und mehr pro Sekunde; die Stromspan-
nung ist relativ niedrig (einige hundert Volt). Man unterscheidet örtliche und
allgemeine Diathermie. Bei der allgemeinen Diathermie [z. B. Dreiplattenmethode
nach Kowarschik[1])] genügt eine Stromstärke von 2,0—2,5 Ampere, um eine
angenehm empfundene Durchwärmung des ganzen Körpers zu erzeugen; eine
Stromstärke von 3 Ampere und darüber steigert die Erwärmung bis zum Schweißausbruch. Die Dauer der Einzelbehandlung wird in der Regel mit 20—30 Minuten
bemessen. Wird die Diathermie bei Stromstärken von 4 Ampere auf dem Kon-
densatorbett länger fortgesetzt, so ist bei den Versuchstieren (großen Hunden)
die Wärmebildung so beträchtlich, daß die Regulationsmechanismen der Tiere
nicht mehr ausreichen, den Wärmeüberschuß physiologisch auszugleichen; ohne
daß irgendwo im Körper lokale Verbrennungen zustande kommen, steigt die
Temperatur (im Rectum gemessen) in etwa einer Stunde um 3—4 ° und das
Tier geht an allgemeinem Wärmetod zugrunde [Schittenhelm[2]) u. a.]. An
der Atemfrequenz, an der Blutverteilung, am Puls und am Blutdruck sind die
für die Wärmestauung charakteristischen Änderungen sehr ausgeprägt vorhanden; Reizsymptome des Nervensystems anderer Art sowie Schädigungen
der parenchymatösen Organe fehlen [Schittenhelm[2])]. Nach Durig und Grau[3])
steigt mit der Temperaturerhöhung bei der Diathermie der Stoffwechsel entsprechend der R.-G.-T.-Regel (s. S. 392) pro 1° um etwa 8—10%. Es ist sehr
bemerkenswert, daß bei örtlicher Diathermie die jeweils erreichte Temperaturerhöhung weitgehend vom Verhalten der Blutgefäße abhängt: beim toten Tierkörper steigt die örtliche Erwärmung proportional zur angewandten Stromstärke; beim lebenden Tier aber wurde das Höchstmaß der Innenerwärmung
(z. B. Messungen im Magen) mit 0,3 Ampere erreicht (Differenz $= +0,4°$),
während bei einer Stromstärke von 2 Ampere örtlicher Anwendung der Anstieg
der Mageninnentemperatur nicht mehr als 0,1° betrug. Die Erklärung wurde
darin gefunden, daß — genau wie sonst beim Eindringen von Wärme und Kälte
in den Körper — dann die größte Abweichung gesetzt wird, wenn die Temperaturänderung sich einschleichen kann, ohne die Gefäßreflexe zur Abwehr-
reaktion zu wecken [Fürstenberg und Schemel[4])]. Bei örtlicher Applikation
gilt demnach zur Erreichung des thermischen Höchsteffekts der Grundsatz:
geringe Stromstärke, lange Behandlungsdauer. In ihrem Wesen und in dem Maß
ihrer Tiefenwirkung ist die Diathermie von den sonstigen Anwendungsformen der
Wärme unterschieden; im übrigen aber kehren bei der Diathermie dieselben
Wirkungsarten wieder, die oben (S. 441) bei der Heißluftbehandlung nach Bier
als für die Hyperämie durch Wärme charakteristisch angegeben wurden. Schließlich sei noch erwähnt, daß die Diathermie auch dem Zwecke nutzbar gemacht
ist, pathologische Gebilde durch Hitze zu zerstören („chirurgische Diathermie").
Nähere Literatur siehe die zu Anfang dieses Abschnitts genannten Monographien
über die Diathermie.

---

[1]) Kowarschik, J.: Die Diathermie. 3. Aufl. S. 55. 1921.
[2]) Schittenhelm: Experimentelle und klinische Untersuchungen über die Wirkung
der Hochfrequenzströme. Therapeut. Monatshefte Jg. 25, Nr. 6. 1911.
[3]) Durig und Grau: Der Energieumsatz bei der Diathermie. Biochem. Zeitschr.
Bd. 48, S. 480. 1913.
[4]) Fürstenberg und Schemel: Dtsch. med. Wochenschr. 1912, Nr. 38.

Physiologische Wirkung von Bädern unter normalen und pathologischen Bedingungen.

Von

J. STRASBURGER
Frankfurt a. M.

Mit 2 Abbildungen.

Zusammenfassende Darstellungen.

BAELZ: Behandlung mit heißen Wasserbädern, in Penzoldt-Stintzings Handb. d. spez. Therap. inn. Krankh. Bd. V. 1895. — BARUCH, S. (New York): Hydrotherapie. Übersetzt von W. LEWIN. Berlin 1904. — GLAX: Lehrb. d. Balneotherapie Bd. II. Stuttgart 1897. — GOLDSCHEIDER: Thermotherapie. Physiologisches, in Goldscheider-Jacobs Handb. d. physikal. Therap. Bd. I, Teil 1. Leipzig 1901. — HELFFT-THILENIUS: Balneotherapie. 9. Aufl. 1882. — LEICHTENSTERN: Allgemeine Balneotherapie, in Ziemssens Handb. d. allg. Therapie. Leipzig 1880. — LIEBERMEISTER: Thermische Wirkungen der Bäder, in Goldscheider-Jacobs Handb. d. physikal. Therap. Bd. I, 1. Teil. — MATTHES, M.: Lehrb. d. klin. Hydrotherapie. 2. Aufl. Jena 1903. — MATTHES, M.: Balneophysiologie, in Dietrich-Kaminer, Bd. II. Leipzig 1922. — MATTHES, M.: Die physiologischen Grundlagen der Hydrotherapie. Zeitschr. f. ärztl. Fortbild. 1924, Nr. 6. — STOROSCHEFF: Blätter f. klin. Hydrotherap. 1893, Nr. 5 (russische Literatur). — STRASBURGER, J.: Einführung in die Hydrotherapie und Thermotherapie. Jena 1909. — STRASSER, KISCH und SOMMER: Handb. d. klin. Hydro-, Balneo- u. Klimatotherapie. Berlin 1920. — WINTERNITZ, W.: Die Hydrotherapie, in Ziemssens Handb. d. allg. Therapie, Bd. II, Teil 3. Leipzig 1882.

1. Druck und Auftrieb des Wassers.

Das Wasser des Bades übt einen *Druck* auf den Körper aus, dessen Wirkung in den Lehrbüchern der Bäderlehre durchweg als gering angesehen wird. Man folgert, daß im Wannenbad auf dem Körper eine Wassersäule von im Mittel etwa 30 cm Höhe lastet; da aber der Druck der Atmosphäre 10 m Wasserhöhe entspricht, so könne die im Vergleich geringe Druckdifferenz nicht viel bedeuten. Der physikalische Irrtum dieser Auffassung liegt auf der Hand: denn der Druck des Wassers wirkt nur von außen auf den Körper ein, die Atmosphäre aber drückt von allen Seiten, Hohlorgane des Körpers, das Blut mit seinen Gasen und überhaupt alle Gewebe stehen unter diesem Druck, dessen Komponenten sich gegenseitig aufheben und dadurch nicht zur Geltung kommen. Wird der Druck rasch vermindert, z. B. in einer Taucherglocke nach Beendigung der Arbeit, so entstehen durch die Störung des Gleichgewichtszustandes zwischen äußerem und innerem Druck bekanntermaßen schwere Störungen, die als Caissonkrankheit beschrieben sind; und Tiere, die aus der Tiefsee rasch an die Oberfläche befördert werden, platzen. So kann also die Druckwirkung des Wassers im Bade, die nur von außen erfolgt, mit der Wirkung des Atmosphärendruckes nicht verglichen werden, sie kommt ihrem ganzen Gewicht nach zur Geltung. Der Druck einer Wassersäule von im Durchschnitt 30 cm Höhe ist (unter Umrechnung nach dem spezifischen Gewicht) etwa der gleiche wie der eines in sich allerdings vollkommen beweglichen eisernen Panzers von 3,8 cm Dicke. Durch ihn wird der Brustkorb und durch Druck auf den Bauch das Zwerchfell in verstärkte Ausatmungsstellung gebracht. Umfangsmessungen im hochgefüllten Vollbade ergaben mir[1]), daß bei normalem Thorax, bei mittlerer Atmung der Brustumfang um $1-3^1/_2$ cm, der Bauchumfang um $2^1/_2-6^1/_2$ cm abnahm. War die Wanne nur so weit gefüllt, daß der Brustkorb zum Teil aus dem Wasser herausragte, so nahm der Umfang des Leibes ab, der des Thorax etwas zu. Neuerdings wurde berechnet[2]), daß bei einem im Bade Sitzenden, dessen Rumpflänge 45 cm, dessen Rumpfumfang im Durchschnitt 80 cm beträgt und bei dem der Wasserspiegel bis zu den Schultern reicht, auf der Gesamtoberfläche des Rumpfes ein Druck von 81 kg lastet, auf der ca. $1^1/_2$ qm großen Körperoberfläche eines bis zum Halse im Wasser stehenden Erwachsenen ein Druck von 1125 kg. ED. SCHOTT[3]) stellt fest, daß durch den Wasserdruck auch der Druck in Brusthöhle (Empyemfistel) und Bauchhöhle (im Mastdarm bestimmt) steigt. Bei tieferem Eintauchen reichte die Kraft der Inspiratoren nicht mehr zur Überwindung des Gegendruckes aus, wenn bei horizontaler Lagerung das Brustbein mehr als 35 cm unter der Wasseroberfläche lag. Die Atmung erfolgte bei diesem Versuch durch einen Schlauch, der über den Wasserspiegel nach oben ragte. Der auf dem Thorax lastende Wasserdruck wurde auf $17^1/_2$ kg berechnet. In etwas geringerer Tiefe ist die wirksame Phase der Inspiration verkürzt, die Exspiration erfolgt in ganz kurzem Schub und ruckweise.

Die physiologische Wirkung des Wasserdruckes im Bade ist also die, daß die Ausatmungsstellung rein mechanisch verstärkt wird. Zugleich bedeutet dieser Druck eine Erschwerung der Einatmungsphase, die durch erhöhte Kraftentfaltung der Muskulatur überwunden werden muß, und eine Erleichterung der Ausatmung. Hygienisch kommt dies ganz besonders beim Schwimmen zum Ausdruck, indem die der Atmung koordinierten Schwimmbewegungen und die Überwindung des Wasserdruckes zur kräftigen Entfaltung des Brustkorbes Jugendlicher beitragen. Dies gilt allerdings im wesentlichen für das Schwimmen in Brustlage, während bei Schwimmen auf dem Rücken der Wasserdruck die Atmung nur wenig beeinflußt.

Bei Patienten mit starrem oder in Einatmungsstellung befindlichem Brustkorb fand ich entsprechend der erreichten Exspirationsstellung im Bade eine Erhöhung der Exkursionsbreite. Eine Fortführung dieser Untersuchungen durch A. LAQUEUR und R. WARSCHAWSKY[4]) bestätigte in den genannten pathologischen Fällen die Abnahme des exspiratorischen Brustumfangs, die zumeist auch noch nach dem Bade nachgewiesen werden konnte und u. U. bis 7 cm betrug. Besonders trat dies Ergebnis nach einer *Serie* von Bädern zutage. Die Vitalkapazität verhielt sich in normalen und pathologischen Fällen unregelmäßig und zeigte überhaupt keine ausgesprochenen Veränderungen. Die Benutzung des Wasserdruckes in einem different temperierten Vollbad gehört zu den ebenso einfachen wie wirksamen therapeutischen Maßnahmen bei Emphysem, Asthma bronchiale, chronischer Bronchitis. ED. SCHOTT stellte weiter noch (hauptsächlich im Versuch an Hunden) fest, daß der in den peripheren Venen gemessene Druck im Tauchbad stark erhöht ist, besonders wenn das Wasser über Herzhöhe

---

[1]) STRASBURGER, J.: Einführung in die Hydrotherapie und Thermotherapie. S. 216. Jena 1909.

[2]) EISENMENGER, R.: Therapie d. Gegenw. 1918, S. 116.

[3]) SCHOTT, ED.: Dtsch. Arch. f. klin. Med. Bd. 140, S. 358. 1922.

[4]) LAQUEUR, A. und R. WARSCHAWSKY: Zeitschr. f. physikal. u. diätet. Therapie Bd. 15. 1911.

steigt. Es ist dies teils mechanisch zu erklären durch erhöhten hydrostatischen Druck und erschwerte Einatmung, die den Abfluß des Blutes nach dem Herzen erschweren, teils in komplizierterer Weise reflektorisch. Die resultierende Gesamtwirkung auf den Blutkreislauf läßt sich noch nicht ausreichend übersehen, wird aber wohl besonders bei geschwächtem Herzen nicht zu vernachlässigen sein.

Durch den *Auftrieb* des Wassers wird dem Körper im Bade der größte Teil seiner Schwere genommen. Man kann berechnen, daß ein Mann von 70 kg Gewicht im Wasser (entsprechend der Differenz des spezifischen Gewichtes) nur noch 3,4 kg wiegt, wozu das Gewicht des außerhalb des Wassers befindlichen Kopfes mit etwa 4,5 kg kommt. Der Körper liegt also im Bade nur mit geringem Druck der Unterlage auf, was eine Schonung der Haut und Schmerzverminderung bei Decubitus, ausgedehnten Verbrennungen usw. (Behandlung im Dauerbad) bedeutet. Die Gewichtsverminderung der Gliedmaßen unter Wasser bringt es mit sich, daß bei Lähmungszuständen der Rest von motorischer Kraft ausreichen kann, Bewegungen auszuführen, die sonst nicht mehr möglich sind, worauf sich eine Übungs- und Bahnungsbehandlung aufbaut. Die Bewegungen können allerdings nur langsam ausgeführt werden, weil andernfalls der Widerstand im Wasser zu stark wächst.

2. Reizwirkungen der Bäder.

Die meisten Bäder üben auf die Körperoberfläche einen Reiz aus, der durch die sensiblen Nervenendigungen aufgenommen und entweder örtlich oder auf dem Wege über das Zentralnervensystem verarbeitet wird und bestimmte Reaktionen im Körper auslöst. Die Reizwirkungen der Bäder machen sich vor allem auf Grund von Temperaturreizen geltend und sind in dieser Richtung am genauesten studiert. Es kommen aber außerdem auch chemische, mechanische, elektrische und (bei radiumemanationshaltigen Bädern) Strahlenreize, je nach der Art des Bades, zur Geltung.

Die Größe der Reizwirkung hängt von der Stärke des Reizes ab, von der Stärke, mit der der Reiz perzipiert wird, und von der Empfindlichkeit der Versuchsperson gegenüber den betreffenden Reizen, d. h. der Art und Weise, wie er auf sie reagiert; Wirkung und Gegenwirkung stehen bei der lebendigen Substanz, deren Reizbarkeit eine ihrer Hauptcharakteristica ist, „in einem freien Verhältnis". „Die Antwort gibt der Körper mit seinen eigenen Mitteln und nach seinem eigenen Ausmaße[1]." Bezüglich des Temperaturreizes sind folgende Tatsachen gefunden worden: Sinken der Hauttemperatur reizt die Kältenerven, Steigen die Wärmenerven. Nach den Untersuchungen von Sidney und Alrutz[2]) erregen aber stärkere Hitzereize wahrscheinlich auch die Kältenerven. Extreme Temperaturen werden bekanntlich außerdem als Schmerz empfunden. Nach den Untersuchungen besonders von Goldscheider sind Wärme- und Kältepunkte auf der Haut sehr verschieden verteilt. Der Kältesinn ist hinsichtlich seiner Stärke und Ausdehnung wesentlich stärker entwickelt als der Wärmesinn. Da außerdem bei Reizung der Kältepunkte die Empfindung früher auftritt, lebhafter erscheint und rascher ihren Höhepunkt erreicht, so sind die Reaktionen des menschlichen Körpers auf Kältereize von Bädern und Übergießungen besonders ausgesprochen. Die Wirkungen, die nach einem Kälte- oder Hitzereiz auftreten, sind teils verschiedene, teils gleichartig. Die Untersuchungen darüber, wie weit sie qualitativ gleich oder verschieden sind, können aber sicher noch nicht als abgeschlossen gelten und stehen besonders bezüglich der Wirkung

---

[1]) Schober, P.: Dtsch. med. Wochenschr. 1924, S. 1542.
[2]) Sidney und Alrutz: Zeitschr. f. Psychiatrie u. Nervenkrankh. Bd. 48, S. 385. 1908.

auf den Kreislaufapparat vor sehr verwickelten Aufgaben. Da Steigen oder Sinken der Hauttemperatur die Art des Reizes bestimmen, so kommt es naturgemäß auf die Ausgangstemperatur der Haut an. Sie beträgt beim Menschen, wenn er sich behaglich fühlt, am Rumpf durchschnittlich gegen 34°, mit Schwankungen und Differenzen um 1° nach unten oder oben (der Bauch ist z. B. etwas wärmer als die Brust)[1]). Die Enden der Extremitäten zeigen bekanntlich vielfach stärkere Abweichungen. Das gleiche Bad kann je nachdem als Wärme- oder Kältereiz wirken, wenn der Badende durch ein vorausgehendes differentes Bad, Herumstehen in kalter Luft oder anstrengende Körperbewegungen in der Hitze den Ausgangspunkt der Hauttemperatur verändert hat.

Die Stärke des Temperaturreizes ist nunmehr abhängig von der Größe des Temperaturabstandes gegenüber der Hauttemperatur und von der Schnelligkeit, mit der die Hauttemperatur verändert wird („Plötzlichkeit des Temperaturangriffes" nach W. WINTERNITZ). Rasches Einsteigen in ein heißes oder kaltes Bad wirkt also als viel stärkerer Reiz, als wenn die Temperatur des Bades vom Indifferenzpunkt ausgehend allmählich auf die betreffende Temperatur gebracht wird. Die Temperaturhöhe eines Bades, das als indifferent zu bezeichnen ist, d. h. keinen Temperaturreiz ausübt, ist übrigens verschieden, je nach dem angewandten Medium, was von dessen Wärmekapazität und Wärmeleitungsvermögen abhängt. Bei Wasser liegt der individuell etwas verschiedene Wert zwischen 34 und 36°. Luft wird bei 18° an unbekleideten Stellen als indifferent, bei 30° zweifellos als warm empfunden. Feuchte und bewegte Luft wirkt stärker auf die Hauttemperatur ein als trockene und ruhende, was für das sog. Luftbad von Bedeutung ist. Beim Wasser macht es in dieser Richtung keinen Unterschied, ob die badende Person ruht oder ob immer frische Schichten mit dem Körper in Ausgleich treten. Die Erklärung für alle diese Tatsachen gibt der Unterschied in Wärmekapazität und Leitungsvermögen, die bei Wasser groß, bei Luft klein sind.

Der Temperaturreiz ist um so erheblicher, je größer die Fläche, an der er angreift; er ist in der Gesamtheit größer, wenn die ganze Fläche auf einmal getroffen wird, als wenn dies in einzelnen Abschnitten hintereinander erfolgt. Es ist ferner zu berücksichtigen, daß nicht alle Stellen des Körpers gleich empfindlich sind, wobei auch die Gewöhnung mitspricht.

Von besonderer Wichtigkeit ist es, daß überhaupt die einzelnen Personen gegenüber dem Temperaturreiz, es gilt das wesentlich für den Kältereiz, schon physiologischerweise sehr verschieden empfindlich sind. Bei Kranken oder Geschwächten ist die Empfindlichkeit vielfach gesteigert, und sie reagieren pervers und mit Unlustgefühlen auf Reize, die anderen wohltuend erscheinen. Es sei auch an die Neigung zu Gefäßkrämpfen nach Kältereizen, besonders an Händen und Füßen erinnert.

Der Grad der Reizung ist nicht proportional der Dauer der Temperaturwirkung. Am deutlichsten tritt die Wirkung bei kurzen, bis zu einigen Minuten dauernden Reizen zutage. Bei Wiederholungen in kurzen Abständen läßt bei gleich starkem Reiz die Wirkung nach, und man muß, um die gleiche Wirkung zu erzielen, steigende Reizgrößen anwenden.

Der mechanische, chemische, gegebenenfalls auch elektrische Reiz von Bädern und ähnlichen Prozeduren, wie Abreibungen, Übergießungen, Duschen, wirkt im allgemeinen ähnlich wie der Temperaturreiz und wird in der Praxis vielfach zu dessen Unterstützung und Ergänzung herangezogen. Es bestehen

---

[1]) OEHLER: Dtsch. Arch. f. klin. Med. Bd. 80, S. 245. 1904. — KLAUS und BINGEL: Dtsch. Zeitschr. f. Nervenheilk. Bd. 37. S. 160. 1909.

aber gewiß auch ausgesprochene Besonderheiten in der Reaktion auf diese Reize. Am meisten weiß man hierüber bezüglich der Wirkungen auf Herz und Blutgefäße, die der experimentellen Untersuchung am besten zugänglich und deswegen am eingehendsten erforscht sind. So besteht zweifellos ein qualitativer Unterschied in der Wirkung eines einfachen Bades verschiedener Temperatur, eines CO_2-haltigen Bades, vielleicht auch eines Bades, durch das ein faradischer Strom hindurchgeleitet wird. Von mechanischen Reizen kommen in Betracht die Oberflächen- oder Tiefenwirkung bei Abreibungen, Duschen mit verschiedenem Druck und feinem oder grobem Strahl, die Wirkung von Übergießungen oder des Wellenschlags. Chemische Reize auf die Körperoberfläche machen sich geltend, wenn das Bad Salz, organische Säuren, Kohlensäure oder ätherische Öle enthält, wie vielfach in natürlichen Bädern oder bei künstlichen Zusätzen. Der Reiz des einfachen Wassers läßt sich abschwächen durch Zusatz von Kleie oder schleimigen Abkochungen.

Die Reizwirkungen von Bädern, wobei im wesentlichen die thermischen Reize den Ausschlag geben, rufen Reaktionen hervor im Kreislaufapparat, ganz besonders den Blutgefäßen, sie wirken auf die Atmung, die Muskulatur, das Nervensystem. Die Wirkungen auf den Wärmehaushalt und Stoffwechsel, auf das Blut, auf einige Sekretionen, hängen zwar auch mit Reizwirkungen zusammen, sind aber zumeist erst weitere Folgen und sollen daher getrennt behandelt werden.

Die Wirkung auf *Herz und Blutgefäße*, die in den Abhandlungen über Bäder unter den Reizwirkungen den größten Raum beansprucht, soll an dieser Stelle nur kurz berührt werden, da sie in dem Kapitel „Reflexe von der Haut und anderen äußeren Receptoren auf Herz und Gefäße" (Bd. 16 dieses Handbuchs) behandelt wird. Die Hauptpunkte sind folgende:

Örtliche Einwirkungen: Ein kurz dauernder, aber hinreichend kräftiger Kältereiz (Übergießung oder Abreibung mit kaltem Wasser, „Halbbad" usw.) verengt zunächst die Hautgefäße, bald folgt aber helle Rötung der Haut, die sog. reaktive Gefäßerweiterung oder hydriatische „Reaktion". Wird die Kälteeinwirkung lange fortgesetzt, so folgt sekundär erneute Gefäßverengerung, die Haut wird blaßbläulich. Bei ungenügendem Kältereiz bleibt die „Reaktion" aus, die Haut ist blaß. Wärme erweitert die Hautgefäße, Hitzereiz verengt sie vorübergehend. Langsam anwachsender Hitzereiz erweitert von Anfang an[1].

Fernwirkungen: Der Kältereiz im Bereich einer Extremität oder des Rumpfes appliziert, ruft konsensuelle, wenn auch schwächere Gefäßreaktionen an der übrigen Körperoberfläche, ausgenommen die Kopfhautgefäße, hervor. Es besteht ein Antagonismus zwischen den Gefäßen der Körperperipherie und der Eingeweide (Dastre-Moratsches Gesetz). Ausgenommen sind die Gefäßreaktionen der Nieren und der Milz, die mit der Haut im wesentlichen konsensuell verlaufen. Die Gehirngefäße verhalten sich gegenüber thermischen Reizen ziemlich selbständig. Durch starken Kälte- oder Hitzereiz von irgendeiner Stelle der Körperoberfläche werden sie anfänglich erweitert.

Der Puls wird durch kalte Bäder verlangsamt, durch heiße beschleunigt. Der Blutdruck wird durch den Kältereiz anfangs erhöht, weiterhin wohl entsprechend dem Ausmaß der reaktiven Gefäßerweiterung mehr oder weniger gesenkt. Der mechanische Reiz von Duschen erhöht den Blutdruck. Bei heißen Bädern steigt er anfangs, sinkt dann gemäß der Gefäßerweiterung, steigt aber bei fortgesetztem Bade stark an, infolge vermehrter Tätigkeit des Herzens.

---

[1] Hauffe, G.: Physiologische Grundlagen der Hydrotherapie. Berlin 1924.

Wirkung auf die Atmung. Als erste und unmittelbare Folge eines Temperatur-, insbesondere Kältereizes, tritt ein kurzdauernder Zustand von angestrengter Atmung ein, den LEICHTENSTREN als „Dyspnöe des Kälteschrecks" bezeichnet hat. Am wirksamsten wird dieser Vorgang durch eine kalte Übergießung des Nackens oder Hinterhauptes ausgelöst, wobei dahingestellt sein mag, ob es sich nur um einen Reflex von der Haut aus oder um eine unmittelbare Beeinflussung des Atemzentrums im verlängerten Mark handelt. In der Regel erfolgt zunächst eine krampfhafte tiefe Einatmung, auf der Höhe der Atmung

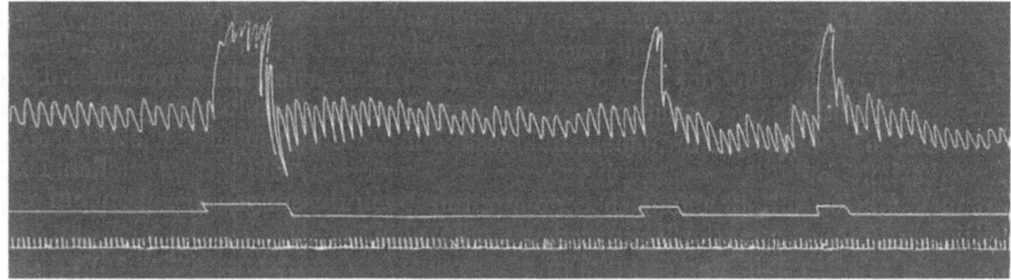

Abb. 26. Atemkurve bei kalter Übergießung des Nackens.

eine kurze Pause, dann eine tiefe oft stöhnende Ausatmung und nun eine Reihe immer noch vertiefter und beschleunigter Atemzüge (Abb. 26). Die anfängliche tiefe Inspiration kann auch fehlen, und die Atmung stockt in der Phase, in der der Kältereiz sich bemerkbar macht. Die Frequenz der Atmung bleibt auch weiterhin meist noch verändert, etwas vermindert, in einer kleineren Anzahl von Fällen

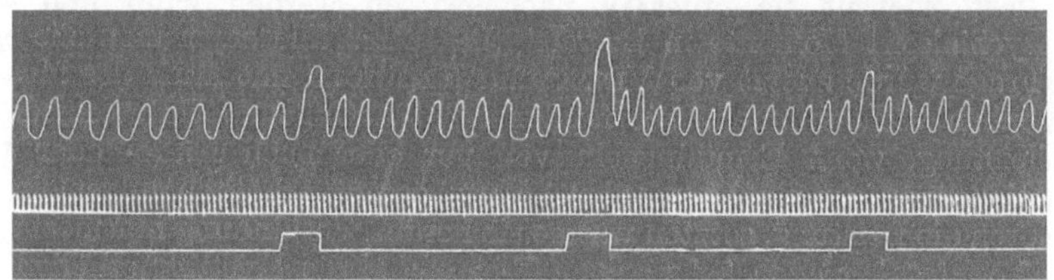

Abb. 27. Atemkurve bei heißer Übergießung des Nackens.

vermehrt. Daß ein intensiver Hitzereiz ähnlich wie Kälte, nach meinen Erfahrungen aber weniger stark (Abb. 27), auf die ersten Atemzüge wirkt, hat BÄLZ[1]) mitgeteilt, der lange Jahre die Wirkung der in Japan volkstümlichen heißen Bäder studieren konnte. Die letzten Untersuchungen über Beeinflussung des Atemmechanismus durch verschiedenartige hydrotherapeutische Prozeduren, stammen von SOMMER[2]) aus dem Briegerschen Institut. Bei längerem Verweilen in einem thermisch differenten Bade erfolgt, wie LÖWY[3]) in eingehenden Untersuchungen gezeigt hat, eine Veränderung der Atemgröße als Folge des Einflusses auf die Stoffwechselvorgänge.

Die Anregung und Vertiefung der Atmung unter Einwirkung starker thermischer Reize und die damit zusammenhängende bessere Lüftung der Lungen wirkt Atelektasen und Hypostasen der Lunge entgegen und wird deshalb mit

---

¹) BÄLZ: Verhandl. d. Kongr. f. inn. Med. 1893.
²) SOMMER: Zeitschr. f. exp. Pathol. u. Therapie Bd. 1, S. 125.
³) LÖWY: Pflügers Arch. f. d. ges. Physiol. Bd. 46, S. 189. 1889.

Erfolg bei der Behandlung von Bronchopneumonien, besonders im Kindesalter
und bei benommenen Kranken, besonders bei Typhus abdominalis als kalte
Übergießung des Nackens im lauwarmen Bad angewandt.

Wirkung auf die Muskulatur. Es ist hier nicht der Ort, die Wirkung differenter
Temperaturen auf den Verlauf der Zuckungskurve an isolierten Muskeln beim
Kalt- oder Warmblüter zu besprechen. Weiterhin sei nur auf die bekannte Erfahrung am Menschen hingewiesen, daß starke Durchkühlung die Muskeln
steifer macht und Bewegungen erschwert. Am stärksten kommt dies pathologisch
zum Ausdruck bei Thomsenscher Krankheit. Durch Kälte werden ferner bei
spastischen Lähmungen die Spasmen erhöht, Muskelkrämpfe verschiedener Art
oft verstärkt, während Wärme umgekehrt wirkt. Dies gilt auch für den Tonus
der glatten Muskulatur der Eingeweide, z. B. des Dickdarms, der Harnblase. Sehr
interessant sind die Untersuchungen von Grund[1]), wonach Abkühlungen, die nicht
einmal erheblich zu sein brauchen, bei Gesunden Veränderungen der elektrischen
Erregbarkeit in den quergestreiften Muskeln erzeugen, die der partiellen Ent-
artungsreaktion entsprechen. Die genannten Beeinflussungen beruhen auf der
örtlichen Veränderung der Temperatur der Muskeln selbst. Das ist nicht zu ver-
wechseln mit der Wirkung der viel kürzer dauernden und allgemein angewandten
thermischen Reize, die die Temperatur der Muskeln nicht wesentlich ändern
können. Es handelt sich bei diesen also nicht um örtlich erzeugte, sondern um reflektorische Beeinflussung der Muskelfunktion. Die Erfahrung spricht wohl dafür,
daß Kraft und Leistungsfähigkeit der gesamten quergestreiften Muskulatur des
Menschen durch kurzdauernde kalte Bäder, Abreibungen, Duschen erhöht
werden. Das gleiche kann man, wie wir von den Japanern gelernt haben, durch
ganz heiße Bäder oder heiße Übergießungen erzielen. Es fragt sich nur, ob dieser
gesteigerten Leistungsfähigkeit eine objektive Erhöhung der Muskelkraft zugrunde liegt, wieweit sie objektiv nachgewiesen werden kann und wieweit
nervös psychische Momente in Betracht kommen. Die experimentelle Prüfung
dieser Frage wurde zuerst von Vinay und Maggiora mit Hilfe des Mossoschen
Ergographen vorgenommen. Sie fanden recht auffallende Unterschiede in der
Muskelleistung, wenn Ermüdungskurven vor oder nach Kälte- oder Wärme-
applikationen aufgenommen wurden. Kurz gesagt erhöhten allgemeine kühle
Prozeduren die Leistung, setzten warme sie herab. Verbindung mit mechanischen
Reizen konnte aber auch bei warmen Prozeduren die Leistung erhöhen. Wenn
man die großen Unterschiede auf den Kurven der beiden italienischen Autoren
sieht, so gelangt man zu der Meinung, es handle sich um Tatsachen, deren Nachweis jederzeit leicht gelingen müsse. Spätere Untersucher[2]) kamen aber zu wesentlich bescheideneren und weniger klaren Resultaten. Dies liegt vor allem an den
Fehlerquellen, die der Methode der Ergographie anhaften, deren größte ist, daß
sie stark von dem psychischen Moment der Anstrengung, des guten Willens und
der Suggestion nach irgendeiner Richtung abhängt. Als objektiv durch die
Mossosche Methode nachgewiesen, kann man etwa folgendes betrachten: Kurze
Kälteprozeduren, besonders wenn sie mit starkem, mechanischem Reiz verbunden
sind, erhöhen in mäßigem Grad die Leistung der quergestreiften Muskulatur.
Deutlicher wird der Einfluß bei vorher ermüdeten Muskeln. Es beruht das wohl
auf Anregung der Zirkulation und damit verbundener Fortschaffung der Er-
müdungsstoffe. Sehr kalte Bäder scheinen schwächend auf die Muskulatur zu
wirken. Kräftige Gesunde und Anämische oder Nervöse reagierten besonders
gegenüber Kältereizen oft verschieden. Kurzdauernde sehr heiße Bäder, z. B.

[1]) Grund: Dtsch. Zeitschr. f. Nervenheilk. Bd. 35, S. 169. 1908.
[2]) Uhlich: Zeitschr. f. exp. Pathol. u. Therapie Bd. 3, S. 645. 1906. — Strasburger:
Einführung in die Hydrotherapie und Thermotherapie. S. 71 u. 717. Jena 1909.

ein Wannenbad von 42° und $^1/_2$—2 Minuten Dauer (evtl. mit nachfolgender
kalter Brause) erhöhen die Muskelkraft. Die Unterschiede der ergographischen
Kurven waren hier von den genannten Versuchen wohl am ausgesprochensten.
Länger dauernde heiße Bäder zeigen eine deutliche Herabsetzung der Muskelleistung nach dem Bade. Im ganzen handelt es sich bei der Frage der Muskelkraft und ihrer Beeinflussung durch Bäder und badeartige Prozeduren um einen
komplexen Vorgang, und es lassen sich beim unversehrten Organismus die unmittelbaren und reflektorischen Einwirkungen auf die Muskulatur nicht trennen
von den Wirkungen veränderter allgemeiner und örtlicher Blutzirkulation und
Innervation und der Beeinflussung der Psyche. Anders steht es allerdings mit
der Einwirkung von Massage auf die Wiederherstellung der Kraft ermüdeter
Muskel, die sich auch objektiv einwandfrei nachweisen läßt und jedem Turner
und Sportsmann geläufig ist. Denn hier werden neben dem günstig wirkenden
direkten mechanischen Reiz auf den ermüdeten Muskel auch die Ermüdungs-
stoffe mechanisch entfernt und in die Lymph- und Blutbahnen befördert. In
der praktischen Bäderhygiene und -therapie werden aber die thermischen und
allgemein-mechanischen Reize besonders von heißen Bädern häufig mit örtlicher
oder allgemeiner Muskelmassage verknüpft.

Wirkung auf das Nervensystem. W. WINTERNITZ fand in Übereinstimmung
mit älteren Untersuchern, daß ein flüchtiger Kältereiz, etwa eine kalte Ab-
waschung, die taktile Empfindung objektiv nachweisbar und für mehrere Stunden
Dauer erhöht, nicht nur beim Gesunden und bei funktionellen Störungen, sondern
z. B. auch bei den Sensibilitätsstörungen (Hypästhesien und Störungen der Tiefen-
sensibilität) von Tabikern. Eine allgemeine Erhöhung der Erregbarkeit erkennt
man auch an dem Verhalten der Sehnenreflexe, die, wie M. STERNBERG zeigte,
nach einem kalten Bade leichter ausgelöst werden können. Die Hautreflexe
werden hingegen, wie neuerdings W. SCHMIDT[1]) zeigte, durch intensive Anwendung von Kälte herabgesetzt, was aber weniger mit einer Reizwirkung zu
tun hat, als auf der Anästhesierung der Haut als Aufnahmeorgan beruht. Daß
man durch starke Kälte nicht nur Anästhesie der Haut, sondern auch Leitungs-
unterbrechung an nicht zu tief liegenden Nervenstämmen erzeugen kann, läßt
sich am Ulnarisgebiet leicht demonstrieren, indem man den Ellbogen auf einige
Zeit in Eiswasser eintaucht.

Allgemein angewandt erzeugt ein kurzdauernder, richtig dosierter Kältereiz
das Gefühl körperlicher und geistiger Erfrischung und erhöhter Leistungsfähigkeit. Dies ist beim Gesunden der Fall und vor allem auch bei nervösen, nerven-
schwachen überarbeiteten Personen, Rekonvaleszenten und anderweitig in ihrem
Allgemeinzustand geschwächten Menschen. Nur ist für diese eine andere, meist
geringere Reizstärke zu wählen. Der Schwerpunkt einer Kaltwasserkur liegt
offenbar in dieser ihrer belebenden, die Arbeitsfähigkeit und Arbeitsfreudigkeit
erhöhenden Wirkung. Zweifellos wirken hier auch psychische Momente mit
und erzieherische Einflüsse in ihrer Auswirkung auf die Willenskraft. Die
günstige Allgemeinwirkung beruht teils auf der unmittelbaren Beeinflussung
des gesamten Nervensystems, teils auf den speziellen schon genannten Einwirkungen auf Blutkreislauf und Blutverteilung, Atmung, Muskulatur. Von
größter Bedeutung sind offenbar die vielfältigen komplizierten Gefäßreaktionen.
Das Gefühl des Wohlbehagens geht Hand in Hand mit dem Auftreten der reaktiven Gefäßerweiterung, also der Rötung und Erwärmung der Haut, nach
vorausgehender, mit Unbehagen verknüpfter primärer Gefäßverengerung. In
der praktischen Hydrotherapie kommt alles darauf an, diese sog. „Reaktion"

---

[1]) SCHMIDT, W.: Zeitschr. f. Neurol. u. Psychiatrie Bd. 7, S. 58. 1911.

zu erzielen, was besonders auch gelingt, wenn man den Kältereiz mit mechanischen oder chemischen Hautreizen verknüpft oder auch mit thermischen Kontrasten (Wechsel zwischen Kalt und Warm) arbeitet. Ausbleiben der reaktiven Gefäßerweiterung wegen ungenügender Reizstärke, oder sekundärer Frost wegen zu langdauernder Anwendung des Bades sind mit starkem Unbehagen verknüpft und wirken allgemein verstimmend und ungünstig.

Neben dem subjektiven Gefühl von Erfrischung läßt sich auch objektiv die belebende Wirkung des Kältereizes auf das Sensorium bei Zuständen von Benommenheit nachweisen. Hierauf beruht zum Teil der Erfolg der Bäderbehandlung bei fieberhaften Infektionskrankheiten, besonders beim Unterleibstyphus. Die Kranken sind nach dem Bade klarer, nehmen wieder an den Vorgängen um sie herum Anteil und lassen sich besonders auch wieder zur Aufnahme von Nahrung bewegen. Bei nervös bedingten Ohnmachtsanfällen als Ausdruck des Sinkens der allgemeinen Erregbarkeit kann der Patient durch Besprengen mit. kaltem Wasser wieder ins Bewußtsein zurückgerufen werden. Übermäßig starke Kältereize können auf der anderen Seite durch Kälteschock Verlust des Bewußtseins zur Folge haben. Es zeigt sich gerade hier, daß die Empfindlichkeit der einzelnen Menschen gegen Kältereiz sehr verschieden ist, und Reize, die für die betreffende Person zu stark sind, führen bei häufigerer Anwendung (falsch dosierte Wasserkur) leicht zu Überreizungszuständen des Nervensystems.

Ganz kurzdauernde sehr heiße Bäder oder Übergießungen (vgl. das über die Wirkung auf die Muskulatur Gesagte) rufen, wie der Kältereiz, ein Gefühl allgemeiner Erfrischung hervor. Längerdauernde heiße Prozeduren dagegen das Gefühl der Erschlaffung. Letzteres ist in einer Reihe von Fällen nicht allein eine Frage der Reizwirkung, sondern hängt mit behinderter Wärmeabgabe von seiten des Körpers und der daraus folgenden Störung des Wärmehaushaltes zusammen. Behinderung der Wasserabgabe bei hoher Außentemperatur, z. B. in warmer feuchter Luft, ruft das Gefühl lähmender Müdigkeit hervor. Erschlaffend ist nicht gleichbedeutend mit beruhigend, denn ein Schlafmittel ist ein heißes Bad nicht, es wirkt vielmehr aufregend und vertreibt den Schlaf. Wie weit heiße Bäder erfrischen oder erschlaffen, hängt nicht allein von der Dauer des Bades, sondern auch von der individuellen Einstellung und Gewöhnung ab. So ist es in Japan Volkssitte, täglich Bäder von 42—45° in der Dauer von 3—10 Minuten und nicht selten mehrmals am Tage zu nehmen, und besonders Personen, die große körperliche Leistungen zu vollbringen haben, sind Anhänger dieser Badeform. Auch die dort lebenden Europäer befreunden sich nach den Angaben von Baelz vielfach mit dieser Badeform und finden sie besonders im Sommer und nach großen Anstrengungen als sehr erfrischend. Auf Grund dieser Erfahrungen erscheinen uns wohl die heißen Bäder im alten Rom zur Kaiserzeit, die wir gern als Zeichen der Verweichlichung und Entartung der Sitten auffassen, in anderem Lichte, und wir wollen auch daran denken, daß im Mittelalter in Deutschland das heiße Bad eine große Rolle spielte und ungleich energischer angewendet wurde als heute, wo die Thermalbäder nur in vorsichtigen Dosen verordnet werden.

Thermisch indifferente Bäder, d. h. solche von 34—35°, üben nicht nur keinen Reiz aus, sondern sind auch imstande, Reize der Außenwelt abzuhalten und damit auf das Nervensystem beruhigend einzuwirken. Stärker noch macht sich aber die Beruhigung, die zu dem Gefühl angenehmer Müdigkeit und zur Beförderung des Schlafes führt, bei Bädern geltend, die 1—2° über dem Indifferenzpunkt liegen und also als angenehm „warm" (nicht „heiß") empfunden werden. Es scheint, als wenn hierdurch eine Reihe von Funktionen des Körpers, Pulszahl, Gefäßinnervation, Blutdruck reguliert und bei Störungen in der Richtung, zur

Mittellage zurückgeführt werden, womit auch das Gefühl der Behaglichkeit
nach dem Bade zusammenhängt. Sie wirken besonders bei allen Formen gesteigerter Erregbarkeit und auch örtlichen Reizzuständen.

3. Wirkungen auf Wärmehaushalt, Körpertemperatur, Stoffwechsel.

Wärmeabgabe und Wärmebildung sind beim gesunden Menschen derart
aufeinander eingestellt, daß die Temperatur des Körperinnern nur innerhalb
ganz enger Grenzen und in Form einer sich täglich wiederholenden Kurve schwankt.
Äußere Eingriffe, Wärmeentziehung oder Wärmezufuhr haben auf diesen Gleich-
gewichtszustand zumeist nur geringen Einfluß, da durch sie Regulationsmechanismen in Gang gesetzt, man kann auch sagen: Verteidigungsmittel zur Aufrechterhaltung der Körpertemperatur wachgerufen werden. Sie setzen bereits ein,
bevor es zu einer Veränderung der Körpertemperatur gekommen ist. Das eine
ist die Veränderung der Wärmeabgabe, das andere die Veränderung der Wärmebildung. Nach den bekannten Untersuchungen von RUBNER bezeichnet man die
Änderung der Wärmeabgabe, deren Wege die Strahlung, Leitung und Wasserverdunstung sind, als physikalische Regulation, die Änderung der Wärmebildung
als chemische Regulation. Gegenüber der **Wärmeentziehung,** also besonders im
kalten Wasserbade, macht sich beim Menschen zunächst die physikalische
Regulation geltend. Sie beruht darauf, daß infolge des Kältereizes auf die Haut
deren Blutgefäße sich verengern, von weniger Blut durchströmt werden und demgemäß weniger Wärme durch Leitung an das Badewasser abgeben. Die Wärmemenge, welche bis zu dem Inkrafttreten dieser Abwehr dem Körper entzogen
wird, ist im Verhältnis zu dem Gesamtvorrat gering, aber erheblich für die Haut
selbst, und so greift der Reiz an dem Schutzorgan in wirksamster Weise an. Die
Temperatur der wenig durchbluteten Haut sinkt nun auch einfach physikalisch
infolge der Berührung mit dem kalten Wasser und das Wärmegefälle zwischen
Körper und Bad wird dadurch weiter verringert. Ein weiteres Eindringen der
Kälte in die Tiefe hängt dann noch von der Dicke des Temperaturen schlecht
leitenden Fettpolsters unter der Haut ab. Personen mit starkem Fettpolster
geben daher im kalten Bade weniger Wärme ab, können auch bei kalter Lufttemperatur mit dünnerer Kleidung auskommen. Durch Schutz eines dicken
Fettpolsters ist es auch zu erklären, daß im Eismeer warmblütige Tiere ihre
Eigentemperatur dauernd aufrecht erhalten. Die physikalische Regulation
im kalten Bade hat aber beim Menschen ihre Grenzen, und erst recht wird dies
der Fall sein, wenn die der Kontraktion folgende reaktive Gefäßerweiterung die
physikalische Regulation bricht und in ihr Gegenteil verwandelt. Im einfachen
kalten Wannenbad wird dies allerdings nur bis zu einem gewissen Maße der Fall
sein, und wenn auch die primäre Gefäßkontraktion nachläßt, so bleibt doch
während der Dauer des Bades selbst der Gefäßtonus noch erhöht, wie z. B. die
Messung des Blutdruckes erkennen läßt. Erzwingt man aber im Bade durch
besondere Maßnahmen eine ausgesprochene Gefäßerweiterung, so vermittelt
der Austausch des an der Oberfläche des Körpers abgekühlten Blutes mit dem der
inneren Organe geradezu die Wärmeentziehung aus der Tiefe. Bei Heilbädern
macht man zu bestimmten Zwecken hiervon Gebrauch und erreicht es, indem man
mechanische Reize auf die Haut wirken läßt, z. B. den Patienten im Bade frottiert.
Auch in der Badehygiene befördern wir die Durchbrechung der physikalischen
Regulation; am ausgesprochensten sieht man es z. B. beim Baden in der Nordsee: Der gefäßerweiternde chemische Hautreiz des hohen Salzgehaltes, der
mechanische des mächtigen Wellenschlages bewirken hier, daß auch ein reichlich
kaltes Bad nach Überwindung des ersten Frostgefühls bald so angenehm warm

erscheint, daß der Unerfahrene gern länger im Wasser bleibt, als ihm vorgeschrieben ist. Die Wärmeabgabe seitens des Körpers ist dann sehr beträchtlich.

Der Wärmeverlust ist proportional der Körperoberfläche. Da bei kleinen Menschen, also besonders bei Kindern, die Oberfläche im Verhältnis zum Inhalt größer ist, so ist hier die Wärmeabgabe im Verhältnis zur Körpergewichtseinheit vergrößert. Ein kaltes Bad bedeutet daher für Kinder einen größeren Eingriff in den Wärmehaushalt als beim Erwachsenen. Götsch[1]) hat demgemäß festgestellt, daß bei kleinen Tieren die Wärmeregulation gegen Kälte leichter versagt als bei größeren.

Wird einem leblosen Körper Wärme entzogen, so sinkt seine Temperatur. Beim homoiothermen, normal regulierenden Menschen ist dies aber innerhalb weiter Grenzen nicht der Fall, denn nunmehr tritt die chemische Regulation in Wirksamkeit, die Verbrennungsprozesse, besonders in den Muskeln, aber auch in den großen drüsigen Organen, vor allem für die Leber ist dies festgestellt, werden angefacht. Es ist vielfach darüber diskutiert worden, ob erhöhte Verbrennung in den Muskeln ohne sichtbare mechanische Bewegungen möglich sei; Rubner[2]) und Babak[3]) sprachen unter diesem Gesichtspunkt von thermischem Muskelreflex. Die neueren Untersuchungen über den Muskeltonus[4]) zeigten nun zwar, daß erhöhter Muskeltonus nicht mit erhöhter Wärmeproduktion zusammengeht. Bedeutungsvoll für diese Frage ist die jüngst erschienene Untersuchung von Freund und Janssen[5]), in der gefunden wurde, daß der Stoffwechsel des von seinem motorischen Nerven losgelösten Muskels auf dem Wege des vegetativen Nervensystems, durch die periarteriellen Nervengeflechte, vom Wärmezentrum aus beeinflußt wird. Es gibt also chemische Regulation im Muskel ohne Bewegungen oder Zittern. Praktisch haben diese Fragen für die Bäderlehre wohl keine ausschlaggebende Bedeutung, denn wenn die thermische Behaglichkeitsgrenze unterschritten wird, so sucht der Mensch sich alsbald durch Muskelbewegungen zu erwärmen, oder aber es tritt das bekannte Muskelzittern ein und in beiden Fällen wird Wärme in erheblicher Menge gebildet, da ja nur etwa ein Drittel der aufgewendeten Energie als mechanische Arbeit, das übrige als Wärme in die Erscheinung tritt. Übrigens spielt beim Menschen, wegen der Vollkommenheit seiner physikalischen Regulation, die chemische eine geringere Rolle als bei warmblütigen Tieren und im Tierversuch. Der bekleidete Mensch reguliert innerhalb der Temperaturen zwischen 15 und 25° nur physikalisch. Rubner hat noch gefunden, daß bei guter Ernährung und besonders reichlicher Eiweißzufuhr infolge der an sich größeren Wärmebildung eine chemische Regulation später herangezogen, d. h. die Temperaturgrenze für das Einsetzen der chemischen Regulation weiter nach unten gerückt wird, als bei mangelhafter eiweißarmer Ernährung.

Physikalische und chemische Regulation greifen derart ineinander, daß es nur nach ganz gewaltsamen Wärmeentziehungen und unter besonderen Bedingungen zu stärkerem Sinken der *Körpertemperatur* kommt, z. B. Schlafen im Winter im Freien im Schnee nach Alkoholgenuß (starke Wärmeabgabe durch Lähmung der Vasomotoren) oder infolge Erschöpfung und bei mangelhafter Ernährung (niedrige Wärmebildung). Auch bei gewaltsamen Bädern, die die Körpertemperatur herabdrücken, tritt im Laufe einer Kur Gewöhnung ein,

---

[1]) Götsch: Arch. f. Physiol. u. Anat. 1912, S. 41.
[2]) Rubner: Die Gesetze des Energieverbrauchs. 1902.
[3]) Babak: Pflügers Arch. f. d. ges. Physiol. Bd. 89, S. 154. 1902.
[4]) Vgl. O. Riesser: Klin. Wochenschr. 1922, Nr. 26 u. 27. — Embden: Therapeut. Monatshefte 1918, S. 315.
[5]) Freund und Janssen: Klin. Wochenschr. 1923, Nr. 21.

derart, daß bei späteren Bädern die Temperatur weniger sinkt (Nasaroffsches Phänomen). Wie Durig und Lode[1]) gezeigt haben, beruht dies auf Verbesserung der physikalischen Regulation. Im übrigen aber ist beim gesunden, d. h. nicht fiebernden Menschen, die Regulation so fein und vollkommen, daß in und nach dem kalten Bade nur geringfügige Schwankungen der Körpertemperatur entstehen. Die Klärung dieser Beziehungen verdanken wir vor allem den in die sechziger Jahre des vorigen Jahrhunderts fallenden klassischen Untersuchungen der inneren Kliniker Liebermeister und Jürgensen. Meist findet man infolge Überkompensation der Wärmebildung noch während des kalten Bades eine geringfügige Erhöhung der Körpertemperatur (natürlich des Körperinnern, nicht der Hauttemperatur!). Bald nach dem Bade, als „Stadium der primären Nachwirkung" sinkt die Körpertemperatur um einige Zehntel Grad unter das Ausgangsniveau, was mit der reaktiven Gefäßerweiterung, Verdunstung in die Haut inbibierten Wassers von der Körperoberfläche und verringerter Wärmebildung zusammenhängt, die durch Muskelerschlaffung, nach der Auffassung von W. Winternitz als Ermüdungsphänomen, erklärt wird. Dies Sinken der Temperatur regt nun aber erneut die chemische Regulation an, und als sekundäre Nachwirkung steigt die Körpertemperatur oft um einige Zehntel Grad über den Ausgangswert. Je rascher und intensiver die Wärmeentziehung erfolgt, desto erheblicher steigt die Körpertemperatur nach dem Bade. Nach heroischen Prozeduren, wie sie früher viel mehr als heute angewandt wurden, soll es, besonders als kumulierte Wirkung nach wiederholten Bädern zu „fieberähnlichen" Zuständen gekommen sein. „Krisen" nannten dies die Laienmediziner und sahen darin ein Zeichen „der Sättigung des Körpers mit der Wasserkur".

Anders bei *fieberhaften Infektionskrankheiten:* Durch zu geringe Wärmeabgabe und erhöhte Wärmebildung hat sich die Körpertemperatur auf einen höheren Stand eingestellt. Nach unseren jetzigen Kenntnissen ist dies die Folge eines Reizzustandes und von Übererregbarkeit des Wärmezentrums, welches erst durch höhere Bluttemperaturen als normal beruhigt wird. Dabei ist das Wärmezentrum aber auch leichter erschöpfbar, so daß es bei starker Wärmeentziehung durch Bäder nicht mehr entsprechend gegenreagiert[2]). Die Zähigkeit, mit der die Temperatur festgehalten wird, ist also geringer als beim normalen. So kann man durch kühle Bäder die Fiebertemperatur erniedrigen. Am besten gelingt dies, wenn man die physikalische Regulation durchbricht und die chemische nach Möglichkeit ausschaltet. Seitdem man dies erkannt hat, werden zur Bäderbehandlung Fiebernder, im wesentlichen kommt heute noch hierfür der Unterleibstyphus in Betracht, nicht mehr wie zu den Zeiten von Brand, Liebermeister, Jürgensen, Bartels sehr kühle Bäder, von 16°, verwandt. Denn diese bewirken starke Gefäßkontraktion und Muskelzittern. Man verwendet vielmehr das lauwarme, allmählich abgekühlte Vollbad nach Ziemssen, welches durch Einschleichen des Kältereizes stärkere Gefäßreaktionen und Anregung der Wärmebildung vermeidet. Durch den mechanischen Reiz von Abreibungen im Bade werden die Hautgefäße zur Erweiterung gebracht, und das Temperaturgefälle reicht aus, dem Körper ausgiebig Wärme zu entziehen und seine Temperatur um 1—2° zu erniedrigen. Übrigens sei an dieser Stelle bemerkt, daß man, mit veränderter Anschauung über die Schädlichkeit der Temperaturerhöhung als solcher, den Wert der Bäderbehandlung Fiebernder nicht mehr so sehr in der Herabsetzung der Körpertemperatur erblickt, als vielmehr in der günstigen Beeinflussung von Sensorium und Nervensystem, Kreislauf und Atmung des Patienten.

---

[1]) Durig und Lode: Arch. f. Hyg. Bd. 39, S. 48. 1901.
[2]) Meyer, H. H. und Krehl: Referat über Fieber auf dem Kongr. f. inn. Med. 1913.

Da kalte Bäder die Wärmebildung stark anregen, so rufen sie, auch beim Gesunden, nur während des Bades selbst das Gefühl der Abkühlung hervor. Dies ist aber bald nach dem Bade wieder vorüber und das Wärmegefühl bei normalen Reaktionen des Körpers um so größer, je kälter das Bad war und je mehr der Badende demgemäß durch Schwimmen und andere Bewegungen seine chemische Regulation betätigt hat. Laue Bäder, in denen der Badende sich ruhig hält, nur vielleicht die Haut etwas reibt, um Frostgefühl zu beseitigen, rufen demgegenüber länger anhaltend das Gefühl von Abkühlung hervor.

Chemische Regulation ist *Erhöhung* des *Stoffwechsels*, und so steigern also besonders kalte Schwimmbäder ausgesprochen den Stoffwechsel. Dies ist dann im wesentlichen ein Ausfluß der sichtbaren und ausgiebigen Muskelbewegungen. Wenn aber jemand sich in einem Bad von 15° und 15 Minuten Dauer nach Möglichkeit ruhig hält, was einige Überwindung kostet, so beträgt nach älteren Untersuchungen die Mehrbildung von Wärme 120 Cal. Bei Entfettungskuren würde dies z. B. dem Verlust von 13 g Körpergewicht entsprechen. Die Gesamtwirkung bei kalten Bädern wird aber doch tatsächlich größer, da ausgiebige Bewegungen im Bade die Regel sind und auch *nach* einem solchen Bade sich stärkerer Bewegungsdrang geltend macht. Bei gesunden Personen rufen die erhöhten Umsetzungen das Verlangen nach vermehrter Nahrungsaufnahme hervor, die ein Caloriendefizit nicht nur ausgleicht, sondern vermöge der günstigen Beeinflussung des Allgemeinbefindens oft überkompensiert. So sehen wir also *Anregung des Appetits* und wohl auch auf die Dauer Zunahme des Körpergewichts. Die vermöge der chemischen Regulation für die Mehrzersetzung herhaltenden Stoffe sind, soweit sie nicht einfach aus der Nahrung stammen, sondern, etwa im Nüchternzustand, vom Körper selbst stammen, stickstofffrei. Sie stammen aus dem Glykogenvorrat und den Fettdepots. Körpereiweiß zerfällt nur bei extremen Abkühlungen und stärkerem Sinken der Körpertemperatur.

Bei *Wärmezufuhr* oder *Wärmestauung* steht dem Körper zur Aufrechterhaltung seiner normalen Temperatur der Weg der physikalischen Regulation offen, d. h. also, vermehrter Wärme*abgabe*. Eine chemische Regulation hingegen, Herabsetzung der Wärme*bildung*, existiert nach den bis in die letzte Zeit geltenden Anschauungen gegenüber hohen Außentemperaturen nicht. Denn nach den Untersuchungen von Rubner und seiner Schule ist bei einer Lufttemperatur an der Oberfläche des Körpers von etwa 33° bei völliger Körperruhe und in nüchternem Zustand der sog. Grundumsatz erreicht, d. h. die Höhe des Verbrennungsprozesses, die zur Erhaltung der einfachen Lebensfunktionen unbedingt nötig ist und unter die der Körper nicht mehr heruntergehen kann. Kestner und seine Schüler[1]) vertreten allerdings den Standpunkt, daß eine weitere Einschränkung der Verbrennungen (Herabsetzung des Gaswechsels beim Meerschweinchen bis zu 28%, beim Hund bis zu 40%, beim Menschen 8% unter den Grundumsatz) möglich ist, die sie „zweite chemische Wärmeregulation" bezeichnen. Sie wird nach Ansicht dieser Autoren verdeckt durch die Gaswechselsteigerung als Folge der Temperaturerhöhung und der für die physikalische Wärmeregulation (Arbeit der Schweißdrüsen, vermehrte Atembewegungen) aufgewendeten Arbeit. Die chemische Gegenregulation wird aber dadurch erkennbar, daß sie die Einwirkung der Hitze um mehrere Stunden überdauert und dann meßbar wird. Es sei noch erwähnt, daß bei langem Tropenaufenthalt der Grundumsatz nach Kestner um 10—20% heruntergehen kann. In der großen Hauptsache erfolgt aber sicher die Entwärmung des Körpers auf dem Wege der Wärmeabgabe und zwar durch Strahlung, Leitung und durch Ver-

---

[1]) Zeitschr. f. Biol. Bd. 74, S. 190. 1922.

dunstung von Schweiß. Die Rötung und Erwärmung der besser durchbluteten
Haut unter der Einwirkung warmer und heißer Bäder befördert die Wärmeabgabe durch Leitung und Strahlung. Dies kann aber nur so lange von Erfolg sein, als die Außentemperatur oder die Temperatur des Bades niedriger
ist als die Hauttemperatur und somit ein Temperaturgefälle in der Richtung
von Innen nach Außen vorliegt. Ist die Außentemperatur gleich hoch oder
höher, so wird auf dem Wege der Leitung oder Strahlung Wärme gestaut oder
dem Körper zugeführt. Der Mensch besitzt aber noch das ungemein wirksame
Mittel der Schweißabsonderung und -verdunstung. Hier ist der allgemeinste
Vorgang der Entwärmung, denn dies Mittel bleibt auch noch, und gerade dann
besonders in Kraft, wenn die Außentemperatur ebenso hoch oder höher ist als
die Innentemperatur. Die Schweißverdunstung ist zugleich das mächtigste
Mittel, denn zur Verdunstung von 1 l Schweiß sind 580 Cal. erforderlich, die dem
Körper entzogen werden müssen. Im Verlauf eines Schwitzbades wird nun leicht
1 l oder das Doppelte und Dreifache an Schweiß abgegeben. Zur Entwärmung
gehört aber natürlich, daß er auch verdunstet, und dies ist bei den einzelnen
Hitzeapplikationen durchaus verschieden. Am vollkommensten ist die Schweißverdunstung im Heißluftbad (Heißluftkasten, elektrisches Glühlichtbad, römisch-
irisches Bad), indem die trockene Luft den Wasserdampf aufnimmt. Gar nicht
verdunsten kann der Schweiß im heißen Wasserbad; er wird zwar abgesondert,
fließt aber, für die Entwärmung nutzlos, ins Badewasser. Dazwischen steht das
Dampfbad (Dampfkasten, russisches Bad). Soweit die physikalische Regulation
ausreichend zur Wirkung kommt, verändert sich die Körpertemperatur nicht.
Versagt aber die Entwärmung durch Leitung und Strahlung, ist außerdem die
Schweißbildung unzureichend oder wird die Verdunstung des Schweißes behindert oder aufgehoben, so muß, mangels einer chemischen Regulation gegen
Erwärmung, die Körpertemperatur unweigerlich ansteigen. Es kommt zu dem
„Hyperthermie" genannten Zustand, der von dem Begriff des Fiebers scharf zu
trennen ist. Bei der Hyperthermie wird, wie NAUNYN sich ausgedrückt hat,
die Überhitzung erzwungen, trotzdem die Mechanismen der Wärmeregulierung
mit aller Macht dagegen ankämpfen. Beim Fieber kommt dagegen die Überhitzung zustande, weil die Mechanismen der Wärmeregulation nicht ihre Schuldig-
keit tun. Die Hyperthermie wird bei den Bädern verschieden stark sein, am
schwächsten im Prinzip bei trockenen Badeformen, wie Heißluft, Sand, am stärksten bei heißen Wasserbädern. Die Scheidung ist aber praktisch keine vollständige,
denn auch bei intensiven Heißluftbädern sind Steigerungen der Körpertemperatur
um $^1/_2$—1° nicht ungewöhnlich, und umgekehrt wird in Heißwasserbädern
eine erhebliche Hyperthermie erst bei recht kräftiger Einwirkung erzielt. Auch
können die Badebedingungen dadurch verändert werden, daß im verhältnismäßig engen Heißluftkasten die Luft sich mit verdunstetem Schweiß so weit
sättigt, daß die weitere Verdunstung behindert wird. Im Wasserbad von 39°
und 20 Minuten Dauer steigt die Körpertemperatur in der Regel nicht mehr
als $^1/_2$—1°, erhebt sich aber bei 42° Badetemperatur in der gleichen Zeit auf 39,5°.
Auch *mäßig* heiße Wasserbäder treiben die Körpertemperatur ausgiebig in die
Höhe, wenn sie nur genügend lange einwirken. So fand LIEBERMEISTER in einem
Bade von Achselhöhlentemperatur nach $1^1/_2$ Stunden eine Körpertemperatur
von 39,7. Die Körpertemperatur stand also infolge der Stauung von Wärme
über der Badetemperatur. Auch nach den eingehenden Untersuchungen von
WICK[1]) erhebt sich in zeitlich länger ausgedehnten Bädern bei einer Wasser-
wärme bis etwa 38° die Körpertemperatur über die des Bades. Es dauert etwa

---

[1]) WICK: Wien. klin. Wochenschr. 1894, Nr. 36.

2 Stunden nach Schluß des Bades, bis die Körpertemperatur wieder zur Norm
zurückgekehrt ist, ja, sie kann wegen der Überwärmung der Haut sogar kurz
nach dem Bade noch etwas steigen. Daß die Nachwirkung des Bades so erheblich
und anhaltend ist, trotz der stark erweiterten Hautgefäße und der damit verknüpften erheblichen Wärmeabgabe, hängt mit erhöhter Wärmebildung als
Folge der Hyperthermie zusammen[1]). Denn nicht nur fehlt gegen Wärme eine
regulierende Einschränkung der Verbrennungsvorgänge, sondern es folgt bei
Erhöhung oder Erniedrigung der Körpertemperatur auch der sonst Homoitherme
dem von Pflüger am Kaltblüter gefundenen Gesetz, daß die Verbrennungen
im Körper gleichsinnig mit der Temperatur steigen oder fallen. Die Vermehrung
des Stoffumsatzes ist, wie Respirationsanalysen namentlich von H. Winternitz[2])
gezeigt haben, bei der künstlich erzeugten Hyperthermie auffallend groß, bis zu
100% des Ausgangswertes und wesentlich erheblicher als beim echten Fieber.
Sie soll übrigens bei den verschiedenen Arten von Bädern nicht gleich groß sein.
Wenn sie in Heißluftbädern, auch wenn sie zu erheblicher Hyperthermie führten,
nach Untersuchungen von Salomon[3]) nur 15,9% betrug, so ist die höhere Zahl
bei Wasserbädern vielleicht mit der von Bier[4]) angenommenen, einem leichten
Entzündungsreiz gleichenden Wirkung des Wassers zu erklären. Dem steht allerdings gegenüber, daß nach den Untersuchungen von Linser und Schmidt[5])
an Ichthyosiskranken, die nicht schwitzen können, schon im überwärmten Zimmer
der Sauerstoffverbrauch um 100% stieg. Die Mehrzersetzung erfolgt bei mäßigen
Graden von Hyperthermie auf Kosten N-freier Substanz. Nach Untersuchungen
von Graham und Poulton[6]) braucht erhebliche mehrstündige Erhöhung der
Körpertemperatur im Dampfbad keine Steigerung der N-Ausscheidung zur Folge
zu haben. Dies kann für Entfettungskuren herangezogen werden. Allerdings
verlangen diese Vorsicht, da Bäder, die Hyperthermie erzeugen, trotz der Erweiterung der Hautgefäße den Blutdruck steigern, also Herz und Gefäße stark
belasten, was gerade bei adipösen Menschen oft nicht unbedenklich ist. Steigt
die Körpertemperatur auf 39,5 und mehr, so kommt es zu nicht unerheblichem
Zerfall von Körpereiweiß.

Da bei allen heißen Bädern lebhafte Schweißabsonderung eintritt, man
spricht ja allgemein von „Schwitzbädern", so ist an dieser Stelle noch einiges
über die Bedeutung des „Schwitzens" zu sagen, die mit der Frage des Wärmehaushaltes nicht erschöpft ist. Vorausgeschickt sei, daß nach der vergleichenden
Untersuchung von Plate und Schuster[7]) die ausgiebigste Schweißabsonderung
im heißen Wasserbad erfolgt, kaum geringer im heißen Sandbad ist, worauf
absteigend Heißluftbad und Dampfbad folgen. Das heiße Wasserbad stellt aber
die größten Ansprüche an den Zirkulationsapparat. Besonders gut und schonend
schwitzt man im Sandbad, bei dem der mechanische Reiz auf die Haut, und in
den Glühlichtbädern, bei denen die Wärmestrahlung günstig auf die Schweißabsonderung wirken. Da der Schweiß durch die Schweißdrüsen dem Blut entzogen wird, dieses aber an seiner Konzentration festhält, so muß als nächste
Folge des Schwitzens Flüssigkeit wieder ins Blut übertreten. Sie wird den
Wasserdepots entnommen, die, wie Magnus gezeigt hat, sich hauptsächlich in
den Muskeln, zum Teil auch in der Haut finden. An diesem Austausch nehmen

---

[1]) Ignatowski: Arch. f. Hyg. Bd. 51, S. 300. 1904.
[2]) Winternitz, H.: Habilitationsschr. Halle 1902.
[3]) Salomon: Zeitschr. f. diätet. u. physikal. Therapie 1901, S. 205.
[4]) Bier: Hyperämie als Heilmittel.
[5]) Linser und Schmidt: Dtsch. Arch. f. klin. Med. Bd. 79, S. 514. 1904.
[6]) Müller, Fr.: Verhandl. d. Kongr. f. inn. Med. 1913, S. 119.
[7]) Plate und Schuster: Zeitschr. f. physikal. u. diätet. Therapie Bd. 14, S. 285. 1910.

auch gelöste Stoffe teil und nach örtlicher intensiver Behandlung mit Hitze wohl auch pathologische Ablagerungen, die, wie BIER gelehrt hat, durch die Wirkung der Hyperämie verflüssigt werden. Es liegt nahe, mit diesen Vorgängen die Erfolge in Zusammenhang zu bringen, die man bei akuten und chronischen rheumatischen Erkrankungen durch allgemeine Schwitzbäder erzielt. Weiterhin ist übrigens auch darauf hinzuweisen, daß die Erhöhung der Verbrennungsprozesse im Körper bei Bädern, die Hyperthermie erzeugen, allgemein im genannten Sinne wirkt, indem man annimmt, daß krankhafte Produkte vielfach in stärkerem Maße zum Zerfall kommen als gesunde Gewebe.

Die Aufsaugung entzündlicher Ergüsse aus serösen Höhlen wird durch Schweißprozeduren oder andere Arten, dem Körper Flüssigkeit zu entziehen, wenn sie nicht äußerst intensiv sind, nur wenig gefördert, denn die osmotischen Funktionen der Membranen, durch die der Flüssigkeitsaustausch erfolgen soll, haben, wie GROBER bezüglich der Pleura gezeigt hat, bei Entzündungen gelitten und werden so der allgemeinen Beeinflussung schwer zugänglich. Außerdem erzeugen diese Entzündungen auf Grund eines aktiv vitalen Vorgangs einen Flüssigkeitsstrom in der Richtung nach der Oberfläche der serösen Haut zu, und auch bei der Aufsaugung der Ergüsse kommen vor allem die Funktionen der Gewebezellen in Betracht, die durch den Krankheitsprozeß ebenfalls gestört worden sind. Anders als allgemeine wirken bei solchen Fällen örtliche Hitzeanwendungen. Das Wirksame ist aber dabei nicht die Entwässerung, sondern die durch Wärme erzeugte Hyperämie mit ihren Folgen (BIER).

Mit dem Schweiß können verschiedenartige flüchtige und nicht flüchtige Substanzen allmählich aus dem Körper entfernt werden, von letzteren z. B. anorganische Gifte, wie Arsen, Quecksilber, Bleisalze. Die Ausscheidung von Kochsalz und Abbauprodukten des Eiweißes könnte von Interesse sein bei insuffizienten Nieren und bei Ödemen. Die durch Schwitzbäder ausgeschiedenen Mengen sind aber im Verhältnis zu dem, was im Körper zurückgehalten wird, bei NaCl sehr bescheiden. Etwas günstiger steht es für den N, von dem bei Niereninsuffizienz bis zu 1,7 g im Schweiß gefunden wurde. Es ist, um weiteres zu erwähnen, keine Rede davon, daß etwa die starken Schweiße der Phthisiker der Entgiftung des Körpers dienen könnten. Entsprechendes gilt für die Ausscheidung einzelner Bakterien, die im Blut zirkulieren, durch die Haut.

Eine ausgezeichnete hygienische Wirkung des Schwitzens ist aber die Hautreinigung, die nicht nur in der Herausbeförderung von Schmutz und Hautfett aus den Drüsenausgängen und Falten der Haut besteht, sondern auch in der Fortschwemmung dort liegender Bakterien, die durch Desinfektionsmittel und mechanische Reinigung sonst schwer zu erreichen sind. Plattenkulturen der Keime im Badewasser nach einfachem Reinigungsbad und nach einem Bad, in dem eine Person, die schweißtriefend aus dem Schwitzkasten kam, sich abgespült hatte, ergaben für den zweiten Fall die mehrfache Anzahl von Kolonien.

4. Wirkungen auf das Blut.

Über die Einwirkungen von Wasserprozeduren auf das Blut existiert eine große Zahl von Untersuchungen. Der Wert ihrer Ergebnisse steht vielfach nicht im Verhältnis zu der aufgewendeten Arbeit. Zunächst wurde gefunden, daß nach allgemeinen Kälteapplikationen Hämoglobingehalt und Zahl der roten und weißen Blutkörperchen im Capillarblut zunehmen. Diese Wirkung zeigt sich sehr rasch, tritt mit der reaktiven Gefäßerweiterung auf und ist offenbar durch Änderungen der Blutverteilung bedingt. Verengte Capillaren führen nämlich vielfach nur Plasma, nach der Erweiterung strömen aber auch rote Blutkörperchen ein, wie man dies in analogen Fällen mit Hilfe des Mikroskops fest-

stellen kann. Die „Kälteleukocytose" wird außerdem auf eine Randschichten-
bildung der Leukocyten und auf einen leukotaktischen Reiz zurückgeführt.
Auch die Viscosität des Blutes nimmt infolge von Beeinflussung des Flüssig-
keitsaustausches zwischen Capillarblut und Gewebsflüssigkeit zu.

Von allgemeinerem Interesse sind die Untersuchungen über Einwirkung
von Schwitzprozeduren auf das Blut, denn sie geben uns einen Einblick in den
Flüssigkeitsaustausch zwischen Blut und Geweben. So haben die Arbeiten von
Cohnheim und Kreglinger[1]), Gross und Kestner[2]) gezeigt, daß während des
Schwitzens ein Strom von seröser Flüssigkeit aus den Muskeln in das Gefäß-
system geht, der das von der Haut abgegebene Wasser überkompensiert. Der
Ausdruck dafür ist Sinken des Hämoglobin-Steigen des Eiweißgehaltes im
Blut. Andere Autoren fanden hingegen nach einem Schwitzbade Zunahme der
roten Blutkörperchen, des spezifischen Gewichts und der Viscosität, was sie auf
vorübergehende Bluteindickung infolge der Wasserverdunstung zurückführen.
Bei heißen Wasserbädern hingegen wurde teilweise Abnahme der Blutkörperchen
gefunden und durch einen starken Zustrom von Lymphe aus den Geweben in
das Blut erklärt. Nach Untersuchungen von R. Plaut und E. Wilbrand[3]) (aus
dem Kestnerschen Institut) erklären sich die widersprechenden Befunde bezüglich Abnahme bzw. Zunahme des Hämoglobins beim Schwitzen so, daß
immer anfangs eine Verdünnung des Blutes durch Gewebeflüssigkeit eintritt,
daß aber bei Wärmestauung und bei Kochsalzverarmung die Wasserdepots später
versagen, so daß eine Eindickung nachfolgt.

5. Wirkung auf die Harnsekretion.

Die Urinabsonderung wird durch ein kaltes Bad vorübergehend erhöht,
das spezifische Gewicht sinkt entsprechend. Es hängt dies mit der allgemeinen
Beeinflussung des Blutdrucks und den Veränderungen der Durchblutung in den
Nieren selbst zusammen, wobei zu berücksichtigen ist, daß die Gefäße der Nieren
in ihren Reaktionen denen der Körperoberfläche konsensuell verlaufen, reaktive
Gefäßerweiterung also bessere arterielle Durchblutung der Nieren bedeutet.
Innerhalb der 24stündigen Urinmenge kommen diese Veränderungen, da sie bald
kompensiert werden, nicht zum Ausdruck, wenigstens bei normalen Kreislauf-
verhältnissen. Nur soweit ein Zustand von Herzschwäche, gegebenenfalls durch
Bäder günstig beeinflußt wurde, macht sich dies als Vergrößerung der Gesamt-
diurese geltend. Schwitzbäder setzen entsprechend der Mehrausscheidung von
Wasser durch die Haut die Harnmenge vorübergehend herunter. Es soll dies
aber auch bei warmen Bädern der Fall sein, die nicht zum Schwitzen führen.

Über die Art, wie die Ausscheidung von Harnstoff, Harnsäure, Urobilin,
durch Bäder beeinflußt wird, über die Harnacidität, die Angaben widersprechen
sich vielfach, sei u. a. auf die letzte Zusammenstellung bei Matthes[4]) verwiesen.
Nach starken Abkühlungen kann man auch bei Gesunden Eiweiß im Urin finden.

6. Allgemeine und Sonderwirkungen von Bädern.

Seit Urzeiten bewahren eine Reihe von Bädern den Ruf besonderer Heil-
kräfte. Vielfach sind es einfache Thermalquellen, und so war es schwer zu verstehen, warum diese Bäder andere und besserer Heilwirkungen entfalten sollten
als Wasserbäder der gleichen Temperatur, die man zu Hause in seiner Badewanne
nehmen kann. Ein mystischer, für die Wissenschaft nicht faßbarer „Brunnen-

---

[1]) Cohnheim und Kreglinger: Zeitschr. f. physiol. Chem. Bd. 63, S. 426. 1909.
[2]) Gross und Kestner: Zeitschr. f. Biol. Bd. 70, S. 187. 1919.
[3]) Plaut, R. und E. Wilbrand: Zeitschr. f. Biol. Bd. 74, S. 191. 1922.
[4]) Matthes: Dietrich-Kaminer Bd. II, S. 52. 1922.

geist" mußte zur Erklärung dienen. Dieser Brunnengeist schien nunmehr entdeckt, als in einer Anzahl Quellen die auf rheumatische Leiden kräftig wirkende Radiumemanation gefunden wurde, ein Gas, das keine chemischen Bindungen eingeht und daher für die bisherigen Methoden der Quellanalysen nicht faßbar war. Da die Emanation durch Atomzerfall bald unwirksam wird (Halbwertszeit 3,8 Tage), so erklärte sich auch, warum die Wirkungen nur an der Quelle selbst und mit dem gleichen Wasser zu Hause nicht mehr erzielt wurden. Die Radiumemanation ruft in der Tat eine Anzahl charakteristischer Bäderreaktionen hervor, wie sie gleich noch geschildert werden. Nun zeigte aber auffallenderweise die weitere Analyse der Heilquellen, daß andere, gleich berühmte Rheumatikerbäder, Ragaz, Teplitz, Wildbad in Württemberg, so gut wie ganz frei von Emanation sind. Die Radiumemanation konnte also mindestens nicht der einzige Brunnengeist sein. Man dachte wieder mehr an das ganze Milieu der Kurorte, die mit dem Herausreißen des Patienten aus seiner Berufstätigkeit verknüpfte Schonung und besonders an die Kunst und Erfahrung der Ärzte in den Badeorten. Nach P. Lazarus ist der Geist des Arztes der Brunnengeist[1]).

Wir kommen aber doch immer wieder darauf zurück, daß in vielen Heilbädern charakteristische, seit langem bekannte „Bäderreaktionen" im Verlaufe, bald nach Beginn der Kur auftreten, die im allgemeinen als ein günstiges und erwünschtes Zeichen betrachtet werden[2]). Bei chronischen Gelenkerkrankungen treten vermehrte Schmerzen in den erkrankten Teilen auf, man kann auch wohl objektiv Anschwellungen feststellen. Das Allgemeinbefinden ist vorübergehend gestört, fieberhafte Temperatursteigerungen kommen vor. Auch alte Erkrankungsherde machen sich wieder bemerkbar. In anderen Fällen, z. B. bei Frauenleiden, werden alte Entzündungsherde mobilisiert, vermehrte Sekretion aus den Genitalien, Ziehen im Kreuz sind die Zeichen; abnorme Menstrualblutungen treten auf. Skrofulös-tuberkulöse Drüsen schwellen an, Fisteln sezernieren stärker. In einer mehr als 200 Jahre alten Ragazer Urkunde heißt es[3]): „Wenn vor 10 oder mehr Jahren ein äußerlicher oder innerlicher Teil des Leibes krank gewesen, so wird während der Kur das Wasser an selbigem Orte merklich anklopfen und den beschädigten Teil anzeigen." Man kann allgemein sagen, daß in allen diesen Fällen eine chronische Entzündung in eine mehr akute verwandelt wird. Der Prozeß, der vorher nicht abheilen wollte, zeigt nach seiner Aktivierung günstigere Heilaussichten, eine akute Entzündung heilt besser ab als eine chronische. So leitet die Bäderreaktion oft den Heilumschwung ein. Aufgabe des Arztes, der die Kur überwacht, ist es, die Reaktion innerhalb der richtigen, nach seinen Erfahrungen erwünschten Grenzen zu halten. Noch ein zweites kann man im Verlauf einer oder mehrerer Badekuren beobachten, eine Umstimmung des Gesamtverhaltens des Körpers, eine Änderung (Verbesserung) seiner „Konstitution". Besonders in dem Allgemeinbeeinflussungen noch leichter zugänglichen Kindesalter kann man dies beobachten. Bei Kindern mit Skrofulose, exsudativer Diathese, bemerkt man diese Umstimmung nach einer oder mehreren Kuren in Solbädern. Um ein anderes Beispiel zu nennen, Kinder, die in der Entwicklung zurückbleiben, erhalten gewissermaßen einen Anstoß durch längeren Aufenthalt an der See, der den Umschwung einleitet. Gewohnt, entsprechend der lokalistischen Anschauungsweise unserer Medizin, auch die Therapie im wesentlichen auf das erkrankte Organ zu richten, stand man diesen Dingen bis jetzt wissenschaftlich ziemlich ablehnend gegenüber. Die moderne Konstitutionspathologie, die synthetisch den ganzen Körper zu erfassen versucht und sich

---

[1]) Lazarus, P.: Berlin. klin. Wochenschr. 1912, Nr. 14.
[2]) Vgl. W. Engelmann: Balneologie und Balneotherapie. München: O. Gmelin 1924.
[3]) Zitiert nach W. Engelmann.

damit wieder der Humoralpathologie nähert, bringt ihnen mehr Verständnis entgegen. Einer auffallenden Parallele stehen wir in der Therapie gegenüber, gekennzeichnet durch die Herdreaktionen, Allgemeinwirkungen und Umstimmungen, welche parenteral eingeführte Eiweißkörper und einige andere Stoffe im Körper erzeugen. Der Begriff der „Proteinkörpertherapie" wurde abgelöst von den Worten „Protoplasmaaktivierung", „unspezifische Leistungssteigerung" und endlich allgemeine „Reiztherapie". Auch die Bäder und verwandten Prozeduren wirken nun als Reize. Ihr Angriffspunkt ist das Hautorgan, und von hier aus werden biologische Abwehrvorrichtungen im Organismus in Gang gesetzt. Dies geschieht wohl nicht nur auf dem Wege der Nervenbahnen. Denn man schreibt unter anderem der Haut heute wichtige immunbiologische und innersekretorische Funktionen zu, die von Er. Hofmann[1]) unter dem Namen der Esophylaxie zusammengefaßt werden. Dieses Gemeinsame in der Bäderwirkung und anderer physikalischen Maßnahmen (Bestrahlungen) unter dem Gesichtspunkt des Reizes hat in verdienstvoller Weise P. Schober[2]) hervorgehoben und den Vergleich mit der Proteinkörpertherapie durchgeführt. Nun darf man aber gewiß nicht die Bäderwirkung, den Einfluß verschiedenartiger Strahlen usw. auf den Körper als gleichmäßigen, unspezifischen Reiz auffassen. Denn neben einer gewissen allgemeinen Grundlage finden sich im einzelnen zwischen verschiedenartigen Bädern erhebliche und wohl charakteristische Unterschiede in der Wirkung. Wir werden also, wie dies ja auch für die Eiweiß- und Serumbehandlung gilt, neben den allgemeinen unspezifischen spezifische Sonderwirkungen anzunehmen haben. Auf eine Resorption der Bestandteile verschiedenartiger Heilbäder in den Körper sind diese Unterschiede nicht etwa zurückzuführen, denn wenn auch von Gasen wie Kohlensäure oder Radiumemanation aus dem Bade durch die Haut etwas in das Körperinnere gelangt und in der Ausatmungsluft nachgewiesen werden kann, so dringen doch gelöste Salze irgendwelcher Art durch die unverletzte Haut nicht in das Körperinnere ein. Die stoffwechselsteigernde Wirkung der Solbäder, die nach O. Heubner[3]) bei skrofulösen Kindern viel größer ist als bei gesunden, die das Schlagvolumen des Herzens erhöhende, die Blutgefäße der Körperoberfläche erweiternde Wirkung auch kühler, natürlicher Kohlensäurebäder [Nauheim[4])] ist also bis jetzt nur auf eigenartige spezifische Reizwirkungen zurückzuführen, die am Hautorgan ihren Ausgangspunkt nehmen.

Die Erklärung der Allgemein- und Sonderwirkungen der Bäder, die sich hier anbahnt, ist erst im Anfang des Erkennens; vielfach noch Hypothese, gibt sie uns aber aussichtsreiche Ausblicke und Anregung zu weiterer Forschung.

---

[1]) Hofmann, Er.: Dtsch. med. Wochenschr. 1919, Nr. 45.
[2]) Schober, P.: Zeitschr. f. physikal. u. diätet. Therapie Bd. 26, S. 416. 1922.
[3]) Heubner, O.: Über Badekuren im Kindesalter. Berlin. klin. Wochenschr. 1905, Nr. 17 u. 18.
[4]) Strasburger: Dtsch. Arch. f. klin. Med. Bd. 82, S. 459. 1905; u. Med. Klinik 1914, S. 978.

Die physikalischen Faktoren des Klimas.

Von

F. LINKE
Frankfurt a. M.

Mit 1 Abbildung.

Zusammenfassende Darstellungen:
HANN, J. v. und R. SÜRING: Lehrbuch der Meteorologie. 4. Aufl. Leipzig: Chr. H. Tauchnitz 1924. — HANN, J. v.: Handbuch der Klimatologie. 3. Aufl. Stuttgart: J. Engelhorn 1908. — KÖPPEN, W.: Die Klimate der Erde. Berlin: W. de Gruyter & Co. 1923.

I. Allgemeines.

1. Begriffsbestimmung.

Es gab Zeiten, wo man unter „Klima" nur einen Akkord von Luftdruck, Lufttemperatur, Luftfeuchtigkeit, Bewölkung, Niederschläge und Wind verstand. Neuerdings sieht aber auch der Meteorologe die Sonnen- und Himmelsstrahlung (unterschieden nach kurzwelliger, Licht- und langwelliger Strahlung) sowie den Trübungsgrad der Luft als wichtige klimatische Faktoren an, wie ja schon A. v. HUMBOLDT getan, der allerdings auch die luftelektrischen Erscheinungen in den Begriff „Klima" einschloß. Hiervon ist man wieder abgekommen, weil keine Wirkungen der elektrischen Spannung der Atmosphäre auf die lebenden Organismen bekannt geworden sind, ebensowenig wie das magnetische Kraftfeld der Erde Wirkungen geäußert hat. Und wenn man von Klima spricht, so verbindet man damit doch die Beziehung der Atmosphäre zu Mensch, Tier, Pflanze und Erdboden.

Eher gehört noch die elektrische Leitfähigkeit der Luft zum Klima. Da sie sich aber in der Hauptsache durch den Gehalt der Luft an „Emanation", d. h. gasförmigen Zerfallsprodukten der radioaktiven Elemente, erzeugt wird, so tut man gut, sie bei der Behandlung der *chemischen Faktoren* des Klimas zu berücksichtigen, d. h. wenn die Zusammensetzung der Luft erforscht oder dargelegt wird. Dieser — chemische — Zweig der Klimatologie ist bisher noch sehr vernachlässigt; und doch besteht kein Zweifel, daß geringe Abweichungen von der normalen Zusammensetzung, z. B. Erhöhung des Gehaltes der Luft an Sauerstoff, Kohlensäure, Ozon, Ammoniak, Säuredämpfen und bestimmten Stickstoffverbindungen, für den Organismus merklicher sind als geringe Schwankungen der Temperatur, des Druckes und der Feuchtigkeit.

Der Vollständigkeit der Definition halber soll noch die *biologische* Betrachtungsweise des Klimas erwähnt werden, die sich allerdings nicht nur auf die Feststellung des Gehaltes der Luft an Bakterien und Pilzen erstrecken darf, sondern viel umfassender sein muß, indem sie auch die Wirkung der physikalischen und chemischen Faktoren auf die tierischen und pflanzlichen Organismen erforscht und beschreibt.

Hier soll also nur von den *physikalischen Faktoren*, insbesondere von den meteorologischen und geophysikalischen, die Rede sein, und auch nur — entsprechend der Aufgabe dieses Sammelwerkes — so weit, als man bei dem heutigen Stand der Wissenschaft mit einer physiologischen Bedeutung rechnen kann. Dabei konnte das Kapitel „Sonnenstrahlung" kurz gehalten werden, da es von anderen Autoren gesondert behandelt wird.

2. Die Atmosphäre als Ganzes.

Die atmosphärische Luft ist ein Gasgemisch mit zeitweiligem Zusatz von Wassertröpfchen und festen Substanzen in staubförmigem Zustande (Dunst). Der gasförmige Bestandteil überwiegt aber so stark, daß gegen ihn das Gewicht etwa vorhandener Wassertropfen und des Dunstes gar nicht ins Gewicht fällt. So entspricht in Meereshöhe das Gewicht der Gase einem Quecksilberdruck von etwa 76 cm, beträgt also wegen des spezifischen Gewichtes des Quecksilbers von 13,6 etwa 1,0 kg pro qcm oder 10 000 kg/qm. An Wassertröpfchen können in einer 8 km hohen Wolke hochgerechnet 8 kg pro qm, an Dunst etwa 2 kg pro qm Grundfläche in Betracht kommen, also zusammen $1^0/_{00}$ im Höchstfalle.

Die von Tröpfchen und Dunst freie Luft besteht zu ca. 99% aus Gasen, die bei den atmosphärischen Verhältnissen der bodennahen Schichten als permanent zu betrachten sind. Hiervon sind 78,0 Vol.-% Stickstoff, 21,0% Sauerstoff, 0,9% Argon und nur 0,03% Kohlensäure. Es sind ferner noch Spuren von Wasserstoff, Ozon und Ammoniak gefunden, deren Beträge jedoch für die Gesamtheit nicht in Betracht kommen.

Die Zusammensetzung an permanenten Gasen ist außerordentlich konstant, zeitlich und örtlich. Und selbst in den von Luftfahrzeugen leicht erreichbaren Höhen scheint wegen der fortwährenden Durchmischung der untersten Luftschichten diese Zusammensetzung nicht verändert zu werden. In Höhen jedoch, die der vertikalen Konvektion entrückt sind, müssen sich die schweren Gase, wie Kohlensäure (spez. Gew. 22,0), Argon (19,8) und Sauerstoff (15,9) nach den physikalischen Diffusionsgesetzen unten absetzen, so daß die höheren Luftschichten immer stickstoffreicher werden. In einem Gasgemisch verhält sich bekanntlich jeder Teil so, als ob er allein vorhanden sei. Seine Abnahme mit der Höhe richtet sich nach der Formel

$$p = p_0\, e^{-\frac{h}{RT}},$$

wo p der Partialdruck (mm Wassersäule) in der Höhe h (in m), p_0 der Erdboden, T die mittlere absolute Temperatur und R eine Konstante ist, die für den Stickstoff den Wert 30,2, Sauerstoff 26,5, Argon 21,2 und Kohlensäure 19,2 besitzt (Luft 29,3). Man kann nach dieser Formel leicht berechnen, daß schon in 50 km Höhe der Stickstoffgehalt 90% beträgt. A. WEGENER und andere nehmen zwar an, daß die leichten Gase, Helium und Wasserstoff, oben das Übergewicht bekommen. Wie schon gesagt, sind aber die quantitativen Angaben der Mengen dieser leichten Gase am Erdboden so ungenau, daß man sich wohl den neueren Untersuchungen VEGARDS[1] wird anschließen müssen, wonach die äußerste Gashülle der Erde aus Molekülkomplexen von Stickstoff besteht, wobei es ganz gleichgültig ist, ob wirklich nach VEGARD dieser Stickstoff in krystallinem Zustande sich befindet oder nicht.

---

[1] VEGARD: Hypothese der hohen Stickstoffatmosphäre. Proc. of the roy. soc. of London. Ser B. Bd. 101, S. 312. 1922; Bd. 106, S. 117. 1924.

Nach diesen Überlegungen nimmt die Luft mit Entfernung von der Erde zuerst schnell, später immer langsamer an Dichte ab. In 460 km Höhe müssen sich aber noch Gasmoleküle befinden, die aufleuchten, wenn sie von den Corpuscularstrahlen der Sonne getroffen werden (Polarlicht). Eine bemerkenswerte Grenze liegt jedoch in der Höhe, bis zu welcher die vertikalen Ströme vom Erdboden aus reichen, deren Wirkungen unsere Witterung ihren wechselvollen Charakter verdankt. Sie liegt in unserer Breite ca. 11 km hoch, in den Tropen etwa 18 km, an den Polen, sofern sie sich dort ausbildet, in 8 km Höhe und äußert sich darin, daß die mit der Höhe im Mittel um 4 bis 7° pro 1000 m abnehmende Temperatur von den genannten Höhen ab konstant bleibt oder gar wieder zunimmt. Diese Grenzschicht heißt daher „die große Inversionsschicht". Die unter dieser Grenzschicht liegende Luft, charakterisiert durch vertikale Luftströme und Wolkenbildung, nennt man „Troposphäre", die obere, rein horizontal fließende Luft ohne Kondensationserscheinungen hingegen „Stratosphäre".

Wie schon gesagt, besteht die Luft nur zu 99% aus permanenten Gasen, genauer 97 bis 100%; 0 bis 3% bildet der Wasserdampf (der gasförmige Zustand des Wassers). Die Tatsache, daß der Wasserdampfdruck bei einer bestimmten Temperatur nur einen genau anzugebenden Höchstwert haben kann, ist für Bewölkung und Niederschläge bedeutsam. Kühlt sich die Luft und mit ihr der Wasserdampf ab, so kann unter Umständen diese Höchstgrenze unterschritten werden und der Wasserdampf teilweise zur Kondensation kommen.

Dieser Kondensationsvorgang (Nebel- und Wolkenbildung) ist abhängig von dem Vorhandensein von Dunstkernen, welche die Größe von Molekülkomplexen (10^{-6} bis 10^{-5} cm) haben und hygroskopisch sein müssen. Die Zahl dieser Kondensationskerne mißt man mit einem „Aitkenschen Kernzähler"; früher sagte man „Staubzähler", weil man glaubte, daß *alle* Stäubchen als Kondensationskerne wirken. A. WIGAND[1]) widerlegte das experimentell. Es scheint sicher zu sein, daß nur hygroskopische oder in Wasser lösliche Substanzen kleinster Dimension im Aitkenschen Kernzähler zur Wirkung kommen, während die größeren, trägen beim Einsaugen in das kleine Kondensationsgefäß durch die Wandungen der fettigen Hähne und Röhren festgehalten werden. Die nicht hygroskopischen fallen aus, weil die Zählung nach plötzlichem Herbeiführen des Übersättigungszustandes geschieht und die dann im Mikroskop des Apparates erkennbaren Tröpfchen sofort wieder verdampfen bzw. sich gar nicht bilden würden, wenn sie sich nicht an hygroskopische Kerne adsorbieren könnten. Die Zahl der Kerne ist sehr verschieden. Im Zimmer können mehrere Billionen in Kubikzentimeter enthalten sein, in freier Luft der Stadt Hunderttausende, auf dem Lande vielleicht 100 000, in 500 m 13 000, in 1000 m 6000, in 2000 m 700 und in 5000 m 50 Kerne, nach WIGANDS Mittelbildungen für Zentraleuropa. Bei Tiefdruckwetter ist die Abnahme mit der Höhe langsamer, bei Hochdruckwetter schneller.

An diese Kerne lagern sich die Wasserdampfmoleküle an, und zwar schon ehe 100% Sättigung der Luft erreicht ist (Vorkondensationsstadium). Diese Elementartröpfchen sind dann noch nicht sichtbar, weil sie unter 10^{-4} cm Durchmesser liegen, trüben aber die Luft dadurch schon merklich, daß sie die direkten Sonnenstrahlen schwächen, die diffusen Lichtstrahlen aber dadurch vermehren, daß sie im Licht zum Mitleuchten gezwungen werden. Erst wenn die Elementartröpfchen mit steigendem Sättigungsgrade so wachsen, daß sie als Wolkenelemente sichtbar werden, d. h. die Fähigkeit bekommen, Lichtstrahlen zu beugen und zu brechen, was gewöhnlich bei 100% Sättigung erreicht ist, sprechen wir von Wolken- und Niederschlagsbildung. Die Tröpfchengröße hängt nämlich

---

[1]) WIGAND: Kernzählungen im Ballon. Ann. d. Physik Bd. 59, S. 689. 1915.

ab vom Grade der Sättigung. Kleine Tropfen würden schnell verdampfen, wenn nicht hygroskopische Kräfte des Kernes der Verdunstung entgegenwirken. So sind also diese Elementartröpfchen verdünnte Lösungen von Salzen und Säuren mit einem Durchmesser von 10^{-5} bis 10^{-3} cm. Kerne ohne anhaftende Wasserdampfmoleküle gibt es wahrscheinlich ebensowenig wie reine Wassertropfen. Der Unterschied zwischen Dunst und Nebel ist also nur graduel, unterschieden nach der Größe der Tropfen und der Konzentration.

Diese Elementartropfen bewirken, bevor Nebel und Wolken erkennbar sind — wie gesagt —, schon eine merkbare Schwächung (Extinktion) der Sonnenstrahlen bei ihrem Durchgang durch die Atmosphäre. Auch die reine trockene Atmosphäre (Idealatmosphäre) würde schon durch Lichtbeugung an den Molekülen die Sonnenstrahlen schwächen. Und zwar gilt *für jede Wellenlänge* die Bouguersche Formel

$$(1) \qquad J_m = J_0\, q^m \quad \text{oder} \quad J_m = J_0\, e^{-am}.$$

Hier ist J_0 die extraterrestrische Intensität der Sonnenstrahlung, J_m die beim Durchlaufen der Strahlen durch eine m-fache Atmosphärendicke am Boden auftreffende Intensität, a der Extinktions- und q der Transmissionskoeffizient. Wenn die Sonne im Zenit steht, durchlaufen alle ihre Strahlen die einfache Atmosphärendicke, bei 30° Sonnenhöhe die doppelte und bei Sonnenuntergang etwa die 35fache. Allgemein ist

$$(2) \qquad m = \frac{1}{\sin h} \cdot \frac{b}{760},$$

wo h der Höhenwinkel der Sonne über dem Horizont und b der Barometerstand ist.

Eine ähnliche Formel wie (1) kann man auch für die *Gesamtheit* der Sonnenstrahlen finden, doch sind dann q bzw. a keine Konstanten mehr, sondern nehmen mit der Schichtdicke zu bzw. ab, so daß man schreiben muß:

$$(3) \qquad J_m = J_0\, q_m^m \quad \text{oder} \quad J_m = J_0\, e^{-a_m m}.$$

a_m und q_m haben nach Berechnungen[1]) auf Grund der Messungen des Astrophysical Observatory in Washington folgende Werte:

Extinktionskoeffizienten (a_m) und Transmissionskoeffizienten (q_m) einer wasser- und dunstfreien Atmosphäre für verschiedene durchstrahlte Luftmassen (m) bzw. Sonnenhöhen in Meeresniveau (h).

m	1	$1^1/_2$	2	$2^1/_2$	3	4	6	8	10
h	90,0°	41,7	29,9	23,5	19,3	14,2	9,3	6,8	5,3°
a_m	0,128	0,119	1,112	0,106	0,102	0,096	0,086	0,079	0,074
q_m	0,880	0,888	0,893	0,899	0,903	0,908	0,917	0,924	0,929

Das gilt — wie gesagt — nur für eine ideale, reine und trockene Luft. Enthält aber die Luft trübende, feste oder flüssige, noch nicht mikroskopisch sichtbare Bestandteile, ferner Wasserdampf, der im langwelligen Spektralbereich die Strahlungsenergie selektiv absorbiert, so kann man die Formel erweitern und schreiben

$$(4) \qquad J_m = J_0\, q_m^{mT} \quad \text{oder} \quad J_m = J_0\, e^{-a_m mT}.$$

T, der „Trübungsfaktor", ist fast unabhängig von der durchlaufenen Schichtdicke m und zeigt an, wieviel ideale Atmosphäre gerade die gleiche Extinktion ergeben würden wie die vorhandene Atmosphäre.

---

[1]) Linke, F.: Trübungsfaktor. Meteorol. Zeitschr. 1922, S. 161.

T ist nun nach den Strahlungsbeobachtungen an verschiedenen Orten berechnet worden und hat dort folgende Werte gehabt:

Mittelwerte von Trübungsfaktoren.

Ort	T	Ort	T
Bolivianische Hochebene, 3600 m (Winter)	1,36	Potsdam, Telegraphenberg (Winter)	1,99
		(Sommer)	2,72
Argentinische Anden, 2700 m (Winter)	1,46	Davos, 1560 m . . . . . (Winter)	1,64
		(Sommer)	1,78
Argentinische Pampas . . (Winter)	1,52	Arosa 1860 m . . . . . . (Winter)	1,34
Atlantischer Ozean, Nordost-Passat (Sommer)	2,14	(Sommer)	1,80
		Agra bei Lugano, 565 m . (Winter)	1,53
Atlantischer Ozean, Südost-Passat (Winter)	2,17	(Sommer)	2,78
		Algäu, 1150 m . . . . . (Winter)	1,72
Atlantischer Ozean unter ca. 45° nördl. Br. . . . . . . (Winter)	2,56	Sommer)	2,41
		Taunus-Observat., 800 m ⎱ (Winter)	1,40
Atlantischer Ozean unter ca. 40° südl. Br. . . . . . . (Winter)	2,22	bei Frankfurt a. M. ⎰ (Sommer)	2,66
		Frankfurt a. M. . . . . (Winter)	3,08
Atlantischer Ozean, Äquatorzone . .	2,91	(Sommer)	3,79
Atlantischer Ozean, Dunkelmeer b. d.		Kolberg . . . . (Winter)	2,18
Kapverd. Inseln (Staub der Sahara)	4,22	(Sommer)	2,94

Die durch Gasmoleküle, Dunst und Wasser abhanden gekommene direkte Sonnenstrahlung kommt dem Boden größtenteils als Himmelsstrahlung wieder zugute. Verloren geht nur der Teil, der nach außen reflektiert wird und den man fast gegen die direkte oder diffuse, zum Boden gelangende Energiesumme vernachlässigen kann, und ferner der Teil, der von Wasserdampf, Kohlensäure und Ozon absorbiert ist. Dieser Teil dient zur Erwärmung der Luft, wirkt dadurch der Abkühlung der Erde entgegen, geht also auch nicht vollends verloren.

Nimmt man an, daß die Schwächung durch Absorption des Wasserdampfes 0,02 g-cal für jeden Millimeter Dampfdruck beträgt, so kommt man auf 5 bis 25%, im Mittel vielleicht 10% Verlust. Praktisch kann man fast sagen, daß Sonnenstrahlung und Himmelsstrahlung zusammen unabhängig von dem Trübungszustande sind. Was das Hochgebirge an Sonnenstrahlung mehr aufweist als die Tiefebene, hat letztere an Himmelsstrahlung reichlicher.

Eine besondere Wirkung auf die Wärmebilanz der Erde tritt dadurch ein, daß die kurzwelligen und die Lichtstrahlen vom Wasserdampf der Luft nur wenig absorbiert werden, während sich im ultraroten Spektralgebiet die bekannten großen Absorptionsbanden befinden. Gerade die langwelligen dunklen, von der Erde ausgehenden Wärmestrahlen unterliegen also dieser Absorption schon in den untersten wasserdampfreichen Schichten. Die Atmosphäre wirkt also wärmeaufspeichernd, indem sie wie ein Glashaus die von außen hereinkommende kurzwellige Strahlung fast unvermindert durchläßt, hingegen die langwellige Ausstrahlung verhindert. Man hat ausgerechnet, daß die Mitteltemperatur der Erde statt $14^1/_2°$ einige Grade unter 0 betragen und daß unter 50° Breite eine Januartemperatur von —40° herrschen müßte, wenn dieser „Glashauseffekt" der Atmosphäre nicht vorhanden wäre.

II. Sonnenstrahlung [1]).

Messungen liegen bisher nur für die Intensität der *direkten* Sonnenstrahlung vor; die Himmelsstrahlung ist nur zeitweilig und an wenigen Punkten gemessen. Daher wird bei dem Folgenden die Folgerung, daß die Summe der Sonnen- und

---

[1]) Es wird verwiesen auf C. Dorno: Physik der Sonnen- und Himmelsstrahlung. Braunschweig 1919.

Himmelsstrahlung fast unabhängig vom Trübungszustande ist, noch nicht berücksichtigt werden können.

Die Messung der direkten Sonnenstrahlung geschieht mit Aktinometern oder Pyrheliometern. Als Normalinstrument gilt das Ångstroemsche Kompensationspyrheliometer, das die Intensität der gesamten auffallenden Sonnenstrahlung mit der durch einen elektrischen Strom in einer feingewalzten Metalllamelle erzeugte Wärme vergleicht. Neuerdings werden Apparate bevorzugt, bei denen die auf einer schwarzen Fläche hervorgerufene Erwärmung durch die Sonnenstrahlung einen Thermostrom (mittels Thermoelemente) erzeugt, der an Voltmetern gemessen wird, z. B. das Universalaktinometer von Hartmann & Braun in Frankfurt a. M. Der Apparat hat den Vorteil, daß keine physikalische Vorbildung des Beobachters und keine rechnerische Reduktion des abgelesenen Ergebnisses nötig ist. Bisher wurden hauptsächlich die von Prof. Michelson (Moskau) zuerst gebauten Aktinometer benutzt, bei denen die Strahlungswärme eine Biegung eines Bimetallthermometers hervorruft, die mittels eines Mikroskops beobachtet wird. Solche Apparate werden nach Angabe von Prof. Marten bei Gebr. Schultze in Potsdam gebaut.

Die Intensität der direkten Sonnenstrahlung an einem Orte hängt ab von seiner geographischen Breite φ, der Sonnendeklination δ und der Tageszeit, ferner von Meereshöhe und Trübungsgrad T. Die ersten 3 Größen bestimmen die jeweilige Sonnenhöhe nach der Formel

$$(5) \qquad \sin h = \sin \varphi \sin \delta + \cos \varphi \cos \delta \cos t ,$$

wo t den Stundenwinkel, das ist der Zeitabstand vom wahren Mittag in Bogengraden, bedeutet; 1 Stunde sind 15°. Die durchstrahlte Luftmasse m ist nach Formel (2) berechenbar, wo im Barometerstand b dann die Meereshöhe zur Geltung kommt. Wenn zwei Orte verschiedener Meereshöhe also den gleichen Trübungsgrad haben, so hat der mit geringerem Luftdruck (größerer Meereshöhe) dennoch die stärkere Sonnenstrahlung nach Formel (4). Wie groß die Wirkung von geographischer Breite, Meereshöhe und Trübungsgrad auf die direkte Sonnenstrahlung ist, zeigen am besten folgende Tabellen, die sich alle auf wolkenlose Tage beziehen.

Tagessummen der Sonnenstrahlung auf eine zur Strahlungsrichtung senkrechte Fläche für mittleren Trübungsgrad (2,25) und wolkenlosen Himmel in Calorien pro Quadratmeter und Minute.

Geograph. Breite	Jan. 16.	Febr. 14.	März 16.	April 15.	Mai 16.	Juni 15.	Juli 16.	Aug. 16.	Sept. 15.	Okt. 16.	Nov. 15.	Dez. 16.	Jahr
0°	874	875	875	842	825	812	815	830	854	869	875	872	851
20°	729	805	793	870	912	977	910	868	848	820	768	718	835
40°	520	642	773	871	961	999	975	908	810	679	563	483	765
50°	375	525	712	882	983	1055	1018	932	766	599	414	295	713
60°	163	354	578	831	1017	1090	1050	900	698	439	220	100	620
70°	—	107	475	810	1264	1300	1204	931	605	255	—	—	580
80°	—	—	224	765	1310	1470	1410	1059	448	—	—	—	557

In dieser Tabelle sind die Tagessummen der Sonnenstrahlung bei einem mittleren Trübungsgrade der Luft ($T = 2{,}25$) berechnet. Der Einfluß der geographischen Breite ist im Frühling, Sommer und Herbst nicht erheblich, sondern tritt am deutlichsten im Winter hervor, wo z. B. Orte unter 40° Breite 5 mal soviel Strahlung bekommen wie unter 60°. Dafür bekommen allerdings die höheren Breiten im Sommer eine besonders lange Tagesdauer, die trotz verhältnismäßig geringem Wärmeüberschuß auf den Pflanzenwuchs von größerer Bedeutung zu sein scheint, als wenn sich die gesamte eingestrahlte Wärme auf den 12-Stundentag der südlicheren Breiten verteilt. Hiermit werden die überraschend günstigen Getreideernten in höheren Breiten erklärt.

Täglicher Gang der Strahlungsintensität in Calorien pro qcm und Minute bei mittlerer Trübung (2,25).

Wahre Zeit		$11^1/_2$ u. $12^1/_2$	$10^1/_2$ u. $1^1/_2$	$9^1/_2$ u. $2^1/_2$	$8^1/_2$ u $3^1/_2$	$7^1/_2$ u. $4^1/_2$	$6^1/_2$ u. $5^1/_2$	$5^1/_2$ u. $6^1/_2$	$4^1/_2$ u. $7^1/_2$
0° N.	Juni 15.	1,41	1,38	1,34	1,22	0,98	0,50	—	—
	Dez. 16.	1,50	1,48	1,43	1,30	1,07	0,58	—	—
20°	Juni 15.	1,45	1,42	1,38	1,30	1,11	0,80	0,25	—
	Dez. 16.	1,44	1,39	1,30	1,13	0,72	—	—	—
40°	Juni 15.	1,43	1,41	1,37	1,31	1,19	1,01	0,60	—
	Dez. 16.	1,19	1,14	1,00	0,69	0,00	—	—	—
50°	Juni 15.	1,41	1,40	1,36	1,30	1,20	1,05	0,76	0,31
	Dez. 16.	0,95	0,85	0,66	—	—	—	—	—
60°	Juni 15.	1,37	1,36	1,32	1,27	1,19	1,05	0,90	0,61
	Dez. 16.	0,48	0,35	0,00	—	—	—	—	—
70° Juni 15.		1,31	1,30	1,26	1,22	1,16	1,08	0,98	0,83
		$3^1/_2$ u. $8^1/_2$	$2^1/_2$ u. $9^1/_2$	$1^1/_2$ u. $10^1/_2$	$0^1/_2$ u. $11^1/_2$				
		0,65	0,47	0,31	0,25				
80° Juni 15.		1,21	1,20	1,18	1,15	1,12	1,08	1,02	0,97
		$3^1/_2$ u. $8^1/_2$	$2^1/_2$ u. $9^1/_2$	$1^1/_2$ u. $10^1/_2$	$0^1/_2$ u. $11^1/_2$				
		0,90	0,85	0,80	0,77				

Hier treten diese Unterschiede der Tagesdauer ganz besonders hervor.

Tagessummen der Sonnenstrahlung für $\varphi = 50°$ N. und mittleren Trübungsgrad ($T = 2,25$) in Calorien für verschiedene Meereshöhen.

	Jan.	Febr.	März	April	Mai	Juni	Juli	Aug.	Sept.	Okt.	Nov.	Dez.	Jahr
Meereshöhe .	375	525	712	882	983	1055	1018	932	766	599	414	295	713
2000 m . . .	429	599	775	963	1070	1143	1106	1005	846	663	473	344	785

Täglicher Gang der Strahlungsintensität für $\varphi = 50°$ N. und mittleren Trübungsgrad ($T = 2,25$) in verschiedenen Meereshöhen.

		$11^1/_2$ u. $12^1/_2$	$10^1/_2$ u. $2^1/_2$	$9^1/_2$ u. $2^1/_2$	$8^1/_2$ u. $3^1/_2$	$7^1/_2$ u. $4^1/_2$	$6^1/_2$ u. $5^1/_2$	$5^1/_2$ u. $6^1/_2$	$4^1/_2$ u. $7^1/_2$
0 m	Juni	1,41	1,40	1,36	1,30	1,20	1,05	0,76	0,31
	Dez.	0,95	0,85	0,66					
2000 m	Juni	1,50	1,47	1,43	1,38	1,30	1,15	0,90	0,41
	Dez.	1,09	0,99	0,79					

Die beiden letzten Tabellen zeigen den Einfluß der Meereshöhe bei gleichem Trübungsgrade unter 50° Breite. Im Winter haben 2000 m hoch liegende Orte eine um 15%, im Sommer eine um 7% größere Sonnenstrahlung um Mittag. (Der Luftdruck unterscheidet sich etwa um 20%.) Die Jahressummen unterscheiden sich um 10%. Bei rechter Einschätzung dieser Tabellen ist zu berücksichtigen, daß die Vorbedingungen gleichen Trübungsgrades nur selten erfüllt sind; höhergelegene Gegenden haben wohl stets geringeren Trübungsgrad. Die Tabellen sollen nur zeigen, daß der Einfluß der Meereshöhe größer ist als der von etwa 10° Breitenunterschied.

Tagessumme der Sonnenstrahlung für $\varphi = 50°$ N. und Meereshöhe für verschiedene Trübungsgrade.

Trübungsfaktor	Jan.	Febr.	März	April	Mai	Juni	Juli	Aug.	Sept.	Okt.	Nov.	Dez	Jahr
1	629	821	1006	1212	1333	1400	1359	1227	1051	863	657	486	1004
2,25	375	525	712	882	983	1055	1018	932	766	599	414	295	713
3,5	226	365	516	675	767	832	805	719	581	431	277	190	532

Täglicher Gang der Strahlungsintensität für $\varphi = 50°$ und Meereshöhe für verschiedene Trübungsgrade.

		$11^1/_2$u. $12^1/_2$	$10^1/_2$u. $1^1/_2$	$9^1/_2$ u. $2^1/_2$	$8^1/_2$ u. $3^1/_2$	$7^1/_2$ u. $4^1/_2$	$6^1/_2$ u. $5^1/_2$	$5^1/_2$ u. $6^1/_2$	$4^1/_2$ u. $7^1/_2$
$T = 1$	Juni	1,65	1,63	1,62	1,58	1,52	1,42	1,22	0,68
	Dez.	1,44	1,37	1,24	—	—	—	—	—
$T = 2,25$	Juni	1,41	1,40	1,36	1,30	1,20	1,05	0,76	0,31
	Dez.	0,95	0,85	0,66	—	—	—	—	—
$T = 3,47$	Juni	1,20	1,19	1,15	1,06	0,95	0,78	0,48	0,12
	Dez.	0,65	0,55	0,38	—	—	—	—	—

Die beiden Tabellen zeigen dann den Einfluß des Trübungsgrades, unterschieden in a) eine ideale Luft ohne Wasserdampf und Dunst, b) eine Luft von einem mittleren Trübungsgrade 2,25, c) Luft über Großstädten mit einem Trübungsgrade von 3,5. Die außergewöhnlich starke Wirkung des Trübungsgrades, welche auffälliger ist als die des Höhenunterschiedes und der geographischen Breite, tritt besonders in den Wintermonaten hervor, wo ein Ort vom Trübungsfaktor 1, der in Hochgebirgen nahezu erreicht wird, die $2^1/_2$ fache Sonnenstrahlung hat wie eine Großstadtstation unter gleicher Lage. Im Dezember wird mittags durch eine Großstadtatmosphäre die natürliche Intensität von 1,44 auf 0,65 herabgedrückt. Die Trübung ist also ein Hauptfaktor, von dem das Strahlungsklima abhängig ist.

Mittlere tägliche solare Wärmemengen. Grammcalorien pro Quadratzentimeter auf eine horizontale Fläche.

Zeit	Washington	Montpelier	Davos	Wien	Kiew	Warschau	Potsdam	Stockholm	Spitzbergen	Frankfurt a. M.	Taunus-Observatorium	Agra	Kolberg	Algäu
Geogr. Breite	38° 93′	43° 36′	46° 48′	48° 15′	50° 24′	52° 13′	52° 23′	59°20′	79°55′	50° 8′	50° 13′	46° 0′	54°22′	47°22′
Januar .	87	82	74	23	24	15	20	12	0	11	24	102	14	47
Februar .	158	127	118	52	67	27	48	28	0	30	58	160	42	96
März . .	194	184	193	109	99	74	100	67	15	70	90	189	109	194
April . .	286	229	240	189	122	123	213	198	53	164	183	253	226	222
Mai . . .	323	296	309	256	318	266	277	313	143	273	294	313	340	358
Juni . . .	356	311	340	287	325	279	331	403	127	236	287	420	358	233
Juli . . .	361	325	348	284	328	294	273	359	114	210	238	372	313	373
August .	298	295	355	242	306	232	238	231	55	182	220	347	238	367
September	270	225	260	159	227	160	165	137	40	123	159	242	180	198
Oktober .	188	135	164	72	125	59	60	49	0	61	95	147	72	98
November	120	90	93	29	34	13	32	10	0	16	26	87	19	72
Dezember	92	61	61	15	13	5	16	3	0	5	12	67	7	28
Mittel	228	197	214	143	166	130	148	151	46	115	141	225	160	191

Diese Tabelle gibt dann noch eine Zusammenstellung der beobachteten mittleren Strahlungsintensitäten an verschiedenen Orten unter Berücksichtigung der mittleren Bewölkung. Alle Daten sind auf horizontale Flächen bezogen. Die Strahlungsintensität auf eine horizontale Fläche ist natürlich kleiner als auf solche, die senkrecht zur Strahlungsrichtung stehen. Um erstere zu berechnen, muß man die Intensität auf senkrecht zur Strahlungsrichtung stehende Flächen (mit denen die Messungen erfolgen und auf die sich auch obige Formeln beziehen) mit dem Sinus der Sonnenhöhe multiplizieren.

Man sieht also, daß die tiefer gelegenen Orte erheblich ungünstigeres Strahlungsklima haben, entsprechend ihrem größeren Trübungsgrade, daß jedoch in geringeren Meereshöhen, z. B. im deutschen Mittelgebirge, besonders im Winter, wo die Dunstmassen meist unterhalb liegen, fast dieselbe Intensität beobachtet wird wie im Hochgebirge. Doch leiden die Mittelgebirge im Winter an hohem Bewölkungsgrad. Geringe Höhenunterschiede haben oft große Wirkungen auf das Strahlungsklima, die relative Höhe ist wichtiger als die absolute. Im übrigen wird nochmals auf die bisher noch, zu sehr vernachlässigte Wirkung der Himmelsstrahlung hingewiesen. —

Weitere Angaben über die Strahlungsverhältnisse, besonders über die kurzwellige und langwellige Strahlung, findet man in einem besonderen Kapitel dieses Werkes. Es bleibt nur übrig, über die *Ausstrahlungsgröße* etwas hinzuzufügen.

Jeder Körper strahlt Wärme aus, und zwar ein schwarzer Körper allein nach Maßgabe seiner Temperatur. Fast alle nichtglänzenden Körper können — besonders bei Nacht — als schwarz angesehen werden. Es gilt das Stefansche Gesetz für die Größe der Strahlung bei einer absoluten Temperatur T:

$$(6) \qquad A = 0{,}84 \cdot T^4 \cdot 10^{-10} \text{ g-cal pro qcm und Minute.}$$

Hat die Umgebung, z. B. ein Zimmer, die niedere Temperatur T_1, so bekommt der Körper von seiner Umgebung die diesem Gesetz entsprechende Strahlung zurück, und seine resultierende Ausstrahlung ist

$$(7) \qquad A = 0{,}84\,(T^4 - T_1^4)\,10^{-10}.$$

Bei geringen Temperaturdifferenzen $\varDelta T$ kann man auch für den menschlichen Körper schreiben

$$(7\,\mathrm{a}) \qquad A = 0{,}01\,\varDelta T \text{ g-cal pro qcm und Minute.}$$

Ist ein Körper aber unter freiem Himmel, so wirkt von unten die Strahlung des Erdbodens, von oben die Strahlung des Himmels auf ihn ein. Letztere ist aber nicht allein abhängig von der Lufttemperatur, sondern von der in höheren Regionen aufgespeicherten Wärme, und diese ist bei größerer Feuchtigkeit, größerer Dichte und größerem Dunstgehalt höher. Mit geeigneten Apparaten (ÅNGSTROEMS Pyrgeometer oder Tulipan) kann man die wirkliche Ausstrahlung messen, und wenn man die theoretische Ausstrahlung, die aus dem soeben genannten Stefanschen Gesetz (6) folgt, in Abzug bringt, bleibt als Rest die „Gegenstrahlung des Himmels" übrig. Sie schwankt zwischen 0,5 und 0,1 g-cal pro qcm und Minute. Die großen Werte gelten für schwüle Tropennächte, die kleinen Werte für trockenes Hochgebirge. Die bisherigen Meßmethoden stecken noch sehr in den Kinderschuhen und halten strenger Kritik nicht stand.

Am Tage strahlen die der Sonne benachbarten Teile des Himmels dem Boden Wärme zu. Die übrigen jedoch entziehen der Erde und ihren Bewohnern Strahlungswärme, wenn auch nicht ganz so stark wie in der Nacht. Die zustrahlende Himmelsfläche ist um so größer, je trüber die Luft ist.

Wolken schwächen nachts die Ausstrahlung, hohe Wolken nur unbeträchtlich, tiefe Wolken können sie auf Null herabdrücken. Am Tage hingegen strahlt ein mit feinen Cirruswolken bedeckter Himmel sehr merklich, und wenn auch die Gesamtstrahlung dadurch nicht wesentlich vergrößert wird, so ist die physiologische und psychologische Wirkung dieser allseitigen Strahlung recht merklich. Einige Werte der nächtlichen Gesamtausstrahlung der Erdoberfläche seien noch mitgeteilt.

Nächtliche Ausstrahlung der Erde und Gegenstrahlung der Atmosphäre in Gramm-calorien pro Quadratzentimeter und Minute.

Ort	Höhe	Temperatur	Ausstrahlung n. d. Stefanschen Gesetz	Effektive Ausstrahlung gemessen	Gegenstrahlung der Atmosphäre
Neapel . . .	60	22	0,58	0,18	0,40
Upsala . . .	200	0 bis 10	0,45	0,15	0,30
Wien. . . .	220	19	0,55	0,15	0,41
Zürich . . .	440	15	0,52	0,13	0,39
Rauris . . .	950	— 6	0,36	0,15	0,21
Sonnblick .	3100	—12	0,32	0,20	0,12
Nordamerika	1160	20	0,56	0,17	0,39
Mt. Whitney	4420	— 1	0,41	0,18	0,23

Die Ausstrahlung eines menschlichen Körpers an diesen Tagen wäre natürlich seiner höheren Temperatur entsprechend weit größer gewesen. Rechnen wir mit einer Hauttemperatur von 30°, so strahlt der nackte Mensch ca. 0,65 g-cal pro qcm und Minute aus. Dagegen wirkt die zwischen 0,5 und 0,1 g-cal liegende Gegenstrahlung der Atmosphäre ab oder besser das Mittel aus dieser und der Strahlung des Erdbodens nach der Stefanschen Formel. Letztere wird versehentlich leicht unberücksichtigt gelassen, ist aber bei starker Sonnenstrahlung auf schwarzem Grunde, z. B. auf dem Asphalt der Großstadt recht erheblich. Will man daher die Gesamtstrahlung auf den menschlichen Körper schätzen, so muß man die Sonnen- und Himmelsstrahlung positiv, seine eigene Ausstrahlung — je nach seiner Hauttemperatur 0,6—0,7 g-cal — negativ in Anrechnung bringen, und zwar für die ganze Körperoberfläche, während die Einstrahlung von der Sonne her nur für die eine Hälfte in Betracht kommt und auf den Querschnitt bezogen werden muß. Zuletzt kommt noch eine der Erdbodentemperatur entsprechende Zustrahlung nach dem Stefanschen Gesetz in Betracht. Bei Schnee, weißen Sand und Wasser kommt schließlich noch bei Tage die reflektierte Strahlung hinzu, die oft mehr als 1 g-cal pro qcm und Minute betragen kann. Man sieht also, wie schwierig es ist, die Wärmestrahlungsverhältnisse zu berechnen oder einzuschätzen, unter denen ein Mensch steht, ganz abgesehen von der Wirkung der Kleidung.

III. Luftdruck und Luftdichte.

Jedes Gas hat das Bestreben, sich soweit als möglich auszudehnen. Wird die Luft am Erdboden unter der Last der darüberliegenden Luftmassen zusammengedrückt, so steht sie unter einer gewissen Spannung, die gerade so groß ist wie der Druck der über ihr liegenden Luftmassen. Beides bezeichnet man mit „Luftdruck". Gemessen wird dieser Druck durch die Länge einer Quecksilbersäule, die das gleiche Gewicht hat wie die Luft über dem gleichen Querschnitt. Gewöhnlich betrachtet man den Barometerstand von 760 mm als Normaldruck. Da das spezifische Gewicht des Quecksilbers 13,59 ist, so beträgt das Gewicht der Luft über 1 qcm 1,03 kg. Dieser Druck wirkt aber nicht nur von oben auf einen Körper, sondern von allen Seiten, und wenn der Körper lufterfüllt ist wie die Pflanzen und Tiere, auch von innen, so daß er sich aufhebt. Kommt solcher Körper plötzlich unter geringeren Druck, so muß sich die in ihm befindliche Luft im Verhältnis der Luftdruckverminderung ausdehnen und aus dem Körper entweichen. Diese Ausdehnung der Luft kann aber auch durch Temperaturerhöhung hervorgerufen werden. So entweicht aus dem Erdboden und aus Kellerräumen die Luft bei fallendem Barometerstand und steigender Temperatur. Wenn im Frühling beim Herannahen eines barometrischen Tiefdruckgebietes warme Luft aus südlichen Gegenden einbricht, entweichen dem Erdboden an manchen Orten schädliche Gase. Der sensible Mensch empfindet dann ein körperliches Unbehagen. Hierin haben wir eine der vielen Ursachen für die Wetterumschlagsempfindlichkeit gewisser — besonders kranker — Menschen zu sehen.

Mit der Höhe nimmt der Luftdruck ab, und zwar sinkt er bei einer Höhenänderung von je 5500 m jedesmal auf die Hälfte des vorhergehenden oder — was dasselbe sagen will — bei je 80 m Höhenzunahme um 1%; in den untersten Luftschichten entspricht das für je 11 m Höhenunterschied 1 mm Quecksilberhöhe (bei mittleren Temperaturen). Bei warmer Luft sinkt der Luftdruck mit wachsender Höhe langsamer, bei kalter Luft schneller. In 5500 m Höhe muß man jedoch um den doppelten Betrag steigen, um die gleiche Luftdruckänderung zu bekommen.

Die Barometerstände in verschiedenen Höhen und bei mittleren Temperaturen von +10, 0 und −10° ergeben sich aus folgender Tabelle.

Höhe	Mittlere Lufttemperaturen			Höhe	Mittlere Lufttemperaturen		
	−10°	0°	+10°		−10°	0°	+10°
0	762	762	762 mm	1800	603	609	614 mm
200	743	743	744 „	2200	573	579	585 „
400	723	725	726 „	2600	544	551	557 „
600	705	507	509 „	3000	517	524	531 „
800	687	690	692 „	3500	484	492	500 „
1000	670	673	676 „	4000	454	463	471 „
1400	636	640	644 „	5000	399	409	418 „

Geringe Luftdruckunterschiede haben keine physiologische Wirkung. Das verstärkte Kraftgefühl in mittleren Gebirgen ist mehr eine Folge der reineren, kühleren Luft und des stärkeren Windes. Beim gesunden Menschen setzen erst oberhalb 3000 m, also etwa unterhalb 500 mm Quecksilberdruck, Folgen des geringeren Luftdruckes ein. Bei Luftfahrern, die in wenigen Stunden auf große Höhen aufsteigen, beginnt der Einfluß erst über 5000 m. Er ist wohl allein auf den zu geringen Partialdruck des Sauerstoffes zurückzuführen. Wenn nämlich 1 cbm Luft am Boden 21%, d. h. 210 l, Sauerstoff enthält, so ist zwar der Sauerstoffanteil in 5500 m ebenfalls noch 21% (unmerklich weniger); die 210 l entsprechen aber, auf Bodenluftdruck gebracht, nur einer Sauerstoffmenge von 105 l. Ob die bei empfindlichen Naturen schon in 1000 m Höhe eintretenden physiologischen Vorgänge ebenfalls auf mangelnden Sauerstoff zurückzuführen ist, steht wohl noch nicht ganz fest. —

Der Luftdruck ist fortwährend Schwankungen unterworfen; langsamen, die am Boden Abweichungen bis 30 mm vom Normaldruck hervorbringen können, und schnellen, die sich innerhalb 1 mm bewegen. Die langsamen, die an Hoch- und Tiefdruckgebiete geknüpft sind, überschreiten selten die Änderungsgeschwindigkeit von 1 mm in der Stunde, während die schnellen schon in 1 Minute $^1/_2$ mm betragen können.

Diesen schnellen Schwankungen des Luftdrucks ist verschiedentlich eine physiologische Wirkung zugeschrieben worden; wahrscheinlich mit Unrecht, weil man, wenn man von einem Stockwerk in ein anderes hinauf- oder hinabsteigt, gleich schnelle und gleich große Schwankungen, ohne Wirkungen zu spüren, durchmacht. Es ist jedoch möglich, daß sich erst bei langem Andauern der Schwankungen eine Wirkung einstellt.

Die klimatische Bedeutung des Luftdrucks ist also hauptsächlich sekundärer Natur insofern, als Luftdruckunterschiede zwischen benachbarten Orten Luftströmungen, also Winde, verursachen und damit auch Änderungen anderer meteorologischer Elemente zur Folge haben. —

Unter *Luftdichte* versteht man das spezifische Gewicht der Luft, gewöhnlich in Gramm pro Kubikmeter ausgedrückt. Sie ist ein mit Unrecht vernachlässigtes meteorologisches Element[1]), weil sie maßgebend ist für Luftwiderstand, ·Verdunstung, Wärmekapazität der Luft und die später noch zu behandelnde Abkühlungsgröße. Die Dichte der Luft ϱ ist nicht nur vom Druck b (in mm Hg), sondern auch von der Temperatur t abhängig, und zwar nach der Formel

$$(8) \qquad \varrho = 465 \cdot \frac{b}{273 + t}\, \text{g pro cbm}\,.$$

Die mittleren Werte der Luftdichte für Mitteleuropa ergeben sich für verschiedene Höhen aus folgender Tabelle:

Höhe:	0	1000	2000	3000	4000	5000 m
Winter . . .	1282	1151	1026	920	827	743 g/cbm
Frühling . . .	1254	1131	1013	909	817	736 ,,
Sommer . . .	1212	1099	996	898	808	727 ,,
Herbst . . .	1250	1113	1003	903	813	730 ,.
Mittel	1250	1124	1008	908	816	734 g/cbm

Bei warmem Wetter und tiefem Luftdruck ist die Luft dünner, der Luftwiderstand geringer, die Verdunstung stärker und die Erwärmungsfähigkeit der Luft erhöht.

Auch die Dichte nimmt mit der Höhe ab, aber langsamer als der Luftdruck, weil die Temperatur gleichzeitig abnimmt. Im Mittel ändert sich die Dichte für je 100 m Höhenzunahme um 1% ihres vorhergehenden Wertes, bei warmer Luft etwas langsamer, bei kalter etwas schneller. Halbe Werte der Bodenluftdichte trifft man erst in 6500 m Höhe an.

Besonders wichtig sind Schichtungen der Luft, wo über kalten Luftmassen mit scharfer Grenze eine viel wärmere und darum dünnere übergelagert ist, die wie Öl auf Wasser schwimmt. Sowohl in Gebirgen wie bei Luftfahrten trifft man immer wieder solche Schichtungen an. Dann kann man wohl die Dichteänderung innerhalb 100 m Höhenzunahme den 5fachen Betrag der normalen annehmen.

IV. Der Wind.

Die Windstärke wird als Geschwindigkeit der Luft mit Hilfe von Anemometern *gemessen* und dann in m/sec oder in km/st ausgedrückt, oder sie wird nach einer aus der Segelschiffahrt herrührenden, von dem Admiral Beaufort stammenden Skala *geschätzt*. Von dieser Beaufort-Skala ist kürzlich von W. Kühl[2]) nachgewiesen, daß sie die Eigenschaft einer Empfindungsskala hat, indem die Differenzen zweier ·Stufen nahezu gleich dem Verhältnis der entsprechenden Winddrucke sind. Diese Verhältnisschwelle ist bei schwachem Wind am größten und wird bei starkem Wind konstant.

Winddruck und Windgeschwindigkeit hängen zusammen nach der Formel

$$(9) \qquad D = c \cdot F \cdot v^2,$$

wo D den Druck der Luft in kg pro qm, F die dem Winde senkrecht entgegenstehende Fläche in qm, v die Geschwindigkeit in m/sec beträgt. c ist ein Faktor,

---

[1]) Linke, F.: Luftdichte. Beitr. z. Phys. d. fr. Atmosphäre Bd. 8, S. 73 u. 194.
[2]) Kühl, W.: Beaufort-Skala. Meteor. ZS. 1919. S. 202.

der von der Form und Größe der Fläche abhängt, bei kleinen ebenen Flächen etwa
$^1/_8$, bei Kugeln $^1/_{30}$, bei konkaven Flächen jedoch am größten ist, im übrigen
sich proportional der Luftdichte ändert. —

Die klimatologische Bedeutung des Windes besteht zunächst darin, daß die
Hauptklimagebiete der Erde durch bestimmte Windsysteme charakterisiert
sind. Ursache dieser Windsysteme ist zunächst die infolge der Strahlungsverhältnisse vorhandene Temperaturabnahme vom Äquator nach dem Pol. Hierdurch entstehen Druckdifferenzen in den unteren und oberen Luftschichten,
die unten eine Luftbewegung von den kalten nach den warmen, in der Höhe
umgekehrt, hervorrufen. Durch ablenkende Kräfte der Erdrotation werden die
entstehenden thermischen Winde aber auf der nördlichen Hemisphäre nach
rechts (die Nordwinde also in Nordostwinde), auf der Südhemisphäre nach links
(Südwinde in Südostwinde) abgelenkt. Diese Luftströmungen finden sich jedoch
nur zwischen dem Äquator und etwa 30° südlicher und nördlicher Breite und
heißen dort Passate, Nordostpassate auf der Nordhalbkugel und Südostpassate
auf der Südhalbkugel. Aus dynamischen Gründen tritt zwischen 30 und 35°
Breite eine Stauung ein; es entsteht dort in den „Roßbreiten" ein Gürtel hohen
Druckes, charakterisiert durch schwache, unbeständige Winde. Zwischen den
beiden Passatregionen am Äquator bildet sich ein Gürtel der Windstillen aus,
das „Doldrum". Äquatorwärts der Roßbreiten finden wir die Westwindzonen,
die meist bis in die Polarregionen reichen und besonders im Süden so stark ausgeprägt sind, daß man dort von den stetigen „braven" Westwinden spricht,
die südlich der großen Kontinente dem Klima seinen stürmischen Charakter
geben. An den Polen gewinnen dann gewöhnlich wieder östliche Winde die
Herrschaft. Auf den Kontinenten und an ihren Küsten werden diese typischen
Windsysteme meist durch Stauungen am Gebirge oder thermischen Wind kontinentalen Ursprungs beeinflußt, teilweise geschwächt oder abgelenkt, teilweise
auch verstärkt. Insbesondere an den Leeküsten der Kontinente finden wir Winde,
die dem obigen Schema nicht entsprechen.

Unter den eben erwähnten kontinentalen Winden spielen die Monsune die
größte Rolle. Sie wehen im Winterhalbjahr, wo die Kontinente kälter als die
Ozeane sind, aus den Kontinenten heraus, im Sommer in die Kontinente hinein.
Der Übergang ist meist plötzlich, und besonders im Indischen Ozean und Süd-
asien ist das Klima vollkommen von dem Auftreten der Monsune beherrscht,
zumal die Niederschlagsverhältnisse stark von den Winden abhängen: denn Winde,
die auf den Kontinent zuwehen, bringen allgemein Regen.

Die großen Windsysteme, Passate, Westwinde und Monsune, unterscheiden
sich durch den Grad ihrer Beständigkeit. Passate wehen regelmäßig, besonders
auf Inseln und an Luvküsten. Ihre Schwankungen sind geringfügiger Natur,
während die Westwinde, in denen sich die barometrischen Tief- und Hochdruckgebiete bilden, bei deren Vorübergang nach Richtung und Stärke starken Schwankungen unterworfen sind. Zunächst findet man in Tiefdruckgebieten (Depres-
sionen, Minima) allgemein stärkere Winde, in Hochdruckgebieten (Antizyklonen,
Maxima) schwächere mit häufigen Stillen. Dann aber bildet solch Tiefdruckgebiet
eine Art Luftwirbel mit Drehungssinn *gegen* den Uhrzeiger auf der Nordhälfte,
mit dem Uhrzeiger auf der südlichen Hälfte des Globus (zyklonale Rotation).
Diese wirbelartige Bewegung ist überlagert durch eine nach *innen* gerichtete
Komponente.

Die Hochdruckgebiete weisen eine *nach außen* gerichtete Luftbewegung auf,
die mit einer dem Tiefdruckgebiet gerade entgegengesetzten Wirbelbewegung
verbunden ist (antizyklonale Rotation). Die Entstehung der Tief- und Hochdruckgebiete in den Westwindsystemen der gemäßigten Klimazonen wird durch

Stauung der Luft an Gebirgen, durch die Temperaturgegensätze zwischen Wasser und Land, besonders aber durch Einbrüche kalter Luft aus den Polargebieten erklärt. Auch Luftaustausch zwischen Passat- und Westwindzonen, der in höheren Luftschichten vor sich geht, scheint zur Bildung von Tiefs und Hochs beizutragen. Alle diese kleineren Zirkulationssysteme (im Gegensatz zu den großen Windsystemen der Erde) werden von den normalen Westströmungen in östlicher Richtung fortbewegt und erschöpfen sich allmählich.

Diejenigen Gegenden, welche häufig von Tiefdruckgebieten durchzogen werden, wie England und Skandinavien in Westeuropa, die nördlichen Vereinigten Staaten, die Südspitze von Südamerika, die Südhälfte von Neuseeland usw., weisen stark wechselnden Witterungscharakter auf mit milden Wintern und kühlen Sommern, der im scharfen Gegensatz steht zu dem stetigen bzw. in halbjährlichem Turnus wechselnden Wetter der Passat- bzw. Monsunzonen.

Monsungebiete sind außer dem schon genannten Indischen Ozean das Inselgebiet des westlichen Pazifischen Ozeans, die Ostküste des tropischen Afrikas und Nordaustralien. —

Eine dritte Art von Zirkulationssystemen muß noch erwähnt werden, die ganz besondere klimatologische Bedeutung hat, die *Tag- und Nachtwinde an Küsten und Gebirgen.* Sie sind eine Folge der periodischen Erwärmung des Landes, das tagsüber erhitzt wird und sich nachts durch Ausstrahlung abkühlt. Es muß an der Erdoberfläche ja stets eine Strömung von der kalten zur warmen Gegend eintreten. Oft ist sie so schwach, daß sie nur in einer periodischen Veränderung der herrschenden Winde an Stärke und Richtung erkannt wird, z. B. an den Passatküsten und Inseln. Oft aber auch treten diese Land- und Seewinde mit großer Pünktlichkeit ein und bilden dann das bestimmende Klimaelement, hauptsächlich in den Roßbreiten und im Doldrum.

Solche Land- und Seewinde treten auch an großen Binnenseen auf, besonders aber, wenn diese von Gebirge umgeben sind. Denn zwischen Ebene und Gebirge vollziehen sich ähnliche thermische Wirkungen wie an den Küsten. Das Gebirge kühlt sich nachts viel stärker ab als die freie Atmosphäre, wodurch absteigende kühle Luftströmungen, die gewöhnlich Taleinschnitte verfolgen, entstehen. Hat das Tal die gleiche Richtung wie die allgemeine Windströmung, so erreichen diese Bergwinde abends und nachts oft Sturmesstärke. Die entgegengesetzt gerichteten Talwinde, die bergauf steigen sollen, werden in dem gemäßigten Klima nicht beobachtet, da die Gebirge dort auch am Tage, mit Ausnahme der Sommermittage, kälter sind als die Luft der freien Atmosphäre in gleicher Höhenlage.

Die klimatische Bedeutung der Bergwinde wird oft unterschätzt. Aber viele Kur- und Badeorte verdanken ihren guten klimatischen Ruf der Tatsache, daß sie nach schwülen Tagen von kühlen Bergwinden ventiliert werden, die eine Stagnation der Luft mit Ansammlung von schädlichen Gasen und Bakterien verhindern. —

Die Einflüsse der Gebirge auf den Wind sind aber mit den periodischen Berg- und Talwinden noch nicht erschöpft. Fließt die Luft infolge der allgemeinen Zirkulation oder barometrischer Druckunterschiede gegen eine Gebirgskette, so wird sie durch Stauung abgelenkt. Bisweilen überschreiten jedoch Luftmassen den Bergrücken, besonders bei kleinen Mittelgebirgen und stärkerem Wind. Beim Überschreiten muß die Luft an der Luvseite aufsteigen und an der Leeseite herabsinken. Da sich nun die Luft beim Aufsteigen infolge der Ausdehnung abkühlt und bei tiefer Temperatur nicht soviel Wasser dampfförmig sein kann als bei hoher, so muß sich Wasserdampf kondensieren und als Regen oder Schnee herausfallen. Auf der Leeseite vollzieht sich dann der entgegengesetzte Prozeß: die Luft erwärmt sich beim Hinabsteigen, die Wolken lösen sich auf. Diesen absteigenden warmen und trockenen Wind nennt man *Föhn*. Er wird auch an kleinen Mittelgebirgen beobachtet, insbesondere durch verminderte Niederschläge und größere Sonnenscheindauer auf der Leeseite. Die wichtigsten Föhngegenden sind die Alpenvorländer und die Leeseiten der Anden Südamerikas (und zwar im Süden die Ostseite und im Norden die Westseite), die Ostseite der Rocky Mountains und der Sierra Nevada.

Zuletzt ist noch von Gebirgswinden die *Bora* zu erwähnen. Sie entsteht durch starke Abkühlung der auf Hochebenen lagernden Luftmassen, die plötzlich in Bewegung geraten und in die Ebene hinabstürzen. Die Bora ist trocken und kalt.

Für typische und klimatisch wichtige Winde finden wir in allen Weltteilen besondere lokale Benennungen. Diese lokalen Winde in Gebirgen und an Küsten lassen sich aber alle auf die hier entwickelten Windtypen zurückführen. —

Die Wirkung der Windstärke auf die organische und unorganische Welt besteht darin, daß bei Windstillen und zu schwachen Winden sich die täglichen Temperaturunterschiede verstärken (besonders in geschützten Tälern), während bei stärkeren Winden die warmblütigen Lebewesen stärker abgekühlt, Pflanzen und Erdboden mehr ausgetrocknet werden. Ferner wird in sturmreichen Gegenden der Baumwuchs ungünstig beeinflußt oder sogar unterdrückt, Staubstürme erzeugt und auch sonst im allgemeinen das Leben unbehaglich gemacht, zumal in höheren Breiten mit tieferen Temperaturen.

Die erfrischende Wirkung des Windes auf den Menschen ist teilweise auf eine natürliche Massage der Haut zurückzuführen, vielfach aber auch wohl auf die größere Reinheit der Luft infolge stärkerer Durchmischung. —

Bei Windstatistiken ist dasselbe zu erinnern, was später bei Temperaturstatistiken gesagt werden wird. Bisher liegen nur *Mittelwerte* vor, während der Physiologe zu wissen wünscht, wie oft bestimmte Stärkegrade tagsüber vorkommen. Es ist zu hoffen, daß zukünftig von Bearbeitern von Windregistrierungen auf diese Wünsche Rücksicht genommen wird. Folgende Schwellen werden genügen: $0-2^1/_2$, $2^1/_2-5^1/_2$, $5^1/_2-9$, $9-14$ und über 14 m/sec. Hierbei sind Stundenmittelwerte ins Auge gefaßt. In Wirklichkeit schwankt der Wind sehr stark um seine mittlere Stärke. Feinregistrierungen zeigen schnelle Schwankungen von $^1/_3$- bis zum $2^1/_2$fachen des Mittelwertes. Je nach der Amplitude dieser Schwankungen nennt man den Wind mehr oder weniger „turbulent". Diese Turbulenz ist sicherlich auch von physiologischer Bedeutung, doch sind Gesetzmäßigkeiten, die sich zur praktischen Verwendung eigneten, noch zuwenig bekannt.

Bei Windstärkestatistiken muß man die Aufstellung der Anemometer berücksichtigen. Da die mittlere Windgeschwindigkeit in den untersten Luftschichten schnell mit der Höhe zunimmt, zeigen Anemometer auf Türmen, hohen Masten oder kleinen Geländeerhebungen eine viel größere Geschwindigkeit an als solche, die kaum über das Häusermeer der Großstadt hinwegragen. Außerdem ist in Großstädten, hinter Wäldern und Gebirgen die Windstärke stets herabgesetzt. In der Mark Brandenburg und in der Lüneburger Heide auf ebenem flachem Gelände wurden folgende Mittelwerte der Windgeschwindigkeit in den verschiedenen Höhen gemessen[1]:

Mittelwerte der Windgeschwindigkeit über der norddeutschen Tiefebene.
(Bei schwächerem oder stärkerem Bodenwind verändern sich die Werte im gleichen Verhältnis.)

Höhe	2	5	10	20	40	100 m
Windgeschwindigkeit .	3,5	4,2	4,8	5,2	5,8	6,8 m/sce

[1] HELLMANN, G.: Windzunahme m. d. Höhe. Meteorol. Zeitschr. 1915, S. 1; — PEPPLER, A.: Beitr. z. Phys. d. fr. Atmosphäre Bd. 9, S. 114.

Über Großstädten oder sonstigen windgeschützten Gegenden ist die Zunahme der Windstärke mit der Höhe größer.

Ist hingegen die Windstärke nach der Beaufort-Skala *geschätzt*, so hat der Beobachter diese lokalen Eigentümlichkeiten schon mehr oder weniger, oft unbewußt, berücksichtigt. Die Schätzungen fallen also in windigen Gegenden zu niedrig, in geschützten zu hoch aus, so daß Vergleichungen der Windstärke auf Grund von Schätzungen nicht möglich sind. Brauchbare Windstatistiken sind sehr schwer zu gewinnen und noch schwerer zu diskutieren. —

Nur die periodischen Veränderungen der Windstärken sind leicht festzustellen. In Ebenen ist die Windstärke mittags am größten, bei Sonnenaufgang am kleinsten. Auf Berggipfeln, oft sogar schon auf hohen Kirchtürmen findet man den entgegengesetzten Gang, also die größte Windstärke abends oder nachts. Als Ursache sind die vertikalen Konvektionsströme in der Mittagszeit, die schneller fließende Luft aus der Höhe nach unten und die durch Reibung am Erdboden verlangsamte Luft nach oben führen, bisher in erster Linie hervorgehoben. Es kommt aber als wesentliches Moment hinzu, daß sich nachts infolge der Abkühlung der Bodenluft „Gleitschichtungen" ausbilden, welche den Einfluß der Bodenreibung verstärken. Bei heiterem Wetter und schwachen Winden ist diese Periodizität natürlich am stärksten ausgeprägt.

Auch die jährliche Periode der Windstärke ist für alle Gegenden bekannt. In höheren Breiten und an den Küsten fällt das Maximum der mittleren Windgeschwindigkeit wie auch der Häufigkeit der Stürme in den Winter, während manche Gegenden mit kontinentalem Klima Maxima im Frühling oder Frühsommer aufweisen. Allgemein ist die Jahresschwankung im Binnenlande kleiner als an den Küsten.

Einige Mittelwerte der Windgeschwindigkeit guter Observatorien mögen dieses Kapitel schließen.

Mittlere Windgeschwindigkeiten in m/sec.

Ort	Höhe m	Jan.	Febr.	März	April	Mai	Juni	Juli	Aug.	Sept.	Okt.	Nov.	Dez.	Jahr
Berlin	33,7	4,9	5,0	5,2	4,6	4,4	4,2	4,1	4,2	4,0*	4,4	4,3	4,8	4,5
Hamburg	28	6,4	6,4	6,5	5,5	5,6	5,3	5,3	5,5	5,2*	6,3	6,4	6,6	5,9
Kiel (Sternwarte)	15,5	6,0	6,6	7,0	5,6	5,8	5,2*	5,3	5,5	5,2	6,2	6,3	6,5	5,9
Memel	7	6,2	5,8	5,6	4,6	4,8	4,5*	5,0	5,3	5,2	6,4	6,1	6,6	5,5
München	19	1,4	1,8	1,9	1,6	1,6	1,6	1,5	1,3	1,2*	1,5	1,6	1,6	1,6
Potsdam	41	6,2	5,9	5,9	5,2	4,9*	4,9	5,0	5,0	5,2	5,1	5,6	6,2	5,4
Wien	27,3	5,1	5,3	6,2	5,1	5,2	5,2	5,5	4,8	4,6*	4,6	4,7	4,9	5,1
Brüssel	17	3,7	3,9	3,9	3,6	3,5	3,0	3,3	3,3	2,9*	3,4	3,9	3,9*	3,5
Bukarest	15	4,9	4,9	4,8	4,7	3,9	3 4	3,9	2,9*	3,0	3,3	3,9	3,9	3,9
Greenwich	17	5,7	5,7	6,0	5,4	5,0	4,6	4,7	4,8	4,6*	5,0	5,6	5,5	5,2
Lissabon	22—25	4,7	4,8	5,7	5,2	5,1	5,4	5,9	5,4	4,7	4,4*	4,6	4,7	5,0
Montpellier	15	4,2	4,8	5,0	4,9	4,5	4,7	4,4	3,8	3,8*	4,2	3,8*	4,5	4,4
Rom	35,6	4,2	3,6	3,6	3,7	3,6	3,7	4,0	3,7	3,8	3,5*	3,8	4,4	3,8
Baltimore	26—30	2,7	2,9	3,3	3,1	2,8	2,7	2,5	2,3*	2,4	2,6	2,7	2,7	2,7
Chicago	22	4,9	5,1	5,4	5,3	4,8	4,1	3,9*	3,9	4,4	4,8	4,9	5,0	4,7
Dewer (Colorado)	33,2	3,2	3,1	3,3	3,5	3,2	3,0	2,9	2,6*	2,7	2,8	3,0	2,9	3,0
Key West (Florida)	16—19,2	5,2	4,8	5,0	4,6	4,1	3,5	3,3*	3,3	3,7	5,2	5,1	5,1	4,4
Milwaukee	46,3	5,0	5,5	5,6	5,3	4,7	4,0	3,8*	3,9	4,5	4,9	5,3	5,5	4,8
New York (City)	51—61	4,9	5,2	5,5	4,6	4,1	3,7	3,5	3,4*	3,8	4,4	4,7	4,9	4,4
San Francisco	37,2	3,1	3,3	3,9	4,5	4,9	5,6	5,7	5,3	4,3	3,4	2,8	3,0	4,2
Córdoba (Arg.)	20	3,1	2,9	2,7	2,7	2,5	2,4	2,9	3,3	3,5	3,4	3,4	3,2	3,0
Adelaide	17,7	0,5	0,5	0,4	0,4	0,4	0,4	0,4	0,5	0,5	0,5	0,5	0,5	0,5
Melbourne	20	4,7	4,6	4,2	3,8	4,0	4,5	4,2	4,6	4,8	4,9	4,8	4,8	4,6
Tokio	?	3,2	3,7	3,8	4,0	3,8	3,5	3,6	3,7	3,4	3,1	3,0	3,1	3,5

V. Lufttemperatur.

Die einzige Wärmequelle auf der Erde ist praktisch die Sonnenstrahlung. Von diesem alten meteorologischen Grundsatze muß man vielleicht nur die Großstädte der kälteren Zonen zur Winterszeit ausnehmen, wo durch die große Menge des verbrauchten Heizmaterials eine die Umgebung oft um 1° übersteigende Mitteltemperatur erzeugt wird, während in klaren Nächten wohl ein Unterschied von 2—5° bestehen kann, weil die Stagnation der durch Rauch getrübten Atmosphäre die nächtliche Ausstrahlung verringert.

Dieselbe Sonnenstrahlung bewirkt aber auf dem Kontinent, besonders in trockenen Gegenden und Jahreszeiten, eine größere Temperaturerhöhung als auf dem Ozean. Gründe hierfür sind die größere Wärmekapazität des Wassers, das tiefere Eindringen der Sonnenstrahlen in das Wasser, besonders aber der starke Transport der Wärme von der Oberfläche der Seen und Meere in die Tiefe infolge der ungeordneten Bewegung des Wassers [W. Schmidts „Austausch"[1])]. Auch hier muß wiederholt werden, daß Wärme nicht identisch mit Temperatur ist, sondern das Produkt aus Wärmekapazität und Temperaturänderung.

Klimatische Studien werden gewöhnlich aufgebaut auf der Betrachtung der *Luft*temperatur, gemessen durch Thermometer, die allen anderen Wärmequellen, insbesondere der direkten Strahlung, entzogen sind und dann also die Temperatur der Luft durch Leitung annehmen. Die Luft selbst erwärmt sich nicht oder nur in geringem Maße durch direkte Wärmeaufnahme aus den Sonnenstrahlen, sondern in erster Linie durch Wärmeleitung vom Erdboden aus, weiterhin durch Strahlungsausgleich zwischen dem Boden und den benachbarten Luftschichten. Die höheren Luftschichten empfangen also ihre Wärme teils durch vertikale Durchmischung der Luft, teils durch den erwähnten Strahlungsausgleich. Da sich nun aufsteigende trockene Luft für je 100 m um 1° abkühlen muß, wie thermodynamische Betrachtungen zeigen, so sind die höheren Luftschichten gewöhnlich kälter als die unteren. Die langsamere Abkühlung der aufsteigenden Luftmassen bei wolkenerfüllter Luft und der Strahlungsausgleich haben zur Folge, daß im Mittel die Temperaturabnahme nur 0,5—0,6° pro 100 m beträgt.

Die vertikale Durchmischung der Luftmassen ist um so stärker und höherreichend, je größer die Erwärmung des Erdbodens ist; also in äquatorialen Gegenden und an heiteren Tagen größer als in polaren Gegenden und an trüben Tagen; mittags am stärksten, nachts fällt sie ganz fort. Infolgedessen ist auch die vertikale Temperaturabnahme am Äquator, auf dem Kontinent, im Sommer, an heiteren Tagen und am Mittag am größten. Sie überschreitet dann zumeist die Grenze des indifferenten Gleichgewichtes von 1° pro 100 m und gibt dann zu Cumulusbewölkung, Regenschauern und Gewittern Anlaß.

Nicht selten kommen aber auch Fälle vor, wo die Luft höherer Schichten wärmer ist als die Bodenschichten, und zwar:

1. wenn in der Höhe Luft wärmeren Ursprungs fließt und unten kältere Luft eingebrochen ist,

2. wenn in heiteren Nächten der Boden sich durch Ausstrahlung stark abkühlt,

3. wenn die oberen Luftmassen herabsinken — wobei sie sich ja je 100 m um 1° erwärmen — ohne den Boden ganz zu erreichen.

Man spricht dann von „Temperaturinversionen". Diese sind in klaren Nächten — besonders im Winter — die Regel, ebenso in barometrischen Hochdruckgebieten, die durch Herabsinken der Luft charakterisiert sind.

---

[1]) Schmidt, W.: Austauschgröße. Ann. d. Hydrogr. 1920, S. 63.

Infolge der wechselnden Strahlung durch die Sonne ist die Lufttemperatur periodischen Schwankungen unterworfen, und zwar im Laufe des Tages und nach den Jahreszeiten. Die *tägliche Periode* zeigt wohl überall ein Minimum am Ende der Nacht und ein Maximum um Mittag, das sich jedoch bis zu 4 Stunden verspäten kann. Das Ausmaß dieser täglichen Schwankung richtet sich nach dem Grad der Bewölkung sowie nach der Dauer und der Intensität der Sonnenstrahlung. Über dem Ozean scheint sie innerhalb der — auf Schiffen besonders geringen — Meßgenauigkeit der Lufttemperatur zu liegen. In Wüsten, besonders den Hochebenen, kann sie 35° überschreiten, als Mittelwert in gemäßigten Breiten kann 6° angesehen werden.

Der Meteorologe unterscheidet zwischen der *periodischen* und der *aperiodischen* mittleren täglichen Temperaturschwankung. Die erste ist die Differenz zwischen den höchsten und niedrigsten Stundenmitteln (meist monatlich berechnet), die letzte ist die mittlere Differenz der täglichen Maxima und Minima, wie sie an Extremthermometern abgelesen werden. Wo Land- und Seewinde besonders stark auftreten, kann der tägliche Temperaturgang sehr unregelmäßig gestaltet sein.

Der *jährliche* Gang der Lufttemperatur richtet sich nach dem Sonnenstande. Am Äquator, wo die Sonne zweimal im Jahre im Zenit steht, sind also 2 Maxima normal. Doch wird das eine häufig durch Monsune oder andere jahreszeitliche Winde sowie den Wechsel von Regen- und Trockenzeiten unterdrückt.

In den Westküsten der gemäßigten Zonen würde der jährliche Temperaturgang weit größer sein, wenn nicht durch vorwiegende südwestliche (auf der Südhalbkugel nordwestliche) Winde ein Wärmetransport aus äquatorialen Gegenden stattfände. Das kommt besonders dem Klima Westeuropas zugute.

Auf tropischen Ozeanen und an tropischen Küsten ist die Jahresperiode außerordentlich klein, oft nur 1 bis 2°, während sie im Innern Asiens den außerordentlichen Betrag von 50° überschreiten kann; je nach dem Betrage der Jahresschwankung der Temperatur auf demselben Breitengrade bestimmt man die „Kontinentalität" des Klimas, indem man die Jahresschwankung der Temperatur durch die geographische Breite dividiert (Zenker). In Mitteleuropa ist die Schwankung zwischen dem wärmsten und dem kältesten Monat 16 bis 20°.

Die Temperaturextreme fallen auf dem Kontinent fast mit dem extremen Sonnenstande zusammen. An Küsten und auf Ozeanen kommen Verspätungen bis zu 2 Monaten vor. —

Die statistische Meteorologie baut ihre Schlüsse auf Tagesmittelwerten auf, die, wenn Registrierungen vorliegen, aus den 24-Stunden-Werten ermittelt werden. Wo das nicht möglich ist, werden täglich Ablesungen an 3 Terminen gemacht, die so gelegt sind, daß sie in einfachen Beziehungen zum 24-Stunden-Mittel stehen. Am besten hat sich der Mittelwert $^1/_4 \, (7^a + 2 p + 9 p + 9 p)$ bewährt. Benutzt werden aber auch $^1/_3 \, (6^a + 2^p + 10^p)$ oder $^1/_4 \, (9^a + 3^p + 9^p + \text{Minimum})$. Weniger gut ist das Mittel $^1/_2$ (Maximum plus Minimum). Alle diese Mittelwerte können jedoch vom wahren (24-Stunden-) Mittelwert bis zu 1° abweichen, und zwar in den einzelnen Jahreszeiten und in den verschiedenen Klimagebieten ganz verschieden. Das wird bei statistischen Untersuchungen oft nicht beachtet. Jedenfalls soll man nicht aus kleinen Unterschieden der Mitteltemperatur weitgehende klimatische Unterschiede konstruieren. Die Thermometerangaben sind überdies in hohem Maße abhängig von der Aufstellungsart. Vorschriftsgemäß sollen die Thermometer in Holzhütten mit Jalousiewänden von etwa 40·30·40 cm Innenmaßen und 2 m über der Erde aufgestellt sein. Ist der Ort durch benachbarte Häuser oder Bäume gegen den Wind geschützt, so werden Mittags- und Sommerwerte zu hoch, Nachtwerte bei klarem, heiterem Himmel leicht zu

tief. Bei Dachaufstellungen findet man zu hohe Nacht- und Winterwerte, sog.
Fensteraufstellungen sind in vieler Hinsicht bedenklich.

Aus diesen Tagesmitteln entstehen die Monatsmittel und aus diesen dann
wieder die Jahresmittel der Lufttemperatur.

Es liegt auf der Hand, daß 2 Orte mit gleichen Jahresmitteln ganz verschiedenen Klimacharakter haben können. Es ist ein gewaltiger Unterschied,
ob die Temperaturen geringe oder große jährliche Schwankungen haben. So
finden wir in den nördlichen britischen Inseln und in Sibirien dieselben Jahresmittel von 7°. Während die Monatsmittel in den britischen Inseln zwischen 4
und 11° schwanken und auch die täglichen Schwankungen gering sind, kommen
in Sibirien Monatsmittel von −12° und +24°, absolute Extreme von −30°
und +40° vor. Solcher Beispiele könnte man mehrere anführen. Zur Bestimmung des Temperaturklimas eines Ortes gehören also wenigstens Jahresmittel,
Mittel der extremen Monate, absolute Extreme und mittlere tägliche Schwankung
in den extremen Monaten. —

Will man die Angaben über die Lufttemperatur auf den Menschen anwenden,
so trifft man auf fast unüberwindliche Schwierigkeiten. Einesteils ist der Mensch
bekanntlich niemals Tag und Nacht den Lufttemperaturen voll ausgesetzt,
sondern pflegt sich nachts und bei schlechtem Wetter in hohem Maße von der
Lufttemperatur unabhängig zu machen und sich auch tagsüber durch entsprechende Kleidung gegen Temperaturextreme zu schützen. Andererseits ist
er aber auch außer der Lufttemperatur noch anderen Wärme- und Kältequellen
ausgesetzt, nämlich seinem Organismus, der eine Verbrennungsmaschine ist,
der Sonnen-, Himmels- und Bodenstrahlung und der eigenen Ausstrahlung.
Er empfindet auch bei sonst gleichen Verhältnissen die Lufttemperatur bei
starken Winden ganz anders als bei Windstillen. Über die Einflüsse der Feuchtigkeit wird in einem späteren Kapitel die Rede sein.

Damit kommen wir auf das noch wenig geklärte Gebiet der „physiologischen
Temperatur" oder des Temperaturgefühls. Das Temperaturgefühl, abgesehen
von der Kleidung, ist abhängig von Lufttemperatur, Windgeschwindigkeit,
der gesamten Sonnen- und Himmels- und Bodenstrahlung sowie von der
Feuchtigkeit der Luft. Nimmt man an, daß sich der gesunde und leicht bekleidete
Mensch der gemäßigten Zone im geschlossenen Zimmer, wo Windgeschwindigkeit
und Strahlung fehlen, bei 18° thermisch wohlfühlt („thermische Behaglichkeitszone"), so kann man feststellen, daß in einem Kraftwagen, der sich mit einer
Geschwindigkeit von 9 m/Sek. bewegt, dieses thermische Wohlgefühl erst bei
einer Lufttemperatur von ca. 30° erreicht wird. Da nun die Wirkung des Windes
als proportional der Wurzel aus der Windgeschwindigkeit anzusehen ist, kann
man annehmen, daß die gefühlte Temperatur um $4 \cdot \sqrt{v}$ gegenüber der Lufttemperatur erniedrigt wird. Umgekehrt bewirkt die Strahlung an heiteren Tagen
eine scheinbare Erhöhung der Temperatur um ca. $12\,J$, wenn J die Intensität
der Sonnenstrahlung in g-cal pro qcm und Minute ist. J schwankt in Mitteleuropa mittags zwischen 0,8 und 1,4. Der Faktor 12 wächst jedoch bei Schneebedeckung, auf Wasser und weißem Sand bis auf 20 infolge Reflexion der Sonnenstrahlung, so daß man im schneebedeckten Hochgebirge noch bei 0° Lufttemperatur — Sonnenstrahlung und Windstille vorausgesetzt — sich in der oben
definierten Behaglichkeitszone befindet.

Diese Behaglichkeitszone ist natürlich keine Konstante. Je nach Gesundheitszustand, Bewegungszustand, Sättigungszustand und auch natürlich Gewöhnung kann er einige Grade steigen oder fallen. Es handelt sich also noch
um sehr rohe Näherungswerte, die der Prüfung der Ärzte und Physiologen bedürfen.

Physikalisch aussichtsreicher ist es, statt des Begriffes der physiologischen Temperatur den der „*Abkühlungsgröße*" einzuführen. Infolge der fortwährenden Wärmeerzeugung des tierischen Organismus bedarf letzterer dauernder Wärmeentziehung. Beide müssen so groß sein, daß die Innentemperatur 36,5° bleibt. Am tatkräftigsten ist dieses Problem bis jetzt von Leonhard Hill[1] gefördert. Hill stellt für die Abkühlungsgröße eines trockenen Körpers die empirische Formel auf:

$$(10) \qquad A = (36{,}5 - t)\left(0{,}13 + 0{,}47\sqrt{v}\right).$$

Für einen feuchten Körper kommt noch folgendes Zusatzglied hinzu:

$$(11) \qquad + (0{,}085 + 0{,}102\, v^{0{,}3})\,(45{,}3 - f)^{\frac{1}{3}}.$$

Hier bedeutet t die Lufttemperatur, v die Windgeschwindigkeit und f den Dampfdruck. Der Dampfdruck bei 36,5° (der Bluttemperatur, auf die Hill alles bezieht) ist 45,3 mm. Dann ist $45{,}3 - f$ das physiologische Sättigungsdefizit (s. später).

Die Haupteinwände gegen diese Formel sind folgende:

1. Die Körperoberfläche hat nicht Bluttemperatur, sondern nach Rubner

	bei	10	15	17,5	25,6° Lufttemperatur
folgende Werte:		29,0	29,2	30,0	31,2.

J. Vincent findet die Hauttemperatur $= 26{,}5 + 0{,}3\,t$ zwischen 0 und 26° Lufttemperatur.

2. Der Einfluß der Windstärke ist bei Hill offenbar übertrieben.

3. Der Einfluß der Strahlung ist nicht berücksichtigt.

Hingegen war die von Hill nach Vorgang von Frankenhäuser angeführte Beobachtungsmethode ein Fortschritt. Ein Alkoholthermometer wird auf 100° F (37,8° C) erhitzt und dann die Zeit gemessen, innerhalb der die Lufttemperatur des Alkoholthermometers sich unter dem Einfluß von Lufttemperatur, Wind und Strahlung auf 95° F (35,0° C) abkühlt. Hill nennt den Apparat „Katathermometer". Von anderer Seite ist das Alkoholthermometer durch eine Nickelspule ersetzt, die durch einen elektrischen Strom geheizt wird. Der Apparat ist zwar handlicher, aber auch teurer geworden. Kürzlich hat C. Dorno in Davos den Apparat unter dem Namen „Davoser Frigorimeter"[2] verbessert und zum Registrierapparat ausgebildet. Ergebnisse sind noch nicht bekannt.

Auch in meteorologischen Kreisen ist man bemüht, die Beobachtung und statistische Behandlung der Lufttemperatur den ärztlichen Wünschen anzupassen. Auf meine Veranlassung hat W. Mahrt[3] statt des 24-Stunden-Tages die Mittelwerte der Temperatur auf den „Krankentag" berechnet. Der Krankentag rechnet von Sonnenaufgang (frühestens jedoch 6 Uhr an) bis Sonnenuntergang (spätestens jedoch 8 Uhr abends).

Der Krankentag.

Breite	Sommer		Winter		Mai u. September		März u. November		April u. Oktober	
	a.	p.	a.	p.	a.	p.	a.	p.	a.	p.
30	8	8	8	8	8	8	8	8	8	8
40	8	8	9	6	8	7	9	6	9	7
50	8	8	10	4	8	7	10	5	9	6
60	8	8	10	3	8	6	10	4	9	5

[1] Hill, L.: Abkühlungsgröße. Monthly Weather Rev. 1920, S. 687; 1922, S. 20.
[2] Dorno, C.: Davoser Frigorimeter. Meteorol. Zeitschr. 1924.
[3] Mahrt, W.: Häufigkeit von Schwellenwerten der Temperatur. Dissertation Frankfurt 1925.

Dadurch ergeben sich Mittelwerte der Lufttemperatur, die je nach der mittleren täglichen Schwankung höher sind als das 24-Stunden-Mittel. Die positiven Abweichungen ergeben sich aus folgender Tabelle:

Mitteltemperatur des Krankentages und des 24-Stunden-Tages.

| | Der Krankentag hat ein höheres Temperaturmittel, und zwar: | | | | | |
	Frankfurt a. M.	Potsdam	Cordoba (Arg.)	Petersburg	Vlissingen	Apia (Samoa)
Winter .	um 0,7°	0,6	3,6	0,6	0,3	
Herbst .	1,3°	2,2	3,5	0,9	1,1	1,6° C
Frühjahr	1,9°	2,6	3,8	1,4	1,5	
Sommer .	2,2°	2,8	3,3	1,7	1,6	

Die physikalische Bedeutung von Temperaturmittelwerten ist jedoch nicht sehr hoch zu schätzen. Infolge der verschiedenen Veränderlichkeit der Temperatur kann sich dieser Mittelwert aus ganz extremen Einzeltemperaturen zusammensetzen. Richtiger ist es, die prozentige *Häufigkeit* zu kennen, mit der bestimmte *Temperaturschwellen* eintreten. MAHRT hat diese Temperaturschwellen von 5 zu 5° genommen und nach den Registrierungen einiger Orte die Häufigkeit des Vorkommens dieser Schwellen berechnet. Aus solchen Statistiken kann der Arzt ersehen, welchen Temperaturschwellen der Mensch am häufigsten ausgesetzt ist, wie oft also Anforderungen an die positive und negative Wärmeregulation gestellt werden. Eine Auswahl der Mahrtschen Ergebnisse enthält folgende Tabelle (S. 484).

Man sieht, daß im tropisch-ozeanischen Klima (Samoa) bei weitem die meisten Stundenwerte der Lufttemperatur in 2 Temperaturschwellen liegen, während sie sich im kontinentalen Klima auf 10 und mehr ziemlich gleichmäßig verteilen, ja, oft sind extreme Schwellen relativ häufig. Der Unterschied zwischen „Schonungsklima" und „Abhärtungsklima" tritt hier augenfällig hervor. —

Ausschlaggebend sind natürlich außer den schon besprochenen periodischen Schwankungen der Temperatur die unperiodischen Schwankungen, nämlich die sog. „interdiurne Veränderlichkeit". Um sie für bestimmte Zeitabschnitte (Monate) zu berechnen, addiert man die Differenzen der Tagesmittel gegen den Vortag ohne Rücksicht auf das Vorzeichen und dividiert durch die Anzahl der so gewonnenen Werte.

Die interdiurne Veränderlichkeit ist am geringsten in den Tropen und am größten in den großen Kontinenten der höheren Breiten. J. v. HANN gibt folgende Werte:

Interdiurne Veränderlichkeit des Temperaturtagesmittels (nach v. HANN).

Westeuropa	50° Br.	2,0°
Nordamerika	40° Br.	2,8°
dgl.	50° Br.	5—5¹/₂° im Winter
Westsibirien		4—5°
Südeuropa		1—1¹/₂°

Im Winter findet man allgemein größere interdiurne Variationen als im Sommer, in Gebirgen größere als in der Ebene. Die höheren Werte in den gemäßigten Breiten sind im Auftreten von polaren und äquatorialen Lufteinbrüchen begründet, welche die Tief- und Hochdruckgebiete begleiten. Da im Winter die Temperaturdifferenz zwischen Äquator und Pol am größten ist, machen sich die abwechselnd auftretenden warmen und kalten Lufteinbrüche in dieser Jahreszeit am deutlichsten bemerkbar.

Häufigkeitszahlen der Temperaturschwellen in Prozenten.

24-Stunden-Tag

		-30/-35	-25/-30	-20/-25	-15/-20	-10/-15	-5/-10	0/-5	0/5	5/10	10/15	15/20	20/25	25/30	30/35
Petersburg	Winter	1	4	7	12	18	26	20	13						
	Sommer								1/2	8	33	40	16	3	
	Frühjahr				1	4	7	19	31	26	10	2	1/2		
	Herbst					0	5	15	35	27	15	2	0		
Cordoba (Argent.)	Winter							2	10	22	36	19	8	3	
	Sommer									1/2	13	28	27	21	10
	Frühjahr								3	10	23	32	20	10	2
	Herbst								2	10	23	32	21	10	2
Potsdam	Winter				1	3	12	27	43	13	1				
	Sommer									4	28	40	19	8	1
	Frühjahr					1/2	2	7	24	31	20	10	5	1	
	Herbst							6	22	41	19	9	2	1	
Frankfurt	Winter					1	7	16	31	24	20	1			
	Sommer									1	12	30	34	11	4
	Frühjahr						1/2	3	11	24	27	20	11	3	1
	Herbst							1/2	9	27	30	20	10	3	1
Vlissingen	Winter						1	6	14	40	36	3			
	Sommer										2	32	53	11	2
	Frühjahr							0	3	25	35	24	10	2	1
	Herbst								1	7	35	39	17	1	
Samoa	Regenzeit												36	61	3
	Passatzeit												45	54	1

Krankentag

		-30/-35	-25/-30	-20/-25	-15/-20	-10/-15	-5/-10	0/-5	0/5	5/10	10/15	15/20	20/25	25/30	30/35
Petersburg	Winter	1/2	3	7	12	17	25	20	16						
	Sommer									4	22	44	25	5	
	Frühjahr				3	5	13	33	24	15	5	2			
	Herbst						5	12	33	30	17	3			
Cordoba (Argent.)	Winter						3	15	30	30	17	3	1		
	Sommer										3	11	27	40	19
	Frühjahr									6	19	30	26	13	6
	Herbst									4	13	28	31	20	4
Potsdam	Winter					1	8	24	43	23	1				
	Sommer										13	37	34	15	1
	Frühjahr							4	14	31	23	15	10	3	
	Herbst							4	12	32	26	17	6	3	
Frankfurt	Winter						7	15	31	23	23	1			
	Sommer										2	28	41	22	7
	Frühjahr							2	8	20	24	23	15	7	1
	Herbst								6	26	28	20	13	5	2
Vlissingen	Winter						3	15	37	40	5				
	Sommer										1	19	60	14	6
	Frühjahr							2	19	35	25	14	4	1	
	Herbst							1	5	30	38	23	3		
Samoa	Regenzeit												7	87	6
	Passatzeit												10	88	2

Infolge der höheren Variabilität der Lufttemperatur sind in Gegenden mit kontinentalem Klimacharakter eine größere Zahl von Beobachtungsjahren erforderlich, um brauchbare Mittelwerte zu berechnen, ebenso für Wintermonate. In tropisch-ozeanischen Gegenden bekommt man schon nach 10 Jahren Monatsmittel von 0,1° Genauigkeit (abgesehen von den nicht zu vermeidenden instrumentellen Aufstellungsfehlern). In Zentraleuropa müßte man für Sommermonate ca. 100, für Wintermonate ca. 400 Jahre lang beobachten, um gleiche Genauigkeit zu bekommen. In jedem Falle vergleichender klimatologischer Studien soll man nur Temperaturmittel gleicher Jahrgänge miteinander vergleichen. Auch lange Beobachtungsreihen zeigen Unterschiede, wenn sie nicht für gleiche Zeiten gelten.

VI. Luftfeuchtigkeit und Niederschläge.

Von den variablen Bestandteilen der atmosphärischen Luft bildet der Wasserdampf den für das Klima bei weitem wichtigsten. Seinem Anteil ist jedoch eine obere Grenze gesetzt, die nur wenig und vorübergehend überschritten werden kann. Dieser „maximale Dampfdruck" ist unabhängig vom Luftdruck und allein abhängig von der herrschenden Temperatur. Er beträgt bei:

-20	-10	0	$+10$	$+20$	$+30$	$+40$
1,0	2,2	4,6	9,2	17,5	31,8	55,3 mm Hg.

Daraus ist von vornherein abzuleiten, daß in Polargegenden ein niedriger Dampfdruck herrschen muß, desgleichen in höheren Luftschichten.

Mit dem Dampfdruck eng zusammen hängt eine andere Bezeichnungsart für den Feuchtigkeitsgehalt der Luft, nämlich die „absolute Feuchtigkeit", d. i. das Gewicht des in einem Kubikmeter Luft enthaltenen Dampfes in Gramm. Letzteres bezeichnet man gewöhnlich mit f, während man dem Dampfdruck den Buchstaben e zueignet. Dann ist

$$(12) \qquad f = \frac{1,06\,e}{1 + 0,004\,t}.$$

Man sieht, daß nahezu $f = e$ ist, und zwar bei mittleren Temperaturen innerhalb der Meßgenauigkeit. Die beiden Bezeichnungsarten werden deshalb oft als identisch angesehen.

Den nach obiger Tabelle *maximal* möglichen Feuchtigkeitsgehalt bezeichnet man mit E oder F. Das Verhältnis des vorhandenen zum höchstmöglichen Feuchtigkeitsgehalt, also e/E oder f/F, bezeichnet man als „relative Feuchtigkeit".

Der Wasserdampfgehalt der Luft kann praktisch allein von der Erdoberfläche herrühren; denn der Wasserstoffgehalt der Luft ist zu klein, als daß sich nennenswerte Mengen durch Oxydation bilden können. Er muß also in Anbetracht der vielfach Wasser absorbierenden Substanz der Erdoberfläche und der häufigen Niederschläge durch stetige *Verdampfung* von Wasser aufrechterhalten werden. Maßgebend für die Schnelligkeit der Verdampfung ist die Differenz zwischen dem Sättigungsdampfdruck bei der Temperatur der Wasseroberfläche E' und dem vorhandenen Dampfdruck e, also $E' - e$. Da aber nun bei der Verdampfung von Wasser Wärme gebunden wird, und zwar für jedes Gramm verdampfendes Wasser ca. 600 g-cal (Verdampfungswärme), so ist diese Temperatur einer Wasseroberfläche nicht mehr die Lufttemperatur, sondern niedriger.

Die Erniedrigung der Temperatur eines feuchten Körpers, z. B. eines feuchtgehaltenen Thermometers, berechnet sich nach der Formel:

$$(13) \qquad t - t' = k\,(E' - e),$$

wo k bei 755 mm Druck und hinreichender Luftbewegung den Wert 0,5, bei

Windstille jedoch etwa 0,9 hat, $t - t'$ heißt die „psychrometrische Differenz". Aus dieser Betrachtung ergibt sich eine Meßmethode für den Dampfdruck und demnach auch für die relative Feuchtigkeit. Es ist

$$(14) \qquad e = E' - 0,5\,(t - t')\,\frac{b}{755}.$$

Hier ist also E' der maximale Dampfdruck bei der Temperatur des *feuchten* Thermometers t'. $E' - e$ nennt man das Sättigungsdefizit (nicht etwa $E - e$, wie das fälschlich meistens angegeben wird), das ist also das Quantum Wasser, das 1 cbm Luft noch aufnehmen kann. Vertauschen wir Dampfdruck mit absoluter Feuchtigkeit, so kann man nach obiger Formel schreiben:

$$(14\text{a}) \qquad \text{Sättigungsdefizit} = \tfrac{1}{2}\,(t - t')\ \text{g/cbm}.$$

Das ist eine wichtige klimatische Größe.

Die Aufnahmefähigkeit der Luft nimmt also bei gleichem Sättigungsverhältnis e/E' bzw. f/F' („relative Sättigung" im Gegensatz zu e/E, der relativen Feuchtigkeit) mit höheren Temperaturen zu. Die Temperatur des feuchten Thermometers t', die hier so in den Vordergrund tritt, hat noch eine andere Bedeutung: sie ist ein Maß für den gesamten Wärmegehalt der Luft, die einesteils in freier Wärme, wie sie durch die Temperatur zum Ausdruck kommt, andererseits in an Wasserdampf gebundener Wärme besteht. Diese Gesamtwärme, vom Gefrierpunkt des Wassers an gerechnet, findet man annähernd nach der Formel:

$$(15) \qquad W = 0,3\,(t + 2\,e)\ \text{kg-cal/cbm}.$$

Da $e = E' - \tfrac{1}{2}\,(t - t')$, ergibt sich, daß auch

$$(16) \qquad W = 0,3\,(t' + 2\,E').$$

W ist also allein durch t' bestimmt[1]).

Vollziehen sich in der Luft irgendwelche Änderungen des Feuchtigkeitsgehaltes ohne Wärmeverlust und Zufuhr, so bleibt $t + 2\,E'$ konstant. Änderungen dieser Summe beweisen daher, daß Wärmeverluste oder Zufuhr stattgefunden haben. Die Berechnung dieser Wärme geschieht dann nach obiger Formel.

Wird von der Lunge Außenluft von 18° und 10 g absoluter Feuchtigkeit eingeatmet, so ist $W = 11,4$ kg-cal pro cbm. Wird sie wieder ausgeatmet, und zwar bei 100% Sättigung mit einer Temperatur von 30° im Mittel, so daß der maximale Dampfgehalt nach obiger Tabelle 31,5 g/cbm ist, so wird $W = 31$ kg-cal. Die Differenz, nämlich etwa 20 kg-cal, hat der menschliche Organismus durch 1 cbm Lungenluft an Wärme verloren; der Wasserverlust ist $31 - 10 = 21$ g/cbm. Diese Beziehungen zwischen Wärme, Temperatur und Feuchtigkeit sind bisher zu wenig beachtet worden, verdienen aber wegen ihrer Einfachheit Aufnahme in physiologischen und medizinischen Berechnungsmethoden. Sie erklären quantitativ:

1. daß feuchte Luft dem Körper weniger Wärme entzieht als trockene; feuchte Hitze und trockene Kälte also in entgegengesetzter Beziehung gesundheitsschädlich sein können, da erstere Überhitzung, letztere zu starke Abkühlung herbeiführen;

2. in welchem Maße durch schnellere Atmung die Abkühlung des Organismus verstärkt wird, so daß die Lungentätigkeit, die in normalem Zustande nur wenig zur Abkühlung beiträgt, bei körperlichen Anstrengungen und Erhitzungen mehr in den Vordergrund tritt;

---

[1]) Linke, F.: Meteorol. Zeitschr. 1922. S. 267.

3. daß hohe Temperaturen und hohe Feuchtigkeit (dazu Windstille) die Abkühlung des Körpers verringern und daher bei höherer Wärmestrahlung das Gefühl der Schwüle hervorrufen. Bei Windstille und im Schatten muß $t + 2e$ größer sein als 56, um das Gefühl der Schwüle zu erzeugen.

Zu unserer obigen Diskussion der „Abkühlungsgröße" muß also noch eine Betrachtung über den Einfluß der Luftfeuchtigkeit treten. Schon wurde erwähnt, daß zur Hillschen Formel der Abkühlungsgröße ein Zusatzglied hinzukommt, wenn der sich abkühlende Körper feucht ist. Auch dieses Zusatzglied ist von der Ventilation (Windstärke) abhängig. Ohne weiteres dürfen wir jedoch diese Formel nicht auf den *menschlichen* Körper anwenden, da die Verdampfung an der Oberfläche der Haut im normalen Zustande gering ist und erst über 25° Lufttemperatur oder bei starker Bewegung durch Schweißabsonderung erhöht wird. Nur die Lunge reagiert *stets* auf die Luftfeuchtigkeit, wie soeben bewiesen. In den Tropen, wo der schwitzende Mensch Normalzustand ist, gilt für seine Abkühlung die Angabe des feuchten Thermometers, nicht die Lufttemperatur, und daher ist mehrfach in klimatischen Abhandlungen eine graphische Darstellung von t' erfolgt. HARRINGTON nannte t' die „fühlbare Temperatur", v. BEZOLD den von t' allein abhängigen Ausdruck $t + 2e$ die „äquivalente Temperatur". Man sollte in den Tropen auf allgemeine Einführung dieser Klimagrößen dringen.

Aber auch hier ist vorsichtige Beurteilung am Platze. Wenn die Summe $t' + 2E' = t + 2e$ *allein* für das thermische Verhalten — in Windstille und Schatten — maßgebend wäre, müßte man thermisches Wohlbehagen (18,5° und 9,5 g absolute Luftfeuchtigkeit, also $t + 2f = 37,5$) auch fühlen bei

0%	relative Feuchtigkeit und 37,5° Lufttemperatur ·				
25%	„	„	„	31,6°	„
50%	„	„	„	25,7°	„
75%	„	„	„	19,8°	„
100%	„	„	„	13,9°	„

Bei den extremen Feuchtigkeitswerten scheint die Regel nicht ganz mit der Erfahrung zu stimmen, insbesondere deshalb nicht, weil bei tiefen Lufttemperaturen höhere Feuchtigkeit *abkühlend* wirkt infolge der hygroskopischen Wirkung der Bekleidung. —

Die geographische Verteilung des Wasserdampfes hängt von der Möglichkeit der Luft ab, Wasser aufzunehmen. In der Nähe von Meeren, Seen und Flüssen, an Luvseiten von Gebirgen, wo aufsteigende Luftströme zu Kondensation und Wasserabgabe gezwungen werden, finden wir hohe Dampfdruckwerte, und zwar um so höher, je wärmer die Luft ist. In Wüsten, besonders aber auf Hochebenen und in Hochgebirgen, in Gegenden mit hohem Luftdruck (absteigender Luft) findet man geringen Feuchtigkeitsgehalt. Doch sind tropische Wüsten immer noch *absolut* feuchter als polare Eisfelder oder gar die in Innerasien gelegenen Kältepole. Auf den Dampfdruck hat also die Temperatur der Luft den größten Einfluß. Darum sind auch die warmen Jahreszeiten absolut genommen feuchter als die kälteren. Letzteres gilt aber nicht für die Tageszeiten. Hier haben wir gewöhnlich außer dem Hauptminimum des Dampfdruckes bei Sonnenaufgang ein zweites schwächeres um Mittag, das durch den mittäglichen vertikalen Luftaustausch hervorgerufen wird, der trockene Luft aus höheren Schichten in Bodennähe bringt. In der freien Atmosphäre und in Bergen hingegen tritt mittags ein deutliches Maximum des Dampfdruckes auf. —

Die *relative* Feuchtigkeit, deren klimatische Bedeutung höher ist als die der absoluten Feuchtigkeit, richtet sich nach der Temperatur der Luft, aber im entgegengesetzten Sinne: bei steigender Temperatur nimmt die relative Feuchtigkeit ab und umgekehrt, weil die Schwankungen des Dampfdrucks in ihren

Wirkungen auf die relative Feuchtigkeit kleiner sind als die der Temperatur. Da, wo man große Schwankungen der Temperatur findet, beobachtet man auch große Amplituden der relativen Feuchtigkeit, also in trockenen Gegenden, den Kontinenten, besonders auf den Hochebenen.

Bei den jahreszeitlichen Schwankungen, besonders in den Tropen und Subtropen, ist die Herkunft des vorherrschenden Windes, ferner die Lage der Gebirgszüge zu den Winden (Luv- und Leeseiten) von großem Einfluß; die auf der Leeseite herabfallende Luft (Föhn) ist warm und relativ trocken.

In mittelhohen Berggipfeln findet man infolge Wolkenbildung der aufsteigenden Luft anormal hohe Werte der relativen Feuchtigkeit und sehr oft Sättigung (100%). In Hochebenen mit Wüstencharakter kann man nicht selten relative Feuchtigkeiten unter 10% messen, doch hat man sogar in Mitteleuropa bei antizyklonalem Föhn schon in geringen Höhen ähnlich niedrige Prozentzahlen gefunden.

Die relative Feuchtigkeit mißt man direkt mit Hilfe hygroskopischer Substanzen, meistens durch die Längenänderung eines menschlichen Haares, das sich bei hoher Feuchtigkeit verlängert, bei niedriger verkürzt. Diese Längenänderungen werden — abgesehen von unerheblichen Einflüssen der Temperatur — nur durch die relative Feuchtigkeit bedingt. Da die meisten organischen Substanzen, auch die obersten Hautschichten, hygroskopisch sind, ist die relative Feuchtigkeit von höchster physiologischer Bedeutung. Man hat vielfach versucht, das Sättigungsdefizit oder die auf die Bluttemperatur bezogene relative Feuchtigkeit als physiologischen Klimafaktor anzuführen. Beim Sättigungsdefizit hat das insofern Berechtigung, als die Verdunstungsgeschwindigkeit direkt proportional dem Sättigungsdefizit ist. Da aber die Oberflächentemperatur des menschlichen Körpers, zumal an den bekleideten Teilen, stark von der Lufttemperatur abweicht, gibt das Sättigungsdefizit $E - e$ keinen sicheren Anhalt für die Verdunstung der Haut. Berechnet man die „physiologische Feuchtigkeit", also das Verhältnis des Dampfdrucks zum maximalen Dampfdruck bei der Temperatur 36,5°, also $e/45,8$, so bekommt man in kalten und trockenen Gegenden außerordentlich niedrige Werte, während in den Tropen dieses Maß 50% überschreiten kann. Diese gewaltigen Unterschiede scheinen aber in keinem Verhältnis zu den individuellen Wahrnehmungen zu stehen. —

Die Vorbedingungen der *Kondensation des Wasserdampfes* zu Nebel, Tau, Reif, Wolken, Regen und Schnee sind folgende:

1. Abkühlung der feuchten Luft infolge Ausstrahlung der Wärme, die entweder nach dem kälteren Erdboden oder nach dem Weltenraum gerichtet sein kann. Gewöhnlich entsteht durch Ausstrahlung jedoch nur Nebel oder Hochnebel, in Ausnahmefällen leichter, kleintropfiger Regen. Wenn z. B. im Sommer die warme Luft vom Kontinent auf die kühleren Meere treibt oder im Winter die warme Seeluft auf die erkalteten Küstenländer, so haben wir den Fall der Strahlungskondensation. Daher sind auf küstennahen Ozeanen die Sommernebel, auf den Küstenländern der Winternebel die Regel.

2. Wenn warme feuchte Luft an durch Ausstrahlung erkalteten Gegenständen, Bäumen, kleinen Pflanzen, Steinen oder Gebäuden, vorbeistreicht, bildet sich an letzteren Tau, unter 0° Raureif oder Eisbezug.

3. Wenn sich zwei verschiedene Luftmassen, die nahe dem Sättigungspunkt sind, aber verschiedene Temperaturen haben, miteinander mischen, so liegt die mittlere Temperatur oft über dem Taupunkt, weshalb Wolken und Nebel auftreten können (Mischungskondensation).

4. Die Hauptregenursache ist jedoch das Aufsteigen der Luft und die damit verbundene dynamische Abkühlung infolge der geleisteten Ausdehnungsarbeit

der Luft. Dieses Aufsteigen kann eintreten: a) wenn Luft an Gebirgen zum Aufsteigen gezwungen wird, b) wenn kalte Luft sich unter warme drängt und diese zum Aufsteigen zwingt, c) wenn warme Luft auf kalte hinaufgeschoben wird, d) wenn auf der Rückseite von Bergen Luft durch den darüber hinwegstreichenden Wind angezogen wird (Leeseitenwirbel). Im letzteren Falle bilden sich allerdings nur Wolken, ohne daß es zum Regen führt.

Die Kondensation in freier Luft ist abhängig vom Vorhandensein von *Kondensationskernen,* das sind wohl ausschließlich hygroskopische Partikel von ultramikroskopischer Größe, wie Salzkerne, kleine Teilchen (Rauch), molekularer Komplexe von schwefliger Säure, Stickstoffverbindungen usw. Sichtbar werden die Kondensationsprodukte erst, wenn sie einen Durchmesser von $^1/_{1000}$ mm haben. Man hat vielfach beobachtet, daß in übersättigter Luft Wolken erst auftreten, wenn — z. B. durch die Auspuffgase eines Flugzeuges — Kondensationskerne von hoher hygroskopischer Kraft erzeugt werden. In solchen Fällen können Wolken auch schon etwas unterhalb der Sättigungsgrenze der Luft eintreten. Man nennt das „trockne Nebel". Sie spielen besonders in Großstädten und Industriegegenden eine große Rolle. Man hat oft festgestellt, daß in Großstädten mit vorwiegend westlichen Winden die westlichen Vororte eine geringere Bewölkung zeigen als die östlichen. Dieser wolkenbildende Einfluß kann sich 50 bis 100 km leewärts erstrecken.

Die salzreiche Seeluft neigt eher zur Kondensation als die kernfreiere, wenn auch staubhaltige Luft trockener Kontinente. Staub und Sand sind selten Kondensationskerne, da sie nicht oder weniger hygroskopisch sind.

Regen entsteht durch Zusammenfließen der elementaren Tropfen. Je höher die Regenwolke ist, um so größer sind die Tropfen. —

Der Grad der *Bewölkung* wird bei Augenbeobachtungen je nach dem Teilbetrag des bedeckten Himmels gemessen; entweder in Zehnteln oder Vierteln. Dabei wird der Himmel als Halbkugel angesehen. Zur Registrierung des Bewölkungsgrades benutzt man ausschließlich die Dauer der Sonnenstrahlung, die von Sonnenscheinautographen aufgezeichnet wird. Die vorherrschenden Typen sind die nach CAMBPELL-STOKES (Glaskugel), JORDAN (Lochkamera), Professor v. ESMARCH (rotierende Lochkamera).

Die Wolken werden gewöhnlich nach ihren Formen klassifiziert. Die Formen sind aber abhängig von den Entstehungsursachen und diese auch meist von der Höhenlage. So kann man vier Hauptklassen unterscheiden:

1. Niedrige Wolken: Nebel, Hochnebel und Stratus, die meist durch Strahlungsprozesse oder an den Grenzen zweier verschiedener Luftschichten entstehen. Es sind die Wolken der kalten Gegenden, kalten Jahres- und Tageszeiten;

2. mittlere Wolken: Altocumulus und Altostratus in ca. 4000 m Höhenlage, gewöhnlich an Luftschichtungen durch Aufstieg breiter Luftmassen entstanden;

3. hohe Wolken: Cirrostratus, Cirrocumulus, deren Entstehungsursachen sehr verschieden sein können;

4. Cumuluswolken: Diese gibt es in allen Höhenlagen; sie verdanken ihre Entstehung lokal aufsteigenden Luftmassen, gewöhnlich der vertikalen Durchmischung infolge starker Erwärmung des Erdbodens. Dieses sind die Wolken der warmen Gegenden und der warmen Jahres- und Tageszeiten. Sie verursachen das überwiegend zu beobachtende Maximum der Bewölkung um Mittag und die mittäglichen Regenschauer in den Tropen. Selten sind sie nur in den untersten 500 m; darüber hinaus beobachtet man sie oft bis 10 km Höhe. Dann sind sie allerdings beim Durchbrechen nach oben zu *Gewitterwolken* ausgewachsen.

Jede regnende Wolke nennt man *Nimbus.*

In den kälteren Gegenden und Jahreszeiten pflegen die dem Erdboden nahenden Luftschichten am wolkenreichsten zu sein, während in warmen Gegenden und Jahreszeiten die untersten Hunderte von Metern geradezu eine wolkenlose oder doch wolkenarme Zone bilden. Auf Bergen findet man dagegen die aufruhenden Luftmassen am wolkenreichsten. —

Die Reichhaltigkeit der *Niederschläge* und ihre Verteilung auf den Jahresverlauf gehören zu den wichtigsten Klimafaktoren jedes Landes. Jedoch ist es kaum möglich, allgemein gültige Betrachtungen anzustellen; das muß dem Studium des speziellen Klimas jeden Landes vorbehalten werden.

Wiederholt ist oben auf die Abhängigkeit des Niederschlags von den großen und den kleinen Windsystemen hingewiesen worden; es ist auch selbstverständlich, daß in Ländern mit hoher Temperatur und mit entsprechend höherer Feuchtigkeit auch reichhaltigere Niederschläge fallen; aber es ist zu berücksichtigen, daß in wärmeren Gegenden wegen der schnelleren Verdampfung auch ein höheres Bedürfnis für Niederschläge besteht und man daher aus einem Vergleich der gemessenen Beträge nicht ohne weiteres auf die Fruchtbarkeit schließen kann.

Man mißt die Niederschläge ausschließlich in Millimetern Wasserhöhe, gibt also an, wie hoch das Wasser (Eis und Schnee werden vor der Messung geschmolzen) den horizontalen Boden bedecken würde, wenn kein Wasser abflösse, versickerte oder verdunstete. 1 mm Regenhöhe bedeutet dann zugleich 1 l pro qm.

In den Ländern der gemäßigten Zone ist 1000 mm Niederschlag pro Jahr schon überreichlich, während er in den Tropen keine üppige Vegetation aufrechterhalten kann. Hier steigen die beobachteten Mengen an Luvseiten hoher Gebirgszüge (Himalaja, Kamerunberg) über 10 000 mm im Jahre. In den Polarländern beobachtet man oft Niederschlagmengen unter 200 mm. Doch kommt dort bisweilen an Küsten bis 1000 mm vor, meistens natürlich als Schnee.

In den Wüsten Nordchiles und des südwestlichen Peru werden bisweilen jahrelang keine meßbaren Regenmengen beobachtet. Nebel und Tau bilden dann die einzige Quelle der minimalen Fruchtbarkeit des Landes.

Es muß berücksichtigt werden, ob die Niederschläge in Form schwerer Wolkenbrüche, die nur kurz anhalten, oder in Form von gleichmäßigem Landregen fallen. Im ersteren Falle fließt das Wasser meist ab, im letzteren wird der Boden tief durchtränkt. Es ist deshalb vorgeschlagen worden[1]), eine Statistik des Niederschläges auf „Regenstufen" aufzubauen, die sich logarithmisch steigern. Also bezeichnet man

Regenfälle von	0—0,1	0,2—0,5	0,6—1,7	1,8—5,6	5,7—17,7	17,8—56,2
mit Stufe	1	2	3	4	5	6

Regenfälle von	56,3—177,8	177,9—562,3
mit Stufe	7	8

Die Summen dieser Stufen geben dann besseren Vergleich der Wirksamkeit des Niederschlags als die Niederschlagsumme selbst. Diese Art ist jedoch wenig durchgeführt. Einen Ersatz gibt die Auszählung der Niederschlagstage- oder -stunden im Monat. Das Verhältnis der Zahl der Niederschlagstage (bzw. -stunden) zur Gesamtzahl der Tage (bzw. Stunden) im Monat gibt die „Niederschlagswahrscheinlichkeit". Auch andere Beziehungen der Niederschlagsverhältnisse sind verwandt, sie haben jedoch mehr meteorologische Bedeutung.

In warmen Gegenden findet man die Niederschläge am häufigsten bei Windstille, in kälteren bei starkem Wind, gewöhnlich im Gefolge von barometrischen Tiefdruckgebieten.

---

[1]) Tetens, O.: Regenstufen. Göttinger Abhandlungen Bd. 7, Nr. 2, S. 29.

Die jährliche Periode richtet sich sowohl nach dem Sonnenstande (hoher Sonnenstand bringt hohe Niederschläge), aber auch nach dem allgemeinen Windsystem. Die Westküsten der subtropischen Breiten haben meist Winterregen, die Ostküste meist Sommerregen. Das letztere ist natürlich günstiger, da im Sommer die Verdunstung stärker ist. Diese jährliche Verteilung ist in vielen Gegenden wichtiger als die Gesamtmenge des Jahres.

Wenn mehrere Monate regenlos sind, so kann das Land nur bestimmte Früchte mit kurzer Entwicklungsperiode hervorbringen, keine Wälder, höchstens Haine von Ölpalmen und sonstigen Fruchtbäumen, die geringe Ansprüche an regelmäßige Niederschläge stellen. In Gegenden mit ausgesprochenen trockenen Zeiten ist die Dauer dieser Dürrperiode ausschlaggebend für den Klimacharakter (Brasilien). Allgemein hat es sich eingebürgert, zur besseren Übersicht der Niederschlagsverteilung die monatlichen Regenmengen in Prozenten des Jahresbetrages auszudrücken.

Von Bedeutung ist auch die Veränderlichkeit der Niederschlagsmenge von Jahr zu Jahr. Mittlere Schwankungen von über 20% sind bedenklich.

Auch der Schnee ist ein wichtiger klimatischer Faktor. Er schützt den Boden gegen starke Abkühlung in den langen Winternächten. Dafür kühlt sich seine Oberfläche infolge seiner geringen Wärmeleitfähigkeit um so stärker ab, so daß bei Schneebedeckung und heiterem Himmel empfindlicher Frost zu erwarten ist. Man beobachtet und veröffentlicht in klimatologischen Darstellungen die Dauer einer geschlossenen Schneedecke während des Winters und die Daten des ersten und letzten Schneefalles.

Im allgemeinen überschreitet der Schneefall den 30. Breitengrad nicht, auf Ozeanen und Küsten nicht einmal den 35. An den Ostküsten der Kontinente hingegen schneit es bisweilen sogar auf dem 25. Breitengrade.

Die Menge von Tau, Reif und Rauhreif zu messen, ist bisher nur selten gelungen. Auch die an Bäumen haften bleibenden Nebeltröpfchen entgehen den üblichen Meßmethoden des Niederschlages, und doch konnte für die Gipfel des Taunus (in 800 m Höhe) festgestellt werden[1]), daß die Bäume im Jahresdurchschnitt der Luft 66% des unter freiem Himmel gemessenen Niederschlages, im Winter sogar über 100% aus dem Nebel abfiltern, sodaß sich der wirkliche Niederschlag in den bewaldeten Mittelgebirgen Deutschlands fast doppelt so hoch stellt, als die üblichen Niederschlagsmessungen glauben machen. Niederschlagsstatistiken von nebelreichen Gebirgen, besonders aber in den Zonen mit häufigem Rauhreif, sind also mit erheblichen Fehlern behaftet. Sie liefern zu *kleine* Werte.

Überall nehmen die Niederschläge im Gebirge mit der Höhe zu. Doch muß sich in einer bestimmten Höhenlage ein Maximum ausbilden, da ja die Luft mit zunehmender Höhe immer kälter und daher feuchtigkeitsärmer wird. Dieses Niederschlagsmaximum der Berge liegt auf der Nordseite der Alpen etwas unter 1000, auf der Südseite etwas über 2000 m; für wärmere Winde verschiebt es sich nach oben, im nordwestlichen Himalaja hat man die maximale Zone in 1300 m festgestellt, in Java schon in 1000 m Höhe.

VII. Klimaeigentümlichkeiten.

Es sollen noch einmal in kurzen Worten die Klimaeigenschaften zusammengefaßt werden, wie sie sich für einen gegebenen Ort je nach seiner Lage zum Meer, Seen, Flüssen und Gebirgen auf Grund rein physikalischer Gesetze ableiten lassen.

---

[1]) Linke, F.: Niederschlag unter Bäumen. Meteorol. Zeitschr. 1916, S. 140.

1. Kontinentalklima. In niederen Breiten relativ zu warm, in höheren Breiten zu kalt; zu warme Sommer und zu kalte Winter; geringe relative Feuchtigkeit im Sommer, zu große im Winter, verstärkte Verdunstung. Große Temperaturschwankungen sowohl im Jahres- wie auch im Tagesverlauf und auch unperiodisch. Der Herbst ist kälter als der Frühling, die Temperaturextremen sind 2 bis 4 Wochen gegen den Sonnenstand verzögert. Geringe Bewölkung; starke vertikale Durchmischung der Luft besonders im Sommer und deshalb Vorherrschen der Cumuluswolken sowie Nachmittags- und Sommerregen. Schwächere Winde mit ausgesprochener täglicher Schwankung; starke Verunreinigung der Luft durch Staub, Rauch und Gase. Starke nächtliche Ausstrahlung.

2. Ozeanisches Klima (auch für kleinere Inseln gültig). In niederen Breiten relativ zu kalt, in höheren Breiten zu warm; zu kühle Sommer und zu warme Winter. Größerer Feuchtigkeitsgehalt, größere relative Feuchtigkeit bei geringen Schwankungen. Reichliche Niederschläge, hauptsächlich im Winter. Geringe Temperaturschwankungen sowohl im Jahres- wie im Tagesverlauf und unperiodisch. Die Temperaturextreme sind bis zu 2 Monaten gegen den Sonnenstand verzögert. Der Frühling ist wärmer als der Herbst. Starke Bewölkung. Schwächere vertikale Durchmischung, daher Überwiegen der Nebel- und Stratusbewölkung. Starke Winde, auf dem Ozean ohne tägliche Periode, auf Inseln Tag- und Nachtwinde. Geringe Verunreinigung der Luft bis auf stärkeren Salzgehalt. Abhängigkeit aller Faktoren von den großen Luft- und Meeresströmungen. In den Tropen große Gegensätze der Niederschlagsmengen auf Luv- und Leeseiten gebirgiger Inseln. Geringe nächtliche Ausstrahlung.

3. Küstenklima. Starke Abhängigkeit von Meeresströmungen und Windsystemen; bei Landwinden kontinentaler, bei Seewinden ozeanischer Klimacharakter. Infolgedessen schnelle Schwankungen von Temperatur und Feuchtigkeit. Reichlichere Niederschläge und starke Bewölkung. Im Sommer relativ trocken und heiter, Nebel auf dem Wasser; im Winter umgekehrt. Überwiegen der Nachtregen. Vorherrschen von Land- und Seewinden, besonders bei gebirgigen Küsten. In höheren Breiten sind die Ostküsten trocken und kälter als die Westküsten. In den Passatregionen sind die Ostküsten regenreich, die Westküsten trocken.

4. Gebirgsklima. Für je 100 m Erhöhung ist die Lufttemperatur $0,5-0,6°$ im Mittel kälter; in warmen Jahres- und Tageszeiten ist die Temperaturabnahme stärker, in kalten schwächer, ja oft sogar tritt Temperaturzunahme auf. Größere unperiodische, geringere periodische Temperaturschwankungen, kleinere Extremwerte als in der Ebene. Geringer Feuchtigkeitsgehalt; im allgemeinen größerer, in Hochdruckgebieten (besonders im Winter) jedoch geringere relative Feuchtigkeit; starke Feuchtigkeitsschwankungen. Im Sommer größere, im Winter geringere Bewölkung; in Mittelgebirgen meist starke Bewölkung. Starke Ein- und Ausstrahlung, besonders Überwiegen der kurzwelligen Sonnenstrahlung; Reflexionen der Sonnenstrahlung auf Schnee. Die Wirkung des geringeren Luftdruckes ist erst von 3000 m an aufwärts fühlbar. Allgemein starke Winde, besonders nachts, doch große Abhängigkeit von der Gebirgsformation; geschützte Täler sind oft windschwach; Berg- und Talwinde, reinere Luft. Größere Niederschläge, vorherrschend um Mittag.

5. Talklima. Große Temperaturextreme (häufigerer Nachtfrost), jedoch geringere *unperiodische* Schwankungen der Temperatur. Geringere Windstärken (Stagnation). Größere Verunreinigung der Luft; jedoch vielenorts nächtliche Durchlüftung infolge von Bergwinden. Größerer Feuchtigkeitsgehalt, stärkere Feuchtigkeitsschwankungen.

6. Hangklima. Abschwächung der Temperaturextreme (seltenere Nachtfröste). Keine Stagnation der Luft. Berg- und Talwinde, besonders bei heiterem Wetter. Südhänge sind in höheren Breiten erheblich wärmer als Nordhänge (auf der südlichen Halbkugel umgekehrt). Die Luvseiten sind feuchter und regenreicher als Leeseiten (Föhnwirkung). Südhänge sind in höheren Breiten gegen kalte Winde geschützt (auf der Südhalbkugel die Nordhänge).

7. Waldklima. Geringe Abschwächung der Temperaturextreme, besonders im Tagesverlauf. In den Tropen starke, in höheren Breiten geringere Erhöhung der Feuchtigkeit, besonders im Sommer. Starke und wirksame Durchfeuchtung des Waldbodens. In den Tropen- und den Mittelgebirgswäldern höherer Breiten mit häufigen Nebeln tritt erhebliche Erhöhung des Niederschlages, hauptsächlich infolge Ablagerung von Wasser und Rauhreif an den Zweigen ein. Windschutz. Reinere Luft. Entwaldung vermindert die Niederschläge und vermehrt die periodischen Temperaturschwankungen; Aufforstung wirkt umgekehrt. Aufspeicherung der Niederschläge.

8. Wüstenklima. Trockenheit, starke Ein- und Ausstrahlung. Starke periodische Temperaturschwankungen. Auftreten von lokalen Wirbelwinden am Tage, infolgedessen größerer Gehalt an Staub; Ausbildung von heißen, staubreichen Wüstenwinden, die sich auf große Entfernungen noch bemerkbar machen (z. B. an den Westküsten der Sahara bis 2000 km westsüdwestwärts).

9. Klima in Flußtälern. Abschwächung der Temperaturextreme. Größere Feuchtigkeit, häufigere Nebel. Verminderung der Gewitterhäufigkeit. Wind zumeist parallel des Flusses, bei schwachen Winden mit dem Strome. Stagnation der Luft.

VIII. Klimagliederungen.

Die älteste Einteilung der Erde in Klimazonen ist die nach den geographischen Breiten: innerhalb der Wendekreise die Tropen, zwischen den Wendekreisen und den Polarkreisen die gemäßigten Zonen, außerhalb der Polarkreise die kalten Zonen.

Genauer ist schon die Einteilung nach den Jahresmitteltemperaturen der Luft: die Tropen mit Mitteltemperaturen über 20° in Meereshöhe; die gemäßigte Zone mit Mitteltemperaturen zwischen 20 und 0°, die kalte Zone mit Jahrestemperaturen unter 0°.

Bezüglich des Windes unterscheidet man: die äquatorialen Calmen, die Passatzonen, die Westwindzonen und die Polarkalotten mit östlicher Strömung.

Es liegt auf der Hand, daß alle die auf Betrachtung eines einzigen Klimafaktors vorgenommenen Einteilungen einseitig und darum unbefriedigend sein müssen; denn unter „Klima" verstehen wir einen Akkord von verschiedenen physikalischen Faktoren. Den meisten entspricht die von W. Köppen herrührende Einteilung, die wir deshalb etwas genauer besprechen wollen. Köppen verfolgt den Gedanken, durch eine Folge von Buchstaben verschiedene Klimabezirke zu kennzeichnen, also eine „Klimaformel" aufzustellen. Er bezeichnet die tropischen Regenklimate mit A, die trockenen warmen Klimate mit B, die warm-gemäßigten Regenklimate mit C, die borealen oder Schneewaldklimate mit D und die Schneeklimate mit E. Diesen Buchstaben fügt er einen zweiten hinzu, indem er ständig feuchte mit f, im Winter trockene mit w, im Sommer trockene Klimate mit s bezeichnet; ferner die Steppe mit S, die Wüste mit W,

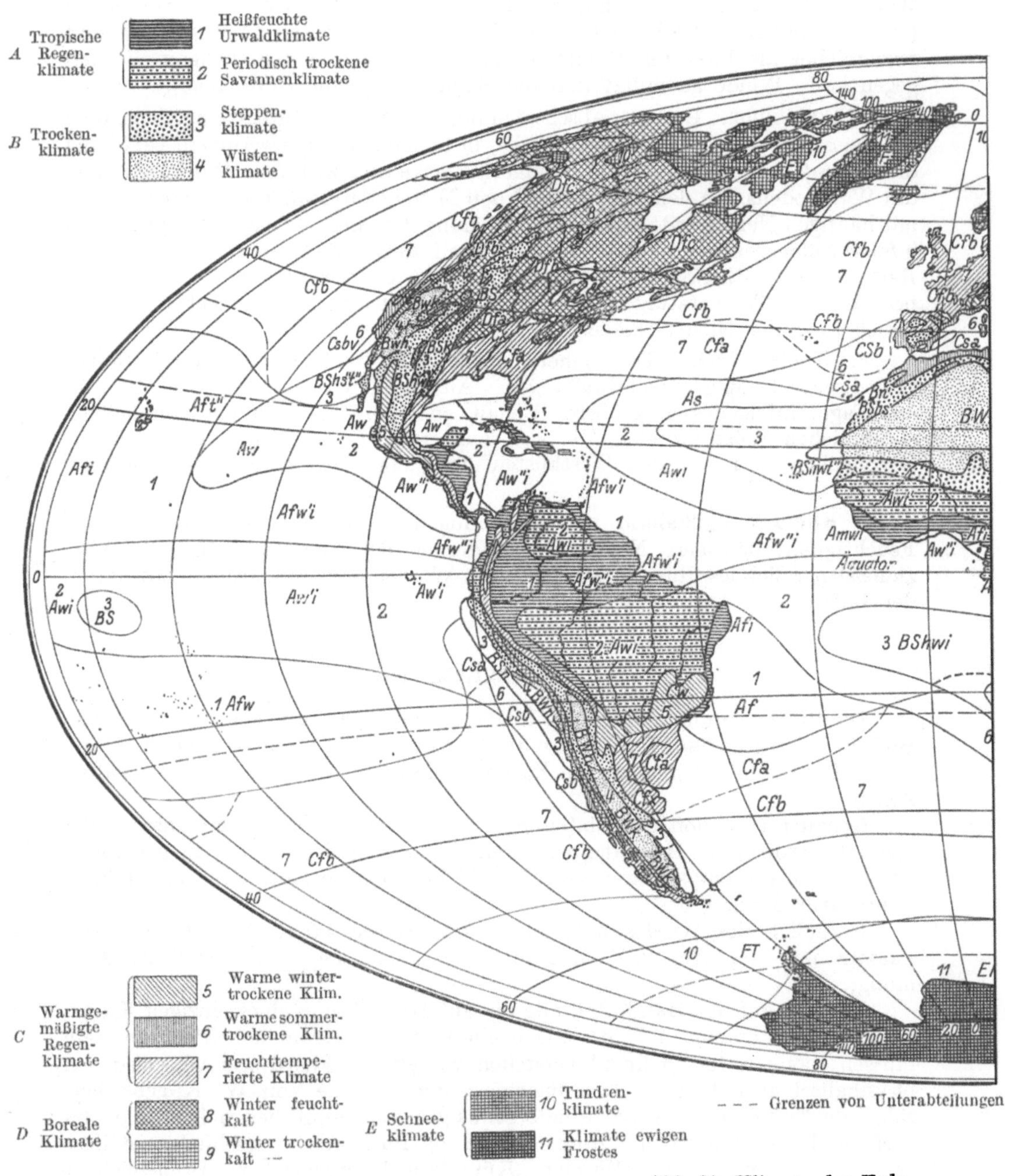

Abb. 28. Klimate der Erde.

S Steppenklimate, Regenmenge $t + 16\frac{1}{2}$ cm bis $t + 33$ cm (bzw. 22 oder 44)
W Wüstenklimate, „ unter $t + 16\frac{1}{2}$ cm (t Jahrestemperatur)
T Temperatur des wärmsten Monats zwischen 0° und 10°. F desgl. <0°
  a Temperatur des wärmsten Monats >22°
  b „ „ „ „ <22°, mehr als 4 Mon. >10°
  c „ „ von nur 1–4 Mon. >10°, kältester Mon. >−36°
  d „ „ „ „ >10° C, „ „ <−36°
  f beständig feucht (genug Regen oder Schnee in allen Mon.)
  g Ganges-Typus des jährlichen Wärmeganges (Max. vor d. sommerlichen Regenzeit)
  h heiß, Jahrestemperatur >18°
  i isotherm. Jahresschwankung <5°
  k Jahrestemperatur <18°
  k' auch wärmster Monat < 18°

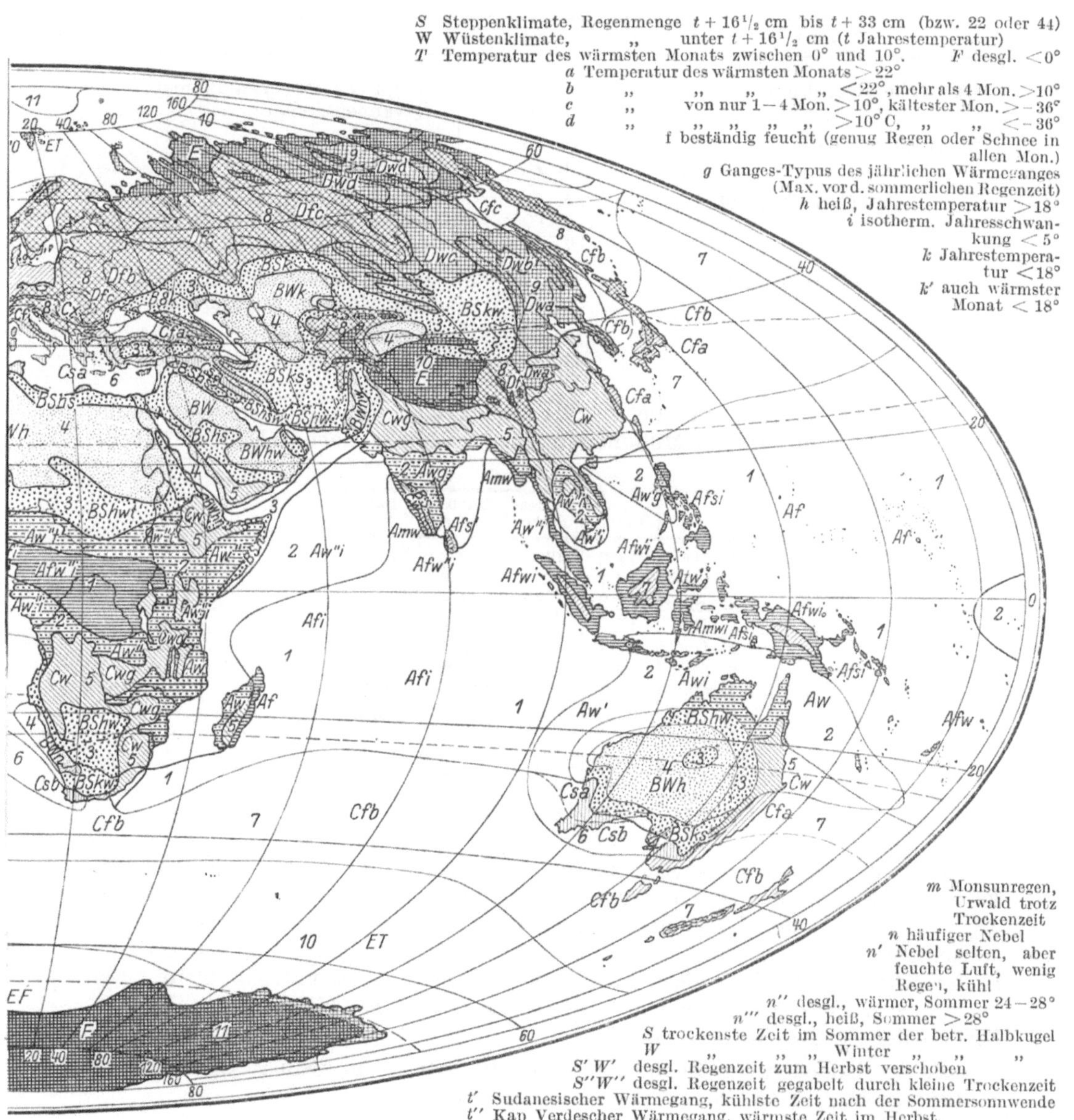

m Monsunregen, Urwald trotz Trockenzeit
  n häufiger Nebel
  n' Nebel selten, aber feuchte Luft, wenig Regen, kühl
  n'' desgl., wärmer, Sommer 24–28°
  n''' desgl., heiß, Sommer >28°
  S trockenste Zeit im Sommer der betr. Halbkugel
  W desgl. „ Regenzeit „ „ Winter „ „ „
S'W' desgl. Regenzeit zum Herbst verschoben
S''W'' desgl. Regenzeit gegabelt durch kleine Trockenzeit
  t' Sudanesischer Wärmegang, kühlste Zeit nach der Sommersonnwende
  t'' Kap Verdescher Wärmegang, wärmste Zeit im Herbst.

(Nach W. Köppen.)

die Tundren mit T und Klimate ewigen Frostes mit F als Zusatzbuchstaben versieht. So entstehen folgende 11 Hauptklimabezirke:

Zone	Zeichen	Erklärung
Tropische Regenklimate	1. Af 2. Aw	Tropische Regenwaldklimate Savannenklimate
Trockene Klimate	3. BS 4. BW	Steppenklimate Wüstenklimate
Warm-gemäßigte Regenklimate .	5. Cw 6. Cs 7. Cf	warme wintertrockene Klimate warme sommertrockene Klimate feuchttemperierte Klimate
Boreale oder Schneewaldklimate .	8. Dw 9. Df	wintertrockenkalte Klimate winterfeuchtkalte Klimate
Schneeklimate	10. ET 11. EF	Tundrenklimate Klimate ewigen Frostes

HERMANN WAGNER hat die Flächenausdehnung dieser Klimagebiete planimetrisch bestimmt und in Millionenquadratkilometern nach folgender Tabelle ausgedrückt:

	Land-fläche	Meeres-fläche	Erdober-fläche	Dgl. %
1. Af	14,0	103,3	117,3	23,0
2. Aw	15,7	51,1	66,8	13,1
3. BS	21,2	12,9	34,1	6,7
4. BW	17,9	2,2	20,1	3,9
5. Cw	11,3	1,4	12,7	2,5
6. Cs	2,5	10,7	13,2	2,6
7. Cf	9,3	103,2	112,5	22,1
8. Df	24,5	5,3	29,8	5,8
9. Dw	7,2	0,7	7,9	1,5
10. ET	10,3	57,8	68,1	13,4
11. EF	15,0	12,5	27,5	5,4
Summe	148,9	361,1	510,0	100,0

In den tropischen Regenklimaten A beträgt die Mitteltemperatur des kältesten Monats über 18°, in den warm-gemäßigten Regenklimaten C zwischen 18 und —3°. In den borealen Klimaten ist der kälteste Monat unter —3, der wärmste unter 10, während in den Schneeklimaten der wärmste Monat unter 10° in den Klimaten EF des ewigen Frostes der wärmste Monat unter 0° bleibt. Bei Bedarf wird für Gebirgsklima der Buchstabe G und bei Höhenklima oberhalb 3000 m der Buchstabe H verwendet.

Zu den beiden ersten Buchstaben tritt ein dritter, um kleinere Unterschiede zu kennzeichnen, nämlich:

a Temperatur des wärmsten Monats über 22°.
b Temperatur des wärmsten Monats unter 22°, mindestens 4 Monate über 10°.
c nur 1—4 Monate über 10°, kältester Monat über —38°.
d Temperatur des kältesten Monats unter —38°.
f beständig feucht (genügender Regen oder Schnee in allen Monaten).
g Ganges-Typus des jährlichen Temperaturganges, mit Maximum vor der Sonnwende und der sommerlichen Regenzeit.
h heiß, Jahrestemperatur über 18°.
i isotherm, Differenz der extremen Monate unter 5°.
k (winter-) kalt, Jahrestemperatur unter 18°, wärmster Monat über 18°.
k' dgl., aber wärmster Monat unter 18°.
l lau, alle Monate 10—22°.

m Monsunregen, Urwaldklima trotz einer Regenzeit.
n häufiger Nebel.
n' Nebel selten, aber große Luftfeuchtigkeit und Regenlosigkeit bei relativer Kühle (Sommer unter 24°).
n'' dgl. bei Sommertemperatur 24—28°.
n''' dgl. bei sehr hoher Temperatur (Sommer über 28°).
s trockenste Zeit im Sommer der betr. Halbkugel.
w trockenste Zeit im Winter der betr. Halbkugel.
s'w' dgl. Regenzeit zum Herbst hin verschoben.
s''w'' dgl., Regenzeit gegabelt, mit kleiner Trockenheit dazwischen.
t' Kapverdischer Wärmegang, mit in den Herbst verschobener wärmster Zeit.
t'' sudanesischer Wärmegang mit kühlstem Monat nach der Sommersonnwende.
x Regenmaximum im Frühsommer, -minimum im Spätwinter, heiterer Spätsommer. Temperatur *Ca* bis *Cb*.
x' ähnlich mit seltenem, aber heftigem Regen zu allen Jahreszeiten.

Die für verschiedene Orte entstehende Klimaformel bringt KÖPPEN mit phänologischen Verhältnissen in Zusammenhang, indem er das Klima *Dfc* als „Birkenklima", *Dfb* als „Eichenklima", *Cfb* als „Buchenklima", *Df* als „Fichtenklima", die *x*-Klimate als „Maisklima" und *ETH* als „Almenklima" bezeichnet. Die beigegebene Karte, welche dem Köppenschen Werke „Die Klimate der Erde" (Berlin und Leipzig: Walter De Gruyter & Co. 1923) entnommen ist, bringt diese bisher beste Klimaeinteilung graphisch zum Ausdruck.

Für moderne balneologische und klimatherapeutische Zwecke ist diese großzügige Einteilung noch längst nicht detailliert genug. Hier kommt es auf kleine Unterschiede des Bewölkungsgrades, der Windstärke, des täglichen Temperaturganges und der relativen Feuchtigkeit an. Für diese Untersuchungen hat jeder Ort sein eigenes Klima; oft zeigen verschiedene Stadt- und Dorfteile schon recht bemerkenswerte Unterschiede. Wenn man aber so weit gehen will, darf man nicht vergessen, daß die physiologische Wirkung ein und desselben Klimas auf die Menschen sehr verschieden ist, je nachdem, wie lange sie sich den klimatischen Wirkungen aussetzen und welche Stunden des Tages sie sich durch Aufenthalt in Gebäuden und entsprechende Kleidung der Klimaeinwirkung entziehen. Wir kommen dann zum Schluß, daß jeder Mensch in einem eigenen Klima lebt, das zu definieren unmöglich ist.

Die Klimaeinteilung verliert hier ihren Sinn.

Die physiologischen Wirkungen des Klimas.

Von

OTTO **K**ESTNER

Hamburg.

Mit 10 Abbildungen.

Zusammenfassende Darstellungen.

Handbuch der Balneologie, medizinischen Klimatologie und Balneographie. Herausgegeben von D**IETRICH** und K**AMINER**, Bd. III. Leipzig 1924. — H**ELLPACH**, W.: Die geopsychischen Erscheinungen. 3. Aufl. Leipzig: Engelmann 1923. — O**ORDT**, M. **VAN**: Behandlung innerer Krankheiten durch Klima, Strahlung und Freiluft. Berlin: Julius Springer 1920.

Bei jeder Betrachtung der Klimawirkung auf den Menschen und die höheren Tiere müssen zunächst einmal die mittelbaren Einflüsse ausgeschaltet werden, obgleich sie im allgemeinen die viel stärkeren sind oder jedenfalls bis vor kurzem waren. Dahin gehört das Vorkommen oder Fehlen von Nutz- und Nahrungspflanzen und das Vorkommen oder Fehlen von Krankheitserregern. Die Besiedelung der Erde ist größtenteils von der Möglichkeit des Ackerbaues abhängig gewesen, die Bewohnbarkeit der Tropen hat am meisten von der Malaria abgehangen, in die Geschichte der abendländischen Völker haben Seuchen wiederholt entscheidend eingegriffen. Das Scheitern der Kreuzzüge und die Niederlage der hohenstaufischen Politik in Italien ist der Malaria zuzuschreiben, an dem Scheitern des Herbstfeldzuges von 1792 in Frankreich hat die Ruhr, an dem Verlaufe des Winterfeldzuges von 1806/07 und der Katastrophe der napoleonischen Armee 1812 hat das Fleckfieber den größten Anteil. Die Sklaverei in den Südstaaten Nordamerikas galt als unentbehrlich und gottgewollt, solange die Ankylostomiasis das Land für den „poor white" unbewohnbar machte. Ein mittelbarer Klimaeinfluß ist es auch, daß feinste Baumwollfäden nur an der Westküste Englands gesponnen werden können. Es ist bekannt, welche Bedeutung die Zusammendrängung der Textilindustrie in Lancashire für die Geschichte Englands und des ganzen Abendlandes gehabt hat, auch für die politische Geschichte und sehr stark für die Geschichte der Ideen (Manchester-Liberalismus, Marxismus). Mittelbarer Klimaeinfluß ist es endlich, wenn die Großartigkeit des Hochgebirges jahraus, jahrein Tausende von Männern mit sitzender Lebensweise veranlaßt, einige Wochen im Jahre die Arbeit eines Schwerstarbeiters zu leisten.

Im allgemeinen wird man sagen können, daß die mittelbaren Klimaeinflüsse allmählich zurückgetreten sind. Mit der Erkenntnis von der Natur der Seuchen hat man sie so weit zu vermeiden gelernt, daß es heute nur noch eine Frage des menschlichen Willens und der menschlichen Organisationsfähigkeit ist, wann Malaria, Fleckfieber und Ankylostomiasis das Klima nicht mehr beherrschen. Lebensmittel lassen sich so leicht transportieren, daß die Anbaufähigkeit des Bodens für die Bewohnbarkeit eines Landes nicht mehr ausschlaggebend ist.

Die unmittelbaren reinen Klimawirkungen treten also heute sehr viel deutlicher hervor als noch vor kurzer Zeit. Jedenfalls ist es nötig, sie rein herauszuschälen; hier soll nur von ihnen die Rede sein.

Allgemeine Klimawirkungen.

Welche Einflüsse überhaupt das Klima aufbauen, das ist eine rein physiologische Frage. Für jedes lebende Wesen ist nur das Umwelt, was auf seine Sinnesorgane oder sonst auf seinen Körper einwirken kann. Für den Menschen und die höheren Tiere sind das:

1. die Temperatur,
2. die Feuchtigkeit,
3. Wind, Windrichtung, Windstärke,
4. Fallwinde,
5. Barometerdruck,
6. veränderter Partialdruck von Sauerstoff und Kohlensäure,
7. Licht,
8. Ultraviolettstrahlung,
9. es können in Betracht kommen Ionisation der Luft und unbekannte Faktoren.

Sehr wichtig kann das Zusammenwirken oder Gegeneinanderwirken dieser Einflüsse werden.

1. Temperatur.

Die Wärmeregulation der verschiedenen Warmblüter ist recht verschieden. Beim Hund und vermutlich bei allen Raubtieren, bei den Vögeln und in weniger vollkommener Weise bei Nagern und Insektenfressern wird ihr ganzes Leben von der chemischen Wärmeregulation beherrscht. Bei ihnen ist ihr Stoffwechsel verschieden nach Jahreszeit und geographischer Breite, bei den kleinen Säugern und Vögeln sind die Schwankungen im Stoffwechsel und damit im Nahrungsbedarf durch die Temperatur sehr beträchtlich, außer wenn etwa durch den Winterschlaf oder durch Feder- und Haarkleid diesen Änderungen vorgebeugt wird[1]).

Hund, 11 kg.

Zittern	149 ccm O_2	
15°	103 „ „	1. chem. Wärmeregulation
27°	86 „ „	Behaglichkeitsgrenze
35°	118 „ „	physikalische Wärmeregulation
Nach Überwärmung	66 „ „	2. chemische Wärmeregulation

Anders beim Menschen, der die Wärmeregulation mit den Hautgefäßen besorgt und infolgedessen von der Umgebungstemperatur weitgehend unabhängig geworden ist.

Über die Reaktion der Haut auf Erwärmung und Abkühlung liegen mehrere Untersuchungen vor: LÖWY und DORNO[2]), VINCENT[3]) und SONNE[4]) haben die Temperatur der Haut, z. T. auch des Unterhautzellgewebes, gemessen. Es ergab sich, daß die Haut selbst durch starke und langdauernde Erwärmung nur schwer über Körpertemperatur zu erwärmen ist, da 1. der vermehrte Blutstrom und 2. die Wasserverdampfung für Kühlung sorgen. Noch schwieriger ist die Er-

---

[1]) KESTNER, O. u. R. PLAUT: Wintersteins Handb. d. vergleich. Physiol. Stoffwechsel. — PLAUT, R.: Pflügers Arch. f. d. ges. Physiol. Bd. 205, S. 51. 1924.
[2]) LÖWY, A. und C. DORNO: Strahlentherapie. Bd. 20, H. 2. 1925.
[3]) VINCENT, J.: Température climatologique. Brüssel 1907. Zitiert nach 2.
[4]) SONNE. C.: Acta med. scandinav. Bd. 54. 1921.

wärmung der darunterliegenden Teile. Pigmentierung der Haut vermehrt die Absorption der Wärmestrahlen durch die Haut; die Haut schwitzt dann, wie Peemöller[1]) gezeigt hat, früher als pigmentierte Haut, ein erheblicher Vorteil für die stark pigmentierten Rassen in heißem Klima. Da die Pigmentbildung nur durch die kurzwelligsten, so gut wie nicht erwärmenden Strahlen des Sonnenspektrums hervorgerufen wird, liegt hier ein bemerkenswerter Fall von „Einpassung" vor. Sehr viel leichter kann die Haut abgekühlt werden, da sich die Hautcapillaren auf Kälte zunächst zusammenziehen, und somit die Erwärmung durch das strömende Blut in Wegfall kommt. Die einzelnen Hautstellen verhalten sich sehr verschieden. Löwy und Dorno geben folgende Tabelle. Nach einem Aufenthalt von 12 Minuten bei 0°, leichtestem Wind, relativer Feuchtigkeit von 59%, messen sie mittels Thermoelement:

Stirn, Mitte	29 6°,
Schläfe	29,8—31,9°,
Backe	28,7°,
Handrücken	22,6°,
Mittelfinger, Endglied, Rücken	16,7°,
„ „ Kuppe	12,3°,
Daumenballen! „	24,8°,
Brust (unter Hemd)	33,8—34,3°,
Rücken (unter Hemd)	34,0°,
Luft zwischen Brust und Hemd	27,5°.

Auch die Wiedererwärmung geht im Gesicht schneller vor sich als in der Haut oder in den für gewöhnlich bedeckt getragenen Körperstellen. Starke Abkühlung hat eine viel größere Tiefenwirkung als noch so starke Erwärmung.

Bei starkem Kältereiz (Auflegen von Eis, dauernder, kalter Wind) kommt es während des Reizes oder nachher im Gegenteil zu einer starken Erweiterung der Hautcapillaren, die von arteriellem Blut durchströmt werden, reaktive oder Reizhyperämie[2]). Dadurch wird dem Körper Wärme entzogen, die Haut selbst schützt aber sich und das darunterliegende Gewebe gegen die Abkühlung.

Diese Reaktionen verlaufen nur bei Gesunden, wie geschildert, und auch da bestehen, wie Löwy und Dorno beschreiben, Unterschiede. Bei kränklichen, schwächlichen Menschen, besonders Kindern, tritt die reaktive Hyperämie verspätet und abgeschwächt ein, und es bestehen in dem Verhalten der Haut erhebliche Unterschiede, die unter Umständen als ein Maß für die gesamte Reaktionsfähigkeit dienen können[3, 4]). Über die Folgen dieser Hautdurchblutung für die Kälteempfindung der Haut oder des ganzen Körpers vgl. unten. Die Gesichtshaut nimmt auch dabei eine Sonderstellung ein.

Von der chemischen Wärmeregulation der anderen Warmblüter hat der Mensch nur 2 Reste: 1. das Zittern und absichtliche Muskelbewegungen bei sehr starker Kälte und 2. eine schwache zweite chemische Wärmeregulation[5]), d. h. eine Senkung des Gaswechsels bei sehr warmer Außentemperatur. Sie bedingt verminderten Umsatz und infolgedessen verminderte Nahrungsaufnahme bei warmer Umgebung und ist schon bei uns an heißen Sommertagen deutlich[6]). In dem im Sommer sehr heißen Heidelberg fand Gessler im Sommer ganz

---

[1]) Peemöller, Fr.: Klin. Wochenschr. 1925.

[2]) Häberlin, C., O. Kestner, F. Lehmann und B. Georges: Klin. Wochenschr. 1923, S. 2020. — Rieder, W.: Dtsch. Arch. f. klin. Chir. Bd. 130, S. 360. 1924.

[3]) Häberlin, C., O. Kestner, Fr. Lehmann und B. Georges: Klin. Wochenschr. 1923, S. 2020.

[4]) Roloff: In Vorbereitung.

[5]) Plaut, R. und E. Wilbrand: Zeitschr. f. Biol. Bd. 74, S. 191. 1922. — Plaut, R.: Zeitschr. f. Biol. Bd. 76, S. 183. 1922.

[6]) Kestner, O., F. Peemöller und R. Plaut: Klin. Wochenschr. 1923, Nr. 44.

regelmäßig einen niedrigeren Grundumsatz als in anderen Jahreszeiten[1]). In dem viel kühleren Hamburg ist das nur ausnahmsweise der Fall[2]). Eine Dauerwirkung, also eine jahreszeitliche Kurve, die von der augenblicklichen Temperatur unabhängig wäre, besteht indessen nicht. In den Tropen liegt der Grundumsatz des Menschen deutlich niedriger als bei uns[3]). Von großen Säugetieren konnten Zuntz[4]) beim Pferde, Benedict und Ritzman[5]) beim Ochsen keine chemische Wärmeregulation finden. Vermutlich fehlt sie allen großen Tieren. Weit wichtiger ist die physikalische Wärmeregulation durch Wasserverdampfung; das Klima der Tropen hängt durchaus von ihr ab (s. dort).

Die Wärme wird dem Menschen und dem Tiere zugeführt erstens durch die umgebende Luft, zweitens durch die Sonnenstrahlung. Da die Strahlung in der Regel nur einen Teil des Körpers trifft, hat Rubner vorgeschlagen[6]), als wirksame Temperatur die Mitte zwischen der Lufttemperatur und der mit einem geschwärzten Thermometer gemessenen Wärme zu nehmen. Die Bedeutung von Feuchtigkeit und Wind ist im Grunde nichts als eine Beeinflussung der Temperaturwirkung. Die Fragen werden beim Wind und bei der Strahlenwirkung noch einmal besprochen.

Abkühlung verändert den Stoffwechsel des Menschen nicht[7]), solange sie nicht so stark ist, daß sie zu einem kräftigen Hautreiz wird, wie bei strenger Kälte im Hochgebirge oder bei starkem Wind. Es kommt dabei nicht auf die physikalische Wärmeentziehung an, sondern auf die Eigenschaft, auf bestimmte Rezeptionsorgane der Haut einen Reiz auszuüben. Fällt der Hautreiz fort, so beeinflußt Kälte den Menschen nicht, die sog. Abkühlungsgröße ist physiologisch falsch gebildet. Hautreize steigern dagegen den Stoffwechsel und sind dadurch ein sehr wichtiger Klimafaktor[8]):

Hautreiz.

	Vorher	Eiswasser	Nachher
O. K.	248 ccm O_2	286 ccm O_2	—
R. P.	177 „ „	236 „ „	207 ccm O_2
F. P.	252 „ „	294 „ „	276 „ „
		Senfbad	
F. P.	255 ccm O_2	274 ccm O_2	—
O. K.	235 „ „	264 „ „	—

Kalte Luft.

	Vorher	Bei Kälte	Nachher
O. K.	238 ccm O_2	274 ccm O_2	—
R. P.	203 „ „	322 „ „	—
—	186 „ „	—	191, 199 ccm O_2
F. P.	240 „ „	—	243 „ „

[1]) Gessler, H.: Pflügers Arch. f. d. ges. Physiol. Bd. 207, S. 370. 1925.

[2]) Kestner, O., F. Peemöller und R. Plaut: Zitiert auf S. 500.

[3]) Plaut, R. und E. Wilbrand: Zeitschr. f. Biol. Bd. 74, S. 191. 1922. — Almeida Ozorio de: Journ. de physiol. et de pathol. gén. Bd. 18, Nr. 5. 1920. — Knipping, H. W.: Arch. f. Schiffs- u. Tropenhyg. Bd. 27, S. 169 u. 404. 1923; Zeitschr. f. Biol. Bd. 78, S. 259. 1923.

[4]) Zuntz, N., C. Lehmann und O. Hagemann: Landwirtschaftl. Jahrb. Bd. 18, S. 1. 1899; ebenda Ergänzungsbd. 3. 1897.

[5]) Benedict, F. G. und E. G. Ritzman: Carnegie Institution Publ. Nr. 324. 1923.

[6]) Rubner, M.: Arch. f. Hyg. Bd. 38, S. 119. 1900. Wiederholt zusammengefaßt, u. a. in Leydens Handb. d. Ernährungstherapie Bd. I. Leipzig 1898.

[7]) Löwy, A.: Pflügers Arch. f. d. ges. Physiol. Bd. 46, S. 189. 1889. — Johansson, E. I.: Skandinav. Arch. f. Physiol. Bd. 7, S. 123. 1897. — Magnus, R. und G. Liljestrand: Pflügers Arch. f. d. ges. Physiol. Bd. 193, S. 527. 1922. — Sjöström, L.: Skandinav. Arch. f. Physiol. Bd. 30, S. 1. 1913.

[8]) Kestner, O., F. Danmeyer, F. Peemöller und R. Plaut: Klin. Wochenschr. 1925, Nr. 19.

Wie stark der Reiz sein muß, um unwillkürliche Muskelbewegungen und Gaswechselsteigerung hervorzurufen, das ist individuell außerordentlich verschieden. Frank und Gessler[1]) sahen bei Temperaturen von 14—20° bereits erhebliche Steigerungen des Grundumsatzes, wenn sich die Versuchsperson auszog. Nach eigenen Erfahrungen ist das als Regel nicht der Fall. Der Grund des Unterschiedes dürfte hauptsächlich in der größeren oder geringeren Übung der Hautgefäße liegen. Doch ist es nicht ausgeschlossen, daß auch die Ernährung und die allgemeine Körperbeschaffenheit dabei eine Rolle spielen. Bei Seebädern sieht man, wie die Mehrzahl der Kinder auf den Kältereiz des Seewassers mit Hautrötung reagieren und sich warm fühlen. Schwächliche und unterernährte Kinder werden dagegen blaß oder cyanotisch, zittern und frieren. Häberlin, Kestner und Lehmann[2]) haben die wechselnde Reaktion auf Eis als Maßstab für die allgemeine Besserung der kindlichen Körperbeschaffenheit zu verwerten gesucht.

Bei starken Hautreizen besteht eine ausgesprochene Nachwirkung[3]). Nach eigenen Erfahrungen besteht die Nachwirkung solange, wie man noch ein Kältegefühl, etwa an den Zehen, hat. Auf diese Weise dürfte die allgemeine Steigerung des Grundumsatzes während des Winters in den Gesslerschen Versuchen zustande gekommen sein. Allgemein gilt sie nicht.

Der starke Hautreiz durch Kälte ruft einmal Zittern und Klappern, d. h. unwillkürliche Muskelbewegungen, hervor. Wenn der Hautreiz stark genug ist, kommt es aber auch ohne jedes Muskelzittern und ohne jede Muskelspannnung zu einer Steigerung des Sauerstoffverbrauchs. Sitz und Zustandekommen dieser vermehrten Verbrennung sind nicht sicher. Daß der Reiz an den Kältepunkten und Schmerzpunkten der Haut angreift und dann auf dem Wege der sensiblen Nerven ins Zentralnervensystem gelangt, daran kann wohl kein Zweifel sein. In den Muskeln wird nicht mehr verbrannt, da weder Bewegungen eintreten noch der Tonus der Muskeln vermehrt ist[4]). Am nächsten liegt es, an eine Steigerung der Verbrennung in der Leber zu denken, die der Sitz der chemischen Wärmeregulation beim Hund[4]) und wohl auch beim Kaninchen ist[5]). Der Wärmeregulationsreiz zur Leber läuft durch den Sympathicus[4]), für die Steigerung auf Hautreiz sind Ort und Weg aber nicht bekannt. Bei der Strahlung werden diese Dinge noch einmal erörtert.

Die große Bedeutung der Steigerung der Verbrennungen auf Hautreiz beruht darin, daß sie nicht im Muskel ihren Sitz hat und daher auch nicht wie die Muskelarbeit auf Kosten von protoplasmafremdem Material erfolgt. Kestner, Danmeyer, Plaut und Peemöller[6]) machen daher die Annahme, daß sie, als eine Verbrennungssteigerung ohne gleichzeitige Leistungssteigerung, zu einer Einschmelzung des Protoplasmas selbst und als Folge davon zu einer Regeneration der Zellen führt. Das aber würde Umbau und Verjüngung des Körpers bedeuten. Sie halten daher die Verbrennungssteigerung auf Hautreize für den Hauptfaktor der therapeutischen Klimawirkung. Häberlin, Kestner, Lehmann und Georges[7]) haben

---

[1]) Frank, C. und H. Gessler: Pflügers Arch. f. d. ges. Physiol. Bd. 207, S. 376. 1925.

[2]) Häberlin, C., O. Kestner, F. Lehmann, E. Wilbrand und B. Georges: Klin. Wochenschr. 1923, S. 2020.

[3]) Kestner, O., F. Danmeyer, F. Peemöller und R. Plaut: Klin. Wochenschr. 1925, Nr. 19.

[4]) Plaut, R.: Zeitschr. f. Biol. Bd. 76, S. 183. 1922; Pflügers Arch. f. d. ges. Physiol. Bd. 205, S. 51. 1924.

[5]) Hirsch C., O. Rolly und O. Müller: Dtsch. Arch. f. klin. Med. Bd. 75, S. 264. 1903. — Rolly, O.: ebenda Bd. 78, S. 250. 1904.

[6]) Kestner, O., F. Danmeyer, F. Peemöller und R. Plaut: Klin. Wochenschr. 1925, Nr. 19.

[7]) Häberlin, C., O. Kestner, F. Lehmann, E. Wilbrand und B. Georges: Klin. Wochenschr. 1923, S. 2020.

beobachtet, daß die Steigerung bei gesunden kräftigen Kindern viel geringer ist als bei labilen, schwächlichen, blutarmen. Es ist das eine Unterstützung der Auffassung vom Umbau des Körpers durch Hautreize (vgl. auch Strahlung und außerdem Seeklima). In der amerikanischen Literatur[1]) wird die plötzliche Abkühlung in Nordamerika, die durch die Gebirgslosigkeit nach Norden hervorgerufen wird, als ein besonderer Vorzug des nordamerikanischen Klimas hingestellt. Es soll das Klima mehr zu einem Reizklima machen, als es in Europa der Fall ist, und dadurch den Menschen stählen.

Zu der psychischen Wirkung verschiedener Temperatur ist zu sagen: Sehr hohe Hitzegrade, auch wenn es sich um trockene Hitze handelt, können sehr unangenehm sein. Schon in Südeuropa kann die direkte Sonnenstrahlung schmerzhaft sein, erst recht in den Tropen. Bei Sonnenstrahlung auf den Kopf ist in den Tropen, auch schon in Nordafrika, Sonnenstich möglich. Feuchte Wärme verhindert die physikalische Wärmeregulation durch Wasserverdampfung und kann, wenn sie hochgradig ist und lange anhält, zu Wärmestauung und schließlich zu Hitzschlag führen. Aber lange schon, ehe es so weit kommt, ruft sie das Gefühl der Schwüle hervor, das sehr unangenehm ist. Um ihm zu entgehen, wird unwillkürlich alles vermieden, was die Wärmeerzeugung erhöhen könnte, vor allem jede Muskelbewegung. Aber auch das Essen wird wegen seiner spezifisch-dynamischen Wirkung eingeschränkt. Es handelt sich um eine der stärksten und bestimmdsten Klimawirkungen (vgl. Tropenklima).

Geringere Wärmegrade, zumal bei trockener Luft, werden dagegen allgemein als angenehm und behaglich empfunden. Eine bestimmte Grenze ist kaum zu ziehen, da außer der Luftfeuchtigkeit der Wind und vor allem die Kleidung von größter Bedeutung sind. Auch bestehen starke individuelle Unterschiede, die zum Teil auf der spezifisch-dynamischen Wirkung, dem verschiedenen Fettpolster, der verschiedenen Behaarung beruhen, aber dadurch, wie HELLPACH betont[2]), allein nicht voll erklärt werden. Strenge Kälte wirkt schmerzhaft, aber schon viel geringere Kältegrade sind dem Menschen deutlich unangenehm. Nur geringe Kälte kann unter Umständen erfrischend wirken. Sonst wird die Kälte geflohen, das Bestreben, die Kälte zu vermeiden, hat zur Kultur der Wohnung, der Heizung, der Kleidung geführt. Alle Warmblüter, gleichgültig, ob mit oder ohne chemische Wärmeregulation, suchen sich vor Kälte zu schützen. Beim Menschen ist daran zu denken, daß nach WEBER[3]) Lustgefühle Blut in den Hautgefäßen sich ansammeln lassen, Unlustgefühle in den Gefäßen des Splanchnicusgebietes, und es ist ferner daran zu denken, daß Kälte, wenn sie nicht sehr stark ist, und damit zu Reizhyperämie führt, die Hautgefäße verengert. Vermutlich besteht hier ein Zusammenhang. Wie bei allen Empfindungen liegen bei der Kälte- und Wärmeempfindung die Dinge sehr verwickelt. Wenn das Gesicht nicht ins Wasser kommt, verlieren kalte Bäder zum größten Teil ihre erfrischende Wirkung. Eine starke Hyperämie des Gesichtes infolge von Ultraviolettstrahlung (Gletscherbrand) kann zu starken Täuschungen über die Umgebungstemperatur führen. Ebenso sind bei schneller Bewegung, die die Gesichtshaut abkühlt (Radfahren, Autofahren), grobe Täuschungen über die Temperatur möglich. Auch das Ermüdungsgefühl kann getäuscht werden. Über die Sonderstellung der Gesichtshaut vgl. oben S. 500. Für die Kälteempfindung des Gesamtkörpers spielt ferner bei vielen Menschen neben der Gesichtshaut die Haut der Füße eine wichtige

---

[1]) KÜPPERSBUSCH, MARTA: Die nationale Prohibition. Leipzig u. München 1923.
[2]) HELLPACH, W.: Die geopsychischen Erscheinungen. 3. Aufl. S. 38 u. 167. Leipzig: Engelmann 1923.
[3]) WEBER, E.: Arch. f. (Anat. u.) Physiol. 1907, S. 293.

Rolle. Alkohol, der die Hautgefäße erweitert, verändert die Temperaturempfindung, ebenso Kohlensäurebäder[1]).

Hier ist die „*Erkältung*" zu besprechen. Auf eine plötzliche Abkühlung werden von Laien eine große Anzahl von Erkrankungen zurückgeführt: Schnupfen, Rachen- und Bronchialkatarrhe, Rheumatismus und manches andere. Der weitaus größte Teil dieser Angaben entbehrt sicher jeder Begründung. Vieles davon ist auf die bekannte Sinnestäuschung zurückzuführen, daß die mangelnde Durchblutung der Haut als Kälte empfunden wird. Bei dem Anstieg des Fiebers sind die Hautcapillaren vielfach kontrahiert, bei schnellem plötzlichen Fieberanstieg kommt es zu Schüttelfrost, bei geringem Temperaturanstieg zu Schuddern und Frösteln, das für die Empfindung ganz dem gleicht, das wir bei plötzlicher Abkühlung, bei „Zugluft" haben. Teilweise ist die „Erkältung" schon Krankheitssymptom, teilweise wird aus der Gleichheit der Empfindung auf die Zusammengehörigkeit der beiden Erscheinungen, Fieberanstieg und Abkühlung, geschlossen. Festgestellt ist wohl nur, daß bei häufiger Abkühlung und Durchnässung Gelenk- und Muskelrheumatismus häufiger ist als sonst, und daß die Katarrhe der oberen Luftwege im Frühjahre und Herbst häufiger sind als im Sommer und wohl auch im Winter. Aber die Deutung dieser statistischen Daten ist ganz strittig. An die Abtötung der Krankheitserreger im Freien durch die Sonne ist ebenso gedacht worden wie an die Abnahme der Schutzkräfte des Körpers bei Sonnenlosigkeit. Richter[2]) glaubt statistisch eine Beziehung zwischen Lungenentzündungen und antizyklonaler Wetterlage feststellen zu können. Nach Liljestrand[3]) rufen Abkühlungen und Ewärmungen der Atemluft und der Haut starke Änderungen in der Durchblutung der Schwellkörper der Nase hervor. Ob das Erkrankungen fördert oder verhütet und ob nicht wieder Sinnestäuschungen bei schon bestehender Krankheit vorliegen, bleibt ungewiß. Bemerkenswert ist, daß in dem seenahen Hamburg dieselben Katarrhe der oberen Luftwege häufiger sind als im Binnenland, die an der Seeküste selbst erfahrungsmäßig günstig beeinflußt werden.

Eine eigenartige Wirkung der Kälte, besonders feuchter Kälte, ist die bei sehr vielen Menschen, zumal Kindern, auftretende Pollakisurie, der vermehrte Harndrang, ohne daß die Harnmenge vermehrt ist[4]). Es kann bis zu Enuresis kommen. Zur Erklärung reicht die Tonussteigerung glatter Muskeln durch die Kälte wohl nicht aus.

2. Feuchtigkeit.

Während die Luftfeuchtigkeit einen der wichtigsten mittelbaren Klimafaktoren darstellt, ist ihr physiologisch nachweisbarer unmittelbarer Einfluß geringer. Er beschränkt sich bei höheren Tieren in der Hauptsache auf die wasserentziehende Wirkung der warmen trocknen Wüstenluft und der Höhe, und auf die Erschwerung der Wasserverdampfung und damit der physikalischen Wärmeregulation durch warme feuchte Luft. Insekten besitzen anscheinend Hygrometer[5]); daß die Gewebe des gesunden Menschen sich durch die Feuchtigkeit ändern, davon wissen wir nichts. Die bekannten Narbenschmerzen bei Wetterwechsel (auch Rheumatiker klagen dann oft über vermehrte Schmerzen) werden vielfach auf Volumänderungen narbiger Gewebe bei wechselnder Feuchtig-

---

[1]) Magnus, R. und G. Liljestrand: Pflügers Arch. f. d. ges. Physiol. Bd. 193, S. 527. 1922.

[2]) Richter, C. M.: Arch. of internal med. Bd. 27, S. 361. 1921.

[3]) Liljestrand, G. und A. V. Sahlstedt: Skandinav. Arch. f. Physiol. Bd. 46, S. 94. 1924.

[4]) Häberlin, C. und Franz Müller: Handb. d. Balneologie usw. Bd. II, S. 117. 1923.

[5]) Necheles, H.: Arch. f. Schiffs- u. Tropenkrankheiten Bd. 29, S. 288. 1925.

keit bezogen. Narben würden sich also so verhalten wie die Haare, die ja den Hauptbestandteil der Hygrometer bilden, oder wie Gelatineplatten. Trockne Wärme könnte bei Wunden durch Austrocknung nützlich sein. Daß die austrocknende Luft bei Lungenleiden nützlich sei, ist zwar gesagt worden, erscheint aber nicht wahrscheinlich, da die Einatmungsluft sich in der Lunge schnell mit Wasserdampf sättigt.

Meteorologisch wird in der Regel die Feuchtigkeit im Schatten bestimmt und aus dem Taupunkt die Sättigungsfehle berechnet. Sobald die Sonne scheint, findet man dabei die Sättigungsfehle viel kleiner, als sie der austrocknenden Wirkung auf den Menschen entspricht. Denn die von der Sonne erwärmte Luft vermag natürlich viel mehr Wasser aufzunehmen als die nicht besonnte. So kann bei einer im Schatten völlig wasserdampfgesättigten Luft das scheinbar paradoxe Ereignis eintreten, daß die Wärmeabgabe des Körpers sich durch Heraustreten in die heiße Sonne erheblich verbessert. Dem Körper wird Wärme zugestrahlt, aber er kann nun Wasser verdunsten, was er vorher nicht konnte. Die Tatsache läßt sich auch in Modellversuchen an mit Wasser gefüllten Schalen gut zeigen. Für das Tropenklima kann das wichtig sein.

Die Wasserabgabe des Menschen erfolgt, abgesehen von Harn und Kot, auf 3 Wegen:

1. Rein physikalisch von der Lungenoberfläche. Die Ausatmungsluft ist bei Mundatmung 34—35° warm, bei Nasenatmung 32—33 und in beiden Fällen wasserdampfgesättigt[1]). Die Einatmungsluft ist bei uns immer, in den Tropen meist kälter, und sie ist in der Regel nicht mit Wasserdampf gesättigt. Infolgedessen muß es zu einer Entziehung von Wasser durch die Atmung kommen. Rechnet man bei dem ruhenden Menschen 5 l Atemvolum pro Minute, für Gehen, Stehen und leichte Arbeit 6—8 l, so würde man bei 18° Außentemperatur (Sommer- und Wohnungswärme) und 70% relativer Feuchtigkeit auf eine Wasserabgabe von 200—300 g in 24 Stunden kommen. Durch Muskelarbeit und den Aufenthalt in geheizten Wohnräumen kann die Menge erheblich steigen. Im Wüstenklima (Assuan) fällt die relative Feuchtigkeit nach Löwy[2]) während der Mittagsstunden regelmäßig auf unter 10%, die Temperatur steigt selbst im März mittags auf 40° und bleibt auch nachts über 20°. Daraus berechnet sich nach Löwy eine Wasserabgabe von 400—500 g in 24 Stunden durch die Atmung. In 2900 m Meereshöhe ist die Wasserabgabe während der Nacht nach Cohnheim, Kreglinger, Tobler und Weber[3]) doppelt so hoch wie in der Ebene, in 4500 m 4 mal so hoch.

2. Ebenfalls rein physikalisch durch die Haut. Eine solche Wasserabgabe durch Verdunstung ohne Schweiß ist oft geleugnet worden. Sie ergibt sich aber, wenn man die Gewichtsabnahme des Menschen während einer sicher schweißfreien Nacht bestimmt. In der Ebene findet man 150—300 g[3]), während 50 g durch die Atmung und etwa ebensoviel durch den Stoffwechsel erklärbar sind. Der Rest muß von der Haut abgegeben sein, und zwar nicht als Schweiß, sondern durch Wasserdampfdurchlässigkeit der oberen Hautschichten. Wie Löwy[4]) gezeigt hat, steigt in dem trockenen Wüstenklima diese Wasserabgabe von der

---

[1]) Löwy, A. und H. Gerhartz: Pflügers Arch. f. d. ges. Physiol. Bd. 155, S. 231. 1913. — Galeotti, G.: Pflügers Arch. f. d. ges. Physiol. Bd. 160, S. 27. 1914. — Liljestrand, G. und A. V. Sahlstedt: Skandinav. Arch. f. Physiol. Bd. 46, S. 94. 1924.

[2]) Löwy, A.: Handb. d. Balneologie usw. von Dietrich und Kaminer, Bd. III, S. 255. Leipzig 1924.

[3]) Cohnheim, O., G. Kreglinger, L. Tobler und O. Weber: Hoppe-Seylers Zeitschr. f. physiol. Chem. Bd. 78, S. 62. 1912.

[4]) Löwy, A.: Handb. d. Balneologie usw. von Dietrich und Kaminer, Bd. III, S. 255. Leipzig 1924.

Haut auf 2 l und mehr. Da Kochsalz und Stickstoff wenig gesteigert sind, ist der größte Teil hiervon kein Schweiß, sondern physikalisch abgegebenes Wasser.

3. Durch abgesonderten Schweiß, wobei dem Körper eine kleine Menge Stickstoff und größere Mengen Chlornatrium verlorengehen. Die meisten Tiere haben keine Schweißsekretion oder nur eine ganz beschränkte. Beim Menschen können bei körperlicher Arbeit in der Hitze die Schweißabgaben sehr beträchtlich sein. Cohnheim, Kreglinger, Tobler und Weber[1]) berechnen bei Bergbesteigungen Gewichtsabnahmen, aus denen sich 2—5 l Schweiß in 7 Stunden berechnen läßt. Unmittelbar darauf werden 5—14 g Chlornatrium zurückgehalten, müssen also vorher verlorengegangen sein. Knipping[2]) beobachtete bei Heizern in den Tropen 5 l Wasseraufnahme während einer 4 stündigen Wache und 2,5 l Schweiß.

Der Mensch und alle die Tiere, deren physikalische Wärmeregulation auf Schwitzen und Tachypnöe beruht, verfügen über Wasserreservoire[3]), aus denen sie diese Wasserverluste ergänzen. Bei ihnen kommt es erst nach Erschöpfung dieser Vorräte zu einer Eindickung des Blutes. Bei den kleinen Tieren dagegen, die eine physikalische Wärmeregulation nicht brauchen oder anders ausführen (Kaninchenohren), führt jede Wasserabgabe zu einer Eindickung des Blutes und damit zu einer scheinbaren Vermehrung der roten Blutkörperchen und des Hämoglobins. Alle Versuche über Veränderung der Blutzusammensetzung in einem bestimmten Klima dürfen daher nur an Menschen und Tieren angestellt werden, deren Blut sich nicht eindickt[4]) (vgl. Höhenklima). Bei Menschen[5]), Katzen[6]), Hunden[7]), Eseln[5]) kommt es dagegen beim Schwitzen oder Hacheln zu einer Verdünnung des Gesamtblutes mit gleichzeitiger Zunahme des Eiweißgehaltes des Plasmas. Der Salzgehalt bleibt unverändert. Nur wenn die Salzvorräte des Körpers durch starkes Schwitzen erschöpft sind, kann auch der Salzgehalt in Unordnung kommen[8]). Schon eine kleine Abnahme des Salzgehalts im Plasma muß das Volumen der roten Blutkörperchen wie auch die Capillarweite beeinflussen und dadurch bedeutungsvoll werden. Dauerndes oder oft wiederholtes Schwitzen, wie in den Tropen oder bei wochenlangen Wanderungen oder Bergbesteigungen, stellt daher immer eine Belastung für den Körper dar.

Wie die übereinstimmende Erfahrung lehrt, und wie Hellpach[9]) klar auseinandersetzt, wird trockne Luft bei jeder Temperatur als erfrischend und erregend, feuchte Luft als erschlaffend und unangenehm empfunden. Selbst so ungeheuerlich trockne Luft wie die der Wüste schildert Löwy[10]) als psychisch erfreulich und erregend, und wohl jeder Europäer stimmt ihm zu. Feuchte warme Luft erscheint dagegen als schwül, als äußerst drückend und belästigend, körperliche und geistige Arbeit erschwerend. Im Falle der zugleich feuchten und warmen Luft erscheint uns das durchaus verständlich, da die physikalische Wärmeregu-

[1]) Cohnheim, O., G. Kreglinger, L. Tobler und O. Weber: Hoppe-Seylers Zeitschr. f. physiol. Chem. Bd. 78, S. 62. 1912.

[2]) Knipping, H. W.: Arch. f. Schiffs- u. Tropenhyg. Bd. 27, S. 169 u. 404. 1923; Zeitschr. f. Biol. Bd. 78, S. 259. 1923. — Vgl. auch E. Pfeiffer: Arch. f. Schiffs- u. Tropenhyg., Beihefte, Bd. 29, S. 273. 1925.

[3]) Magnus, R.: Arch. f. exp. Pathol. u. Pharmakol. Bd. 44, S. 68 u. 396. 1900; Bd. 45, S. 211. 1901.

[4]) Cohnheim, O. und G. Kreglinger: Hoppe-Seylers Zeitschr. f. physiol. Chem. Bd. 63, S. 413. 1909.

[5]) Kestner, O. und E. Gross: Zeitschr. f. Biol. Bd. 70, S. 187. 1919.

[6]) Cohn, E.: Zeitschr. f. Biol. Bd. 70, S. 366. 1919.

[7]) Eckert, A.: Zeitschr. f. Biol. Bd. 71, S. 137. 1920.

[8]) Weber, H.: Zeitschr. f. Biol. Bd. 70, S. 185. 1919.

[9]) Hellpach, W.: Die geopsychischen Erscheinungen. 3. Aufl. S. 82. Leipzig: Engelmann 1923.

[10]) Löwy, A.: Handb. d. Balneologie usw. von Dietrich und Kaminer, Bd. III, S. 255. Leipzig 1924.

lation durch die Trockenheit erleichtert, durch feuchte Wärme äußerst erschwert werden kann. Im Dampfbad und im Heizraum kommt es zu einer Temperatursteigerung bis zu Graden, die man sonst als hohes Fieber bezeichnet[1]). Weshalb kalte, feuchte Luft als unangenehm empfunden wird, ist dagegen nicht klar. Beim Gefrierpunkt ist der Unterschied im absoluten Wassergehalt der Luft zwischen 30 und 100% relativer Feuchtigkeit nur 3,4 g im Kubikmeter, gegen 23 g bei 30°. Für die Verdunstung der Lungen oder der Hautoberfläche kann das keinen ernstlichen Unterschied bedeuten. Nur die Wärmeleitungsfähigkeit feuchter Luft ist größer, so daß feuchte Luft in der Kälte kälter, in der Wärme wärmer erscheint als trockne. Aber viel niedrigere Temperaturen werden trocken nicht als unangenehm empfunden; auch das kann also nicht ausschlaggebend sein. Und doch widerstehen uns neblige Luft, feuchte Keller oder Wohnräume, in denen die Wände mit Wasser beschlagen sind, so zweifelsfrei und entschieden, daß die Feuchtigkeit, auch wo wir den Grund nicht kennen, einen starken psychischen Klimafaktor bildet, der gewiß eine physiologische Grundlage haben wird. Nur bei mittlerer Temperatur von etwa 8—12° und voller Windstille wird eine hohe Feuchtigkeit (Herbstnebel) von vielen Menschen als angenehm empfunden, und zwar unabhängig von der Bildwirkung der Landschaft.

3. Wind.

Der Wind wirkt physiologisch in der Hauptsache mittelbar, indem er die Wirkungen der Temperatur und der Feuchtigkeit verstärkt oder mildert. Verstärkt wird der Wärmeentzug bei Kälte. Selbst Temperaturen von —20 bis —25° werden bei voller Windstille anstandslos ertragen (Höhenklima im Winter), —5 bis —10° können bei starkem Wind kaum erträglich sein. Hitzewirkung wird dagegen durch den Wind gemildert, der außer bei völlig wasserdampfgesättigter Luft die Verdunstung gewaltig erleichtert (vgl. Tropenklima). Die Grenze zwischen warm und kalt, die Behaglichkeitsgrenze RUBNERS[2]) liegt bei bewegter Luft höher als bei ruhender. Die Windrichtung scheint, abgesehen von den Fallwinden (s. u.) nur in Verbindung mit der Temperatur und Feuchtigkeit und dem Einfluß auf das Wetter eine Rolle zu spielen. Doch wird man gerade hier vorsichtig sein müssen. An der Meeresküste werden ganz allgemein den See- und den Landwinden verschiedene Wirkungen auf das Befinden zugeschrieben. Nur der Seewind gilt als heilkräftig, der Landwind als schlecht für das Wohlbefinden vieler Patienten. Auch in Italien erscheint die Tramontana den meisten Menschen erfrischend und erfreulich, eine gewisse Zahl aber leidet darunter. Ob das alles durch Stärke, Dauer, Temperatur, Feuchtigkeit hinreichend erklärt werden kann, muß dahingestellt bleiben. Auch HELLPACH[3]) gibt hier relativ wenig. Dauernd und gleichmäßig wehende starke Winde werden von vielen Menschen als sehr unangenehm empfunden. MUCHOW[4]) fand bei psychologischen Untersuchungen in Kinderheimen an der See eine starke Beeinträchtigung der Aufmerksamkeit, auch der Schuldisziplin, wenn die Kinder 40 Minuten in starkem Wind gegangen waren. Wieweit hier nur der starke Hautreiz in Frage

---

[1]) PLAUT, R. und E. WILBRAND: Zeitschr. f. Biol. Bd. 74, S. 191. 1922. — KESTNER, O., F. PEEMÖLLER und R. PLAUT: Klin. Wochenschr. 1923, Nr. 44. — KNIPPING, H. W.: Arch. f. Schiffs- u. Tropenhyg. Bd. 27, S. 169 u. 404. 1923; Zeitschr. f. Biol. Bd. 78, S. 259. 1923.

[2]) RUBNER, M.: Arch. f. Hyg. Bd. 38, S. 119. 1900. Wiederholt zusammengefaßt, u. a. in Leydens Handb. d. Ernährungstherapie Bd. I. Leipzig 1898.

[3]) HELLPACH, W.: Die geopsychischen Erscheinungen. 3. Aufl. S. 63. Leipzig: Engelmann 1923.

[4]) Frl. MUCHOW: Arch. f. psychol. Pädagogik 1925; kürzer in: Veröff. d. Zentralst. f. Balneol., N. F., Heft 2. 1925.

kommt, wieweit die Notwendigkeit ständiger Innervation der Stellreflexe eine
Rolle spielt oder noch anderes, erscheint noch recht fraglich. Andererseits ist
der Strandaufenthalt, dessen wirksamer Faktor ja auch im wesentlichen der
Wind ist, von vermehrtem Stoffwechsel begleitet, er muß also ebenso heilkräftig
sein wie die Kälte. Kestner, Häberlin und Lehmann[1]) fanden folgende Zahlen
für die Zeit unmittelbar vor einem Strandaufenthalt und nachher. Schwächliche
Kinder reagierten sehr viel stärker als gesunde.

2 Stunden Strandaufenthalt.

	Alter	Vorher	Nachher	Bemerkung
Martha Le. . .	13 Jahre	168 ccm O_2	172 ccm O_2	sehnig, zäh
Annemarie Vo.	11 „	138 „ „	161 „ „	klein, zart, anämisch
Herta St.. . .	14 „	155 „ „	190 „ „	groß, gracil, sehr elend
Frida Br.. . .	13½ „	192 „ „	192 „ „	groß, sehr kräftig
Helene Kö. .	11 „	160 „ „	186 „ „	mäßig kräftig
Herbert Vi. .	11 „	189 „ „	191 „ „	recht kräftig
Johannes Me.	14 „	185 „ „	197 „ „	mäßig kräftig, blaß

4. Fallwinde.

Eine völlige Sonderstellung nehmen die Fallwinde ein. Es ist eine alte Erfahrung, daß vor einem Gewitter und bei bestimmten Winden beim Menschen
ein eigentümliches, sehr unangenehmes Gefühl auftritt, das eine gewisse Ähnlichkeit mit dem Gefühl der Schwüle bei feuchter warmer Luft hat. Es wird oft
auch als Schwüle bezeichnet, läßt sich indessen doch deutlich von der Schwüle
durch Überwärmung unterscheiden. Die Winde, die es hervorrufen, sind der
Föhn am Alpenfuß, entsprechende Winde am Fuße anderer Gebirgsketten, der
Scirocco in Unteritalien, der Chamsin in der ägyptischen Wüste. Diese Winde
sind als Fallwinde warm, aber gleichzeitig sehr trocken, müßten also die Entwärmung erleichtern und wie andere trockne Winde angenehm und erregend
wirken. Sie wirken aber im höchsten Maße erschlaffend, dabei gleichzeitig unangenehm aufreizend. Bei vielen „wetterfühligen" Menschen kann es zu schweren
Störungen des Befindens kommen, Kopfschmerzen, Arbeitsunfähigkeit u. dgl.
Die psychischen Wirkungen sind in den betreffenden Gegenden längst allgemein
bekannt; im täglichen Leben, in der Schule, vor Gericht und sonst wird
auf sie Rücksicht genommen. Doch hat erst Hellpach[2]) eine eingehende
Darstellung gegeben. Der Innsbrucker Föhn ist in seiner Wirkung auf den
Menschen von Trabert[3]) genauer untersucht worden. Da es auch Fallwinde
gibt, die nicht besonders warm sind, ist jede Erklärung durch Wärmewirkung
ausgeschlossen. Ich habe nun die Vermutung aufgestellt[4]), daß Fallwinde aus
den oberen Luftschichten Stoffe mit herunterbringen, die dort unter der Einwirkung der stärkeren Strahlung entstehen, und daß diese, wenn sie eingeatmet
werden, die eigenartige Störung des Befindens erklären. Ich fand, daß in der
Umgebung einer Bogenlampe, einer „künstlichen Höhensonne", elektrischer
Funken[5]) und anderer künstlicher Lichtquellen, die reichlich ultraviolette Strahlen aussenden, gasförmige Bestandteile in der Luft nachgewiesen werden können,

---

[1]) Häberlin, C., O. Kestner, F. Lehmann, E. Wilbrand und B. Georges: Klin.
Wochenschr. 1923, S. 2020.
[2]) Hellpach, W.: Die geopsychischen Erscheinungen. 3. Aufl. S. 1 u. 36. Leipzig:
Engelmann 1923.
[3]) Trabert: Innsbrucker Föhnstudien. Anz. d. Wien. Akad. d. Wiss. 1907.
[4]) Kestner, O.: Zeitschr. f. Biol. Bd. 73, S. 7. 1921; Beitr. z. Klin. d. Tuberkul. Bd. 50,
S. 121. 1922.
[5]) Peemöller, F.: Klin. Wochenschr. 1923, S. 973. — Vgl. auch K. A. Hasselbalch:
Skandinav. Arch. f. Physiol. Bd. 17, S. 431. 1905.

die den Blutdruck bei Mensch und Tier erniedrigen. Die Bestandteile werden durch trockenen Natronkalk und konzentrierte Schwefelsäure nicht zurückgehalten, wohl aber durch feuchten Natronkalk und alkalische Lösungen. Einer der Bestandteile ist N_2O [1]), ein anderer NO [2]). Daß ihnen die entscheidende Wirkung zukommt, ist indessen nicht anzunehmen oder jedenfalls nicht ihnen allein [3]). An einem Tage, an dem ausgesprochener Fallwind wehte, ließen sich solche Stoffe auch in der Atmosphäre nachweisen [4]), so daß ich die Tatsache einer stofflichen Erklärung der Fallwindwirkung als nachgewiesen ansehe. Vor allem ist die Blutdruckschwankung an schwülen Tagen bei sehr vielen Menschen leicht zu beobachten, was gegenüber den Einwänden von LE BLANC und GIRNDT [3]) betont sei.

Die weiteren Untersuchungen über die chemische Natur des betreffenden Stoffes, über den genauen Ort seiner Entstehung und über die Menge, in der er vorkommt, müssen abgewartet werden. Das Wesentliche ist, daß man zur Erklärung der Wirkungen des Föhns, des Sciroccos und der Gewitterluft nicht mehr auf unbekannte Dinge zurückzugreifen braucht, sondern nach chemischen Stoffen suchen kann. Die unangenehme Wirkung bei künstlichen Lichtquellen ist auch längst bekannt, und KIMMERLE [5]) und PEEMÖLLER [6]) konnte zeigen, daß die eingeatmete Luft daran schuld ist. Erst nach voller Aufklärung wird sich eine genaue Analyse der Föhnkrankheit und der verwandten Störungen geben lassen. Die Wetterfühligkeit vieler Tiere wird auch hiermit zusammenhängen. Nur bei den Insekten muß man nach NECHELES [7]) auch an die Trockenheit denken.

Es fragt sich, wieweit außer bei Fallwinden noch eine derartige Beeinflussung durch chemische Stoffe für die Klimawirkung in Betracht kommt. STEVEN [8]) hat bei direkter Sonnenbestrahlung beim Menschen Blutdrucksenkungen gesehen. Bei fortschreitenden nicht eingekapselten tuberkulösen Herden besteht bei Sonnenbädern ebenso wie bei Föhn Neigung zur Hämoptöe [9]). Es liegt sehr nahe, auch hier an das Auftreten chemischer Stoffe durch die Sonnenstrahlung zu denken. Nachgewiesen sind sie aber bisher nicht. Ferner gibt es nicht selten ein Wetter, daß nicht so schwül ist wie vor einem Gewitter, bei dem aber doch ein Gefühl wie von leichtem Föhn vorkommt. Besonders im Vorfrühling sind solche Tage oder Stunden häufig. HELLPACH [10]) drückt es so aus, daß an solchen Tagen die Sonne nicht brennt, sondern sticht. Es ist durchaus möglich, daß hier ein leichterer Grad der Föhnvergiftung vorliegt. Nachgewiesen ist auch hier bisher nichts.

Unsicher ist es auch, ob nicht die über große Wasserflächen streichende Luft infolge der intensiven Strahlung durch das reflektierte Licht die fraglichen Stoffe enthält, so daß der Seewind eine Besonderheit hätte, die von Windrichtung und Windstärke unabhängig wäre (vgl. Strahlung und Seeklima).

In Teneriffa haben wir in 2100 m Meershöhe bei 5 Personen einen herabgesetzten Blutdruck gesehen.

---

[1]) KESTNER, O.: Zeitschr. f. Biol. Bd. 77, S. 245. 1922.

[2]) Unveröffentlicht.

[3]) LE BLANC, E. und O. GIRNDT: Pflügers Arch. f. d. ges. Physiol. Bd. 205, S. 322. 1924.

[4]) KESTNER, O.: Klin. Wochenschr. 1923. 1874.

[5]) KIMMERLE, A.: Münch. med. Wochenschr. 1921, S. 1359.

[6]) PEEMÖLLER, F.: Klin. Wochenschr. 1923, S. 973.

[7]) NECHELES, H.: Arch. f. Schiffs- u. Tropenhyg. Bd. 29, S. 288. 1925.

[8]) STEVEN, A.: Zeitschr. f. Tuberkul. Bd. 31, S. 215. 1919.

[9]) SCHRÖDER, G.: Handb. d. Tuberkul. Bd. II, S. 41. 1923. — SORGO, I.: ebenda S. 241.

[10]) HELLPACH, W.: Die geopsychischen Erscheinungen. 3. Aufl. S. 25 u. 103. Leipzig: Engelmann 1923.

5. Barometerdruck.

Der erste Montblanc-Besteiger Saussure schrieb dem Barometerdruck den Hauptanteil an dem erschwerten Steigen in der Höhe und an dem Blutig- und Rissigwerden der Schleimhäute und der Gesichtshaut zu. Später hat Kronecker[1]) die Ansicht verfochten, daß bei sinkendem Barometerdruck die weiche Lungenoberfläche mehr nachgäbe als die feste Körperoberfläche, und daß es daher bei schnellem Anstieg in die Höhe zu einer Kreislaufstörung kommen müsse. Seit im Flugzeug die größten Druckunterschiede in wenigen Minuten zurückgelegt werden, ohne daß jemals Kreislaufstörungen auftreten, kann die Ansicht wohl als widerlegt gelten. Und da selbst bei den stärksten Druckherabsetzungen bei Ballonfahrten oder in einer Kammer alle Erscheinungen durch Sauerstoffatmung beseitigt werden können[2]), so darf man wohl den Schluß ziehen, daß eine Herabsetzung des Barometerdrucks auf ein Drittel keinen wesentlichen Einfluß auf den Menschen hat. Nur Nick und Jacobj[3]) halten an der Möglichkeit fest, daß die Erniedrigung des Barometerdrucks von Einfluß sein könne. Nur an 2 Stellen im Körper, wo Luft eingeschlossen ist, macht sich eine schnelle Änderung des Luftdruckes bemerkbar, im Mittelohr und bei den Darmgasen. Das Trommelfell ist so empfindlich, daß schon in Aufzügen und Seilbahnen eine schmerzhafte Spannung entsteht. Sobald der Druckunterschied durch Lüftung der Tuba Eustachii mittels Gähnens oder Schluckens ausgeglichen ist, spürt man nichts mehr davon. Eine Herab- oder Heraufsetzung der Hörschärfe im Höhenklima ist nie beobachtet. Nur eine Undurchlässigkeit der Tuba Eustachii durch Katarrhe oder Schleimhautschwellungen macht die Menschen zu raschem Luftdruckwechsel unfähig. Zuntz und Löwy[4]) führen die Erschwerung des Bückens oder Arbeitens in gebückter Stellung in der Höhe teilweise auf die Spannung der Darmgase zurück. Auch dies gilt nur für die erste Zeit bis nach erfolgtem Ausgleich. Bei einsetzendem Föhn[5]) zeigt das Barometer schnelle kleine Oscillationen; doch ist es ganz unwahrscheinlich, daß diese die Befindensstörung bei Föhn erklären.

Man wird heute mit großer Bestimmtheit sagen können, daß der verschiedene Barometerdruck durchaus keinen unmittelbaren Einfluß haben kann. Empfunden wird er sicherlich nicht und ist auch psychisch einflußlos. Das ist wichtig, weil der Barometerdruck eines Ortes einer der wenigen Faktoren ist, bei dem zwischen einem geschlossenen Zimmer und der Außenluft kein Unterschied besteht. Sind der Barometerdruck und die anderen ins Innere der Zimmer reichenden Einflüsse wirkungslos, so befindet sich der Patient, der einen klimatischen Kurort aufsucht, im geschlossenen Hotel- oder Krankenzimmer gar nicht in dem Heilklima des Ortes. Die veränderte Lebensweise und die veränderte Nahrung können seelisch oder körperlich sehr stark auf ihn wirken, das eigentliche Klima aber nicht. Die Sanatorienbehandlung der Tuberkulose hat das praktisch durchaus eingesehen[6]), bei Winterkuren an der See muß das aber noch stärker berücksichtigt werden[7]).

---

[1]) (Kronecker, H. und) R. Fromina: Zeitschr. f. Biol. Bd. 52, S. 1. 1909. — Rosendahl, A.: ebenda Bd. 52, S. 16. — Katz, S.: ebenda Bd. 52, S. 236. — Kronecker, H.: Biol. Zentralbl. Bd. 31, Nr. 24. 1911.

[2]) Bruce, C. G. und Mitarbeiter: Mount Everest. 1922. — Deutsch von Rickmer-Rickmers. Basel 1924.

[3]) Nick, H.: Arch. f. exp. Pathol. u. Pharmakol. Bd. 76, S. 401. 1914. — Jacobj, C.: ebenda Bd. 76, S. 423. 1914.

[4]) Zuntz, N., A. Löwy und Gen.: Höhenklima und Bergwanderungen. Berlin 1906.

[5]) Trabert: Innsbrucker Föhnstudien. Anz. d. Wien. Akad. d. Wiss. 1907.

[6]) Schröder, G.: Handb. d. Tuberkulose Bd. II, S. 41. 1923.

[7]) Häberlin, C., O. Kestner, F. Lehmann, E. Wilbrand und B. Georges: Klin. Wochenschr. 1923, S. 2020.

Mittelbar wirkt der veränderte Barometerdruck einmal durch eine Erleichterung der Wasserverdampfung. Je höher ein Ort über dem Meere liegt, desto austrocknender muß die Luft wirken (s. o. Feuchtigkeit). Die austrocknende Wirkung der Höhe kommt vermutlich bei der Behandlung offener Wunden und mancher Eiterungen zur Geltung[1]). Weiterhin wirkt der Barometerdruck mittelbar durch den verminderten Partialdruck des Sauerstoffs.

6. Partialdruck des Sauerstoffs.

P. Bert[2]) hat zuerst die entscheidende Bedeutung des Sauerstoffmangels zur Erklärung der Wirkung großer Höhen hervorgehoben. Seither ist jahrzehntelang eine unendliche Menge von Arbeit auf diesem Gebiete geleistet worden, während wir heute den Einfluß des Sauerstoffmangels insofern wieder geringer schätzen, als er nur in großen Höhen von 3—4000 m und mehr eine Bedeutung haben kann. Auf die ältere Literatur vor den Untersuchungen von A. Löwy[3]) und Barcroft[4]) braucht nicht eingegangen zu werden, da die Dissoziation des Oxyhämoglobins, von der die Sauerstoffversorgung des Körpers abhängt, vor diesen Untersuchungen anders beurteilt wurde. Für die Sauerstoffversorgung des Körpers kommt es ausschließlich auf die Zusammensetzung der Alveolarluft an, „die Luft, in der wir leben" (Ludwig). Nach Barcroft[4]) gilt folgende Tabelle für den Sauerstoffgehalt der Alveolarluft und die von ihm abhängige prozentische Sättigung des Oxyhämoglobins.

Die Tabelle ist nach anderen Angaben[5]) ergänzt.

	mm	Partialdruck des O_2 in Alveolarluft	Sättigung des Hämoglobins
Meereshöhe	760	108 mm	94%
1360 m	650	96 ,,	93%
1500—1600 m (Davos, Colorado Springs)	615—630	78—82 mm	92%
2900 m (Col d'Olen)	540	64 mm	90%
3470 m (Jungfraujoch)	510	60 ,,	85%
4300 m (Pikes Peak)	458	48—60 mm	82%
4560 m (Margheritahütte)	430	57 mm	80%
5000 m	420	48—58 mm	80%
7000 m	330	37—39 mm	75%

Die Zahlen anderer Beobachter[5]) an anderen Versuchspersonen weichen zum Teil etwas ab, was in der Hauptsache mit der verschiedenen Atemmechanik (schädlicher Raum) und mit der Strahlenwirkung auf die Haut zusammenhängt (s. u.). Die Unterschiede sind nicht groß. Nur auf der Höhe des Pikes Peak lag der Partialdruck des Sauerstoffs anfangs erheblich niedriger bis zu 40 und 42 mm herunter, später wurden die obigen Zahlen gefunden. Der Unterschied zwischen den einzelnen Versuchspersonen war immer klein. Für 7000 m liegen die Angaben von Somervell[5]) vor. Es läßt sich leicht berechnen, daß auch in 8000 bis 9000 m Höhe noch mindestens zwei Drittel des Sauerstoffs den Geweben zugeführt werden. Tatsächlich sind ja 8225 m ohne Sauerstoff erreicht worden[6]).

[1]) Bernhard, O.: Heliotherapie. S. 25.
[2]) Bert, P.: Cpt. rend. hebdom. des séances de l'acad. des sciences Bd. 74, 75, 76, 77. 1872/73; Bd. 94. 1882.
[3]) Löwy, A.: Arch. f. (Anat. u.) Physiol. 1904, S. 232.
[4]) Barcroft, I. (und M. Camis): Journ. of physiol. Bd. 39, S. 118, 131. 1909; Bd. 42, S. 49. 1910.
[5]) Fitzgerald, M. P.: Philosoph. transact. Ser. B, Bd. 203, S. 351. 1913. — Douglas, C. G., I. S. Haldane, Y. Henderson und E. C. Schneider: Philosoph. transact. Ser. B, Bd. 203, S. 185. 1913. — Somervell, T. H.: Journ. of physiol. Bd. 60, S. 282. 1925.
[6]) Bruce, C. G. und Mitarbeiter: Mount Everest. 1922. Deutsch von Rickmer-Rickmers. Basel 1924.

Aus diesen Zahlen geht hervor, daß bis zu einer Höhe von rund 3000 m oder rund 540 mm Barometerdruck die Sättigung des Hämoglobins von der in der Ebene erreichten so wenig abweicht, daß ein Unterschied in der Sauerstoffversorgung des Körpers nicht zu erwarten ist. Sinkt der Barometerdruck dagegen noch weiter, so muß die Sauerstoffmenge, die den Geweben zugeführt wird, merklich verringert werden. Damit stimmen die praktischen Erfahrungen nun völlig überein. Bis zu 3000 m Höhe sind Befinden und körperliche und geistige Arbeitsfähigkeit nicht gestört. Über 3000 m (sehr deutlich am Jungfraujoch) wird man früher kurzluftig als sonst, ist Heben, Tragen, Steigen deutlich erschwert. Die Beschwerden nehmen dann zu, und über 4000 m entwickelt sich das Bild, das Saussure anschaulich beschrieben hat. Ist man kurze Zeit gestiegen, so ist jeder Schritt schwerer, das Steigen wird bald ganz unmöglich, es entwickelt sich das Gefühl schwerster Dyspnöe. Ruht man auch nur kurze Zeit, so gehen Müdigkeit und Dyspnöe bald vorbei, um nach 20—40 Schritten wiederzukehren. Ein trainierter Mensch wird weniger müde als ein ungeübter, aber die Erschwerung ist bei jedem deutlich. Es kann kein Zweifel sein, daß hier die Muskeln nicht mehr hinreichend mit Sauerstoff versorgt werden. Von dem gleichen oder einem etwas höheren Barometerdruck an weisen Schlaflosigkeit, Übelsein, Kopfschmerzen, Unsicherheit beim Ablesen oder Rechnen, auf mangelhafte Blutversorgung des Gehirns hin. In 4560 m Höhe fällt an dem aus der Fingerbeere entnommenen Blut die dunklere Färbung sofort auf. Im pneumatischen Kabinett oder beim Aufstieg im Flugzeug oder im Ballon sind die Erscheinungen genau so, nur daß bei der mangelnden Muskelarbeit die Gehirnsymptome in der Regel überwiegen. Das Problem, das seit Miescher[1]) alle Erforscher der Bergkrankheit[2]) beunruhigt hat, ist: wie kommt es, daß bei einer Herabsetzung der Sauerstoffmenge um 15 bis selbst 30% Sauerstoffmangel auftritt, während normalerweise von dem Sauerstoff des arteriellen Blutes weniger als die Hälfte verbraucht wird[3]), so daß das venöse Blut noch reichlich Sauerstoff enthält. Wenn die Gewebe „in Sauerstoff schwimmen", weshalb sind sie dann empfindlich gegen eine Herabsetzung, die auch in 8000 m den Sauerstoff des Blutes keinesfalls erschöpft? Gewöhnlich wird zur Erklärung angenommen, daß der hohe Sauerstoffgehalt des Venenblutes nur für die peripheren Venen oder für die Summe des Venenblutes gilt, daß aber einzelne Organe, die tätigen Muskeln oder das Gehirn oder die Leber den Sauerstoff stärker erschöpfen. Die Bestimmungen im Gehirnvenenblut von Alexander[4]) könnten in diesem Sinne gedeutet werden. Doch sind sie wohl nicht ganz entscheidend. Eine zweite ältere Vermutung, daß der Sauerstoff nicht rasch genug ins Blut hineindiffundieren kann, ist durch die Sauerstoffbestimmung im arteriellen Blute widerlegt[3, 5]). Man muß mit der Möglichkeit rechnen, daß für bestimmte Organe oder für bestimmte Verrichtungen von Organen nicht nur Sauerstoff in genügender Menge angeboten werden muß, sondern daß auch ein bestimmter Partialdruck des Sauerstoffes nötig ist, oder daß, was wohl auf dasselbe herauskommt, ein bestimmtes Konzentrationsgefälle zwischen Blut und Gewebe oder innerhalb des Gewebes nötig ist. Eine solche Auffassung würde es auch verständlich machen, wenn Symptome von Sauerstoff-

---

[1]) Miescher, F. und Mitarbeiter: Arch. f. exp. Pathol. u. Pharmakol. Bd. 39, S. 426 bis 464. 1897.

[2]) Literaturübersicht: Cohnheim, O.: Ergebn. d. Physiol. Bd. 2, Biochem. S. 612. 1903; Bd. 12, S. 628. 1912.

[3]) Barcroft, I. und Mitarbeiter: Journ. of physiol. Bd. 53, S. 450. 1921; Bd. 55, S. 339, 371. 1921; Bd. 57, S. 76. 1923. — Le Blanc, E.: Brauers Beitr. z. Tuberkul. Bd. 50, S. 21. 1922. — Lundsgaard, C.: Journ. of biol. chem. Bd. 33, S. 133. 1918.

[4]) Alexander, F. G.: Biochem. Zeitschr. Bd. 44, S. 127. 1912; Bd. 53, S. 100. 1913.

[5]) Schlagintweit, E.: Zeitschr. f. Biol. Bd. 70, S. 111. 1919.

mangel bereits unter 3000 m auftreten würden, was freilich nicht beobachtet ist. Denn die dafür angeführte vermehrte Bildung roter Blutkörperchen und die veränderte Atmung hängen anders zusammen (s. u. Strahlung). Es sei aber ausdrücklich betont, daß es sich hier um eine reine Vermutung handelt, für die eine experimentelle Begründung fehlt. Was dafür angeführt werden könnte, sind nur zwei Tatsachen: 1. kommt es bei starker Muskelarbeit zur Erschöpfung und Dyspnöe, die durch Sauerstoff gebessert werden können[1]), ohne daß der Sauerstoff im Blut völlig verbraucht wird[2]), und 2. besteht im Gehirn ein sehr hoher Sauerstoffspiegel[3]).

In letzter Zeit hat LÖWY[4]) Beweise dafür zu erbringen gesucht, daß schon in der Höhe von Davos (1500 m) Sauerstoffmangel besteht, der den Stoffwechsel steigert und bei manchen Menschen zu Blutdrucksteigerung führt. Der Körper adaptiere sich aber nach einigen Tagen an den Sauerstoffmangel. Demgegenüber haben wir[5]) in der Höhe von 2100 m auf Tenerife weder eine Vermehrung des Gaswechsels noch eine Steigerung des Blutdrucks gesehen. Der Gaswechsel war bei 4 von 5 Personen derselbe wie in Hamburg, bei 1 anfangs aber gesteigert.

	Hamburg	Cañades und Vilaflor
K.	252	260, 256
Frau K.	200	224 u. 203
P.	265	268
Schr.	250	252
Schl.	250	242, 250, 251, 252

Auch fand sich im Gaswechsel in 2100 , und selbst in 3270 m kein Unterschied zwischen Luftatmung und Sauerstoffatmung.

	2100 m		3270 m	
	Luft	O_2	Luft	O_2
K.	267, 260	256	283	280
Frau K.	224	230, 230	250	250
P.	268	261	294, 300	303
Scha.	276	271	—	—
Schl.	242	250	257	256

Daß in den ersten Tagen nach der Übersiedlung in das Höhenklima der Gaswechsel oft gesteigert ist, haben wir auch gesehen, aber wir haben dasselbe unmittelbar nach der Übersiedlung nach Orotava auf Tenerife gesehen, das wie Hamburg auf Meereshöhe 0 liegt. Temperaturwirkungen, Ermüdungswirkungen waren auszuschließen, also muß der Wechsel des Klimas an sich eine Rolle spielen, die wir freilich nicht verstehen.

	Hamburg	Orotava (nach Ankunft)
K.	252	272. 272
P.	257	280

Nach kurzer Zeit war die Steigerung verschwunden.

Neben dem Partialdruck des Sauerstoffs muß auch der der Kohlensäure sinken, und MOSSO[6]) hat dieser Herabsetzung, der sog. Akapnie, eine erhebliche Bedeutung zugeschrieben. Denn da nach HALDANE die Tätigkeit des Atem-

---

[1]) HILL, L. und M. FLACK: Journ. of physiol. Bd. 37, S. 77. 1908; Bd. 40, S. 347. 1910.
[2]) BARCROFT, I. und Mitarbeiter: Journ. of physiol. Bd. 53, S. 450. 1921; Bd. 55, S. 339, 371. 1921; Bd. 57, S. 76. 1923.
[3]) ALEXANDER, F. G.: Biochem. Zeitschr. Bd. 44, S. 127. 1912; Bd. 53, S. 100. 1913.
[4]) LÖWY, A.: Klin. Wochenschr. 1925; Pflügers Arch. f. d. ges. Physiol. Bd. 207. 1925.
[5]) KESTNER, O., FR. PEEMÖLLER, H. SCHADOW und O. SCHLÜNS: Klimastudien auf Tenerife. 1926.
[6]) MOSSO, A.: Der Mensch auf den Hochalpen. Deutsch von A. KIESOW. Leipzig 1899.

zentrums von der Kohlensäure des Blutes abhängt, und da die Blutkohlensäure
mit der Alveolarkohlensäure im Gleichgewicht steht, so muß eine Senkung des
Kohlensäurepartialdruckes auf das Atemzentrum wirken. Die Atmung muß
verlangsamt oder verflacht werden, und damit muß auch die Sauerstoffzufuhr
sinken. Die Beweiskraft von Mossos experimentellem Material ist von Löwy[1]
erfolgreich bestritten worden, doch wird die Akapnie auch heute wieder von
Henderson[2] als wirksamer Faktor in Betracht gezogen. (Näheres s. u. bei
der Beeinflussung der Atmung durch die Strahlung.) Die Verhältnisse sind bei
der augenblicklichen Unsicherheit der Lehre von der Atmung schwer zu übersehen[3]. Es läßt sich zeigen[4], daß in 3270 m Meereshöhe (Alta Vista auf Tenerife)
die Atmung vertieft ist, um bei Sauerstoffzufuhr zu sinken. Unreduzierte Zahlen:

	Luftatmung	O_2-Atmung
Frau K.	10,5 l pro Min.	7,7—8,1
P.	13	8—9

Bei 2 anderen Versuchspersonen ließ sich ein Unterschied nicht bemerken,
bei allen aber ließ in dieser Höhe ein noch weiteres Sinken des Sauerstoffgehalts
die Atmung stark in die Höhe gehen, und zwar unter Bedingungen, unter denen
der CO_2-Gehalt völlig konstant bleiben mußte. Ein Sauerstoff-Partialdruck,
der einer Meereshöhe von 3270 m entspricht, scheint die Grenze zu sein, oberhalb
deren die Atmung durch Sauerstoffmangel vertieft wird.

Es fragt sich nun, ob der Körper über Schutzmaßregeln gegen die Herabsetzung des Sauerstoffdrucks verfügt. Er kann durch Vermehrung der roten
Blutkörperchen die Sauerstoffzufuhr zu den Geweben günstiger gestalten und
ebenso durch Vertiefung der Atmung. Beides geschieht durch Einwirkung der
Sonnenstrahlung. Die vertiefte Atmung führt dann ihrerseits zu einer Vergrößerung des Brustkorbes, die von Barcroft bei den Bewohnern der südameri-
kanischen Minenstädte, die dauernd über 4000 m leben, beobachtet ist. Barcroft hält es auch für möglich, daß bei dieser jahrelangen Einwirkung eine Veränderung der Dissoziationsspannung des Hämoglobins zustande kommt. In
den europäischen Höhenstationen ist es sicher, daß ein Ausgleich innerhalb
6 Wochen nicht zustande kommt. Die Kustoden der Margheritahütte litten nach
dieser Zeit noch genau so unter der Höhe wie bei der Ankunft (vgl. Höhenklima).

7. Licht.

Unter allen Reizen, die uns durch unsere Sinnesorgane beeinflussen, stehen
die optischen voran, und dementsprechend beurteilen wir eine Landschaft in
erster Reihe nach ihrem Aussehen. Die leuchtende Helle des Südens oder des
Hochgebirges, der glitzernde Widerschein der Wasserflächen, die schönen Formen
der Berge und des Waldes, das trübe Aussehen und die Dunkelheit des Nebels
und des Polarwinters beeinflussen unser Seelenleben auf das mächtigste[5]. Auch
das Heimatsgefühl des Menschen ist untrennbar verbunden mit der Art, in der
wir die Fernen zu sehen gewöhnt sind, ob klar und scharf oder im Dunst ver-

---

[1] Löwy, A.: Arch. f. (Anat. u.) Physiol. 1898, S. 409.

[2] Henderson, Y., H. W. Haggard und R. A. Coburn: Americ. med. assoc., Juni
1921. — Henderson, Y. und H. W. Haggard: Journ. of biol. chem. Bd. 55. 1920 (mehrere
Abhandlungen).

[3] Liljestrand, G.: Übersichtsreferat über die Atmung. Jahresber. üb. d. ges. Physiol.
1922.

[4] Kestner, O., Fr. Peemöller, H. Schadow und O. Schlüns: Klimastudien auf
Tenerife. 1926.

[5] Hellpach, W.: Die geopsychischen Erscheinungen. 3. Aufl. S. 351ff. Leipzig:
Engelmann 1923.

schleiert, in den Eigenfarben der Gegenstände oder in ein einheitliches Blau getaucht. Eine andere Frage ist, ob das Licht unabhängig von der Gegenstandsbildung, die wir aus den optischen Erregungen vornehmen, unmittelbar auf unser Gemüt wirkt. Auch dies dürfte bestimmt zu bejahen sein, indem die Helligkeit an sich für den Menschen oder mindestens für den Nordländer erfreulich oder angenehm wirkt. Wenn der Bewohner der Tropen und schon der Mittelmeerländer die Sonne auch als feindliche Macht empfindet und den kühlen Schatten preist, so denkt er mehr an die Wärmewirkung der Sonne, das Licht liebt auch er. Am deutlichsten zeigt sich diese Elementarwirkung des Lichtes im arktischen Klima. LINDHARD[1]) schildert auf Grund seiner grönländischen Erfahrungen höchst anschaulich die seelischen Folgen der Polarnacht oder des Polarwinters. „Arbeitskraft, Energie und Initiative sind stark vermindert. Man ist geneigt, wie bei Überanstrengung durch geistige Arbeit, stumpfsinnig dazusitzen und stundenlang vor sich hinzustarren; man setzt sich dies oder jenes vor, bringt es aber meist nur zu den Vorbereitungen, gibt eigentlich das Vorhaben nicht auf, das Ganze ‚verrinnt im Sande‘; wenn der Tag zu Ende ist, entdeckt man, daß man nichts Nennenswertes ausgerichtet hat. Man ist schwerfällig und unaufgelegt, hat mit einer unüberwindlichen Trägheit aller Geistesgaben zu kämpfen, hofft stets, daß es sich bessern wird, wenn man ausgeschlafen hat. Der Schlaf ist unterbrochen und unruhig; Personen, die sonst gut schlafen, leiden an Schlaflosigkeit, können stundenlang daliegen, ohne einschlafen zu können, und wenn dies schließlich gelungen ist, erwachen sie wieder in demselben trägen, halbstumpfen Zustand, der sie am Tage beherrschte. Das Versagen der Geistesgaben wirkt auf die Stimmung; diese wird labil und reizbar, zu Depression geneigt, die jedoch nur selten den Charakter einer wirklichen Melancholie hat. Die Konversation unter den Gefährten gerät leicht ins Stocken oder nimmt einen zugespitzten Charakter an, auch wo es sich um Kleinigkeiten handelt; das Gefühl des Beleidigtseins, das doch selten lange anhält, ist allgemein. Man empfindet, daß man unter dem Einfluß von Kräften steht, die man nicht beherrscht; man zieht sich in sich selbst zurück, wird nachlässig in Kleidung und Reinlichkeit, wodurch man die Genossen reizt, denen es aber in derselben Weise geht. Man hat die einförmige Kost satt und ist mit der Zubereitung unzufrieden, speist aber dennoch mit gutem Appetit. Kränklichkeit im gewöhnlichen Sinne des Wortes kommt nicht vor.

In der hellen Zeit ist das Bild ein ganz anderes. Jede Arbeit geht leicht, sei es Muskelarbeit oder psychische Tätigkeit; man ist immer ‚aufgelegt‘ und kann die Arbeit auffallend lange fortsetzen, ohne zu ermüden. Man kann schlafen, wenn Gelegenheit dazu geboten wird, und der Schlaf ist meist von kurzer Dauer, tief und erfrischend. Die Stimmung ist meist heiter; man läßt sich gern mit den Gefährten in Gespräche ein, die einen leichten Verlauf haben ohne Reminiszenzen der Reibung, welche die dunkle Zeit kennzeichnet." HELLPACH[2]) meint, der arktische Sommer wirke derartig erregend und anspornend, daß er, ohne die Abwechslung der winterlichen Dunkelheit vielen Menschen wohl zu viel werden könne, erklärt aber andererseits, wohl mit Recht, den subarktischen lichtreichen Sommer für das beste Klima überhaupt. Seine Vermutung, daß die ununterbrochene Helle den Menschen zu unregelmäßigem Schlaf verführen und damit zu Schlafstörungen führen könne, findet in LINDHARDS Angaben keine Unterstützung. LINDHARD meint im Gegenteil, man schliefe besser. Schon in Nord-

---

[1]) LINDHARD, I.: Polarklima. Handb. d. Balneologie usw. von DIETRICH u. KAMINER, Bd. III, S. 326. Leipzig 1924.

[2]) HELLPACH, W.: Die geopsychischen Erscheinungen. 3. Aufl. Leipzig: Engelmann 1923.

deutschland pflegt der dunkle Winter Kindern schlecht zu bekommen, und die
große Mehrzahl der Menschen fühlt sich, wenn nicht sekundäre Dinge hinein-
spielen (Gesellschaftssaison, Theater, Wintersport) im Sommer frischer und
wohler.

Außer über die Psyche scheint der übrige Körper des Menschen und der
höheren Tiere dagegen durch die sichtbaren Strahlen nicht beeinflußt zu werden[1]).
Alle älteren Versuche über eine Veränderung des Stoffwechsels bei Bedeckung
der Augen halten einer Kritik nicht stand. Die starke Wirkung der Sonne auf
die Blutbildung kommt nicht der sichtbaren Strahlung zu, sondern der Ultraviolettstrahlung. Die berühmte Augenlosigkeit von Höhlentieren hat nichts
mit dem Licht zu tun, sondern mit der Kälte[2]). Selbst die Entwicklung wird
nur durch ultraviolette, nicht durch die sichtbaren Strahlen gefördert[3]) (vgl.
unten bei der Strahlung).

8. Ultraviolettstrahlung.

Für die ultravioletten Strahlen haben die Menschen und wohl auch die
höheren Tiere kein Sinnesorgan. Sie kommt uns nicht zum Bewußtsein, hat
keinen Namen und ist infolgedessen erst spät erforscht worden. Die Sonnenstrahlung, soweit sie die Erde erreicht, geht bis rund 290 $\mu\mu$ (292—285 $\mu\mu$) und die
starke Wirkung auf die photographische Platte, ebenso wie die Freimachung
von Jod aus Jodkalium kommt dem ganzen Gebiete von der Grenze des sichtbaren
Spektrums bis 285 $\mu\mu$ zu. Die meisten Wirkungen auf den Körper werden dagegen nur von den Strahlen eines engen Spektralbezirkes um 297 $\mu\mu$ hervorgerufen,
d. h. von dem kurzwelligsten Teil, der im Sonnenspektrum vorhanden ist. Bis
310 herauf reicht noch eine schwächere Wirkung, von 320 an ist nichts mehr nachzuweisen[4]). Von allen Wirkungen des Ultravioletts ist es nicht untersucht, es
ist möglich, daß für eine oder die andere auch das langwellige Ultraviolett in
Betracht kommt. Für die Hautbräunung, das Erythem, die Stoffwechselsteigerung, die Vertiefung der Atmung, die Rachitisheilung, den Hämoglobingehalt
scheidet das langwellige Ultraviolett dagegen völlig aus. Die älteren Messungen
des Ultraviolett im Sonnen- oder Himmelslicht sind daher nicht verwertbar. Nur
die Dornoschen Messungen mit der Cadmiumzelle (vgl. den vorhergehenden
Artikel) beziehen sich infolge eines glücklichen Zusammentreffens gerade auf den
wirksamen Spektralbezirk um 300 $\mu\mu$.

Die Ultraviolettwirkung greift, wenigstens zum größten Teile, an der Haut
an und kommt in voller Stärke daher nur dem Menschen zu. Die behaarte Tier-
haut ist etwas so anderes, daß nur ein Teil der Wirkungen an Tieren zu beobachten ist, was ihre Untersuchung sehr erschwert. Wie in der physikalischen
Auseinandersetzung besprochen, wird das wirksame Ultraviolett zum großen
Teil durch die Atmosphäre absorbiert. Die Sonnenstrahlung ist infolgedessen
bei hochstehender Sonne, d. h. im Sommer, auf Bergen und in den Tropen viel
reicher daran als im Winter. Bei der Himmelsstrahlung besteht dieser Unterschied nicht in dem Maße. Die Ultraviolettstrahlung wird von Schneeflächen
und Wasserflächen größtenteils zurückgeworfen, so daß Hochgebirge und Küste
besonders reich daran sind. Vor allem besteht durchaus kein Parallelismus
zwischen der Wärmestrahlung und der Ultraviolettstrahlung. Für die physio-

---

[1]) Lindhard, I.: Polarklima. Handb. d. Balneologie usw. von Dietrich u. Kaminer,
Bd. III, S. 326. Leipzig 1924.

[2]) Löb, J.: Biol. bull. Bd. 29, S. 50. 1915; Veröff. d. Rockefeller-Inst. Bd. 23, S. 353.

[3]) Schlüns, O.: Pflügers Arch. f. d. ges. Physiol. 1926.

[4]) Hausser und Vahle: Strahlentherapie Bd. 13, S. 41. 1922. — Kestner, O., Danmeyer, F. Peemöller und R. Plaut: Klin. Wochenschr. 1925, Nr. 19. — Peemöller, Fr.:
Strahlentherapie 1925.

logischen Betrachtungen des Klimas ist eine Bestimmung der Gesamtenergie der Sonne ganz zwecklos, vielmehr muß man die Wärmestrahlen für sich nehmen, die sichtbaren Strahlen für sich nehmen und den eben geschilderten wirksamen Ultraviolettbezirk ebenfalls für sich nehmen. Es ist auch nicht zulässig, irgendeine Parallele zwischen der physikalisch meßbaren Energie und der Einwirkung auf die dafür empfindlichen Organe des Körpers zu machen. Für die sichtbare Strahlung ist es längst bekannt, daß ein Helligkeitsmaximum im Gelb liegt, daß daher eine energetisch stärkere Strahlung im Blau, dem Auge weniger hell erscheinen kann. Auch für die Ultraviolettstrahlung muß mit derartigen Möglichkeiten ganz streng gerechnet werden. Wir sind noch nicht darüber unterrichtet, auf welches Organ die wirksame Ultraviolettstrahlung überhaupt wirkt. Man kann daher unter Vorbehalt die Intensität der gesamten wirksamen Strahlung, also etwa zwischen 310 und 285 bestimmen, muß sich aber sagen, daß da vielleicht große Fehler unterlaufen.

Folgende Wirkungen der Ultraviolettstrahlung sind bekannt:

1. Die menschliche Haut wird durch diese Strahlen stark gereizt, gerötet und später gebräunt. Die Strahlung wird nicht gefühlt, die Folgen werden nach einer Latenzzeit von melreren Stunden deutlich, bestehen in starker Gefäßerweiterung, Zellwucherung um die Gefäße, Verdickung sowohl der Stachelschicht wie der oberen Epidermislagen. Sie äußern sich in Brennen, Jucken, Rötung und Wärme. Bei stärkerer Einwirkung kann es zu Abschälen der oberen Epidermisschicht und zu Blasenbildung kommen wie bei einer Verbrennung zweiten Grades. Wenn die Erscheinungen zurückgegangen sind, findet sich eine Pigmentvermehrung und Bräunung. Bei Pigmentmangel (Vitiligo)[1] sind die übrigen Erscheinungen dieselben, und es bleibt nach Beendigung der akuten Rötung eine chronische Rötung zurück, die zwar nicht solange bestehen bleibt wie die Pigmentierung, aber immerhin einige Wochen. Die Pigmentierung kann über 1 Jahr bestehen bleiben. Die pigmentreiche Haut von dunklen Rassen zeigt die Rötung ebenfalls, nur daß sie schlecht zu sehen ist. Ob sie vielleicht etwas schwächer ist wie bei der weißen Rasse, läßt sich infolgedessen nicht entscheiden. Wenn die Bestrahlung sich öfters wiederholt, wird die Wirkung immer schwächer[2], sei es, daß eine Immunität der Zellen eintritt, sei es, daß durch die Wucherung der oberen Epidermislagen die tieferen geschützt werden. Das Pigment hat jedenfalls nichts mit der Gewöhnung der Haut zu tun[2]. Man wird gut tun, mit der Möglichkeit zu rechnen, daß die eigentliche Reizung der Haut und die Pigmentierung zwei recht verschiedene Prozesse sind. Die Bedeutung des Pigments als ein Schutz gegen die Ultraviolettstrahlung ist jedenfalls nicht bewiesen (vgl. Tropenklima), das Pigment ist vielmehr ein Schutzmittel, das die Entwärmung erleichtert[3], indem es die Wärmestrahlen dort absorbiert, wo das Schwitzen ausgelöst wird.

Für Erythembildung und Bräunung wirken nur die Strahlen um 300 $\mu\mu$[4]. Der Gletscherbrand, das Sonnenerythem an der See, die Bräunung der Haut bei Sonnenbädern und beim Leben im Freien beruhen also auf dem Vorhandensein dieser Strahlung, ebenso wie die Blässe der Stubenbewohner von dem Mangel an dieser Strahlung herrührt. Denn Fensterglas läßt das wirksame kurzwellige Ultraviolett nicht durch, schneidet vielmehr spätestens bei 320 $\mu\mu$ ab. Die volkstümliche Anschauung, daß braune Gesichtsfarbe ein Zeichen von Gesundheit,

---

[1] Peemöller, F.: Strahlentherapie 1925.

[2] Peemöller, F.: Strahlentherapie 1925. — Perthes, F.: Münch. med. Wochenschr. 1924, II, S. 1301.

[3] Peemöller, F.: Klin. Wochenschr. 1925 oder 1926.

[4] Hausser und Vahle: Strahlentherapie Bd. 13, S. 41. 1922.

blasse ein Zeichen von schwächlicher oder kränklicher Körperbeschaffenheit sei, erscheint somit im allgemeinen als begründet, da die gleiche Strahlung eine günstige Wirkung auf Stoffwechsel und auf Blutbildung hat.

Die Rötung und nachherige Pigmentierung sind stärker, wenn die Haut stärker durchblutet ist[1]), nach Durchschneidung der gefäßverengernden Nerven oder bei Wärmehyperämie oder beim Schwitzen. Daher die stärkere Bräunung bei gleichzeitiger Erwärmung, bei Arbeit und Schwitzen. Wahrscheinlich beruht hierauf auch die praktische Erfahrung, daß ein Ausbleiben der Hautbräunung bei Sonnenbädern ein Zeichen dafür ist, daß die etwaige Sonnenkur nicht wirken wird. Denn das Ausbleiben dürfte in Blutarmut oder in mangelnder Durchblutung der Hautgefäße bei Kreislaufschwäche seinen Grund haben. Auch dafür würde also die Hautbräunung ein brauchbares Kennzeichen sein. Die Haut von Hund, Katze, Pferd reagiert auch nach Entfernung der Haare auf Ultraviolettbestrahlung nicht. Die von Ziegen und weißhaarigen Kaninchen in behaartem Zustande auch nicht, nach Entfernung der Haare außerordentlich schwach. Nur die von Borsten befreite Haut des Schweines reagiert mit Rötung. Die nachfolgende Pigmentierung ist dagegen sehr schwach. Die Schwelle liegt wesentlich höher als beim Menschen.

2. Die Ultraviolettstrahlung heilt Rachitis. Auf welchem Wege diese Wirkung zustande kommt, ist noch ganz ungewiß. Sie kommt aber demselben Strahlenbezirk zu wie die Hautrötung[2]). Menschliche Rachitis wird ebenso sicher geheilt, wie die rachitisähnlichen Avitaminosen bei Tieren[3]).

3. Ultraviolettstrahlung bewirkt Vertiefung der Atmung bei gleichzeitiger Frequenzabnahme. Der Einfluß ist von Hasselbalch[4]) für künstliche Licht quellen gefunden, dann von Hasselbalch und Lindhard[5]) für die Schnee strahlung im Hochgebirge bestätigt worden. In der Tabelle bedeutet Brandenburger Haus I Aufenthalt in der Höhe mit Strahlenschutz (3277 m), Brandenburger Haus II den gleichen Ort ohne Strahlenschutz.

Frequenz und Tiefe der Respiration.

		Frequenz pro Min.	Vol. einer Exspiration	CO_2 in der Alveolarluft mm Hg
J. L.	Kopenhagen I .	7,0	(842)	37,1
	Innsbruck I . .	7,3	985	35,7
	Brhs. I	8,2	978	31,5
	Brhs. II	6,8	1222	28,1
	Innsbruck II . .	5,5	1160	35,0
	Kopenhagen II .	5,7	1133	35,8
K. A. H.	Kopenhagen I .	9,0	771	39,5
	Innsbruck I . .	10,0	749	37,4
	Brhs. I	10,7	821	30,3
	Brhs. II	8,1	999	30,6
	Innsbruck II . .	7,3	921	36,4
	Kopenhagen II .	7,3	937	38,0

Somervall[6]) sah in 7000 m (Mount-Everest-Anstieg) die Zahl der Atemzüge auf 50 in der Minute steigen und den Partialdruck der CO_2 in der Lungenluft auf 7—9 mm (2,4—3%) sinken.

[1]) Peemöller, F.: Zitiert auf S. 517.
[2]) Peemöller, F.: Strahlentherapie 1925.
[3]) Goldblatt, H. und K. N. Soames: Biochem. journ. Bd. 17, S. 622. 1923.
[4]) Hasselbalch, K. A.: Skandinav. Arch. f. Physiol. Bd. 17, S. 431. 1905.
[5]) Hasselbalch, K. A. und I. Lindhard: Skandinav. Arch. f. Physiol. Bd. 25, S. 361. 1911.
[6]) Somervall, T. H.: Journ. of Physiol. Bd. 60, S. 282. 1925.

Wir[1]) haben die Atemtiefe mit und ohne Strahlung, in Tenerife sowohl in Meereshöhe wie in der Höhe bestimmt. Die Zahlen geben Liter Luft in 1 Min.

| | Meereshöhe | | | Höhe | | |
	Zimmer	Schatten	Sonne	Zimmer	Schatten	Sonne
K.	7,5	11,2	—	9,0	—	8,0
	—	—	—	—	8,0	10,0
Frau K.	—	—	—	8,0	—	10,0
Pe.	8,0	8,8	11,0	10,0	11,2	—
	—	—	—	9,0	—	10,0
	—	—	—	13,0	—	15,0
Schr.	—	—	—	8,0	—	12,0
	—	—	—	—	10,0	10,5
Schl.	—	—	—	9,0	12,0	13,0

Die Erscheinung endet nicht mit Aufhören der Strahlung, hat vielmehr eine lange Nachwirkung von einer Woche und mehr. Durch die vertiefte Atmung wird die Kohlensäurespannung in der Alveolarluft vermindert, d. h. der Körper unter günstigere Sauerstoffverhältnisse gesetzt. Denn zu dem Hauptreiz der Kohlensäurespannung auf das Atemzentrum kommt noch ein zweiter Reiz hinzu. Infolgedessen arbeitet die Atmung stärker und der Kohlensäurespiegel sinkt ebenso gut, wie wenn man absichtlich tiefer atmen würde, als dem Bedarf entspricht. LINDHARD[2]) gibt für Grönland, wo der Unterschied der Jahreszeiten ja sehr groß ist, folgende Tabelle:

Grönland, LINDHARD.

	CO_2 Alveolarluft	1 Atemzug	Zahl der Atemzüge	CO_2 ausgeschieden
April	30,9 mm	976 ccm	10,1	212 ccm
Juni	29,4 „	1362 „	7,3	238 „
August	27,1 „	1491 „	7,1	241 „
November	29,6 „	1269 „	8,1	237 „
Januar	31,8 „	914 „	10,4	208 „

Für Kopenhagen[3]) findet er genau dasselbe. Ja die Unterschiede zwischen den Jahreszeiten sind kaum geringer als in Grönland:

Die alveolare Kohlensäurespannung nimmt im Sommer ab um 11%
„ Zahl der Atemzüge   „   „   „   „   „ 24%
das Volumen eines Atemzuges „   „   „   zu „ 26%
„ Gesamtvolumen in der Minute „   „   „   „   „ 15%

Die Unterschiede sind beträchtlich. Auch für Deutschland haben H. STRAUB, KLOTILDE MEYER-GOLLWITZER und SCHLAGINTWEIT[4]) zwar nicht so große Unterschiede gefunden, aber immerhin einen deutlichen jahreszeitlichen Einfluß auf die Kohlensäurespannung. Die vertiefte Atmung und bessere Lüftung der Lunge dürfte einen gewissen Einfluß auf den Körper haben. Näheres vgl. im Höhenklima, wo die Vertiefung der Atmung durch die Strahlung eine der Anpassungseinrichtungen des Körpers darstellt.

Es handelt sich offenbar um einen Reflex entsprechend der lange bekannten, ärztlich oft verwendeten Vertiefung der Atmung durch plötzliche Kältewirkung. Es fehlen noch genauere Untersuchungen, ob die Vertiefung der Atmung erst

[1]) KESTNER, O., FR. PEEMÖLLER, H. SCHADOW und O. SCHLÜNS: Klimastudien auf Tenerife. 1926.
[2]) LINDHARD, I.: Meddedelser om Grönland Bd. 44, S. 77. 1917.
[3]) LINDHARD, I.: Skandinav. Arch. f. Physiol. Bd. 26, S. 221. 1912.
[4]) STRAUB, H., KL. GOLLWITZER-MEYER und E. SCHLAGINTWEIT: Zeitschr f. d. ges. exp. Med. Bd. 32, S. 229. 1923.

durch das Erythem eintritt oder schon bei Bestrahlung der Haut. Im letzteren
Falle liegt die Schwierigkeit vor, daß es sich um einen Reflex handelt, dessen aus-
lösender Reiz nicht empfunden wird. Wir müßten dann in der Haut neben den
bekannten Hautsinnesorganen noch ein Receptionsorgan ohne Empfindung annehmen. Man darf daher den Zusammenhang noch nicht als geklärt ansehen.

4. Ultraviolettbestrahlung bewirkt vermehrten Stoffwechsel, Sauerstoffverbrauch und Kohlensäureerzeugung. In den Arbeiten von ZUNTZ, LÖWY und
ihren Mitarbeitern[1] DURIG[2]), ZUNTZ, NEUBERG und VON SCHROETTER[3]) finden
sich eine Reihe von Beobachtungen über Steigerung des Stoffwechsels durch
Sonnenstrahlung, die sie indessen für weniger bedeutungsvoll hielten, als die
Sauerstoffverminderung. Ebenso sahen HASSELBALCH[4]) und LINDHARD[5]) Ver-
mehrungen des Sauerstoffverbrauchs unter dem Einfluß des Bogenlampenlichts
und im Sommer. In diesen letzten Arbeiten handelte es sich um chronische
Wirkung bei eingetretenem Hauterythem. Systematisch untersucht wurde die
Einwirkung ultravioletten Lichts auf den Stoffwechsel von KESTNER, PEEMÖLLER
und PLAUT[6]). Sie geben folgende Tabelle für die Bestrahlung mit der künstlichen
Höhensonne[7]).

Quecksilber-Quarzlampe (künstliche Höhensonne) in 50 cm Abstand (etwas über der einfachen Erythemdosis).

	Unbestrahlt	Bestrahlt
Frl. Pl.	184 ccm O_2 pro Min.	195 ccm O_2 pro Min.
Frl. Kr.	173 ,, ,, ,, ,,	206 ,, ,, ,, ,,
—	—	195 ,, ,, ,, ,,
—	183 ,, ,, ,, ,,	180 ,, ,, ,, ,,
Dr. Pe..	241 ,, ,, ,, ,,	266 ,, ,, ,, ,,
Frl. Di.	194 ,, ,, ,, ,,	225 ,, ,, ,, ,,
Knabe	159 ,, ,, ,, ,,	181 ,, ,, ,, ,,
Derselbe Knabe nächsten Tag .	153 ,, ,, ,, ,,	—
Knabe	171 ,, ,, ,, ,,	191 ,, ,, ,, ,,
Derselbe Knabe nach $^1/_2$ Std. .	191 ,, ,, ,, ,,	—
Knabe Br.	191 ,, ,, ,, ,,	191 ,, ,, ,, ,,
Knabe Br.	196 ,, ,, ,, ,,	213 ,, ,, ,, ,,
Knabe Zi.	234 ,, ,, ,, ,,	276 ,, ,, ,, ,,
Frl. Ho.	209 ,, ,, ,, ,,	222 ,, ,, ,, ,,
Knabe Me.	180 ,, ,, ,, ,,	188 ,, ,, ,, ,,
Knabe	162 ,, ,, ,, ,,	191 ,, ,, ,, ,,

Einreibung der Haut mit Zeozon hebt die Einwirkung auf.

	Unbestrahlt	Bestrahlt
Frl. Kr. . .	179 ccm O_2 pro Min.	181 ccm O_2 pro Min.
Frl. Pe. . .	189 ,, ,, ,, ,,	177 ,, ,, ,, ,,
Frl. Ho. . .	192 ,, ,, ,, ,,	195 ,, ,, ,, ,,

Für die natürliche Sonnenstrahlung fanden sie in der Höhe im Winter und
im Sommer ebenfalls eine deutliche Vermehrung des Gaswechsels, die ebenso wie

---

[1]) ZUNTZ, N., A. LÖWY und Mitarbeiter: Höhenklima und Bergwanderungen. Berlin 1906.
[2]) DURIG, A.: Denkschr. d. Wien. Akad. Bd. 86, 1. Halbbd. 1909.
[3]) ZUNTZ, N., A. DURIG, C. NEUBERG und H. v. SCHROETTER: Biochem. Zeitschr. Bd. 39, S. 422, 435, 469. 1913.
[4]) HASSELBALCH, K. A.: Skandinav. Arch. f. Physiol. Bd. 17, S. 431. 1905.
[5]) LINDHARD, I.: Skandinav. Arch. f. Physiol. Bd. 26, S. 221. 1912.
[6]) KESTNER, O., F. PEEMÖLLER und R. PLAUT: Klin. Wochenschr. 1923, Nr. 44. — KESTNER, O., DANMEYER, F. PEEMÖLLER und R. PLAUT: Klin. Wochenschr. 1925, Nr. 19. — HÄBERLIN, C., O. KESTNER, F. LEHMANN, E. WILBRAND und B. GEORGES: Klin. Wochenschrift 1923, S. 2020.
[7]) KESTNER, O., F. PEEMÖLLER und R. PLAUT: Klin. Wochenschr. 1923, Nr. 44.

die Kältewirkung bei Patienten stärker war als bei Gesunden (Näheres vgl. Höhenklima).

An der See fanden sie ebenfalls eine deutliche Vermehrung, die mit der durch Wind und Kälte etwa von gleicher Größenanordnung ist. Näheres Seeklima.

Andere Hautreize, wie z. B. die Wirkung eines Senfbades, wirken ganz entsprechend, ebenso ist die Wirkung bei Kälte auch im Experiment in jeder Beziehung mit der der Ultraviolettstrahlung zu vergleichen (vgl. oben).

Aufgehoben wird die Wirkung durch starke Erwärmung, indem die zweite chemische Wärmeregulation den Stoffwechsel senkt. Infolgedessen besteht die Stoffwechselsteigerung durch Strahlung nur, wenn die Wärmestrahlen der Sonne durch Luft, Kälte oder Wind ausgeschaltet werden, ein für die Klimawirkung äußerst wichtiges Moment.

Aluminiumlicht (heiß).

	Vorher	Bei Bestrahlung
G.	289 ccm O_2 pro Min.	306 ccm O_2 pro Min.
F. H. . . .	213 ,, ,, ,, ,,	227 ,, ,, ,, ,,
Frl. K. . . .	206 ,, ,, ,, ,,	213 ,, ,, ,, ,,
Frl. S. . . .	249 ,, ,, ,, ,,	266 ,, ,, ,, ,,
Frl. Pe. . .	199 ,, ,, ,, ,,	200 ,, ,, ,, ,,
Dr. Pe. . . .	307 ,, ,, ,, ,,	307 ,, ,, ,, ,,

Sonne Hamburg (warm).

	Unbestrahlt	Bestrahlt
Dr. Pe. . . .	250 ccm O_2 pro Min.	263 ccm O_2 pro Min.
Frl. K. . . .	205 ,, ,, ,, ,,	203 ,, ,, ,, ,,
Frl. Kr. . .	173 ,, ,, ,, ,,	174 ,, ,, ,, ,,
Frl. Pe. . .	184 ,, ,, ,, ,,	181 ,, ,, ,, ,,
Knabe Br. .	183 ,, ,, ,, ,,	186 ,, ,, ,, ,,
K. 1923 . .	250 ,, ,, ,, ,,	227 ,, ,, ,, ,,
K. 1925 . .	252 ,, ,, ,, ,,	234 ,, ,, ,, ,,
Frau L.-P. .	200 ,, ,, ,, ,,	187 ,, ,, ,, ,,

Sonne Nordsee (kalt).

	Unbestrahlt	Bestrahlt
E. P. . . .	214 ccm O_2 pro Min.	247 ccm O_2 pro Min.
H. K. . . .	201 ,, ,, ,, ,,	227 ,, ,, ,, ,,
B.	295 ,, ,, ,, ,,	309 ,, ,, ,, ,,

Auch hier besteht die Schwierigkeit, die eben für den Reiz der Ultraviolettstrahlung auf das Atemzentrum besprochen wurde, daß man die Strahlung ja nicht empfindet, und daß sie doch einen Reflex auslösen soll. Auch hier verhalten sich die Tiere anders als der Mensch, so daß der Weg und das Zustandekommen des Reflexes nicht aufgeklärt sind. Für die therapeutische Bedeutung gilt das, was oben für die Gaswechselsteigerung durch Kältereiz gesagt wurde, daß diese Gaswechselsteigerung ohne gleichzeitige Leistungssteigerung zu einem Umbau, zu einer Regeneration und Verjüngung führen muß. Die therapeutische Wirkung des Klimas beruht im wesentlichen auf dieser Stoffwechselsteigerung. Wirksam ist nur der Spektralbezirk um 300 $\mu\mu$.

5. Die Strahlung bewirkt eine Veränderung des Eiweißstoffwechsels, die csih erst in einer Mehrausscheidung, später in einer Minderausscheidung von Stickstoff bei gleichbleibender Kost zeigt. Für das Höhenklima von 1600 m (Chasseral im Jura) ist diese Stoffwechselveränderung zuerst von JAQUET und STAEHELIN[1]) gefunden worden, für künstliche Lichtquellen dann von SEHESTEDT[2]).

[1]) JAQUET, A. und R. STAEHELIN: Arch. f. exp. Pathol. u. Pharmakol. Bd. 46, S. 274. 1901.
[2]) SEHESTEDT: Pflügers Arch. f. d. ges. Physiol. 1926.

Der Stickstoffansatz in der Höhe von 2900 m und 4500 m wurde vor allem von v. Wendt[1]) und auch von Durig und seinen Mitarbeitern[2]) beobachtet. Löwy[3]) sah auch qualitative Veränderungen des Stickstoffwechsels. Die gewaltige Steigerung der Nahrungsaufnahme im Seeklima, die ohne Stoffwechselsteigerung undenkbar ist, sahen Häberlin und Franz Müller[4]) (Näheres Seeklima).

6. Die Ultraviolettstrahlung macht insofern eine Veränderung des Kreislaufs, als sich unter ihrer Einwirkung das Minutenvolum des Herzens vermehrt. Lindhard[5]) verwendete Bestrahlung mit Bogenlampenlicht, das ausnahmslos das errechnete Minutenvolumen und das errechnete Schlagvolumen vermehrte. Frühling und Sommer in Kopenhagen wirkten auch bei dieser Funktion ähnlich wie ein Lichtbad.

7. Die Ultraviolettstrahlung bewirkt vermehrte Blutbildung. Die vermehrte Blutbildung in der Höhe ist zuerst von Paul Bert[6]), dann von Miescher[7]) beobachtet worden. Doch sind, wie Bürker gezeigt hat[8]), alle älteren Zahlen wenig beweisend. Laquer[9]) und Weber[10]) zeigten, daß der kranke Organismus ein besseres Reagens ist als der gesunde. Während die Blutkörperchenvermehrung beim Gesunden selbst in einer Höhe von 2900 m nur langsam einsetzt[9]) und keine hohen Grade erreicht, geht die Regeneration nach Blutverlusten viel schneller vor sich (Abb. 29).

Kestner[11]) ließ im Laboratorium verminderten Druck und vermehrte Strahlung getrennt auf Hunde mit Blutverlusten einwirken, nur die

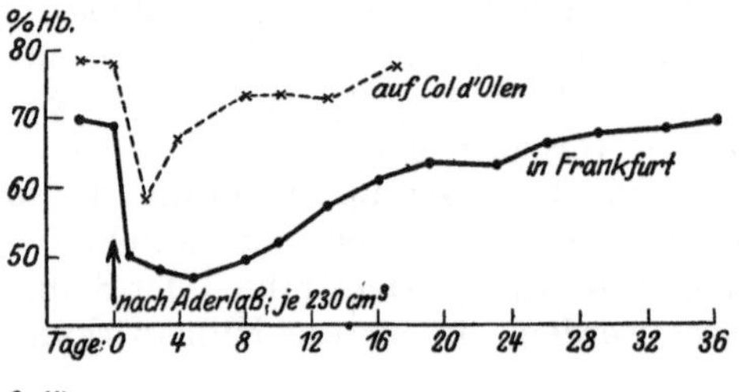

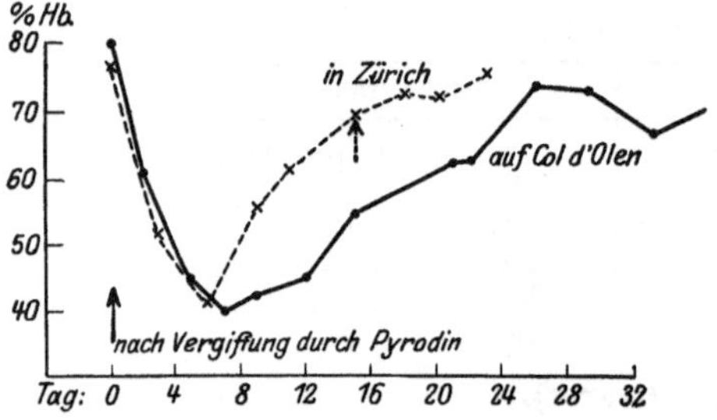

Abb. 29. Blutregeneration bei Hunden[9])[10]).

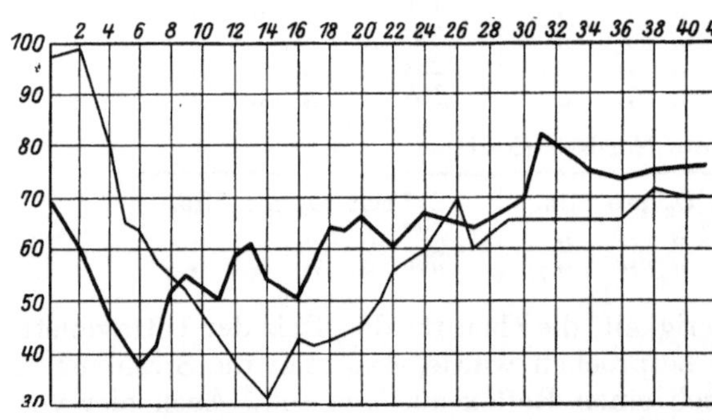

Abb. 30. Blutregeneration beim Hund (Pyrodin)[11]).

---

[1]) v. Wendt, G.: Skandinav. Arch. f. Physiol. Bd. 24, S. 247. 1911.

[2]) Durig, A.: Denkschr. d. Wien. Akad. Bd. 86, 1. Halbbd. 1909; Wiener klin. Wochenschr. 1911, I, S. 619.

[3]) Löwy, A.: Arch. f. (Anat. u.) Physiol. 1906, S. 386.

[4]) Häberlin, C. und Franz Müller: Veröff. d. Zentralstelle f. Balneol. Bd. 2, S. 311. 1913.

[5]) Lindhard, I.: Skandinav. Arch. f. Physiol. Bd. 30, S. 71. 1913.

[6]) Bert, P.: Cpt. rend. hebdom. des séances de l'acad. des sciences Bd. 74, 75, 76, 77. 1872/73; Bd. 94. 1882.

[7]) Miescher, F. und Mitarbeiter: Arch. f. exp. Pathol. u. Pharmakol. Bd. 39, S. 426 bis 464. 1897.

[8]) Bürker, K. und Mitarbeiter: Zeitschr. f. Biol. Bd. 61, S. 379. 1913.

[9]) Laquer, F.: Dtsch. Arch. f. klin. Med. Bd. 110, S. 189. 1913; Zeitschr. f. Biol. Bd. 70, S. 118. 1919.

[10]) Weber, H.: Zeitschr. f. Biol. Bd. 70, S. 131. 1919.

[11]) Kestner, O.: Zeitschr. f. Biol. Bd. 73, S. 1. 1921.

vermehrte Strahlung wirkte. Als Beispiel seien die Kurven (Abb. 30 u. 31) gegeben (Pyrodin). Für die natürliche Sonnenstrahlung gilt das gleiche. Spannuth[1])

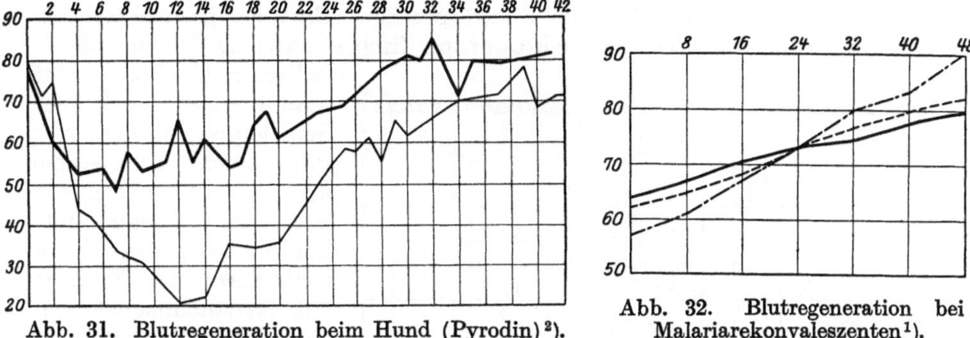

Abb. 31. Blutregeneration beim Hund (Pyrodin)[2]).

Abb. 32. Blutregeneration bei
Malariarekonvaleszenten[1]).

untersuchte die Blutregeneration bei Malariakranken im Tieflande (Braila-
Rumänien) im August, im Oktober und September. Es ergab sich obenstehendes

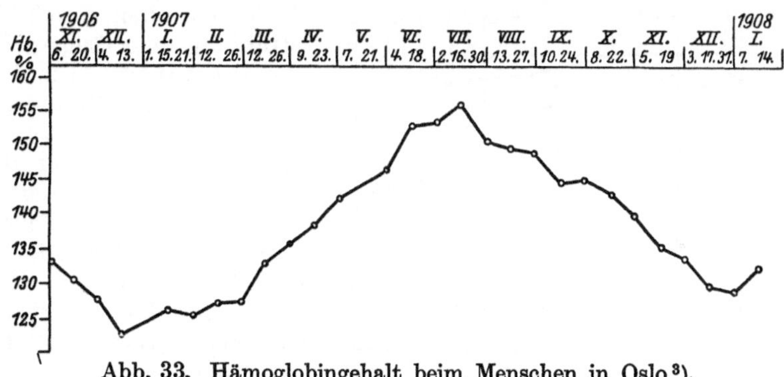

Abb. 33. Hämoglobingehalt beim Menschen in Oslo[3]).

Bild (Abb. 32): Da alle sonstigen Verhältnisse gleich lagen, bis auf den verschiedenen
Sonnenschein in den 3 Monaten, so muß ihm die entscheidende Wirkung zugeschrieben werden. Isachsen[3])
erhielt bei Gesunden in Oslo die
folgende jahreszeitliche Kurve für
den Hämoglobingehalt (Abb. 33).
Vogel[4]) erhielt für Hamburg
eine entsprechende jahreszeitliche
Kurve bei etwas anämischen
Schulkindern (Abb. 34). Häberlin, Kestner und Lehmann[5])
fanden bei Kindern in Wyk a.Föhr
einen auffallenden Parallelismus zwischen der Hämoglobinmenge und der Sonnenschein-

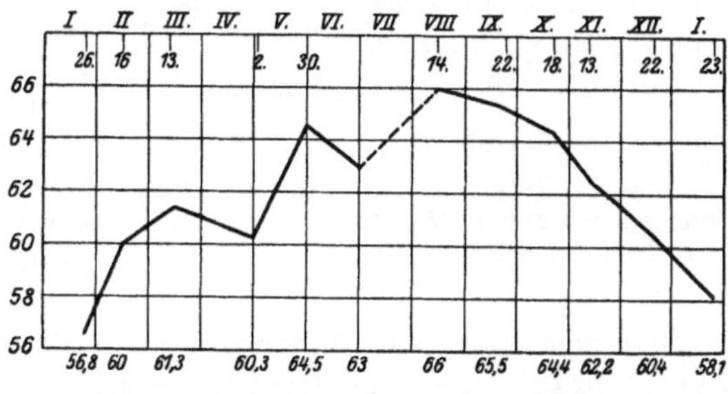

Abb. 34. Hämoglobingehalt bei Hamburger
Schulkindern.

[1]) Spannuth, R.: Arch. f. Schiffs- u. Tropenhyg. Bd. 24, S. 209. 1920.
[2]) Kestner, O.: Zitiert auf S. 522.
[3]) Isachsen, L.: Arch. for Math. og Naturvidenskab Bd. 32. 1911.
[4]) Vogel: Pflügers Arch. f. d. ges. Physiol. 1925.
[5]) Häberlin, C., O. Kestner, F. Lehmann, E. Wilbrand und B. Georges: Klin.
Wochenschr. 1923, S. 2020.

dauer (Abb. 35 u. 36). Es läßt sich zeigen, daß die Blutkörperchen auf dem Wege durch die Hautcapillaren von der Strahlung beeinflußt werden. Hämoglobin absorbiert das ultraviolette Licht nur in seinem langwelligen Teile, der sonst chemisch wirkungslos ist, aber die Blutkörperchen (Blut ist ja deckfarben!) absorbieren einen großen Teil des Lichtes unspezifisch, so daß eine Wirkung physi-

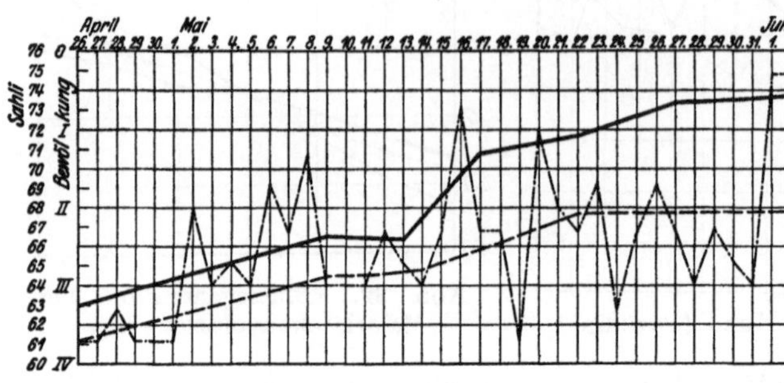

Abb. 35 a.

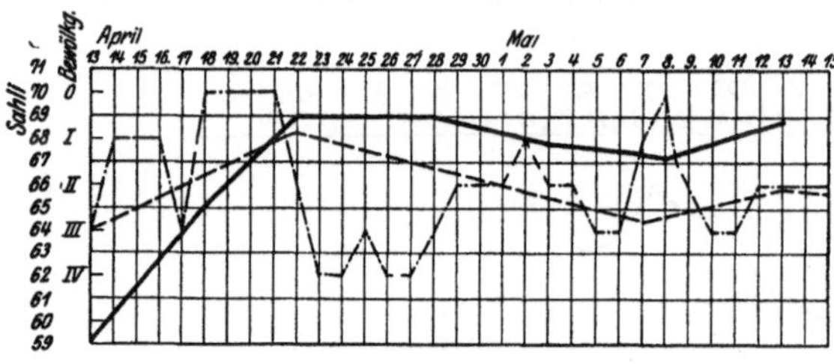

Abb. 35 b.

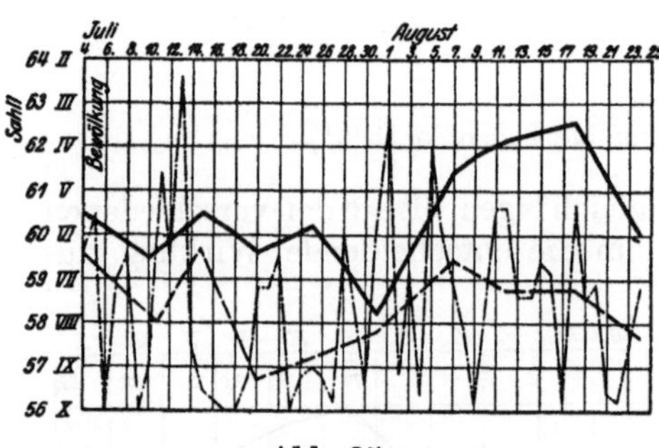

Abb. 35 c.

Abb. 35 a—c. Hämoglobingehalt (——) und Sonnenscheindauer (täglich ——.——, für 5 Tage ------). Anm. 5 auf S. 523.

kalisch möglich ist. Setzt man[1]) Blut in dünner Schicht den Strahlen einer künstlichen Höhensonne aus, so wird dadurch die Resistenz der roten Blutkörperchen gegen Hypotonie vermehrt. Es liegt äußerst nahe anzunehmen, daß diese Resistenzvermehrung sich nicht nur auf die Hypotonie beschränkt, sondern daß die roten Blutkörperchen durch die Bestrahlung eine längere Lebensdauer gewinnen. Die Vermehrung der roten Blutkörperchen durch die Strahlung würde dann nicht auf vermehrter Bildung, sondern auf verminderter Zerstörung beruhen. Fensterglas hebt die Strahlenwirkung auf, Uviolglas läßt sie bestehen. Es wirkt also wieder derselbe Spektralbezirk wie auch sonst. Damit ist für die Blässe des Stubenbewohners eine weitere Erklärung gegeben.

Daß es sich bei allen diesen Einwirkungen auf das Hämoglobin und die Blutkörperchen um echte Vermehrung handelt, hat Laquer[2]) kürzlich gezeigt, indem er bei der Blutkörperchenvermehrung im Gebirge (Davos) gleichzeitig die Blutmenge bestimmte. Sie war deutlich vermehrt, so daß die absolute Hämoglobinvermehrung noch größer ist, als es nach den Hämoglobinzahlen allein erscheint.

In einem gewissen Widerspruch zu dem Gesagten steht die hohe Blutkörperchenzahl, die Lindhard[3]) in Grönland und Isachsen[4]) in Oslo gefunden haben. Die Zahlen liegen im Winter viel niedriger als im Sommer, sind aber auch im Winter noch höher, als wir es sonst gewohnt sind. Woher dies kommt, läßt sich nicht übersehen. Man muß daran denken, daß der besonders

[1]) Kestner, O.: Fortschritte der Therapie. 1925. H. 12.
[2]) Laquer, F.: Klin. Wochenschr. 1924, S. 7.
[3]) Lindhard, I.: Meddelelser om Grönland Bd. 44, S. 77. 1917.
[4]) Isachsen, L.: Arch. for math. og naturvidenskab Bd. 32. 1911.

strahlenreiche nordische Sommer einen Blutkörperchenreichtum hervorruft, der auch im Winter nicht aufgezehrt wird. Über das Tropenklima siehe dort.

8. Ultraviolette Strahlen beschleunigen die Entwicklung. Daß eine Reihe von Tieren im Dunkeln schlecht wachsen, haben frühere Untersuchungen von

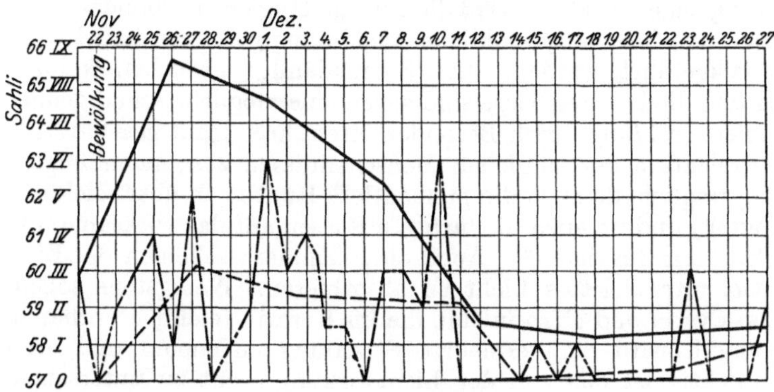

Abb. 36 a. Hämoglobingehalt (——) und Sonnenscheindauer (täglich —.——, für 5 Tage ------).
Anm. 5 auf S. 523.

DAVENPORT[1]), DRIESCH[2]) und YOUNG[1]) ergeben, auch daß das ultraviolette Licht dabei eine Rolle spielt. Die meist untersuchten Kaulquappen sind für solche Untersuchungen indessen ungeeignet, weil die einzelnen Exemplare, auch die Tiere aus einem Laichballen, unter gleichen Bedingungen sehr verschieden wachsen[6]). Am geeignetsten fand SCHLÜNS[3]) Anopheleslarven, und bei ihnen zeigte sich ganz regelmäßig, daß die Larven schneller wachsen, sich schneller verpuppen und schneller ausschlüpfen, wenn das Licht durch Uviolglas oder Blau-Uviolglas geht, als wenn es durch Flintglas oder ein Gelbfilter filtriert wird. Noch weiter zurück liegen die Tiere in völliger Dunkelheit. Es spielen also sicherlich wieder die Strahlen des auch sonst wirksamen Ultraviolettbezirks eine Rolle, daneben aber wohl auch andere Strahlen. Als Beispiel diene:

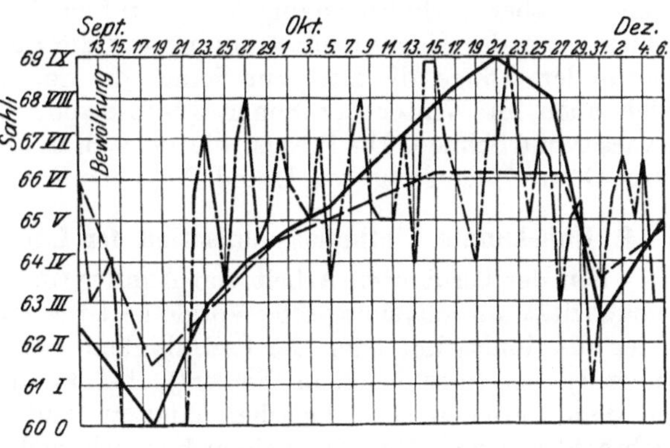

Abb. 36 b. Hämoglobingehalt (——) und Sonnenscheindauer (täglich —.——, für 5 Tage ------). Anm. 5 auf S. 523.

Zahl der verpuppten Larven.

	Flint	Uviol	Dunkel	Blau-Uviol	Gelb
23. Tag . . .	—	—	6	—	—
21. Tag . . .	10	—	5	11	—
19. Tag . . .	8	12	4	7	10
17. Tag . . .	3	11	—	1	7
15. Tag . . .	—	2	—	—	2
Temperatur .	22,5°	22°	21°	22,5°	24°

[1]) DAVENPORT, C. B.: Exp. Morphol. Bd. 2, S. 416. 1899.
[2]) DRIESCH, H.: Zeitschr. f. wiss. Zool. Bd. 53, S. 178. 1891.
[3]) SCHLÜNS, O.: Pflügers Arch. f. d. ges. Physiol. 1926.

Andererseits wirken ultraviolette Strahlen auf Bakterien, auf Einzellige und auf manche Pflanzen ausgesprochen schädlich. In der Pflanzenökologie spielen diese Dinge eine wichtige Rolle, und der keimtötenden Wirkung des Sonnenlichts wird für jahreszeitliche Schwankungen von Krankheiten und vieles andere eine Bedeutung zugeschrieben. Daß die heutige Hygiene in sonnenarmen Ländern entstanden ist und ihre hauptsächliche Ausbildung gefunden hat, kann vielleicht hierauf zurückgeführt werden. Die Sonnenländer brauchen keine Hygiene. Der Mensch und die höheren Tiere sind gegen eine mögliche schädigende Wirkung der Ultraviolettstrahlung durch Besonderheiten ihrer Haut geschützt. Ob damit der Pigmentreichtum der südlichen Menschenrassen zusammenhängt, erscheint freilich völlig fraglich, da auch die pigmentlose Haut noch über reichliche Schutzmittel verfügt[1][2]) und da auch die farbigen Rassen auf das wirksame ultraviolette Licht mit Erythem reagieren[2]). Auch ohne Pigment scheinen die Eiweißkörper der Haut viel ultraviolettes Licht zu absorbieren. Wenigstens sollen dies die Aminosäuren Cystin und Tyrosin tun, die im Keratin reichlich vorhanden sind[3]).

9. Psychisch wird die vermehrte Strahlung angenehm und erregend gefunden. Subjektiv ist das von der Lichtwirkung nicht zu unterscheiden, aber Hasselbalch[4]) berichtet es auch von der chronischen Wirkung des Bogenlampenlichtbades, und zahlreiche ärztliche Erfahrungen bestätigen es für die Quecksilberquarzlampe, die sog. künstliche Höhensonne. Wieweit hier indirekte Wirkungen des erhöhten Stoffwechsels oder der vermehrten Hautdurchblutung (vgl. oben Temperatur) vorliegen, ist heute nicht sicher zu sagen.

Bei der Wirkung der natürlichen Klimata kann es sich bei der Ultraviolettstrahlung nur um die Sonne handeln. Unterschiede in der Stärke der Ultraviolettstrahlung in den verschiedenen Höhen zwischen 1000 und 2000 m sind vorhanden, aber verhältnismäßig klein. Infolgedessen kommt es für die starken Wirkungen der Ultraviolettstrahlung auf die absolute Höhe viel weniger an als auf andere Dinge, die Lage zur Sonne, die Sonnenscheindauer, die Möglichkeit, sich auch im Winter der Sonne auszusetzen, die reflektierende Wirkung von Wasser und Schnee. Die Praxis, wie sie z. B. in dem bekannten großen Buche von van Oordt[5]) dargelegt wird, und die Theorie stimmen vortrefflich überein.

9. Unbekannte Einflüsse. Ionisation der Luft. Durchdringende Strahlung.

Seit der berühmten Arbeit von Arrhenius[6]) über die Einwirkung der Luftelektrizität auf physiologische Vorgänge ist wiederholt[7—10]) die Luftelektrizität oder die Ionisation oder die Leitfähigkeit der Luft auf Bergen[10]), über dem Meere[9]), bei verschiedenem Wetter[7]), bei Föhn[7]) bestimmt und in Beziehung zu dem Befinden des Menschen oder zu anderen physiologischen Vorgängen gebracht worden. Im allgemeinen hat sich nichts Sicheres ergeben. Bürker[11]) macht mit Recht darauf aufmerksam, daß die Größenanordnung, um die es sich dabei handelt, nach unseren sonstigen Kenntnissen zu klein ist, um auf den

---

[1]) Perthes, F.: Münch. med. Wochenschr. 1924, II, 1301.

[2]) Peemöller, F.: Strahlentherapie 1925.

[3]) Ward, F. W.: Biochem. journ. Bd. 17, S. 891 u. 898. 1924.

[4]) Hasselbalch, K. A.: Skand. Arch. f. Physiol. Bd. 17, S. 431. 1905.

[5]) van Oordt, M.: Physikalische Therapie innerer Krankheiten. Bd. 1. Meteoro-Therapie. Berlin 1920.

[6]) Arrhenius, S.: Skand. Arch. f. Physiol. Bd. 8, S. 367. 1898.

[7]) Gockel, A.: Meteorolog. Zeitschr. Bd. 22, S. 97. 1905; Bd. 23, S. 53. 1906.

[8]) Aschkinass, E. und Caspari: Pflügers Arch. f d. ges. Physiol. Bd. 86, S. 603. 1901.

[9]) Knoche: Physikal. Zeitschr. Bd. 13, S. 322. 1922.

[10]) Reichel, H.: Denkschr. d. Wien. Akad., Math.-naturw. Klasse, Bd. 86, 1. Halbbd., S. 233. 1909.

[11]) Bürker, K. und Mitarbeiter: Zeitschr. f. Biol. Bd. 61, S. 379. 1913.

Menschen und die höheren Tiere wirken zu können. Dasselbe gilt von den durchdringenden Strahlen[1]). Seit die Bildung von Gasen durch ultraviolette Strahlen bekannt ist, liegt es näher, an diese zu denken. Da beide auf die gleiche Ursache zurückgehen, laufen sie im allgemeinen wohl parallel. ROSE STOPPEL[2]) hat gezeigt, daß die Schlafbewegungen mancher Pflanzen ihren Rhythmus behalten, auch wenn Licht und Dunkelheit sie gar nicht erreichen können. Sie schließt, daß für diese Schlafbewegungen ein Etwas eine Rolle spielt, das nicht zu den bekannten Faktoren Wärme, Licht, Strahlung gehört. Die Fragen sind von allergrößter Bedeutung auch für die tierische Physiologie. Kennen wir ja auch beim Menschen einen Tagesrhythmus von Puls, Temperatur und Atmung, der im Grunde ganz unerklärt ist, kennen wir doch auch beim Menschen eine psychische Tagesschwankung[3]) und einen Jahresrhythmus[3]), die sog. Frühjahrskrise, die man zwar mit der tierischen Brunst zusammenbringt, aber damit im Grunde ebensowenig erklärt wie diese oder die sonderbare Nichtkeimfähigkeit von Pflanzensamen im Winter. Auch Insekteneier und Insektenlarven entwickeln sich während der Wintermonate oder der Trockenmonate nicht, auch wenn man sie unter die günstigsten Bedingungen bringt. Das Aufbrechen der Zugvögel an bestimmten Tagen, das plötzliche Auftreten von Insekten in weiten Gebieten an einem ganz bestimmten Tage, die Mondpünktlichkeit des Palolowurms und vieles andere zeigen, daß die bekannten Einflüsse des Klimas und der Umwelt in gar keiner Weise genügen, um das physiologische Geschehen zu erklären. Auch das eigenartige Klima der oberrheinischen Tiefebene gehört hierher, die in bezug auf das Blühen der Pflanzen im Frühling dem mediterranen Klima näher steht als dem übrigen Deutschland. Wie man selbst so zwangsläufig auftretende Ereignisse wie die Brunst und die Eiablage durch künstliches Variieren der äußeren Bedingungen (Pflanzen im Aquarium, Sand oder Humusboden) aufs stärkste beeinflussen kann, haben Untersuchungen von STIEVE[4]) an Molchen gelehrt.

Ungeklärt sind auch die sich häufenden Feststellungen über den Einfluß der Umwelt des Ortes auf die Körperform des Menschen, wie sie von BOAS[5]) in New York, aber auch von EUGEN FISCHER in Freiburg[6]) gemacht worden sind. An der Nordseeküste führt ein kurzer Aufenthalt von Kindern, wie dies die Messungen von HÄBERLIN, KESTNER, LEHMANN und WILBRAND[7]) ergeben haben, zu einer Änderung der Länge, des Umfanges der Extremitäten, des Brust- und Bauchumfanges, der Körperlänge, der Hautreaktionen auf Kälte und der Hautreaktionen auf Tuberkulin. Wenn das Nordseeklima bei 10—13jährigen Kindern in 8 Wochen eine derartige Umformung des Körpers herbeiführen kann, so muß man annehmen, daß ein dauernder Aufenthalt im Nordseeklima von Geburt an noch viel stärkere Einflüsse ausüben kann. Ob diese vererbt werden, und ob sie dann rassebildend wirken, ist einstweilen nicht sicher, mit der Möglichkeit aber muß sehr stark gerechnet werden. In dem Falle des Nordseeklimas scheint es, als ob die bekannten Einflüsse, Luft, Kälte, Wind und Strahlung, genügten, um die Umbildung des menschlichen Körpers zu erklären. Alle 3 Einflüsse steigern den Sauerstoffverbrauch, vertiefen und verlangsamen die Atmung, fördern den Eiweißumbau, reizen die Haut und regen psychisch zu vermehrter

[1]) WIGAND, A.: Physikal. Zeitschr. Jg. 25, S. 441. 1924.
[2]) STOPPEL, ROSE: Zeitschr. f. Botanik 1916 u. 1920.
[3]) HELLPACH, W.: Die geopsychischen Erscheinungen. 3. Aufl. S. 280. Leipzig: Engelmann 1923.
[4]) STIEVE, H.: Verhandl. d. dtsch. anat. Ges., 29. Tagung, Jena 1920.
[5]) BOAS, F.: Changes in bodily Form of Descendants of Immigrants. Washington 1910/11.
[6]) FISCHER, EUGEN: Anthropologie, in Hinnebergs Kultur der Gegenwart.
[7]) HÄBERLIN, C., O. KESTNER, F. LEHMANN, E. WILBRAND und B. GEORGES: Klin. Wochenschr. 1923, S. 2020.

Bewegung an. Das muß in dem angegebenen Sinne wirken. Ebenso genügen die bekannten Faktoren, um die Heilwirkung des Hochgebirgswinters bei einer Erkrankung wie der Tuberkulose zu erklären, bei der es sich nicht um spezifische Behandlung handelt, sondern um eine Verbesserung und Änderung der Gesamtbeschaffenheit des kranken Körpers. Nordseeklima und Höhenklima sind „Reizklimata". Ebenso dürften die bekannten Klimafaktoren zur Erklärung dafür ausreichen, weshalb ein mittelgebirgliches Waldklima im Sommer oder Herbst bei geringem Wind und geringen Temperaturschwankungen psychisch beruhigend und dadurch erholend wirkt. Auch die Frühjahrskuren und Herbstkuren am Südfuß der Alpen, d. h. in einem Klima mit geringer Temperaturschwankung, Abwesenheit von starken Reizen und der Möglichkeit, sich milder Sonnen- und Wärmewirkung auszusetzen, erscheinen gut verständlich. Andere Dinge, wie die Rassenumformung in Amerika oder die Bildung von menschlichen Standortvarietäten in Südwestdeutschland, die merkwürdigen Erfahrungen der Pferdezüchter über den Einfluß der Örtlichkeit, entziehen sich heute noch unserem Verständnis. Bei dem heutigen Stande der Kenntnis erscheint es richtig, die bekannten Einflüsse bis aufs letzte physiologisch durchzuanalysieren. Dabei lassen sich wichtige Aufschlüsse besonders dann erreichen, wenn man das Ineinandergreifen verschiedener Faktoren dauernd berücksichtigt, wie die gegensetzliche Wirkung von Wärme- und Ultraviolettstrahlung oder das Zusammenwirken von Kälte und Wind, oder Kälte und Windstille. Das Allerbedenklichste ist immer, einem einzelnen Faktor nachzugehen und die übrigen zu vergessen. Wenn das Durchanalysieren geglückt ist, muß man ehrlich betonen, was man nicht weiß. Bei den psychischen Einwirkungen, die in Hellpachs Buch[1]) zum ersten Male eine zusammenfassende Darstellung gefunden haben, muß zunächst auch versucht werden, die Beobachtungen und Erfahrungen auf die physiologischen Veränderungen und auf den sinnlichen Eindruck zurückzuführen. Der unaufgeklärte Rest erscheint dann freilich unangenehm groß.

Das Höhenklima.
Von Otto Kestner-Hamburg.

Beim Höhenklima muß streng unterschieden werden zwischen dem Gebiet, in dem die Sauerstoffversorgung mangelhaft ist und dem tiefer gelegenen Gebiet, in dem sonst starke Einflüsse auf den Körper einwirken, aber in dem die Sauerstoffversorgung gegenüber der Ebene nicht in erheblichem Maße verändert ist. Die Grenze liegt zwischen 3 und 4000 m und ist einigermaßen schwankend, da sie von der Atemmechanik und der Blutkörperchenzahl abhängt. Je flacher die Atmung ist, desto größer muß der schädliche Raum, und desto niedriger daher der Partialdruck des Sauerstoffs in der Alveolarluft sein. Menschen mit tiefen seltenen Atemzügen kommen daher erst bei viel größerer Meereshöhe auf einen Sauerstoffpartialdruck von 55 mm als Leute mit flacher Atmung. Vertiefung der Atmung durch Strahlung und Arbeit verschieben die Grenze auch bei ein und demselben Menschen.

I. Das Klima der eigentlichen Hochregion.
Bergkrankheit.

Die eigentliche Hochregion umfaßt in Europa die mehr oder weniger vergletscherten höchsten Berge. Dauernd bewohnte Stellen gibt es nicht, vorübergehend bewohnt sind die Station Jungfraujoch und eine Anzahl Hütten, vor

---

[1]) Hellpach, W.: Die geopsychischen Erscheinungen. 3. Aufl. Leipzig: Engelmann 1923.

allem die Margheritahütte. In Asien und Südamerika leben und arbeiten Menschen dauernd in einer Meereshöhe von über 4000 m. Die Erscheinungen des Sauerstoffmangels bezeichnet man als *Bergkrankheit*. Unter diesem Namen läuft in den Alpen allerlei, was nichts mit der Höhe zu tun hat, so das psychische Überwältigtsein durch die Gefahren und die Großartigkeit der Alpennatur und vor allem Ermüdungserscheinungen aller Art und aller Grade. Daß untrainierte Menschen sich plötzlich den allerschwersten körperlichen Anstrengungen unterziehen, kommt außer beim Bergsteigen praktisch selten vor, und dementsprechend sieht man in den Bergen viel häufiger als sonst schwerste Ermüdungen, die sich mit der Bergkrankheit wohl kombinieren können, aber an sich nichts mit ihr zu tun haben.

Bei körperlicher Arbeit äußert sich die Bergkrankheit, wie in dem Kapitel über allgemeine Klimawirkung beschrieben, in einer Herabsetzung der körperlichen Leistungsfähigkeit. Nach DURIG[1]) werden von gut trainierten Männern für 100 m Steigung gebraucht

auf einem Wege	10 Min.
„ Schnee unter 3000 m	12 „
„ „ in 4500 m	18 „

Es tritt das ein, was SAUSSURE zuerst anschaulich beschrieben hat, die schwere Kurzluftigkeit bei allen Anstrengungen, vor allem beim Steigen. Von Zeit zu Zeit ist man gezwungen, Halt zu machen, innerhalb einer Minute aber geht die Kurzluftigkeit vorüber, um nach kurzer Arbeit von neuem einzusetzen. Die mangelnde Sauerstoffversorgung des Gehirns äußert sich in Kopfweh, Übelkeit, Schlaflosigkeit wie in Unsicherheit beim Ablesen von Apparaten oder beim Rechnen, in Störungen der Schrift, auch wohl auch in Unaufmerksamkeit und in unüberlegten Handlungen. In sehr großen Höhen kann es zu Ohnmachten kommen und bei Ballonaufstiegen ist es zu Todesfällen gekommen[2]). Tiere sind um so empfindlicher, je höher sie organisiert sind. Nach AGGAZZOTTI[3]) treten bei künstlicher Druckerniedrigung Zeichen von Sauerstoffmangel auf bei einem Barometerdruck von

Frosch	100 mm
Kaninchen	200 „
Hund	250 „
Katze	270 „
Affe	300 „
Mensch	350 „
Taube	350 „

Neben der verschiedenen Organisation ist u. U. die verschiedene Blutmenge wichtig. Die Katze hat nur 55 ccm Blut pro kg, der Hund 60—80. Da es sich um eine reine Erscheinung des Sauerstoffmangels handelt, vermag Sauerstoffatmung die Bergkrankheit aufzuheben, was im Kabinett, im Flugzeug, im Ballon oft ausgeführt ist. Zwischen der Bergkrankheit auf Bergen und den entsprechenden Erscheinungen im Ballon, im Flugzeug, oder im pneumatischen Kabinett besteht in keiner Beziehung irgendein wesentlicher Unterschied, nur daß die gleich zu besprechenden Schutzmittel des Körpers auf Bergen besser in Tätigkeit gesetzt werden als unter den künstlichen Bedingungen.

Äußerst anschaulich sind die Schilderungen des Sauerstoffmangels von LEIGH-MALLORY und von FINCH in der Beschreibung der Mount-Everest-Ex-

---

[1]) DURIG, A.: Denkschr. d. Wien. Akad. Bd. 86, 1. Halbbd. 1909.
[2]) TISSANDIER, G.: Cpt. rend. hebdom. des séances de l'acad. des sciences Bd. 80, S. 1060. 1875.
[3]) AGGAZZOTTI, A.: Arch. ital. de Biol. Bd. 52, S. 265. 1909.

pedition von 1922[1]). Schon zwischen 5 und 6000 m wird die körperliche Leistungsfähigkeit deutlich geringer, bei 7000 und darüber wird sie ganz niedrig. Die
letzte Strecke zwischen 7600 und 8225 m sind die Bergsteiger nur noch im Schnekkentempo vorwärts gekommen. Es bestand fortwährende Kurzluftigkeit, jede
kleine Sonderarbeit strengte aufs äußerste an. Auch die geistige Erschöpfung
ist sehr klar geschildert, die Gleichgültigkeit, die Willensschwäche. Auch beim
Abstieg kamen sie unverhältnismäßig langsam voran, und es geschahen Dinge,
die einem frischen Bergsteiger nicht geschehen wären. Noch nachträglich machten
sich die Folgen des Sauerstoffmangels in tage- und wochenlanger Erschöpfung
bemerkbar. Bei dem zweiten Versuch wurde zeitweise Sauerstoff geatmet,
und die Wirkung wird von Finch als völlig zauberhaft, in einem Falle als geradezu
lebensrettend geschildert. Dabei war die Anordnung so, daß sie zweifellos ein
Gemisch von Sauerstoff und Luft atmeten, und nicht etwa reinen Sauerstoff.
Trotzdem von den zweien, die 8300 m erreichten, nur einer geübter Bergsteiger
war, war die ganze Lage völlig anders, und ohne einen 36stündigen Schneesturm
wären die beiden auch noch weiter gekommen.

Sehr deutlich machte sich bei den Bergsteigern der Mount-Everest-Expedition die Verbesserung im Laufe der Zeit geltend. Wenn sie einige Tage in der
Höhe gewesen waren, konnten sie die Verminderung des Sauerstoffdrucks viel
besser aushalten. Ein Teil dieser verbesserten Ertragbarkeit kommt sicher auf
das Training, daneben aber spielen auch noch andere Dinge herein.

Schutzmittel des Organismus gegen Sauerstoffmangel.

1. *Vertiefung der Atmung* und Verstärkung der *Herztätigkeit* durch *Muskelarbeit*. Jede Vertiefung der Atmung muß den Partialdruck des Sauerstoffs in
der Alveolarluft erhöhen. Der Sauerstoffverbrauch in den Muskeln führt zu
einer recht genau proportionalen Atmungsvertiefung. Das Gehirn verbraucht
nicht mehr, erhält aber bei der Muskelarbeit durch Atmung und Kreislauf mehr
Sauerstoff. Dadurch erklären sich zwei bekannte Erfahrungen: einmal treten
die Erscheinungen der Hirnanämie im Kabinett stärker und früher hervor als
bei Bergbesteigungen, und zum anderen bemerkt man beim Aufwärtsgehen
wohl die Erscheinungen der erschwerten Muskelarbeit, das Saussuresche Phänomen, merkt aber nichts von Hirnanämie. Beim Ruhen, z. B. auf hochgelegenen
Hütten, treten dann plötzlich, oft erst nach längerer Zeit, wenn die vermehrte
Tätigkeit von Herz und Atmung abgeklungen ist, Kopfschmerz, Übelkeit und
Beklemmungserscheinungen auf. Vermehrte Herztätigkeit als Folge der Muskelarbeit muß der Hirnanämie entgegenwirken, während sie nicht groß genug ist,
um die Ermüdung und den Sauerstoffmangel im Muskel auszugleichen. Die in
der Minute geförderte Blutmenge steigt bei Muskelarbeit etwa auf das 3fache,
der Sauerstoffverbrauch auf das 10fache. Die Verschlimmerung der Bergkrankheit
bei der Ruhe hat schon manchen überrascht, ist aber durchaus verständlich.
Auch bei der passiven Heraufbeförderung auf das Jungfraujoch oder auf den
Pikes Peak macht sich der Unterschied deutlich merkbar. Hier ist die verminderte
muskuläre Leistungsfähigkeit recht deutlich, während man sie bei Bergbesteigungen
in der Höhe des Jungfraujochs (3470 m) in der Regel nicht merkt. Das gilt auch
für trainierte Leute, z. B. Bergsteiger, die nach oben fahren. Es war auch deutlich
bei den Bauhandwerkern auf dem Jungfraujoch, also Menschen, die eine Arbeit
verrichteten, auf die sie eingeübt waren.

2. Vertiefung der Atmung durch Kälte und Strahlung vgl. S. 518. Infolge
dieser Vertiefung liegen die Verhältnisse in den Bergen günstiger als in der

---

[1]) Bruce, C. G. und Mitarbeiter: Mount Everest. 1922. Deutsch von W. Rickmer-
Rickmers. Basel 1924.

pneumatischen Kammer, und auch günstiger als im Flugzeug oder im Ballon,
da man beim Fliegen Gesicht und Hände mehr zu schützen pflegt als beim Bergsteigen. Hasselbalch und Lindhard[1]) fanden an der gleichen Stelle die Tiefe
eines Atemzuges zu

Namen	ohne Bestrahlung	mit Bestrahlung
H.	978 ccm	1222 ccm
L.	821 „	999 „

Der nicht mit Schnee bedeckte Pikes Peak bietet infolge der geringeren
Strahlung ungünstigere Bedingungen als die vergletscherten Alpen. Bei schlechtem
Wetter wird die Strahlung im allgemeinen durch Kälte und Wind ersetzt. Kälte
und Strahlung haben eine lange Nachwirkung, so daß auch im geschlossenen
Raum der Hütte die Atmung noch vertieft sein kann. Sie sind insofern noch
wirksamer als die Muskelarbeit, als sie nicht nur die Atmung vertiefen, sondern
auch die Kohlensäurespannung in der Alveolarluft scharf herabsetzen. Andererseits verschlechtern Strahlung, Kälte und Wind die Ertragbarkeit der großen
Höhen, da sie den Sauerstoffverbrauch erhöhen. Wir wissen aber nicht, ob dieselben Organe erhöhten Verbrauch haben, von denen die schlechte Ertragbarkeit
abhängt (vgl. allgemeiner Teil S. 512).

3. *Blutkörperchenvermehrung* durch die *Strahlung* vgl. oben S. 522. Sie kommt
langsam zustande, kann also nur bei längerem Aufenthalt von Bedeutung sein,
muß dann aber die Sauerstoffmenge erheblich steigern, die das Blut den Organen
zuführt. Es ist daher kein Wunder, daß man zunächst annahm, es handele sich
um eine unmittelbare Wirkung des Sauerstoffmangels. Es ist S. 522 auseinandergesetzt, das nur die Strahlung wirkt. Eine sehr erhebliche Verwicklung erfuhr
die Frage nach der Blutkörperchenvermehrung dadurch, daß bei den kleinen
Tieren ohne physikalische Wärmeregulation durch Wasserverdunstung und ohne
Wasservorräte, wie Kaninchen und Meerschweinchen, die austrocknende Wirkung
der Höhe zu einer Konzentration des Blutes und damit zu einer scheinbaren
Blutkörperchenvermehrung führt. Abderhalden[2]) stellte fest, daß hier nur eine
Plasmaverminderung vorliegt. Beim Menschen und bei allen schwitzenden oder
hachelnden Tieren, z. B. beim Hund, gibt es eine derartige Bluteindickung nicht.
Bei ihnen entspricht jede Hämoglobinvermehrung einer wirklichen absoluten
Vermehrung der roten Blutkörperchen. Auch die kleinen Tiere Abderhaldens
zeigten nach einiger Zeit eine wirkliche Hämoglobinvermehrung neben ihrer
Eindickung. Dabei nimmt die Gesamtmenge des Blutes zu[3]), wie denn ganz
allgemein in der Regel hoher Hämoglobingehalt mit großer Blutmenge Hand in
Hand geht[4]). Die Vermehrung der roten Blutkörperchen müßte mit einer Vermehrung der Blutviscosität verbunden sein; Weber[5]) hat aber eine Abnahme
der Plasmaviscosität beobachtet, die wohl als eine zweckmäßige Kompensationserscheinung aufzufassen ist. Die Vermehrung der Blutkörperchen hat aber noch
eine weitere Folge, daß nämlich die Dissoziationskurve des Hämoglobins bei
größerer Blutkörperchenmenge günstiger verläuft[6]). Wie weit hierbei die von
Weber beobachtete Verdünnung des Plasmas eine Rolle spielt, muß noch weiter
festgestellt werden. Bei Menschen, die dauernd über 4000 m hoch lebten, sah

[1]) Hasselbalch, K. A. und I. Lindhard: Skandinav. Arch. f. Physiol. Bd. 25, S. 361.
1911.
[2]) Abderhalden, E.: Zeitschr. f. Biol. Bd. 43, S. 125 u. 443. 1902.
[3]) Laquer, F.: Klin. Wochenschr. 1924, S. 7.
[4]) Barcroft, I.: 11. Internat. Physiologenkongreß, Edinburgh 1923.
[5]) Weber, H.: Zeitschr. f. Biol. Bd. 70, S. 185. 1919.
[6]) Barcroft, I.: The andes. Nature Bd. 110. 1923. — Hill, A. V., Journ. of Physiol.
Bd. 56, S. 178. 1922. — Liljestrand, G.: Übersichtsreferat über die Atmung. Jahresbericht
üb. d. ges. Physiol. 1922.

Barcroft noch weitere Veränderungen der Dissoziation und sah außerdem günstigere Diffusionsverhältnisse in der Lunge.

Die Blutkörperchenvermehrung wird nach Laquer[1]) in 2900 m etwa in der zweiten Woche deutlich. Der Hämoglobingehalt des Blutes steigt von 81 Sahli-einheiten in 14—20 Tagen auf 94—95. Die Zahl der roten Blutkörperchen steigt in 24 Tagen auf über 6 Millionen. Die Zahlen von Ward[2]) sind ähnlich.

Bei Giftanämien, bei denen der Zerfall der roten Blutkörperchen einige Tage dauert, und die Regeneration daher schon während der Abnahme einsetzt, zeigt sich der Einfluß des Höhenklimas darin, daß der Hämoglobinwert überhaupt nicht so tief fällt[3]). Die Arbeiter der Jungfraubahn, die seit vielen Jahren in über 3000 m Höhe arbeiteten und in 2323 m Höhe schliefen, hatten Sahliwerte von durchschnittlich 88, Blutkörperchenzahlen von 5,5 Millionen, bei einer Anzahl von ihnen liegen die Werte noch beträchtlich höher. Viaults[4]) ältere Zahlen, für die Höhe von 4000 m in den Anden liegen noch erheblich höher, doch macht Bürker[5]) sehr ernste Einwendungen gegen ihre Gültigkeit. Die Zahlen der Barcroft-schen Expedition von 1921 liegen wieder niedriger. Es muß immer daran gedacht werden, daß die Strahlung der Höhe durchaus nicht streng parallel geht. Schnee und Gletscher müssen höhere Werte hervorrufen als die schneefreien Hochebenen Südamerikas. Der Aufenthalt in den Minen muß der Erhöhung entgegen wirken. Erich Meyer[6]) fand auch bei Fliegern, die seit länger als einem Jahre und oft in großen Höhen geflogen waren, vermehrte Blutkörperchen- und Hämoglobin-werte, die etwa den Jungfraubahnwerten entsprechen. Über kernhaltige Blut-körperchen, Knochenmarksveränderungen und über den Färbeindex vgl. unten bei den geringeren Höhen.

4. Veränderungen des Brustkorbes. Barcroft und seine Mitarbeiter[7]) haben bei den Eingeborenen der hochgelegenen amerikanischen Minenstätte einen stark verbreiterten Brustkorb gefunden. Die Muskelbewegung der ver-tieften Atmung formt den Brustkorb um.

Es ist außerordentlich bemerkenswert, daß die Sauerstoffverminderung in der Atemluft an sich nicht zu einer Anpassung führt, sondern daß der Ausgleich durch Bestrahlung herbeigeführt wird. Die Strahlung wirkt unter den Be-dingungen der Höhe oder des Experiments, sie wirkt aber auch an der See, wo dem Körper mit der Blutkörperchenvermehrung und der vertieften Atmung gar nicht gedient ist. Auf eine biologisch ja sehr wichtige „Einpassung" wird man aus diesen Verhältnissen kaum schließen dürfen, da an sich gar nicht zu erwarten ist, daß Mensch und Tier darauf eingestellt sind, in große Höhen zu kommen.

5. *Wirkungen der großen Höhe auf Kreislauf, Atmung, Stoffwechsel.* Die Pulszahl ist in Höhen über 4000 m, nach Hasselbalch und Lindhard[8]) auch schon bei 3290 m, meist etwas erhöht[9]), ob nur als Folge des vermehrten Stoff-

---

[1]) Laquer, F.: Dtsch. Arch. f. klin. Med. Bd. 110, S. 189. 1913; Zeitschr. f. Biol. Bd. 70, S. 118. 1919.

[2]) Ward, R. O.: Journ. of physiol. Bd. 37, S. 378. 1908.

[3]) Weber, H.: Zeitschr. f. Biol. Bd. 70, S. 131. 1919. — Kestner, O.: Ebenda Bd. 73, S. 1. 1921.

[4]) Viault, F.: Cpt. rend. hebdom. des séances de l'acad. des sciences Bd. 94, S. 805. 1882; Bd. 111, S. 917. 1890.

[5]) Bürker, K. und Mitarbeiter: Zeitschr. f. Biol. Bd. 61, S. 379. 1913.

[6]) Meyer, Erich: Dtsch. med. Wochenschr. 1916, Nr. 41.

[7]) Barcroft, I.: The andes. Nature Bd. 110. 1923.

[8]) Hasselbalch, K. A. und I. Lindhard: Skantinav. Arch. f. Physiol. Bd. 25, S. 361. 1911.

[9]) Zuntz, N., Löwy und Mitarbeiter: Höhenklima und Bergwanderungen. Berlin 1906. — Durig, A.: Denkschr. d. Wien. Akad. Bd. 86, 1. Halbbd. 1909. — Lutz und Schneider: Americ. journ. of physiol. Bd. 50, S. 228. 1919.

wechsels oder unmittelbar als Folge des Sauerstoffmangels, steht nicht fest. Doch sahen SCHNEIDER und SISKO[1]) die Pulszahl durch Sauerstoffatmung fallen. Dauert der Höhenaufenthalt mehr als einige Tage, so geht die Pulszahl auf den gewöhnlichen Wert zurück. Der Blutdruck[2]) ist anfangs etwas vermindert, vermutlich infolge Vorhandenseins von durch die Strahlung entstehenden chemischen Körpern in der Luft, nach einigen Tagen pflegt er seinen gewöhnlichen Wert zu erreichen[3]). Der diastolische Druck soll längere Zeit tiefer bleiben als der systolische[3]). Weitere Kreislaufveränderungen sind nicht bekannt, wenn man nicht etwa die Hautveränderungen durch Strahlung hinzurechnen will.

Die Atmung[4]) wird, wenn die Strahlung nicht einwirkt, flacher, vermutlich, weil der Partialdruck der Kohlensäure in der Lunge und damit im Blut abnimmt. Die Sauerstoffversorgung muß sich also verschlechtern. Strahlung vertieft die Atmung dagegen. Es kommt also bei dem Einfluß der Höhe auf die Atmung, wie HASSELBALCH und LINDHARD[4]) zuerst gefunden haben, ganz darauf an, ob die Atmung im freien oder im geschlossenen Raum, und bei welchem Wetter sie untersucht wird. Die widersprechenden Angaben der älteren Beobachter erklären sich hieraus. Wie MOSSO[5]) zuerst beobachtet hat, und wie alle folgenden Beobachter[6]) bestätigt haben, kommt es in der Höhe oft zu periodischer Atmung, besonders in der Ruhe und im Schlafe. Ob das von der gegensätzlichen Wirkung des Kohlensäuremangels und der Strahlung herrührt, oder ob die Erregbarkeit des Atemzentrums durch Sauerstoffmangel oder duch die Strahlung verändert wird, darüber besteht keine Sicherheit. HASSELBALCH und LINDHARD[4]) glauben eine starke Veränderung der Erregbarkeit des Atemzentrums in der Höhe gefunden zu haben.

Wie ZUNTZ und SCHUMBURG zuerst beobachtet haben, und wie dann von ZUNTZ, LÖWY und ihren Mitarbeitern[7]) und von DURIG und seinen Mitarbeitern[8]) immer wieder beobachtet wurde, ist der Sauerstoffverbrauch in der Höhe beträchtlich höher als unter den gewohnten Lebensverhältnissen der Ebene. ZUNTZ und seine Mitarbeiter haben diese Steigerung auf den Sauerstoffmangel bezogen, obwohl schon in ihren Arbeiten sich Belege für die Wirkung der Strahlung finden. Später haben KESTNER, PEEMÖLLER und PLAUT[9]) beobachtet, daß die Ultraviolettstrahlung um 300 $\mu\mu$ den Sauerstoffverbrauch steigert, und haben in der Höhe von 1600 und 2400 m gesehen, daß ohne Einwirkung der Strahlung und der Kälte der Sauerstoffverbrauch nicht gesteigert ist, daß beide Einflüsse dagegen den Sauerstoffverbrauch mit starker Nachwirkung in die Höhe gehen lassen[10]). HASSELBALCH und LINDHARD[4]) fanden in 3290 m Höhe eine ganz geringe Steigerung. Die Angaben von KESTNER, DANMAYER, PEEMÖLLER und PLAUT für 3470 m sind sich widersprechend. Es muß also einstweilen noch dahingestellt bleiben, ob große Höhe an sich noch den Sauerstoffverbrauch steigert oder ob dies nur durch die in der Höhe wirkenden Faktoren Strahlung und Kälte geschieht. Da Kälte und Strahlung unter den gewöhnlichen Verhältnissen wirken,

---

[1]) HALDANE, I. S., I. C. MEAKINS and I. G. PRIESTLEY: Journ. of physiol. Bd. 52, S. 420. 1919.

[2]) DURIG, A.: Denkschr. d. Wien. Akad. Bd. 86, 1. Halbbd. 1909.

[3]) LUTZ und SCHNEIDER: Americ. journ. of physiol. Bd. 50, S. 228. 1919.

[4]) HASSELBALCH, K. A. und I. LINDHARD: Skandinav. Arch. f. Physiol. Bd. 25, S. 361. 1911.

[5]) MOSSO, A.: Der Mensch auf den Hochalpen. Deutsch von A. KIESOW. Leipzig 1899.

[6]) ZUNTZ, N., A. LÖWY und Mitarbeiter: Höhenklima und Bergwanderungen. Berlin 1906. — DURIG, A.: Denkschr. d. Wien. Akad. Bd. 86, 1. Halbbd. 1909. — HALDANE, I. S., I. C. MEAKINS and I. G. PRIESTLEY: Journ. of physiol. Bd. 52, S. 420. 1919.

[7]) ZUNTZ, N., A. LÖWY und Mitarbeiter: Höhenklima und Bergwanderungen. Berlin 1906

[8]) DURIG, A.: Denkschr. d. Wien. Akad. Bd. 86, 1. Halbbd. 1909.

[9]) KESTNER, O., F. PEEMÖLLER und R. PLAUT: Klin. Wochenschr. 1923, Nr. 44.

[10]) KESTNER, O., DANMAYER, F. PEEMÖLLER und R. PLAUT: Klin. Wochenschr. 1925, Nr. 19.

wird praktisch in der Höhe, besonders auf Bergen, jedenfalls der Sauerstoff-verbrauch erheblich höher sein als in der Ebene. Er wird auf den Schneebergen der Alpen wieder höher sein als in gleich hoher, unvergletscherter Lage. Die Kohlensäure verhält sich wie der Sauerstoff, der respiratorische Quotient ist nicht verändert. Der gesteigerte Sauerstoffverbrauch muß die Gesamtlage des Körpers wieder verschlechtern. Auch dies spricht dagegen, daß man in der vermehrten Blutbildung durch die Strahlung eine Einpassung sehen darf. Über die Bedeutung des veränderten Stoffwechsels vgl. oben S. 502 u. 521 und unten bei den geringeren Höhen.

Der Sauerstoffverbrauch für geleistete Arbeit, in der Regel für 1 mkg Steig-arbeit, wurde von allen Beobachtern[1]) deutlich erhöht gefunden. Da die Arbeit im Freien geschah, wird das im wesentlichen an der Strahlung liegen, also an sich keine Beeinflussung der Arbeit vorliegen. Daneben aber bedingt der Sauer-stoffmangel unzweckmäßiges Arbeiten und verfrühte Ermüdung, und diese steigern ja den Sauerstoffverbrauch ebenfalls[2]), so daß ein Circulus vitiosus ent-stehen muß.

Der Stickstoffwechsel ist mehrmals untersucht worden, sowohl in den ganz großen Höhen (Margheritahütte) wie etwas tiefer. Bei bestehender Bergkrank-heit war die Nahrungsaufnahme mitunter so gestört[3]), daß die Zahlen nicht ver-wertbar sind. In anderen Versuchen, besonders in denen v. Wendts[4]) und Durigs[5]), bestand ein starker Stickstoffansatz, allerdings bei sehr hoher Stick-stoffzufuhr. Die Frage wird unten erörtert, da sie bei den niederen Höhen praktisch wichtiger ist.

Mosso und Galeotti[6]) glaubten eine größere Alkoholtoleranz gefunden zu haben. Doch konnte das an der gleichen Stelle von der Durigschen Expedition[7]) nicht bestätigt werden.

Es muß noch die Frage erörtert werden, ob der Sauerstoffmangel das einzige ist, das als schädlich in den großen Höhen in Betracht kommt, oder ob noch andere unbekannte Einflüsse die Bergkrankheit hervorrufen oder beeinflussen können. Auf den höchsten europäischen Bergen lassen sich alle Erscheinungen der Bergkrankheit durch Atmung von Sauerstoff ohne weiteres beseitigen, ebenso in den Hochflügen, die bis auf 5—6000 m gehen. Auffallend ist aber schon bei uns die wechselnde Empfänglichkeit für die Bergkrankheit. Ich bin 5 mal auf der Margheritahütte gewesen, darunter 4 mal mehrere Tage und Nächte. Das dritte Mal wurde ich bergkrank, die vier anderen Male hatte ich in der Ruhe keine wesentlichen Beschwerden. Ähnliche Beobachtungen liegen in erheblicher Anzahl vor. Alle Bergsteiger, die im Himalaja oder in Südamerika Höhen über 6000 m erstiegen haben, betonen immer wieder das stark Wechselnde im Auf-treten der Bergkrankheit[8]). Wiederholt, z. B. bei Conway[9]) findet sich die

---

[1]) Haldane, I. S., I. C. Meakins and I. G. Priestley: Journ. of physiol. Bd. 52, S. 420. 1919. — Zuntz, N., A. Löwy und Mitarbeiter: Höhenklima und Bergwanderungen. Berlin 1906. — Durig, A.: Denkschr. d. Wien. Akad. Bd. 86, 1. Halbbd. 1909.

[2]) Zuntz und Schumburg: Physiologie des Marsches. Berlin: August Hirschwald 1901. — Schneider, L.: Zeitschr. f. Biol. Bd. 33, S. 289. 1896. — Bürgi, E.: Arch. f. (Anat. u.) Physiol. 1900, S. 509.

[3]) Zuntz, N., A. Löwy und Mitarbeiter: Höhenklima und Bergwanderungen. Berlin 1906.

[4]) Wendt, E. v.: Skandinav. Arch. f. Physiol. Bd. 24, S. 247. 1911.

[5]) Durig, A.: Wiener Klin. Wochenschr. 1911, I, 619.

[6]) Mosso, A. und G. Galeotti: Arch. ital. de biol. Bd. 42, S. 32. 1904.

[7]) Durig, A.: Denkschr. d. Wien. Akad. Bd. 86, 1. Halbbd. 1909.

[8]) Literaturübersicht: Cohnheim, O.: Ergebn. d. Physiol. Bd. 2, Biochem. S. 612. 1913; Bd. 12, S. 628. 1912. — Bruce, C. G. und Mitarbeiter: Mount Everest, 1922. Deutsch von W. Riekmer-Rickmers. Basel 1924.

[9]) Conway, W. M.: Karakorum Himalaja. London 1894.

Angabe, daß warmes sonniges Wetter besonders schwer zu ertragen sei; bei Kälte, Schnee und Nebel sei das Befinden besser. Nach dem Bericht über die Mount-Everest-Expedition[1]) hat es sich als nötig erwiesen, auch Gesicht und Hände gegen die Strahlung zu schützen. Es muß mit der Möglichkeit gerechnet werden, daß die sehr starke Strahlung unmittelbar oder durch die chemischen Verbindungen, die sie entstehen läßt, außerdem noch stört. Wieweit dabei etwa geänderte Ionisation der Luft, durchdringende Strahlung oder ähnliches (s. oben) eine Rolle spielt, wissen wir nicht. Im ganzen erscheint es nicht wahrscheinlich.

Seelisch gibt es kaum etwas auf der Welt, was die Menschen so gewaltig ergreift und beeinflußt wie die Hochregion. Furcht und Schrecken können eine Rolle spielen. Für gewöhnlich ist die Wirkung erhebend, erregend und begeisternd. Sehr häufig kommen noch Anstrengungen und Strapazen hinzu, und wenn ihre siegreiche Überwindung sich zu der landschaftlichen Schönheit der Berge gesellt, so haben wir mit das höchste Glücksgefühl, das dem Menschen beschieden ist.

II. Das Klima der bewohnten Höhen.

Das therapeutisch wirksame Höhenklima.

Der entscheidende Unterschied ist, daß in den bewohnten Höhen kein Sauerstoffmangel auftritt. Vielmehr kommen nur Strahlung, Wind, Feuchtigkeit und Temperatur in Betracht oder eine Zusammenfassung dieser Einflüsse. Die wirksamen Bestandteile sind:

1. Vermehrte *Ultraviolettstrahlung*, einmal durch die längere Sonnenscheindauer (vgl. physikalischen Teil der Klimawirkung, ferner S. 526), andererseits durch die Höhenlage an sich wegen der verminderten Absorption durch die Atmosphäre.

2. Völlig andere *Temperatur*. Die Unterschiede gegen die Ebene sind sehr groß. Sie sind größer, als es bei Betrachtung der bloßen Monatsmittel deutlich wird. Im Winter ist monatelang bei klarem wie bei bedecktem Himmel die Luft sehr kalt. Nachts und im Schatten ist es so kalt, daß die Kälte als starker Hautreiz wirkt, in der Sonne besteht eine starke Wärmestrahlung, die aber nur die eine Seite des Körpers trifft, und zwar zu behaglicher Wärme führt, aber niemals Überwärmung und Wärmeregulation hervorrufen kann. Im Sommer ist es nachts und im Schatten ebenfalls kühl, die Sonne kann stark wärmen, führt aber ohne Muskelbewegung auch wohl niemals zu Wärmeregulation.

3. Infolge der erleichterten Verdunstung wirkt das Höhenklima so gut wie immer und bei jeder Temperatur austrocknend. Im Winter entzieht es dem Körper, selbst wenn das Hygrometer hohe relative Feuchtigkeit anzeigt, schon durch seine Kälte Wasser. Im Sommer und im Winter muß die schnelle Erwärmung bei Sonnenschein verhältnismäßig große Lufttrockenheit bedingen, so daß dann die Wasserentziehung noch größer wird. Der Föhn ist fast so trocken wie die Wüstenluft.

4. In den großen Höhen, auf Spitzen und Kämmen und in manchen Tälern gibt es oft heftige Stürme, die dem Menschen sehr unangenehm sein und die Kälte verschärfen können. Viele Alpentäler, und gerade diese werden therapeutisch benutzt, zeichnen sich durch wochen- und monatelang andauernde Windstille aus, zumal im Winter. An vielen Stellen des Gebirges können Fallwinde eine Rolle spielen.

Es ergibt sich zunächst, daß alle 4 Eigenschaften, Strahlung, Kälte, Trockenheit, Windstille nur im Freien wirken, daß also in dieser Höhenlage der Mensch

---

[1]) BRUCE, C. G. und Mitarbeiter: Mount Everest, 1922. Deutsch von W. RICKMER-RICKMERS. Basel 1924.

im Zimmer außerhalb jeder nicht etwa durch Vermittlung der Psyche wirkenden
Klimawirkung steht. Das ermöglicht dem Arzt, das Höhenklima zu dosieren.

Kreislauf. Blutdruck, Pulszahl in der Ruhe, Pulszahl bei der Arbeit sind
nicht verändert. Die angegebene Veränderung des Capillarkreislaufs in der
menschlichen Haut ist reine Kältewirkung[1]).

Blutzusammensetzung. Die vermehrte Strahlung bewirkt vermehrte Blutkörperchenzahl, die Unterschiede sind aber bei Gesunden geringer als in den
großen Höhen. Nach BÜRKER[2]) nimmt die Zahl der roten Blutkörperchen in
1800 m Höhe in denkbar sonnigster Lage (Davos-Schatzalp) bei Gesunden in
14 Tagen nur um 2—300 000 im Kubikmillimeter zu, nur bei vorher zu niedrigem
Wert etwas stärker. Das Hämoglobin nimmt in gleichem Ausmaße zu, um
1—1,4 g in 100 ccm Blut. LAQUER[3]), der sich der Sonne mehr aussetzte, auch
bisweilen in höhere Lagen aufstieg, fand in 4 Wochen eine Hämoglobinvermehrung von 12%, eine Blutkörperchenvermehrung von 420 000 im Kubikzentimeter. Die absoluten Zahlen sind allerdings höher, da die Blutmenge in
der gleichen Zeit ebenfalls zunahm[3]). LAQUER berechnet eine absolute Zunahme
von 100 g Hämoglobin und $2^1/_2$ Billionen roter Blutkörperchen. Ob die Vermehrung der Blutmenge eine einfache Verbesserung der Sauerstoffversorgung darstellt, ist eine nicht ganz sicher zu entscheidende Frage, von der Vermehrung der
Blutkörperchenmenge gilt es zweifellos (s. oben S. 522 u. 531). Jedenfalls muß
man sich hüten, in der Hämoglobinvermehrung eine Anpassung an den verminderten Sauerstoffdruck zu erblicken. Die Unhaltbarkeit aller älteren Angaben hat BÜRKER[2]) dargetan. Auch im Hochgebirge besteht ein Einfluß der
Sonnenscheindauer, wie aus BÜRKERS Zahlen hervorgeht. Der höhere Gehalt
an Hämoglobin und roten Blutkörperchen geht in der Ebene bald zurück.

Ganz anders verhält sich der blutarme Körper. PETERS[4]) teilt die Sahli-
zahlen von 46 blutarmen erholungsbedürftigen deutschen Kindern mit, die 6 bis
12 Wochen in Davos waren, und die in dieser Zeit um 12—29 Sahlieinheiten zunahmen. Der Anfangswert betrug durchschnittlich 50, nach 6 Wochen fand
er 68, nach 12 Wochen 78. Der Anstieg ist steiler als an der Nordsee[5]). Vor
allem steigt der Hämoglobingehalt im Gegensatz zum Seeklima auch dann
stark an, wenn die Sonnenscheindauer wegen schlechten Wetters verhältnismäßig kurz ist. Die Gebirgssonne stellt also einen sehr starken Reiz dar, den
stärksten, den wir kennen. Da die roten Blutkörperchen nur eine begrenzte
Lebensdauer haben, ihre Zahl also durch zwei entgegengesetzt gerichtete Vorgänge, Neubildung und Zerstörung bestimmt wird, so besagt das fast völlige
Gleichbleiben bei Gesunden nur, daß sich der Körper im Gleichgewicht befindet.
Dieses Gleichgewicht ist eben ein Kennzeichen der Gesundheit. Über die Stärke
der Blutbildung gestattet das Gleichbleiben gar nichts auszusagen. Die Stärke
der Blutbildung läßt sich vielmehr nur durch Beobachtung der Regenerations-
geschwindigkeit bestimmen. Es ist ein grundsätzlicher Fehler gewesen, daß so
viele Klimauntersuchungen an Gesunden ausgeführt worden sind. Oft wird ihre
Gesundheit und Kraft rühmend hervorgehoben[6]), während volle Gesundheit
ja volle Regenerationsfähigkeit umfaßt, der Körper also je gesünder er ist, ein
desto schlechteres Reagens für irgend welche äußeren Einflüsse bildet.

---

[1]) Löwy, A.: Handbuch d. Balneol. usw. von DIETRICH und KAMINER, Bd. 3, S. 255.
Leipzig 1924.
[2]) BÜRKER, K. und Mitarbeiter: Zeitschr. f. Biol. Bd. 61, S. 379. 1913.
[3]) LAQUER, F.: Klin. Wochenschr. 1924, S. 7.
[4]) PETERS, E.: Dtsch. med. Wochenschr. 1920, Nr. 7.
[5]) HÄBERLIN, C., O. KESTNER, F. LEHMANN, E. WILBRAND und B. GEORGES: Klin.
Wochenschr. 1923, S. 2020.
[6]) DURIG, A.: Denkschr. d. Wien. Akad. Bd. 86, 1. Halbbd. 1909.

Die Zahl der roten Blutkörperchen und der Gehalt an Hämoglobin gehen immer parallel, der Hämoglobingehalt eines Erythrocyten ändert sich also im Gebirge nicht[1]). Kernhaltige rote Blutkörperchen findet man nicht in merklicher Menge. Bei Regenerationen sind sie natürlich vermehrt, und im Gebirge mehr als in der Ebene[2]). Die vermehrte Bildung der roten Blutkötperchen zeigt sich an dem Aussehen des Knochenmarks jüngerer Tiere, was ZUNTZ, LÖWY und Genossen beschreiben[3]): während die Kontrolltiere, junge Hunde von 4 Monaten, schon gelbes Knochenmark hatten, wurde es in 2400 m wieder rot. Bei diesen jungen Tieren waren dann auch kernhaltige rote Blutkörperchen zu sehen. Für junge Kinder liegen anscheinend keine Angaben vor. Da der Eisengehalt des Hämoglobins konstant ist, steigt der Eisengehalt des Blutes im Verhältnis der Hämoglobinmenge.

Andere Veränderungen des Blutes in der Höhe sind nicht bekanrt. Eine geringe Beschleunigung der Gerinnungszeit, die BÜRKER[1]) für möglich hält, erklärt sich ungezwungen aus dem raschen Entweichen der Kohlensäure bei der Bestimmung und ist somit praktisch bedeutungslos. In den therapeutisch in Betracht kommenden Höhen ist die Sättigung des Hömoglobins und des Sauerstoffs nur unwesentlich verändert (s. oben). Der Milchsäuregehalt ist in. der Ruhe[4]) nicht erhöht, ob er es bei der Arbeit ist, erscheint fraglich[5]). Die Verdünnung des Gesamtblutes und gleichzeitig die Konzentration des Plasmas beim Schwitzen, die COHNHEIM und KREGLINGER[6]) zuerst in der Höhe gefunden haben, ist genau so gut in der Ebene vorhanden[7]), ist aber freilich in den Bergen eine häufige Fehlerquelle.

Atmung. Die vermehrte Strahlung bewirkt bei dem Aufenthalt im Freien vertiefte Atmung, und zwar schon in der Höhe von Davos. Die Folge ist ein Sinken des Kohlensäurepartialdruckes. Ob diese vertiefte Atmung für die Bildung des Brustkorbes oder therapeutisch bei Erkrankungen der Lunge bedeutungsvoll ist, läßt sich nicht sagen, ist aber sehr möglich.

Stoffwechsel. Wenn keine besonderen Reize, Kälte oder Strahlung vorliegen, ist der Sauerstoffverbrauch bis zu einer Höhe von 2400 m und wahrscheinlich von über 3000 m sicher ganz unverändert. Für die Höhe von 1600 m (Davos) und 2400 m (Muottas Muraigl) liegen die Bestimmungen von PEEMÖLLER, KESTNER und PLAUT vor[8]), für 1800 m die von LILJESTRAND und MAGNUS[9]), für 2900 m (Col d'Olen) die von ZUNTZ und DURIG[10]). Auf dem Jungfraujoch (3470 m) und in Alta Vista auf Tenerife fanden KESTNER, PEEMÖLLER und PLAUT und KESTNER, PEEMÖLLER, SCHADOW und SCHLÜNS[11]) teils keine Steigerung, teils eine geringe, die wohl besonderen Umständen zuzuschreiben war. Auch dies ist wieder ein Beweis dafür, daß im geschlossenen Raum ein Heilklima nicht vorhanden ist.

---

[1]) BÜRKER, K. und Mitarbeiter: Zeitschr. f. Biol. Bd. 61, S. 379. 1913.
[2]) WEBER, H.: Zeitschr. f. Biol. Bd. 70, S. 131. 1919.
[3]) ZUNTZ, N., A. LÖWY und Mitarbeiter: Höhenklima und Bergwanderungen. Berlin 1906.
[4]) LAQUER, F.: Zeitschr. f. Biol. Bd. 70, S. 118. 1919. — Derselbe: Aus dem Forschungsinstitut f. Hochgebirgsphysiologie Davos, 1924.
[5]) LAQUER, F.: Aus dem Forschungsinstitut f. Hochgebirgsphysiologie Davos, 1924.
[6]) COHNHEIM, O. und G. KREGLINGER: Zeitschr. f. physiol. Chem. Bd. 63, S. 413. 1909.
[7]) COHN, E.: Zeitschr. f. Biol. Bd. 70, S. 366. 1919. — ECKERT, A.: Ebenda Bd. 71, S. 137. 1920.
[8]) KESTNER, O., DANMAYER, F. PEEMÖLLER und R. PLAUT: Klin. Wochenschr. 1925, Nr. 19.
[9]) MAGNUS, R. und G. LILJESTRAND: Pflügers Arch. f. d. ges. Physiol. Bd. 193, S. 527. 1922.
[10]) DURIG, A. und M. ZUNTZ: Arch. f. (Anat. u.) Physiol. 1904, Suppl. S. 417.
[11]) KESTNER, O., FR. PEEMÖLLER, H. SCHADOW und O. SCHLÜNS: Klimastudien auf Tenerife. 1926.

Im Freien dagegen wirken im Hochgebirge die Ultraviolettstrahlung und
die Kälte, und die Wirkung der Ultraviolettstrahlung wird durch Wärme nicht
aufgehoben. Über die Größe der Ultraviolettstrahlung im Gebirge vgl. die physikalischen Grundlagen der Klimawirkung. Es ist immer zu berücksichtigen,
daß neben der Sonnenstrahlung die des Himmelsgewölbes wesentlich ins Gewicht fällt. Für die winterliche Hälfte des Jahres ist vor allem die starke Reflexion durch Eis und Schnee zu berücksichtigen. Die Summe von Sonne,
Himmelsgewölbe und Schnee gibt auch im Winter eine sehr intensive Strahlung.
Besondere Versuche haben ergeben, daß die Strahlung auch dann schon stark
wirkt, wenn sie nur Gesicht und Hände trifft und der übrige Körper bedeckt
wird. Trifft sie die Haut des ganzen Körpers, so ist sie freilich noch wirksamer.
Die Kälte wirkt auf den Stoffwechsel genau wie die Strahlung. Die Zahlen
bedeuten ccm O_2.

Strahlung. Winter.

	Unbestrahlt	Bestrahlt (Davos)	Bestrahlt (Muottas Muraigl)
O. K.	230	256, 300, 305	282, 275
E. K.	200, 200	243, 258, 266	245
F. P.	248	295, 287, 298, 304	307
R. P.	200, 203, 204	239, 260	217, 224, 226
Frl. S. (Pat.)	220 (berechnet 210)	310	—

Strahlung. Sommer.

	Unbestrahlt	Gesicht und Hände bestrahlt	Ganz bestrahlt
O. K. Davos	—	—	306
O. K. (Muottas Muraigl)	—	285, 295	297
O. K. (Jungfraujoch) . .	—	295	347
E. K. (Davos)	208, 208	235	252
E. K. (Muottas Muraigl)	200	—	233
E. K. (Jungfraujoch) . .	—	241	258
F. P. (Davos)	259	300, 314	320
F. P. (Muottas Muraigl)	—	283	279
F. P. (Jungfraujoch) . .	—	—	338
W. (Pat.; Davos) . . .	208	—	296
H. (Pat.; Davos)	200 (berechnet)	275	288

Kälte. Winter.

	Geschützt vor Kälte	Einwirkung der Kälte
O. K. .	230, 245	264, 267, 261, 288, 268, 258, 255, 262
E. K. .	200	241, 246
F. P. .	248	265, 292, 296, 315
R. P. .	200	217, 230, 322 (kein Zittern)

Sonne und Kälte.

	Vorher	Bei Bestrahlung
F. P. .	268	304 295
		298 287
R. P. .	230	260
		239
O. K. .	265	305
	264	300
E. K. .	204	258

Strahlung[1]) in Las Cañadas auf Tenerife (2100 m).

	Zimmer	Himmels-strahlung	Sonne, bekleidet	Sonne, nackt
K.	260	296	326	339
	—	—	339	—
Frau K.	224	242	255	248
	—	250	—	—
Pe.	268	327	—	342
Scha.	276	360 (kalt)	305	334
Schl.	242	280	245	238
	250	—	248	258

Strahlung[1]) in Vilaflor (Tenerife) 1500 m.

	Zimmer	Himmels-strahlung	Sonne
K.	252	273	365
Frau K.	203	267 (kalt)	299
Pe.	270	290	323
Scha.	252	310	312, 315
Schl.	251	273 (kalt)	275, 277

An beiden Arten ergab sich, daß nur die kurzwellige Sonnenstrahlung wirkt.

Das Ergebnis ist, daß es beim Menschen in den therapeutisch benutzten Orten, sobald man ihn der Wirkung von Kälte und Strahlung aussetzt, zu einer starken Steigerung des Sauerstoffverbrauches kommt. Bei Patienten, die labiler sind als Gesunde, ist die Steigerung noch beträchtlich stärker. Wie früher ausgeführt, muß diese Steigerung des Sauerstoffverbrauchs zu einer günstigen Veränderung der Körperbeschaffenheit führen. Sie ist dasjenige, worauf es bei einem Reizklima ankommt, und das Gebirge ist das stärkste uns bekannte Reizklima. Für die praktischen Erfolge der Behandlung der Tuberkulose sei auf das Handbuch der Tuberkulose[2]), auf die Erfolge bei verschiedenen Krankheiten sei auf die Darstellung ERBS[3]) und VAN OORDTS[4]) verwiesen.

Was die Unterschiede der einzelnen Orte anlangt, so kann hier nur wiederholt werden, was im allgemeinen Teil gesagt ist; daß es vielmehr auf die Lage zu Sonne und Wind, auf die Sonnenscheindauer, auf die Häufigkeit und Stärke der Winde ankommt als auf die absolute Höhenlage. In der Beeinflussung des Stoffwechsels ließ sich zwischen 1500 m und 2400 m kein Unterschied erkennen. Dagegen sind zwischen einzelnen Orten gewisse Unterschiede zu beobachten, die sich bisher nicht erklären lassen. So scheint es, als ob der Kanton Graubünden und besonders das Engadin von vielen Personen schlecht vertragen wird, während man in den Westalpen in gleicher Höhe von solchen Beobachtungen wenig hört. Geklagt wird über eine gewisse Erregung, über Herzklopfen und besonders über Schlaflosigkeit. Wichtig ist die Beobachtung von BERNHARD, daß auch von den italienischen Arbeitern beim Bahnbau, die gern in der Höhe bleiben wollten, ein gewisser Teil infolge solcher Störungen das Engadin verlassen und in die Heimat zurückkehren mußte.

---

[1]) KESTNER, O., FR. PEEMÖLLER, H. SCHADOW und O. SCHLÜNS: Klimastudien auf Tenerife. 1926.

[2]) SCHRÖDER, G., BRAUER, BLUMENFELD: Handb. d. Tuberkul. Bd. 2. 1923.

[3]) ERB, W.: Volkmanns Vorträge 1900, Nr. 271.

[4]) OORDT, M. VAN: Physikalische Therapie innerer Krankheiten. Bd. 1: Meteoro-Therapie. Berlin 1920.

Von erheblicher Wichtigkeit ist die Frage, auf dem Zusammenwirken welcher Eigenschaften die Heilwirkung des Davoser Klimas beruht. Hölper[1]) hat kürzlich die Frage aufgeworfen, und auf Grund physikalischer Messungen bejahend beantwortet, ob das Walser Tal im Algäu diese Eigenschaften auch besäße. Davon hängt es ab, ob es möglich ist, irgendwo anders einen Ersatzort zu schaffen. Folgende Eigenschaften sind wesentlich:

1. Starke Ultraviolettstrahlung im Sommer und Winter, daher lange Sonnenscheindauer.

2. Keine Wärme, durch die der günstige Einfluß der Ultraviolettstrahlung aufgehoben würde, die also auch im Sommer nicht vorhanden sein darf.

3. Starke Kälte im Winter, die so stark ist, daß sie als Hautreiz wirkt und doch ausgehalten werden kann.

4. Windstille während der Kälte, da ohne sie die Kälte nicht ertragbar ist.

5. Trockenheit der Luft.

6. Reichliche und sichere Schneelage während des Winters.

Nur das gemeinsame Vorkommen dieser Eigenschaften würde einen Ort als klimatischen Höhenkurort möglich erscheinen lassen.

Die psychischen Wirkungen der Höhen unter 3000 m, aber schon mit eigentlichem Gebirgscharakter sind im wesentlichen dieselben wie die der eigentlichen Hochregionen, nur in der Regel nicht ganz so stark. Es gibt aber in dieser Lage auch viele Stellen, die auf den Menschen durch ganz andere landschaftliche Eindrücke wirken, Lieblichkeit und schöne Formen. Die unmittelbare Wirkung von Licht und Strahlung liegt in der gleichen Richtung wie in der Hochregion, ist nur schwächer und wird daher auch von solchen erfreulich empfunden, die sich in der eigentlichen Hochregion überwältigt und bedrückt fühlen. Man wird das Gebirgsklima mit dem nordischen Sommerklima auf eine Stufe stellen können. Es ist also wohl das beste und erfreulichste Klima für den Menschen.

Als ausgesprochenes Reizklima muß es auf die körperliche und geistige Beschaffenheit seiner Bewohner einen starken und günstigen Einfluß ausüben. Wo das nicht der Fall ist, spielen mittelbare Klimaeinflüsse herein, wie die geringe Anbaufähigkeit des Bodens. Für die rassenbildende Wirkung des Höhenklimas darf nicht vergessen werden, daß diese Höhenlagen in Europa wenigstens außerordentlich dünn bevölkert sind. Die Klimareize treffen dauernd also nur wenige Menschen.

Außerhalb der Alpen erfreuen sich des Höhenklimas in Europa die Spitzen *der Mittelgebirge*. Auch sie sind wenig bewohnt, die starke Erhebung über die Umgebung, das Herausragen über die Talnebel und die hohe Sonnenscheindauer geben ihnen therapeutisch ein Klima, das dem der Alpentäler ähnelt, Nur schwächt die geringe Winterkälte den Klimareiz wesentlich ab. Für den Kranken, der Liegekuren macht und sich wenig bewegt, wird man das Klima des hohen Mittelgebirges als ein Höhenklima von geringerer Stärke bezeichnen können, womit alle praktischen Erfahrungen[2]) übereinstimmen. Für den Gesunden macht es natürlich einen gewaltigen Unterschied, ob er sich bereits auf der höchsten Höhe befindet, die im Mittelgebirge zu erreichen ist, oder ob er in den Alpen von der gleich hohen Talsohle aus zu größeren Höhen emporsteigen kann.

---

[1]) Hoelper, O.: Zeitschr. f. d. ges. physikal. Therapie Bd. 29, S. 83. 1924.
[2]) Oordt, M. van: Physikalische Therapie innerer Krankheiten. B. 1: Meteoro-Therapie. Berlin 1920.

Das Seeklima.

Von Otto Kestner-Hamburg.

Das Seeklima, gleichviel, um welches Meer es sich handelt, hat mehrere Grundeigenschaften:

1. Es hat eine starke Strahlung, indem die von der Wasserfläche zurückgeworfene Strahlung sich zu der direkten Sonnen- und Himmelsstrahlung hinzuaddiert. Die Größe dieser reflektierten Strahlung ist kaum mit Sicherheit zu bestimmen, da sie von der Ruhe oder Bewegtheit des Wassers abhängt. Ganz ungewiß ist es, ob es außerdem am Meere noch mittelbare Folgen der Strahlung gibt, indem die starke Strahlung über der Meeresoberfläche chemische Körper entstehen läßt, die Bedeutung haben können. Untersucht ist es nicht, und man könnte somit füglich davon absehen, wenn nicht eigentümliche Erfahrungen über die Windrichtung auf diese Möglichkeit hinwiesen. In den Seebädern gilt es als sichere und feststehende Erfahrung, daß sich bei Seewinden viele Kranke besser befinden als bei Landwinden. Besonders Asthmatiker scheinen sehr empfindlich zu sein, aber auch sonst gibt es genug wetterfühlige Menschen[1]), die einen starken Unterschied in ihrem Befinden verspüren. Es erscheint sehr fraglich, ob Temperatur und Feuchtigkeit allein diese Einflüsse erklären, wahrscheinlich ist es eigentlich nicht.

2. Eine zweite Grundeigenschaft des Seeklimas, die allen Küsten gemeinsam ist, ist die Bewegtheit der Luft. Denn da die Besonnung auf Meer und Land verschieden wirkt, kommt es an schönen Tagen zu der bekannten regelmäßigen Abwechslung von See- und Landwinden. Bei trübem Wetter ist es ohnehin in der Regel windig. Dauernd unbewegte Luft wird man also an der Seeküste selten erleben. Diese Winde müssen, wie im allgemeinen Teil ausführlich auseinandergesetzt ist, ganz verschieden, je nach der Lufttemperatur, wirken. Sind sie kalt, so stellen sie einen starken Hautreiz dar, sind sie warm, so sind sie entweder physiologisch indifferent oder sie wirken durch Erleichterung der Verdunstung wie eine Herabsetzung der Temperatur.

3. Die dritte Grundeigenschaft ist der Wärmeausgleich, den das Meer bedingt, und auf dem der mächtige Unterschied zwischen dem gleichmäßigen Seeklima und dem kontinentalen Klima mit seinen starken Temperaturschwankungen beruht. Hier kommt es natürlich sehr viel auf die Temperatur des Seewassers und damit auf die Meeresströmungen an. Es braucht nur an die Wirkung des Golfstroms auf Nordwesteuropa und auf den von ihm abhängigen Unterschied zwischen Norwegen und Grönland erinnert zu werden. Doch auch am Stillen Ozean haben die nach Westen gelegenen Küsten (Californien) ein viel gleichmäßigeres Klima als die Ostküsten, China und Japan. Hellpach[2]) unterscheidet zwischen Menschen, die sich in einem ausgeglicheneren Klima wohlfühlen und solchen, die im Gegenteil für die volle Entfaltung ihrer seelischen Fähigkeiten starker Gegensätze bedürfen. Danach muß die seelische Wirkung des Seeklimas auf den Menschen sehr verschieden sein.

4. Die vierte Grundeigenschaft des Seeklimas ist sein hoher Feuchtigkeitsgehalt, was physiologisch je nach der Temperatur sehr verschieden wirken kann. Bei mittleren Temperaturen, d. h. meist, wirkt die Feuchtigkeit wohl lediglich psychisch, wie früher auseinandergesetzt, im allgemeinen beruhigend, jedenfalls nicht erregend. Ob sie irgendeine Einwirkung auf die erkrankten Atmungs-

---

[1]) Hellpach, W.: Die geopsychischen Erscheinungen. S. 119 u. 124. 3. Aufl. Leipzig: Engelmann 1923.
[2]) Hellpach, W.: ebenda S. 169.

organe hat, ob sie z. B. mit der Heilwirkung auf das kindliche Asthma zu tun
hat, wissen wir nicht. Bei höherer Temperatur stört die Feuchtigkeit die Wärmeregulation (vgl. Tropenklima). Zweierlei ist wenig erforscht, einmal die Möglichkeit besonderer Luftbeimengungen neben dem Wasser (vgl. oben) und zweitens
der genaue Feuchtigkeitsgehalt. Sicherlich ist die Luft, die unmittelbar über das
Meer hinstreicht, feucht. Schon 1 m über der Wasserfläche braucht sie es
nicht zu sein. Am Strande aber liegen durch auf- und absteigende Luftströmungen häufig recht verwickelte Verhältnisse vor. An allen Steilküsten
muß der Landwind ein Fallwind sein und damit besonders trocken. So kann es
kommen, daß die italienische Riviera, trotzdem sie eine Küste ist, ein ausgesprochen trockenes Klima hat, wenigstens an schönen Tagen. Der sog. Salzgehalt der Seeluft, der sich ja ohnehin nur auf fein verteilte Tröpfchen erstrecken
kann, ist sicherlich ohne jede Wirkung. Man hat ihm früher völlig willkürlich
eine hohe Bedeutung zugeschrieben.

5. Die fünfte Grundeigenschaft alles Seeklimas ist seine mächtige landschaftliche Wirkung auf die Seele des Menschen. Zumal der aus dem Binnenlande
Stammende wird von dem Meere gewaltig gepackt. In dem Streben der Völker
zum freien Meere steckt, soviel Politisches und Wirtschaftliches dabei ist, sicherlich auch eine ganz elementare Sehnsucht.

> Schwer entsagt das Aug' der offnen Ferne,
> Schwer das Ohr dem Meereswellenschlage.

Für das Landschaftsbild macht es natürlich einen großen Unterschied,
ob die Küste eine Steilküste ist oder eine Flachküste; ob man den weiten ruhigen
Spiegel des Meeres oder die wildbewegte Brandung auf sich wirken läßt. Außerdem
muß berücksichtigt werden, wie man zur Sonne steht. Die nördlichen Küsten
müssen hier ganz anders wirken als eine Küste, von der aus man auf die Fläche
des Meeres gegen die Sonne sieht. An der Mittelmeerküste bringen nur die
frühen Morgen- und besonders die späten Abendstunden die volle Formenschönheit der Landschaft heraus.

Bei dem großen Unterschied, den Temperatur und Wind bedeuten, wird
man die nordische Küste und die südlichen Seeküsten scharf trennen müssen.

I. Nordisches Seeklima.

Der bloße Aufenthalt an der Küste ist physiologisch wirkungslos, wie dies
LÖWY und seine Mitarbeiter[1]) festgestellt haben und HÄBERLIN, KESTNER und
ihre Mitarbeiter[2]) bestätigen konnten. Das Seeklima ist also wie das Höhenklima
gut dosierbar. Zur Wirkung sind Strandaufenthalt und Seebad erforderlich,
es müssen also, wie im Gebirge, die hautreizenden Faktoren aufgesucht werden.
Das sind:

1. Die Strahlung.
2. Wind und Wellenschlag.

Die Strahlung wirkt ähnlich wie im Gebirge, doch steht ihre physiologische
Wirkung weit hinter der im Gebirge zurück. Der Gletscherbrand ist stärker
als das Verbrennen an der See. Schwere Entzündungen der Augenbindehaut,
wie bei der Schneeblindheit, kommen an der Küste nicht vor. Neben die Strahlung treten der Wind am Strande und der Wellenschlag. Im ganzen wird man
auch, wenn man sie berücksichtigt, sicher sagen können, daß die Hautreize

¹) LÖWY, A., F. MÜLLER, W. CRONHEIM und A. BORNSTEIN: Zeitschr. f. exp. Pathol.
u. Pharmakol. Bd. 7, S. 627. 1910.
²) HÄBERLIN, C., O. KESTNER, F. LEHMANN, E. WILBRAND und B. GEORGES: Klin.
Wochenschr. 1923, S. 2020.

zusammen im Gebirge stärker sind als an der See. Es ist dabei aber eines zu berücksichtigen, daß man nämlich im Gebirge sich der Wirkung von Kälte und Wind im allgemeinen entzieht. Die Art der Witterung bringt es mit sich, daß nur an den Schönwettertagen eine Klimawirkung auf den Menschen zustande kommt. An den Nordischen Küsten mit ihrem raschen Wetterwechsel und bei der Art der Lebensweise am Strande pflegt wenigstens für den zur Kur Hingehenden die Wirkung dauernder zu sein. Die am Strande Wohnenden aber werden durch ihren Beruf bei jedem Wetter gezwungen, sich den Hautreizen auszusetzen. Im Gebirge pflegt das nicht so zu sein.

Die Wirkungen der Hautreize sind:

1. Vermehrung der roten Blutkörperchen und des Hämoglobins. Die wichtigsten Zahlen sind in dem Aufsatz über die allgemeine Klimawirkung mitgeteilt. Sie beweisen die Abhängigkeit von der Sonnenscheindauer, so daß die Strahlung offenbar das einzige ist, was auf die vermehrte Blutbildung wirkt. Bei Gesunden ist die Hämoglobinvermehrung sehr unbedeutend, bei schwächlichen und blutarmen Kindern ist sie groß, steht aber an Stärke hinter der des Hochgebirges in der Regel zurück. Da die Sonnenscheindauer für eine so wichtige Funktion des Körpers entscheidend ist, so erhellt, daß erstens die Witterung wichtig ist, und daß man zweitens Patienten und Kinder möglichst in die Sonne bringen muß. Das ist im Sommer an der Nord- und Ostseeküste leicht, im Winter aber pflegt die Sonne selbst an guten Tagen nur wenige Mittagsstunden kräftig genug zu scheinen. Während dieser Mittagsstunden müssen die Kinder ins Freie, die Tageseinteilung muß hierauf entscheidende Rücksicht nehmen. Für Erwachsene besteht an der deutschen Nord- und Ostseeküste anscheinend keine jahreszeitliche Schwankung für den Hämoglobingehalt. Für labile Kinder dagegen folgt die Kurve ganz streng der Sonnenscheindauer[1]). Vgl. Abb. 35a—36b auf S. 524—525.

2. Vermehrung des Sauerstoffverbrauchs. Bei Gesunden ist die Wirkung selbst von starken Seebädern[2]) nicht immer vorhanden, auch kräftige Kinder zeigen oft keine oder nur eine geringe Wirkung[1]). Schwächliche, labile und blutarme Kinder zeigen selbst bei einem Seebade von nur 2 Minuten Dauer eine starke Steigerung des Gaswechsels, die den Reiz bis zu 2 Stunden überdauern kann.

Seebad.

	Vor Bad	Nach Bad	Bemerkungen
1. Erich Lobstein	169 O_2	204 O_2	anämisch, labil
2. Willy Melzer	170 „	194 „	elend, anämisch
3. Ilse Hamann	160 „	188 „	schwächlich, anämisch
5. Alfred Schaper	207 „	208 „	recht kräftig, geringe Anämie
5. Martha Lemke	168 „	178 „	recht gesund, sehnig

Abklingen der Seebadwirkung.

	Vor Bad	10—15 Min. nach Bad	40—45 Min. nach Bad	85—100 Min. nach Bad
Erich Lobstein	169	204	191	188
Willy Melzer .	170	194	185	174

Genau das gleiche gilt von dem bloßen Strandaufenthalt im Sommer, bei dem ja Kälte und Wind durch die in der Regel leichte Kleidung hindurch die Haut erreichen können. Auch der Strandaufenthalt zeigt nur bei labilen

---

[1]) HÄBERLIN, C., O. KESTNER, F. LEHMANN, E. WILBRAND und B. GEORGES: Klin. Wochenschr. 1923, S. 2020.

[2]) LÖWY, A., F. MÜLLER, W. CRONHEIM und A. BORNSTEIN: Zeitschr. f. exp. Pathol. u. Pharmakol. Bd. 7, S. 627. 1910.

schwächlichen Kindern eine ausgesprochene Wirkung (vgl. S. 508). Natürlich müssen Wind und Kälte die Haut auch wirklich treffen. Die Kleidung muß leicht sein, Patienten und Kinder müssen ins Freie kommen. Diesen Anforderungen ist es im Sommer leicht, gerecht zu werden, obwohl man an der Meeresküste häufig unter dem Eindruck steht, daß der Strandaufenthalt auch im Sommer noch verlängert werden könnte. Im Winter, auch schon im Frühjahr und Herbst, ist es am Strande zu kalt. Es erhellt die außerordentliche Bedeutung von Sport, Spiel und Leibesübungen, und es erhellt weiter die große Bedeutung eines Nacktaufenthaltes am Strande. Erst durch einen systematischen gründlichen Ausbau von Spiel, Sport, Leibesübungen und Nacktaufenthalt können die Wirkungsmöglichkeiten der Nord- und Ostseeküste ganz ausgenutzt werden.

Außer Wind und Kälte muß auch die Strahlung den Sauerstoffverbrauch vermehren[1]). Doch ist die Wirkung geringer als die im Gebirge und nicht stärker als die künstlicher Lichtquellen. Da die Strahlung nur auf die nackte Haut wirkt, muß jede Kleidung, die nicht als Kälteschutz unbedingt geboten ist, schädlich wirken. Von der Vermehrung des Sauerstoffverbrauchs gilt das im allgemeinen Teil Gesagte. Sie muß zu einem Umbau des Körpers führen, auf dem die Heilwirkung des Seeklimas zum größten Teil beruht, und sie muß außerdem zu einer Vermehrung des Appetits führen, die denn auch am Strande in reichlichem Umfange nachgewiesen ist[2]). Die Vermehrung des Appetits führt aber von selbst zu einer Besserung der Eiweißzufuhr und der Vitaminzufuhr, die ihrerseits das Wachstum und andere Fähigkeiten des Körpers fördern.

3. *Vertiefte Atmung.* Kälte, Wind und Strahlung wirken zusammen, um die Atmung zu vertiefen. Häberlin[3]) hat als Folge davon Vermehrung des inspiratorischen und Verminderung des exspiratorischen Brustumfangs regelmäßig gesehen. Er fand bei Kindern, die im Alter von 4—11 Jahren standen, bei ihrer Ankunft in Wyk folgende Maße:

Tiefste Ausatmung 59,00 cm, tiefste Einatmung 63,85 cm, also Exkursion 4,85

Nach sechs Wochen } „ „ 58,65 „ „ „ 65,80 „ „ „ 7,15

Das heißt: Die Ausatmung war um 0,35 cm tiefer, die Einatmung um 2 cm höher, der Brustspielraum um 2,30 cm größer. Bei älteren Kindern werden die Zahlen noch deutlicher: 730 Kinder von 13—14 Jahren hatten:

anfangs . . . . . Ausatmung 67,250 cm, Einatmung 73,450 cm, Exkursion 6,20 cm
nach sechs Wochen   „   66,875 „   „   76,025 „   „   9,15 „

Das heißt: Ausatmung $-0{,}375$, Einatmung $+2{,}57$, Exkursion $+3$.

Alle diese Werte sind mit Einschluß sämtlicher Abnahmen gerechnet; denn es gab natürlich auch Kinder, die Ausnahmen bilden. Zum Beispiel blieb der Einatmungsumfang gleich bei 9% aller Kinder, wurde größer bei 91%, kleiner bei 0%. Die Ausatmung blieb gleich bei 40%, wurde kleiner bei 50%, größer bei 10%. Der Brustspielraum blieb gleich bei 3,5%, wurde größer bei 96,5%, kleiner bei 0%. Die Zunahme betrug bis zu 1 cm bei 31% der Kinder, bis zu 2 cm bei 30%, bis zu 3 cm bei 16,5%, bis zu 4 cm bei 9%, bis zu 5 cm bei 3,5%, bis zu 6 cm bei 1,2%, bis zu 7 cm bei 0,75%.

---

[1]) Kestner, O., F. Peemöller, R. Plaut: Klin. Wochenschr. 1923, Nr. 44. — Häberlin, C., O. Kestner, F. Lehmann, E. Wilbrand und B. Georges: Klin. Wochenschr. 1923, S. 2020.
[2]) Häberlin, C. und Franz Müller: Handb. d. Balneol. usw. Bd. 2, S. 117. 1923.
[3]) Häberlin, C.: Veröff. a. d. Geb. d. Medizinalwesens Bd. 1, S. 285. 1912.

Die Abnahme der Ausatmung betrug bis zu 1 cm bei 44%, bis zu 2 cm bei 6,4%, bis 3 cm bei 1,4%.

Die Zunahme des Brustspielraumes betrug bis zu 1 cm bei 18,5%, bis zu 2 cm bei 34,5%, bis 3 cm bei 25,8%, bis 4 cm bei 11,2%, bis 5 cm bei 4%, bis 6 cm bei 1,6%, bis 7 cm bei 0,4% der Kinder.

Bestimmungen der Kohlensäurespannung und der Alveolarluft liegen an der Seeküste nicht vor, doch kann wohl auch ohnehin kein Zweifel sein, daß sie beim Aufenthalt im Freien an der Meeresküste herabgesetzt ist. Löwy und seine Mitarbeiter[1]) sahen als Folge der herabgesetzten Kohlensäurespannung eine Verminderung des respiratorischen Quotienten.

4. Veränderung der Capillarreaktion der Haut. Vgl. S. 500 u. 518. Bei Gesunden reagieren, wie Häberlin, Kestner, Lehmann und ihre Mitarbeiter[2]) gefunden haben, die Hautcapillaren mit reaktiver Erweiterung [Reizhyperämie[3])], wenn man ein Stück Eis für 3 Sekunden auf die Brusthaut oder die der Innenseite des Vorderarmes legt. Die Schnelligkeit und Stärke der Reaktion gesunder, an der Küste aufgewachsener Kinder gibt folgende Tabelle:

Brusthaut.

Name	±	+	+ +	Name	±	+	+ +
Marie P. . .	7	12	27	Paul D. . . .	1	7	22
Betty H. . .	2	5	7	Sönke M. . .	1	2 .	11
Irma H. . . .	2	7	10	Paul A. . . .	2	4	7
Meta S. . . .	2	3	13 S.	Herbert P. .	3	7	30 S.
Meta K. . . .	1	5	8	Carsten H. .	2	16	—
Martha L. . .	1	2	7	Newton M.. .	1	2	8
Johann B. . .	1	2	4	Ludolf S. . .	1	2	3
Theodor H. .	1	7	12	Heinrich M. .	1	2	3

Bei labilen, blassen Großstadtkindern, deren schlaffe und welke Haut schon längst bekannt ist, erfolgt die Rötung auf den gleichen Reiz hin später und schwächer. Durch einen Aufenthalt von 4 Wochen wird die Capillarreaktion, wie folgende Tabelle zeigt, deutlich verbessert, ohne daß die Werte für gesunde Kinder erreicht werden.

Brusthaut.

	Vor der Kur			Nach 4 Wochen Kur		
	±	+	+ +	±	+	+ +
Anna G. . . .	4	—	—	2	3	7
Anneliese B. .	2	10	40 S.	2	9	30 S.
Gerhard B. . .	3	—	—	2	4	—
Siegfried S. . .	2	20	50	5 S.	27 S.	—
Gerhard W.. .	16	—	—	3	35 S.	—
Gerhard O. . .		—	—	2	10	—
Walter Sch. . .	—	—	—	3	9	40 S.
Gerhard K. . .	16	—	—	2	27	—
Friedrich P. .	2	40	85	3	4	6
Herbert R. . .	4	40	80	3	4	23

Die Folge dieser mangelnden Reaktion zeigt sich darin, daß den betreffenden Kindern stark Wärme entzogen wird und sie leicht frieren. Denn, da der Mensch keine erste chemische Wärmeregulation besitzt, kann er sich nicht durch eine

---

[1]) Löwy, A., F. Müller, W. Cronheim und A. Bornstein: Zeitschr. f. exp. Pathol. u. Pharmakol. Bd. 7, S. 627. 1910.

[2]) Häberlin, C., O. Kestner, F. Lehmann, E. Wilbrand und B. Georges: Klin. Wochenschr. 1923, S. 2020.

[3]) Rieder, W.: Dtsch. Arch. f. Chirurg. Bd. 130, S. 360. 1924.

vermehrte Verbrennung in der Leber schützen. Die Abkühlung durch Wind und Seewasser führt entweder zu Zittern oder zu einem Sinken der Körpertemperatur. Das ist das, was man das schlechte Vertragen der Seebäder nennt und was sie vorsichtig anwenden läßt. Die Kinder bekommen blaue Lippen, auch ihre Haut sieht oft cyanotisch aus, sie fühlen sich stark ermüdet und angegriffen. Es kann zu Schlaflosigkeit, Appetitlosigkeit, Gewichtsabnahme kommen, alles Zeichen, daß die Wärmeregulation des Körpers versagt. Die Schäden zu langer und zu häufiger Seebäder beruhen hierauf, man sieht, daß die Klimawirkung gut dosierbar ist.

In diesen Zahlen ist enthalten, wie der Körper sich gegen die übermäßigen Klimareize zu schützen lernt. Natürlich tut es nicht jeder Körper, es ist vielmehr ein gewisses Maß von Abwehr- und Reaktionsfähigkeit noch nötig. Das Seeklima, so wie wir es an den deutschen Küsten haben, ist also in hohem Maße ein Reizklima.

5. Bei einer Anzahl von Kindern wurden am Nordseestrande zu Beginn und am Ende des Aufenthaltes Intracutanreaktionen angelegt. Es wurden in Mengen von 0,1 ccm die 3 Muchschen Partigene und außerdem der sog. Milchsäure-Tuberkelbacillenrückstand verwendet. Da alle 4 Kurven völlig gleich verliefen, sei hier nur die Kurve für den Milchsäure-Tuberkelbacillenrückstand mitgeteilt.

Es zeigt sich, daß die Reaktion am Ende des Nordseeaufenthaltes viel schneller eintritt als zuvor, einen höheren Wert erreicht und das Maximum schneller erreicht. Man kann das wohl unbedenklich auf eine Verbesserung der Abwehrkräfte des kindlichen Organismus beziehen.

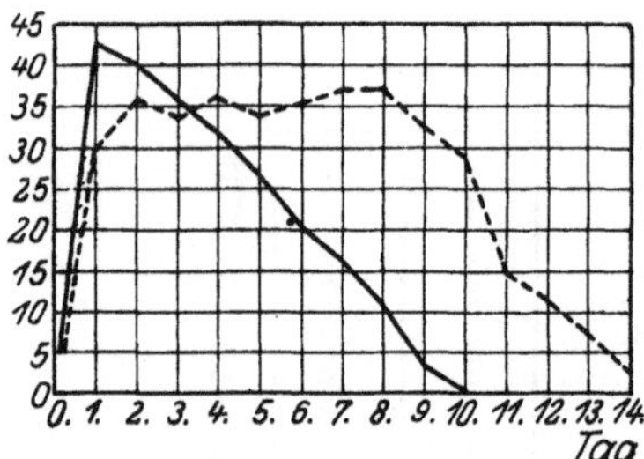

Abb. 37. Intracutanreaktion[2]).
--- vor der Kur. — nach der Kur.

6. Änderungen von *Körperlänge* und *Körperumfang*. Bei Tieren hat schon vor längerer Zeit Maurel[1]) Meerschweinchen, die freilich chemische Wärmeregulation besitzen und bei denen die Verhältnisse daher einfacher liegen, dauernd dem Winde ausgesetzt, und dadurch ihren Stoffwechsel stark gesteigert. Da wuchsen die Tiere nicht etwa langsamer, sondern schneller als sonst. Bei Kindern haben Häberlin, Kestner und Lehmann die Körperbeschaffenheit vor und nach dem Seeaufenthalt dadurch zu ermitteln gesucht, daß sie den Umfang und die Masse von Rumpf und Gliedern genau gemessen haben. Sie bedienten sich der Maße der Amerikaner D. und E. F. du Bois'[2]). Die einzelnen Stellen, an denen gemessen wird, sind so geschickt gewählt, daß sie auch, abgesehen von dem besonderen Zweck der Oberflächenbestimmung, ein vortreffliches Bild der Leibesbeschaffenheit geben. Unter der Einwirkung eines 2 monatigen Aufenthaltes an der Nordsee nimmt der Umfang der Extremitäten zu, der Umfang des Bauches ab. Am stärksten ist die Zunahme des Oberschenkels an der Leistenbeuge, im Durchschnitt 3 cm, und des Oberarmes unmittelbar an der Achselhöhle, im Durchschnitt 0,6 cm, auch Unterarm und Unterschenkel haben zugenommen, aber weniger. Die Abnahme des Bauchumfanges bei der Exspiration (2,5 cm) dürfte auf einer Verstärkung der Muskulatur beruhen, die dem Druck der Darmgase besser das Gleichgewicht hält. Die Zunahme des

¹) Maurel, M.: Cpt. rend. des séances de la soc. de biol. Bd. 56, S. 178, 221, 317, 350. 1909; zit. nach Zentralbl. f. Physiol. 1909, S. 568.
²) Häberlin, C., O. Kestner, F. Lehmann, E. Wilbrand und B. Georges: Klin. Wochenschr. 1923, S. 2020.

Umfanges von Arm und Bein ist sicher auch Muskelwachstum. [Später hat
ELKELES[1]) bei 12jährigen Schulkindern unter dem Einfluß der Übung, d. h.
von Leibesübungen, ganz ähnliche Zunahme des Gliederumfanges und Abnahme
des Bauchumfanges gesehen. Es ist möglich, daß die Veränderungen des Körpers
an der Nordsee auf einer unmittelbaren Klimawirkung beruhen, es ist aber auch
möglich, daß ein gewisser Teil davon darauf beruht, daß die Kinder sich lebhafter
bewegen. Dann würden wir also eine Klimawirkung haben, die dadurch zustande
kommt, daß der Bewegungsantrieb durch das Klima vermehrt wird. Die Wirkung
würde also über die Psyche gehen. Das ist einstweilen schwer zu entscheiden,
doch wird ja heute gemeinhin angenommen, daß der Muskel nur dann wächst,
wenn er über seine bisherige Leistungsfähigkeit hinaus angestrengt wird[1]), und das
ist an der See in der Regel nicht der Fall.

7. Die Zunahme des Körpergewichts
wird gegenüber den sonstigen Lebensverhältnissen der Kinder an der Meeresküste beschleunigt[2]), für das Längenwachstum hat sich ein sicherer Einfluß
hingegen nicht gezeigt. Bemerkenswert
und für die Klimawirkung am beweisend-
sten sind die eigentümlich treppenför-
migen Kurven HÄBERLINS[2]), von denen
einige Beispiele gegeben seien (Abb. 38).

HÄBERLIN verfügt über derartige
Kurven, die sich fast über die ganze
Schulzeit von Kindern erstrecken.

8. Über die *psychologischen Wirkungen* des nördlichen Seeklimas liegen
drei experimentelle Untersuchungen vor.
Die erste von BERLINER[3]), zwei weitere
von LANGENLÜDECKE[4]) und von Fräulein
MUCHOW[5]).

In seiner ersten Mitteilung fand
BERLINER:

1. Steigerung der körperlichen Arbeitsleistung. Sie ging durchaus parallel
mit der Körpergewichtszunahme und ist
von ihm auf Zunahme der Muskulatur
bezogen worden. Da die Messungen

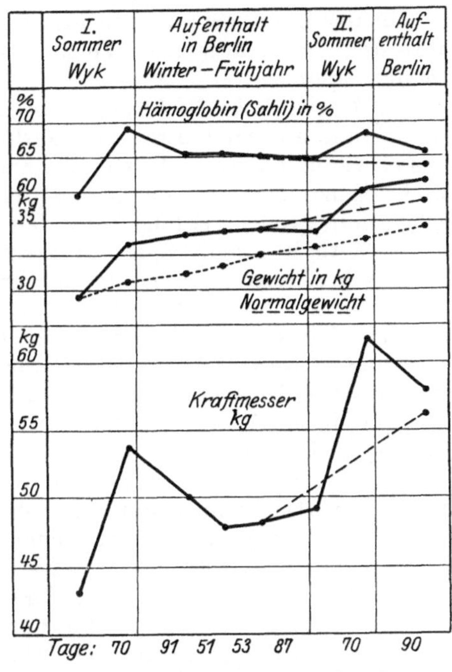

Abb. 38. Veränderungen von Kindern in
Wyk auf Föhr[2]).

von HÄBERLIN, KESTNER und LEHMANN inzwischen die Zunahme der Muskulatur deutlich gezeigt haben, kann diese Deutung wohl als sicher gelten.

2. Steigerung der Arbeitsgeschwindigkeit bei fortlaufender geistiger Arbeit.
Sie und die Beobachtungen bei körperlicher Arbeit sowie die Beobachtungen
über den stark vermehrten Bewegungsdrang und Spieltrieb der Kinder beweisen, wie BERLINER betont, verstärkten psychomotorischen Antrieb. Die
Ursache wird von BERLINER mit Recht auf die Hautreize des Seeklimas
bezogen.

---

[1]) ELKELES, MARTIN: Diss. Hamburg 1925; Pflügers Arch. f. d. ges. Physiol. 1926.
[2]) HÄBERLIN, C.: Veröff. a. d. Geb. d. Medizinalwesens Bd. 1, S. 285. 1912.
[3]) BERLINER: Veröff. d. Zentralst. f. Balneol. Bd. 2. 1911; Veröff. d. Balneol. Ges.,
37. Vers. 1922, S. 47.
[4]) LANGENLÜDECKE: Veröff. d. Zentralst. f. Balneol. N. F. H. 2. 1925.
[5]) Frl. MUCHOW: ebenda u. Arch. f. psychol. Pädagogik 1925.

3. Sinken der Aufmerksamkeit. Sie wird von Berliner und Häberlin[1]) mit der altbekannten Neigung in Verbindung gebracht, faul am Strande zu liegen.

4. Bei einigen Versuchskindern fand sich im Gegensatz hierzu eine Verbesserung der Fähigkeit, Linien genau zu halbieren. Die Deutung ist ungewiß.

In der zweiten Abhandlung fand Berliner eine starke jahreszeitliche Beeinflussung des psychomotorischen Antriebs und der Aufmerksamkeit. Beide wurden durch das Frühjahr in genau derselben Weise beeinflußt wie durch den Seeaufenthalt. Je nachdem, ob der Seeaufenthalt in das Frühjahr oder in eine spätere Jahreszeit fiel, summierten oder subtrahierten sich die beiden Einwirkungen. Auch mit der bloßen Wirkung der Schulunterbrechung, wodurch die Aufmerksamkeit zunahm, kam es zu einer deutlichen Interferenzwirkung.

In der Untersuchung von Frl. Muchow an der Nordsee ist am bemerkenswertesten die schädigende Wirkung starken Windes auf Aufmerksamkeit und Schuldisziplin.

9. *Medizinische Beobachtungen.* Eine große Anzahl von Statistiken zeigen, daß gerade an den Küsten der nördlichen Meere (deutsche Nord- und Ostseeküste, skandinavische Küste, holländische Küste, englische Küsten, französische Kanalküste) Knochen- und Gelenktuberkulose der Kinder und Jugendlichen mit großem Erfolg behandelt werden kann. Die Behandlung besteht im Aufenthalt am Strande, in Liegekuren, in Freiluftkuren und Seebädern. Spezifische Behandlung ist in der großen Mehrzahl der Fälle nicht erforderlich. Die Erfolge sind nach den vorliegenden Statistiken mindestens so gut wie im Gebirge, häufig erheblich besser. In Frankreich nennt man die Kanalküste wegen ihrer besonderen Geeignetheit für die Behandlung der chirurgischen Tuberkulose „Plage chirurgicale"[2]). Dasselbe gilt für die Skrofulose, für chronische Bronchialkatarrhe bei Kindern und für Katarrhe der oberen Luftwege. Dagegen steht nach der allgemeinen ärztlichen Erfahrung[3]) bei Behandlung der Lungentuberkulose der Erwachsenen das nördliche Seeklima hinter dem Höhenklima und hinter der Mittelmeerküste (s. unten) stark zurück. Worauf dieser eigenartige Unterschied beruht, läßt sich nicht sagen. In beiden Fällen handelt es sich um ein Reizklima, das die Abwehrkräfte des Organismus hervorrufen soll. Die Kälte und Strahlung im Gebirge sind, soweit man es aus der Vermehrung des Sauerstoffverbrauchs entnehmen kann, viel stärkere Reize als Wind und Sonne an der See. Ob man nun sagen kann, daß in dem einen Falle die lange Anwendung schwacher Reize, in dem anderen stärkere Reize zu nehmen sind, oder ob noch anderes vorliegt, ist nicht zu entscheiden. Genau so wie für die Liegekuren in Davos ist es an der See üblich, sehr genaue, bis ins einzelne gehende ärztliche Vorschriften für Häufigkeit und Dauer der Bäder, für die Dauer des Strandaufenthaltes, für Dauer und Art der Bewegung oder der Liegekuren zu geben. Es kann reizvoll sein, diesen Vorschriften einmal durch Beobachtungen der Hautreaktion, der Muskelzunahme und der Gaswechselzunahme nachzugehen. Vermutlich wird sich dabei in vielen Fällen nachträglich die physiologische Begründung finden.

10. Wirkung auf die Körperbeschaffenheit von Gesunden. Die von uns untersuchten Kinder waren nur 2 Monate in einem anderen Klima, und dieser Aufenthalt genügt, um den Körper anatomisch und physiologisch gründlich umzuformen. Anatomisch in bezug auf die Umfangsmaße, physiologisch in bezug

---

[1]) Häberlin, C. und Franz Müller: Handb. d. Balneol. usw. Bd. 2, S. 117. 1923.
[2]) Häberlin, C.: Med. Klin. 1909, Nr. 23—25; 1914, Nr. 23. — Kinder-Seehospize und Tuberkulosebekämpfung. Leipzig 1911.
[3]) Schröder, G., L. Brauer u. Blumenfeld: Handb. d. Tuberkul. Bd. 2,

auf Blutzusammensetzung, Gaswechsel und Capillarreaktion. Wenn es sich um genesende Kranke handelte, würde das nicht weiter wunderbar sein. Die Kinder waren aber nicht krank. Es waren vielmehr Kinder, die durch falsche Umweltseinflüsse, schlechte Ernährung, schlechte Wohnung u. dgl. heruntergekommen waren, und die sich bei dem Wechsel der Umwelt in dieser Weise schnell erholten. Aus den oben angeführten Zahlen muß man zu dem Schluß kommen, daß die Umwelt einen gewaltigen Einfluß auf die Menschen hat, einen größeren, als es von der Konstitutionsforschung in der Regel angenommen wird. Wenn bei 12jährigen Kindern die Umwelt des Seeklimas derartig umbildend wirkt, so ist der logische Schluß, daß ein dauernder Aufenthalt in diesem Klima von Geburt an den Körper in der entscheidendsten Weise formen und bilden kann. Man muß das nördliche Seeklima daher als ein in hohem Maße rassebildendes Klima ansehen.

Der Unterschied zwischen Ost- und Nordsee sowie die Unterschiede zwischen den einzelnen Orten beruhen, soweit man es heute übersehen kann, darauf, welchem Winde und wie starkem Winde sie ausgesetzt sind. An der ganzen deutschen, holländischen und französischen Küste pflegt der Westwind bei weitem zu überwiegen. Infolgedessen sind die nach Westen gerichteten Küsten dem Seewind besonders stark ausgesetzt, die Klimareize sind stark. Die nach Norden und Osten gerichteten Küsten gelten dagegen, wenigstens für den Sommeraufenthalt als weniger wirksam, die Reize sind milder. Die gegen das freie Meer offene Küste gilt als wirksamer als die Küste gegen das Wattenmeer. Auch hier hat die ärztliche Erfahrung die Abstufung der Klimareize gut zu verwerten gelernt.

II. Die Küsten der südlichen Meere.

Die tropischen Küsten sind in dem Abschnitte über Tropenklima besprochen. In Orotava auf Tenerife besteht an der Meeresküste eine starke Strahlung, die den Gaswechsel der Menschen steigert, wenn die Wärme nicht störend dazwischen kommt. Infolgedessen ergibt sich, daß die bloße Himmelsstrahlung den Stoffwechsel steigert, die Sonne aber diese Steigerung in das Gegenteil verkehren kann.

	Zimmer	Himmelsstrahlung	Sonne
K.	272, 272	359	334
Pe.	280	328	288
Scha.	239	271	—

Etwas Besonderes ist die europäische Mittelmeerküste, der klimatisch z. B. die Küste von Florida nahestehen dürfte. Im Sommer ist sie so heiß, daß hier wie beim Tropenklima die Erfordernisse der physikalischen Wärmeregulation physiologisch alles andere überwiegen. Das Meer erleichtert freilich durch die regelmäßig wehenden Winde die Hitze und damit die Wärmeregulation. Wie die natürliche Flora der Mittelmeerküsten lehrt, vermag aber auch das Meer die Trockenheit der Luft nicht wesentlich zu mildern. Physiologisch und pathologisch-physiologisch bedeutsam ist nur das Klima der mediterranen Küsten im Winter und Frühjahr. Denn hier besteht eine starke Strahlung ohne störende Wärmewirkung, d. h. das Klima der Riviera und verwandter Mittelmeerküsten steht in einer Reihe mit dem Hochgebirgsklima und dem nördlichen Seeklima. Ärztlich ist das Rivieraklima zunächst als Schonungsklima verwendet worden, und das ist es auch durch seine Wärme und den Schutz vor Nordwinden. Aber es ist nebenher ein Strahlungsklima und außerdem infolge der bis ans Meer reichenden Gebirge und der schnellen Erwärmung am Tage zeitweise ein trockenes

Klima, auch hierin dem Hochgebirge vergleichbar. Andererseits kommt ihm wegen seiner Wärme die dem Seeklima im allgemeinen zugeschriebene[1]) beruhigende Wirkung sicher viel mehr zu als dem nördlichen Seeklima. Da die Trockenheit aber sonst anregend wirkt (s. S. 506), so liegt hier eine eigentümliche Kombination vor, die in Verbindung mit ihrer landschaftlichen Schönheit die Riviera zu der beliebtesten Vergnügungsstätte Europas gemacht hat.

Ärztlich ist die Riviera früher sehr viel bei Lungentuberkulose verwendet worden, wird es aber heute in viel geringerem Ausmaße, da das Hochgebirge nach allgemeiner Erfahrung überlegen ist. Heute werden wieder mehr die schonenden Einflüsse betont, von dem starken Einflusse auf den Gesunden, wie ihn die nördlichen Küsten zeigen, kann an der Riviera jedenfalls nicht die Rede sein.

Das Tropenklima.

Von Otto Kestner und H. W. Knipping-Hamburg.

Die in dem allgemeinen Teil besprochene Aussonderung der mittelbaren Klimawirkungen bezieht sich ganz besonders auf das Tropenklima. Wir können heute die rein klimatischen Einwirkungen der Tropen abgrenzen von den mittelbaren (tropische Infektionskrankheiten u. a.). Das Klima eines Gebietes läßt sich nicht ändern; dagegen ist die Änderung der durch die Umgebung bedingten Einwirkungen auf den Organismus Gegenstand erfolgreicher Forschung und praktischer Arbeit (Ausrottung der Anophelen zur Verhütung der Malaria, Heilung der Framboesia und Vermeidung weiterer Ansteckung u. a.), so daß zur Zeit die Fragen der persönlichen Hygiene in den Tropen zu einem großen Teil nur mehr durch rein klimatische Bedingungen bestimmt sind.

Die Eigenschaften des Klimas der tropischen Gegenden sind sehr verschieden. Wir müssen scharf trennen zwischen dem tropischen Küsten- und Niederungs-, dem Binnen- oder kontinentalen und dem tropischen Höhenklima. Allen 3 Gruppen gemeinsam ist ein relativ hohes Temperaturniveau und eine große Gleichmäßigkeit der Temperatur im Verlauf des Jahres.

Das *Binnen- oder kontinentale Klima* ist gekennzeichnet durch größere Tagesschwankungen der Temperatur, heißere Tage und kältere Nächte und eine oft sehr geringe Luftfeuchtigkeit. In der Wüste sind diese Kennzeichen des kontinentalen Klimas besonders stark ausgebildet.

Für das tropische *Höhenklima* sind charakteristisch große Schwankungen der Tagestemperatur, intensive Bestrahlungen, auf der Seite des Windes viele Niederschläge, auf der der vorherrschenden Luftströmungen abgewandten Seite Trockenheit. So finden wir auf den Gebirgen tropischer Inseln, z. B. Sumatra und Madagaskar, eine feuchte Ost- und eine trockene Westseite. In einigen Gebieten gehen die Formen ineinander über, z. B. die Ostküste Arabiens, wo die Wüste bis an den Ozean heranreicht. In beiden Gebieten ist durch Trockenheit oder Höhe die Wasserdampfabgabe leicht. Das Höhenklima zwischen den Wendekreisen unterscheidet sich von dem Höhenklima der gemäßigten Zonen nur durch größere Sonnenwärme und stärkere Strahlung sowie zu gewissen Jahreszeiten starke Niederschläge und regelmäßige Bewölkung. Von dem Winterklima wird noch die Rede sein. *Physiologisch* darf man *Tropenklima* nur das *Klima der Küsten* und *feuchten Niederungen* nennen. Diese Gebiete sind wegen ihrer Fruchtbarkeit dicht bewohnt. Ihr Klima wird beherrscht *durch die Schwierigkeit der Wärmeabgabe.* Der Wärmehaushalt ist das Wichtigste

---

[1]) Hellpach, W.: Die geopsychischen Erscheinungen. 3. Aufl. Leipzig: Engelmann 1923.

am Tropenklima und dementsprechend auch am meisten studiert. Aber auch die Blutzusammensetzung ist oft untersucht worden, alles andere verhältnismäßig wenig.

Von der Sonnenstrahlung interessieren die Wärme- und die Ultraviolettstrahlung, und zwar sowohl die maximale Bestrahlungsintensität als auch die Gesamtstrahlungsmenge sowohl für die Wärme als auch die Ultraviolettstrahlung, verglichen mit der des gemäßigten Klimas. Die geringe Zenitdistanz bedeutet für die Tropen einen kürzeren Weg der Sonnenstrahlung durch die Erdatmosphäre und dadurch einen geringeren Energieverlust durch Absorption und Zerstreuung.

In der folgenden Tabelle ist der auf die Erde passierende Anteil in Prozenten der extraterristischen Sonnenstrahlung angegeben, und zwar für Wellenlänge 450 (violett), das ist ungefähr die Grenze des sichtbaren zum unsichtbaren Spektrum, der am meisten auf die Photopapiere einwirkende Anteil des Spektrums. Ferner für die Wellenlänge 590 (gelb), das ist der Spektralanteil, der maßgebend ist für die Lichtstärke, und schließlich für 680 (rot Wärmestrahlung). Das Gebiet um 300 ist nicht gemessen.

Zenitdistanz		0°	30°	53°
violett	450	65%	61%	49%
gelb	590	75%	73%	63%
rot	680	83%	81%	73%

0° Zenitdistanz würde entsprechen dem Äquator, 30° der Sommermittagssonne in Hamburg und 53° einer mittleren Zenitdistanz im Jahr in Hamburg. Der Unterschied der *maximalen Bestrahlungswerte* ist nach der Tabelle für die Tropen und die gemäßigte Zone nur gering. Die großen Unterschiede der beiden Klimata liegen in der Gesamtstrahlung pro Tag und Jahr. Nur durch die großen Gesamtstrahlungswerte sind die hohen Luft- und Bodentemperaturen möglich, die beide für den Organismus von großer Bedeutung sind. Die Bestrahlungsintensität ist in diesem Zusammenhang weniger wichtig, weil sie nicht erheblich von der der gemäßigten Zonen abweicht und weil die Bewohner der Tropen ebenso wie auch im Süden der gemäßigten Zonen vermeiden, sich zur Mittagszeit der vollen und wirksamsten Sonnenstrahlung ungeschützt auszusetzen. Der Europäer vermeidet in den Tropen, sich auch der viel schwächeren Sonne des Vor- und Nachmittags auszusetzen. Vgl. aber S. 554.

Wärmehaushalt. Die hohen Luft- bzw. Umgebungstemperaturen und die Wärmestrahlung sind für die Frage des Wärmehaushalts von Bedeutung. Die Summe der von den Wärmeabgabemechanismen des Organismus zu bewältigenden Wärmemengen setzt sich zusammen aus dem Grundumsatz, der Steigerung des Umsatzes nach Nahrungszufuhr, dem Betrag für die verrichtete Arbeit und evtl. der eingestrahlten Wärmemenge. Der Spielraum für die Leistungsfähigkeit der Wärmeabgabemechanismen ist in den Tropen nur gering und die Größe jedes der Summanden der Produktion von großer Bedeutung für den Tropenbewohner.

Es ergab sich[1]) eine Einsparung des Grundumsatzes nach langem Tropenaufenthalt von rund 10—15% für Europäer. Der Grundumsatz der Eingeborenen war rund 10—20% unter dem des Europäers von gleicher Größe, gleichem Alter und Gewicht.

---

[1]) KNIPPING, H. W.: Arch. f. Schiffs- u. Tropenhyg. Bd. 27, S. 169 u. 404. 1923; Zeitschr. f. Biol. Bd. 78, S. 259. 1923.

Diese Einsparung des Grundumsatzes ist zuerst von Ozorio de Almeida[1]) einwandfrei festgestellt worden. Alle älteren Untersuchungen vor den Tabellen von Benedict und Harris[2]) sind vor allem durch die Unmöglichkeit eines sicheren Vergleichs unverwertbar. Die Feststellungen Almeidas sind von mehreren Untersuchern, die über gute Untersuchungsmethoden (Benedict-Apparat und Zuntz-Geppert-Apparat mit der neuerlichen Verbesserung des Bohrschen Laboratoriums) verfügten, bestätigt worden [Knipping[3]), Montoxa[4])]. Diese Einsparung des Grundumsatzes beruht, wie im allgemeinen Teil (S. 500) ausgeführt, auf der 2. chemischen Wärmeregulation[5]). Sie ist deshalb bedeutsam, weil dadurch die Wirkung der Ultraviolettstrahlung auf den Stoffwechsel mit ihren wichtigen Folgen aufgehoben wird. Sie bedeutet jedoch praktisch eine nur geringe Abnahme des Nahrungsbedarfs und spielt keine große Rolle in der Frage des Wärmehaushalts. Zum Grundumsatz kommt die Steigerung nach dem Essen, die sog. spezifisch-dynamische Wirkung, durch die der Ruheumsatz am Tage um 10—15% gesteigert wird. Wir nehmen den gleichen Betrag für den Tageswert, den wir im gemäßigten Klima in Anrechnung zu bringen gewohnt sind, weil die in den eigenen Versuchen[3]) gefundenen Werte nicht wesentlich von denen in Europa abweichen, und die verschiedene Qualität und Quantität der Nahrung in den Tropen daran auch nicht viel ändern. Hierzu kommt vor allem der Bedarf für die Arbeit; Zahlen für landwirtschaftliche Arbeiten, die für die Tropen am meisten interessieren, sind bisher noch nicht exakt gemessen worden, variieren auch zu sehr. Aus alten Ernährungsberechnungen ergäbe sich ein Wert von etwa 2500 Calorien, der aber sehr unsicher ist.

Diese in Frage kommenden produzierten Wärmemengen sind im wesentlichen gleich bei Europäern und Eingeborenen gleicher Größe, Gewichtes, Alter und bei gleichem Calorienaufwand für Arbeit. In der Regel wird freilich der Umsatz in der gleichen Arbeitszeit bei Europäern größer sein, da der Eingeborene weniger intensiv arbeitet[3]). Die Frage ist sehr wichtig, aber Messungen sind sehr schwierig.

Die Wärmemengen werden an die Außenwelt *abgegeben* durch Ausstrahlung, gefördert durch Hyperämisierung der Haut, ferner Schweißverdunstung und Atmung. Im gemäßigten Klima ist es ein leichtes für den Organismus, eine ausreichende Bilanz zu erreichen, welche die Temperaturkonstanz verbürgt. Die Temperatur der Umgebung liegt meist in oder unter der Behaglichkeitszone. In den Tropen sind wir aber fast dauernd innerhalb der physikalischen Regulation. In den gemäßigten Zonen rechnet Rubner[6]) für Körperruhe, daß von den produzierten Wärmemengen 80% durch Leitung, Strahlung und Zusammenziehung, 12% durch Wasserverdunstung, 8% durch Erwärmung der Nahrung abgegeben werden. Bei 29° steigt schon die Wärmeabgabe durch Wasserverdunstung auf 70% der totalen. Leitung und Strahlung können einen wesentlichen Anteil an der Wärmeabgabe nur bei großen Temperaturdifferenzen zwischen Organismus und Umgebung haben, die gerade in den eigentlich tropischen feuchten und warmen Gebieten nicht bestehen.

[1]) Almeida, Ozorio de: Journ. de physiol. et de pathol. gén. Bd. 18, Nr. 5. 1920; Bd. 22, Nr. 1, S. 12. 1924.

[2]) Kestner, O. und H. W. Knipping: Die Ernährung des Menschen. Berlin: Julius Springer 1924.

[3]) Knipping, H. W.: Arch. f. Schiffs- u. Tropenhyg. Bd. 27, S. 169 u. 404. 1923; Zeitschr. f. Biol. Bd. 78, S. 259. 1923.

[4]) Montoxa: Angeführt nach Anm. 1, Bd. 22.

[5]) Plaut, R. und E. Wilbrand: Zeitschr. f. Biol. Bd. 74, S. 191. 1922. — Plaut, R.: Ebenda Bd. 76, S. 183. 1922.

[6]) Rubner, M.: Arch. f. Hyg. Bd. 38, S. 119. 1900. Wiederholt zusammengefaßt, unter anderem in Leydens Handb. der Ernährungstherapie Bd. 1. Leipzig 1898.

Wenn die Lufttemperatur, wie es häufig in den Tropen der Fall ist, die Temperatur der Haut nahezu erreicht, fällt die Wärmeabgabe durch Strahlung, Leitung und Zusammenziehung ganz fort. Dazu kommt noch die direkte Sonnenstrahlung. Die Wasserverdunstung beherrscht also dann die ganze Wärmeabgabe. Bei noch höheren Außentemperaturen haben wir im Gegenteil Wärmeeinstrahlung und -einleitung in den Organismus, wenn wir absehen von der Wärmeausstrahlung in den Himmelsraum unter bestimmten Bedingungen. Hyperämie der Haut erscheint dann, soweit sie nicht Grundlage für erhöhte Schweißdrüsentätigkeit ist, als eine verfehlte Regulation.

Die Tatsache, daß praktisch bei allen höheren Lufttemperaturen fast die *gesamte Wärmeabgabe nur durch Wasserverdunstung (Schweiß und Atmungswasser)* erfolgt, ist für die vergleichende Betrachtung der Wärmeabgabe bei Weißen und Eingeborenen in den Tropen maßgebend. Es fragt sich, wie diese Form der Wärmeabgabe bei beiden ausgebildet ist und wo die Grenzen der Leistungsfähigkeit derselben bei beiden liegen. Nach den bisherigen Untersuchungen soll Ausbildung der Zahl, Größe und Funktion der Schweißdrüsen bei Eingeborenen besser sein als bei Europäern[1]).

Man nimmt allgemein an, daß die Eingeborenen über eine günstigere Wärmeregulation verfügen als die Bewohner der gemäßigten Zonen, weil man bei ersteren seltener Hitzschlag und Überwärmung sieht als bei letzteren, und auch die Eignung zu körperlicher Arbeit besser zu sein scheint. Zur Erklärung dieser Annahme hat man auch geringe Unterschiede der Wärmestrahlung und -leitung der Haut verantwortlich gemacht. Mit der stärkeren Wärmeaufnahme der farbigen Haut soll zugleich eine geringere Wärmedurchlässigkeit einhergehen.

Bei der calorischen Betrachtung des genannten Problems spielen diese Unterschiede indessen eine nur geringe Rolle, da bei höheren Lufttemperaturen die Wasserverdunstung die ganze Wärmeabgabe beherrscht. Infolgedessen können praktisch wichtige Unterschiede in der Wärmeregulation Eingeborener und Europäer nur in den Unterschieden der Wärmeabgabe durch Wasserverdunstung liegen, und in dem Unterschied der für die gleiche Arbeit aufzuwendenden Calorienzahl. Die *Grenzen der Wärmeregulation* sind jedoch *nicht durch Leistungsfähigkeit der Schweißsekretion* bedingt. In den ungünstigen Klimen mit nicht sehr hoher Lufttemperatur, aber hoher relativer Feuchtigkeit — die gefährlichen Klimen haben gar nicht so sehr hohe Lufttemperaturen, weil u. a. durch die große Wasserdampfspannung der Atmosphäre und seine starken Absorptionsbanden in Rot die Wärmestrahlung erheblich abgeschwächt wird — sieht man den Organismus weitaus größere Schweißmengen sezernieren, als die Atmosphäre in derselben Zeit in Dampfform aufnehmen kann. Die relative Feuchtigkeit z. B. in Vorder- und Hinterindien ist im Durchschnitt ca. 85—90%. Bei 90% bedeutet das ein Defizit pro Kubikmeter

$$\text{bei } 20° \text{ von } 15{,}6 \text{ g Wasser,}$$
$$„ \quad 30° \quad „ \quad 27{,}6 „ \quad „$$
$$„ \quad 35° \quad „ \quad 34{,}0 „ \quad „$$

Da die Verdampfungswärme für 1 l Wasser 527 Calorien beträgt, so ist bei einem stündlichen Ruheumsatz von 75 Calorien schon die Verdunstung von $1/_7$ l Wasser in der Stunde notwendig, um die Körperwärme abgeben zu können. Dazu müßte bei 35° und 90% relativer Feuchtigkeit das Feuchtigkeitsdefizit von 4 cbm Luft ganz ausgenutzt werden, was aber nur bei günstiger Luftbewegung eintreten kann. KNIPPING[1]) sah bei der Fahrt durchs Rote Meer (vgl. S. 506) im Heizraum des Dampfers bei einem Heizer eine Wasseraufnahme von 5 l und eine

---

[1]) KNIPPING, H. W.: Arch. f. Schiffs- u. Tropenhyg. Bd. 27, S. 169 u. 404. 1923; Zeitschr. f. Biol. Bd. 78, S. 259. 1923.

gleichzeitige Gewichtsabnahme von 2,5 l. Zur Verdampfung von 2,5 l Wasser sind 1343 Calorien erforderlich, deren Abgabe die Entwärmung hätten ermöglichen müssen. Bei 49° und 88% relativer Feuchtigkeit vermochten sie aber nicht zu verdampfen und so stieg die Körpertemperatur auf 38,8°. Die Grenzen der Wärmeregulation liegen deshalb nicht in den Wärmeregulationsmechanismen, sondern in der Wasseraufnahmefähigkeit der Umgebung[1]), und sind dadurch für Eingeborene und Europäer von gleicher Größe, Oberfläche, Gewicht, Alter, Calorienaufwand für die gleiche Leistung gleich. Aus diesen Gründen ist es nicht überraschend, wie oft in den Tropen mangelnder Luftzug und starke Luftfeuchtigkeit bei den nicht sehr hohen Lufttemperaturen genügen, um das Bild des Hitzschlags hervorzurufen, besonders bei körperlicher Arbeit.

Woher kommt es nun, daß Eingeborene und tropengewohnte Europäer der Gefahr der Überwärmung weniger leicht ausgesetzt sind? Zum erheblichen Teil kommt es lediglich von der größeren Intensität der Arbeit, die der Weiße aus Europa gewohnt ist, oder von der unzweckmäßigen Kleidung der Europäer (im Bereiche der physikalischen Wärmeregulation ist jede Bekleidung von Übel). Sonst haben wir aber offenbar die gleiche Erscheinung vor uns, die auch bei uns jedem bekannt ist, der untrainiert körperliche Arbeit leistet, etwa Berge besteigt. Tropeneuropäer pflegen untrainiert zu sein, der Calorienaufwand für gleiche Arbeit muß deshalb größer sein als bei Eingeborenen. Die Schweißabsonderung ist viel größer, als wenn man trainiert ist. Offenbar liegt der Unterschied nicht in den Schweißdrüsen oder ihrer Ansprechbarkeit, sondern er geht Hand in Hand, ist eigentlich nur der Ausdruck der größeren Ermüdbarkeit. Vielleicht handelt es sich um eine Temperatursteigerung durch die Arbeit, vielleicht handelt es sich um eine allzu große Durchlässigkeit der Muskelgrenzschichten. Jedenfalls ist der Unterschied zwischen einem Untrainierten und einem Trainierten noch ganz unerklärt. Er ist keine Besonderheit des Tropenklimas und der weißen und farbigen Rasse.

Wie Peemöller[2]) kürzlich fand, bewirkt Pigmentierung der Haut eine stärkere Absorption der Wärmestrahlen in der Epidermis und infolgedessen leichtere Erregbarkeit der Wärmepunkte. Dadurch muß das Schwitzen früher eintreten. Da bei der weißen Rasse die Pigmentierung durch Ultraviolettstrahlung hervorgerufen wird, aber gegen die Wärmestrahlen schützt, liegt hier ein sehr interessanter Fall von Einpassung vor. Die Pigmentierung bedeutet also einen Vorteil für den Tropenbewohner, wenn auch auf anderem Wege, als man sich vorgestellt hatte.

Wie S. 505 angeführt, wird meteorologisch die relative Feuchtigkeit und die Sättigungsfehle allgemein für den Schatten bestimmt. Eine im Schatten völlig mit Wasserdampf gesättigte Luft wird aber durch die Sonne so stark erwärmt, daß sie nun wieder erhebliche Wasser- bzw. Schweißmengen aufnehmen kann. Der Aufenthalt in der vollen Sonne kann daher für die Entwässerung des Organismus einen erheblichen Vorteil bedeuten.

Folgen der starken Schweißsekretion. Schweißsekretion führt zu einer Verdünnung des Blutes[3]) bei gleichzeitiger Zunahme der Plasmakonzentration. Der Grund ist offenbar ein schnelles Einströmen einer eiweißhaltigen Flüssigkeit in das Blutgefäßsystem aus den Wasserreservoiren, während der eiweißfreie Schweiß das Blut verläßt. Ob einfach eine „Überkompensation" vorliegt, durch

---

[1]) Knipping, H. W.: Arch. f. Schiffs- u. Tropenhyg. Bd. 27, S. 169 u. 404. 1923; Zeitschr. f. Biol. Bd. 78, S. 259. 1923.

[2]) Peemöller, Fr.: Klin. Wochenschr. 1925.

[3]) Cohnheim, O. und G. Kreglinger: Zeitschr. f. physiol. Chem. Bd. 63, S. 413. 1909. — Cohn, E.: Zeitschr. f. Biol. Bd. 70, S. 366. 1919. — Kestner, O. und W. Gross: Ebenda Bd. 70, S. 187. 1919. — Weber, H.: Ebenda Bd. 70, S. 185. 1919. — Eckert, A.: Ebenda Bd. 71, S. 137. 1920.

die der Wasserverlust mehr als ausgeglichen wird oder wie die Erscheinung der Blutverdünnung sonst zustande kommt, ist nicht klar. Ebenso ist nicht klar, ob diese Blutveränderung für den Kreislauf, für das Verhältnis von Blut und Gewebsflüssigkeit oder für die Niere von Bedeutung ist. Sicher ist nur, daß alle Blutkörperchenzählungen und Hämoglobinbestimmungen bei schwitzenden Menschen zu niedrige Werte geben müssen.

Wichtiger ist der Salzverlust mit dem Schweiß. Durch einmaliges starkes Schwitzen kann der Kochsalzvorrat des Menschen empfindlich verringert werden[1]), bei regelmäßig wiederholtem oder dauerndem Schwitzen erst recht. Allerdings läßt sich der Verlust durch Salzzufuhr leicht wieder ausgleichen. Da wir uns das Chlornatrium aber in Suppen oder Speisen zuführen und nicht in Getränken, so muß es bei dauerndem Schwitzen selbst bei reichlicher Kochsalzzufuhr wenigstens vorübergehend zu Zeiten von Kochsalzarmut kommen. Sie zeigt sich in veränderter Blutzusammensetzung, in der Unmöglichkeit, die Kochsalzreservoire aufzufüllen, daher in einer Verminderung des Gewebsturgors. TOBLER[2]) hat bei Kindern gezeigt, wie schlecht derartige Salzverluste dem Körper bekommen. Auch der Durst kann auf starke Kochsalzabgaben nur schlecht gestillt werden[3]), und infolgedessen wird, wie das obige Beispiel KNIPPINGS[4]) zeigt, gelegentlich mehr Wasser getrunken, als der Körper abgibt. Das aber bedeutet Überlastung des Kreislaufs und der Niere und wiederum Störung des normalen Austausches zwischen Blut und Geweben und Störung der osmotischen Verhältnisse der Gewebsflüssigkeit. Die Regulationseinrichtungen des Körpers sind imstande, derartige Störungen gut auszugleichen. Wir wissen aber nicht, wie sie sich bei dauernder übermäßiger Beanspruchung verhalten. Jedenfalls sind die Regulationsvorrichtungen in den Tropen dauernd stark belastet. Besonders bei Kranken muß an diese Verhältnisse gedacht werden.

Endlich stören, wie COHNHEIM und KREGLINGER[5]) beim Menschen, TOBLER[6]) beim Fistelhunde gezeigt haben, Kochsalzabgaben im Schweiß die Magensaftsekretion. Dies ist aus 4 Gründen bedeutungsvoll:

1. Der ganze Verdauungsapparat ist auf die Ankurbelung durch die Magensalzsäure eingestellt, da die Pankreassekretion, die Gallenentleerung und die Bewegung von Magen und Darm mittelbar oder unmittelbar von ihr abhängen.

2. Die Salzsäureabsonderung im Magen hängt mit dem Gefühle von Hunger und Sättigung zusammen. Der Appetit muß also durch starke Kochsalzabgaben gestört werden.

3. Die Salzsäureabsonderung wirkt nach körperlicher und geistiger Arbeit erfrischend, weil sie die sauer gewordene Blutreaktion nach der alkalischen Seite verschiebt[7]).

4. Magensaft und Pankreassaft[8]) sind wichtige Waffen des Körpers gegen Krankheitserreger. Da in den Tropen mehr Krankheiten den Körper bedrohen, ist die Abstumpfung dieser Waffen besonders gefährlich.

---

[1]) COHNHEIM, O., G. KREGLINGER, L. TOBLER und O. WEBER: Zeitschr. f. physiol. Chem. Bd. 78, S. 62. 1912. — COHNHEIM, O. und G. KREGLINGER: Ebenda Bd. 63, S. 413. 1909. — KESTNER, O. und W. GROSS: Zeitschr. f. Biol. Bd. 70, S. 187. 1919.

[2]) TOBLER, L.: Arch. f. exp. Pathol. u. Pharmakol. Bd. 62, S. 431. 1910.

[3]) COHNHEIM, O., KREGLINGER, G., TOBLER, L. und WEBER, O.: Zeitschr. f. physiol. Chem. Bd. 78, S. 62. 1912. — TOBLER, L.: Arch. f. exp. Pathol. u. Pharmakol. Bd. 62, S. 431. 1910.

[4]) KNIPPING, H. W.: Arch. f. Schiffs- u. Tropenhyg. Bd. 27, S. 169 u. 404. 1923; Zeitschr. f. Biol. Bd. 78, S. 259. 1923.

[5]) COHNHEIM, O. und G. KREGLINGER: Zeitschr. f. physiol. Chem. Bd. 63, S. 413. 1909.

[6]) TOBLER, L.: Zeitschr. f. physiol. Chem. Bd. 45, S. 185. 1905.

[7]) KESTNER, O. und R. PLAUT: Pflügers Arch. f. d. ges. Physiol. Bd. 205, S. 43. 1924.

[8]) BORCHARDT, W.: Zeitschr. f. Immunitätsforsch. u. exp. Therapie, Orig. Bd. 37, H. 1 u. 2. 1923.

Eiweißumsatz in den Tropen. Nach Caspari und Schilling[1]) und Eijkman[2]) liegen die Werte ganz auf der Höhe, die bei analoger Nahrung im gemäßigten Klima gefunden werden. Für die Nichtakklimatisierten möchte Eijkman an eine abnorme Steigerung denken, da hier bei einzelnen kein Stickstoffgleichgewicht bestand und bei einer frei gewählten Kost mehr abgegeben als aufgenommen wurde. Es besteht deshalb kein Grund, im allgemeinen für die Tropen von der üblichen Eiweißnahrung abzugehen. Wegen der hohen spezifisch-dynamischen Wirkung der Eiweißkörper und der daraus folgenden Steigerung des Umsatzes nach einer eiweißreichen Mahlzeit ist empfohlen worden, zur heißen Mittagszeit Eiweißzufuhr zu vermeiden und die Fleischmahlzeiten in die kühleren Abendstunden zu verlegen. Praktisch wird hiernach vielfach instinktiv schon lange gehandelt.

Ultraviolettstrahlung. Wie aus der Tabelle zu ersehen ist, ist die maximale Bestrahlungsintensität der Sonne in den Tropen nicht viel größer als die der Sommermonate zur Mittagszeit in der gemäßigten Zone. Die Ausdehnung des Spektrums nach der kurzwelligen Seite ist wie im gemäßigten Klima außerordentlich wechselnd und im ganzen größer als in den gemäßigten Zonen, wenn man Orte gleicher Meereshöhe miteinander vergleicht. Exakte Messungen der Ultraviolettintensität und der Spektrumausdehnung in den Tropen sind noch sehr selten wegen der Schwierigkeit einwandfreier Messungen. Der wirksame Spektralbezirk von $300\,\mu\mu$ ist überhaupt noch nicht gemessen worden. Die Intensität dieses Spektralgebietes wechselt außerordentlich, entsprechend den Änderungen der Sonnenhöhe, im Wassergehalt der Luft, dem Staubgehalt der unteren Schichten und wahrscheinlich der Zusammensetzung der oberen Schichten.

An sich ist die Wirkung der Ultraviolettstrahlung auf den normalen Organismus in den meisten Tropengebieten stärker als die in unserem Klima beobachtete. Sie spielt praktisch keine große Rolle, weil auch die Eingeborenen vermeiden, sich der Einwirkung der Strahlung der starken Mittagssonne ungeschützt länger auszusetzen und die Kleidung bzw. die großen Hüte nur wenig von der Ultraviolettstrahlung durchlassen.

Am meisten studiert ist die Einwirkung der Ultraviolettstrahlung auf den Blutfarbstoff und das Blutbild. Sie ist bei einem normalen Organismus nur gering. Genaue, und an einem großen Material vorgenommene Zählungen ergaben, daß ein in der älteren Literatur vielfach angenommener Unterschied in der Blutzellenzahl innerhalb und außerhalb der Tropen durchaus keine konstante Erscheinung ist. Die Hämoglobinmenge ist bei Eingeborenen, akklimatisierten und auch nichtakklimatisierten gesunden Europäern kaum verschieden von den in gemäßigtem Klima gefundenen Werten. Doch sahen Knipping[3]) und Marestang[4]) Hämoglobinzunahmen.

Die Regeneration des Blutfarbstoffes nach Blutverlusten scheint in den Tropen viel rascher vor sich zu gehen. Untersuchungen dieser Fragen an Menschen sind sehr schwierig wegen der Häufigkeit und Verschiedenheit der Anämie machenden Infektionen in den Tropen. Exakte und vergleichbare Resultate sind an Hunden nach experimentellen Anämien gefunden worden[3]). Normale Hunde wurden in den Tropen durch Pyrodin anämisiert und unter den gleichen Lebensbedingungen und vor Infektionen geschützt erhalten. Der Wiederersatz des Hämoglobins wurde in wiederholten Bestimmungen festgestellt. Die Re-

---

1) Caspari und Schilling: Zeitschr. f. Hyg. u. Infektionskrankh. Bd. 91. 1921.
2) Eijkman: Pflügers Arch. f. d. ges. Physiol. Bd. 64, S. 57. 1896; Journ. de physiol. et de pathol. gén. Bd. 19, Nr. 1.
3) Knipping, H. W.: Arch. f. Schiffs- u. Tropenhyg. Bd. 27, S. 169 u. 404. 1923; Zeitschr. f. Biol. Bd. 78, S. 259. 1923.
4) Marestang: Rev. de méd. Bd. 10, S. 468. 1890.

generation ging in den Tropen viel schneller vor sich. Deshalb muß es überraschen, in den Tropen auch unter den Europäern, die frei von Malaria und Wurminfektionen sind, oft blasse Gesichtsfarbe zu finden, was man in Europa nicht zu sehen gewohnt ist. Es ist oft bei Frauen und Kindern, weniger bei Männern, ein käsiges Weißgelb. Indessen entspricht dieser Gesichtsfarbe nicht immer ein niedriger Hämoglobinstand, wie man erwarten sollte. Wie wir aus den Untersuchungen von P. Schmidt[1]) wissen, ist das Rot der Wangen, überhaupt alles, was wir unter frischer Gesichtsfarbe verstehen, im gemäßigten Klima durch den Hautreiz des Windes und der Kälte bedingt, ohne aber immer von einem hohen Hämoglobinwert begleitet zu sein. In der Tat sind die Europäer und speziell die weißen Frauen in den Tropen bei weitem nicht in dem Maße anämisch, wie man nach der oft auffallenden Gesichtsfarbe erwarten sollte. Die Gewohnheit der Europäer, in den Tropen den größten Teil des Tages in vor der Sonne gutgeschützten Räumen zu verbringen und auch bei Aufenthalt im Freien sich sorgfältig vor Sonnenbestrahlung zu schützen, hat einen wichtigen Anteil an dieser Erscheinung. Die Hautreize fehlen. Vgl. unten S. 559.

Blutzusammensetzung. Wasserbestimmungen im Blut ergaben keine Abweichungen für die Tropen. Langen und Schut[2]) fanden im Mittel 78,2% Wassergehalts des Blutes. Für unsere Breiten gilt als Mittelwert der Blutwassergehalt von 79,1%. (Doch vgl. oben beim Schwitzen.) Ohne Zweifel ist das Gefäßsystem und das gesamte vegetative Nervensystem in den Tropen viel stärker belastet. Langen und Schut fanden im Blut in den Tropen eine Erhöhung des Blutzuckerspiegels und eine Herabsetzung des Kalk- und Cholesterinspiegels. Bei Europäern in Batavia fanden die Autoren im Mittel einen Blutzuckerwert von 0,16% und bei Eingeborenen 0,15%; zu diesen Befunden stehen ganz im Einklang die häufig gefundenen Glykosurien. Die von McCay[3]) in Bengalen gefundenen sehr hohen Blutzuckerwerte bei Eingeborenen sind vielleicht nicht allein Klimaeffekt, sondern möglicherweise ist die fast ausschließliche Kohlenhydratkost für die gefundenen hohen Blutzuckerwerte von Bedeutung. Langen und Schut bringen die Hyperglykämie in Beziehung mit einer Steigerung der Nebennierentätigkeit und damit erhöhter Reizung des Sympathicus.

In *psychischer* Beziehung ist das Entscheidende am Tropenklima auch wieder die Erschwerung der Wärmeabgabe. Da jede Bewegung die Wärmeproduktion steigert, so wird sie vermieden; das Tropenklima wirkt im höchsten Maße erschlaffend[4]). Kommt es zu einer wenn auch noch so geringen Steigerung der Körpertemperatur, so wirkt diese auf Wohlbefinden und Arbeitsfähigkeit noch besonders stark ein. Die mittelbaren Klimawirkungen, Krankheiten, die Leichtigkeit des Nahrungserwerbes für den Eingeborenen und dadurch die Billigkeit der Arbeitskräfte das Zusammenwohnen herrschender und unterworfener Rassen wirken ebenfalls psychisch ungünstig, so daß Hellpach[5]) der Meinung ist, eine wirkliche Akklimatisation gäbe es für Nordeuropäer in den tropischen Niederungen überhaupt nicht.

Für den Gesunden mit leistungsfähigem Kreislauf und kräftigem vegetativen Nervensystem kann freilich das Tropenklima, zumal bei vorübergehendem Aufenthalt, durch seine landschaftliche Schönheit zu einer Quelle höchsten Genusses werden.

[1]) Schmidt, Paul: Arch. f. Hyg. Bd. 47, S. 65 u. 69.
[2]) Langen und Schut: Geneesk. tijdschr. f. Nederl. Ind. Bd. 56, S. 490. 1916.
[3]) McCay: Standard of Metabolism of Bengalies. Scient. memoirs of the Governm. of India Nr. 34. Calcutta.
[4]) de Montesquieu: Esprit des Lois. 1748.
[5]) Hellpach, W.: Die geopsychischen Erscheinungen. S. 231. 3. Aufl. Leipzig: Engelmann 1923.

Für Kranke ist das Tropenklima in der Abgrenzung, in der es hier gebraucht wird, d. h. das Klima der tropischen Niederungen, meist schädlich, die günstigen wirksamen Reize, Kälte und Strahlung, fehlen oder sind durch die Hitze unwirksam gemacht (vgl. S. 521). Die Erschwerung der Wärmeabgabe aber stellt eine dauernde Belastung für den Körper dar.

Andere Klimate.
Von Otto Kestner-Hamburg.

Das Wüstenklima. Es liegt eine eingehende und sorgfältige Bearbeitung von A. Löwy[1]) vor. Danach ist das Entscheidende die starke Austrocknung. Als Folge davon kommt es zu Wasserverlust nicht nur durch Lunge und Schweiß, sondern auch durch physikalische Verdampfung ohne Beteiligung der Schweißdrüsen unmittelbar von der Haut. Von Wichtigkeit ist die erregende Wirkung der Trockenheit und Strahlung. Die therapeutische Wirkung bei Nierenkranken kann nur dann vorhanden sein, wenn es sich um eine übermäßige Wasseransammlung im Körper handelt, während die Niere noch imstande sein muß, Reststickstoff und Salze gut auszuscheiden. Über alle Einzelheiten vgl. die Darstellung von Löwy sowie die Auseinandersetzungen im allgemeinen Teil.

Arktisches Klima. Hier liegt ebenfalls eine eingehende Darstellung vor durch I. Lindhard[2]), auf die bereits im allgemeinen Teil bei der Lichtwirkung ausführlich Bezug genommen ist. Außer durch den eigentümlichen Wechsel von langer Dunkelheit und langer Helle scheint es keine besonderen Wirkungen des Polarklimas zu geben. Gegen die Kälte weiß sich der Mensch ja im allgemeinen zu schützen. Wegen Einzelheiten muß wieder auf die Darstellung von Lindhard verwiesen werden. Sehr stark sind die mittelbaren Wirkungen des arktischen Klimas; da der Ackerbau unmöglich ist, sind seine Bewohner, soweit nicht Lebensmittel von Süden her zugeführt werden, auf tierische Nahrung angewiesen. Die Eskimos haben infolgedessen eine Nahrungsaufnahme, die man nur mit der der großen Raubtiere vergleichen kann, gewaltige Zufuhr von Eiweiß und Fett zu gewissen Zeiten (bis zu 80 g N am Tage) und dazwischen unter Umständen größere Pausen. Dieser Stoffwechsel ist von A. und M. Krogh[3]) studiert worden, ohne daß sich besondere Abweichungen von dem gefunden hätten, was beim Menschen mit anderer Nahrungsweise der Fall ist. Über die Einwirkung des arktischen Klimas auf den Körperbau seiner Bewohner ist auch nichts bekannt.

Schonungsklimate. Sie sind der Gegensatz zu den Reizklimaten, wie man das Gebirgs- und das nördliche Seeklima bezeichnen kann. Sie sind Klimate mit wenig Wind, mit mittlerer Temperatur und Feuchtigkeit und mit keiner höheren Strahlung, als in der Sonne überall vorkommt. Es müssen das die meisten Orte in der gemäßigten Zone sein, an denen keine bestimmten Einflüsse vorliegen. Eine besondere Bedeutung haben die Orte des Mittelgebirges[4]), die sich durch ihre Lage eines besonderen Windschutzes erfreuen oder bei denen ausgedehnte Wälder den Wind fernhalten und die Temperatur ausgleichen. Charakterisiert sind sie durch Abwesenheit der hautreizenden Faktoren, ärztlich werden sie als Schonungsorte stark verwendet. Im Winter, Herbst und Frühjahr gehören hierher auch die Orte am Südfuße der Alpen. Doch stellen diese und ebenso

---

[1]) Löwy, A.: Handbuch d. Balneol. usw. von Dietrich u. Kaminer, Bd. 3, S. 255. Leipzig 1924.

[2]) Lindhard, I.: Polarklima. Handb. d. Balneol. usw. von Dietrich und Kaminer, Bd. 3, S. 326. Leipzig 1924.

[3]) Krogh, A. und M.: Meddelelser om Grønland. Bd. 51, S. 1. 1919.

[4]) Oordt, M. van: Physikalische Therapie innerer Krankheiten. Bd. 1: Meteoro-Therapie. Berlin 1920.

die höchst gelegenen Orte des Mittelgebirges, der Genfer See und die ober-
italienischen Seen schon einen Übergang von dem Schonungsklima zu dem
mildesten Reizklima dar, da bei ihnen die Sonnenstrahlung schon erheblich
ins Gewicht fällt[1]).

Das Klima der bewohnten Räume. In den zivilisierten Ländern hält sich der
Mensch einen sehr großen Teil seines Lebens in Räumen auf, die von der Außenwelt durch Wände und Glasfenster abgeschlossen sind, und die während der
kalten Jahreszeit mehr oder weniger geheizt werden. Sie können sehr verschieden
hell sein, sie können sehr verschieden behaglich eingerichtet sein, sie müssen
3 Eigenschaften notwendig haben:

1. Die Strahlung fehlt ihnen.
2. Der Wind fehlt ihnen.
3. Sie sind während der Zeit, wo geheizt wird, trocken.

Die Folge ist, daß bei dem Aufenthalt in einer Wohnung alle Klimareize
fortfallen. Es fehlt der Reiz der Kälte, es fehlt der Reiz durch Wind, und die
physiologisch wirksame Strahlung geht durch das Glas nicht durch und fehlt
den künstlichen Lichtquellen. Daher ist der Stoffwechsel niedrig, die Atmung
flach und die Hömoglobinmenge geringer als im Freien. Je besser eine Wohnung
geheizt ist und je vollkommener sie die äußeren Reize fern hält, desto ausgesprochener müssen diese eigenartigen Wirkungen sein. Das Zimmerklima ist
das denkbar ausgesprochenste Schonungsklima, das es gibt. Davon wird ärztlich
ja im weitestgehenden Maße Gebrauch gemacht. Das Zu-Hause-Halten und das
Ins-Bett-Legen gehört zu den wirksamsten ärztlichen Verordnungen. Die Ausbildung des gesunden Körpers aber muß durch die vollständige Schonung
empfindlich gestört werden.

Über das „Hauswetter" in den Tropen liegt eine sehr interessante Studie
von CASTENS[2]) vor. Er maß im Freien, in einem arabischen und in einem bun-
galowartigen Hause die Temperaturschwankungen, die Abkühlungsgröße und
die Sättigungsfehle. Es zeigte sich, daß in dem arabischen Hause die Maximal-
temperatur wohl niedriger war, der Mangel an Luftbewegung verschlechterte
aber die Wärmelage für die Bewohner sehr erheblich. Am günstigsten in bezug
auf die Verdunstungsmöglichkeiten ist trotz der hohen Temperatur der Aufenthalt in der vollen Sonne, weil hier die Verdunstung erleichtert ist (vgl. S. 521).
Die meteorologisch üblichen Angaben über relative Feuchtigkeit sind physiologisch irreführend, sobald man sich in der Sonne aufhält, da hier in Wirklichkeit
die Verdunstungsmöglichkeiten viel größer sind.

---

[1]) OORDT, M. VAN: Zitiert auf S. 558.
[2]) CASTENS, G.: Ann. d. Hydrographie 1925, H. 6.